GESTÃO HOSPITALAR

PARA UMA ADMINISTRAÇÃO EFICAZ

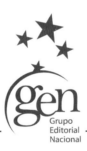

O GEN | Grupo Editorial Nacional – maior plataforma editorial brasileira no segmento científico, técnico e profissional – publica conteúdos nas áreas de ciências da saúde, exatas, humanas, jurídicas e sociais aplicadas, além de prover serviços direcionados à educação continuada e à preparação para concursos.

As editoras que integram o GEN, das mais respeitadas no mercado editorial, construíram catálogos inigualáveis, com obras decisivas para a formação acadêmica e o aperfeiçoamento de várias gerações de profissionais e estudantes, tendo se tornado sinônimo de qualidade e seriedade.

A missão do GEN e dos núcleos de conteúdo que o compõem é prover a melhor informação científica e distribuí-la de maneira flexível e conveniente, a preços justos, gerando benefícios e servindo a autores, docentes, livreiros, funcionários, colaboradores e acionistas.

Nosso comportamento ético incondicional e nossa responsabilidade social e ambiental são reforçados pela natureza educacional de nossa atividade e dão sustentabilidade ao crescimento contínuo e à rentabilidade do grupo.

GESTÃO HOSPITALAR
PARA UMA ADMINISTRAÇÃO EFICAZ

Gustavo Malagón-Londoño
Médico, Pontificia Universidad Javeriana. Especialista en Ortopedia y Traumatología, Pontificia Universidad Javeriana. Director de Posgrados en Salud, Universidad Sergio Arboleda. Fundador y exdecano de la Facultad de Medicina de la Universidad Militar Nueva Granada. Exrector de la Escuela Colombiana de Rehabilitación. Miembro Honorario de la Academia Nacional de Medicina de Colombia. Miembro Honorario de la Academia de Medicina de Cartagena. Presidente de la Academia Nacional de Medicina de Colombia (dos períodos). Bogotá, Colombia.

Gabriel Pontón Laverde
Economista, Universidad Jorge Tadeo Lozano, Bogotá, Colombia. Máster en Economía y Sistemas, Florida State University, Estados Unidos. Miembro de diversas juntas directivas y consejos académicos. Asesor gerencial. Docente de Administración Hospitalaria, Finanzas, Garantía de Calidad y Responsabilidad Gerencial. Exdirector del Hospital Militar Central. Director de Vigilancia y Control, Ministerio de Salud. Asesor de la Organización Panamericana de la Salud (OPS). Bogotá, Colombia.

Jairo Reynales Londoño
Médico cirujano, Universidad Libre de Cali, Colombia. Magíster en Salud Pública, Universidad del Valle, Cali, Colombia. Certificate Program in Epidemiology for Public Health Managers, Johns Hopkins Bloomberg School of Public Health and the Pan American Health Organization. Internship, Hospital Administration, San Luke's Hospital, San Francisco, California, Estados Unidos. Diplomado en Docencia Universitaria, Universidad Javeriana, Bogotá, Colombia. Máster en Dirección y Gestión de los Sistemas de Seguridad Social, Alcalá de Henares, España. Candidato a Magíster en Efectividad Clínica y Sanitaria, Facultad de Medicina, Universidad de Buenos Aires, Argentina. Profesor de Sistemas de Información, Administración Hospitalaria y Mejoramiento de la Calidad, Universidad del Rosario, Pontificia Universidad Javeriana, Universidad de Cartagena y Universidad Sergio Arboleda. Consultor internacional.
Miembro correspondiente de la Academia Nacional de Medicina. Bogotá, Colombia.

4ª edição

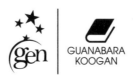

- Os autores deste livro e a EDITORA GUANABARA KOOGAN empenharam seus melhores esforços para assegurar que as informações e os procedimentos apresentados no texto estejam em acordo com os padrões aceitos à época da publicação, *e todos os dados foram atualizados pelos autores até a data da entrega dos originais à editora*. Entretanto, tendo em conta a evolução das ciências da saúde, as mudanças regulamentares governamentais e o constante fluxo de novas informações sobre terapêutica medicamentosa e reações adversas a fármacos, recomendamos enfaticamente que os leitores consultem sempre outras fontes fidedignas, de modo a se certificarem de que as informações contidas neste livro estão corretas e de que não houve alterações nas dosagens recomendadas ou na legislação regulamentadora.

- Os autores e a editora se empenharam para citar adequadamente e dar o devido crédito a todos os detentores de direitos autorais de qualquer material utilizado neste livro, dispondo-se a possíveis acertos posteriores caso, inadvertida e involuntariamente, a identificação de algum deles tenha sido omitida.

- **Gerencia hospitalaria: para una administración efectiva, 4ª ed.**
  First published in Colombia by: Editora Médica Internacional LTDA. © 2016
  Carrera 7a A Nº. 69-19, Bogotá D.C., Colombia
  All rights reserved

- Direitos exclusivos para a língua portuguesa
  Copyright © 2019 by **EDITORA GUANABARA KOOGAN LTDA.**
  Um selo integrante do GEN | Grupo Editorial Nacional
  Travessa do Ouvidor, 11
  Rio de Janeiro – RJ – CEP 20040-040
  Tels.: (21) 3543-0770/(11) 5080-0770 | Fax: (21) 3543-0896
  www.grupogen.com.br | faleconosco@grupogen.com.br

- Editorial Médica Panamericana played no role in the translation of *Gerencia hospitalaria: para una administración efectiva*, 4ª ed. into the Portuguese language, and disclaims any responsibility for any errors, omissions, and/or faults, and/or possible faults in the translation.
  In case that accurate indications, adverse reactions, and dosage schedules for drugs are included in this book, the reader is urged to review the package information data of the manufacturer of the medications mentioned since it is possible that they may change.

- Reservados todos os direitos. É proibida a duplicação ou reprodução deste volume, no todo ou em parte, em quaisquer formas ou por quaisquer meios (eletrônico, mecânico, gravação, fotocópia, distribuição pela Internet ou outros), sem permissão, por escrito, da EDITORA GUANABARA KOOGAN LTDA.

- Capa: Bruno Sales

- Editoração eletrônica: Lira Editorial

- Tradução: Cátia Franco de Santana e Iara Gonzalez Gil

- Revisão técnica: Ana Maria Malik, Fernanda Martins Viana, Fernando de Rezende Francisco, Maria Laiz Athayde Marcondes Zanardo, Mariana Baleeiro Martins Carrera

- Ficha catalográfica

M196g
4. ed.

Malagón-Londoño, Gustavo
   Gestão hospitalar para uma administração eficaz/Gustavo Malagón-Londoño, Gabriel Pontón Laverde, Jairo Reynales Londoño; tradução Catia Franco de Santana, Iara Gonzalez Gil. – 4. ed. –
   Rio de Janeiro: Guanabara Koogan, 2019.
   612 p.; 24 cm.

   Tradução de: Gerencia hospitalaria – para una administración efectiva
   Inclui bibliografia e índice
   ISBN 978-85-277-3329-8

   1. Serviços de saúde – Administração. I. Laverde, Gabriel Pontón. II. Londoño, Jairo Reynales. III. Santana, Catia Franco de. IV. Título.

18-47690   CDD: 362.11
                                            CDU:616-001

Revisão Técnica

Ana Maria Malik
Médica. Especialista em Administração em Saúde pela Escola de Administração de Empresas de São Paulo da Fundação Getúlio Vargas (EAESP/FGV). Mestre em Administração pela EAESP/FGV. Doutora em Medicina pela Faculdade de Medicina da Universidade de São Paulo (USP). Professora Titular do Departamento de Administração Geral e Recursos Humanos da EAESP/FGV.

Fernanda Martins Viana
Médica. Especialista em Pediatria e Cardiologia Pediátrica pela Universidade de São Paulo (USP) e em Gestão Hospitalar pela FGV. Mestre em Administração de Empresas pela FGV. Colaboradora da FGVsaúde.

Fernando de Rezende Francisco
Farmacêutico-bioquímico. Especialista em Economia e Gestão da Saúde pela Universidade Federal de São Paulo (Unifesp). Mestre em Administração de Empresas, Gestão de Saúde, pela FGV.

Maria Laiz Athayde Marcondes Zanardo
Pesquisadora e Professora de Ensino Superior. Especialista em Administração Hospitalar e Sistemas de Saúde pela EAESP/FGV. Mestre e Doutora em Administração pela EAESP/FGV. Professora-associada das disciplinas Metodologia de Pesquisa e Gestão de Serviços de Saúde da FGVsaúde – Centro de Estudos em Planejamento e Gestão de Saúde – e da EAESP/FGV.

Mariana Baleeiro Martins Carrera
Cirurgiã-dentista e Administradora de Empresas. Especialista em Administração Hospitalar e Sistemas de Saúde pela FGV. Mestre e Doutora em Administração de Empresas pela EAESP/FGV. Pesquisadora e Professora-associada da FGVsaúde e FGV Corporativo

Colaboradores

Carlos Aibar-Remón
Doctor en Medicina. Especialista en Medicina Preventiva y Salud Pública. Profesor titular de la Universidad de Zaragoza. Jefe del Servicio de Medicina Preventiva y Salud Pública del Hospital Universitario Lozano Blesa. Miembro del Grupo de Investigación en Servicios Sanitarios del Instituto de Investigación Sanitaria de Aragón (IIS-Aragón). Zaragoza, España.

Humberto Alfonso Granados
Ingeniero mecánico, Universidad de América. Ingeniería Hospitalaria y Mantenimiento, Universidad Autónoma de México. Especialista en Ingeniería Clínica y Tecnológica Médica. Asesor Internacional de la OPS/OMS. Consultor independiente de Ingeniería Clínica y Gestión Tecnológica en Salud "ICATS". Profesor de Gestión de la Tecnología en Salud, Universidad Sergio Arboleda. Bogotá, Colombia.

Fredy Alberto Altamar Ospino
Abogado, Universidad Libre. Médico cirujano, Universidad Nacional de Colombia. Especialista en Administración de Salud y Servicios de Seguridad Social, Pontificia Universidad Javeriana. Docente universitario y consultor. Bogotá, Colombia.

Carlos Arturo Álvarez Moreno
Médico cirujano, Universidad Nacional de Colombia. Infectología, Universidad Nacional de Colombia. Magíster en Epidemiología Clínica, Pontificia Universidad Javeriana. Gerente de la Clínica Universitaria Colombia - Clínicas Colsanitas. Profesor titular, Unidad de Infectología, Departamento de Medicina Interna, Facultad de Medicina, Universidad Nacional de Colombia. Bogotá, Colombia.

Jesús María Aranaz Andrés
Doctor en Medicina. Especialista en Medicina Preventiva y Salud Pública. Jefe del Servicio de Medicina Preventiva y Salud Pública del Hospital Universitario Ramón y Cajal. Responsable del Grupo de Investigación de Resultados en Salud del Instituto Ramón y Cajal de Investigación Sanitaria (IRYCIS). Director del Máster Universitario en Gestión de la Seguridad Clínica del Paciente y Calidad de la Atención Sanitaria de la Universidad Internacional de La Rioja (UNIR). Madrid, España.

Luis Gilberto Arredondo Pérez
Médico Cirujano, Universidad de Antioquia. Maestría en Salud Pública, Universidad de Antioquia. Especialización en Auditoría Médica con énfasis en servicios de salud, Universidad San Martín. Bogotá, Colombia.

Adriana Bareño Rodríguez
Médica cirujana, Universidad Nacional de Colombia. Especialista en Administración en Salud con énfasis en Seguridad Social, Pontificia Universidad Javeriana. Especialista en Epidemiología, Universidad El Bosque. Subgerente de Gestión, Clínica Universitaria Colombia- Clínicas Colsanitas. Bogotá, Colombia.

Miguel Cuchí Alfaro
Coordinador de Admisión, Sistemas de Información Asistencial y Documentación Clínica del Hospital Universitario Ramón y Cajal. Miembro del Grupo de Investigación de Resultados en Salud del Instituto Ramón y Cajal de Investigación Sanitaria (IRYCIS). Madrid, España.

Abel Dueñas Padrón
Médico cirujano, Universidad de Cartagena, Colombia. Especialista en Salubridad, Chile. Especialista en Educación Médica, Universidad de Tulane, Estados Unidos. Consultor. Bogotá, Colombia.

Juan Luis Gerardo Durán Arenas
Médico cirujano, Universidad Nacional Autónoma de México, México. Doctorado en Filosofía, Organización y Políticas de Salud, University of Michigan, Estados Unidos. Director del Centro de Estudios Mexicanos en el Reino Unido, Universidad Nacional Autónoma de México. Profesor de Gerencia de Programas y Proyectos de Salud, Universidad Nacional Autónoma de México. México, D. F.

Seimer Escobedo Palza
Médico cirujano, Universidad Nacional de Trujillo. Administración en Salud, Universidad Peruana Cayetano Heredia. Profesor de Gerencia en Salud, Financiamiento en Salud, Sistemas de Información en Salud, Universidad Peruana Cayetano Heredia. Consultor Independiente en Sistemas y Servicios de Salud. Lima, Perú.

Ricardo Galán Morera (*in memoriam*)
Médico cirujano, Universidad Nacional de Colombia. Especialista en Medicina Preventiva y Salud Pública. Magíster en Salud Pública. Fue director de Posgrados en Administración Hospitalaria, Auditoría y Garantía de Calidad en Salud y del Diplomado en Auditoría Médica, Escuela de Administración de Negocios (EAN). Bogotá, Colombia.

José Ignacio García-Montero
Especialista en Medicina Preventiva y Salud Pública. Médico adjunto del Servicio de Medicina Preventiva y Salud Pública del Hospital Clínico Universitario Lozano Blesa. Zaragoza, España.

María Teresa Gea Velázquez de Castro
Doctora en Medicina. Especialista en Medicina Preventiva y Salud Pública. Profesora asociada de la Universidad Miguel Hernández de Elche y Jefe del Servicio de Medicina Preventiva y Calidad Asistencial del Hospital Universitario San Juan de Alicante. Alicante, España.

Héctor Gómez Triviño
Médico cirujano, Pontificia Universidad Javeriana. Magíster en Salud Pública, Universidad Nacional de Colombia. Director del Posgrado de Gerencia en Salud, Universidad Sergio Arboleda. Profesor de Panorama General de la Seguridad Social y Áreas Problema Hospitalarias, Universidad Sergio Arboleda. Bogotá, Colombia.

Javier Leonardo González Rodríguez
Médico cirujano, Universidad del Rosario, Bogotá, Colombia. PhD. en Economía y Gestión de la Salud, Universidad Politécnica de Valencia, España. Profesor asociado de Economía de la Salud y Seminario de Investigación, director de Posgrados de Administración en Salud, Universidad del Rosario. Bogotá, Colombia.

Malaquías López Cervantes
Médico cirujano, Universidad Nacional Autónoma de México. Maestro en Salud Pública, Departamento de Epidemiología y Salud Pública, Facultad de Medicina, Universidad de Yale, Connecticut, Estados Unidos. Jefe del Departamento de Salud Pública, Facultad de Medicina, Universidad Nacional Autónoma de México. Director General de Planeación y Desarrollo, Secretaría de Salud. México, D. F., México.

Nieves López Fresneña
Especialista en Medicina Preventiva y Salud Pública. Médica adjunta del Servicio de Medicina Preventiva y Salud Pública del Hospital Universitario Ramón y Cajal. Miembro del Grupo de Investigación de Resultados en Salud del Instituto Ramón y Cajal de Investigación Sanitaria (IRYCIS). Coordinadora del Máster Universitario en Gestión de la Seguridad Clínica del Paciente y Calidad de la Atención Sanitaria de la Universidad Internacional de La Rioja (UNIR). Logroño, España.

Gustavo Malagón-Londoño
Médico, Pontificia Universidad Javeriana. Especialista en Ortopedia y Traumatología, Pontificia Universidad Javeriana. Director de Posgrados en Salud, Universidad Sergio Arboleda. Fundador y exdecano de la Facultad de Medicina de la Universidad Militar Nueva Granada. Exrector de la Escuela Colombiana de Rehabilitación. Miembro Honorario de la Academia Nacional de Medicina de Colombia. Miembro Honorario de la Academia de Medicina de Cartagena. Presidente de la Academia Nacional de Medicina de Colombia (dos períodos). Bogotá, Colombia.

Rosa Mareca-Doñate
Doctora en Medicina. Especialista en Medicina Preventiva y Salud Pública. Médica adjunta del Servicio de Medicina Preventiva y Salud Pública del Hospital Clínico Universitario Lozano Blesa. Zaragoza, España.

Juan Mendoza-Vega
Médico cirujano, Universidad Nacional de Colombia. Especialista en Neurocirugía. Miembro de número y expresidente, Academia Nacional de Medicina. Miembro de número, Academia Colombiana de la Lengua, Miembro correspondiente, Real Academia Española. Miembro correspondiente, Academia Colombiana de Historia. Profesor emérito de la Facultad de Medicina del Colegio Mayor de Nuestra Señora del Rosario. Profesor invitado de varias universidades colombianas. Subdirector de la Academia Colombiana de la Lengua. Bogotá, Colombia.

Olga Lucía Pinzón-Espitia
Nutricionista dietista, Universidad Nacional de Colombia. Especialista en Ciencias de la Dirección-Administración en Salud, Universidad del Rosario. Coordinadora de Nutrición, Méderi. Profesora de Economía de la Salud, Evaluación de Tecnologías en Salud, Gerencia de Proyectos, Ali-

mentación y Nutrición, Universidad del Rosario, Universidad Nacional de Colombia y Universidad Industrial de Santander. Bogotá, Colombia.

Gabriel Pontón Laverde
Economista, Universidad Jorge Tadeo Lozano, Bogotá, Colombia. Máster en Economía y Sistemas, Florida State University, Estados Unidos. Miembro de diversas juntas directivas y consejos académicos. Asesor gerencial. Docente de Administración Hospitalaria, Finanzas, Garantía de Calidad y Responsabilidad Gerencial. Exdirector del Hospital Militar Central. Director de Vigilancia y Control, Ministerio de Salud. Asesor de la Organización Panamericana de la Salud (OPS). Bogotá, Colombia.

Jairo Reynales Londoño
Médico cirujano, Universidad Libre de Cali, Colombia. Magíster en Salud Pública, Universidad del Valle, Cali, Colombia. Certificate Program in Epidemiology for Public Health Managers, Johns Hopkins Bloomberg School of Public Health and the Pan American Health Organization. Internship, Hospital Administration, San Luke's Hospital, San Francisco, California, Estados Unidos. Diplomado en Docencia Universitaria, Universidad Javeriana, Bogotá, Colombia. Máster en Dirección y Gestión de los Sistemas de Seguridad Social, Alcalá de Henares, España. Candidato a Magíster en Efectividad Clínica y Sanitaria, Facultad de Medicina, Universidad de Buenos Aires, Argentina. Profesor de Sistemas de Información, Administración Hospitalaria y Mejoramiento de la Calidad, Universidad del Rosario, Pontificia Universidad Javeriana, Universidad de Cartagena y Universidad Sergio Arboleda. Consultor internacional. Miembro correspondiente de la Academia Nacional de Medicina. Bogotá, Colombia.

Carlos Édgar Rodríguez Hernández
Médico cirujano, Universidad Nacional de Colombia. Especialista en Administración de Servicios de Salud, Gerencia Social, Docencia e Investigación Universitaria. Magister en bioética, Universidad del Bosque. Magister en Docencia e Investigación, Universidad Sergio Arboleda. Profesor, Evaluación de la calidad de la atención en salud. Universidad El Bosque y Universidad el Rosario. Director Nacional de Acreditación en Salud. Bogotá, Colombia.

María Isabel Sanint Jaramillo
Enfermera, Pontificia Universidad Javeriana. Instructora de Salud Ocupacional del SENA, Bogotá. Tiene 33 años de experiencia en prestación de servicios y docencia en salud ocupacional. Bogotá, Colombia.

María Iraidis Soto Soto
Licenciada en Enfermería, Universidad Nacional de Colombia. Investigación y Tecnología Educativa, Pontificia Universidad Javeriana. Especialista en Alta Gerencia, Universidad Militar Nueva Granada. Consultora independiente. Bogotá, Colombia.

Gustavo J. Villasmil Prieto
Doctor en Ciencias Políticas, Universidad Central de Venezuela. Profesor de Clínica Médica y Semiología, Facultad de Odontología, Universidad Central de Venezuela. Caracas, Venezuela.

Julián Vitaller Burillo
Licenciado en Medicina, Universidad de Zaragoza. Doctor en Medicina de la Universidad de Alicante. Inspector médico de la Dirección Territorial de la Consellería de Sanidad de Alicante. Jefe del Área Sanitaria de Inspección de Servicios Sanitarios. Profesor asociado de la Universidad Miguel Hernández. Alicante, España.

Martha Cecilia Yepes Calderón
Enfermera, Universidad Nacional de Colombia. Especialista en Salud Ocupacional, Pontificia Universidad Javeriana. Auditoría Interna en Sistemas Integrados de Gestión de la Universidad de la Sabana. Coordinadora Salud Ocupacional de la Fundación Santa Fe de Bogotá. Bogotá, Colombia.

Adriana Zubieta Zavala
Maestría en Ciencias Área Sistemas de Salud, Universidad Autónoma de Aguascalientes. Candidata a Doctora en Ciencias, Gestión y Políticas de Salud, Universidad Nacional Autónoma de México. Coordinadora de Vinculación y Desarrollo Académico, Universidad Nacional Autónoma de México. Profesora de Promoción a la Salud en el Ciclo de Vida de la Universidad Nacional Autónoma de México. México D. F.

Apresentação

A multiplicidade das intervenções médicas fez com a que a gestão dos hospitais se tornasse cada vez mais complexa. Em virtude das mudanças rápidas e permanentes que ocorrem nos sistemas de saúde em grande parte dos países, é cada vez mais indispensável contar com as habilidades e os conhecimentos necessários para administrar os hospitais, a fim de cumprir os objetivos propostos e satisfazer as necessidades das comunidades.

A quarta edição do livro *Administração Hospitalar*, agora intitulado *Gestão Hospitalar para uma Administração Eficaz*, tem como objetivo enfatizar o conceito de um hospital inclusivo, integrado às necessidades da população e administrado de forma efetiva. A primeira seção é dedicada à instituição hospitalar e apresenta aspectos relacionados a generalidades da gestão hospitalar, à organização estrutural e funcional e ao conceito de "hospital verde", que está atualmente se tornando uma meta para os países, os sistemas de saúde e, especialmente, os hospitais, diante da necessidade de um planeta ecossustentável.

Na segunda seção, são apresentadas orientações relacionadas a planejamento, funcionamento e monitoramento a serem realizados no hospital para atender de forma oportuna e satisfatória as necessidades da comunidade usuária. O termo "hospital" se aplica a diversos tipos de instituições, desde o hospital de atenção básica, com poucos leitos, até o altamente especializado, que conta com maiores instalações e tecnologia para o atendimento dos pacientes, a pesquisa científica e o ensino das ciências da saúde.

A terceira seção é destinada à análise dos requisitos adequados para assistência, docência e pesquisa, que fazem do hospital uma organização integral capaz de oferecer à comunidade um atendimento seguro e eficaz.

Esta obra foi concebida com o objetivo de oferecer a todos os profissionais que trabalham em instituições hospitalares os instrumentos necessários para uma gestão eficaz. Igualmente, será de grande utilidade para professores e estudantes dos cursos de Administração e Especialização em Gestão de Serviços de Saúde.

Gustavo Malagón-Londoño
Gabriel Pontón Laverde
Jairo Reynales Londoño

Prefácio

A complexidade do hospital como organização e empresa tem aumentado constantemente à medida que o conhecimento médico atinge novos patamares que exigem tecnologia sofisticada e o ambiente dos sistemas de saúde se torna mais exigente, competitivo e, algumas vezes, adverso para os hospitais. Isso criou a necessidade de garantir a sustentabilidade das organizações ao longo do tempo, dependendo cada vez menos de recursos públicos.

Quando a primeira edição deste livro foi lançada, em 1996, na América Latina, esse assunto ainda era pouco abordado; poucas instituições hospitalares tinham missão, visão e valores claramente definidos. Nessa época, os sistemas de garantia da qualidade começavam timidamente sua incursão em alguns hospitais e as tecnologias de informação se limitavam a alguns programas específicos para a gestão da contabilidade. A gestão hospitalar estava apenas começando e grande parte das instituições era administrada por médicos sem formação nessa área, que dedicavam somente uma parte de seu tempo à administração.

Os novos sistemas de saúde reduziram ou cortaram os subsídios para a oferta, destinando-os cada vez mais para a demanda, diminuindo, assim, as diferenças entre hospitais públicos e privados quanto às necessidades de gestão, pois, para ambos, tornou-se indispensável sobreviver com os recursos provenientes da prestação de serviços. Os hospitais do setor público não dependiam de orçamentos executados sem uma relação direta com a prestação, os resultados em saúde ou a qualidade dos serviços oferecidos. Mesmo em sistemas muito dependentes de recursos públicos, estes passaram a estar atrelados aos resultados e a exigir boa administração.

Os primeiros movimentos de qualidade chegaram ao setor no início da década de 1990, com o surgimento das unidades de qualidade hospitalar e o estabelecimento de indicadores de qualidade para a gestão interna; em seguida, tiveram início os sistemas de acreditação voluntários, atualmente presentes em todos os países. Houve um impacto de grandes proporções nas instituições hospitalares, que tiveram de adotar as boas práticas de governança corporativa, readequar todos seus processos, abraçar novas tecnologias de gestão e incorporar massivamente tecnologias de informação. Este último elemento, em minha opinião, é uma ferramenta fundamental.

Uma das primeiras experiências vividas com o processo de digitalização em um hospital na América Latina (o Hospital Universitário da Fundación Santa Fe de Bogotá, na Colômbia) foi instrutiva, porque demonstrou como a introdução do prontuário médico eletrônico integrado a todos os procedimentos administrativos, especialmente os de faturamento, causava um impacto de proporções inimagináveis, visto que processos supostamente controlados por completo eram suscetíveis a melhorias que impactavam os resultados operacionais de forma muito positiva. Todavia, não foi apenas isso que os sistemas de informação possibilitaram até agora, uma vez que eles abrem as portas para novas melhorias que permitem a interação eletrônica com os pacientes. Sistemas como a telemedicina ou os de informações transacionais permitem solicitar consultas ou agendar procedimentos e são fundamentais para interagir com o paciente e seu ambiente, mantendo-o informado sobre os processos relacionados à sua saúde, compartilhando informações e envolvendo-o em medidas preventivas.

Hoje em dia, muitas instituições hospitalares, bem como clínicas e hospitais são administradas por equipes sólidas de profissionais de várias áreas, incluindo administração, finanças, economia, engenharia industrial, medicina, enfermagem, contabilidade e sistemas. Os processos foram revisados e adaptados às necessidades atuais e a estabilidade econômica e a saúde financeira foram amplamente alcançadas. Contudo, as necessidades não param por aí, já que surgiram novos desafios que envolverão grandes esforços nos próximos anos: a segurança do paciente, a preservação do meio ambiente e a humanização dos serviços.

Este século começou com o desenvolvimento do famoso estudo do Institute of Medicine*, que abalou as bases da administração dos hospitais quando demonstrou a quantidade de óbitos ou lesões que podem ocorrer durante o atendimento hospitalar. Embora os números tenham provocado um imenso debate, não houve mudança do fato central. As mortes anuais evitáveis ocorridas em hospitais dos EUA variam, de acordo com a fonte consultada, de 180.000 a 400.000; por isso, não são surpreendentes os efeitos enormes que provocam. Seja qual for o número real, é muito difícil aceitar que as instituições hospitalares criadas com o objetivo de ajudar a humanidade estejam causando danos e violando o sagrado princípio hipocrático da não maleficência: "em primeiro lugar, não prejudicar".

Por isso, evitar erros se tornou uma prioridade em todos os hospitais do mundo. Até o momento, no século XXI, surgiram as mais diversas iniciativas, acompanhadas de regulamentações e exigências das autoridades locais para tentar reduzir drasticamente a possibilidade de causar danos aos pacientes, desde campanhas universais para a lavagem das mãos, passando pela correta identificação dos pacientes, até medidas óbvias para reduzir quedas dos leitos ou das macas e a marcação do sítio cirúrgico verificada pelo próprio paciente.

Os esforços não se limitam às áreas médicas; também incluem todas as medidas para garantir a integridade física dos pacientes e evitar erros durante a dispensação de medicamentos ou quedas nos corredores e escadas. Essas iniciativas também interferiram na arquitetura hospitalar, de modo que, para evitar infecções cruzadas entre pacientes, são cada vez menos comuns os quartos múltiplos, tendo aumentado significativamente a quantidade de quartos com isolamento e diferença de pressão (positiva ou negativa, conforme o caso).

A meta de segurança do paciente, de hospitais com erro zero ou seguros, seguirá vigente durante muitos anos, até que possamos assegurar à sociedade que a entrada em um hospital não represente um alto risco e que todos os mecanismos administrativos, técnicos e médicos funcionem e garantam (como ocorre em outras indústrias, como a aeronáutica) uma segurança razoável.

A preservação do meio ambiente não é apenas um assunto de responsabilidade da sociedade perante as gerações futuras, para deixar para elas um planeta onde a vida seja possível. Infelizmente, os hospitais têm sido produtores de grande quantidade de resíduos poluentes e perigosos e, por si só, não são exemplos adequados quanto à redução das emissões de carbono ou do consumo de água.

No século XXI, muito mais do que em qualquer outro período na história, é certo que a saúde da humanidade está intimamente ligada ao meio ambiente, aos efeitos de sua deterioração e, portanto, ao desafio de preservá-lo com responsabilidade. Para os hospitais, o desafio não é menor: requer grandes esforços e investimento de recursos importantes para reduzir a poluição que produzem. Um dos principais desafios é a adequada disposição final dos resíduos que contêm material biológico ou contaminado. Embora em muitos lugares existam empresas especializadas nesse procedimento, a responsabilidade do hospital não termina com a simples entrega dos materiais, devendo também incluir a supervisão do destino e do tratamento final.

A progressiva diminuição do uso de filmes de radiografia, atualmente substituídos por informações totalmente digitais, eliminou uma importante fonte de poluição, mas, além disso, o hospital moderno deve eliminar o uso de papel, na medida do possível, e autogerar energia e reduzir seu consumo, bem como o de água, ao mesmo tempo em que assegura que as águas residuais sejam submetidas ao tratamento necessário para que não causem poluição. Um hospital moderno não pode ter cabos no chão, deve ser totalmente livre de fumaça, mercúrio e outras substâncias tóxicas e não pode poluir o ar com suas chaminés.

Talvez o desafio mais importante no momento atual seja recuperar o atendimento humanizado nos hospitais. É inacreditável que uma ação que é, em essência, humana, a mais humanitária que pode existir, que é prestar atendimento a quem necessita, tenha chegado ao extremo de ser "fria e distante", de acordo com a percepção da maioria dos pacientes em praticamente todo o mundo, que a qualifica como "desumanizada".

---

* Institute of Medicine. To err is human: building a safer health system. Washington, DC: The National Academies Press; 2000.

Como pôde ocorrer essa mudança, que tanto prejudicou a essência do atendimento hospitalar? Muitas são as teorias sobre essa situação – algumas pessoas argumentam que a grande responsável é a tecnologia em todas as suas formas, outras culpam o ambiente adverso criado pelos sistemas de saúde e também há quem responsabilize a educação médica. A verdade é que relegamos o ser humano doente a um papel secundário e passamos a nos interessar mais por sua doença, seu sistema de proteção social ou o resultado numérico de seus exames.

A cruzada universal que começou visa a recuperar a essência da assistência médica e hospitalar: priorizar o paciente, o ser humano. Os hospitais devem deixar de se concentrar nos médicos, trabalhadores ou funcionários e se dedicar ao paciente e às suas necessidades, angústias e sentimentos.

Temas como a privacidade, a proteção da intimidade ou o apoio social e psicológico devem ser abordados constantemente. Também são importantes assuntos triviais, como o modelo dos trajes hospitalares dos pacientes, para que protejam adequadamente sua intimidade, ou outros mais sofisticados, como o projeto arquitetônico dos hospitais, para que os ambientes sejam agradáveis, a fim de propiciar calma e influenciar positivamente o humor daqueles que se recuperam de uma doença.

Todavia, o mais importante é a atitude de todos aqueles que trabalham em hospitais, sua sincera vontade de servir, seu interesse pela pessoa que está doente, seu apoio solidário para tentar ajudar tanto o paciente quanto o ser humano em todas as necessidades. Em inglês, utiliza-se a palavra *compassion*, que não é, em nosso idioma, o que o dicionário define como "sentimento de comiseração e pena que temos por aqueles que sofrem dificuldades ou desgraças", que é a compaixão. Pelo contrário, a melhor maneira de expressá-la é como um sentimento de solidariedade pelos pacientes, é a capacidade que devemos ter para nos colocar no lugar deles e entender o que sentem e precisam. Se conseguirmos fazer isso, teremos recuperado a essência do atendimento humanizado.

Esses desafios poderão ser superados no futuro se forem adotadas medidas adequadas para isso; então, surgirão outros, que exigirão novos e diferentes esforços. Essa mudança incessante é o que torna a gestão hospitalar apaixonante.

Roberto Esguerra, MD, FACP
Professor de Medicina, Universidade de los Andes
Miembro Emérito de la Fundación Santa Fe de Bogotá
Gobernador, Capítulo Colômbia, American College of Physicians
Editor general de la *Revista Hospitalaria*

Sumário

Parte 1 | Instituição Hospitalar 1

1. Generalidades sobre Gestão Hospitalar 3
   Gustavo Malagón-Londoño

2. Responsabilidade Gerencial 11
   Gabriel Pontón Laverde

3. Desenvolvimento Empresarial Hospitalar 27
   Abel Dueñas Padrón, Gustavo Malagón-Londoño

4. Responsabilidade Ética do Hospital 35
   Juan Mendoza-Vega

5. Planejamento Estratégico em Hospitais......................... 53
   Luis Gilberto Arredondo Pérez, Jairo Reynales Londoño

6. Organização Estrutural e Funcional do Hospital......................... 61
   Héctor Gómez Triviño

7. Administração de Recursos Humanos..... 79
   Gabriel Pontón Laverde

8. Estrutura Física do Hospital............ 121
   Gustavo Malagón-Londoño

9. Ambiente Hospitalar 131
   Gustavo Malagón-Londoño

10. Biossegurança no Hospital 143
    Gustavo Malagón-Londoño

11. Manutenção e Ambiente Hospitalar 157
    Gabriel Pontón Laverde

12. Hospitais Verdes..................... 183
    Jairo Reynales Londoño

Parte 2 | Operação, Auditoria e Gestão Hospitalar 193

13. Engenharia Clínica e Gestão Tecnológica Hospitalar 195
    Humberto Alfonso Granados

14. Gestão Administrativa, Econômica e Financeira 263
    Gabriel Pontón Laverde

15. Gestão Logística..................... 285
    Gabriel Pontón Laverde

16. Identificação dos Dados em Saúde para a Gestão dos Sistemas de Informação Hospitalares 319
    Seimer Escobedo Palza

17. Sistema de Informação Hospitalar 327
    Jairo Reynales Londoño

18. Indicadores de Gestão e Desempenho Hospitalar 345
    Jesús María Aranaz Andrés, Carlos Aibar-Remón, Julián Vitaller Burillo, María Teresa Gea Velázquez de Castro, Miguel Cuchí Alfaro

19. Gestão Hospitalar de Riscos 365
    Jairo Reynales Londoño

20. Avaliações Econômicas nas Instituições Hospitalares 381
    Javier Leonardo González Rodríguez, Olga Lucía Pinzón-Espitia

21. Avaliação Integral dos Serviços de Saúde e Educação | Conceitualização do Modelo C-DOPRI................ 387
    Ricardo Galán Morera

22. Monitoramento, Avaliação e Controle da Gestão Hospitalar................ 399
    Jairo Reynales Londoño

23. Fundamentos do Sistema de Controle Interno e da Auditoria no Hospital 411
    Jairo Reynales Londoño

24. Gestão Hospitalar 419
    Adriana Bareño Rodríguez, Carlos Arturo Álvarez Moreno

Parte 3 | Assistência, Docência e Pesquisa no Hospital....... 429

25. Diretrizes de Conduta Diagnóstica e Terapêutica | Abordagem por Síndromes 431
    Ricardo Galán Morera, Gustavo Malagón-Londoño

26 Promoção de Saúde e Prevenção no Âmbito Hospitalar 437
Carlos Aibar Remón, Jesús María Aranaz Andrés, Rosa Mareca-Doñate, José Ignacio García-Montero

27 Medicina Familiar e Hospital | Assistência Médica Ambulatorial 75 anos após o Experimento de Peckham 447
Gustavo J. Villasmil Prieto

28 Papel do Profissional de Enfermagem no Hospital 459
María Iraidis Soto Soto

29 Infecção Hospitalar 477
Carlos Arturo Álvarez Moreno, Adriana Bareño Rodríguez

30 Riscos Ocupacionais no Hospital 495
María Isabel Sanint Jaramillo, Martha Cecilia Yepes Calderón

31 Segurança do Paciente no Sistema de Saúde........................... 507
Jesús María Aranaz Andrés, Nieves López Fresneña, María Teresa Gea Velázquez de Castro, Carlos Aibar Remón

32 Educação Continuada no Hospital | Um Dever Moral para Garantia da Qualidade do Serviço................. 521
Gustavo Malagón-Londoño

33 Ensino no Hospital................... 527
Gustavo Malagón-Londoño

34 Acreditação de Estabelecimentos de Saúde........................... 537
Carlos Édgar Rodríguez Hernández

35 Pesquisa em Hospitais e Serviços de Saúde........................... 553
Juan Luis Gerardo Durán Arenas, Malaquías López Cervantes, Adriana Zubieta Zavala

36 Responsabilidade Médica nos Campos Penal, Civil, Contratual e Extracontratual no Hospital.......... 575
Freddy Alberto Altamar Ospino

Índice Alfabético **589**

Parte 1

Instituição Hospitalar

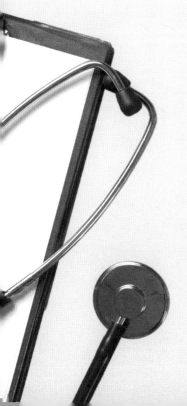

1 Generalidades sobre Gestão Hospitalar

Gustavo Malagón-Londoño

O hospital é uma escola onde todos os funcionários e colaboradores são treinados. Os funcionários da área de serviços gerais, por exemplo, desempenham atividades diferenciadas que não são comuns fora do ambiente do hospital. Tais atividades ainda podem ser reformuladas de acordo com cada setor dentro do hospital. O gestor do hospital tem, entre outras, a função específica de capacitar todos os colaboradores, além de gerenciar a instituição. A grande responsabilidade do hospital perante o indivíduo, sua família e comunidade, a complexidade de sua administração, os avanços técnicos e científicos e os conceitos modernos de gestão ou administração têm sido os principais motivadores para empreender a difícil tarefa de reunir critérios dispersos e elementos fundamentais, com o objetivo de conseguir se aproximar do modelo de hospital ideal.

Neste livro, oferece-se um modelo com base na experiência de muitas organizações do mesmo tipo, que demonstram que é possível alcançar um modelo ideal de gestão e administração, com ênfase na gestão de recursos humanos, no uso e no controle dos serviços gerais e nos demais aspectos relacionados à atenção integral à saúde. Modelos ideais para a formação de gestores hospitalares bem-sucedidos são de fácil acesso, mas carecem de demonstração prática. Por esse motivo, especialistas propuseram bases e normas para consulta permanente por parte daqueles que procuram corrigir deficiências e oferecer maiores garantias aos indivíduos de uma sociedade.

No mundo contemporâneo, em que as grandes empresas – entre as quais o hospital – se movimentam num contexto em que a qualidade total é a única estratégia para o sucesso, e quando se consideram conceitos como gestão estratégica, planejamento estratégico, reengenharia de processos e administração por políticas, aparece a necessidade de situar a organização de saúde dentro desses parâmetros. É necessário torná-la confiável e capaz de responder às crescentes expectativas geradas pelo indivíduo na busca da garantia de sua saúde e pelos países na órbita de desenvolvimento progressivo, para o qual o indivíduo sadio é um fator determinante.

O conceito de hospital variou notavelmente no decorrer das últimas décadas, em parte, como resultado do papel que lhe foi atribuído dentro dos sistemas de saúde da maioria dos países e, em parte, também, como consequência da necessidade de sobrevivência organizacional, em momentos em que a demanda por serviços é crescente, os custos de atendimento são altos e os orçamentos governamentais ficam aquém do necessário. Em alguns países, esta última circunstância resultou no fato de o hospital, de alguma forma, ter que se transformar de organização totalmente subsidiada pelo orçamento do governo em empresa autossuficiente do ponto de vista econômico, para que tivesse sustenta-

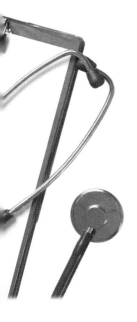

bilidade e sobrevivência em um ambiente onde há concorrência e a qualidade é fundamental.

Os sistemas fechados de saúde de alguns países atingiram, com o tempo, altos custos de operação associados à qualidade inadequada dos serviços. A recuperação de uma saúde com cada vez mais intercorrências, a restauração da confiança da comunidade, a interrupção do crescente aumento da violência psicológica em relação às famílias que, por causa de problemas na assistência, foram privadas de alguns de seus membros, sem falar da perda salarial de funcionários frequentemente incapacitados, levaram a orçamentos que permitiriam atingir ótima qualidade no atendimento. Juntam-se a isso aspectos como a corrupção, de grandes proporções em muitos países, que gera custos desnecessariamente altos de infraestrutura e insumos, sem contar a utilização excessiva de procedimentos, o que resulta em baixa confiança no setor.

O hospital, dentro do esquema moderno de funcionamento dos sistemas de saúde, é o centro de referência que recebe pacientes cujos problemas não foram resolvidos em outros setores. A missão principal do hospital é direcionada à recuperação da saúde, utilizando todos os esforços administrativos, técnico-científicos e de pesquisa, sob a responsabilidade de uma equipe adequadamente preparada e selecionada.

Desde a entrada do paciente no hospital até sua alta, transcorrem uma série de etapas que exigem cuidadosa e correta intervenção daqueles que, nas etapas seguintes, devem assumir a responsabilidade por eles. Não é possível determinar o mais importante entre todos os processos, levando em consideração que a equipe profissional, cuja atuação é voltada à solução dos problemas que levaram à hospitalização, utiliza da melhor maneira possível seus conhecimentos, suas destrezas, suas habilidades e sua ética em todos os passos do percurso assistencial. Nessa sucessão de eventos a que o paciente é submetido, o gestor do hospital administra não somente a disponibilidade dos recursos físicos, materiais e humanos, mas também coordena a intervenção e presta contas dos resultados, imediatos e mediatos, obtidos.

Cada usuário que passa pela organização deveria representar o maior foco de atenção. Isso significa que todo o recurso disponível deve ser utilizado a seu serviço, sem qualquer discriminação. Nesse sentido, devem fazer parte da agenda cotidiana do gestor sua preocupação em manter todo o pessoal atualizado, não apenas no que tange aos aspectos técnicos, mas também em relação aos humanos, além da utilização das suas habilidades de persuasão. A síntese da gestão pode ser direcionar todos os esforços da organização para alcançar a plena satisfação do paciente.

O gestor do hospital, ao mesmo tempo em que comanda a organização como seu líder natural, é também o coordenador de todas as ações. Como responsável final por tudo, é o guardião, não apenas dos bens materiais, de sua dotação e de seu orçamento, mas também da qualidade técnica e comportamental de todos os funcionários. No topo da estrutura, responsável pelo controle da organização, deve prever as possíveis falhas e, quando elas ocorrem, ser capaz de corrigi-las oportunamente, ciente dos custos não só financeiros que um erro significa.

O gestor do hospital deve conhecer o conceito de melhoria contínua da qualidade. Para tal, elabora, em todos os setores, círculos de qualidade presentes no *Manual de qualidade*, que deve ser estritamente cumprido para garantir sucesso e, desse modo, aproximar-se cada vez mais da qualidade total. Para alcançar esse propósito, o controle permanente da qualidade deve representar uma parte substancial de sua atividade. Faz parte dela a revisão constante dos manuais de normas e procedimentos e o enfrentamento de problemas originados por rotinas dos serviços ou por atitudes tradicionais dos chefes ou do pessoal mais antigo da organização. Esse monitoramento ativo por parte do gestor demanda uma fatigante dedicação, que se torna gratificante pelo prestígio que a organização ganha dia após dia, quando bem-sucedida.

A Organização Mundial de Saúde (OMS) define o hospital como parte integrante da organização médica social, cuja função é proporcionar à população atendimento médico completo e que deve chegar à família, em seu lar. A responsabilidade educativa vai além dos funcionários, estendendo-se à família e à comunidade, insubstituíveis no momento de preservar a saúde do indivíduo.

A gestão no hospital moderno implica características diferentes das do hospital de antigamente. Hoje, estas instituições são consideradas empresas que prestam serviços de saúde, buscando atender exatamente as expectativas e as demandas do paciente, dispostas a funcionar em um mundo de competitividade baseada em qualidade. Para desempenhar estas funções, precisam se embasar em planejamento, organização, satisfação do trabalhador, orçamento, avaliação de gestão, disposição para um permanente *feedback* e ética.

O planejamento estratégico significa dispor, como ponto de partida, de um minucioso estudo dos pontos fortes e dos pontos fracos da organização diante de um determinado projeto. Definido o objetivo a ser atingido, o próximo passo consiste em responder como, quando, onde, com o que e para que fazer, levando ao projeto, portanto, um estudo em profundidade que resulte em uma resposta consciente a essas questões. Ante a eventualidade de situações imprevistas, é obrigatório atualmente fazer um planejamento contingente e pensar em alternativas que possam ser postas em prática, caso certos fatos fundamentais não ocorram como esperado. Essas alternativas permitem que o projeto ou o programa ocorra mesmo em situações diferentes das previstas, mas, para isso, é fundamental que o planejamento seja submetido à análise de viabilidade. Não é mais comum elaborar somente uma alternativa; o ideal é que sejam preparadas, pelo menos, duas, de acordo com a complexidade do propósito, ou como se costuma dizer, planos b, c, d e assim por diante.

Antigamente, era possível iniciar um programa sem planejamento adequado. No século XXI, isto não é mais admissível em nenhuma indústria – menos ainda na área da saúde.

Pela própria natureza da instituição, que deve se adequar às diferentes necessidades da comunidade, muitas vezes mutáveis, programas permanentes de pesquisa sobre oferta e demanda, expectativas, tendências, necessidades, custos e morbidade devem fazer parte do escopo da atuação do hospital. Neste ponto, entra como ingrediente fundamental da moderna estrutura o método epidemiológico, que constitui uma complementação aplicada do método científico. A epidemiologia é considerada o estudo da distribuição e dos fatores determinantes dos níveis ou dos fenômenos relacionados à saúde em populações específicas. A aplicação desse tipo de estudo ao controle dos problemas de saúde tem como um de seus objetivos a avaliação das medidas tomadas para potencializar, proteger ou restaurar a saúde.

São características fundamentais da epidemiologia:

- Interesse por populações ou grupos de indivíduos, em vez de uma abordagem clínica individual
- Mensuração de fenômenos
- Comparação de situações
- Busca pelo estabelecimento dos fatores determinantes das situações e quais suas associações causais.

Até pouco tempo atrás, não se utilizava a epidemiologia na avaliação da situação de saúde; hoje, com as mudanças nos sistemas de serviços, estes estudos se tornaram muito atuais, como pode ser observado nas publicações de revistas mundialmente reconhecidas sobre esse tema.

A saúde é o bem mais valioso do ser humano, considerada um direito social por quase todos os governos. Para salvaguardar a saúde da população, foram estabelecidos, em todos os países, sistemas e programas que contêm obrigações e direitos do próprio indivíduo, da família ou da comunidade e compromissos dos governos, que devem garantir as condições do ambiente, as imunizações, as características ideais do meio, a coordenação das ações de atendimento e a prestação de serviços. Estas ações podem ser custeadas diretamente pela população usuária ou pagas pelo Estado. Na atenção à saúde, confluem os componentes do fomento, da prevenção, da recuperação e da reabilitação. Nos dois primeiros, a autoridade estabelece normas e garante recursos, enquanto o indivíduo deve contribuir diretamente sendo receptivo, positivo e proativo em todas as ações; caso contrário, não se verificam resultados. Nos dois últimos, o Estado, por meio de um sistema, apresenta a estrutura organizada e garante recurso humano qualificado, permitindo aos indivíduos ingressarem voluntariamente, às suas custas ou por conta do sistema oficial.* Dentro dessa estrutura, a instituição encarregada pela recuperação é o hospital, com a responsabilidade de devolver o indivíduo à sociedade nas melhores condições físicas e psicológicas possíveis.

O hospital, no topo da pirâmide de atenção à saúde, deveria ser a instância menos utilizada, ao mesmo tempo em que tem a máxima responsabilidade; por essa lógica, como centro de referência, é destinado a solucionar situações não resolvidas nos demais níveis ou serviços.

De acordo com diversos estudos, menos de 1% dos problemas de saúde requerem atendi-

---

*Nota do revisor: há diferentes tipos de sistemas de saúde, que variam de um extremo, em que o Estado é basicamente o único prestador e financiador, até o outro, em que ele oferece condições para que o setor privado ofereça serviços a serem pagos por diferentes atores.

mento hospitalar. Em relação à população, quanto mais alto seu nível socioeconômico, menor o número de pessoas que procuram este serviço. Dessa baixa porcentagem de população que vai ao hospital, menos de 10% deveria procurar hospitais especializados, mas sim hospitais gerais.

A pirâmide da assistência, definida a partir de pesquisas internacionais, levou a importantes mudanças no campo de formação de recursos humanos, pois deixou de lado conceitos que prevaleceram até a segunda metade do século XX, como: "não pode existir faculdade de medicina sem hospital", ou "não é possível a formação do profissional de medicina sem o recurso fundamental que é o hospital". Também permitiu a mudança de políticas baseadas nas premissas de que "não se pode compreender um grupo importante da população (mais de 10.000 habitantes) sem hospital", abrindo caminho para a atenção primária adequadamente concebida e levando a definições dos níveis de assistência com funções bem definidas. Dessa maneira, por sua vez, propiciou-se um melhor uso dos recursos para a saúde (inclusive utilização racional dos orçamentos). Docentes e estudantes acharam mais lógica a prática nas unidades básicas de saúde e nos ambulatórios gerais, além de nos hospitais gerais, pois é ali que se têm contato com os problemas de saúde mais prevalentes e que representam a problemática da saúde local. O centro de atendimento de mais alto nível (hospitais especializados) passou a ser de uso exclusivo de pacientes direcionados para atendimento especializado.

O hospital representa um universo de características particulares, paradoxais e diferentes. Chegam a ele todos os tipos de situações, e, portanto, todos os tipos de problemas. Recebe também pacientes com esperança de recuperação imediata e desenganados; familiares angustiados em busca de soluções e visitantes; executivos que fazem *check-up* de rotina; atende vítimas de catástrofes e pacientes com intoxicação maciça. Pelo hospital, circulam curiosos, autoridades, cientistas, estudantes, vendedores, transportadores, candidatos a empregos e todo tipo de trabalhadores, entre eles médicos, farmacêuticos, fisioterapeutas, fonoaudiólogos, nutricionistas, terapeutas ocupacionais, enfermeiros, psicólogos, engenheiros, bioquímicos, auxiliares para todas as áreas, secretários, especialistas em finanças, técnicos em estatísticas. Em suma, dentro dessa vasta estrutura, movimenta-se uma comunidade de diferentes atividades e variados interesses.

No hospital, são realizados desde pesquisa científica e trabalho assistencial, com procedimentos cirúrgicos das mais variadas complexidades, análises laboratoriais e demais procedimentos de diagnóstico, até ensino. Ali se aliviam as angústias, atendem-se problemas pessoais e coletivos, são administrados recursos humanos, são desenvolvidas novas tecnologias, são realizados procedimentos, gerenciam-se orçamentos. Faz-se comida e processam-se roupas, iniciam-se investigações de ordem legal, há atividades de engenharia e manutenção. O hospital é um universo em que são encontradas todas as complexidades imagináveis, abrangendo um universo mais amplo do que a maioria das organizações. O trabalho de direção é multifacetado e exige preparo integral, grande capacidade de liderança, uso da lógica mais exigente, bom senso, habilidade, iniciativa, autoridade, serenidade, sensatez e ética inquestionável.

Todas as atividades são importantes no hospital; portanto, quem tem a responsabilidade de administrá-lo deve coordenar, de maneira harmoniosa e equilibrada, os componentes que entram em jogo em todas as atividades desenvolvidas, para alcançar resultados acertados e eficientes. Os avanços do mundo atual, com o incremento das comunicações e da informática, o desenvolvimento de novas tecnologias, o auge da seguridade social, o aumento da expectativa de vida dos indivíduos e dos anseios da comunidade exigem um gerenciamento ajustado aos marcos da qualidade de gestão, que deve desembocar na qualidade total. Também se busca a reengenharia de gestão, que deve se espelhar no ajuste da infraestrutura às necessidades atuais e à realidade de competir como entidades de serviços, em um mercado em que os fatores determinantes de seleção não podem ser outros além de qualidade do serviço, pesquisa, *feedback* permanente, atualização técnico-científica, clareza sobre o presente e visão de futuro.

Quando se fala do hospital, não é feita referência apenas a um grupo de profissionais, com atitude solícita de prestar serviços a uma população de pacientes acamados que recebem medicamentos ou curativos. Tampouco se trata simplesmente de um lugar para manter reclusos os pacientes sob cuidados dos funcionários da saúde. O termo não se refere apenas ao local onde chegam aqueles que perderam a saúde e planejam recuperá-la, nem se pretende considerar essa recuperação como sua única responsabilidade. A razão de ser do hospital é a preservação das condições do indivíduo e sua meta fundamental é salvaguardar a vida; o conceito de hospital reúne um universo que inclui os mais variados recursos, elementos e dispositivos que, articulados e submetidos a uma ação coordenada, podem levar à saúde integral, ou seja, ao incentivo e à promoção da saúde, à prevenção das doenças, à recuperação da saúde e à reabilitação das condições de vida e limitações de dano.

No hospital contemporâneo, as mais variadas atividades são realizadas: educação da população sadia com informações sobre a conservação de sua saúde, atendimento àqueles que vêm verificar suas condições físicas, prestação de assistência a pacientes doentes, investigação, administração, docência a estudantes de ciências da saúde, desenvolvimento de programas de educação continuada para os funcionários da instituição, formação de especialistas, abordagem de problemas econômicos, laborais e de disciplina, oferecimento de serviços religiosos, realização de procedimentos e cuidados necessários tanto para a vida que se inicia quanto para a vida que se encerra. Em resumo, diante de tal variedade de atividades, torna-se necessário um líder adequado para assimilar toda essa gama de situações e organizá-las, controlá-las, avaliá-las de modo permanente e eficiente e integrá-las.

O hospital de hoje, resultado de uma necessidade investigada e comprovada, requer uma estrutura física funcional, estrategicamente localizada, fruto de cuidadoso planejamento; requer também centrais de fornecimento de energia elétrica, água potável, oxigênio e ar comprimido; uma planta para comunicações internas e externas; disponibilidade de equipamentos e elementos científicos e gerais, convenientes e suficientes para atender a demanda prevista de serviço; direção e administração eficientes; relação de pessoal científico, técnico, administrativo e auxiliar de acordo com as tarefas a serem realizadas; centro de informática e sistematização; serviços básicos de cozinha, lavanderia e rouparia*; departamentos técnicos de farmácia, esterilização, manutenção e comunicação; salas de recepção, orientação, admi-nistração e hospitalização; áreas para reunião da equipe científica e administrativa; locais de estacionamento e circulação externa. Tudo isso forma o que se chama de estrutura básica do hospital, mas a complexidade de sua organização depende dos serviços que realizará.

De modo geral, quando se fala de organização estrutural, aponta-se o objetivo institucional, ou seja, estão sendo direcionados todos os recursos:

- Físicos: edifício, dotação, materiais
- Humanos: administrativos, técnico-científicos, de ensino
- Econômicos: orçamento, total de gastos realizados para a prestação de serviços ao paciente com o rigor de uma estrita qualidade.

O modelo do hospital de hoje e do futuro deve adotar, como ponto de partida, a qualidade total na gestão, para garantir sua sobrevivência no médio prazo. Sem dúvida, frente à evolução dos sistemas de saúde de todos os países e à necessidade de garantir a saúde como uma das metas a serem cumpridas durante os primeiros 15 anos deste século, os hospitais já existentes devem se adequar segundo parâmetros que lhes permitam ser realmente competitivos. Por sua vez, os hospitais a serem criados têm a oportunidade de se adequar às exigências do momento para o qual foram pensados, em termos de técnicas e metodologias que, adaptadas a cada situação, lhes garantem uma operação realmente apropriada às necessidades dos clientes.

A instrução do médico em geral, e, particularmente, do gerente hospitalar, não será completa se não incorporar desde o começo o compromisso com a qualidade dentro de sua formação. Ao falar de organização estrutural do hospital, esta deve refletir a estratégia de qualidade, não como um artifício de organograma, mas sim como modo de exteriorizar a filosofia da instituição. Para tal organização estrutural, foram oferecidos vários modelos que abarcam diferentes exigências. Um modelo que pode ser adaptado em caso de hospital universitário, por exemplo, é demonstrado na Figura 1.1 e na Tabela 1.1.

Tabela 1.1 Diretor.

- Atendimento à comunidade
- Melhoramento contínuo da qualidade
- Atividades docentes
- Atividades de serviço
- Atividades de integração
- Atividades de pesquisa
- Atividades administrativas

---

*Nota do revisor: no Brasil, embora alguns serviços sejam terceirizados quase como regra, o fato de eles não estarem na estrutura física do hospital não significa que deixaram de ser necessários. Pelo contrário, são serviços contratados, mas a direção do hospital continua responsável por eles.

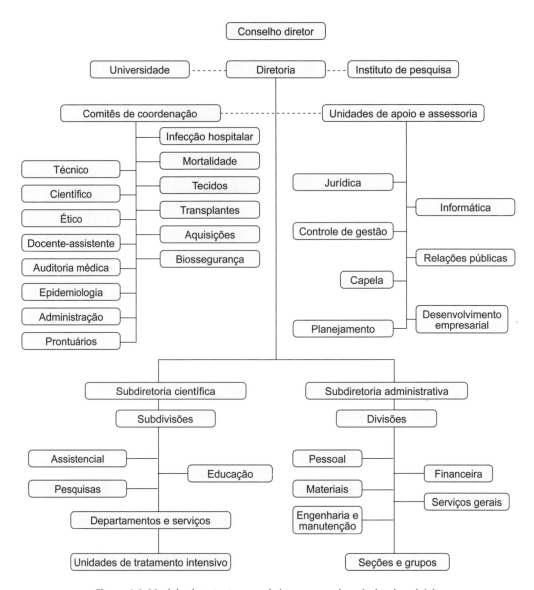

Figura 1.1 Modelo de estrutura orgânica para um hospital universitário.

O esquema geral de organização estrutural do hospital universitário, considerado o de maior complexidade, serve como guia para os hospitais menores, estatais ou privados.*

Uma das conquistas fundamentais na área da saúde, especialmente no setor de fomento e prevenção, foi a participação comunitária (no Brasil, a participação é regulamentada pelo SUS), impulsionada pela OMS como uma estratégia para alcançar uma maior cobertura de atendimento, a partir de um planejamento combinado de serviços que responda a necessidades e a expectativas reais.

O hospital, posicionado na ponta da pirâmide de atenção à saúde, requer, mais do que nunca, uma participação comunitária que permita fortalecer as ações internas com as recomendações e os esforços da comunidade. A comunidade,

---
*Nota do revisor: No Brasil, uma norma da Anvisa estipula os padrões mínimos de funcionamento hospitalar, bem como as comissões obrigatórias. Além disso, alguns hospitais seguem modelos internacionais ou aqueles preconizados por avaliadoras externas, como acreditadoras, fundações de prêmios de qualidade etc.

por sua vez, plenamente consciente do desenvolvimento do processo administrativo, pode se converter em um ente fiscalizador e avaliador de fato, não apenas dos processos de planejamento, mas também dos resultados obtidos.

O gerente é o líder do hospital como um todo e de cada uma das atividades básicas que constituem partes fundamentais na engrenagem dos sistemas dessa complexa maquinaria a serviço do paciente.

Resumo
- A responsabilidade do hospital moderno na cobertura assistencial, na atividade acadêmica, na integração da sociedade e na necessidade de competir por qualidade é muito grande
- O hospital deve oferecer um modelo de qualidade
- O hospital atual deve exibir melhoria contínua da qualidade
- O conceito geral do hospital mudou a partir da segunda metade do século XX e do início do século XXI
- O gestor do hospital planeja, organiza, controla, avalia e promove a organização em direção a níveis mais altos de desempenho
- O gestor do hospital procura, acima de tudo, a satisfação do cliente
- O gestor do hospital garante a satisfação do funcionário (cliente interno)
- O gestor do hospital é o responsável pelo que se faz e pelo que se deixa de fazer
- O gestor do hospital tem o compromisso de conduzir sua instituição à qualidade total

Bibliografia

Ackoff RL. Un concepto de planeación de empresas. México: Editorial Limusa; 1990.

Administración de Hospitales. ClubEnsayos.com [internet]. s.f. [citado 2913 feb.]. Disponible en: https://www.clubensayos.com/Temas-Variados/administracion-de-hospitales/538383.html

Albrecht K. La revolución del servicio. Bogotá: 3R Editores; 1998.

Auisiff, Deckerk, Hayes. El planeamiento estratégico. Bogotá: Editorial Norma; 1985.

Bales CF. Strategic control. The President's paradox. Business Horizons. 1979;4:17-28.

Barquin-Calderón M. Dirección de hospitales. Organización de la atención médica. México: Editorial Interamericana; 2005.

Bedeian AG, Glueck WF. Management. The Dryden Press; 1983.

Bennis W, Nanus B. Líderes: Las cuatro claves del liderazgo eficaz. Bogotá: Editorial Norma; 2010.

Berry L. Un buen servicio ya no basta. Cuatro principios del servicio excepcional al cliente. Bogotá: Grupo Editorial Norma; 1997.

Berwick D. Continuous improvement as an ideal in health care. N Engl J Med. 1989;320:53-6.

Bloom BS. Developing talent in young people. Nueva York: Ballantine; 1985.

Bonfill X. La epidemiología en la evaluación de los servicios de salud. Barcelona; 2005.

Brook RH. Quality of care: do we care? Ann Intern Med. 1991;115:486-90.

Caliz PO. Modelo de vigilancia epidemiológica para el control de las infecciones hospitalarias. En: Malagón-Londoño G, Hernández Esquivel L. Infecciones hospitalarias. 2a. ed. Buenos Aires, Bogotá: Editorial Médica Panamericana; 1998.

Cantu DH. Desarrollo de una cultura de calidad. 1a. ed. México: McGraw Hill Interamericana Editores; 1997.

Cepeda G. Auditoría y control interno. Bogotá: Mc-Graw Hill; 1997.

Corach L, Malamud M. Manejo del hospital público y privado. Buenos Aires: Editorial Médica Panamericana; 1994.

Covey S. El liderazgo centrado en principios. Barcelona: Ediciones Paidós; 1993.

Crosby BP. Calidad sin lágrimas. 10a Reimpresión. México: Compañía Editorial Continental; 1997.

Crosby P. Quality without tears. Nueva York: McGraw-Hill; 1984.

Chiavenato I. Introducción a la teoría general de la administración. Bogotá: McGraw-Hill; 2004.

David FR. La gerencia estratégica. Bogotá: Legis; 2003.

De Currea-Lugo VEl. Derecho a la salud en Colombia. Diez años de frustraciones. Bogotá: Ilsa; 2003.

Deal T, Kenedy A. Culturas corporativas. México: Fondo Educativo Interamericano; 1985.

Dever A. Epidemiología y administración de servicios de salud. Washington: OPS/OMS; 1990.

Dixit A, Nalebuff B. Thinking Strategically. New York: W.W. Norton; 1992.

Dixon AS. The evolution of clinical policies. Med. Care. 1990;28:201-20.

Donabedian A. Continuidad y cambio en la búsqueda de la garantía de calidad, salud pública. México: mayo-junio; 1993.

Drucker PF. Gerencia para el futuro. Bogotá: Editorial Norma; 1993.

Drucker PF. Management: Tasks, responsabilities and practices. Nueva York: Harper and Row; 1974.

Eddy D. The challenge. JAMA. 1990;263: 287-90.

Fea U. Competitividad es calidad total. España: Boixaren Ed.; 1997.

Feinstein AR. Clinical Epidemiology. The architecture of clinical research. Philadelphia: W.B. Saunders Company; 1985.

Foucault M. El ojo del poder. En: Bentham J. El panóptico Madrid; 1979.

Galán R. Evaluación integral. En: Malagón-Londoño G, Galán Morera R, Pontón Laverde G. Auditoría en salud para una gestión eficiente. Buenos Aires, Bogotá: Editorial Médica Panamericana; 2006.

Greeley HP. Streamlining quality monitoring. Marblehead MA: Opus Communications; 1995.

Habermas J. Teoría de la acción comunitaria. Buenos Aires: Editorial Taurus; 1989.

Hoshin-Kanri. Administración por políticas. Mc-Graw-Hill; 1994.

Hutchins D. Just in Time. Gower: Aldershot; 1988.

Ibáñez J. Del algoritmo al sujeto. Madrid: Siglo XXI; 1985.

Ishikawa K. Quality Control in Japan. Kyoto; 1978.

Juran JM, Gryna FM, Bingham RS. Quality control handbook. Nueva York: McGraw-Hill; 1987.

Kotter JP. The General Managers. Nueva York: Free Press; 1982.

Malagón-Londoño G, Galán Morera R, Pontón Laverde G. Administración hospitalaria. Buenos Aires, Bogotá: Editorial Médica Panamericana; 2008.

Malagón-Londoño G. Galán Morera R, Pontón Laverde G. Auditoría en salud. Para una gestión eficiente. Buenos Aires, Bogotá: Editorial Médica Panamericana; 2006.

Malagón-Londoño G. Garantía de calidad en salud. En: Malagón-Londoño G, Galán Morera R, Pontón Laverde G. Garantía de calidad en salud. Buenos Aires, Bogotá: Editorial Médica Panamericana; 2001.

Malamud C. Manejo del hospital público y privado. Buenos Aires: Editorial Médica Panamericana; 1993.

Matamala S, Muñoz JA. Administración por políticas. Hoshin-Kanri. Bogotá:McGraw-Hill; 2004.

Matus C. Planificación de situaciones. México: Fondo de Cultura Económica; 1978.

Mccall M, Lombardo M, Morrison A. Gerencia exitosa. Legis; 1991.

Morehead M. La auditoría médica como instrumento operativo. Investigaciones sobre servicios de salud: una antología. OPS/OMS; 1992.

Morris JN. Aplicaciones de la epidemiología. Barcelona: Salvat Editores; 1985.

Moss MT. Reengineering of operative and invasive services: preparing for the capitated dollar. Gaithersburg, Md.: Aspen Publishers; 1997.

Muir Gray JA. Salud para todos los ancianos en el año2000. Foro Mundial de la Salud OMS, Vol. 4, No 2. Ginebra, 1983.

Navarro V. Social costs of security. Am J of Public Health. 1980;70:961-3.

Ogliastri E. Gerencia japonesa y círculos de participación. 1a. ed. Colombia: Editorial Norma; 1997.

OPS/OMS. La salud de las américas. Washington D.C.; 2012.

Paganini JM, Chorny AH. Sistemas locales de salud; desafío para la década de los noventa. Washington: Boletín 109 OPS; 1990.

Palma E, Rufian D. La desconcentración administrativa y las prestaciones sociales. Washington: Boletín 109 OPS; 1990.

Peters TJ, Waterman RH. En busca de la excelencia. Bogotá: Editorial Norma; 1993.

Peters TJ. Thriving on chaos. Londres: Macmillan; 1988.

Pritchord B. Lo que las empresas deben hacer para lograr una transformación total. Barcelona: Editorial Norma; 2003.

Rabbit JT. Breve guía para ISO 9000. México: Editorial Panamericana; 1996.

Randolph WA. Gerencia de proyectos. Bogotá: Mc-Graw-Hill; 2013.

Rattner H. Estudos do futuro. Río de Janeiro: Edit. Fundacao G. Vargas; 1979.

Relman A. Shattuck lecture. The health care industry: where is it taking us? N. England J Med. 1991;325:854-5.

Rovere M. Planificación estratégica de recursos humanos. En: Salud, serie de desarrollo de recursos humanos. Washington: No. 96. OPS; 1993.

Rovere M. Aportes para una metodología de planificación estratégica de recursos humanos. Educación y Salud (OPS). 1992;26(2).

Sandy W. Forgetting the productivity partnership. Nueva York: Mc-Graw-Hill; 1993

Shy C. The failure of academyc epidemiology: Witness for the prosecution. Am J Epidemiol. 1997;145:479-84

Stoner JA. Administración. México: Editorial Prentice-Hall International; 1984.

Tapia-Conyer R. La importancia de la vigilancia epidemiológica en los servicios de medicina preventiva. Salud Pública de México. 1996;38:5.

Testa M. Planificación en salud: Las determinaciones sociales. En: Nunes E. (ed.). Ciencias sociales y salud en la América Latina. Tendencias y perspectivas. Montevideo: OPS; 1986.

Valle-Cabree E. La gestión estratégica de los recursos humanos. U.S.A.: Ceddison Wesley Interamericana Ed.; 2005.

Walton M. The Deming Management Method. Nueva York: A Perigee Book; 1986.

World Health Organization. World Health Report 2003 Shaping the future. Geneva: WHO; 2003.

Yavitz P, Newman W. Strategy in action. Nueva York: The Free Press; 2014.

2 Responsabilidade Gerencial

Gabriel Pontón Laverde

Introdução

A análise das responsabilidades do diretor do hospital procura apresentar um esquema de suas obrigações que sirva como referência para organizar suas funções e desenvolver programas sistemáticos dentro das técnicas de administração moderna. O diretor tem, ao mesmo tempo, o caráter de líder, inovador, organizador, executor e exemplo, não apenas dentro do hospital, mas também em seu âmbito de influência regional. Esses limites se ampliam quando o serviço dispõe das tecnologias da telemedicina para expandir sua cobertura em saúde.

A área de gestão é a principal responsável pelas atividades do hospital e integra a direção. Confunde-se com esta última, visto que o hospital, independentemente de seu tamanho, é uma organização prestadora de serviços com uma função social muito relevante e características científicas, técnicas, administrativas e econômicas gerais, próprias das empresas, ainda que de maior complexidade, uma vez que atua dentro de um sistema aberto, com os componentes normais de uma demanda cíclica própria dos serviços de saúde. Isso exige uma organização dinâmica em contínuo aperfeiçoamento, onde trabalha uma equipe que lida com materiais e equipamentos utilizados para o atendimento de uma necessidade real, como a carência em termos de saúde e de assistência. Esta organização produz resultados com impacto na comunidade e no próprio hospital. Além disso, oferece permanentemente um efeito de *feedback* baseado nas experiências, suas e de outros hospitais e centros de pesquisa, bem como em relação às novas expectativas e demandas por serviços, uma vez que funciona dentro de uma comunidade definida. O hospital é parte integrante de um sistema de saúde que se beneficia e se fortalece com seus resultados, dos quais depende integralmente. Por essa razão, a atuação do diretor hospitalar confunde-se com a do gerente moderno.

Este conceito não é novo. Pelo contrário, o médico francês Francisco Quesnay e sua escola fisiocrata, por meio de sua teoria orgânica (ou fisiológica), explicaram o funcionamento da economia como um sistema interdependente em constante equilíbrio. Este modelo pode ser aplicado à empresa de saúde (hospital), em que cada um tem sua função determinada, que está intimamente relacionada à dos demais funcionários; os acertos e os erros de um de seus membros influenciam o equilíbrio do restante do grupo.

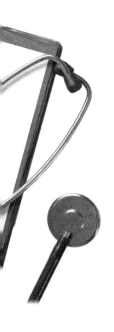

 O gestor antecipa-se às necessidades, às fraquezas e às oportunidades futuras. Espera-se dele também que organize equipes eficientes de trabalho e as administre em benefício dos pacientes.

O diretor, e gestor do hospital, é um visionário e gerenciador ou catalisador da interação dos seguintes componentes fundamentais:

- Recursos humanos: diferentes grupos de profissionais, técnicos e auxiliares, especialistas e não especialistas, que trabalham tanto no hospital como fora dele, diretamente ou por meio de instituições ou empresas de serviços ou de assessoria
- Pacientes: ou clientes externos, como são chamados nos dias de hoje, representam a razão de ser do hospital. Chegam, sozinhos ou acompanhados de familiares ou amigos, aos serviços de diferentes graus de complexidade, de acordo com o alcance médico-científico e com os recursos que a instituição tem
- Provedores de bens ou serviços: seus objetivos não se confundem necessariamente com os do hospital nem são paralelos a estes. Seja como for, são indispensáveis para a organização, e sua atuação influencia na relação custo-benefício obtida
- Solução dos problemas dos pacientes: tomada de decisões frente a carências, necessidades ou conflitos é o que os pacientes buscam. Estas soluções levam à criação de uma infinidade de conceitos (ou teorias), como as teorias M, Z, L, a gestão estratégica, a gestão de serviços, os círculos de qualidade, a excelência no serviço etc.
- Sistemas de comunicação e inter-relação de informações orais e escritas: um conjunto de atividades, estatísticas, programas e resultados voltados ao atendimento dos pacientes e/ou da instituição
- Recursos materiais permanentes: edifícios, equipamentos, instrumental, elementos fixos ou fungíveis, disponíveis segundo critérios da logística moderna, para serem utilizados em momento oportuno e na quantidade adequada, para cumprir integralmente os requerimentos de saúde
- Organização do hospital: trata-se do planejamento e da estruturação racionais das funções administrativas e científicas para a boa gestão. Juntos, permitem aplicar os princípios de otimização de esforços associados a elementos relevantes, como a comunicação e sua sistematização em diferentes meios e formas
- Padrões de qualidade: a qualidade direciona as ações pertinentes para o cumprimento das regras de qualidade exigidas pelas autoridades de saúde nacionais e internacionais. A qualidade é medida pelos padrões internacionais, como as normas ISO-900 e ISO-14000, por exemplo (esta última, para a avaliação do meio ambiente).* A avaliação da qualidade, a satisfação e as expectativas são mensuradas com a certificação de seu cumprimento.

Os hospitais mais bem avaliados são aqueles em que o paciente está sempre em primeiro lugar, por convicção, por qualidade, por estrutura e por normatividade.

O diretor do hospital deve levar sua instituição a atender adequadamente aos pacientes de uma determinada comunidade, sem restrições; se a instituição estiver sobrecarregada, deve transferi-los a um hospital de nível superior.** Esta é a sua responsabilidade, e, para executá-la, deve desempenhar funções e atividades em três grandes áreas relacionadas ao ambiente onde o hospital se localiza, considerando suas relações com sócios, diretores, autoridades e, claro, a comunidade.

As responsabilidades do diretor estão relacionadas à equipe de funcionários da saúde, aos pacientes e a seus familiares, para fornecer assistência médica, docência e pesquisa, manter e melhorar as comunicações científicas e administrativas e prestar apoio administrativo, econômico e financeiro. Finalmente, como representante legal da entidade, na maioria dos casos, o diretor é o responsável pela gestão presente e pelo desenvolvimento futuro da organização; por essa razão, tem as funções de planejador, organizador, inovador e líder, tanto no hospital como na comunidade de usuários (Figura 2.1).

---

*Nota do revisor: no Brasil, poucos parâmetros são realmente seguidos. Alguns hospitais cumprem as normas ISO, outros se submetem à acreditação, há os que seguem padrões do Inmetro. No entanto, os padrões mínimos são aqueles exigidos pelos alvarás da Vigilância Sanitária e pelas autorizações emitidas pelo Corpo de Bombeiros, por exemplo.

**Nota do revisor: no Brasil, os hospitais vinculados ao SUS, ou apenas financiados por ele, têm esta mesma atribuição de atendimento universal. No entanto, aqueles que se filiam basicamente à assistência suplementar restringem os pacientes em função de quem se responsabilizou pela sua internação.

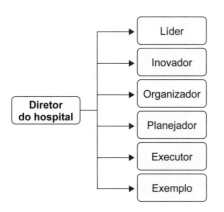

Figura 2.1 Características do diretor de um hospital.

Atividades externas ao hospital

Comunicação

O diretor é, muitas vezes, o representante legal e a autoridade máxima no hospital, e como tal, é seu porta-voz oficial ante o Conselho, os sócios da instituição, o sindicato e as autoridades de saúde, políticas e econômicas nos estratos nacional, regional e local; também o é perante pessoas físicas e jurídicas com influência no funcionamento do hospital, como *stakeholders* ou partes interessadas. Deve, portanto, buscar seu apoio, sua confiança e seu respaldo com base em trabalhos que tragam resultados satisfatórios, somados a uma permanente comunicação das atividades ou das decisões mais importantes tomadas com a finalidade de mostrar detalhadamente como são planejados e executados os procedimentos com transparência, eficiência, eficácia e economia, e com resultados cujos benefícios sejam superiores aos custos. Tudo isso dentro das normas legais existentes, para que sejam evitadas interpretações errôneas ou rumores indesejáveis.

Planejamento e programação

O planejamento é o fator básico de qualquer programa; o hospital não pode improvisar. O diretor deve propor políticas e apresentar propostas completas e embasadas referentes a necessidades e soluções que tragam mudanças e inovações tecnológicas e administrativas, como a criação ou a ampliação de novos serviços, a fusão ou a desativação de outros que se tenham tornado desnecessários, os sistemas para melhorar o bem-estar dos pacientes, dos familiares, dos funcionários do hospital, dos provedores etc. O mesmo deve ser feito em relação a novos modos de atendimento e desenvolvimento, modificações legais e outras melhorias necessárias para manter o hospital dentro das modernas tecnologias, com evidente projeção de futuro.

Os planos, os projetos e os programas devem ser coerentes e viáveis no curto e no médio prazos; ao mesmo tempo, devem levar em consideração a harmonia física e funcional da organização, para não gerar deterioração ou piora em outras áreas, o que produziria efeitos colaterais negativos. Portanto, orçamentos suficientes devem fazer parte dos planos globais de desenvolvimento, envolvendo projeções financeiras para programas integrais, sem esquecer a participação de todas as pessoas que devem intervir nesses planos, de acordo com projetos anuais ou sazonais de compras, considerando as previsões de aumento de preços.

É conveniente apresentar tais planos, programas e projetos periodicamente ao Conselho, não apenas para seu conhecimento e aprovação, mas também para obter um direcionamento e apoio em cada etapa de seu desenvolvimento. Esses planos devem ser baseados em estudos de factibilidade e sustentados nos custos calculados e nos benefícios previstos; também devem conter estudos técnicos e elementos de cunho administrativo e político que permitam ao diretor defendê-los com argumentos válidos perante as objeções do Conselho e/ou dos assessores externos. Se o diretor não tem segurança sobre sua importância, nem respaldo econômico e técnico (e, em alguns casos, político e social), não há razão para apresentar as iniciativas, que correm o risco de serem rejeitadas (Figura 2.2).

Relatórios e avaliações

Considera-se prudente apresentar ao Conselho, aos seus assessores e à diretoria, sempre que necessário, os relatórios fundamentais, com a finalidade de permitir uma avaliação precisa do funcionamento do hospital e da gestão desenvolvida. Os relatórios listados a seguir não devem ser os únicos apresentados, porém, são considerados os mais importantes (Figura 2.3).

- Relatório anual, ao Conselho e às autoridades de saúde, sobre o desempenho da instituição no decorrer do último ano fiscal. Apresenta os resultados dos trabalhos assistenciais, docentes e de pesquisa e das atividades administrativas, contábeis, financeiras

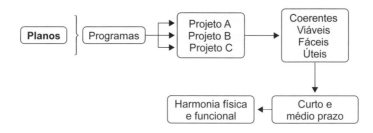

Figura 2.2 Critérios de planejamento.

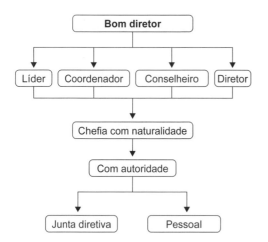

Figura 2.3 Características de um bom diretor.

e de investimento; deve ser acompanhado pelo relatório do auditor fiscal
- Relatório periódico de atividades das áreas assistencial, docente e de pesquisa
- Relatório periódico das atividades administrativas, com ênfase nas principais aquisições (p. ex., equipamentos), assim como das dificuldades existentes
- Projetos de orçamento em que estejam detalhados os objetivos do hospital, desenvolvimentos ou atividades previstas e sua comparação com anos anteriores ou com outros hospitais
- Relatórios orçamentários nos quais seja minuciosamente analisado e comparado o que foi projetado com o que foi executado, assim como de que modo foram utilizados os diferentes recursos que o hospital recebe por meio de tarifas, rendimentos, doações etc.
- Detalhes de projetos ou de atividades especiais desenvolvidos durante o último período
- Relatórios da central de controle interno e da diretoria sobre auditoria, supervisão e cumprimento da legislação na realização das despesas ou dos gastos da entidade
- Balanços mensais que indiquem o comportamento contábil dos últimos meses
- Balanço geral consolidado do ano imediatamente anterior, com os comentários do auditor fiscal e do chefe da central de controle interno, acompanhado do estudo financeiro atual e prospectivo, embasado nas explicações contábeis e administrativas
- Estudos de entradas e saídas financeiras em comparação com os serviços prestados, e discriminados por departamentos, serviços ou dependências, como base para as políticas de preços, de subsídios ou de melhorias, se for o caso
- Planos de curto e médio prazos (anuais, quadrienais ou quinquenais) referentes aos investimentos e à cobertura dos objetivos propostos. Os planos de médio prazo devem ser atualizados e trazidos ao valor presente a cada ano, para manter comparabilidade e sequência
- Estatísticas e bioestatísticas que demonstrem, de maneira simples e técnica, os serviços prestados e as melhorias obtidas
- Relatórios sobre a equipe, como: nomeações, prêmios e distinções, sanções, licenças, avaliações e demais relações laborais, sem faltar aquelas relativas as suas atividades com sindicatos
- Relatórios comparativos de progressos e de coordenação científica ou administrativa
- Relatórios periódicos sobre problemas importantes e suas soluções.

Os relatórios devem ser completos e estar acompanhados de documentos que expliquem as cifras estabelecidas. É interessante apresentar também um resumo dos aspectos mais importantes dos documentos, já que, normalmente, os membros dos Conselhos se interessam particularmente pelos resultados, pois, de modo geral, ou não têm o tempo necessário para analisar detalhadamente os relatórios, ou demonstram pouco interesse nos aspectos técnico-administrativos menores (Figura 2.4).

Convicção

O bom diretor é um líder e, portanto, um conselheiro e o chefe natural do hospital; tem autoridade por sua capacidade de convencer seus funcionários. Sabe usar com sutileza a autoridade que recebeu, porém com a ênfase necessária, mesmo frente aos membros do Conselho, para preservar os parâmetros que lhe permitam cumprir plenamente a função que lhe foi atribuída e pela qual é responsável.

O diretor deve ter disposição para revisar suas funções de acordo com o desenvolvimento das atividades normais de seu cargo, assim como propor e colocar em prática as mudanças que pareçam adequadas. Além disso, é importante que tenha a habilidade de escolher e excluir, quando necessário, os assessores principais nas diferentes especialidades médicas, técnicas e administrativas, com o objetivo de formar e manter uma equipe diretiva coerente, altamente capaz, com um *mix* de competências, inovadora e leal. Para obter a lealdade dos seus colaboradores, deve criar desafios e apresentá-los, quando for o caso, para o Conselho.

Um bom diretor se mantém rodeado de assessores competentes e capazes de produzir resultados que estimulem o funcionamento, desenvolvam o sentido corporativo do hospital e criem sentimento de pertencimento com base no cumprimento dos objetivos gerais e específicos da organização. O progresso científico permanente é uma grande ferramenta do líder convincente. O diretor não evita os conflitos: ele os enfrenta e os administra de maneira assertiva; para isso, consegue identificar aqueles que criam problemas e aqueles que os assumem e resolvem.

Atividades com a comunidade da área de influência

É função do diretor coordenar e colocar em prática as políticas de saúde nacional, regional e local, assim como desenvolver as políticas próprias de seu hospital, com vistas a cumprir os objetivos propostos e atender a demanda do serviço. Isso permite ganhar a confiança da comunidade e dos seus líderes, garantindo que ocorra a promoção da saúde e a prevenção das doenças.

Para estreitar o vínculo entre o hospital e sua área de influência, o diretor deve estabelecer protocolos de ajuda mútua e conseguir que o hospital seja visto como uma organização ativa, patrimônio da comunidade. Como administrador, ele não se comunica utilizando jargão médico-científico, incompreensível para os leigos em ciências da saúde; comunica-se com termos claros, simples e lógicos e suas ideias são absorvidas por meio de fatos e obras que beneficiam a população.

A ação do diretor não se limita ao prédio do hospital, abrangendo também sua comunidade.

Uma tecnologia importante para um hospital é a ampliação do serviço médico por meio do uso da telemedicina, que apresenta a atividade da instituição à região, com a possibilidade de levar-lhe os últimos avanços assistenciais.

Atividades internas do hospital
Administração dos recursos humanos

Muitos hospitais contam com profissionais altamente capacitados para pesquisa, assim como profissionais sem formação específica que desempenham numerosos tipos de trabalho. Realizam não apenas atividades médicas, cirúrgicas,

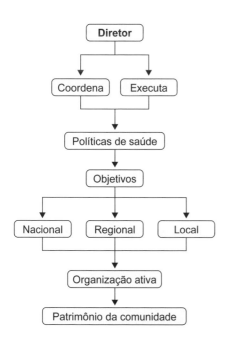

Figura 2.4 Atividades do diretor.

de diagnóstico, de enfermagem, de laboratórios e de pesquisa, mas também de educação, estatística, engenharia, administração, contabilidade, finanças, manutenção, lavanderia e cozinha, assim como almoxarifados, serviços de radiologia e informática etc. Assim, formam um grupo significativo, formal e informal, de trabalhadores com expectativas diferentes, personalidades distintas e diversos graus de preparo; isso aumenta a complexidade de lidar com tal recurso humano. Por essa razão, aqui somente serão enfatizadas algumas das obrigações gerenciais do diretor na administração do pessoal.

Coordenação

O diretor é, antes de tudo, um coordenador de pessoas, esforços, grupos, atividades, tecnologias etc., responsável por uma gestão ética e profissional das relações humanas que induz à atividade e desperta permanente solidariedade, gerando compromisso de toda a equipe do hospital com a filosofia, estratégias, metas e objetivos a serem alcançados. A avaliação constante dos diferentes trabalhos e atividades, tanto de pessoas como de grupos, em função dos compromissos assumidos, do ambiente de trabalho, do entusiasmo pelas tarefas e das relações interpessoais deve ser usada para orientar e dirigir os esforços das pessoas, ao mesmo tempo em que pode aumentar o comprometimento dos funcionários com sua organização. Em outras palavras, isso é chamado "espírito de equipe" ou "vestir a camisa da empresa" para alcançar os objetivos.

Educação continuada dos funcionários

A educação continuada por meio da atualização dos conhecimentos à luz das mais recentes tecnologias é indispensável, por conta da permanente mudança gerada pelas constantes descobertas científicas e inovações tecnológicas. Por essa razão, o diretor deve desempenhar o papel de educador, que promova e inove constantemente os programas de capacitação nas áreas assistenciais e administrativas, com a finalidade de desenvolver equipes de trabalho mais eficientes e responsáveis, nas quais exista um sentido claro de delegação de funções que permita que todos os trabalhadores, mesmo os mais jovens, sejam reconhecidos por suas qualidades e seus méritos.

O diretor eficaz estimula a crítica construtiva (ou seja, o questionamento amplo e profundo do *status quo*) e oferece soluções eficientes, reais e possíveis de serem postas em prática.

Questionar sobre os problemas atuais e usar círculos de qualidade, nos quais diferentes equipes que trabalham em cada área podem gerar um verdadeiro *brainstorming*, é muito importante para que as mudanças propostas, analisadas e aprovadas pela direção se desenvolvam plenamente e com a maior rapidez possível.

Sem inovação e educação permanentes, os funcionários do hospital reduzirão a qualidade de seu trabalho e a instituição estagnará e até perderá espaço. Por essa razão, nenhum funcionário deve ser excluído dos planos de atualização, seja nos aspectos técnicos de seu trabalho, na vivência dos problemas ou nos progressos do hospital.

Incentivos à equipe

Não há melhor incentivo do que o reconhecimento das reais qualidades das pessoas, do seu desempenho, do esforço e do entusiasmo com que desenvolvem suas tarefas. Grande parte dos serviços é caracterizada pela atitude verificada no comportamento habitual dos grupos. Por exemplo, costuma-se reconhecer que cirurgiões realizam seu trabalho com mais estresse do que médicos de algumas outras especialidades e, por isso, podem ser mais impulsivos. Se isto é verdade, um bom diretor deve reconhecer esta característica ao buscar uma padronização; caso contrário, a probabilidade de fracasso é alta. Tampouco é desejável incentivar estereótipos referentes às idiossincrasias de cada especialidade, pois elas acabam refletindo tendências de comportamento e de temperamento que os alunos (em hospitais-escola) e os assistentes (em hospitais assistenciais) copiam de seus chefes.

Para motivar os funcionários do hospital, o diretor pode utilizar dois tipos de incentivos: os *extrínsecos e os intrínsecos*.

> **Incentivos**
> Extrínsecos: baseados em recompensas
> Intrínsecos: gerados por fatores que causam satisfação e motivação individuais

Um diretor não consegue influenciar as motivações intrínsecas (ou transcendentais) exceto por meio de exemplos, com ações íntegras, éticas e com dedicação total a serviço do hospital, buscando resultados que beneficiam simultaneamente seus subordinados e os pacientes da comunidade que utiliza seus serviços. Cabe lembrar que, com funcionários desmotivados, é praticamente impossível atingir os objetivos de maneira eficiente.

Em todo hospital, paralela à organização formal existente, há outra informal, na qual as relações de poder são independentes das de autoridade formal. O gestor competente identifica este fenômeno e o utiliza na medida do possível, com cuidado para não interferir de maneira negativa no cumprimento dos objetivos e na satisfação das necessidades de trabalhadores e pacientes.

Se os funcionários do hospital estão motivados e têm poucos conflitos com sua organização, as relações com os sindicatos e outros grupos de poder são mais objetivas. O diretor deve ter habilidades de negociação, usando-as especialmente para não afetar o sentido social do hospital, do qual se espera uma atuação estável, multiplicadora e aceleradora de benefícios sociais e econômicos para a comunidade.

Entre as habilidades gerenciais, está a identificação de que cada profissão, cada especialidade, cada serviço, cada dependência e cada grupo de trabalhadores tem motivações concretas e aspirações pessoais com perspectivas diferentes. Não existe resposta nem grupo melhor ou pior, apenas diferenças. O papel do gestor é identificar, encontrar, aprofundar e encaminhar essas especificidades.

Gerenciamento de equipe | Comando, disciplina e controle de problemas

Reconhecer a dignidade humana e a importância do trabalho de cada funcionário é a base das boas relações em toda organização. Entretanto, é necessário ter consciência de que o poder decisório de um hospital, do ponto de vista legal, formal e de liderança, está no diretor. É ele quem responde pelo hospital perante os órgãos reguladores.

Se não há unidade de comando*, não existe uma boa administração, e a cada dia haverá uma maior necessidade de coordenação. Pode ocorrer de a autoridade decisória ser repassada a alguns chefes intermediários, com diferentes relações com o poder, o que propicia uma divisão em "feudos", de acordo com os diferentes departamentos ou serviços hospitalares, com todas as características pessoais dos gerentes, o que pode levar a ineficiências e ao aumento da influência de pessoas não diretamente ligadas à instituição. Este fenômeno é detectado por meio do surgimento de rumores, conselhos, anônimos e confabulações que procuram intimidar e conduzir, a seu modo, as decisões mais importantes para obter outros resultados. Esta é uma das consequências da organização informal e também da insegurança e da falta de mecanismos claros de comunicação. O diretor, além do conhecimento técnico, necessita de inteligência emocional e de competências interpessoais para tomar decisões oportunas. Coerência nas decisões e informações com credibilidade aumentam a satisfação e a motivação da equipe.

O cumprimento das normas estabelecidas é outra das tarefas indelegáveis do diretor e é a base da disciplina. No caso de um procedimento cancelado por negligência no envio dos materiais utilizados, ou por descumprimento de um dos membros da equipe, o dano produzido é enorme do ponto de vista ético da organização, da consideração com os pacientes e com os colegas de trabalho, sem contar o desperdício e o desgaste de imagem. O diretor deve permanecer atento para identificar e solucionar esse tipo de problema, e também estar alerta para o fato de que as consequências para comportamentos adequados ou não são percebidas por todos e levam a novas características na organização.

As faltas, assim como episódios repetidos de insubordinação, não podem ser ignoradas ou consideradas como pouco importantes. Quaisquer comportamentos considerados inadequados ou inaceitáveis devem ser controlados, anotados e formalizados, dependendo do caso, do modo mais rápido possível, sempre tendo o cuidado de respeitar a dignidade do funcionário.

As queixas são manifestação de inconformidade ou de angústia. Se não forem levadas em consideração, podem transformar-se em conflitos. Por essa razão, a organização deve demonstrar que está atenta às reclamações, que compreende o problema e que se preocupa com a situação; a solução, porém, não deve ser imediata, pois cada queixa tem claramente mais de uma versão.

---

*Nota do revisor: na literatura de gestão, já há alguns anos tem se falado em administração holográfica, descentralizada, independente da figura do gestor. Entende-se que colegiados e outros órgãos conseguem dar conta da dimensão e da complexidade da organização hospitalar.

Antecipar-se aos problemas da equipe e resolvê-los sem perder de vista o benefício comum tem uma infinidade de vantagens. Incentivar o funcionário envolvido na questão e as pessoas que o rodeiam fortalece o diretor, pois assim ele pode agir como um bom chefe e também como um líder. Conclui-se, então, que os assuntos da equipe não podem ser delegados totalmente aos responsáveis por setores ou departamentos, embora eles devam agir como assessores com quem o diretor se reúne e com quem trabalha diariamente nos aspectos rotineiros do grupo. A decisão sobre promoções, problemas especiais, conflitos, transferências, nomeações, saídas e reajustes compete ao diretor, de quem também se espera controles e relatórios periódicos, além de decisões em última instância sobre as auditorias administrativas referentes a serviços específicos.

Indicadores de estabilidade de pessoal, produção e produtividade nos diferentes departamentos ou serviços do hospital são um meio de avaliação da qualidade, da motivação e da direção da instituição, uma vez que as pessoas que ali trabalham, seu desenvolvimento individual e profissional são a base do prestígio, da imagem e do futuro da organização.

Administração da assistência médica

Todo hospital, dentro de sua filosofia de trabalho, deve ter políticas assistenciais claras, regularizadas e atualizadas, para poder agir como orientador da razão de ser da entidade. Como essas políticas se transformam em realizações atuantes por meio da execução de planos e orçamentos econômico-financeiros, é indispensável manter um balanço entre os custos e os benefícios (ou os danos, se for o caso). Ter clareza das políticas a serem seguidas facilita o trabalho das diferentes dependências médico-assistenciais do hospital e das relações entre elas.

É função do diretor propor modificação de políticas específicas, com base em estatísticas e em concordância com as mudanças ocorridas, tanto na tecnologia médico-científica como na morbidade própria da comunidade atendida, além do próprio progresso do hospital. Deve também estar atento ao estudo desses fenômenos para antecipar-se às mudanças que lhe serão impostas. Exemplos de modificações necessárias no âmbito hospitalar são aquelas originadas por mudanças na taxa de natalidade e no aumento dos traumas, como fenômenos sociais, e pelas alterações nos diagnósticos e tratamentos de doenças como o câncer. Para conduzir essa situação de contínuas mudanças o diretor, além de permanecer atualizado, deve ter reuniões periódicas com os chefes de departamento, de divisão e de serviço para analisar como cumprir, de modo cada vez melhor, as funções assistenciais, tanto de consulta externa como de diagnóstico, emergências, hospitalização, cirurgia e medicina preventiva, para analisar o volume de atendimento e projeção de necessidades futuras, controlar o crescimento dos diferentes setores, ter respostas efetivas às solicitações de serviço esperadas e coordenar as estratégias daí decorrentes.

É também função do diretor exercer uma supervisão permanente e efetiva sobre a qualidade e a segurança dos serviços prestados, assim como manter ativo o comitê de auditoria e ética médica e o comitê de auditoria interna, para garantir a qualidade dos serviços prestados.* Os processos assistenciais têm início com o agendamento de consultas e atendimentos primários e/ou com a assistência na emergência, e seguem por meio das diferentes especialidades até o término do respectivo tratamento e a emissão do faturamento ou o pagamento das contas geradas.

Percepção da qualidade
Os pacientes compreendem como um bom serviço a soma das qualidades técnicas, profissionais, funcionais e humanas.

O prontuário do paciente é a base médica e jurídica do registro da assistência prestada, com efeitos não apenas sobre a atenção ao paciente, mas também voltados a múltiplos segmentos (como administração, estatística e jurídico); por essa razão, faz parte fundamental do controle de qualidade e deve ser aperfeiçoado constantemente, sendo tema de análise periódica nas reuniões médicas e na comissão de revisão de prontuários.

A avaliação dos serviços de diagnóstico e a relevância dada ao serviço de patologia, com

---

*Nota do revisor: no Brasil, de acordo com o Conselho Regional de Medicina do Estado de São Paulo (CREMESP), as comissões obrigatórias são: Comissão de Ética Médica, Comissão de Revisão de Prontuários Médicos, Comissão de Controle de Infecção Hospitalar e Comissão de Revisão de Óbitos.

a finalidade de analisar a importância e o efeito dos exames prévios, biopsias etc., produzem efeitos concretos na qualidade, na eficácia e na eficiência dos diferentes serviços, e dos profissionais em particular. Desse modo, procura-se racionalizar o emprego dos meios auxiliares de diagnóstico e estabelecer protocolos específicos e convenientes ao local. É interessante avaliar, por exemplo, o número de exames clínicos, transfusões, imagens diagnósticas etc., em comparação com o procedimento do exame clínico e os tratamentos, de acordo com a especialidade de cada médico.*

A auditoria de enfermagem é outra atividade de grande importância no hospital, muitas vezes deixada em segundo plano, se não fizer parte do prontuário do paciente, mas que é fundamental na qualidade do atendimento ao paciente, do ponto de vista não apenas científico, mas também humano.

Os relatórios periódicos do serviço de prontuário, arquivo médico e estatística, ou outros solicitados pelos diferentes gestores, são de grande ajuda no controle dos serviços prestados, pois auxiliam na avaliação de numerosos aspectos críticos, como a permanência ou o número de internações, filas de espera para consulta externa ou cirurgia e a quantidade de atendimento a pacientes por dia ou por semana, por médico e por serviço, o material usado em cada tipo de cirurgia, a comparação entre o número e a duração das intervenções cirúrgicas ante sua programação, a morbidade predominante no hospital comparada a estatísticas nacionais etc.

É função do diretor certificar-se pessoalmente da eficiência no atendimento hospitalar; para isso, é indispensável visitar e/ou manter relacionamento com os médicos em seus consultórios ou serviços, os pacientes nas salas de espera para consulta, exames de diagnóstico ou em seus quartos no hospital e os familiares, não apenas para controlar as atividades, mas também desenvolver a relação médico-paciente, dar exemplo sobre o cumprimento das normas estabelecidas e liderar as relações de serviço que devem estar presentes em todas as atividades. Assim, os serviços assistenciais prestados são humanizados e, ao mesmo tempo, melhora-se o cumprimento do trabalho e, portanto, a eficiência da instituição.

Uma das delicadas funções do diretor em relação às estratégias de curto e médio prazo é manter um nível adequado de utilização dos diferentes serviços, por meio da regulação de seu crescimento (ou redução) no tempo, a partir do conhecimento não somente de suas capacidades médicas, mas também das características próprias do serviço ou de sua demanda. Este é um trabalho complexo. Considera-se que são cinco as especialidades básicas – medicina interna, cirurgia geral, pediatria, ginecologia-obstetrícia e psiquiatria –, além das especialidades ou subespecialidades médicas. Ainda é frequente encontrar serviços importantes como a medicina preventiva e a medicina familiar, o gerenciamento hospitalar de emergências ou catástrofes e a assistência, cada vez maior, às pessoas da terceira idade, como a área da geriatria.

A medicina preventiva tem importância e campo de atuação cada vez maior, pois não se reduz apenas à imunização, mas a uma ampla análise da família, engenharia sanitária e qualidade de alimentos e bebidas, exames médicos preventivos (*check-ups* periódicos), para encontrar doenças que, quando detectadas a tempo, são curáveis ou que, por meio de cuidados simples, podem prolongar e aumentar a qualidade de vida dos pacientes.

Como já foi dito, é fundamental para o diretor manter-se atualizado sobre os avanços nos aspectos de atendimento da saúde, sobre a importância de utilizar determinados equipamentos, materiais, meios, medicamentos etc., para analisar com cuidado as vantagens e as desvantagens dos novos produtos no mercado e seus custos. É importante ter a consciência de que algumas modificações em equipamentos, materiais ou medicamentos podem favorecer mais as indústrias que os produzem ou comercializam do que os pacientes; daí a importância de exigir o cumprimento dos protocolos básicos para o tratamento das doenças mais comuns.

É indispensável manter controle rígido sobre os aspectos críticos da assistência hospitalar, como administração das salas e gestão do instrumental cirúrgico, da unidade de emergência, do serviço de diagnóstico por imagem e dos cuidados intensivos, consumo de medicamentos, serviços de alimentação e nutrição e plantões noturnos, entre outros. Os chefes destas unidades ou atividades devem ser pessoas

---

*Nota do revisor: internacionalmente, duas questões vêm sendo associadas a este tema: o excesso e a escassez do uso adequado de procedimentos como um problema de segurança, e a ineficiência, com a repetição desnecessária de procedimentos, dependendo do profissional ou da especialidade.

altamente qualificadas, porque quando seu trabalho é bem feito o hospital minimiza seus problemas. A confiança do diretor é um critério fundamental para isso.

O controle permanente e exigente das medidas de segurança evita acidentes, perda de vidas e situações que afetam a imagem do hospital. Exemplos de falhas de segurança que podem ser evitadas são: excesso de radiação, gerenciamento incorreto de resíduos sólidos ou líquidos, infeções hospitalares etc. A segurança deve ser extrema em épocas de emergência, quando a velocidade das ações e dos procedimentos tendem, em nosso meio, a diminuir as precauções, tornando-as mais permissivas. Este é um dos aspectos considerados críticos no quesito segurança do paciente.

Administração da docência e da pesquisa

Todo hospital, de ensino ou não, que recebe estudantes para desenvolver práticas e habilidades ou que procura manter seu corpo profissional atualizado, desenvolve, de fato, programas especiais. Ainda que normalmente exista um setor de educação, o diretor tem a função de avaliar os programas em seus diferentes níveis, tanto do ponto de vista pragmático como ético e humanitário. Deve-se exigir respeito pelo paciente e lembrar sempre que um caso interessante para a docência e a pesquisa médica pode ser uma tragédia para o paciente e sua família.

Deve ser uma norma básica não analisar o caso clínico na presença do paciente pois, embora muitas vezes ele pareça não estar prestando atenção às discussões, aos comentários dos professores ou estudantes e aos conceitos apresentados, ele está sempre atento a seu problema e pode se sentir atingido emocionalmente. Neste caso, ele pode apresentar reações negativas e até perder a confiança na equipe que o atende.

O diretor tem a função direta de incentivar as inovações e a pesquisa que beneficiam os pacientes do hospital que dirige e de tentar garantir sua divulgação para outros centros assistenciais, com o cumprimento das normas das autoridades de saúde do país e das diretrizes internacionais adotadas. Congressos, simpósios e demais atividades científicas são importantes porque atualizam, ensinam e renovam as técnicas ou procedimentos médico-cirúrgicos e difundem as políticas ou as situações de saúde que afetam a comunidade e os serviços assistenciais do hospital.

Atendimento aos pacientes e trato com os familiares

Um dos objetivos de um hospital é elevar sempre a qualidade do atendimento aos pacientes, do ponto de vista da assistência médica, de enfermagem e de toda a equipe profissional. Também deve zelar pela qualidade da gestão. Deve ser primordial para o diretor conseguir o melhor atendimento ao paciente dentro de parâmetros muito precisos de segurança e comodidade, já que aqueles que buscam os serviços são a razão de ser da organização. Para isso, devem existir regulamentos que especifiquem quem são os funcionários responsáveis pelas diferentes atividades assistenciais e quem deve dar a informação necessária inerente à saúde do paciente.

Na relação entre o hospital e o paciente e sua família, deve existir calor humano e compreensão: sempre se deve falar com eles de modo claro e simples. Em caso de reclamações, os argumentos e a verdade devem ser a base das explicações, porém, se a emoção se sobrepõe à razão, no caso de pacientes e familiares, faz mais sentido recorrer a uma persuasão amável do que dar explicações altamente científicas. O hospital ou um médico em particular pode ser objeto de processos judiciais, o que não justifica diminuir a atenção ao paciente ou a seus familiares. Entretanto, a instituição deve defender-se e, se for o caso, até abrir um processo contra quem a acusa, se as acusações forem injustas e danosas. Em tais situações, o diretor deve estar bem assessorado do ponto de vista médico e jurídico. Como todo pleito traz problemas de imagem ao hospital, uma alternativa seria recorrer a um serviço de comunicação ou de relações públicas e lembrar que "um acordo ruim pode ser melhor que uma boa causa".

Administração e finanças

A área administrativa e financeira do hospital tem como função específica apoiar o desempenho do corpo médico e assistencial de maneira geral no atendimento aos pacientes. Os hospitais que invertem essa relação, privilegiando as finanças em vez da assistência, tornam-se ineficientes e perdem de vista seu objetivo social (Figura 2.5).

Um bom desempenho administrativo tem início com o estabelecimento de diretrizes para programar, orçamentar, adquirir, armazenar, administrar e pagar os bens e serviços que consome; tudo feito no prazo correto, de maneira efi-

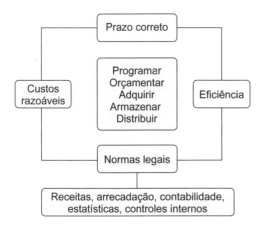

Figura 2.5 Características do desempenho administrativo.

ciente, com custos razoáveis e dentro das normas legais ou estatutárias vigentes. Compreende tudo o que está relacionado a receitas, arrecadação, contabilidade, estatísticas, informação e controle.

Para a administração, é importante estabelecer normas, prioridades e procedimentos em cada uma das atividades; em especial, para as compras de medicamentos, materiais de consumo, diagnóstico e tratamento, além dos alimentos. Em geral, os desvios ocorrem mais facilmente nos materiais de consumo e com mais frequência em países de economia inflacionária (como alguns países em desenvolvimento) do que em países com economias fortes. Da mesma maneira e em paralelo, são indispensáveis uma supervisão rigorosa e um controle permanente do diretor e dos órgãos destinados a essa função (auditoria e controle interno), assim como dos chefes dos departamentos, utilizando técnicas como análise estatística, auditoria por amostragem etc. O diretor e os funcionários administrativos de alto escalão devem ser conhecedores do mercado (indústrias, marcas etc.) para evitar aquisições inúteis, custosas ou fraudulentas.

Exemplos de mau uso dos recursos hospitalares

- Compra de equipamentos tão sofisticados que são subutilizados ou não são utilizados
- Compra de equipamentos sem que exista capacidade para usá-los, pelo fato de o material necessário ser muito caro ou de difícil aquisição, ou também pela impossibilidade de garantir manutenção apropriada
- Obsolescência dos equipamentos por falta de uso ou manutenção adequada, ou ainda por operação incorreta
- Compra de equipamentos com garantia, peças de reposição ou acessórios desnecessários ou em quantidades inadequadas
- Atrasos nos procedimentos médicos por falta de manutenção dos equipamentos; má representação dos vendedores dos equipamentos
- Obsolescência dos equipamentos pelo fato de suas peças de reposição não estarem mais disponíveis ou pela incorporação de novas tecnologias
- Investimentos em instalações que não são utilizadas
- Reformas ou ampliações contraproducentes
- Utilização deficiente ou nula dos fundos disponíveis, dos recursos de crédito ou de outros meios de aquisição (*leasing*).

Quando são estabelecidas normas claras e precisas que definem a relação entre os funcionários do hospital e os fornecedores, o hospital, seus funcionários e sobretudo os pacientes serão beneficiados.

Em relação à aquisição e à manutenção de equipamentos, recomenda-se o desenvolvimento de uma padronização para garantir o serviço de manutenção por muitos anos, a preços razoáveis. É melhor treinar os técnicos do hospital utilizando instalações, equipamentos, procedimentos e padrões do fabricante ou fornecedor para que, depois, façam a manutenção nos equipamentos adquiridos. Por outro lado, deve-se evitar a aquisição de equipamentos que não satisfaçam as reais necessidades ou que tecnologicamente não permaneçam em capacidade ótima de serviço durante sua vida útil projetada, ou cujos materiais para uso ou manutenção sejam de difícil aquisição ou de alto custo.

No que se refere ao sistema formal de comunicações e controles, é importante que o diretor, assim como todos os seus executivos, tenha conhecimento sobre a utilização de sistemas informatizados, para poder usar esta ferramenta indispensável para os trabalhos de finanças, administração, assistência médica e hospitalar, docência e pesquisa de maneira coordenada e integrada. Em suma, um sistema organizado que produza a informação adequada, oportuna, confiável e global necessária tanto dentro do hospital como na rede de hospitais da comunidade.

> Refeições, elogios e amizade são três poderosas ferramentas de persuasão (Ray Moynihan)

Com o passar do tempo, os hospitais exigem mudanças de estratégias e coberturas; entretanto, recomenda-se fazer todos os estudos pertinentes antes de efetuar alterações na planta física. A mudança de tecnologia tem levado à realização de modificações arquitetônicas no decorrer dos últimos anos, mas prevê-se a necessidade de cada vez mais modificações com impacto na organização e na distribuição dos edifícios hospitalares. Por essa razão, as ampliações ou modificações devem ser feitas com uma visão de médio e longo prazos.

Um diretor competente sempre consegue estar bem assessorado nas áreas contábil, econômica e financeira, com o objetivo de lidar eficazmente com os orçamentos, custos e demais dados financeiros dentro de um contexto de inflação interna, muitas vezes previsível a curto prazo e de uma desvalorização da moeda nacional em relação a uma outra (p. ex., dólar), imprevisível no médio prazo.

Da mesma maneira, os gastos devem ser controlados utilizando as tecnologias disponíveis. O sucesso da gestão de insumos, gastos, qualidade e preços de equipamentos, medicamentos, materiais de consumo, serviços públicos (contas de água, luz, gás etc.) e manutenção terá resultado sobre a situação financeira mensal do hospital. Se o diretor for um bom conhecedor dos índices mais significativos, evitará surpresas desagradáveis em sua administração.

Um bom sistema de controles evita desvios e roubos nos estoques, na farmácia, na tesouraria e na contabilidade, e assim ajuda o desempenho dos funcionários. Embora nem sempre seja recomendada, a rotatividade interna nos cargos pode ser feita com base em sistemas programados, evitando o surgimento de pessoas que se sintam donas da administração, por estarem há muito tempo no mesmo cargo.

Um bom controle é tão indispensável que é possível afirmar que um bom diretor deve dedicar boa parte do seu tempo ao controle do cumprimento das determinações e ao aprimoramento das áreas menos desenvolvidas, além de redefinir os objetivos que se tornaram ultrapassados. Dessa maneira, o controle serve para melhorar e motivar o pessoal, e não para apontar culpados; é conveniente, inclusive, estabelecer um sistema de punições e recompensas de acordo com os resultados alcançados. Procura-se assim conseguir o autocontrole e a garantia de qualidade nos processos (Figura 2.6).

No campo exclusivamente financeiro, um bom administrador deve conhecer tanto os compromissos de gastos quanto o que é devido aos funcionários terceirizados e com pessoal próprio do hospital. A lei define claramente esses compromissos e obrigações, mas um conhecimento profundo das normas de contratação e das especificidades pode ajudar antes da assinatura de um contrato. A assessoria de especialistas em contratos pode ser necessária.

Atividades permanentes do gestor hospitalar

Coordenador do hospital

A finalidade do trabalho do diretor hospitalar diante de uma organização de características empresariais, mas com grande impacto social na comunidade, consiste em alcançar resultados positivos, quantificáveis do ponto de vista médico-assistencial e econômico, para assegurar o funcionamento atual adequado da instituição e sua perenidade, visando a garantir benefício geral. Por suas grandes e complexas responsabilidades, sua função mais importante é a de tomar as decisões, cujo cumprimento deve ser controlado e os resultados, avaliados. A partir daí, podem ser destinados mais esforços às áreas ou serviços que apresentem problemas atuais ou potenciais.

O diretor deve estar ciente de que é a autoridade máxima, de maneira permanente e constante, por ser a pessoa que catalisa a unidade de comando e a autoridade que dá estabilidade à organização. Há quem espere dele que seja exemplo de disciplina, trabalho, ética e liderança. Também é quem utiliza e estimula a utilização das ferramentas da administração para avaliar as atividades do hospital, revisar seus resultados,

---

Conceitos

Eficiência: busca maior produtividade com os recursos disponíveis. Fatores: custos e tempo. Refere-se a fazer as coisas de modo correto (inclui os procedimentos)

Eficácia: refere-se a resultados. Busca fazer as coisas necessárias para obter o melhor resultado possível

Figura 2.6 Conceitos de eficiência e eficácia.

identificar as verdadeiras necessidades, corrigir os erros, reprogramar as atividades e, quando preciso, desenhar e participar da implantação das reorganizações que sejam necessárias.

Para melhorar a qualidade do atendimento médico, o diretor deve propiciar o desenvolvimento da eficiência e da eficácia dos diferentes colaboradores em postos gerenciais, com treinamento ou mudanças, buscando que se convertam em especialistas cada vez mais qualificados e em gestores em suas áreas; também deve tentar transformá-los em seus assessores, que assumam capacidade, autoridade e responsabilidade. Desta maneira, o diretor é quem coordena os esforços, respeitando os conhecimentos, as qualidades e as debilidades de cada chefe e de cada especialidade. Outro princípio muito importante na organização é não permitir ilícitos de qualquer natureza; para isso, sempre serão empregadas as normas de segurança e espaço suficientes, mas com equidade, dentro do conceito de que o diretor deve ser o caudatário da ética na instituição e, portanto, o responsável por ela.

O bom diretor analisa as situações, toma as decisões, dá ordens e dedica boa parte do seu tempo a inspecionar, controlar e supervisionar o cumprimento das disposições e da missão do hospital.

Líder

A liderança é qualidade indispensável a um bom diretor. Um líder é o representante natural da instituição, da qual deve ser porta-voz, com uma boa equipe de relações públicas para resolver de maneira proativa os problemas que enfrenta, tratar pessoalmente da coordenação das questões intra e extra-hospitalares e colocar em prática as normas para que o hospital cumpra sua missão da melhor maneira, com toda a ajuda necessária e que tenha papel relevante da comunidade. O diretor participa de todas as atividades em que sua presença possa ser importante ou quando seja necessário reacender o entusiasmo e fomentar atitudes positivas.

O líder é um inovador permanente que desenvolve novas ideias ou contribui com elas, coopera com as mudanças positivas e facilita sua implantação. Busca novas tecnologias no ambiente, mas as analisa antes de adotá-las, consegue expor as vantagens de seus planos e convencer com seus argumentos e se empenha em solucionar as situações mais difíceis. É quem anima e motiva o trabalho de pessoas e grupos de todas as categorias, para obter o bem comum.

Diz-se que um bom chefe é reconhecido por reunir os seguintes valores:

- Tem uma visão clara e definida do futuro para seu hospital e persiste na obtenção das metas propostas para alcançar os objetivos de curto e médio prazos
- É um demolidor de obstáculos, ou seja, rompe paradigmas para inovar com sucesso nos âmbitos científico, tecnológico e administrativo, com clareza sobre sua noção de futuro. É uma pessoa que gera capacidade organizativa por meio do desenvolvimento de equipes e de compromissos individuais
- Tem um forte caráter pessoal em seus hábitos, além de gerar confiança, evidenciar pensamento analítico e senso de honra e responsabilidade, a ponto de poder ser considerado exemplo de honestidade e responsabilidade
- É absolutamente verdadeiro e sincero, garantindo sua credibilidade, pois evita rumores e fofocas
- Mantém a ordem e a disciplina de modo transparente e imparcial; diante de casos de conflitos, tem grande habilidade para negociar em benefício do hospital
- Não abre mão de sua liderança, ao mesmo tempo em que reconhece a capacidade dos funcionários subalternos
- É um trabalhador dedicado que conhece detalhes do funcionamento do hospital; estabelece prioridades com a devida antecedência, para focar nas áreas mais importantes e, assim, evitar trabalho apenas para solucionar crises
- Estabelece expectativas claras quando define tarefas; ao mesmo tempo, é sensível às necessidades e aos problemas de sua equipe e da comunidade da área de influência.

Tomada de decisões

A tomada permanente de decisões concretiza as ideias e o modo de ação de um gestor. Decisões são tomadas para obter resultados com vistas a alcançar metas e objetivos definidos para a instituição. Segundo os ensinamentos de Robert Heller, em seus livros *Decision Makers* e *Essential Manager's Manual*, recomendam-se as seguintes orientações para a tomada de decisões:

- Envolver todas as pessoas relevantes na solução do problema e fazer um *brainstorming* sobre suas causas e soluções

- Abordar somente um assunto por vez; não tentar solucionar vários problemas ao mesmo tempo, pois isso ocasiona desvio da discussão, aumenta a confusão e leva à perda de tempo
- Obter de maneira correta a melhor informação possível dentro de um tempo razoável, e utilizá-la adequadamente
- Ter boa assessoria, buscando conselho sobre os aspectos relevantes com pessoas que conheçam/dominem o assunto
- Não adiar as decisões. Normalmente, os atrasos são tão ou mais prejudiciais do que uma determinação ou uma ordem incompleta ou incorreta. Deve-se tomar a decisão com base no que se conhece, e não em temores; é preciso ser honesto consigo mesmo, com a instituição e com a equipe
- Buscar resultados positivos com a maior margem de certeza possível. Decisões aleatórias que não apontem certa segurança na solução do problema devem ser analisadas mais profundamente, para reduzir a probabilidade de erro
- Definir a decisão mostrando a análise de todas as consequências (positivas e negativas) e apresentá-las dessa mesma maneira a todos os envolvidos
- Confiar a concretização da decisão a executivos competentes, que não tenham preconceitos em relação ao tomador da decisão
- Encarregar o pessoal operacional de implementar a decisão com o mínimo de interferências
- Caso ocorra um erro grave, revisar primeiro a implantação e refletir sobre o ocorrido. Entretanto, se o erro resultar da decisão em si, esta deve ser revista
- Abandonar a decisão somente se e quando ficar claro que ela se afasta dos objetivos institucionais ou os contradiz

Resumo

Este capítulo apresenta as atividades de um diretor tanto interna quanto externamente ao hospital, na sua comunidade de influência; ao mesmo tempo, aponta esquemas que permitem observar em conjunto suas obrigações e servem como referência para organizar suas funções ou para desenvolver programas sistemáticos dentro das técnicas de administração atuais.

O diretor não pode improvisar, uma vez que é o gestor, ou catalisador, do cumprimento dos objetivos da instituição. Deve atender os pacientes tanto pela interação entre os recursos humanos (profissionais de saúde, administrativos, técnicos e auxiliares) e materiais, quanto por meio do atendimento das necessidades e da solução dos problemas com os pacientes, da equipe da instituição e dos fornecedores, com os recursos financeiros e materiais que estejam disponíveis e com a organização existente. Ele é também o porta-voz oficial do hospital perante o Conselho e os sindicatos, assim como frente às autoridades de saúde, políticas e econômicas da região.

Para cumprir suas metas, o diretor desenvolve atividades relacionadas ao ambiente externo do hospital, como planejamento integrado com a comunidade local, avaliações e relatórios que permitam uma clara apresentação da gestão, dos planos de curto e médio prazos, dos orçamentos aprovados e executados e das estatísticas, coordenação e execução dos programas de saúde na área de influência etc. Além disso, pode ampliar a cobertura dos serviços por meio do uso da telemedicina.

É função do diretor administrar todos os recursos humanos do hospital, desenvolvendo atividades de liderança, organização, supervisão permanente, coordenação, comando, incentivos, disciplina e melhoramento contínuo, para prestar o melhor serviço de saúde possível e, ao mesmo tempo, administrar e avaliar a assistência e a segurança dos pacientes.

Além disso, o diretor tem a função de dirigir toda a parte administrativa e financeira da instituição, fazendo projeções relacionadas ao futuro. Para realizar tudo isso, ele precisa utilizar permanentemente conhecimentos e capacidades necessárias para a tomada de decisões acertadas frente aos profissionais de diferentes áreas de atuação, aos políticos e aos pacientes da região.

Bibliografia

Barnes T. Cómo lograr un liderazgo exitoso. Barcelona: Editorial Granica; 2000.
Barquín M. Dirección de hospitales. 5a. ed. México: Interamericana; 1987.
Blachard K. Liderazgo al más alto nivel. Bogotá: Editorial Norma; 2007.
Bou BG. Liderazgo estratégico para directivos, directores y dirigentes. Madrid: Editorial Pirámide; 2004.
Brown S. Errores fatales en que incurren los gerentes y cómo evitarlos. Bogotá: Norma; 1995.
Corach M. Manejo del hospital público y privado. Buenos Aires: Médica Panamericana; 1993.
Covey SR. Liderazgo centrado en principios. Barcelona: Mc Graw Hill; 2002.
Covey SR. Los siete hábitos de la gente altamente efectiva. 3a. ed. Buenos Aires: Editorial Paidós; 2003.
Cruz Ch, Jiménez PV. Proceso de administración, planeación, organización, dirección y control [internet]. 2013 [citado 2015 oct. 24]. Disponible en:

www.grandespymes.com.ar/2013/08/10/procesoadministrativo-planeacion-arganizacion-organizacion-y-control//

Chanspy J. Reingeniería de la gerencia: cómo modificar el trabajo gerencial para rediseñar con éxito. Bogotá: Norma; 1995.

Cheese P, Thomas R, Craig E. La organización basada en el talento. Madrid: Editorial Pearson; 2008.

Chiavenato I. Comportamiento organizacional: Dinámica del éxito organizacional. 2a. ed. México: McGraw-Hill Interamericana; 2009.

Chiavenato I. Gestión del talento humano. México: McGraw Hill Editores; 2002.

Díaz CA. Gestión de servicios asistenciales. Buenos Aires: Isalud; 2009.

Díaz CA. Innovación en la gestión de salud: Sistema LEAN de gestión por procesos. Buenos Aires: Editorial I Rojo; 2012.

Drucker P. Gerencia para el futuro, el decenio de los 90 y más allá. 5a ed. Bogotá: Norma; 1995.

Emery J. Sistemas de información para la dirección, el recurso estratégico crítico. Madrid: Díaz de Santos; 1992.

Fajardo G. Gerencia y administración estratégica de la atención médica. Bogotá: Editorial Médica Panamericana; 2015.

Goleman D. Cómo ser un líder. Bogotá: Editorial B; 2012.

Goleman D. Liderazgo. Bogotá: Editorial B; 2013.

Hamel G, Breen B. EL futuro de la administración. Bogotá: Editorial Norma; 2008.

Handscombe RS. Liderazgo estratégico: los eslabones perdidos. España: McGraw Hill Interamericana; 1993.

Heller R, Hindle T. Essential Manager's Manual. USA: Dorling Kindersley Publishing; 1998.

Jones P, Lockwood A. The management operations. Londres: Cassell; 1990.

Koontz H, O´Donell C. Administración, 8va ed. México: McGraw Hill; 1988.

Lemus JD. Administración y organización de la atención de la salud. Buenos Aires: Editorial Corpus; 2012.

Lock D, Smith D. Calidad total. Bogotá: Legis; 1991.

McFarland LJ. Liderazgo para el siglo XXI: diálogos con 100 líderes destacados. Bogotá: McGraw Hill; 1996.

Matamala R, Muñoz J. Administración por políticas. Bogotá: McGraw Hill; 1994.

Méndez J, Corrilla S, Monroy F. Dinámica social de las organizaciones. 3a. ed. México: McGraw Hill; 1993.

Mintzberg H. Administración por valores. Bogotá: Editorial Norma; 2008.

Mintzberg H. Managing. Bogotá: Editorial Norma; 2009.

Moreno C. El liderazgo ético: Un reto empresarial. Madrid: Editorial Fragua; 2005.

Moynihan R. The marketing of a disease: Female sexual disfunction. BMJ. 2005;330:192.

Osorio AJ, Paredes AE. Reingeniería de procesos em los hospitales públicos ¿Reinventando la rueda? Rev Esp Salud Púb. 2001;75:193-206.

Ospina GW. Capital humano y conocimiento. Retos para la empresa del siglo XXI. Rev. Scientia et Técnica. 2004;10.

Perrow CH. Sociología de las organizaciones. España: McGraw Hill; 1994.

Peters T, Waterman R. Jr. En busca de la excelencia, experiencias de las empresas mejor gerenciadas em Estados Unidos. Bogotá: Norma; 1995.

Pou BJ, Gené-Badia B, de la Cámara-González C, et al. Gerencia única, una ilusión sin evidencia. Atención Primaria. 2006;37:231-4.

Saldanha JX. Liderazgo y cambio Estratégico. Uruguay: UNCRA; 2011.

Schoenberg R. El director eficaz, técnicas efectivas que todo jefe debe aplicar. México: Selector; 1992.

Secretaría de Salud México. Innovaciones en gestión hospitalaria. México; 2006.

Senge P. La quinta disciplina en la práctica. Barcelona: Ediciones Juan Granica; 1998.

Serna H. Gerencia estratégica: planeación y gestiónteoría y metodología. 7ª ed. Bogotá: 3R Editores; 2002.

Tagani D. Elementos básicos del liderazgo. Revista Virtual Gerencia Salud. 2002;1.

Thompson P. Círculos de calidad, cómo hacer que funcione. Bogotá: Norma; 1995.

Tobar F. Modelos de gestión en salud. Buenos Aires: Lugar Editorial; 2002.

Ulrich D, Zenger J, Smallwood N. Results based leadership: How leaders build the business and improve the bottom line. Harvard Business School Press; 1998.

Urista A. Capital intelectual [internet]. 21 de mayo de 2004. Disponible en: www-csc.mty.itesm.mx

Valdés L. La re-evolución empresarial del siglo XXI. Bogotá: Grupo Editorial Norma; 2002.

Wright KB, Sparks L. Health Communication in the 21th Century. USA: Kindke Editions; 2012.

3 Desenvolvimento Empresarial Hospitalar

Abel Dueñas Padrón • Gustavo Malagón-Londoño

Introdução

Atualmente, não é possível conceber a geração ou a gestão do desenvolvimento institucional dos hospitais independente do contexto empresarial. De fato, o que aconteceu ao longo dos últimos anos nos campos político e econômico na maioria dos países do mundo (especialmente na América Latina) obrigou o setor de saúde a refletir, redimensionar e, até mesmo, mudar radicalmente o esquema de "beneficência-caridade" que seus hospitais vinham realizando há 500 anos. Nesse quesito, foram enfrentados, finalmente, os resquícios de falência econômica, má qualidade dos serviços, inequidade e ineficiência; o setor de saúde começou, de maneira inteligente, variada e racional, a reinventar um paradigma do tipo integral, no qual são articulados a nova política de livre mercado e um reordenamento do esquema social tradicional, para chegar a uma empresa social de saúde.*

Marco teórico, conceitual e implementador

Nova concepção de empresa ajustada à filosofia do setor de saúde

Até alguns anos atrás, os setores de economia e saúde mantinham um conflito acirrado e uma competição sobre qual dos dois era mais importante para os planos e os processos de desenvolvimento de um país.

Ultimamente, está-se chegando a um acordo e a uma convivência ética, que tem permitido ao setor de saúde apropriar-se de conhecimentos, estratégias e práticas do setor da economia e da administração de empresas; estas, por sua vez, puderam também adentrar o terreno da saúde e ganhar espaços e conhecimentos sociais, além dos quantitativos estudos econométricos.**

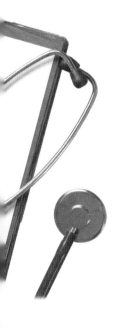

---

*Nota do revisor: no Brasil, o conceito "beneficência-caridade" pode ser confundido com a questão filantrópica, que também vem sofrendo, desde o início dos anos 2000, uma profunda mudança. A definição de filantropia dentro da área da saúde é feita quando comparada ao SUS. Como boa parte dos hospitais no país é privada e, entre estes, a maior parte é filantrópica (ou seja, sem finalidade lucrativa no sentido de trazer resultado financeiro para seus investidores), o conceito de empresa ainda está longe de existir em boa parte desses hospitais.

**Nota do revisor: no país, as empresas privadas financiam, em última instância, a assistência médica suplementar (aquela prestada/gerenciada por operadoras de saúde), que atinge não mais que 25% da população nacional. Elas buscam resultados financeiros, utilizando alguns mecanismos de racionamento e racionalização. O interesse destas empresas está em oferecer alternativas aos trabalhadores. Estes, por sua vez, querem alternativas ao modelo público vigente. No entanto, não necessariamente as empresas sabem o que ocorre nas operadoras nem nos serviços de saúde.

No desenvolvimento deste acordo, gerou-se no setor da saúde uma nova concepção de empresa que marca um evento histórico. Passa-se a compreender os serviços de saúde como empresas, que podem e devem utilizar conhecimentos de gestão para evoluir, além de se focarem nas questões da assistência e da assistência social.

Desde 1990, o padre Alfonso Borrero Cabal, diretor da Associação Colombiana de Universidades, deu a seguinte definição de empresa, para compará-la com o espírito social da educação, e, de maneira específica, da universidade como empresa humana:

> De modo geral, empresa é aquilo que o homem realiza em comum e que sustenta de maneira organizada, eficaz e eficiente, assumindo eventuais riscos para produzir, com qualidade, bens ou serviços em benefício do indivíduo (cliente) e da ordem e do desenvolvimento social em geral. Se os serviços sociais da empresa forem justos e distributivos, a recompensa (retorno, financeiro ou não), está representada no pagamento pela prestação do serviço.

Em outra obra, intitulada *Crear empresas: misón de todos*, Jiménez, Lozano e Varela dão a seguinte definição:

> É um conjunto organizado de recursos físicos, humanos, tecnológicos e financeiros, orientados à realização de um ou vários objetivos previamente estabelecidos (econômicos, sociais, culturais etc.) e que levam à produção dos bens ou serviços de que a comunidade necessita.

Para entender o conceito moderno de *empresas*, é importante lembrar que estas são tradicionalmente divididas de acordo com suas finalidades, em industriais, comerciais e de serviços. Em relação às industriais, dizia-se que geravam produtos tangíveis (p. ex., móveis), vendidos em quantidades maiores às comerciais, que, por sua vez, propiciavam que os produtos chegassem ou fossem vendidos ao usuário. Outro tipo de empresas produz serviços, sendo seus produtos intangíveis porque não podem ser vistos nem estocados.

Estes conceitos foram revistos, pois toda empresa, por mais industrial ou comercial que seja, é, ao mesmo tempo, produtora de um serviço, já que, no fim, o usuário ou a comunidade precisam desse produto para seu bem-estar ou conforto. Neste sentido, Karl Albrecht diz em sua obra *Servicio al cliente interno*:

> Devemos abandonar completamente a distinção arbitrária entre empresas industriais e de serviços. Com a chegada do modelo de empresas de serviços, esta distinção passa a ser absolutamente obsoleta. Não existe, de fato, qualquer organização que não preste serviço. Todas devem pensar no serviço como a soma do que oferecem ao cliente, de modo tangível ou intangível.

Hoje, as empresas, que vinham sendo classificadas como *lucrativas e geradoras exclusivas de ganhos* têm consciência de que parte desses ganhos se destina a projetos sociais. Isso acontece cada dia mais na América Latina e no mundo.

Por sua vez, as instituições prestadoras de serviços do tipo social – sem finalidade lucrativa –, como as públicas estatais e não estatais (filantrópicas), entenderam que não podem seguir prestando serviços de má qualidade com um modelo de falência ou insolvência financeira que não lhes permite nem assegurar os salários a seus funcionários. Surgiram, então, o sentimento, a necessidade e o posicionamento atual de que estas instituições se foquem no serviço, sem perder sua configuração ou sua função social, como um compromisso que leve também a uma transação: essa transação consiste em que as instituições prestem serviços de qualidade, com valor agregado aos usuários, mas que estes – todos –, por sua vez, paguem pelos serviços recebidos, seja de maneira direta ou subsidiada (caso dos mais pobres), com valores monetários que correspondam não só aos custos reais do serviço, mas que permitam uma arrecadação que assegure a sobrevivência, ou o crescimento e o desenvolvimento das instituições para benefício da própria comunidade.* Essa arrecadação não deve ser repartida entre os sócios, e sim reinvestida na organização de modo a beneficiar o usuário.

Ainda não adotado no Brasil, um modelo como este de transação humana entre o econômico e o social pode ser integrado e desenvolvido por um sistema geral de seguridade social em que sejam contemplados os seguintes componentes:

---

*Nota do revisor: no Brasil, organizações que prestam serviços ao SUS estão proibidas de cobrar o usuário diretamente, o que torna esta prática ainda ilegal. No setor privado, quando se trata de assistência médica suplementar, acontece com muita frequência o copagamento (o beneficiário paga um valor previamente determinado por utilização de serviços), mas nem sempre.

- Instituições prestadoras de serviços de saúde (IPS) de excelente qualidade com o nível de Empresas Sociais do Estado (ESE)*
- Beneficiários como contribuintes diretos ou subsidiados, de acordo com seu nível econômico e social
- Empresas administradoras, como afiliadas, ou seguradoras e responsáveis, de maneira direta ou indireta, pela prestação de serviços integrados de saúde
- Um Estado regulador das inter-relações.

Dimensões e potencialidades humanas

Antigamente, antes de pensar numa visão empresarial, as pessoas podiam acomodar-se em uma posição burocrática e rotineira até alcançar a meta ambicionada, no caso, a aposentadoria. Deste modo, convertiam-se em seres estáticos, com baixa autoestima, sem visão de futuro, presos a um "presente permanente".

Hoje, esse perfil se tornou obsoleto, pois vive-se uma época marcada pela competência, em que cada indivíduo, apoiado na força de seu próprio desenvolvimento, gera e compartilha o desenvolvimento da organização. Na atualidade, ante a concepção axiológica e técnico-científica do desenvolvimento, o indivíduo tem que recuperar e ativar de maneira realista e peculiar suas três grandes dimensões: a capacidade intelectual de *pensar,* o potencial de *gerar ação* e a essência de *ser social*.

Com a primeira dimensão, o indivíduo (trabalhador) atual tem a capacidade de usar o pensamento estratégico, configurado em um processo mental que lhe permite ser criativo, imaginativo, intuitivo e ainda sonhador; com esta hierarquia do pensamento estratégico, é capaz de vislumbrar o futuro e encarar as contingências e os imprevistos da mudança, ao mesmo tempo em que gera as transformações corajosas que o âmbito empresarial requer; com a segunda dimensão, a da ação, o trabalhador encara o trabalho como uma realização agradável da sua vida, como a prestação de um serviço que eleva sua autoestima. O trabalho assim concebido é fonte permanente de compensações que o converte em um lutador persistente, com um espírito de empresa em prol do desenvolvimento da instituição à qual pertence. Já a terceira dimensão, a socioafetiva, leva o indivíduo a trabalhar em equipe, apreciar os outros, ouvir e compartilhar suas preocupações, discutir e discordar para chegar a consensos, antecipar-se aos problemas e às crises para evitá-las ou administrá-las, além de capacitá-lo a negociar e resolver eticamente os conflitos, algo muito importante em uma empresa.

Para ativar estas três dimensões e potenciais do ser humano em prol do desenvolvimento empresarial, cada hospital deve recorrer à indução, à criação de uma nova cultura, por meio da pedagogia da participação, da pesquisa-ação e do aprendizado contínuo, mediante diferentes projetos educativos que permitam a cada pessoa reencontrar-se com seus próprios valores e dimensões.

Em resumo, existem ativos invisíveis, mas que podem ser sentidos e experimentados; são valores, dimensões e potenciais do ser humano que são imprescindíveis para desencadear o processo de desenvolvimento das instituições e, em particular, do aperfeiçoamento empresarial hospitalar.

Surgimento e influência de nova linguagem como indicadora de uma nova cultura

É interessante apontar a importância da linguagem quando se começa a desenvolver um paradigma ou modelo que antes não existia. Para confirmar este fato, vale citar novamente Albrecht, que, em suas anotações sobre linguagem e costumes como indicadores da cultura, afirma:

> Um aspecto curioso das culturas empresariais, que merece uma análise mais profunda do que a recebida até agora, é a linguagem da organização: o ambiente verbal que rodeia e adentra o pensamento de todos os que trabalham nela. Ouvindo os processos verbais da empresa, é possível compreender como estas funcionam e qual é a sua cultura, frequentemente, com maior precisão do que se fosse perguntado aos executivos. A linguagem (a terminologia, a gíria, os modos de expressão e as metáforas que as pessoas utilizam no dia a dia) é uma janela que permite ver o inconsciente coletivo da organização e sua cultura.

O modelo de desenvolvimento empresarial hospitalar abrange e incorpora uma linguagem nova e substanciosa, com palavras que expressam, às vezes, conteúdos políticos,

---

*Nota do revisor: no país, o conceito de ESE pode ser entendido como hospitais (filantrópicos) de excelência e alguns universitários de alta complexidade.

econômicos, sociais e administrativos; outras, aspectos humanísticos e filosóficos. Muitas fazem ainda alusões a aspectos jurídicos, de engenharia, sociologia etc. Por exemplo, algumas palavras são capazes de preencher, por si só, o conteúdo de um capítulo ou livro inteiro. Então, quem quiser se inteirar do tema desenvolvimento empresarial hospitalar, deve abordar o conteúdo dessas palavras em toda sua extensão, ao longo deste livro e de outros documentos. Também é necessário consultar as numerosas bibliografias existentes. Tais palavras ou termos são: qualidade, qualidade total, melhoramento contínuo, reengenharia de processos, reinvestimento, gestão, gerência e planejamento estratégico, seguridade social, subsídios, seguro, beneficiários, afiliados, empresa, missão, visão, imagem, objetivos, cultura corporativa, produtos, processos, insumos, competência, competitividade, produção, produtividade, rentabilidade, mercado, eficiência, eficácia, efetividade, equidade, integridade, solidariedade, bioética, valores agregados, serviços, liderança, seguimento, controle, avaliação, prestadores, resultados, requisitos, ciclo vital, associações, alianças, participação, equipes, pactuação, negociação, utilidades, ganhos, vantagem competitiva, áreas e unidades funcionais, estratégias, portfólio, descentralização, modelos, paradigmas, informação e informática, sistemas, saúde ocupacional, cliente interno e externo, *benchmarking*, indicadores.

Como já dito, todos os termos anteriores e seu conteúdo, por si só, ocupam, sem exceção, importantes espaços na hermenêutica do desenvolvimento institucional. Nesta cartilha de vocábulos, o objetivo é destacar dois termos, por seu conteúdo inovador e pelas circunstâncias que os acompanharam em sua passagem do âmbito empresarial ao da saúde: cliente e *benchmarking*.

Cliente

A palavra *cliente* (cliente externo) entrou inicialmente na linguagem da saúde como uma agressão lançada na relação médico-paciente. O corpo médico não podia conceber nem aceitar que esta palavra, com seu significado utilitarista e mercantilista, substituísse o termo filantrópico, frágil e submisso: paciente. A hierarquia e a supremacia do profissional no diálogo médico-paciente pareciam estar perdidas se o paciente, ao se converter em cliente, passasse a exigir um produto de qualidade que lhe fosse entregue de maneira oportuna e com valor agregado; o caráter, em geral dependente e às vezes submisso, do paciente em relação ao médico parecia que também seria substituído por um encontro agressivo e defensivo entre adversários.

As instituições também se sobressaltaram com a substituição de termos como *funcionário*, *trabalhador* ou *empregado* por *cliente interno*. Também por parte das instituições, percebia-se que surgia um novo tipo de relação, cujas consequências, segundo se previa, seriam para elas mais ameaçadoras do que os desafios sindicais e gremiais existentes. O principal já não seria o contrato convencional, pois apareceria também um "contrato invisível" que estabeleceria um novo tipo de relação.

Na Colômbia, para diminuir as asperezas e adquirir espaço progressivamente, começou-se a utilizar com mais frequência e de maneira estratégica e diplomática, a palavra *usuário*, em vez de paciente. Paulatinamente, por meio de informação adequada e de reflexões pertinentes, foi-se introduzindo, de forma construtiva, o conceito inovador de cliente interno e externo. Hoje, finalmente, tanto as instituições como o corpo médico têm consciência de que, ante a reforma da seguridade social em saúde e a consolidação que está sendo adquirida pelo desenvolvimento empresarial hospitalar, a palavra *cliente* (interno ou externo) passa a fazer parte cordial e positiva dentro dessa nova realidade. Em resumo, a palavra cliente (interno ou externo) livra as pessoas da passividade e as incita a participar, de maneira direta ou indireta, da organização. Sob essa conotação, o cliente recobra sua identidade e sua autoestima e se apropria da instituição, incluindo suas relações com o médico, transformando-a algo de sua propriedade.

Benchmarking

De modo geral e em termos simplistas, as pessoas entendem que esta palavra, do inglês, significa olhar e observar o que empresas de sucesso fazem para ver como a sua própria pode, por sua vez, adaptar esses exemplos e fazer coisas iguais ou melhores.

Spendolini, especialista nesta área, concretiza assim a definição: "*benchmarking* é um processo sistemático e contínuo para avaliar os produtos, os serviços e os processos de trabalho das organizações reconhecidas como representantes das melhores práticas, com o propósito de realizar melhorias organizacionais".

O *benchmarking* é um exercício que facilita a concorrência inteligente e cordial e que significa uma esperança para os hospitais, desde que estes captem seu verdadeiro significado e seu alcance. Não pode ser colocado em prática de maneira improvisada, pois requer aspectos como organização de um grupo ou equipe que aprofunde sua concepção, suas metodologias e suas estratégias. Requer também que se determine, de modo sensato, onde será aplicado o *benchmarking*, por que e como. Também é preciso identificar como podem ser associadas várias instituições objetos e sujeitos de *benchmarking*; como conseguir, reunir e analisar a informação, e, finalmente, como agir levando em consideração aspectos éticos e legais.

Capacitação de "grupos de líderes"

No programa de melhoramento dos serviços de saúde na Colômbia, por exemplo, os grupos de líderes em prol da mudança têm constituído uma estratégia para canalizar a participação de todos os funcionários de um hospital no melhoramento efetivo da instituição, da gestão e dos serviços. Atualmente, esta estratégia tem sido levada ao processo de transformação dos hospitais estatais em Empresas Sociais do Estado (ESE). Trata-se de uma estratégia pela qual grupos de funcionários se organizam para se comunicar, transmitir informação, analisar problemas dos serviços e propor melhorias nos processos que levem a consolidar a qualidade total do serviço nas ESE.

Os grupos de líderes em prol da mudança são formados por funcionários de uma ou várias áreas funcionais, utilizando uma metodologia de dinâmica de grupo e apoiados pela direção das instituições.

A análise de problemas e de processos, assim como das soluções que os grupos propõem, é baseada em um conjunto de ferramentas para cuja utilização são capacitados. Entre essas ferramentas estão o *brainstorming*, o diagrama de Pareto, o diagrama de causa e efeito (ou "espinha de peixe"), diagramas e gráficos de controle de fluxos, técnicas para lidar com o melhoramento de processos e de indicadores de gestão etc.

A estratégia leva não só ao melhoramento do trabalho, mas também ao desenvolvimento integral dos indivíduos e das instituições.

Necessidade de criar e estruturar um sistema de educação contínua

Este tópico deveria estar inserido no anterior, mas é tão necessário e urgente como estratégia e área chave para conseguir os resultados de sucesso na mudança que vale a pena conferir-lhe relevância e prioridade.

Nos dias atuais, quando a mudança é a tônica e existe um entendimento de que não se deve ficar parado, porque isso significa tornar-se ultrapassado, surgiram numerosas empresas e com diferentes denominações que oferecem, por meio de anúncios publicitários, cursos, oficinas, conferências, projetos, assessorias, tecnologias pesadas e todo tipo de *software*. Por sua vez, as instituições hospitalares, ávidas por encontrar mecanismos que as ajudem a promover o desenvolvimento de suas instituições, se juntam a este *boom*, sem reflexão sobre o que realmente necessitam. O resultado (em grande parte, e não em sua totalidade) é o de uma exploração econômica das instituições prestadoras de serviços de saúde (IPS) e de anúncios e eventos educacionais que mantém *os trabalhadores* em um estado de torpor e de tensão permanentes.

Isso indica a necessidade de estruturar um sistema de educação continuada que permita:

- Identificar, do ponto de vista técnico e humanístico, as necessidades de capacitação frente à mudança como fenômeno permanente
- Selecionar temas relevantes, de acordo com as necessidades dos interessados ou dos funcionários
- Definir metodologias, conteúdos e estratégias apropriados
- Organizar a capacitação em períodos estabelecidos, de modo a não afetar as atividades das pessoas nem da instituição
- Definir créditos acadêmicos que assegurem a pertinência dos temas, ofereçam estímulos aos participantes e sejam utilizados para promoções, acessos e para a carreira administrativa
- Estabelecer acordos com organizações educacionais e gerir recursos econômicos de acordo com a programação de necessidades e requisitos de desenvolvimento do sistema
- Dotar o sistema de educação continuada de uma estrutura orgânica e funcional que proporcione personalidade e responsabilidade
- Prover o sistema com mecanismos de continuidade, avaliação e controle
- Estender e realizar atividade de educação com a comunidade.

Papel dos centros educacionais universitários

Embora a educação continuada, como já dito, se converta no núcleo de uma rede sistêmica que dinamiza e difunde o conhecimento, as destrezas e as habilidades de modo permanente para que os trabalhadores do serviço sejam agentes do desenvolvimento, cabe aos centros educacionais universitários, frente ao fenômeno insistente da mudança sem interrupções, encarar novos desafios, novas maneiras de pensar e agir e, sobretudo, novas "maneiras de formar".

Foram realizadas muitas tentativas no mundo para aproximar a formação do pessoal da saúde ao desenvolvimento social e institucional, mas sem grandes progressos.

O desprezo das instituições que formam o pessoal que atua na área de saúde, tanto na graduação como na pós-graduação, pelos aspectos administrativos e pelos conteúdos da economia da saúde, as caracteriza como instituições que não foram capazes de se antecipar, entender ou sequer imaginar os cenários que já se tornaram realidade, e não capacitam os alunos a se moverem de maneira eficiente.

A Medicina e a Saúde da Família que as instituições acadêmicas se propuseram a desenvolver ao longo dos últimos 23 anos já foram consideradas pelos especialistas da alta tecnologia clínica como inúteis ou falsas. Hoje constituem uma exigência frente à nova ordem da assistência à saúde e dos seus resultados em sentido amplo.

Em relação aos centros educacionais de pós-graduação, seja no campo da administração hospitalar ou da gestão e gerência estratégica de serviços de saúde, ou em qualquer outro campo similar, eles devem desenvolver novos enfoques e concepções, novas estratégias e metodologias, novos sistemas de avaliação que lhes permitam preparar um talento humano capaz de conduzir a reengenharia e a reinvenção, para assegurar a eficácia e a eficiência dos processos referentes ao desenvolvimento hospitalar.

Articulação dos serviços com a atividade docente e a pesquisa

Em relação ao que foi dito anteriormente, referente à responsabilidade das universidades no processo de desenvolvimento institucional, surgem novas ideias e mecanismos para desencadear mudanças no que vem sendo conhecido como "integração docente-assistencial". Algumas das inovações a introduzir são as seguintes:

- Assim que entrarem no hospital, instruir todos os estudantes sobre a estrutura organizacional e funcional da instituição, assim como sobre a população que será atendida, com suas características demográficas, epidemiológicas, econômicas, sociais e culturais
- Ministrar o treinamento básico dos processos administrativos e de desenvolvimento empresarial simultaneamente à capacitação em diagnóstico e/ou tratamento
- Incorporar livros, revistas e elementos audiovisuais sobre administração, planejamento e gestão estratégica, economia da saúde, indicadores e processos à biblioteca ou ao centro de documentação do hospital
- Fomentar nos estudantes de ciências da saúde a mentalidade da investigação administrativa e de serviços, junto de pesquisa clínica, epidemiológica e farmacológica terapêutica
- Proporcionar convivência, no hospital, não apenas de estudantes de medicina e de ciências da saúde, mas também de estudantes de outras faculdades, como engenharia, arquitetura, ciências econômicas, administração de empresas, sociologia e serviço social, buscando algum tipo de comunicação entre eles
- Definir contratos entre o hospital e os centros educativos para evitar que estes abandonem seus estudantes, delegando-os aos hospitais e às instituições hospitalares que, por sua vez, não os aproveitam, deixando-os assoberbados com tarefas assistenciais que devem ser cumpridas pelo pessoal assistencial contratado.

Funcionamento em rede, em associações ou alianças entre as instituições

O desenvolvimento empresarial hospitalar não pode ser feito de modo isolado e individual para cada uma das instituições. Por isso, duas estratégias são postas em primeiro plano: a consonância entre prestação de serviços e órgãos de saúde de diferentes níveis (p. ex., grau de complexidade, problemas econômicos e recursos tecnológicos); e a associação, aliança ou constituição de redes horizontais entre instituições de níveis iguais ou diferentes de distintos municípios, localidades ou áreas geográficas. Qualquer tipo de associações e alianças permite fortalecer as instituições hospitalares e dar a elas uma frente solidária ante órgãos que queiram contratar seus serviços.

Associações ou alianças de usuários como meio para promover o desenvolvimento empresarial hospitalar

Discutiu-se muito sobre o meio mais correto para que indivíduos e comunidade participem e contribuam de maneira verdadeiramente democrática no desenvolvimento das instituições de saúde. Atualmente, e levando em consideração o enfoque empresarial, considera-se um ponto de partida importante a constituição de uma matriz democrática que induza à associação de usuários. Este tipo de associação é formado por meio de um processo de convocatórias que incluam e envolvam diferentes grupos e tendências de uma comunidade em uma área específica. Sua formação se dá com um ato administrativo de criação, um regulamento interno, uma diretoria e as atas das reuniões. Desta associação pode sair a indicação de representantes para participar de conselhos do hospital e de outros grupos comunitários voltados à saúde. Simultaneamente, nos hospitais, a comunidade deve encontrar apoio para influenciar no desenvolvimento institucional por meio do "serviço de atendimento ao usuário (SAU ou SAC)", setor de queixas e reclamações e de diferentes mecanismos de ouvidoria e sistemas educativos e de informação.

Importância da informática e das comunicações como ferramentas para a conquista do desenvolvimento empresarial hospitalar

Até poucos anos atrás, acreditava-se que o uso da informática (computadores e *softwares*) como elemento de um sistema de informação fazia parte de decisões que deviam ser tomadas a longo prazo; era como um elemento de luxo, sinalizado como uma aspiração institucional, acompanhado do medo que os funcionários tinham de se aproximar de uma máquina que não sabiam utilizar. Hoje em dia, este elemento faz parte do elenco de ferramentas imprescindíveis para garantir o desenvolvimento institucional, articulado com instrumentos modernos de comunicação. A cultura da informática, como ferramenta de um sistema de informação, abriu caminho e começa a fazer parte da vida das instituições hospitalares.

Apesar disso, as instituições devem ter cuidado para não cair na tentação de comprar os equipamentos ou os *softwares* sem a devida orientação técnica. O estudo e a análise dos processos para modernização devem ser prévios a toda tentativa de automatização.

Resumo
Para a modernização de seus programas e aplicação efetiva de suas estratégias, o setor de saúde usou e adaptou teorias do setor empresarial que já foram suficientemente provadas. O setor empresarial define atualmente seu objetivo como um conjunto organizado de recursos físicos, humanos, financeiros e tecnológicos que levam ao fornecimento de bens ou serviços necessários à comunidade, com a meta de obter rendimentos econômicos para seus investidores. A empresa social de saúde não persegue rendimentos pecuniários, mas sim o bem-estar dos seus usuários.

A empresa de saúde, da dimensão que for, requer um líder que tome a direção e procure realizar integralmente os objetivos propostos, gerando os recursos necessários para seu funcionamento adequado. Na empresa de saúde, é fundamental a motivação permanente de todos os funcionários, em um constante exercício de educação continuada.

Na empresa de saúde, também se impõe o constante exercício da pesquisa de programas, processos, resultados e impactos.

A articulação de serviços qualificados com docência e pesquisa assegura o desenvolvimento do hospital. A integração comunitária favorece o desenvolvimento empresarial do hospital e melhora seus resultados.

A informática bem estruturada e um sistema de comunicação consistente também promovem o desenvolvimento empresarial do hospital.

Bibliografia

Albrecht K. Servicio al cliente interno. Barcelona: Ediciones Paidós; 1992.

Colombia, FES. Crecimiento y desarrollo humano. Bogotá: Instituto FES de Liderazgo, Programa de Mejoramiento de los Servicios de Salud en Colombia; 1994.

Colombia, Ministerio de Salud. Desarrollo Empresarial Hospitalario. Programa de Mejoramiento de los Servicios de Salud en Colombia. Bogotá: Ministerio de Salud; 2012.

David FR. La gerencia estratégica. Bogotá: Legis; 1994.

Guzmán Sáenz J. Unidad funcional de gerencia. Programa de Mejoramiento de los Servicios de Salud en Colombia. Bogotá: 1994.

Harrington J. Mejoramiento de los procesos de la empresa. Bogotá: McGraw-Hill; 2013.

Hellrieger D. Administración. 7ª ed. México: Thompson Editors; 2014.

Leebov W, Essoz C. Manual de los administradores de salud para el mejoramiento continuo. Bogotá: Traducción al español por Centro de Gestión Hospitalaria; 2001.

Spendolini MJ. El proceso de benchamarking [internet]. s. f. [citado 2015 jun. 16]. Disponible en: http://www.minsa.gob.pe/dgsp/documentos/decs/2006/SegPac/El_Proceso_de_Benchmarking.pdf

4 Responsabilidade Ética do Hospital

Juan Mendoza-Vega

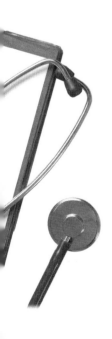

Introdução

Ainda que os termos *ética* e *bioética* pareçam estar na moda no ambiente dos profissionais de saúde, algumas pessoas poderiam se perguntar qual a razão de dedicar um capítulo inteiro ao assunto em um livro sobre *administração*, que popularmente se relaciona à gestão de recursos e à direção das instituições. Assim, o conceito de administração costuma ser visto como algo relativamente distante do contato com pessoas, que é o âmbito em que, geralmente, se inserem as normas éticas.

A resposta a essa pergunta deve começar apontando que as instituições (melhor ainda, as organizações, todas elas, em qualquer sociedade humana) nada mais são do que um conjunto de seres humanos que, em cumprimento de sua inevitável condição de seres sociais, decidem trabalhar juntos, de maneira conjunta. No caso dos hospitais, imagina-se que esta atuação vise a alcançar objetivos voltados ao bem comum.

Como conjuntos de seres humanos, as instituições necessitam, em sua estrutura, de um alinhamento de comportamentos por parte de seus integrantes. Além disso, essas organizações têm influência, relativamente ampla e poderosa, sobre os indivíduos que ali trabalham; por isso, também são necessárias normas que direcionem as ações da instituição em benefício dos seus colaboradores e de tudo o que a rodeia. O estudo dessa atuação na direção do *bem*, tanto individual como coletivo, é o que se chama ética; quando relacionada aos dilemas referentes aos grandes avanços recentes da ciência e da tecnologia (que podem chegar a refletir-se em toda a humanidade e seu ambiente vital), encontra-se no campo da *bioética*.

Para concretizar as considerações sobre a ética da administração na área da saúde, serão feitas, primeiramente, algumas reflexões gerais sobre as atitudes e as regras de comportamento que constituem a proposta nessa área. Serão abordados três assuntos específicos: planejamento e distribuição de recursos, seleção e gestão da equipe e direção da instituição após o início do seu funcionamento. Para terminar, é preciso mencionar os *comitês de ética* que, por normas legais, devem ser constituídos nas instituições com atividade assistencial, incluindo os direitos da pessoa enferma; a partir desses direitos, define-se a maneira pela qual a administração do órgão assistencial deve trabalhar. Como pode ser observado, os três primeiros são aplicáveis a todos os tipos de organização, enquanto os últimos se referem em especial a hospitais, clínicas e similares. Todas as abordagens serão feitas do ponto de vista do gestor, e não apenas de quem atende direta e profissionalmente o paciente.

Visão geral
Vida, ética e bioética

Como já mencionado por diversos autores, o ser humano deve, obrigatoriamente, viver "em sociedade", ou seja, em constante interação com seus semelhantes. Diferentemente de outros seres vivos, que também são "sociais" (talvez o melhor exemplo sejam os insetos, como as formigas), as interações humanas não estão rigorosamente predeterminadas por códigos gravados em seus genes; pelo contrário, são influenciadas pelas características próprias da "humanidade", duas das quais são nada menos que a *liberdade* e a *capacidade de transformar o meio*. A partir da liberdade, há a possibilidade permanente de escolher, de agir ou não agir, de seguir uma via de ação, a oposta, ou qualquer das intermediárias que possam existir. A capacidade transformadora traz, entre outras coisas, todas as complexidades da tecnologia, às quais se podem aplicar, por sua vez, os preceitos do livre arbítrio.

Ao conceito de liberdade estão atrelados os princípios e as normas considerados mais adequados para reger as ações das pessoas e das sociedades; sem esse conceito, nada disso teria sentido, pois não seria possível escolher o momento de agir. Somente pode ser ético quem é livre; portanto, só essa pessoa, a partir de sua própria decisão, pode decidir trabalhar respeitando a condição humana (e os direitos a ela inerentes).

Atualmente, além das controvérsias puramente filosóficas que os estudiosos de várias nações mantêm, aceita-se de forma ampla a existência de dois grandes princípios considerados a base de todo planejamento ético: o *princípio da universalização de normas* (segundo o qual uma norma somente deve ser válida se suas consequências previsíveis diretas e secundárias, preferencialmente aquelas com possíveis alternativas conhecidas, puderem ser aceitas por todos os afetados) e o *princípio de complementação* (segundo o qual é moralmente obrigatório colaborar com a realização das condições de aplicação do princípio de universalização, considerando-se as condições da situação e as contingentes). Dos critérios assim planejados, surgem como direitos de todos os seres humanos (tanto os que vivem hoje como os que viverão no futuro) o planejamento da *não maleficência* (melhor do que o da beneficência, como já era sugerido há séculos pela conhecida locução latina *primum non nocere*, ou "primeiramente, não causar danos"), da autonomia, da justiça e o principal (ou a "regra de ouro"): *trabalhar com os demais como gostaríamos que trabalhassem conosco*, ou qualquer outra fórmula verbal equivalente.

Aceitar esses planejamentos obriga, por lógica, a respeitar e aceitar seus deveres complementares: cada ser humano deve atuar de modo a, antes de tudo, *não causar danos*; entregar aos outros o que *por justiça* lhes pertence e ao que têm direito; aceitar nos outros a liberdade de concordar ou rejeitar, trabalhar ou deixar de trabalhar, para que ajam como pessoas *autônomas*. Ainda que pareça um pouco caricato, um bom exemplo é a conhecida frase: *"meu direito termina onde começa o do outro"*.

Este é o momento de ressaltar que, no campo da bioética e quando as questões afetam grupos sociais, não apenas pessoas em situação individual, as decisões – sem deixar de ser éticas – podem afetar e inviabilizar interesses puramente individuais em prol do bem da comunidade.

Com base na razão

Ainda que a maioria das religiões estabeleça como obrigação fundamental para seus seguidores a adesão a um código de conduta, é possível planejar essas normas com base no uso da razão humana, de modo que sejam aceitáveis e aplicáveis a todos – mesmo àqueles que, por qualquer motivo, não se encaixem em algum dos credos existentes no mundo atual.

No caso específico da bioética, que é a resposta da ética a problemas, dúvidas e tropeços que vão aparecendo com as novas conquistas da ciência e da tecnologia, seu fundamento deve seguir *critérios racionais*, por um lado, e *bom senso moral* dos cientistas, por outro. Isso foi dito por Osorio (1993), que também aponta duas características igualmente importantes: a *interdisciplinaridade* da bioética – portanto, devem fazer parte ativa dessa atividade pessoas qualificadas em diversas áreas do saber (tanto as chamadas biomédicas quanto outras); e o fato de que a bioética não é uma *ciência pré-fabricada*, mas uma disciplina em plena formação, cujos distintos aspectos devem ser estudados individualmente em busca da melhor posição ou solução frente à questão ética à qual se decidiu aderir.

O administrador da entidade hospitalar encontra-se, nesta área, diante de uma situação peculiar: competem a ele decisões e intervenções de índole comunitária e institucional, nas quais provavelmente há uma grande relevância no conceito de justiça em sua forma coletiva-social.

Surgem considerações como a adequada relação entre *custo e benefício*, fixação de *prioridades* e, claro, a rigorosa obediência à ordem legal vigente. Ao mesmo tempo, deve manter, entre suas considerações fundamentais, o respeito pelas pessoas ao seu redor (sejam elas pacientes, parentes dos pacientes, colaboradores) e a cuidadosa aplicação da *autonomia*, da *não maleficência* e da forma individual da justiça.

Conceito de "pessoa"

No decorrer destas páginas, menciona-se, em múltiplas oportunidades, a "pessoa humana" e, como seu equivalente, o "ser humano". Por se tratar de algo básico e fundamental, é conveniente concretizar esse conceito.

A "pessoa humana" pode ser definida no campo legal e também – mais pertinente neste caso – no da filosofia e da ética.

Para a República da Colômbia, por exemplo, as leis vigentes descrevem como "pessoa" o ser humano desde seu nascimento (evento que inicia a vida legal desse ser) até sua morte legalmente declarada; se um ser é mantido vivo um instante apenas após sair do ventre da mãe e estar separado dela, adquire a condição legal de pessoa, com todas as prerrogativas e direitos inerentes; porém, se esse instante de vida independente não acontece, considera-se como *nunca nascida*, isto é, como se nunca tivesse existido.

É óbvio que, ao falar da "pessoa" em ética e bioética, o estrito parâmetro fixado pelas leis colombianas não é *adequado*. Sob a ótica filosófica, considera-se "ser humano" todo *ser vivo* que tenha, *de fato* ou em *potencial*, ainda que em pequena quantidade, as características de "humanidade" (Tabela 4.1), cuja maior manifestação está nas funções chamadas *intelectuais* ou "superiores", e cujo órgão principal é, precisamente, o cérebro humano.

De acordo com essa visão, o produto da união de duas células germinais humanas (um óvulo e um espermatozoide), desde que tenha vida (salvo em caso de degeneração não humana, como no caso da formação de mola hidatiforme), já é um ser humano, pois apresenta, pelo menos potencialmente, as características mencionadas, o que o faz merecer o mesmo respeito a todos os direitos que qualquer homem ou mulher poderia reclamar na plenitude de suas faculdades físicas e mentais.

A definição filosófica é utilizada ao se argumentar sobre deveres e direitos da *pessoa*, "*ser humano*", no campo da ética, ética médica e bioética. Se não fosse assim, não haveria sentido em defender a existência de tais direitos e deveres, nem exigir o respeito a eles como parte essencial e indispensável da conduta verdadeiramente *humana*. Os seres não nascidos, mesmo quando em condições totalmente normais de desenvolvimento, poderiam ser utilizados como exemplos contra esses direitos e deveres, pois seria possível alegar que não estão de acordo com a condição *legal* caso não tivessem vivido um instante sequer separados de sua mãe biológica. Esse exemplo permite destacar também o perigo implícito em equiparar o ético e o legal, pois é sempre possível que uma lei vigente permita (ou seja, considere legal para esse momento e esse grupo humano) algo que não seja aceitável nas normas de conduta desse mesmo grupo, ou, ao contrário, proíba (tornando ilegal) algo que o grupo aceite como conduta de seus membros e que está de acordo com o respeito pela condição humana.

Juízo de valor

Para agir de acordo com sua condição de *livre*, o ser humano deve decidir, antes de cada uma de suas ações, se irá executá-la ou não. Essa decisão não pode ser tomada sem adequada reflexão prévia, em um processo conhecido como juízo de valor e para o qual devem ser avaliados os elementos resumidos na Tabela 4.2.

Tabela 4.1 Características de "humanidade".

O ser humano é:	
Único	Não se repete
Livre	Responsável
Transformador	Autotransformador
Consciente	Autônomo
Capaz de "simbolizar"*	Reflexivo
Doador de sentido	Transcendente

* Simbolizar: criar, analisar e interpretar (utilizar) símbolos.

Tabela 4.2 Elementos para o juízo de valor.

Materialidade da ação
Convicções pessoais
Convenções da sociedade
Leis escritas vigentes
Marco ético

Primeiramente, e por motivos óbvios, devem-se considerar todos os aspectos relacionados à ação a ser analisada, incluindo os detalhes completos e as circunstâncias específicas. Este conjunto denomina-se *materialidade da ação*. É importante ressaltar que, embora superficialmente parecidas, não existem duas ações humanas exatamente idênticas, porque muitas das condições circunstanciais (p. ex., tempo, lugar, qualidade e condição das pessoas envolvidas, maior ou menor urgência, pressões externas sobre os envolvidos) mudam sempre, e tais diferenças devem ser sempre levadas em consideração.

Em seguida (nessa enumeração, a ordem não significa priorização), devem vir as *convicções pessoais*, isto é, o que a pessoa considera válido a ponto de não ceder de maneira alguma. Quem aceita trabalhar em desacordo com as próprias convicções trai a si mesmo do pior modo imaginável, a ponto de nunca se perdoar.

As *convenções da sociedade* correspondem a ideias ou atitudes que, embora não encontradas na legislação escrita, têm tamanha aceitação e influenciam com tanta força a consciência social que equivalem às convicções para o indivíduo. Salvo raras exceções, a sociedade acolhe assim o que se ajusta melhor às suas características e à formação de seus membros; a religião predominante ou tradicional, por exemplo, costuma influenciar esse processo de modo decisivo.

Sobre as leis, grandes escritores da Antiguidade as definem como normas concretas, redigidas por cidadãos de bom julgamento e aprovadas pelos representantes legítimos da comunidade, com o intuito de orientar o melhor funcionamento social e, por consequência, facilitar o correto desempenho e a felicidade de todos os associados. A *legislação escrita vigente* pertinente em cada caso específico deve ser adequadamente conhecida e considerada ao realizar o *juízo de valor*. Ainda que não exista igualdade entre os termos ético e *legal*, como já dito, o cidadão tem, em princípio, a obrigação de respeitar a lei. É bastante conhecida a afirmação jurídica segundo a qual *a ignorância da lei não escusa seu cumprimento* nem é argumento válido a ser alegado em defesa de um infrator.

Em relação a *princípios* e *normas éticas*, é simplesmente lógico que o respeito a elas e seu cumprimento são indispensáveis para a pessoa que os aceitou livremente. Por essa razão, devem guiar todo o processo do *juízo de valor* para conseguir que seu resultado tenha a validade e a solidez que o tornem obrigatório, sob pena de desrespeitar a própria qualidade humana do envolvido.

De acordo com o filósofo alemão Hans Reiner (1964), o respeito à própria dignidade como ser humano obriga todas as pessoas a trabalharem sempre segundo suas próprias tomadas de decisão, uma vez adotadas livre e razoavelmente. Ninguém em sã consciência pode pretender respeito ou aceitação dos outros se ele mesmo não acata nem respeita.

Recursos e prioridades

Decisões difíceis

O administrador tem, por definição, a função de lidar com recursos alheios, sejam eles públicos (aqueles que são propriedade comum, representados nos diversos setores nacional, estadual, municipal ou de ordem descentralizada) ou privados (se pertencem a pessoas físicas ou entidades de direito privado).

Com frequência – e, em especial, quando se tratam de recursos públicos direcionados ao campo da saúde –, o administrador deve enfrentar uma realidade que lhe provoca dúvidas e problemas maiores do que simplesmente boa gestão do dinheiro: os recursos recebidos nem sempre são suficientes para atender às necessidades a que foram destinados.

É, então, indispensável decidir, por meio do estabelecimento de uma ordem de prioridades, que parte do problema será atendida, quais outras serão deixadas para quando novos recursos chegarem e, finalmente, se alguma terá que ser deixada de lado *sine die*; ou seja, arquivada como se, no momento, nem mesmo existisse.

Em outros capítulos deste livro, serão detalhados considerações e métodos basicamente administrativos para enfrentar este tipo de decisões. Tais considerações devem estar sincronizadas com o respeito pelas pessoas humanas, a obediência à lei e o desejo – eficazmente colocado em prática – de servir ao bem comum.

Independentemente de seu preparo e conhecimentos, o bom administrador considera obrigação ética fundamentar suas decisões em uma cuidadosa deliberação com seus colaboradores (e, se for o caso, com outras pessoas escolhidas para o momento), demonstrando que os respeita e valoriza e que irá se comunicar com eles de maneira adequada, recebendo ideias e argumentos com positividade, para que contribuam com uma estruturação da decisão final.

Prontuário médico

Entre os documentos produzidos no hospital, a história clínica de cada pessoa atendida tem uma importância especial. Participam dela tanto os profissionais da área científica assistencial quanto os da área administrativa e auxiliar.

É uma grande tendência considerar cada prontuário um documento do tipo particular, tão respeitável e importante como uma escritura de venda de um bem ou uma declaração formal de um cidadão diante de alguma autoridade competente. Por ser de natureza privada e conter dados relacionados à intimidade do paciente, o prontuário está sujeito ao *sigilo profissional*, de modo que quem o lê ou tem conhecimento de seu teor fica ligado a essa restrição. Reconhece-se como proprietário do prontuário, por um lado, a pessoa cujos dados estão descritos; por outro, os médicos ou os profissionais cujos conhecimentos, análises, decisões, prescrições e informações ficam registrados em suas páginas. A instituição hospitalar atua como *guardiã legal* desse documento e responde por sua integridade e custódia perante a quem queira consultá-lo sem ter esse direito.

O paciente pode autorizar o acesso a seu prontuário a quem quiser consultá-lo com motivos lícitos; um caso pode ser o de funcionários de seguradoras de vida ou saúde, a quem o paciente em questão pode permitir, caso necessário, tais consultas por meio de documento particular, porém explícito, de autorização. Quando é o médico quem utiliza os dados de prontuários em seus trabalhos científicos, deve, obviamente, fazê-lo de modo a não prejudicar os pacientes e apenas divulgar o que for indispensável para a validade científica de seu relatório ou sua pesquisa.

Um ponto delicado do prontuário é, de maneira geral, a conclusão do *diagnóstico*. Os códigos de ética admitem que o paciente tem direito a receber informação sobre seu diagnóstico, mas é natural que caiba ao profissional decidir os detalhes dessa informação, *com prudência*; o relatório sobre seu quadro e sua evolução não tem, nem pode ter, qualquer finalidade além de contribuir ainda mais para o bem do paciente, com o sucesso dos esforços em prol de sua saúde.* Apresentar o diagnóstico de maneira desconsiderada, aumentando a angústia e o sofrimento do paciente além dos limites indispensáveis, seria mais uma agressão contra ele do que o respeito a um de seus direitos. Embora essa decisão não caiba ao profissional, não é considerada uma boa prática deixar em poder da equipe administrativa ou auxiliar – sobretudo se carecem de um preparo especial para essa função – a informação sobre diagnósticos, plano terapêutico proposto, riscos de tratamento ou outros assuntos que o paciente espera receber de quem, a seus olhos, tem autoridade suficiente para tal.

Comunicação, uma necessidade

Para todo profissional da saúde, a comunicação com seus semelhantes é uma necessidade fundamental, a ponto de ser considerada uma habilidade que deveria fazer parte do currículo tanto na graduação como em todas as pós-graduações, mestrados e doutorados.

Em relação aos pacientes, os escritos hipocráticos já descreviam, *há 25 séculos*, o ato de *educar o paciente* como uma das obrigações profissionais; ou seja, fornecer os conhecimentos claros e suficientes para conseguir que ele não apenas compreenda o que está acontecendo consigo e afetando sua saúde, mas também que participe de maneira ativa e eficaz no respectivo tratamento e, em seguida, nas medidas de reabilitação e preventivas que evitem novos ataques da doença. Contudo, falar com o paciente é algo que deve ser aprendido, pois a linguagem técnico-científica não serve de nada a uma pessoa não versada nos jargões profissionais e pode se converter em um poderoso obstáculo das ideias, quando, na verdade, deveria ser o veículo para sua clara transmissão e explicação.

Entre pares, é possível utilizar as palavras e os modismos da profissão; nesse caso, exige-se, em troca, uma grande precisão nas ideias e nos números ou dados concretos que avaliem cada ponto discutível, de modo que o discurso contribua, de maneira convincente, para desenvolver os conhecimentos e o intercâmbio positivo das atitudes e ações dos interessados.

Perante a comunidade – o que costuma ser feito por intermédio de outros profissionais, como jornalistas ou "comunicadores sociais" –, a linguagem também deve ser clara, livre de ter-

---

*Nota do revisor: a revelação do diagnóstico se dá em função da relação médico ou equipe-paciente, podendo incluir também os familiares. Cada vez mais, porém, discute-se que o paciente tem direito de saber tudo o que se refere à sua saúde ou doença em função de seu empoderamento crescente.

mos rebuscados ou desnecessariamente especializados. A mensagem deve apresentar relevância social, não deve ser uma ocasião para destaque pessoal do profissional da ciência e, obviamente, devem ser evitadas citações ou sugestões que possam gerar pânico desnecessário, angústia coletiva ou qualquer outra reação contrária ao bem comum. Além disso, o profissional da saúde (médico, enfermeiro, administrador hospitalar etc.) deve saber como manter o contato com os jornalistas e entender que estes geralmente não têm os conhecimentos ou a capacidade de informar corretamente sem o devido suporte – e, menos ainda, de se calar ante ao que foi revelado.

Nas instituições hospitalares, com frequência é o administrador que deve se encarregar das comunicações com pacientes, parentes e comunidade. Além de fazer parte de seu papel como gestor, as perguntas lhe são dirigidas, pois os médicos e os enfermeiros costumam estar tão diretamente ocupados no atendimento às pessoas com problemas que dificilmente estarão disponíveis para prestar informações.

Ante essa situação, e superando a tentação de se tornar uma "estrela" transitória entre microfones, câmeras de televisão e aparelhos fotográficos, o diretor deve levar em consideração normas que podem parecer elementares, mas fazem parte da gestão ética da informação em saúde:

- *Respeito à privacidade* (ou seja, às coisas que pertencem à vida privada de cada pessoa) deve ser rigoroso; deve-se também proteger as pessoas públicas independentemente de quem sejam (altos funcionários do governo, membros destacados da política, da religião, da ciência ou de outras atividades da sociedade, atores e atrizes, e, inclusive, quando for o caso, pessoas consideradas culpadas pela justiça)
- *Sigilo profissional médico e hospitalar*: a atividade profissional permite que profissionais, médicos ou não, conheçam dados ou aspectos relativos às pessoas sob seus cuidados, que não conheceriam se não fosse por essa relação circunstancial. Quando houver qualquer dúvida em relação ao sigilo profissional de determinado assunto, a regra deve ser abster-se de divulgá-lo até que a dúvida seja esclarecida
- *Nunca* devem ser fornecidas informações com dados não confirmados ou baseados em suposições ou deduções sem firme respaldo na realidade. É necessário cuidado especial em relação a qualquer afirmação que possa levar a acusações sobre responsabilidade de terceiros, de qualquer aspecto
- Sempre que possível, é preferível emitir comunicados por escrito em vez de declarações verbais. Se houver insistência a respeito, o comunicado poderá ser feito frente às câmeras de televisão e microfones, mas deve-se ter o cuidado de entregar uma cópia ao jornalista ou representante de cada um dos meios de comunicação presentes ao evento
- Nunca permitir que sejam captadas imagens – fotográficas ou televisivas – chocantes (por serem sangrentas ou violentas) ou desrespeitosas àqueles sob cuidado; isso inclui imagens feitas sem total consentimento da pessoa ou de seus representantes legais. Para proibir, deve-se utilizar a autoridade de administrador, de maneira cordial, mas firme
- Em geral, bom julgamento e serenidade devem prevalecer ao comunicar assuntos relativos a questões de saúde ou do funcionamento das instituições do setor.

Assessoria competente

Na seleção das pessoas que formarão o grupo de colaboradores, reconhece-se o talento do diretor. O sucesso de sua gestão também depende muito dessa seleção, e, por essa razão (com base na obrigação ética de buscar todos os meios lícitos de ser bem-sucedido para responder à confiança depositada pela instituição, que lhe entregou a direção, a guarda e o cuidado de seus interesses), é indispensável escolher os mais capazes e honestos, ainda que, em algumas ocasiões, não sejam os preferidos por motivo de amizade, parentesco ou outra afinidade semelhante.

É completamente contrário à ética da administração considerar as oportunidades de nomeações de uma entidade ou de sua lista de prestadores como uma atividade política, no sentido de usar como critério primordial (e, às vezes, único) de seleção para tais cargos a recomendação de um chefe político, seja ele quem for. Se a entidade se dedica ao cuidado da saúde, compactuar com este tipo de esquema infringe não somente as disposições éticas, mas é também um evidente convite ao desastre, pois permite que indivíduos sem qualificações e conhecimentos suficientes, com motivação inadequada, ou ambas as coisas, tenham cargos de alta responsabilidade.

É importante lembrar que, mesmo quando a lei aceita que funções sejam delegadas e responsabiliza essa pessoa pela consequência de suas decisões, perante os olhos da comunidade, o diretor sempre será o responsável por tudo que ocorre sob suas ordens ou em seu nome. A própria consciência ética do administrador estará de acordo com a atitude popular sempre que, ao delegar uma tarefa a alguém, não avaliar cuidadosamente a pessoa escolhida ou se esquecer de lhe passar as informações e as instruções pertinentes e completas. Por outro lado, delegar adequadamente não significa desconhecer ou passar por cima das funções e da esfera de decisão do colaborador; não é positivo para uma boa liderança pretender ser o único indivíduo capaz de dirigir com sucesso a instituição.

Economia da saúde

Repetiu-se muito que, por não serem infinitos nem inesgotáveis os recursos para o cuidado da saúde nas sociedades humanas, seria absurdo continuar a gastá-los sem seguir critérios econômicos e com o olhar voltado apenas para as necessidades individuais, sobretudo as daqueles cidadãos economicamente menos favorecidos de cada cidade ou nação.

Para solucionar esse problema, atribuído a decisões – regidas principalmente por emoções e boa intenção humanitária – de médicos sem conhecimentos específicos e nomeados para cargos administrativos, surgiu uma orientação voltada à direção oposta: para ministros de saúde, chefes de serviços, diretores de clínicas, hospitais e unidades de atendimento, não nomear médicos, mas economistas ou administradores com ênfase em economia.*

No ambiente internacional, instituições do campo financeiro, como o Banco Mundial, propuseram a adoção de indicadores do tipo econômico para avaliar os resultados das políticas e ações governamentais (inclusive voltadas ao setor privado) em relação à saúde. Surgiu assim o conceito de *esperança de vida saudável* ou *esperança de vida corrigida pela incapacidade*, que, nos documentos especializados, é mencionado pelas siglas em português (EVCI) ou em inglês (DALY – *disability-adjusted life years*). A preocupação quanto ao custo de um procedimento, uma campanha sanitária ou outra ação semelhante, e o benefício evidenciado obtido tem a mesma origem. Pode-se dizer que as ações que produzem na comunidade um maior número de EVCI têm melhor relação custo-benefício.

Este enfoque, tão lógico à primeira vista e que parece permitir uma análise mais precisa dos esforços em favor da saúde, convertendo seus resultados em números passíveis de análise matemática, abre, no entanto, delicadas questões referentes a ética médica e bioética, ao ignorar a condição humana dos protagonistas. Há quem considere inaceitável decidir sobre as vidas de seres humanos a partir de valores econômicos tão frios. Um EVCI é, sem dúvida, algo muito desejável para qualquer ser humano; mas o fenômeno da doença ou de qualquer limitação das capacidades, físicas ou mentais, não elimina (nem sequer diminui) a essência humana de quem a sofre. Doente ou não, a *pessoa* continua merecedora de todos os seus direitos.

Pretender limitar a disponibilidade de recursos para o tratamento de portadores de diabetes ou hemofilia, ou para ajudar pacientes com afecções mentais e limitações físicas graves e irreversíveis, com o argumento de que esses esforços não obtêm tantos EVCI como campanhas contra doenças infectocontagiosas de tendência epidêmica, é algo que pode ter uma lógica econométrica, mas não é defensável sob o ponto de vista da ética e da bioética.**

A esse respeito, a melhor sugestão emitida até agora é a da conferência internacional que reuniu o Conselho Internacional de Organizações Médicas e de Saúde (CIOMS) em Ixtapa-Zihuatanejo, México, no início de 1994: os indicadores aludidos devem ser utilizados como instrumentos de apreciação com foco em um melhor conhecimento das realidades de saúde e identificação dos grupos "vulneráveis" ou "de risco", mas nunca como critério – menos ainda como critério excludente – para a distribuição de recursos ou para manutenção ou eliminação de subvenções a instituições ou campanhas no campo da saúde, sob pena de cometer graves

---

*Nota do revisor: no Brasil, no século XXI, os cargos de gestão em saúde são predominantemente exercidos por profissionais de saúde com e sem formação em administração, embora, cada vez mais, engenheiros, administradores e economistas venham ocupando posições de destaque.

**Nota do revisor: trata-se de uma questão polêmica e que depende bastante da sociedade analisada. Há países onde a economia da saúde tem peso considerável na tomada de decisões sobre incorporação de tecnologia, o que levou à criação, no Brasil, de uma disciplina chamada Avaliação de Tecnologias em Saúde.

erros e confrontar os postulados éticos e humanitários preconizados como essenciais na civilização ocidental do fim do século.*

Se, no nível internacional, foi apontada a necessidade de levar em consideração as apreciações da ética e da bioética como modo de reestabelecer a *escala humana* na análise das políticas, distribuição de recursos e planejamento para a saúde, é simplesmente lógico pedir atitudes semelhantes na administração pública (e privada, em menor proporção), desde os órgãos ministeriais até a direção das menores unidades assistenciais. O trabalho, em todas essas instituições, tem como objetivo primordial o ser humano em momentos de necessidade e debilidade: quando estão com sua saúde ou vida em perigo. As prioridades respectivas devem ser estabelecidas sem perder este princípio orientador.

Administração e pessoas
Hospital, casa de saúde

Nascidos como albergues para pessoas necessitadas – entre elas, os pacientes que não podiam ser cuidados no seio da própria família, os peregrinos com poucas condições para pagar um alojamento melhor e os mendigos da cidade ou da região –, os hospitais, no mundo ocidental cristão, foram, a princípio, dependências de grandes igrejas ou conventos importantes; em francês, ainda se conserva o nome *Hôtel-Dieu* (pousada ou albergue de Deus). Deve-se aos médicos do Islã (mais concretamente a um *vizir* do famosíssimo Haroun-al-Raschid, ou califa de Bagdá e de *As mil e uma noites*) a designação de hospital – nessa civilização, conhecido como *bimaristan* – unicamente para o cuidado de enfermos, o exercício ordenado da medicina e o ensino e a prática dos jovens que quisessem segui-la.

Ainda que o desenvolvimento moderno da ciência médica tenha levado o impulso da pesquisa aos serviços hospitalares, a essência desses institutos continua sendo *assistencial*, no sentido de dedicação às pessoas e a sua saúde. O planejamento e a direção desses serviços devem ser feitos, consequentemente, dentro do padrão fixado e reconhecido; os trabalhos de pesquisa devem ser mantidos primordialmente nessa mesma direção: a busca por melhores meios de cuidar e promover a saúde, ajudar a enfrentar os transtornos que as doenças causam no organismo das pessoas, conseguir uma rápida e completa reinserção desse paciente em seu meio social, familiar e laboral.

A distribuição de recursos terá exigências equivalentes: de maneira prioritária, o que puder trazer melhor qualidade de atendimento aos seres humanos que busquem a ajuda da instituição deve ser realizado em primeiro lugar de maneira generalizada. O passo seguinte deve ser no sentido de atender às necessidades dos trabalhadores de todos os setores que tornam possível o funcionamento da instituição: médicos, enfermeiros, outros profissionais, técnicos, auxiliares, empregados de administração e trabalhadores de outros serviços (limpeza, lavanderia, cozinha, vigilância etc.) merecem remuneração adequada, horários e turnos justos, apoio no descanso e no lazer, respeito por suas crenças, atualização e educação continuada, para citar apenas alguns exemplos.

Detalhes de etiqueta

Como um dos meios de manter o espírito de *humanidade* em sua instituição, o administrador deve estabelecer e cuidar da disseminação de atitudes que definem o respeito daqueles que ali trabalham pelas pessoas que buscam atendimento em qualquer dos serviços e dependências.**

Dentre as principais atitudes que podem ser classificadas como fatores de *etiqueta assistencial* ou *hospitalar*, estão as seguintes:

- Sempre chamar a pessoa pelo seu nome completo (ou, pelo menos, seu sobrenome), a não ser quando ela, de modo voluntário, solicite ser chamada pelo seu primeiro nome, o que evidencia confiança. Usar também pronomes de tratamento, como senhor/senhora
- Nunca utilizar termos impessoais, fingindo afeição, como "velhinho", "velhinha", "mãezinha", "gordinho", ou locuções também vazias (e, portanto, falsas), como "meu amor", "meu filhinho", pretendendo com elas ocultar a realidade de que não sabe, e não lhe importa, o nome da pessoa

---

*Nota do revisor: no Brasil, este tema tem dois componentes: a judicialização, quando o judiciário julga o que o cidadão, em última instância, solicita como seu direito em função da Constituição de 1988, e a Avaliação de Tecnologia em Saúde, que é representada pela Comissão Nacional de Incorporação de Tecnologias no SUS (CONITEC), criada em 2011.

**Nota do revisor: no Brasil, muitos desses detalhes estão contemplados na política de humanização, por meio da qual se tenta respeitar a individualidade dos pacientes.

- Manter as portas das salas de exame ou de parto fechadas quando uma pessoa for submetida a qualquer procedimento e, por essa razão, estiver invariavelmente nua ou em roupas íntimas. Nessas condições, ninguém deve entrar sem bater na porta e sem ser autorizado; assim que entrar, deverá apresentar-se em voz alta, explicar o motivo de sua presença e perguntar ao paciente se há algum inconveniente em permanecer ali; essa apresentação pode ser feita pelo médico ou enfermeiro responsável pelo procedimento no momento
- Agendar as consultas de maneira sucessiva, e não todas no mesmo horário, para evitar problemas desnecessários de lotação e longa permanência nas salas de espera. Logicamente, deve-se atender cada pessoa no horário agendado, porém evitar uma rigidez abusiva de negar consulta para quem chegar alguns minutos atrasado; caso uma das consultas precise ser prolongada, avisar ao próximo paciente, de modo que ele possa compreender o motivo da demora no atendimento
- Manter os sanitários limpos e convenientemente abastecidos. Eles devem estar acessíveis aos pacientes externos e aos visitantes, para que eles não se vejam obrigados a utilizar os sanitários que devem ser de uso exclusivo dos pacientes hospitalizados
- Combinar com a direção médica o procedimento para que cada pessoa hospitalizada saiba, de modo claro, quem é o médico que irá acompanhá-la, quem e quais são as funções dos demais profissionais que terão acesso a seu leito e a quem pode solicitar explicações sobre seu tratamento ou manifestar suas preocupações
- Cuidar do fornecimento de alimentos às pessoas hospitalizadas, não somente em relação aos aspectos dietéticos – para os quais existe, normalmente, um grupo de profissionais especializados –, mas também em relação aos aspectos que parecem menos importantes, porém influenciam muito a sensação de bem-estar dessas pessoas: o sabor e o aspecto dos pratos, a temperatura desses pratos quando chegam ao quarto; a ajuda, caso necessário, àqueles que não conseguem comer bem sozinhos e a explicação das eventuais mudanças na dieta, não sendo apenas impostas.

Essa lista de detalhes de etiqueta assistencial pode ser ampliada com muitas outras que, sem dúvida, surgem na mente de quem já teve a experiência consciente de uma doença; algumas pessoas que trabalham em hospitais e demais instituições assistenciais não parecem compreender (talvez por força do hábito) que quem está hospitalizado se submete a uma separação forçada de seu ambiente habitual e de importantes sinais exteriores de sua identidade, como roupas e pertences. Tal situação será mais bem tolerada se os membros de seu novo ambiente lhe proporcionarem o devido respeito, se o tratarem como um adulto responsável e se o ajudarem a conservar o máximo possível de sua privacidade e dignidade.

Comitê de ética do hospital

No funcionamento dos órgãos assistenciais de saúde, surgem frequentemente problemas muito mais profundos e complexos do que detalhes de etiqueta, porque envolvem questões ligadas à ética e à bioética e sua aplicação à realidade imediata.

A tendência mundial é manter um *comitê de ética* em cada instituição, em que possam ser discutidos tais problemas para obter sugestões passíveis de serem colocadas em prática pela direção, seja na área científica ou na administrativa. Na Colômbia*, este assunto foi regulamentado pela Resolução 13437, emitida pelo Ministério da Saúde, publicada em 1 de novembro de 1991 e vigente desde então.

Para funcionar de modo livre e, ao mesmo tempo, ter a indispensável solidez conceitual e autoridade em suas recomendações, um comitê hospitalar de ética deve cumprir minimamente as seguintes condições:

- Ser *multidisciplinar*: pelo menos dois de seus membros devem ser médicos, pois a imensa maioria dos problemas são referentes a assuntos de medicina. Também devem participar enfermeiros, advogados, filósofos (se for possível), funcionários administrativos e eleitos de maneira criteriosa, representantes da comunidade onde a instituição trabalha e

---

*Nota do revisor: no Brasil, as comissões de bioética, inicialmente conhecidas como comissões de ética hospitalar, não são obrigatórias. Por tradição e imposição legal, todas as instituições de saúde brasileiras devem constituir uma Comissão de Ética e Deontologia Médica. Embora não sejam obrigatórias, as comissões de ética em pesquisa e de bioética são estimuladas por órgãos internacionais como acreditadoras.

que, de certa maneira, sejam os porta-vozes – não personalizados – dos pacientes
- Ser *variado*: com menos de cinco membros, este tipo de comitê não teria diversidade suficiente de opiniões nem oportunidade de intercâmbio ideológico; com mais de 12, suas reuniões correriam o perigo de se converter em fóruns de amplas discussões e difícil consenso. Entretanto, quando o assunto assim o exigir, o comitê poderá convocar assessores externos que contribuam com suas ideias para esclarecer o ponto específico tratado
- Ter caráter de *assessor* e *consultor*: o comitê de ética hospitalar não é um "tribunal de ética" nem deve permitir que assim o considerem ou que lhe peçam para assumir esse papel, nem mesmo de modo transitório. Emitirá conceitos éticos, recomendações e sugestões referentes a questões que sejam solicitadas, e quando completar o respectivo estudo, o comitê o entregará às instâncias diretivas do hospital para um bom governo. Além disso, será permanentemente responsável por observar os detalhes de funcionamento da organização, em tudo que possa gerar falhas contra a ética e a bioética, para propor mudanças e soluções preventivas com as quais conserve a qualidade humana do atendimento e dos serviços. O comitê não deve limitar-se a ser apenas mais um apêndice, outra saliência em um corpo burocrático, e sim ocupar o lugar de *consciência ética* do hospital
- Realizar função *educativa* em ética e bioética para o pessoal da instituição, assim como para as pessoas acolhidas por ela e para a comunidade na qual funciona. A divulgação de princípios, normas e conceitos éticos, a ilustração de casos específicos e a promoção de atitudes adequadas devem ser parte de seu trabalho permanente.

Não é interessante que o diretor do hospital, o administrador ou gerente geral nem o diretor da faculdade (nos hospitais universitários) façam parte do comitê de ética hospitalar. Eles integram as instâncias decisórias, que devem tomar medidas e, em certos casos, aplicar sanções baseados nos conceitos do comitê. Por motivos óbvios, se algum membro do comitê estiver diretamente envolvido em um caso específico, deve ser temporariamente afastado, enquanto tal questão estiver sendo apurada.

Uma área em que o comitê de ética hospitalar deve atuar é, sem dúvida, a de abertura ou fechamento de serviços e aquisição de novos equipamentos e dotação; seu conceito deve balancear as considerações puramente econômicas ou aquelas relativas à *imagem* institucional. É obrigação ética do diretor do hospital – em cujas mãos está a nomeação dos membros do comitê – e dos demais funcionários de nível máximo garantir ao comitê hospitalar de ética a independência e a liberdade necessárias para suas deliberações, assim como assegurar a idoneidade moral daqueles que foram designados para integrá-lo.

Ética e pesquisa

Ainda que, como já foi dito, o hospital seja primordialmente um instituto assistencial, em certos casos ele também pode realizar pesquisa científica (hospitais universitários ou com institutos de ensino e pesquisa). Quando isso ocorre, é indispensável manter em funcionamento um *comitê de ética em pesquisa*, que até pode ser o mesmo comitê de ética hospitalar, desde que a quantidade de trabalho e as condições assim o permitam; contudo, em condições ideais, deve ser uma unidade à parte. A preocupação primordial do comitê de ética em pesquisa deve ser o respeito pela dignidade e direitos de todas as pessoas e animais envolvidos em cada processo de investigação. Para isso, o comitê deve ter informações sobre as normas internacionais adotadas, o que, por sua vez, requer acesso a documentação atualizada e acessível a seus integrantes.

De acordo com Lavados e Serani (1993)*, os princípios éticos relacionados à pesquisa quando seus participantes são seres humanos podem ser agrupados em três conjuntos: o *respeito pelas pessoas*, o conceito de *beneficência ou não maleficência* e o conceito de *justiça*. A faceta mais notável do respeito pelas pessoas é concretizada assegurando o exercício de liberdade e escolha, aceitando sua decisão, exceto nos casos em que possam ser causados danos a terceiros. A exigência de *consentimento informado* de todas as pessoas que participam de pesquisas, sejam voluntários sadios ou pacientes em tratamento, é universalmente aceita e não pode haver exceções de qualquer espécie; as pessoas que apresentam uma diminuição de sua auto-

---

*Nota do revisor: recomenda-se também a leitura de: SPINK P. Ética na pesquisa científica. GV-executivo. 2012;11(1):1-4.

nomia (p. ex., crianças, pacientes com doenças mentais ou presidiários) devem ser objeto de proteção especial.

O conceito de beneficência ou não maleficência exige que os riscos da pesquisa sejam conhecidos com a maior amplitude possível, que não acarretem à condição patológica do indivíduo um risco maior do que o mínimo e que os benefícios conseguidos possam ser outorgados, mantidos ou facilitados ao indivíduo quando a pesquisa terminar. Esse ponto tem suas próprias implicações em relação ao conceito de justiça. Implica também não utilizar como participantes da pesquisa indivíduos cuja probabilidade de se beneficiar com os seus resultados seja mínima ou nula.

A manifestação do consentimento informado para participar de uma pesquisa deve constar em um documento escrito e assinado, onde se atesta que a pessoa conhece e entende seu compromisso, incluindo os riscos e também o direito a sair do grupo quando assim o desejar, mesmo que a pesquisa não tenha sido concluída.

Dois documentos não devem faltar nos arquivos para consulta do comitê de bioética da investigação: o *Código de Nuremberg – Normas Éticas* sobre experimentação em seres humanos, adotado em agosto de 1947, e a *Declaração de Helsinque – Recomendações para guiar os médicos na pesquisa biomédica em seres humanos*, adotada pela XVIII Assembleia Médica Mundial em 1964.

Paciente e seus direitos

Como desenvolvimento do conceito de autonomia e para concretizar o respeito à pessoa humana em situação de doença, desde o final do século XX foram promulgadas declarações de *Direitos do paciente*, com a sugestão de que sejam respeitados.* Uma destas listas, transcrita por Sánchez-Torres (1995), resume assim os direitos do paciente:

- Direito ao acesso a serviços assistenciais e ao usufruto dos benefícios da medicina, de acordo com sua situação patológica
- Direito de que os cuidados e a assistência lhe sejam administrados com a consideração e o respeito adequados

- Direito de receber informações claras e suficientes sobre sua doença, tratamento disposto e perspectivas (prognóstico) de sua evolução
- Direito de conceder ou negar seu consentimento para cada medida ou procedimento de diagnóstico e tratamento que deva ser praticado, após uma adequada, clara e completa informação sobre os riscos implicados ao realizá-lo ou deixar de realizá-lo
- Direito de escolher o médico que irá tratá-lo, dentro das limitações inevitáveis que possam estar presentes nas circunstâncias
- Direito de conhecer o nome, o preparo e a experiência de quem realizará o procedimento diagnóstico, tratamento ou reabilitação
- Direito de conhecer os custos econômicos de seu atendimento
- Direito de aceitar ou recusar medidas extraordinárias de tratamento, especialmente em casos de extrema gravidade
- Direito de delegar sua autoridade e sua responsabilidade para a tomada de decisões relativas a sua vida e sua saúde, e eleger as pessoas que assumirão essa função
- Direito de doar seus órgãos e seus tecidos para transplantes ou estudos especiais, ou negar a doação.

Esses direitos geram deveres simultâneos por parte tanto dos médicos e demais profissionais da saúde como das instituições assistenciais. Os dirigentes do serviço e da área de pesquisa devem se preocupar em cumprir e fazer cumprir tais deveres, assim como evitar atitudes *paternalistas*, comuns em meados do século XX e que se refletem ainda nos dias atuais.

Em alguns meios, como alternativa ao paternalismo, propõe-se uma relação entre médico e paciente do tipo *contratual*, na qual ambos se supõem igualmente competentes para compartilhar uma relação que especifique os serviços solicitados, seus custos e os respectivos riscos, assim como uma vontade bilateral de incorrer em tudo isso. Entretanto, esta relação pode levar a uma preocupante tendência a desumanizar o ato médico, levando-o aos limites de um contrato puramente comercial, mantendo a assimetria entre as partes (o médico instruído, informado, pouco pressionado e que pode desistir do paciente, enquanto este, mal instruído e pouco informado na área científica, submetido à pressão e à fragilidade geradas pela doença, não pode abrir mão do médico).

---
*Nota do revisor: no Brasil, os direitos do paciente podem ser encontrados em: Ministério da Saúde. Carta dos direitos dos usuários da saúde. Série E. Legislação de Saúde. Brasília: Ministério da Saúde, 2006. 8 p.

Em decorrência disso, outras escolas propõem um esquema de relação *dialógica e mutuamente participativa* (Kottow, 1995), na qual prevalece o lado positivo do paternalismo em relação ao respeito e à autonomia, mediante comunicação eficaz entre o médico, o paciente e seus familiares para que cumpram os preceitos éticos de *veracidade* (cada interlocutor diz apenas o que considera objetivamente verdadeiro), de *compreensibilidade* (preocupam-se que o outro compreenda bem o que se quis expressar), de *honestidade* (dizem o que pensam realmente) e de *clareza* (dizem o que, de fato, querem dizer). Essa comunicação permite estabelecer uma relação caracterizada pelo respeito mútuo dos desejos e dos interesses de cada um, desenvolvendo a qualidade e a eficiência do ato médico e daquilo que o completa, incluindo a colaboração do paciente com seu tratamento e a razoável limitação de suas expectativas.

O estabelecimento de uma adequada relação médico-paciente exige, para o contato inicial representado pelas primeiras consultas, um ambiente adequado e tempo suficiente para esse diálogo necessário. É responsabilidade da instituição assistencial promover tais condições favoráveis.

Morrer com dignidade

Quando se fala sobre os direitos do paciente, um dos assuntos recorrentes e mais importantes refere-se ao *direito a uma morte digna*, compreendida como não recorrer a medidas extraordinárias de tratamento, reanimação e manutenção por aparelhos quando foram perdidas as esperanças razoáveis de que tais intervenções tenham a utilidade que o paciente e seus familiares merecem e desejam.

O *cuidado intensivo* ocupa lugar de destaque entre os grandes avanços da medicina desde o fim do século XX. Com base em melhor conhecimento da realidade fisiológica humana e do verdadeiro desenvolvimento dos processos patológicos – especialmente aqueles desencadeados por acidentes ou por doença súbita –, esse conjunto de medidas terapêuticas, somadas a delicados e precisos aparelhos e instrumentos por meio dos quais são apoiadas e substituídas transitoriamente certas atividades do organismo gravemente afetadas por acidentes ou doenças, salvaram milhares de vidas, evitando que elas fossem perdidas precocemente. Ter a possibilidade de ser levado a uma unidade de terapia intensiva (UTI), em um caso de alta gravidade, pode significar a diferença entre a vida e a morte.

Levado por seu desejo de ajudar a todo custo, o médico pode insistir em iniciar e continuar medidas extraordinárias, seguir administrando os medicamentos e manter a pessoa conectada a aparelhos, mesmo que tudo indique que o processo patológico é irremediável e o fim se aproxima. Nessa situação, a agonia pode ser prolongada por dias ou semanas e, desse modo, configurar a chamada *distanásia* ou "obstinação terapêutica" que, além de tudo, tem o agravante de custos financeiros muito elevados.

A ética médica não exige manter viva a pessoa "a qualquer preço" até o último minuto. Reconhecer que a morte é parte inevitável de toda existência humana e aprender a aceitar o fim quando não há mais a possibilidade de ajudar adequadamente a pessoa que se aproxima de seus últimos momentos são coisas fundamentais para quem exerce profissões da área da saúde. Deveriam inclusive ser parte importante de sua formação universitária. Por outro lado, se é uma disposição ética não submeter um paciente a exames ou tratamentos que não sejam necessários, há que se considerar que os cuidados intensivos entram nesta categoria sempre que a avaliação cuidadosa do paciente mostrar que esses cuidados somente servirão para atrasar por pouco tempo a morte, sem oferecer uma sobrevivência satisfatória. Abster-se de iniciá-los ou interromper seu uso não significa realizar eutanásia (no sentido censurável de interromper uma vida humana, por alegada misericórdia), mas realizar a *ortotanásia*, em respeito à pessoa em seu processo natural de morte.

Se a pessoa doente ou acidentada pertencer a alguma sociedade – amplamente encontrada quase no mundo todo – que luta pelo *direito de morrer dignamente*, é provável que tenha consigo alguma espécie de documento no qual manifeste sua oposição a que lhe sejam aplicadas medidas extraordinárias de tratamento quando não existir mais esperança.* Tal documento deve ser respeitado; isto não significa,

---

*Nota do revisor: no Brasil, já existe um instrumento chamado Testamento Vital, em que o paciente pode manifestar qual tratamento deseja receber e como quer que seja realizado, caso padeça de uma enfermidade para a qual a medicina atual não dispõe de cura.

entretanto, que não se tomem todas as medidas emergenciais ou os procedimentos indicados, os quais somente serão interrompidos se for comprovada plenamente sua inutilidade (ou se confrontarem o desejo do paciente).

Um caso especial refere-se às pessoas diagnosticadas com *morte cerebral*, a partir dos critérios internacionalmente aceitos. Salvo poucas exceções, frente ao fato de que o cérebro é o órgão indispensável de expressão das faculdades que caracterizam o ser humano (e cuja destruição irreversível traz consigo a impossibilidade absoluta de expressão da pessoa afetada), aceita-se que a morte cerebral equivale à morte da pessoa. Após a morte cerebral, resta um cadáver ao qual não é obrigatório seguir ventilando, perfundindo ou administrando outros suportes vitais, salvo o indispensável para a conservação adequada de órgãos com destino a transplantes, se for o caso. A ocorrência da morte cerebral, assim que diagnosticada, deve ser comunicada aos parentes do falecido; o ideal é que isto seja feito pelo médico responsável pelo serviço ou pelo paciente, explicando que isso significa a morte da pessoa. A desconexão de respiradores, ventiladores e demais aparelhos deve ser ordenada e supervisionada pelo médico, pois é uma ação de sua competência, sem necessariamente pedir *autorização* à família – o que é totalmente desnecessário e causa angústias, dúvidas e dilemas inúteis.

Eutanásia

Uma das maneiras de morrer com dignidade, para os pacientes doentes ou feridos que padecem de intenso sofrimento impossível de aliviar, é a *eutanásia*. Dá-se esse nome à interrupção voluntária da vida de uma pessoa que assim o deseja consciente e reiteradamente, por se encontrar em situação de intolerável sofrimento sem possibilidade de alívio.

A eutanásia somente é legalizada ou permitida em alguns países; em outros, considera-se homicídio e implica julgamento com pena legal. No Brasil, ainda é proibida, aceitando-se apenas a ortotanásia, segundo o Conselho Federal de Medicina. Os médicos dividem a prática da morte assistida em dois tipos: ativa (com uso de medicamentos que induzam à morte) e passiva ou ortotanásia (omissão ou interrupção do tratamento). O Código Penal Brasileiro não trata explicitamente de eutanásia, mas de "homicídio privilegiado". No caso de um médico realizar eutanásia, o profissional pode ser condenado por crime de homicídio – com pena de prisão de 12 a 30 anos – ou auxílio ao suicídio – prisão de 2 a 6 anos.

Consentimento informado

O chamado *consentimento informado* é a manifestação de vontade, por parte do paciente, diante de qualquer proposta de tratamento ou de intervenção feita pelo médico (quase sempre, o chefe da equipe profissional encarregada do caso). Ele tem importante relação com todos os temas do atendimento à saúde e do tratamento da doença dentro de parâmetros éticos.

Essa manifestação de vontade, por meio da qual o paciente ou seu representante legal aceita ou rejeita uma ação proposta, não é um simples requisito burocrático resolvido com a assinatura de um papel no momento de hospitalizar a pessoa; esse papel não é consentimento válido nem equivale ao disposto pelas normas legais. A obtenção do consentimento é um verdadeiro ato médico que deve ser levado a cabo pelo profissional de medicina após haver informado ao paciente com clareza e de maneira suficiente sobre o que está sendo proposto, os riscos, os benefícios e as alternativas (se existirem); uma vez convencido de que o paciente (ou se ele não puder, seu representante legal) compreendeu as explicações, o médico pedirá que assine no prontuário a existência do ato e sua aceitação ou rejeição.

No ambiente hospitalar, deve-se ter um cuidado especial com o cumprimento desta exigência ética, que reflete o respeito pela autonomia da pessoa enferma. Isso deve ser compreendido por todos os membros da equipe profissional para que assim procedam.

Auditoria médica

Por se tratar de um trabalho humano e estar nas mãos de seres humanos, nas instituições assistenciais de saúde podem ocorrer erros que afetam seus serviços, sistemas e procedimentos. É indispensável manter vigilância, de modo que as falhas sejam detectadas o quanto antes para que as ações corretivas não tardem.

Este processo de vigilância interna, quando referente às ações médicas, é conhecido como *auditoria médica* e deve envolver desde o processo de entrada na organização, os procedimentos de admissão e de abertura, a elaboração e a manutenção dos prontuários até as mais complexas intervenções cirúrgicas, passando pela assistência nas unidades, visita e prescrição diária a cada pessoa hospitalizada, o cuidado com os pacientes terminais, os atestados de óbito e o destino dado aos cadáveres, para citar somente uma parte de tão complexo sistema.

A auditoria médica não representa atividades de polícia contra os profissionais nem um serviço de investigação encarregado de procurar falhas para promover sanções. Seu melhor desempenho é alcançado quando cada profissional ou auxiliar da área científica compreende que, por meio dela, busca-se identificar de maneira oportuna os focos de problemas e corrigi-los antes que causem verdadeiros danos suscetíveis de punições ética, civil ou penal. Compreendida desta maneira, a auditoria obterá a colaboração espontânea e ampla dos próprios indivíduos submetidos a ela, o que facilitará uma tarefa que, de outro modo, se tornaria quase impossível se o ambiente fosse de dissimulação, prevenção e mentira. O processo de auditoria, ainda que tenha semelhanças com o trabalho do comitê de ética hospitalar, tem pontos de vista e maneiras diferentes de agir. Por essa razão, ambos os conceitos não devem ser confundidos ou atribuídos a um mesmo grupo de pessoas.

Conclusão

A instituição assistencial no campo da saúde, simbolizada pelo termo hospital, tem como razão de sua existência e seu trabalho a saúde dos seres humanos. Esta, por sua vez, constitui uma das condições básicas para a qualidade de vida deles e de suas sociedades.

Cada funcionário do hospital, independentemente de sua importância e posição no organograma, ao desempenhar sua atividade deve ter a convicção de que serve pessoas cuja dignidade deve ser reconhecida e cujos direitos deve respeitar. Esse é o objetivo de seus esforços, pois os pacientes e familiares estão afetados ou debilitados pela dor, angústia e doença.

A responsabilidade ética do hospital é procurar sempre a qualidade de seus serviços, para oferecê-la a quem precisar. A atuação ética dos profissionais assistenciais, administradores, técnicos e auxiliares é um dos fatores mais decisivos dessa qualidade.

Durante séculos, o direito a morrer preocupou a humanidade, mas, somente a partir da década de 1970, o debate alcançou as instâncias de decisão jurídica e vem se concretizando em leis, regulamentações e protocolos que materializam esse direito. A Holanda foi o país pioneiro ao conseguir, em 2001, após 25 anos de debates em diferentes cenários sociais, dar uma base legal ao exercício do direito de morrer dignamente (DMD). No ano seguinte, a Bélgica também legalizou a eutanásia e, em 13 de fevereiro de 2014, deu mais um passo ao reconhecer o mesmo direito às crianças, requerendo, adicionalmente, o consentimento explícito de ambos os pais.

Na Colômbia, a maior evolução nesse assunto foi em 1997, quando a Corte Constitucional, por meio do magistrado Carlos Gaviria, proferiu a Sentença C-233, que estabeleceu as bases jurisprudenciais para reconhecer esse direito às pessoas maiores de idade e instando o Congresso a legislar sobre o tema. O argumento central dessa sentença é que o direito fundamental à vida digna implica o direito, também fundamental, à morte em condições de dignidade. Como consequência, despenalizou a eutanásia quando obedecidos os requisitos essenciais: que seja solicitada de maneira livre e informada por um paciente que padeça de uma doença terminal que lhe cause sofrimento e dor grave e incurável, e que seja praticada por um médico. Apesar de quatro tentativas, o Congresso não conseguiu legislar sobre o tema. Em 2014, a Corte Constitucional, retomando os postulados da Sentença C-233, delimitou as diretrizes para materializar este direito na Colômbia, aconselhou novamente o Congresso a legislar a respeito e ordenou ao Ministério da Saúde a emissão de uma diretriz que permita torná-lo efetivo mediante a criação de comitês científicos interdisciplinares nas instituições que prestam serviços de saúde, além da apresentação de uma proposta de protocolo médico que sirva como referência para o procedimento. O Ministério teve que obedecer ao mandato e proferiu a Resolução 1216, de 20 de abril de 2015.

A eutanásia tem dimensões e implicações científicas, éticas, jurídicas, legais, religiosas e emocionais. Nenhum desses debates está encerrado. Contudo, todo Estado laico e pluralista deve priorizar e conciliar direitos e interesses, criando mecanismos para que se tornem efetivos os direitos fundamentais, como o de morrer dignamente, em consonância com os direitos à vida digna e à saúde.

Anexo 1. Código de Nuremberg | Normas éticas sobre experimentação em seres humanos. Nuremberg, 20 de agosto de 1947

- O consentimento voluntário do ser humano é absolutamente essencial
- O experimento deve ser útil para o bem da sociedade, insubstituível por outros métodos ou meios de estudo e de natureza a excluir o acaso e a não necessidade
- O experimento deve ser baseado em resultados de experimentação com animais e no conhecimento da evolução da doença ou de outros problemas em estudo; dessa maneira, os resultados, já conhecidos, justificam a condição do experimento
- O experimento deve ser executado de modo a evitar todo sofrimento físico, mental e dano desnecessário
- Não deve ser conduzido nenhum experimento quando existirem razões para acreditar que possa ocorrer morte ou invalidez permanente; exceto, talvez, quando o próprio médico pesquisador se submeter ao experimento
- O grau de risco aceitável deve ser limitado pela importância do problema que o pesquisador se propõe a resolver
- Devem ser tomados cuidados especiais para proteger o participante do experimento de qualquer possibilidade de dano, invalidez ou morte, mesmo que remota
- O experimento deve ser conduzido apenas por pessoas cientificamente qualificadas. Deve requerer o mais alto grau de destreza e cuidado de todos aqueles que o executam ou colaboram para ele
- O participante deve ter a liberdade de se retirar no decorrer do experimento
- O pesquisador deve estar preparado para suspender os procedimentos experimentais em qualquer estágio, caso ele tenha motivos razoáveis para acreditar que a continuação do experimento provavelmente causará dano, invalidez ou morte aos participantes.

Anexo 2. Declaração de Helsinque | Recomendações para guiar os médicos na pesquisa biomédica em seres humanos (adotada pela 18ª Assembleia Médica Mundial, Helsinque, Finlândia, 1964)

É dever do médico promover e salvaguardar a saúde de seus pacientes. O conhecimento e a consciência do médico estão direcionados para o cumprimento desse dever.

A Declaração de Genebra, da Associação Médica Mundial, impõe uma obrigação ao médico por intermédio da frase "a saúde do meu paciente será minha primeira consideração", e o Código Internacional de Ética Médica declara que "quando estiver prestando cuidados médicos que possam ter o efeito de enfraquecer a condição física e mental do paciente, um médico agirá somente no interesse do paciente".

Os propósitos da pesquisa biomédica que envolve seres humanos devem ser melhorar os procedimentos diagnósticos, terapêuticos e profiláticos e a compreensão da etiologia e patogênese da doença.

Na prática clínica atual e na pesquisa clínica, a maioria dos procedimentos profiláticos, diagnósticos e terapêuticos envolve riscos e encargos; isto se aplica especialmente à pesquisa biomédica.

O progresso médico baseia-se em pesquisas que, em última instância, devem incluir estudos envolvendo seres humanos.

Na área da pesquisa biomédica, deve ser feita uma distinção fundamental entre a pesquisa médica, cuja finalidade é essencialmente diagnóstica ou terapêutica para um paciente, e aquela cujo objetivo essencial é puramente científico e não representa um benefício diagnóstico ou terapêutico direto para a pessoa sujeita à pesquisa.

Devem-se ter cuidados especiais na condução de pesquisas que possam afetar o meio ambiente e respeitar o bem-estar dos animais utilizados nos estudos.

Sendo essencial que os resultados de experimentos de laboratório sejam aplicados em seres humanos para ampliar o conhecimento científico e, por consequência, aliviar o sofrimento da humanidade, a Associação Médica Mundial redigiu as seguintes recomendações para servir de orientação a cada médico dedicado à pesquisa biomédica em seres humanos. Elas devem ser submetidas a futuras reconsiderações. Deve-se ressaltar que as normas aqui descritas são apenas um guia para os médicos de todo o mundo; eles não estão isentos das responsabilidades criminais, civis e éticas ditadas pelas leis de seus próprios países.

Princípios básicos

- A pesquisa biomédica envolvendo seres humanos deve obedecer a princípios científicos, geralmente aceitos, e ser baseada em experiências laboratoriais, *in vitro* e em animais, adequadamente realizadas e em um conhecimento profundo da literatura científica
- O planejamento e a execução de cada procedimento experimental em seres humanos devem ser formulados claramente em um protocolo experimental que deve passar por um comitê independente especialmente designado para sua consideração, observações e conselhos
- A pesquisa biomédica em seres humanos deve ser realizada apenas por pessoas cientificamente qualificadas sob a supervisão de um profissional médico clinicamente competente. A responsabilidade pelo participante deve ser sempre de uma pessoa com qualificações médicas, e nunca do indivíduo sujeito à pesquisa, mesmo que ele tenha dado seu consentimento
- A pesquisa em seres humanos não pode ser legitimamente realizada a não ser que a importância do objetivo seja proporcional ao risco inerente para o participante
- Cada projeto de pesquisa biomédica em seres humanos deve ser precedido por um cuidadoso estudo dos possíveis riscos comparados aos possíveis benefícios para o indivíduo ou terceiros. A preocupação com os interesses do indivíduo deve sempre prevalecer sobre os interesses da ciência e da sociedade
- O direito do participante da pesquisa de proteger sua integridade deve ser sempre respeitado. Devem-se adotar todas as precauções para respeitar sua privacidade e minimizar o impacto do estudo sobre sua integridade física e mental e, principalmente, sua personalidade
- Os médicos devem abster-se de realizar projetos de pesquisa em seres humanos, se os riscos inerentes não puderem ser previstos. Devem, portanto, interromper qualquer experimento que aponte que os riscos são maiores do que os possíveis benefícios
- Ao publicar os resultados de sua pesquisa, o médico tem a obrigação de preservar a exatidão dos resultados. Relatórios sobre pesquisas que não se enquadrem nos princípios descritos nesta Declaração não devem ser aceitos para publicação
- Em qualquer pesquisa em seres humanos, cada participante em potencial deve ser adequadamente informado sobre os objetivos, os métodos, os possíveis benefícios, os riscos previstos e os males que o experimento pode provocar. O indivíduo deve saber que tem a liberdade de não participar do experimento e de que pode anular o seu consentimento a qualquer momento. O médico deve, então, obter o consentimento voluntário e consciente do indivíduo, de preferência, por escrito
- Ao obter o consentimento para o projeto de pesquisa, o médico deve observar se o participante tem algum vínculo com ele ou se a permissão pode ter sido forçada. Nesse caso, outro médico completamente alheio ao experimento e sem relação médico-indivíduo deve obter o consentimento
- Em caso de incompetência legal, a permissão consciente deve ser obtida do guardião legal, em caso de incapacidade, e de um parente responsável em caso de incapacidade física ou mental, ou quando o indivíduo for menor de idade, de acordo com as disposições legais nacionais em cada caso. Quando quiserem que o menor de idade possa efetivamente dar o seu consentimento, este deve ser obtido adicionalmente ao consentimento de seu tutor legal
- O protocolo da pesquisa deve sempre conter uma menção sobre as considerações éticas dadas ao caso e deve indicar que foram cumpridos os princípios enunciados nesta Declaração.

Pesquisas médicas combinadas com atendimento médico | Pesquisa clínica

- Durante o tratamento de um paciente, o médico deve ter a liberdade de utilizar um novo método diagnóstico e terapêutico se, em sua opinião, houver a esperança de salvar a vida, restabelecer a saúde ou diminuir o sofrimento
- Os possíveis benefícios, riscos e males de um novo método devem ser avaliados em relação

às vantagens dos melhores métodos diagnósticos e terapêuticos disponíveis
- Em qualquer pesquisa médica, cada paciente, incluindo aqueles de um grupo-controle, se existir, deve contar com os melhores métodos diagnósticos e terapêuticos disponíveis
- A recusa de um paciente a participar de uma pesquisa não deve jamais interferir na relação médico-paciente
- Se o médico considerar essencial não obter a permissão consciente do indivíduo, ele deve expressar as razões específicas de sua decisão no protocolo que será transmitido ao comitê independente
- O médico pode combinar a pesquisa médica e o atendimento médico para adquirir novos conhecimentos médicos, mas somente se a pesquisa for justificável por sua possível importância diagnóstica ou terapêutica para o paciente.

Pesquisa biomédica não terapêutica em seres vivos | Pesquisa biomédica não clínica

- Na aplicação puramente científica da pesquisa médica em seres humanos, o dever do médico é permanecer em seu papel de protetor da vida e da saúde do indivíduo sujeito à pesquisa biomédica
- Os indivíduos devem ser voluntários com boa saúde ou pacientes cujas doenças não se relacionem com o projeto experimental
- O pesquisador e sua equipe devem interromper a pesquisa se, em sua opinião, ao continuar, ela puder ser prejudicial ao indivíduo
- Na pesquisa em seres humanos, nunca deve ser dada prioridade aos interesses da ciência e da sociedade, em vez de ao bem-estar do indivíduo.

Resumo
- O prontuário é um documento de extrema importância por conter os dados relativos à intimidade do paciente; está sujeito ao sigilo profissional e quem quer que o leia ou conheça estará ligado a essa obrigação
- O prontuário pertence à pessoa cujos dados estão nela contidos; também aos profissionais cujo conhecimento fica registrado em suas páginas
- Os códigos de ética admitem que o paciente tem direito à informação fornecida mediante o que for considerado mais adequado
- Nunca se deve permitir a realização de imagens fotográficas que possam significar desrespeito às pessoas
- As portas das salas de exame devem ser mantidas fechadas enquanto estiverem sendo realizados procedimentos
- É fundamental o funcionamento do comitê de ética do hospital com as seguintes condições:
  - Ser multidisciplinar
  - Ser representativo pelas pessoas que o formam
  - Ter a característica de assessor
  - Ter função educativa
- O direito de morrer dignamente é um patrimônio que pertence ao paciente em condições críticas de saúde, frente a condições de prolongamento da vida sem esperança de recuperação
- A pesquisa biomédica em seres humanos deve estar de acordo com as normas científicas aceitas e basear-se em experiências realizadas adequadamente
- Cada projeto de pesquisa biomédica deve ser precedido por um cuidadoso estudo de riscos previsíveis
- Durante o tratamento de um paciente, o médico deve ter liberdade de utilizar um novo método diagnóstico e terapêutico se, em sua opinião, este trouxer a esperança de salvar a vida, restabelecer a saúde ou diminuir o sofrimento
- Na pesquisa com seres humanos, nunca deve ser dada preferência aos interesses da ciência e da sociedade em detrimento do bem-estar do indivíduo.

Bibliografia

Cassirer E. Antropología filosófica. México: Fondo de Cultura Económica; 1987.
Colombia, Ministerio de Salud y Protección Social. Resolución 1216 de 2015, por la cual se hace efectivo el derecho a morir dignamente. Bogotá: Minprotección;2015.
Gracia D. Libertad de investigación y biotecnología. En: Gafo J. (ed.), Ética y biotecnología. Madrid: UPCO; 1993.
Guzmán F, Morales de B. MC, Franco E, et al. De la responsabilidad civil médica. Bogotá, Colombia: Ediciones Rosaristas; 1995.
Kottow MH. Introducción a la bioética. Santiago de Chile: Editorial Universitaria; 1995.

Lavados M, Serani A. Ética clínica, fundamentos y aplicaciones. Santiago de Chile: Ediciones Universidad Católica de Chile; 1993.

Osorio G. El significado de la bioética en las instituciones de salud. Cali: Proadsa-Aupha, Universidad del Valle; 1993.

Reiner H. Vieja y nueva ética. Madrid: Ediciones Revista de Occidente; 1964.

Riley D. Perinatal mental health. Radcliffe Medical Press; 1995.

Sánchez-Torres F. Temas de ética médica. Bogotá: Giro editores; 1995.

Savater F. Ética para Amador. 9ª edición. Barcelona: Editorial Ariel; 1991.

Tate P. The Doctor's Communications Handbook. Radcliffe Medical Press; 1994.

5 Planejamento Estratégico em Hospitais

Luis Gilberto Arredondo Pérez • Jairo Reynales Londoño

Introdução

O planejamento estratégico define com grande clareza a mudança introduzida pelo modelo estratégico na administração moderna.

Antes de iniciar este capítulo, vale a pena esclarecer que o processo de planejamento em serviços de saúde tem quatro elementos: tempo, espaço, modo e satisfação das necessidades de saúde da população.

Em relação ao tempo, este se refere ao momento de vigência do processo de planejamento, o qual, por sua vez, deve surgir da decisão política de planejar.

O espaço seria a delimitação geográfica-populacional coberta pelo serviço de saúde, por exemplo, o país, uma região, um departamento, um município etc.; o hospital pode ser de referência nacional, regional ou local.

O modo se refere a como esse serviço obedece ao conjunto de características ou às circunstâncias específicas para a realização de cada uma das ações.

A satisfação das necessidades de saúde da população se refere à finalidade ou, como outros autores definem, ao objetivo do processo.

Atualmente, um grande número de hospitais tem adotado o modelo de planejamento estratégico como recurso metodológico para orientar sua responsabilidade (no padrão do sistema de saúde): o atendimento das necessidades (em particular da saúde) da comunidade.

Este enfoque de planejamento para os sistemas de serviços de saúde reconhece as categorias de complexidade, fragmentação, incerteza, conflito e dependência considerando a questão do poder e admitindo a existência de diferentes forças sociais. Também utiliza e integra elementos normativos que corresponderiam ao "dever ser" e elementos estratégicos como o "poder ser", em uma atitude antecipada e exploradora que permite criar situações futuras, intermediárias e finais, que equivaleriam à situação de objetivos prováveis e desejáveis para a força social que planeja. Seleciona projetos dinâmicos e idôneos para alcançar a mudança desejada e combina-os com sequências alternativas ou trajetórias que maximizam seu efeito. Além disso, analisa e constrói a viabilidade das propostas, considerando a negociação, tanto internamente à força social que planeja como externamente, como a categoria chave para dar viabilidade às propostas e exigindo uma ampla participação de todos os personagens que intervenham no processo.

A palavra estratégia, em seu sentido mais restrito no discurso militar, significa a arte de "dirigir as operações militares". Outros a definem como a arte de dirigir um assunto. Em relação especificamente ao planejamento estratégico, surge outro termo a ser definido: "estratégia de ataque"; em saúde, isso se refere aos fatores de risco e aos problemas de saúde, na medida em que permita:

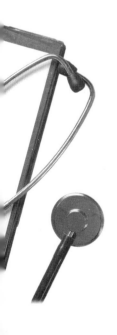

- Identificar as diferenças nas condições de vida das regiões que fazem parte da população alvo do serviço de saúde

- Relacionar as ações que devem ser realizadas em função dos fatores de risco e das funções da saúde
- Estabelecer quais ações correspondem a cada uma das unidades prestadoras de serviços e iniciar assim o processo de normalização
- Identificar as atividades e quantificá-las em uma primeira aproximação, além do conhecimento dos recursos necessários para desenvolver essas atividades
- Identificar áreas de pesquisa.

Como os gestores são seres humanos, é fundamental imaginar que existirão diferenças em suas atitudes, seus valores, seu sentido de ética, seu desejo de assumir riscos, suas diversas preocupações com responsabilidade, rentabilidade e seu estilo gerencial. Sobre esse lado humano do gestor, devem ser considerados três elementos: administrador, poder e empatia. Desses três é possível desagregar diferentes variáveis, que podem ser chamadas "*as regras de ouro do gestor*", definidas por Charles Knight como:

- Saber ordenar prioridades
- Nunca delegar o essencial
- Exigir muito
- Agir com rapidez
- Informar-se bem
- Comprometer-se
- Ocupar-se apenas do possível
- Saber perder
- Ser justo e decidido
- Ter prazer em trabalhar.

O gestor deve ter, além dos elementos enunciados, algumas características muito especiais, demandadas pelo momento histórico que a sociedade vem atravessando, e que podem ser resumidos nestes quatro princípios:

- Ser um estrategista global que domine, no tempo e no espaço, o ambiente, desde o político até o estratégico; a estrutura (permanentemente sujeita a mudanças); e a administração e o desenvolvimento do recurso humano
- Ter conhecimento sobre a tecnologia, que, pelo seu próprio desenvolvimento, exige adequada assessoria
- Ser um político competente
- Ser um líder.

Planejamento estratégico

Após deixar claro o significado do enfoque estratégico e do gestor neste contexto, segue-se no discurso do planejamento estratégico e dos estrategistas.

O planejamento estratégico pode ser definido como o processo por meio do qual aqueles que tomam as decisões em uma organização, chamados *estrategistas* neste modelo, obtêm a informação e, a partir dela, formulam os objetivos e as estratégias, avaliam a necessidade de recursos e procedem à elaboração dos planos, os quais devem ser monitorados e controlados uma vez iniciada sua execução. É importante esclarecer aqui que os fins devem ser interpretados como alcançar o lugar ideal, o que deve ser plenamente realizável. O *in* do planejamento estratégico é poder mudar a finalidade quando necessário ou em função dos resultados de experimentação: por exemplo, os projetos podem ser implementados primeiramente no setor de enfermagem e, depois, dependendo dos resultados, ser ampliados a outras áreas de trabalho muito diferentes, como a de saneamento.

Os princípios gerais do planejamento estratégico são:

- Universalidade: o planejamento deve compreender uma quantidade suficiente de fatores como tempo, pessoal, material, orçamento etc., de modo que, ao desenvolver o projeto, esses fatores não sejam limitantes
- Racionalidade: todos e cada um dos projetos devem estar fundamentados logicamente, devem conter objetivos que possam ser alcançados e também os recursos necessários para alcançá-los
- Precisão: os projetos não devem ser feitos com afirmações vagas e genéricas, e sim com a maior precisão possível, porque vão reger ações concretas
- Flexibilidade: todo projeto deve prever, na medida do possível, diversas premissas ou mudanças que possam acontecer
- Unidade: os projetos devem ser de tal natureza que se possa considerar que existe apenas um para cada função. Todos aqueles aplicados no hospital devem estar de tal modo coordenados e integrados que se perceba a existência de apenas um plano geral
- Factibilidade: o que é planejado deve ser realizável. O planejamento deve adaptar-se à realidade e às condições objetivas que atuam no meio
- Compromisso: este princípio indica que o planejamento de longo prazo é o mais conveniente porque assegura que os compromissos do hospital caibam no futuro

- Programação: é necessária em qualquer organização humana e é própria da administração. No hospital, deve-se planejar o modo de alcançar seus objetivos, fixando sempre metas de curto e médio prazos.

Processo de direcionamento estratégico

O direcionamento estratégico deve ser assumido como um aspecto indispensável para formular o planejamento estratégico, tático e operacional que, no fim, garantirá alcançar a posição a que o hospital se propôs.

A estratégia é um fator muito importante para a direção da organização. Durante as últimas décadas, as contribuições mais importantes para o planejamento estratégico têm sido elaboradas pelos seguintes autores:

- Ken Andrews: a integração de um só modelo dos fatores externos e internos da organização, chamado fraquezas, oportunidades, forças e ameaças (SWOT, do inglês *strength, weakness, opportunities and threats*)
- Michael Porter: os conceitos de *vantagem competitiva* e *cadeia de valor*
- Kaplan e Norton: o Balanced Scorecard (BSC).

O direcionamento estratégico tem como finalidade a melhoria dos resultados; daí sua estreita relação com o conceito de qualidade.

Formulação da missão

De acordo com a definição de Fred R. David em seu livro *Srategic Management*, a missão é "a formulação de um propósito duradouro, é o que distingue uma empresa das outras semelhantes. A formulação da missão identifica o alcance das operações de uma empresa nos aspectos do produto e do mercado". Na missão devem estar explícitas dez características, segundo Lallerana e McGinn (1981):

- Clientes: quem são os clientes da empresa?
- Produtos ou serviços: quais são os produtos ou os serviços mais importantes da empresa?
- Mercados: geograficamente, a empresa compete em que mercados?
- Tecnologia: qual é a tecnologia básica da empresa?
- Preocupação com sobrevivência, crescimento e rentabilidade: qual é a atitude da empresa em relação às metas econômicas?
- Filosofia: quais são os valores, as crenças e as aspirações fundamentais da empresa, e suas prioridades filosóficas?
- Conceito de si mesma: quais são as principais forças e vantagens competitivas da empresa?
- Preocupação com a imagem pública: qual é a imagem pública desejada pela empresa?
- Efetividade conciliatória: a empresa atende os desejos das pessoas ou grupos mais importantes que se relacionam com ela?
- Qualidade inspiradora: a leitura da missão motiva e estimula à ação?

A missão deve ser considerada o grande propósito do hospital porque apresenta a natureza da organização e identifica seu produto aos clientes e ao mercado. Deve ser tida como dever do hospital. Para sua formulação, é indispensável contar com a participação de todos os membros que fazem parte da alta direção.

A missão deve ser clara e precisa, portanto, é indispensável que todos os membros do hospital a identifiquem, a compreendam e a desenvolvam facilmente. Neste sentido, a formulação da missão deve:

- Assegurar a consistência e a clareza do propósito
- Promover o compromisso dos membros do hospital com a missão adotada
- Propiciar a lealdade dos diferentes funcionários internos e externos
- Consolidar a imagem corporativa
- Ser realista e realizável
- Difundir-se no interior e no exterior do hospital.

Formulação da visão

A visão deve ser considerada como o conjunto de ideias gerais e, às vezes, abstratas, que definem e descrevem a situação futura que o hospital deseja. O propósito da visão é guiar, controlar e motivar todos os membros do hospital com a finalidade de alcançar o estado desejado.

A visão do hospital é a resposta à pergunta: *O que queremos ser nos próximos anos?*

A visão deve ter alguns elementos que a configurem e lhe proporcionem estrutura, para permitir que todos os membros do hospital a identifiquem, compreendam e coloquem em prática facilmente. Nesse sentido, deve ser:

- Formulada pelos membros da alta direção
- Integradora de todos os funcionários do hospital

- Ampla e detalhada
- Integrada pelas normas de vida positivas
- Realista e possível
- Consistente com os princípios da unidade empresarial
- Conhecida pelos integrantes, pelos clientes, pela concorrência, pelos fornecedores; em outras palavras, deve alcançar todos os grupos de interesse.

Para formular a visão é absolutamente necessário conhecer os resultados do diagnóstico da organização. Essa informação é a chave para definir a missão, caso ela não exista, ou para seu redirecionamento. Obtida a informação a partir do diagnóstico e da análise estratégica, a equipe de trabalho do nível corporativo (ou da alta gestão, como também é chamada), na qual estão incluídos o diretor geral, os subdiretores, os chefes de departamentos e de serviços, reúne-se em subgrupos e cada um faz uma proposta sobre como acreditam que deva ser a missão do hospital. Em seguida, são apresentadas as diferentes missões criadas nos grupos de trabalho e são submetidas à lista de checagem dos dez parâmetros enunciados anteriormente. Assim, de maneira democrática, elege-se a missão que o nível corporativo todo considere que deve ser a definitiva.

Seguindo a ordem das atividades representadas no esquema, aparece a aplicação da ferramenta "matriz SWOT" como meio de aproximação de um diagnóstico da organização cruzando variáveis externas e internas e proporcionando a informação básica para a definição dos objetivos, estratégias globais e suas metas de realização.

Análise interna da organização | Forças e fraquezas

Nesta parte do processo, os gestores concentram-se na análise da capacidade gerencial, de serviço, financeira e tecnológica, por meio da identificação e da avaliação de seus aspectos internos básicos. Para isto, são utilizados dois grupos de variáveis, definidas pela gestão estratégica: fraquezas e forças. Entende-se por *fraqueza* toda situação que limita ou impede a realização da missão corporativa, e por *força*, toda situação que facilite ou contribua com a realização da missão e da visão corporativa.

Para esse trabalho, a equipe se organiza em grupos de análise das diferentes *categorias*, definidas segundo o interesse e o grau de capacitação dos planejadores na área específica. Propõem-se como exemplo as seguintes categorias, a partir de metodologias desenvolvidas por outras empresas:

- Capacidade gerencial organizacional
- Capacidade competitiva e de mercados
- Capacidade financeira
- Capacidade tecnológica
- Capacidade do talento humano.

Selecionam-se nestas categorias variáveis que permitam mensurá-las. Como exemplo, para servir de orientação, apresentam-se algumas que podem ser adotadas ou substituídas por outras que devem ser trabalhadas pelos membros da alta direção:

- Categoria 1 – capacidade gerencial organizativa:
  - Uso de planos estratégicos (geral e por áreas funcionais)
  - Distribuição de recursos com base em objetivos
  - Estrutura organizacional apropriada (flexível e não burocrática)
  - Grau de autonomia para descentralização e delegação (autonomias)
  - Ambiente e cultura organizativa estimulantes
  - Estilo gerencial moderno (trabalho em equipe, participativo)
  - Enfoque administrativo: qualidade total, reengenharia, processos
  - Desenvolvimento equilibrado de áreas e coordenação
  - Sistemas de salários, estímulos e incentivos
  - Sistema de informação e comunicações
  - Administração e desenvolvimento de pessoal
  - Adaptabilidade às mudanças
  - Projeção da imagem corporativa
- Categoria 2 – capacidade competitiva e de mercados:
  - *Mix* apropriado de produtos
  - Atendimento aos clientes e avaliação do serviço
  - Segmentação dos clientes
  - Programas de promoção e publicidade
  - Participação e posicionamento no mercado
  - Uso de pesquisas de mercado, orçamento e realizações
  - Sistemas de controle de decisões do mercado e avaliação de custos
  - Coordenação produção-venda

- Mensuração do potencial do mercado
- Presença nos mercados internacionais
- Estrutura da linha de serviços
- Pessoal treinado e atualizado em vendas
• Categoria 3 – capacidade financeira:
  - Sistema de informação contábil
  - Sistema de análise financeira
  - Sistema de controles internos e de auditoria
  - Processos de cobrança e arrecadações por vendas
  - Sistema de compras e inventários
  - Estrutura de custos por áreas e por processos
  - Nível de liquidez
  - Contribuição marginal
  - Margem de contribuição (porcentagem de lucro para cobrir gastos fixos)
  - Retorno aos acionistas
  - Capacidade de endividamento
  - Gerenciamento de tesouraria (portfólio de investimentos)
  - Administração do orçamento
  - Capacidade de investimento em novos projetos
• Categoria 4 – capacidade tecnológica:
  - Sistemas apropriados de produção
  - Atualização dos equipamentos e do *software* administrativo
  - Pesquisa e desenvolvimento para novos produtos/serviços
  - Instalações apropriadas para a prestação dos serviços oferecidos
  - Atualização tecnológica do setor
  - Fluxo de operações na prestação dos serviços
  - Círculos de qualidade-equipe de melhoramento e replanejamento
  - Distribuição geográfica das dependências e setores
  - Flexibilidade de adaptação à mudança tecnológica
  - Acesso às novas tecnologias
  - Nível de custos de subcontratação (pessoas e serviços)
  - Uso de indicadores de produtividade
  - Fornecedores da empresa
  - Sistema de segurança industrial
• Categoria 5 – capacidade do talento humano:
  - Nível acadêmico do talento humano
  - Experiência técnica
  - Estabilidade
  - Rotação
  - Absentismo
  - Pertinência
  - Motivação
- Nível de remuneração
- Frequência de acidentes
- Licenças
- Índices de desempenho
- Outros.

Análise externa da organização | Oportunidades e ameaças

A análise externa da organização foi denominada *análise ambiental* e *análise do meio*, como modo de introduzir a auditoria externa da empresa.

Entende-se por *ambiente de uma organização* o conjunto de fatores, processos e agentes que, de maneira positiva ou negativa, incidem ou podem incidir em um futuro próximo na realização da missão e da visão corporativas.

Para facilitar a análise do ambiente, são utilizados dois grupos de variáveis, denominados *ameaças* e *oportunidades*.

Define-se como *oportunidade* um fator, um processo ou um agente do ambiente de trabalho que facilita ou contribui para a realização da missão e da visão corporativas.

Seguindo a mesma metodologia definida para a análise interna, apresentam-se as categorias e as variáveis para serem qualificadas da mesma maneira.

Categorias propostas para serem analisadas pela equipe de planejamento:

• Econômicas
• Político-legais
• Socioculturais
• Tecnológicas
• Demográficas e de estado de saúde
• Competitivas.

A essas categorias são associadas variáveis que permitam uma análise exaustiva. São propostas as seguintes listas de variáveis para cada categoria:

• Categoria 1 – econômicas:
  - Inflação
  - Desvalorização
  - Produto interno bruto (PIB)
  - Investimento político
  - Abertura econômica: oferta de serviços com menor custo e maior qualidade
  - Taxa de desemprego
• Categoria 2 – político-legais:
  - Constituição política
  - Normas legais
  - Estabilidade política
  - Congresso da República

- Reforma do sistema da seguridade social
- Descentralização
- Fortalecimento do município
- Maior participação comunitária
- Prioridade no gasto social
• Categoria 3 – socioculturais:
  - Maior nível de educação
  - Maior exigência dos usuários
  - Altos índices de violência
  - Mudança dos hábitos de vida
  - Auge da responsabilidade civil-médica
  - Responsabilidade ambiental
  - Distribuição do lucro
• Categoria 4 – tecnológicas:
  - Nível de tecnologia
  - Flexibilidade dos processos
  - Automatização
  - Auge da medicina ambulatória
  - Novos riscos do uso da tecnologia
• Categoria 5 – demográficas e de estado de saúde:
  - Tendências nacionais e regionais do crescimento populacional geral e por grupos de idade
  - Expectativa de vida ao nascer
  - Fertilidade global
  - Taxa bruta de mortalidade
  - Taxa de mortalidade infantil
  - Taxa bruta de natalidade
  - Mortalidade por causas: por exemplo, mortalidade por diagnóstico por região
  - Tendências da morbidade:
    – Aumento de casos de diabetes melito, de doença hipertensiva e de outras doenças degenerativas (por alterações na estrutura da pirâmide populacional)
    – Surgimento de novas patologias, como AIDS, zika e cólera
  - Tendência da morbidade oral: se houver diminuição ou aumento no índice de cariados, perdidos e obturados (índice CPO)
• Categoria 6 – competitivas:
  - As organizações gerenciadas como verdadeiras empresas têm vantagem sobre as que continuam com modelos conservadores e antigos de administração
  - Quão vulneráveis são os concorrentes às estratégias corporativas da empresa
  - Quão vulneráveis são as estratégias corporativas da empresa a sofrer um contra-ataque bem-sucedido da concorrência
  - Como estão os serviços da empresa em relação aos dos concorrentes
  - Até que ponto novas organizações entram no mercado de negócio da empresa
  - Como mudaram as posições dos concorrentes no mercado ao longo dos últimos 2 anos.

Construção da matriz SWOT

Até este momento do processo, tem-se a informação organizada tanto do ambiente como do interior da instituição de saúde. Passa-se, então, ao momento estratégico, ou seja, à comparação dos fatores internos e externos para gerar as estratégias apropriadas que propiciem a competitividade.

A matriz SWOT é a ferramenta do modelo estratégico que possibilita, de modo técnico, cruzar variáveis externas de ameaças e oportunidades com variáveis internas de fraquezas e forças, para uma adequada e bem fundamentada formulação das estratégias da organização.

A premissa implícita na análise SWOT é de que um plano estratégico deve ser elaborado considerando, de maneira simultânea e inter-relacionada, o ambiente da empresa com suas capacidades internas. Para isso, buscam-se quatro tipos de relações entre as variáveis externas e as internas:

• Relações fraquezas com oportunidades
• Relações forças com ameaças
• Relações fraquezas com ameaças
• Relações forças com oportunidades.

Como já foi dito, esta informação do diagnóstico permite ter clareza sobre a situação do hospital. Este passo do processo de planejamento é utilizado para redefinir os diferentes componentes do plano estratégico, como: os princípios corporativos, a visão, a missão, os objetivos (o que), as estratégias (o como) e suas metas (até quando e quanto).

Para entender como são articulados a missão, os objetivos, as estratégias e as metas, é importante observar a Figura 5.1.

Nesse conceito, existem posições diferentes de muitos autores. É importante que cada planejador hospitalar tenha clareza sobre como definir seus objetivos, suas estratégias e suas metas. Para alguns, a missão é um objetivo atemporal, definido pela alta gestão da empresa em busca dessa imagem objetiva que se tem pensado. Já foi também classificada como objetivo de longo prazo ou como objetivo de nível político. Na definição dos objetivos de nível gerencial (ou nível intermediário, como alguns autores o denominam), os mesmos são aqueles já especificamente definidos na proposta como objetivo, direcionados a alcançar o que a alta gestão definiu para estes *objetivos* determinam-se as estratégias necessárias. Além disso, é preciso voltar ao quantitativo por meio da definição de metas de realização em tempo e em quantidade, para poder mensurar o seu alcance na área gerencial específica do hospital, em comparação ao que é desejado pela alta gestão.

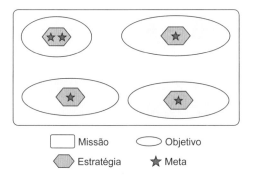

Figura 5.1 Articulação de missão, objetivos, estratégias e metas.

A variável tempo é definida como objetivos em médio prazo, compreendido entre 1 e 5 anos. Em relação às metas, são definidas pelas chefias e eminentemente operacionais, por isso, demandam realização no curto prazo, compreendido como menos de 1 ano. As metas permitem a realização dos objetivos em termos de quem, como, onde ou quando, planejados pela gestão média nos objetivos.

Resumo

O planejamento estratégico é um aspecto fundamental para garantir um adequado desenvolvimento das organizações. Deve ser orientado a formular as ações que devem ser realizadas na organização no médio e no longo prazos, acompanhadas dos objetivos e das estratégias de curto prazo; da mesma maneira, deve incluir o desenvolvimento da projeção dos aspectos comerciais, financeiros e de negócio.

Neste capítulo, são descritos os aspectos fundamentais que permitem à alta gestão, aos acionistas, aos membros e aos grupos de interesse das organizações, a formulação do plano, a definição de todos os protocolos de direcionamento e os diferentes cenários, de acordo com as realidades e as probabilidades do hospital.

Também é descrita a metodologia cuja característica é a promoção da participação de todos os diferentes níveis da organização hospitalar aproveitando ao máximo o conhecimento específico e a experiência que os colaboradores podem oferecer, e que é nutrida pela informação disponível nas diferentes fontes.

Bibliografia

Arredondo LG. Experiencias de talleres con alunos de diferentes instituciones. Documento inédito.
Barquín CM. Dirección de hospitales. Sistemas de atención médica. 6a ed. México: Interamericana Mc-Graw Hill; 1992.
Barrenechea JJ. Implicaciones para la planificación y la administración de los sistemas de Salud. Medellín: Universidad de Antioquia; 1990.
Colombia, Ministerio de Salud. Programa de mejoramiento de los servicios de salud en Colombia. Bogotá; 1996.
David FR. La gerencia estratégica. Bogotá: Legis; 1993.
Drovetta S. Dirección de la salud. Buenos Aires: Ediciones Machi; 1992.
Lallerana R, McGinn N. Definición del campo temático de planeación educativa. Documento base del Congreso Nacional de Investigación Educativa. México, 1981.
Leal de Valor DY, Bolívar de Muñoz ME, Castillo Torrealba CO. La planificación estratégica como proceso de integración de un equipo de salud. Enferm. glob. [internet]. 2011 [citado 2015 ago. 27]. Disponible en: http://scielo.isciii.es/scielo.php?script=sci_arttext&pid=S1695-61412011000400015&lng=es.
Organización Panamericana de la Salud (OPS), Universidad de Antioquia. Módulos de planificación de servicios de salud en América Latina con énfasis en salud materno-infantil y planificación familiar. Medellín: OPS; 1991.
Rovere MR. Planificación estratégica de recursos humanos en salud. Washington: OPS; 1993.
Sallenave JP. Gerencia y planeación estratégica. Bogotá: Norma; 1992.
Serna Gómez H. Planeación y gestión estratégica. Bogotá: Legis; 1994.
World Health Organization (WHO). Medium-term strategic plan 2008-2013 amended. Ginebra: WHO; 2009.

6 Organização Estrutural e Funcional do Hospital

Héctor Gómez Triviño

Conceito e importância da organização estrutural

A organização é formada por um conglomerado de pessoas que se relacionam para realizar objetivos e metas predefinidas. Estritamente, a organização é uma estrutura composta a partir de relações internas e externas predeterminadas que devem existir entre as pessoas ou os grupos de pessoas que a compõem e que trabalham para atingir um objetivo previamente estabelecido. Essa estrutura define de que modo o trabalho deve ser realizado, como as pessoas se relacionam em atividades específicas e/ou em unidades de produção, qual a autoridade de cada um dos membros, de quem dependem, a quem devem se dirigir quando surgirem problemas etc. A estrutura assumida pelo hospital é responsabilidade da alta direção.

A organização se utiliza de dois conceitos diferentes, embora relacionados: o de conjunto de pessoas ou unidade social relacionada a certa ordem para alcançar os objetivos previstos; e o de função administrativa que determina como as atividades afins devem ser realizadas para que seja possível constituir as funções de cada uma das unidades de produção dos serviços hospitalares e suas maneiras de interagir com outras unidades.

O conceito de organização envolve uma estrutura pensada e desenhada com finalidades concretas e formalizada com base em cargos e funções definidas. Define-se como uma combinação sistemática de pessoas e equipes de trabalho que têm a responsabilidade de alcançar os objetivos definidos previamente. Neste sentido, a organização deve ter atenção especial com os seguintes aspectos:

- Ter seu propósito claramente definido
- Ser formada por pessoas
- Atribuir, a cada uma das pessoas ou dos grupos que a compõem, funções claras para adiantar atividades específicas, que definam seus comportamentos.

A organização não é simplesmente um grupo social. Caracteriza-se por uma estrutura formal e por ter bem definidos seus objetivos e as ações que levarão ao cumprimento destes.

A organização deve atender permanentemente duas necessidades:

- Ter uma divisão clara do trabalho entre as diferentes pessoas ou equipes de trabalho
- Coordenar as atividades que as pessoas ou as equipes de trabalho realizam visando a alcançar os objetivos propostos.

O conceito básico da divisão do trabalho está na separação por atividade, ou seja, em desmembrar uma ação complexa em várias atividades simples e

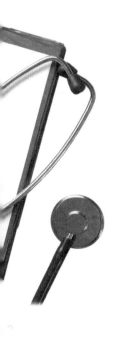

especializadas, que possam ser agrupadas em equipes de trabalho habilitada, com uma carga de acordo com as competências das pessoas que as executem.

Para projetar com clareza a organização estrutural e funcional de determinado hospital, é indispensável revisar a "missão" e a "visão" escolhidas, e estabelecer as metas a serem projetadas e alcançadas.

Também devem ser muito claras as características da demanda que possa ser gerada no meio. Isso inclui:

- Demografia: taxas de natalidade, migração, fertilidade; a estrutura das populações e sua distribuição segundo sexo, idade e procedência urbana ou rural; morbidade e mortalidade. É necessário identificar os fatores associados e relacionados a estas variáveis
- Condições de saúde da comunidade atendida sob os seguintes pontos de vista: morbidade, mortalidade e incapacidade.

Desse modo, é possível estabelecer o perfil da demanda levando em consideração não só os diagnósticos observados, mas também seu comportamento, e projetar os anos de vida saudável para a comunidade correspondente a cada instituição de saúde.

De acordo com o resultado das expectativas, devem ser estabelecidos o nível de atendimento médico e o grau de complexidade da instituição projetada. Ou seja, além de entender a demanda, é necessário definir o perfil da oferta.

Na Colômbia, com a Resolução n. 1.536 de maio de 2015, tem início uma etapa que conduz as instituições (tanto as prestadoras de serviços de saúde [IPS] como as administradoras de planos de benefícios) a executarem seus programas após um processo de planejamento desenvolvido sob as diretrizes ali regulamentadas.*

O nível de atendimento e o grau de complexidade são obtidos pelos recursos disponíveis para fazer frente aos diagnósticos a serem atendidos.

Por essa razão, tradicionalmente estabelecem-se três níveis de atendimento e diversos graus de complexidade em cada um deles, segundo os recursos disponíveis e as políticas de saúde de cada região ou de cada país. No entanto, em virtude do avanço científico e tecnológico, observou-se também a necessidade de considerar um quarto nível de atendimento para as instituições que prestam serviços de saúde.**

Para colocar em prática o objetivo organizacional, é preciso considerar as atividades a serem realizadas elaborando uma lista delas e agrupando-as segundo sua afinidade, para estabelecer sua funcionalidade. Por exemplo: para prestar atendimento em saúde da mulher em idade fértil, podem ser consideradas as seguintes atividades:

- Consulta médica
- Atividades de enfermagem
- Realização de citologia cervical
- Controle pré-natal
- Educação em saúde
- Visitas domiciliares
- Imunizações
- Exames de laboratório
- Exames de imagens
- Administração de medicamentos
- Consultas odontológicas.

Desta lista, podem ser agrupadas atividades que são designadas ao pessoal médico (geral e ginecologista-obstetra), ao pessoal de enfermagem (enfermeiros e técnicos), ao pessoal do laboratório clínico, ao pessoal da radiologia, ao pessoal da farmácia e ao pessoal de saúde oral. Assim, é possível analisar quais funcionários ou empregados serão necessários:

- Médicos gerais
- Médicos ginecologistas-obstetras
- Enfermeiros
- Técnicos de enfermagem
- Laboratoristas clínicos e bacteriologistas
- Médicos radiologistas
- Técnicos de raios X
- Farmacêutico bioquímico
- Gerente de farmácia
- Odontologistas gerais.***

Para conhecer o número previsto de pessoas para o desempenho profissional, é necessário estabelecer as funções a serem realizadas agrupando cada uma às atividades afins.

---

*Nota do revisor: no Brasil, esta atividade não é tão normalizada, embora a Agência Nacional de Saúde Suplementar (ANS) regulamente as operadoras de saúde e a vigilância sanitária verifique as condições de funcionamento dos hospitais.

**Nota do revisor: conceito de assistência quaternária no Brasil é bastante discutível, não sendo usado de maneira generalizada. No século XXI, aborda-se mais a noção de redes de saúde.

***Nota do revisor: a discussão dos quadros de pessoal e dos tipos de profissionais existentes no sistema de saúde varia entre os diferentes países.

A quantidade de profissionais ou o tempo de contratação são calculados de acordo com o número de atividades que o funcionário deve realizar, o tempo utilizado para desenvolvê-las e a meta proposta específica.*

Por exemplo, se a ideia for realizar duas consultas ao ano para 50.000 mulheres em idade fértil, a meta proposta é de 100.000 consultas de clínica geral ao ano. Sabendo-se que uma consulta de clínica geral requer 20 min para sua realização, é possível examinar três pacientes em 1 h, e para alcançar a meta de praticar 100.000 consultas ao ano, são necessárias 33.333 h de consulta. Se cada clínico geral trabalha 8 h diárias e 225 dias úteis ao ano, um profissional poderá atender 2.000 h por ano. Para cumprir a meta de atendimento a 100.000 pacientes, são necessários 16,7 médicos, contratados para 8 h diárias, resultado obtido ao dividir 33.333 h/ano pelas 2.000 h que um médico trabalha por ano.

Dessa maneira, definiu-se a meta a ser alcançada no Serviço de Clínica Geral (100.000 consultas/ano) e de cada um dos clínicos (16.000 consultas ao ano, resultado das 2.000 h/ano contratadas por 3 consultas por hora, que devem ser realizadas). Estas metas são a base para uma avaliação quantitativa das atividades.**

O número de cargos para cada uma das profissões estabelecidas pode ser calculado com base nos indicadores de rendimento fixados para cada atividade.

Sabendo-se o número total de pessoas a ser contratadas e suas qualificações, é possível elaborar o plano de cargos.

Nesse momento, é necessário fazer uma distribuição de funções para cada cargo e, ao mesmo tempo, estabelecer os requisitos mínimos indispensáveis para o exercício das profissões.

Organização estrutural

Quando, no interior da instituição, alcança-se o mencionado grau de desenvolvimento, é o momento de distribuir responsabilidades e estabelecer a autoridade para obter as metas de cada objetivo proposto. Desta maneira, vão sendo construídas as divisões necessária para se cumprir objetivos que satisfaçam o que foi proposto pela "missão institucional".

Para uma melhor compreensão, será apresentado um exercício que estabelece a estrutura para cada uma das instituições de cada um dos quatro níveis de atendimento em saúde.***

Modelo de estrutura organizacional para uma instituição de saúde de nível I

É recomendável iniciar com o que corresponde a um hospital de nível I. Convém retomar a missão determinada e a lista dos objetivos gerais e específicos descritos, de maneira que as direções da instituição assumam os gerais, e os profissionais, conforme designados pelas chefias das unidades, executem os específicos.

Assim, por exemplo, no nível I, busca-se normalmente ter uma instituição que ofereça atendimento integral em saúde para que sejam resolvidos os diagnósticos presentes na comunidade atendida e que podem, em 70 a 80% dos casos, ser solucionados pelos profissionais gerais. Em alguns países da América Latina, agrega-se um objetivo a mais: prestar atendimento aos riscos de adoecer gerados pela contaminação do meio ambiente (Figura 6.1).

Em geral, pode-se dizer que é necessário contar com a concepção de um ente hospitalar, com pessoa jurídica ou elemento legal para atuar, a respeito de elementos fundamentais dentro de um processo de descentralização, além de ter autonomia administrativa e financeira e patrimônio próprio. Deve existir, ainda, um corpo de governo ou direção superior, composto por um conselho deliberativo, uma direção e duas subdireções: uma *científica* e uma *administrativa*.

O conselho deliberativo é o corpo colegiado que, na escala institucional, constitui-se como a autoridade máxima. Esses conselhos podem ser assim formados:

- O prefeito ou o representante da região
- Um representante dos profissionais de saúde da instituição
- Um representante das universidades com cursos de ciências da saúde da região

---

*Nota do revisor: as modalidades de contratação e suas cargas horárias dependem de cada país. No Brasil, isso ainda está em discussão. Além disso, em muitos países, utiliza-se, para esse cálculo, o conceito *full-time equivalent*, ou quantos trabalhadores seriam necessários em uma carga horária de 40 h semanais.

**Nota do revisor: a programação de recursos humanos responde, pelo menos no Brasil, a uma série de características culturais, o que requer ajustes e negociações.

***Nota do revisor: recomenda-se ter cuidado ao realizar este exercício, tendo em vista as especificidades de cada país. Portanto, as estruturas a seguir apresentadas, pensadas incialmente para a realidade colombiana, devem ser adaptadas ao Brasil.

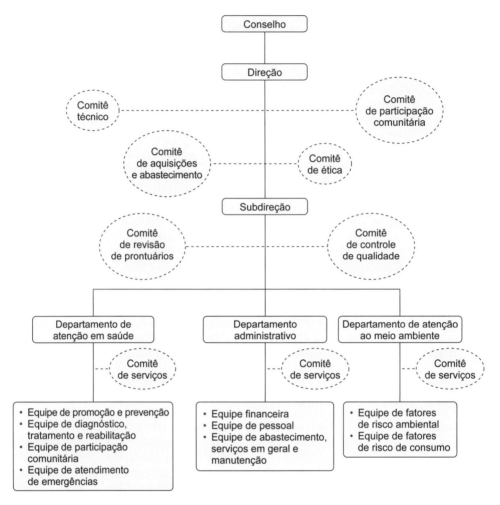

Figura 6.1 Modelo de estrutura organizacional para um hospital de nível I.

- Um representante do setor industrial da região
- Um representante das organizações comunitárias
- O gestor do hospital pode participar, mas sem direito a voto.

Funções do conselho

- Estabelecer e modificar os estatutos da instituição, assim como seu regulamento interno
- Aprovar o orçamento anual e seus acréscimos ou modificações
- Aprovar os planos e programas a desenvolver
- Adotar, formular, dirigir e coordenar as políticas sobre prestação de serviços, educação em saúde e pesquisa
- Controlar o funcionamento do hospital e avaliar o resultado de suas atividades
- Adotar a estrutura organizacional e funcional da instituição
- Autorizar a assinatura de contratos e de convênios segundo as finalidades estabelecidas para estes propósitos
- Responder pelo cumprimento das normas legais vigentes em matéria de pessoal
- Determinar quais serviços prestar, assim como seus preços
- Fixar os dias e os horários de atendimento à comunidade, segundo os serviços e de acordo com as necessidades da comunidade
- O Conselho deve reunir-se mensal ou bimestralmente, ou mais amiúde, se houver razões que o justifiquem, de modo extraordinário.

Funções do diretor ou da gestão do hospital de nível I
- Dirigir e coordenar o trabalho dos departamentos mediante os consensos, o planejamento e o controle das atividades intermediárias ou finais
- Participar ativamente no diagnóstico, na programação, na execução e no prognóstico das atividades a realizar na comunidade relacionada
- Dirigir a avaliação do impacto da prestação dos serviços de saúde que estejam designados à sua instituição
- Desenvolver de modo interdisciplinar o trabalho do seu hospital, com a finalidade de melhorar as condições de saúde e bem-estar da população relacionada
- Dirigir a autoavaliação das atividades do seu hospital, assim como o planejamento e a prática das novas estratégias para conseguir a satisfação da comunidade que demanda seus serviços
- Identificar as áreas de ação para o estabelecimento de convênios docente-assistenciais, com seus mecanismos de coordenação e de controle
- Promover e participar do desenvolvimento de pesquisas em saúde
- Criar ou dirigir programas de educação em saúde para sua comunidade, tanto nas áreas internas como externas do hospital
- Esforçar-se em conseguir e gerenciar adequadamente recursos financeiros e materiais para o desenvolvimento das atividades, assim como utilizá-los de maneira racional
- Atualizar e assegurar a difusão dos manuais de normas e procedimentos de seu setor
- Promover a participação ativa da comunidade nos programas de fomento e prevenção em saúde
- Dirigir o comitê técnico institucional e o comitê de aquisições e abastecimento
- Estudar e analisar os custos dos processos de atendimento em saúde e determinar quais são favoráveis para a venda de serviços de saúde
- As demais que lhe sejam designadas e estejam de acordo com a natureza do seu cargo.

Funções do subdiretor do hospital
- Substituir o diretor em caso de ausência
- Coordenar as atividades extramuros e aquelas realizadas pelos centros e postos de saúde da sua área de influência
- Fazer parte do comitê técnico
- Dirigir o comitê de participação comunitária
- Dirigir o comitê de controle de qualidade
- Diagnosticar, planejar, programar, dirigir e avaliar as atividades da área extramuros
- Dirigir o diagnóstico integral de saúde para a comunidade relacionada
- As demais que lhe sejam designadas em razão da natureza do seu cargo.

Funções do chefe de departamento de atenção à saúde
- Adaptar e dirigir a aplicação das políticas, normas, projetos, programas e planos de saúde de que o hospital faça parte
- Dirigir o diagnóstico da situação atual da saúde da comunidade relacionada
- Planejar, programar e dirigir as atividades necessárias à comunidade onde se localiza o hospital em relação ao cumprimento de seus objetivos de promoção, prevenção, atendimento e reabilitação em saúde
- Estabelecer o sistema de referência e contrarreferência de pacientes, para conseguir o atendimento integral da saúde em sua área de influência
- Observar e selecionar as IPS (prestadoras de serviços de saúde) de outros subsetores que possam complementar o atendimento
- Participar ativamente do trabalho de vigilância epidemiológica e de programação docente-assistencial
- Dirigir o comitê de revisão de prontuários e o comitê de serviços de seu departamento
- Participar ativamente na autoavaliação institucional para mensurar o impacto das ações em saúde, assim como para identificar e aplicar as medidas corretivas necessárias
- Dirigir o comitê de ética da instituição
- Dirigir e obter os estudos de custos por processos em cada serviço ou departamento, para apresentá-los ao diretor do hospital
- As demais que lhe sejam designadas em razão da natureza do seu cargo.

Funções do chefe do departamento de atenção ao meio ambiente
- Adotar e dirigir a aplicação de políticas, normas, projetos, programas e planos para a proteção da saúde e do meio ambiente
- Dirigir o diagnóstico da situação do consumo e da administração de alimentos, bebidas e água potável, assim como do gerenciamento de resíduos e da contaminação do ar

- Planejar, programar e dirigir as atividades necessárias ao meio ambiente da comunidade relacionada no que for pertinente ao cumprimento dos objetivos do seu departamento
- Dirigir a autoavaliação e mensurar o impacto do seu departamento
- Presidir o comitê de serviços prestados pelo seu departamento
- Participar ativamente do comitê técnico institucional
- As demais que lhe sejam designadas em razão da natureza do seu cargo.

Funções do chefe do departamento administrativo
- Ser secretário do comitê de aquisições e abastecimento
- Desenvolver o plano de aquisições e abastecimento, de acordo com as normas vigentes na instituição
- Dirigir as atividades de controle interno institucional
- Dar apoio logístico para o desenvolvimento de planos, programas e projetos aprovados pelo hospital
- Propor o plano de cargos e funções do hospital segundo as normas emitidas pela junta diretiva
- Elaborar o orçamento anual para o funcionamento do hospital, com a finalidade de apresentá-lo para aprovação do diretor ante a junta diretiva
- Realizar o acordo mensal de gastos e a execução orçamentária atual
- Avaliar o custo das atividades intermediárias e finais realizadas pelo hospital
- As demais que lhe sejam designadas em razão da natureza do seu cargo.

Configuração dos comitês

O comitê técnico-institucional é integrado por*:

*Nota do revisor: no Brasil, existem comitês obrigatórios por lei e aqueles compostos de acordo com cada organização. Em hospitais universitários e de ensino, é possível citar: Comissão de Documentação Médica e Estatística; Comissão de Ética; Comissão de Ética em Pesquisa, própria ou do IES ao qual o hospital for vinculado; Comissão de Mortalidade Materna e de Mortalidade Neonatal (para hospitais que possuam maternidade); Comissão de Controle de Infecção Hospitalar; Comissão Interna de Prevenção de Acidentes; Comissão de Óbitos; Comissão de Revisão de Prontuários; Comissão de Transplantes e Captação de Órgãos (para hospitais que tenham Unidades de Tratamento Intensivo);

- Diretor do hospital, que o presidirá
- Subdiretor do hospital
- Chefe do departamento de serviços de atenção em saúde
- Chefe do departamento de serviços de atenção ao meio ambiente
- Chefe do departamento de serviço administrativo
- O comitê deve reunir-se mensalmente e de maneira extraordinária quando houver necessidade.

O comitê de participação comunitária é formado por:

- Subdiretor do hospital, que o presidirá
- Chefe do departamento de serviços de atenção em saúde
- Chefe do departamento de serviços de atenção ao meio ambiente
- Chefe do departamento de serviços administrativos
- Um representante do governo da região
- Um representante da comunidade, definido segundo a regulamentação
- Um representante dos profissionais de saúde da região
- Um representante das universidades devidamente reconhecidas pelo Governo
- Este comitê deve reunir-se bimestralmente e realizar atas.

O comitê de aquisições e abastecimento é integrado por:

- Diretor do hospital, que o presidirá
- Subdiretor do hospital
- Chefe do departamento de serviços administrativos
- Chefe da equipe financeira do hospital ou quem realize essa função
- Chefe da equipe de abastecimento, serviços gerais e manutenção
- O comitê deve reunir-se de maneira ordinária todos os meses, e extraordinariamente quando necessário.

O comitê de ética é constituído por:

Comitê Transfusional; e Equipe Multiprofissional de Terapia Nutricional. No Estado de São Paulo, recomenda-se seguir o modelo proposto pela Secretaria de Estado da Saúde: http://www.saude.sp.gov.br/ses/perfil/profissional-da-saude/homepage-old/veja-tambem/comissoes-hospitalares-modelos-de-indicadores-e-regimento-interno .

- Subdiretor do hospital, que o presidirá
- Chefe do departamento de serviços de atenção em saúde
- Chefe do departamento de serviços de atenção ao meio ambiente
- Um enfermeiro chefe do hospital
- Um bacteriologista ou biólogo do hospital
- Um odontologista do hospital
- Um especialista no assunto que será abordado
- O comitê deve reunir-se bimestralmente e, de maneira extraordinária, quando necessário.

O comitê de revisão de prontuários é constituído por:

- Chefe do departamento de serviços de atenção em saúde, que o presidirá
- Chefe do departamento de serviços administrativos
- Um representante dos profissionais de saúde do hospital
- O chefe do arquivo clínico, que atuará como secretário de atas
- Este comitê poderá convidar um profissional, segundo o interesse do caso em estudo
- O comitê deve reunir-se mensalmente.

O comitê de controle de qualidade de pesquisas é constituído por:

- Diretor do hospital, que o presidirá
- Subdiretor do hospital
- Um representante das faculdades de medicina que prestem serviços no hospital
- Um representante das faculdades de odontologia que prestem serviços no hospital
- Um representante dos profissionais de saúde do hospital
- O comitê deve reunir-se bimestralmente de forma ordinária.

O comitê de serviços é integrado por:

- Chefe do departamento respectivo
- Cada um dos chefes de equipe que constituem seu departamento
- O comitê deve reunir-se mensalmente.

Funções dos comitês

- Comitê técnico:
  - Estudar, adotar e aplicar as normas emitidas pela direção do sistema de saúde e da junta diretiva
  - Elaborar o diagnóstico da situação da saúde da sua área de influência
  - Elaborar os programas que respondam à demanda de saúde relacionada à sua comunidade e apresentá-los às direções do hospital para aprovação
  - Colocar em prática os programas aprovados e avaliados semestralmente
  - Estabelecer os valores para prestação de serviços, segundo avaliação de custos de cada uma das repartições hospitalares
  - As demais que lhe sejam designadas, segundo a natureza de sua estrutura funcional
- Comitê de participação comunitária:
  - Estudar, adotar e aplicar as normas emitidas pela direção do sistema de saúde e pela junta diretiva
  - Valorizar os pedidos de serviços que a comunidade solicite, por meio de seu representante
  - Estabelecer os meios de participação que a comunidade deve assumir como colaboração para obter o cumprimento dos objetivos
  - Colocar em prática programas necessários e aprovados, assim como avaliá-los semestralmente
  - As demais que lhe sejam designadas, segundo a natureza de sua estrutura funcional
- Comitê de aquisições e abastecimento:
  - Estudar, adotar e aplicar as normas nacionais da junta diretiva referentes à aquisições e abastecimento, assim como sobre seu mecanismo de execução
  - Vigiar o cumprimento das normas para a elaboração das especificações e dos requisitos para as licitações
  - Dirigir e avaliar os processos de licitação
  - Fazer o acompanhamento que permita a avaliação e a manutenção dos insumos e equipamentos adquiridos
  - As demais que lhe sejam designadas, segundo a natureza de sua estrutura funcional
- Comitê de ética:
  - Estudar e aplicar os códigos de ética vigentes para os profissionais em ciências da saúde
  - Estudar e analisar o desempenho dos profissionais de ciências da saúde no que se refere às relações com pacientes, colegas, instituição, sociedade, Estado, publicidade e propriedade intelectual
  - Emitir conceitos sobre o desempenho dos profissionais da saúde na instituição. Constituir os comitês *ad hoc* nos casos necessários
  - Repassar ao respectivo tribunal (nacional ou regional) os processos nos quais

profissionais da instituição encontrem-se comprometidos e qualificados como casos de má conduta pelo comitê
- As demais que lhe sejam designadas segundo a natureza de sua estrutura funcional
• Comitê de revisão de prontuários:
  - Estudar, adotar e aplicar as normas nacionais referentes à estrutura e ao manejo dos prontuários ditadas pelas direções do sistema nacional de saúde
  - Garantir que sejam utilizadas as técnicas mais convenientes para catalogar, arquivar e conservar os prontuários, com a finalidade de localizá-los facilmente
  - Direcionar à direção do hospital e ao comitê técnico as recomendações que possam surgir para modificar prontuários
  - Regulamentar a permanência e o arquivamento dos exames de laboratório nos prontuários
  - Regulamentar os exames de laboratório de rotina que devam ser estabelecidos
  - Regulamentar a conservação dos relatórios de laboratório e de imagens diagnósticas nos prontuários, nos arquivos secundários e nos arquivos ativo e passivo
  - Servir de comunicação entre a unidade de informática e a equipe de saúde
  - Estudar e aprovar as revisões de diagnósticos que possam surgir na instituição, para esclarecer dúvidas ou omissões no diagnóstico inicial
  - Regulamentar os mecanismos para estabelecer a vida útil dos prontuários e o modo de destruição destes, uma vez finalizado seu período útil
  - As demais que lhe sejam designadas, segundo a natureza de sua organização funcional
• Comitê de qualidade e pesquisas:*
  - Ouvir as queixas e reclamações sobre o atendimento nos serviços e buscar as soluções adequadas
  - Revisar e atualizar os planos e os programas dos serviços prestados
  - Estudar e atualizar os manuais administrativos e os de diagnóstico e terapêutica
  - Estudar, analisar e estabelecer os protocolos para as pesquisas que serão desenvolvidas no hospital
  - Estudar e aprovar as pesquisas desenvolvidas no hospital
  - Colocar em prática o programa de vigilância epidemiológica no hospital
  - Promover a autoavaliação institucional levando em consideração sua estrutura funcional
• Comitês de serviços:
  - Estudar e analisar os programas que serão desenvolvidos em seus respectivos departamentos
  - Colocar em prática os planos e os projetos dos assuntos de sua competência
  - Avaliar as atividades e as metas propostas de cada uma de suas repartições
  - As demais que lhe sejam designadas, segundo a natureza de sua estrutura funcional.

As funções dos chefes de equipe devem ser estudadas e designadas pelo chefe do departamento correspondente, o mesmo que determina seus requisitos mínimos. Cada um dos chefes de equipe é responsável por obter os respectivos manuais de diagnóstico e terapêutica, os técnicos-científicos e os administrativos, para apresentá-los ao comitê técnico institucional e para sua posterior adoção oficial por aprovação da junta diretiva.

Modelo de estrutura organizacional para um hospital de nível II

Este modelo é estruturado seguindo todas as premissas apontadas para o nível I, mas somam-se as atividades correspondentes à crescente complexidade determinada para o nível. Portanto, são estabelecidas no modelo de estrutura organizacional as repartições necessárias para o cumprimento dos objetivos próprios deste nível (Figura 6.2).

A missão para estes hospitais deve ser ampliada e contemplar a prestação de serviços de atenção em saúde, com especialistas em saúde oral, saúde mental, ortopedia e traumatologia, medicina interna, cirurgia geral, gineco-obstetrícia, pediatria, anestesiologia, radiologia e patologia, que, em comparação com o nível I, são prestados por profissionais gerais, para diagnosticar e tratar aproximadamente 80% do total da demanda de patologias.

Estima-se que o nível II receba 15% dos casos que demandam atendimento de saúde encaminhados pelo nível I; o nível III deve receber aproximadamente 3%, e o nível IV, os 2% restantes.

---

*Nota do revisor: no Brasil, o comitê de ética pode estar vinculado à ética em pesquisa. O de qualidade tem outras atribuições e pode englobar segurança.

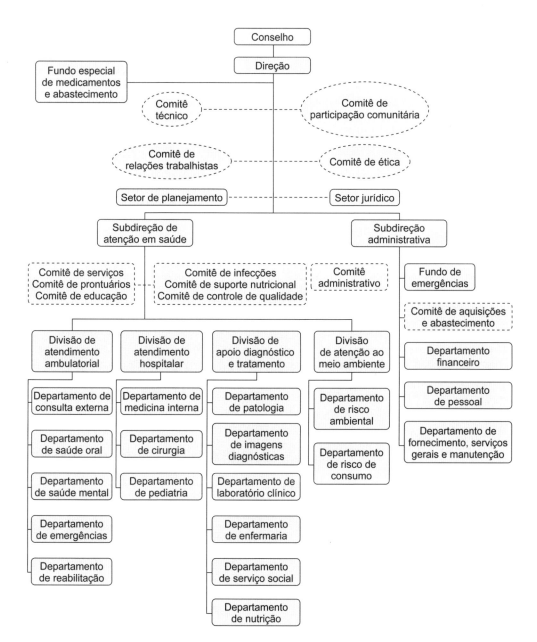

Figura 6.2 Modelo de estrutura organizacional para um hospital de nível II.

Na estrutura organizacional que serve de modelo, em comparação ao nível I, aparecem como novas as seguintes repartições:

- O fundo especial de medicamentos e abastecimento, cuja finalidade é garantir a aquisição de medicamentos e insumos indispensáveis para o bom funcionamento institucional, de maneira racional

- A subdireção de atendimento de saúde, cujo nome se deve ao aumento na complexidade das especialidades médicas e paramédicas que integram este agrupamento trabalhista
- A subdireção administrativa, que muda o nome do departamento, já que deve exercer as funções com especialistas administrativos e financeiros para dar apoio logístico às atividades de saúde do hospital

- O setor de planejamento, cuja finalidade é conseguir que os chefes de departamentos e de serviços recebam os instrumentos necessários para obter uma programação, uma execução e uma avaliação das atividades de cada um deles, e, assim, encaminhar aos respectivos chefes para conseguir cada um dos objetivos propostos pela instituição
- Escritório jurídico, que se encarrega de assessorar os diretores do hospital no fechamento de contratos e convênios, de modo a evitar demandas e processos legais contra a instituição ou seus funcionários
- Comitê de infecções, encarregado de evitar, controlar e tratar as enfermidades nosocomiais
- Comitê de educação, cujo propósito fundamental é identificar ou obter as áreas propícias para o ensino médico e paramédico, estabelecer seus mecanismos de interação docente-assistencial e avaliar o impacto obtido com os apoios acadêmicos em relação ao controle de qualidade
- Comitê de suporte nutricional, que é um grupo multidisciplinar encarregado de prestar sua colaboração aos pacientes hospitalizados, para obter sua pronta recuperação.

As funções para os subdiretores de atenção em saúde e administrativo devem ser similares às dos respectivos chefes de departamento no nível I, mas ajustadas ao grau de sua complexidade pela direção do hospital.

Cada um dos chefes de departamento deve estabelecer as funções de cada um dos setores, segundo o nível de atendimento assumido pelo hospital.

Modelo de estrutura organizacional para um hospital de nível III

O modelo de organização estrutural e funcional para um hospital de nível III deve levar em consideração os serviços de atendimento que irá prestar exclusivamente em saúde. Por essa razão, considera-se que os hospitais deste nível não devem incluir entre seus objetivos a atenção ao meio ambiente e, sim, aprofundar o conhecimento científico e a tecnologia demandada pelas patologias que não puderam ser atendidas nos níveis inferiores, e, portanto, devem precisar de mais serviços clínicos e cirúrgicos do que os hospitais de nível II.

Na estrutura organizacional (Figura 6.3), convém destacar que o hospital de nível III é visto como aquele que, de modo geral, realiza atividades com um maior nível de complexidade e, por esse motivo, deve ter um departamento de cuidados intensivos ou de medicina crítica ou de terapia intensiva, o qual, na medida do possível, deve ser formado pelas unidades de cuidado intensivo de pediatria, clínica e cirurgia, assim como por um setor de terapia intermediária que facilite distribuir os recursos indispensáveis para oferecer um atendimento precoce, integral e oportuno aos pacientes que precisem destes serviços.

Para definir a estrutura funcional, devem ser respeitados as missões e os objetivos estabelecidos tanto para o hospital como para cada uma das subdireções, divisões, departamentos, serviços e unidades. Estes hospitais devem ser, além de assistenciais, sedes de uma faculdade de ciências da saúde.

Modelo de organização estrutural para um hospital de nível IV

Propõe-se um exemplo de estruturação hospitalar para uma instituição cuja missão é atender o mais alto nível de complexidade de patologias, como transplantes, tratamentos e intervenções, que demandem várias especialidades e especialistas de maneira simultânea para solucionar cada caso em particular. Por essa razão, há hospitais de nível IV que desenvolvem atividades em apenas um sistema (cardiovascular, neurológico, ortopedia e trauma etc.), e são denominados hospitais de referência, como também existem outros que fazem mais de uma destas intervenções de nível IV, mas sem chegar a cobrir a totalidade das intervenções de um nível IV em todos os seus serviços.

Subdireção científica

Divisão médica*

Os departamentos são:

- Departamento de clínica:
  - Serviço de Medicina Interna
  - Serviço de Neurologia
  - Serviço de Pneumologia
  - Serviço de Cardiologia

---

*Nota do revisor: no Brasil, a questão dos organogramas e da departamentalização hospitalar está em discussão, visto que não se recomenda mais separá-los. Pelo contrário, para o bem da integração dos serviços, o ideal é agregá-los.

Capítulo 6 • Organização Estrutural e Funcional do Hospital 71

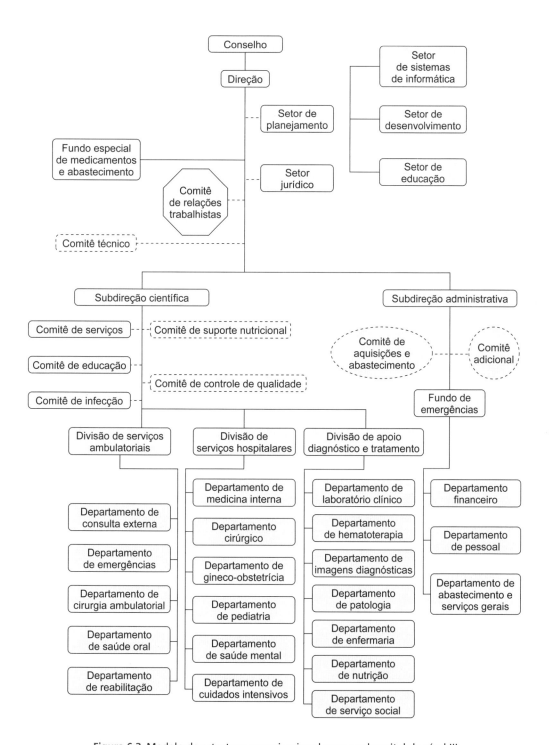

Figura 6.3 Modelo de estrutura organizacional para um hospital de nível III.

- Serviço de Gastrenterologia
- Serviço de Endocrinologia
- Serviço de Nefrologia
- Serviço de Dermatologia
- Serviço de Reumatologia
- Serviço de Oncologia
- Serviço de Hematologia
- Serviço de Geriatria
- Serviço de Infectologia
- Serviço de Genética Médica
- Serviço de Imunologia e Alergias
- Serviço de Hemodinâmica
• Departamento de cirurgia:
  - Serviço de Cirurgia Geral
  - Serviço de Cirurgia Cardiovascular e Torácica
  - Serviço de Vascular Periférico
  - Serviço de Ortopedia
  - Serviço de Otorrinolaringologia
  - Serviço de Oftalmologia
  - Serviço de Cirurgia Pediátrica
  - Serviço de Urologia
  - Serviço de Cirurgia Plástica, Reconstrutiva e da Mão
  - Serviço de Cirurgia Bucomaxilofacial
  - Serviço de Coloproctologia
  - Serviço de Neurocirurgia
  - Serviço de Cabeça e Pescoço
  - Serviço de Anestesiologia
• Departamento de Ginecologia e Obstetrícia:
  - Serviço de Ginecologia
  - Serviço de Obstetrícia
  - Serviço de Fertilidade
  - Serviço de Medicina Maternofetal
• Departamento de Pediatria:
  - Serviço de Pediatria
  - Serviço de Neonatologia
  - Serviço de Neuropediatria
  - Serviço de Pneumopediatria
  - Serviço de Cardiopediatria
  - Serviço de Gastrenterologia Pediátrica
  - Serviço de Endocrinologia pediátrica
  - Serviço de Nefrologia Pediátrica
  - Serviço de Hemato-oncologia Pediátrica
  - Serviço de Infectologia Pediátrica
  - Serviço de Medicina do Adolescente
• Departamento de Saúde Mental:
  - Serviço de Psiquiatria
  - Serviço de Psicologia
  - Serviço de Trabalho Social
  - Serviço de Terapias Pessoal e em Grupo
• Departamento de cuidado intensivo e de medicina crítica ou de terapia intensiva:
  - Serviço de Pediatria
  - Serviço Clínico
  - Serviço Cirúrgico
  - Serviço de Seção de Terapia Intermediária
• Departamento de reabilitação:
  - Serviço de Reabilitação Física
  - Serviço de Reabilitação de Linguagem
  - Serviço de Reabilitação Ocupacional
  - Serviço de Reabilitação Respiratória
  - Serviço de Reabilitação Cardíaca
  - Serviço de Reabilitação Neurológica
• Departamento de apoio diagnóstico e comitê terapêutico:
  - Laboratório clínico
  - Serviço de Hemoterapia
  - Imagens diagnósticas
  - Serviço de Radiologia Diagnóstica
  - Serviço de Radiologia Invasiva e Terapêutica
  - Serviço de Ultrassom
  - Serviço de Medicina Nuclear
  - Serviço de Escâner
  - Serviço de Ressonância Magnética Nuclear
  - Serviço de Emissão de Pósitrons e Prótons
  - Anatomia patológica
  - Serviço de Citologia e Biopsias
  - Serviço de Cortes por Congelação
  - Serviço de Necropsia
  - Serviço de Microscopia Eletrônica
  - Eletromedicina ou métodos gráficos
  - Serviço de Eletrocardiografia
  - Serviço de Ecocardiografia
• Departamento de serviços ambulatoriais:
  - Serviço de Consulta Externa
  - Serviço de Emergências
  - Serviço de Odontologia
  - Serviço de Cirurgia Ambulatorial
  - Serviço de Serviços Domiciliares
• Departamento de enfermagem:*
  - Supraespecialistas
  - Especialistas
  - Graduados generalistas
  - Auxiliares de enfermagem.

Todos os serviços devem atender às seguintes frentes de trabalho:

• Acompanhamento dos pacientes hospitalizados
• Consulta externa
• Procedimentos
• Interconsultas
• Reunião científica de cada serviço
• Investigação

---

*Nota do revisor: no Brasil, o departamento provavelmente seria composto por enfermeiro, técnico em enfermagem e auxiliar.

- Docência (graduação e pós-graduação)
- Execução de clínicas especializadas
- Administração do serviço.

Setor de educação médica*
- Graduação
- Pós-graduação
- Educação contínua.

Setor de pesquisa
- Básica
- Administrativa-avaliativa
- Clínica
- Epidemiológica.

Subdireção administrativa
- Setor financeiro:
  - Orçamento
  - Contabilidade
  - Tesouraria
  - Contas a pagar
- Setor de pessoal:
  - Seleção
  - Vinculação
  - Promoção
  - Holerite
- Setor de serviços gerais:
  - Governança
  - Limpeza
  - Alimentação
  - Vigilância
- Setor de abastecimento:
  - Estoque
  - Compras
- Setor de engenharia e manutenção:
  - Transportes
  - Caldeiras
  - Redes hidráulicas
  - Elétrica
  - Reparo de equipamentos
- Clínicas:
  - Hipertensão arterial
  - Diabetes
  - Câncer
  - Lábio leporino e fenda palatina

- Epilepsia
- Obesidade
- Dor
- Coluna
- Glândula mamária
- Infertilidade e menopausa
- Geriatria
- Tuberculose
- Doença pulmonar obstrutiva crônica
- Tireoide
- Dor pélvica feminina.

Níveis de atendimento médico

Os serviços médicos são classificados em quatro níveis de atendimento médico:

- Nível I – Caracterizado por ser o das instituições menores, nas quais o médico geral atua dispensando atendimento ambulatorial e hospitalar, principalmente de consulta externa, emergências e hospitalização de curta duração para doenças menos graves
- Nível II – Constituído por hospitais maiores do que os do nível I e onde são prestados serviços relacionados ao atendimento médico: medicina interna, cirurgia, pediatria, gineco-obstetrícia, ortopedia e psiquiatria
- Nível III – Caracterizado pela prestação de serviços médicos com a presença de especialistas da área da medicina interna, como cardiologia, pneumologia, nefrologia, dermatologia, endocrinologia etc., ou também da área cirúrgica, como cirurgia cardiovascular, cirurgia pediátrica, cirurgia bucomaxilofacial etc.
- Nível IV – De máxima complexidade, constituído por técnicas de excelente desenvolvimento, tanto no campo cirúrgico (transplantes e microcirurgias) como no das imagens diagnósticas (escâner, ressonância magnética nuclear, radiologia digital) e no campo do laboratório clínico (técnicas de radioimunoensaio).

Tendo isso em consideração, as diferentes instituições de saúde podem ser classificadas de acordo com o nível de complexidade de atendimento que oferecem. Desta maneira, o núcleo central seria formado por dois componentes: atendimento médico e saneamento básico.

Em relação ao atendimento médico, as instituições podem ser classificadas considerando-se:

- As áreas básicas de atendimento: cirurgia, medicina interna, pediatria, gineco-obstetrícia, psiquiatria, trauma e reabilitação; em

---

*Nota do revisor: no país, são poucos os hospitais com graduação, pós-graduação e educação continuada. A rigor, costumam ser hospitais universitários e de ensino. Salvo exceções, como o Hospital Albert Einstein de São Paulo, os hospitais geralmente são vinculados a faculdades.

cada uma delas, contemplam-se os quatro níveis de complexidade já mencionados
- Os serviços de apoio: tanto no campo diagnóstico como no campo terapêutico, e nos quais se destacam: eletromedicina, endoscopia, laboratório clínico, imagens diagnósticas, anatomia patológica e atendimento ambulatorial, tanto em seu componente de consulta externa, como nos serviços de emergência. Cada uma destas áreas pode ser ainda classificada em quatro níveis de complexidade, do mais simples (nível 1) até o mais complexo (nível 4).

Cirurgia

O campo cirúrgico inclui a cirurgia propriamente dita e a anestesia, levando em consideração a importância do trauma, ortopedia e traumatologia:

- Nível 1 de cirurgia caracteriza-se por procedimentos como cesarianas, herniorrafias, apendicectomias, safenectomias, laparotomias exploratórias etc.
- Nível 2 caracteriza-se por cirurgias como gastrectomias, colecistectomias, tireoidectomias etc.
- Nível 3 é exemplificado por cirurgia cardiovascular e neurocirurgia
- Nível 4 integra a microcirurgia em suas diferentes localizações anatômicas.

Medicina interna

- Nível 1 de medicina interna exemplifica-se pelos atendimentos que o médico geral oferece para as diferentes patologias que chegam aos serviços de saúde, e que, habitualmente, o profissional é capaz de resolver
- Nível 2 de medicina interna caracteriza-se pelo atendimento oferecido diretamente pelo médico internista e que também está presente nos níveis 3 e 4, de alta sofisticação
- Nível 3 é administrado pelos diferentes especialistas, com presença de cardiologistas, pneumologistas, nefrologistas, endocrinologistas, hematologistas etc.
- Nível 4 corresponde ao mais alto nível de sofisticação da medicina interna, e nele aparecem também os procedimentos invasivos desta importante área médica.

Pediatria

O nível 1 de pediatria é realizado pelos médicos gerais; o nível 2, pelo pediatra; o nível 3, pelo especialista em pediatria (principalmente nas áreas de neonatologia, cirurgia pediátrica, nefrologia pediátrica, neurologia pediátrica etc.), e o nível 4, pelos procedimentos invasivos da especialização.

Gineco-obstetrícia

Inclui como nível 1 o atendimento oferecido pelo médico geral; o nível 2 pelo médico gineco-obstetra; o nível 3 é praticado pelo especialista em atendimento de alto risco, e, finalmente, o nível 4 exemplifica o atendimento especializado desta área, combinada com tecnologia de ponta, eletromedicina e imagens diagnósticas.

Psiquiatria

O nível 1 de psiquiatria corresponde ao atendimento oferecido pelo médico geral ao paciente mental; o nível 2, ao atendimento dispensado pelo especialista no âmbito ambulatorial; o nível 3, ao que oferece o especialista, mas também inclui internações a curto prazo; e o nível 4, ao caracterizado pelo atendimento de cuidado crítico com assistência médica de alta especialização.

Reabilitação

O nível 1 de reabilitação é dado pelo atendimento do médico geral; o nível 2, pelo fisiatra; o nível 3, pelo fisiatra junto a toda a equipe e a máxima dotação, não apenas na área da traumatologia, mas também nas áreas cardiovascular e respiratória e, em geral, para os diferentes aparelhos e sistemas que integram o ser humano. O nível 4 incorpora as últimas técnicas de reabilitação de diferentes ordens.

Eletromedicina

A área de eletromedicina habitualmente combina-se com a área de imagens nos níveis 1 a 4. São características da sua complexidade: a aparição de eletrocardiografia em todos os níveis 1, 2 e 3, e de eletroterapia em todos os níveis 4.

Endoscopia

A endoscopia inicia-se com o nível 1, correspondente ao atendimento oferecido pelo médico geral em aspectos como: fundo do olho, rinoscopia, otoscopia e laringoscopia direta e indireta;

o nível 2 caracteriza-se pela endoscopia das vias digestivas (principalmente, do esôfago e do estômago); o nível 3 é exemplificado pela broncoscopia, e o nível 4, pela endoscopia do tipo articular e outros similares, como mediastinoscopias e procedimentos de hemodinâmica.

Laboratório clínico

O laboratório clínico de nível 1 inclui técnicas como: quadro hemático, parcial de urina, coprológico, glicemia capilar etc.; o nível 2 incorpora bioquímica do sangue; o nível 3, eletroforese e culturas, e o nível 4, as técnicas de radioimunoensaio.

Imagens diagnósticas

O campo das imagens de nível 1 corresponde a: radiografia simples de tórax, de ossos e simples de abdome; o nível 2, a radiologia de contraste e a ecografia; o nível 3, a arteriografia e a escanografia, e o nível 4, ao surgimento da radiologia digital, medicina nuclear e ressonância magnética nuclear.

Anatomia patológica

O nível 1 corresponde à prática da necropsia; o nível 2, a procedimentos anatomopatológicos de biopsias e citologias; o nível 3, a cortes por congelação, e o nível 4, às últimas técnicas de imunofluorescência surgidas neste importante campo.

Atendimento ambulatorial

Inclui tanto o atendimento de consulta externa como o de emergências. O nível 1 caracteriza-se pelo atendimento oferecido pelo clínico geral, tanto em consulta externa como em serviços de emergências; o nível 2, pela aparição dos especialistas básicos no atendimento de consulta externa e de emergências; o nível 3, pela presença também de supraespecialistas nas áreas médica e cirúrgica, tanto na prestação de consulta externa como na de emergências, e o nível 4, pelas atividades extramuros (principalmente no campo da cirurgia ambulatorial). Cabe lembrar que os níveis de alta complexidade incluem sempre aqueles de baixa magnitude: por exemplo, os níveis 3 e 4 sempre estão acompanhados dos níveis 1 e 2 de atendimento, com a presença de clínicos gerais e dos especialistas de especialidades básicas. Da mesma maneira, o nível 4, ou de alta sofisticação, inclui, de modo simultâneo e descendente, os níveis 3, 2 e 1.

Esta análise indica que o atendimento na Colômbia é dirigido sobretudo ao atendimento do clínico geral em 80% dos casos que requerem atendimento médico ambulatorial e hospitalar; em 15%, o atendimento é feito principalmente pelo especialista de especialidades básicas nas áreas de cirurgia, medicina interna, pediatria, gineco-obstetrícia e psiquiatria, e, finalmente, em 5% dos casos, o atendimento é realizado pelos supraespecialistas nos campos médico e cirúrgico.

O segundo componente em complexidade gira em torno do saneamento básico, o qual inclui três níveis de complexidade. O nível 1 é caracterizado pela administração de água potável e por sistemas adequados de eliminação e controle de resíduos. O nível 2 incorpora, além dos elementos anteriores, o controle de estabelecimentos públicos, de alimentos, de vetores e de roedores, e o nível 3, o controle de terra, água e ar.

Classificação da atenção médica

Para poder oferecer um atendimento em saúde de acordo com as necessidades crescentes dos usuários de serviços, é necessário adiantar estudos ou pesquisas que permitam saber qual é o comportamento da demanda.

Os estudos de morbidade mostraram que aproximadamente 80% das patologias totais podem ser resolvidas satisfatoriamente com a ajuda de profissionais gerais com a dotação adequada.

Existem 15% dessas mesmas patologias que requerem o serviço de médicos especialistas para se conseguir um atendimento adequados e que permita ao paciente recuperar sua saúde ou sua reabilitação oportuna.

Finalmente, restam 5% das patologias que merecem ser tratadas por subespecialidades clínicas ou cirúrgicas para que os pacientes obtenham uma solução satisfatória para seus problemas de saúde.

No início, estes dados fizeram pensar que era prudente estabelecer três níveis de atendimento, de maneira que fosse oferecido um atendimento piramidal, no qual o maior volume (80%) seria prestado pelo nível I, seguido do atendimento por especialidades (15%) no nível II, e que o nível III prestasse atendimento ao restante (5 %). Entretanto, os autores do presente capítulo, após a experiência vivida em hospitais universitários, detectaram a necessidade de criar um quarto nível, para prestar atendimento aos casos que devem ser tratados pelas equipes de profissionais multidisciplinares para resolver uma ou mais patologias que acometem simultaneamente um mesmo paciente. Estima-se que o estado de saúde de apenas 2% dos pacientes justifica um nível IV. Portanto, a proposta é estabelecer os quatro níveis de atendimento hospitalar.

Sendo assim, os níveis de atendimento podem ser definidos como agrupamentos de instituições de saúde que permitem classificar as atividades finais, intermediárias e administrativas que podem realizar para satisfazer as necessidades das pessoas que demandam atendimento.

Os elementos ou fatores dos graus de atendimento são dados por:

- Missão institucional, que estabelece as políticas da direção em relação ao nível a ser assumido
- Patologias a atender, o que, por sua vez, orienta as atividades a serem desenvolvidas
- Nível de capacitação e especialização do recurso humano
- Dotação e equipes da instituição
- Abastecimento
- Classes de atividades intermediárias e finais ou administrativas a serem realizadas.

Esta classificação tem como eixo fundamental o recurso humano, por ser este o motor do sistema de saúde. Em seguida, consideram-se a dotação, a qualidade e a quantidade de equipes com o provimento necessário para executar as atividades programadas e colocar em prática somente as que sejam rentáveis.

Grau de complexidade

No interior de cada nível, podem ser identificados diversos tipos de instituições que executam programas de saúde. Na Colômbia, foram encontradas oito classes de estabelecimentos:

- Posto de saúde
- Centro de saúde A
- Centro de saúde B
- Hospital local
- Unidade intermediária
- Hospital regional A
- Hospital regional B
- Hospital regional ou de referência.*

---

*Nota do revisor: no Brasil, usam-se os termos UBS (unidade básica de saúde), UPA (unidade de pronto-atendimento) e hospitais. No Cadastro Nacional de Estabelecimentos de Saúde, é possível acessar a classificação brasileira: http://www2.datasus.gov.br/DATASUS/index.php?area=0204&id=6906&VObj=http://tabnet.datasus.gov.br/cgi/deftohtm.exe?cnes/cnv/estab.

Posto de saúde

É o recurso de saúde que oferece os serviços de atendimento realizados pelos enfermeiros permanentemente, e de consultas médica e odontológica agendadas por horários, de acordo com a demanda. Localiza-se em áreas rurais com populações de, aproximadamente, 5.000 habitantes.

Centro de saúde A

Corresponde a instituições de segunda ordem na complexidade crescente das patologias. Oferece serviços de enfermaria permanente, consulta médica e odontológica durante 8 h/dia e executa atividades básicas para o controle dos fatores de risco no meio ambiente. Conta com leitos para observação. Estes centros são encontrados nos municípios com populações entre 5.000 e 20.000 habitantes.

Centro de saúde B

Este tipo de centro ocupa o terceiro degrau na escala do primeiro nível de atendimento, mas sua característica diferencial dos centros A é o fato de estar localizado nas grandes cidades, o que exige a prestação de serviços de atendimento em saúde do tipo ambulatorial, com uma intensidade mínima de 8 h/dia em clínica geral e odontologia, consulta nas especialidades de medicina interna, gineco-obstetrícia e pediatria. Também presta serviço de emergências permanentemente, e, portanto, deve ter leitos de observação.

Hospital local

Corresponde a uma instituição que ocupa o quarto grau de ascensão no atendimento crescente de complexidade.

Como hospital, deve ter patrimônio próprio, assim como autonomia administrativa e financeira para dispor de recursos humanos, físicos e financeiros e prestar serviços ambulatoriais e de hospitalização.

O atendimento é realizado por profissionais gerais da saúde durante as 24 h do dia, e está estabelecido nas áreas urbanas de municípios com populações superiores a 20.000 habitantes.

Unidade intermediária

É a instituição que presta seus serviços no quinto lugar da complexidade crescente e está classificada no segundo nível de atendimento. Oferece atendimento permanente de consulta externa e de hospitalização nas áreas de gineco-obstetrícia, pediatria e medicina interna, além de executar programas de cirurgia ambulatorial.

Hospital regional A

Classifica-se como um hospital de nível II e no sexto lugar de complexidade crescente. Oferece serviços de atendimento ambulatorial e de hospitalização nas áreas de medicina interna, gineco-obstetrícia e psiquiatria, e podem ser agregadas outras especialidades, como traumatologia, otorrinolaringologia e urologia.

Estes hospitais têm autonomia administrativa e financeira, contam com patrimônio próprio e são a ele designadas áreas de influência constituídas por recursos hospitalares de nível inferior, que devem encaminhar a ele os pacientes que demandem atendimento deste nível. Estes centros hospitalares localizam-se em pequenas e medianas cidades com populações de aproximadamente 50.000 habitantes.

Hospital regional B

Encontra-se no sétimo grau da escala de complexidade crescente e no terceiro nível de atendimento.

Destina-se a prestar atendimento ambulatorial e de hospitalização em clínica geral, medicina interna, gineco-obstetrícia, pediatria, psiquiatria, cirurgia geral, cardiologia, ortopedia, traumatologia, cirurgia plástica, urologia, otorrinolaringologia, oftalmologia e neonatologia, e as subespecialidades que o hospital também possa estabelecer, segundo a demanda e a disponibilidade de seus recursos.

Está localizado em cidades com populações de mais de 500.000 habitantes e deve servir como sede para a docência universitária em saúde.

Hospitais especializados e de referência nacional

Um hospital deste tipo situa-se no oitavo lugar da escala e é destinado a oferecer a mais alta tecnologia de serviços para satisfazer as necessidades de um sistema organizacional ou de patologias específicas, como oncologia e traumas.

Por ser de muito alta tecnologia, os hospitais desta classe servem de sede para educação universitária em saúde (tanto para a graduação como para a pós-graduação) em seu campo específico de ação. Estes hospitais classificam-se também no nível IV de atendimento em saúde.

Este grupo de hospitais é o mais heterogêneo, em virtude das características de cada um deles, mas o que facilita sua classificação no nível IV é o predomínio do alcance de seus serviços e seus departamentos no desenvolvimento de tecnologias que lhes permitam qualificar suas atividades intermediárias e finais, em sua maioria, dentro das prestabelecidas para o nível. Localizam-se em cidades que permitam prestar seus serviços a populações superiores a um milhão de habitantes.

Hospitais de nível V ou de máxima tecnologia e capacidade administrativa

No meio colombiano, é considerado de especial importância para a subsistência institucional da saúde a existência de redes hospitalares que prestem todos os serviços de saúde, os quais devem ser dirigidos pela instituição hospitalar que tenha conseguido maiores resultados em meio a seu próprio desenvolvimento científico e administrativo.

Estes hospitais são as entidades que, conhecendo os custos dos procedimentos, estabelecem

---

Resumo

Em razão do aumento das variáveis que incidem na prestação dos serviços de saúde, é necessário assumir condutas que permitam o manejo integral delas, para guiá-las em direção aos objetivos das instituições prestadoras de serviços de saúde. Isso impõe que não apenas sejam elaborados gráficos que estabeleçam as linhas hierárquicas dentro delas, mas também o conhecimento pleno da população que será atendida, suas necessidades e os fatores inter-relacionados, como adiantamento em novas e mais precisas tecnologias e teor das normas legais vigentes.

Devem-se identificar as variáveis demográficas da população objeto da programação para determinar os serviços que serão prestados, seus custos, as metas esperadas e mensurar os resultados em um período determinado.

Conhecer a morbidade de acordo com o sexo e segundo os grupos de interesse epidemiológico permite estabelecer a cobertura que se quer dar a cada grupo e, como consequência, identificar os serviços de saúde necessários na comunidade para, assim, montar o perfil da oferta de serviços institucionais.

Após identificar as áreas de interesse, é necessário conhecer os recursos; o primeiro deles é o talento humano, seguido dos recursos físicos, de dotação e econômicos para adiantar as atividades programadas, que devem ser observadas em seu desenvolvimento e avaliadas pelos diferentes mecanismos com os quais se possa contar.

Finalmente, é preciso lembrar que: o trabalho gerencial ideal consiste em investir na pirâmide estrutural; observar que a base é de responsabilidade da parte superior, por conta da importância adquirida por todos os funcionários; e que o gestor é o responsável pela excelência de funcionamento e atendimento daquele hospital.

os valores e negociam a venda de serviços às seguradoras ou às administradoras de planos de benefícios dentro de algumas modalidades dos sistemas de saúde. Em outras palavras, sabe-se que são as instituições de maior desenvolvimento tecnológico e administrativo que devem dirigir a contratação da prestação de serviços de maneira racional e justa, que impeça que fatores financeiros levem à falência os hospitais de menor nível de atendimento em saúde.

Bibliografia

Alcaldía Mayor de Bogotá, Secretaría Distrital de Salud (SDS). Descentralización de la salud en Santafé de Bogotá D.C. Bogotá: SDS; 1990.

Alcaldía Mayor de Bogotá, Secretaria Distrital de Salud. Organización del Sistema Distrital de Salud de Santafé de Bogotá D.C. Bogotá: SDS; 1990.

Asociación Nacional de Empresarios de Colombia (Andi). Recomendaciones del sector privado para la sostenibilidad del Sistema General de Seguridad Social en Salud. Medellín: Andi; 2009.

Barquín CM. Dirección de hospitales. 6a ed. México: Nueva Editorial Interamericana; 1992.

Colombia, Congreso de la República. Ley 10 de 1990. Por la cual se reorganiza el Sistema Nacional de Salud y se dictan otras disposiciones. Bogotá: Diario Oficial 39137 de enero 10 de 1990.

Colombia, Congreso de la República. Ley 100 de 1993. Por la cual se crea el sistema de seguridad social integral y se dictan otras disposiciones. Bogotá: Diario Oficial 41148 del 23 de diciembre de 1993.

Colombia, Congreso de la República. Ley 60 de 1993. Por la cual se dictan normas orgánicas sobre la distribución de competencias de conformidad com los artículos 151 y 288 de la Constitución Política y se distribuyen recursos según los artículos 356 y 357 de la Constitución Política y se dictan otras disposiciones. Bogotá: Diario Oficial No. 40987.

Colombia, Congreso de la República. Ley Estatutaria 1751, Por medio de la cual se regula el derecho fundamental a la salud y se dictan otras disposiciones. Bogotá: Diario Oficial 49427 de febrero 16 de 2015.

Colombia, Corte Constitucional. Sentencia 760, Magistrado Ponente Manuel José Cepeda Espinosa. Bogotá; 2008.

Colombia, Ministerio de Salud. Colombia, Ministerio de Salud. Niveles de complejidad en la atención médica. 1987.

Colombia, Ministerio de Salud. Resolución 1536 de 2015. Por la cual se establecen disposiciones sobre el proceso de planeación integral para la salud. Bogotá: Minsalud; 2015.

Galán SCP. Niveles de atención en odontología. Bogotá: 1992.

Resolución 5521de 2013. Por la cual se define, aclara y actualiza integralmente el Plan Obligatorio de Salud (POS). Bogotá: Diario Oficial No. 49019 de 30 de diciembre de 2013.

7 Administração de Recursos Humanos

Gabriel Pontón Laverde

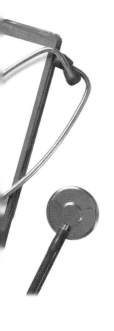

Introdução

Entende-se como administração de recursos humanos o conjunto de políticas, normas, atividades e procedimentos realizados em um hospital, como a análise das necessidades de pessoal, seu planejamento, seleção, recrutamento, treinamento e reciclagem; o bem-estar e o crescimento profissional e emocional, bem como a disciplina das pessoas que trabalham na organização com atribuições específicas que permitem o cumprimento dos objetivos institucionais.

Trabalhar em um hospital requer grande esforço intelectual, emocional e físico, considerando que as pessoas passam a maior parte do dia em seu setor e o serviço pode ser extenuante. Merece destaque, entre outros, o trabalho de médicos, enfermeiros e pessoal de manutenção, engenharia e segurança.

Muitas das funções repetitivas e, às vezes, monótonas, têm remuneração baixa e possibilidade de promoção mínima. Mesmo assim, para quase todos os cargos, exigem-se competências específicas, habilidades e conhecimentos técnicos que variam extremamente em complexidade. Algumas dessas funções devem ser exercidas utilizando conhecimentos científicos modernos e sob pressão emocional intensa e, para elas, a remuneração tende a crescer significativamente.

É preciso analisar os funcionários como o bem mais importante de um hospital, um bem que merece tratamento cuidadoso, que se inicia no momento em que se busca contratar esse funcionário, continua com o monitoramento do desempenho da função para a qual foi contratado, com os treinamentos constantes, a solução de suas necessidades e seus problemas pessoais e a avaliação de seu desempenho, e termina após sua aposentadoria, com o pagamento de benefícios sociais aos quais tem direito e o reconhecimento pelo trabalho realizado em benefício dos pacientes atendidos na instituição. Além disso, é preciso analisar as diferentes abordagens existentes em relação ao bem-estar, à motivação e à disciplina, e também iniciar-se no intrincado mundo da resolução dos problemas que surgem normalmente.

Em suma, busca-se criar, de maneira integral, o conceito de gestão do recurso humano, com o uso de seus conhecimentos e esforços, mas também entendendo o trabalhador como um ser social, com sentimentos, emoções e necessidade de reconhecimento.

A telemedicina impõe novos desafios, visto que é preciso identificar as áreas de prestação de serviços à comunidade e as regiões geográficas que serão assistidas; ao mesmo tempo, exige que se estabeleçam novos estilos de gestão, pois os compromissos, os horários, a produtividade e o conceito de competitividade são alterados. Essa nova forma de trabalho traz grandes benefícios para a comunidade e, ao mesmo tempo, amplia os objetivos do hospital e o aproxima dos pacientes, por meio da telecomunicação, em suas diferentes modalidades e sistemas.

Um exemplo de norma internacional de gestão da qualidade com capacidade de certificação é a norma ISO 9001-2008, que, em seus itens 6.2 e 5.5.1, trata dos recursos humanos de uma organização para que ela possa satisfazer, com eficiência e qualidade adequada, às necessidades dos pacientes. Para isso, os hospitais devem contar com funcionários muito competentes, que tenham a melhor formação, habilidades e experiência e que atendam satisfatoriamente aos requisitos estabelecidos para cada cargo.

Planejamento dos recursos humanos

O planejamento dos recursos humanos nos hospitais era um aspecto quase esquecido, caracterizado por uma deficiência metodológica significativa; esse tema foi discutido por um longo tempo, o que permitiu seu progresso. As políticas de planejamento da força de trabalho têm o objetivo de tornar o sistema de saúde eficiente, mas raramente as previsões são feitas de forma sistemática. Na maioria dos hospitais, o planejamento da força de trabalho é tratado do ponto de vista do gasto. Em geral, são ignoradas as variações na quantidade de pacientes e de tratamentos e, inclusive, na produtividade, bem como as mudanças ou a substituição de tecnologias. Recentemente, essa tendência tem mudado, e tanto os diretores como os gerentes de recursos humanos buscam responder com eficiência às necessidades de uma demanda efetiva de pacientes.

Recrutamento e seleção

É a atividade que visa à admissão de novos funcionários no hospital, e inclui as vagas disponíveis no momento e as oportunidades que podem surgir em um futuro próximo, bem como a divulgação dos benefícios oferecidos pela instituição. Envolve diferentes atividades, resumidas a seguir.

Necessidades de trabalho

Determinação das necessidades

Embora as necessidades de pessoal possam ser evidentes quando os chefes dos setores mostram escassez de colaboradores, é importante estabelecer prioridades, funções, tarefas específicas e cargas de trabalho a serem desenvolvidas e também a qualidade dos funcionários que serão contratados. Dessa forma, evita-se, desde o princípio, a contratação de pessoas não qualificadas ou inadequadas em razão de suas características ou metas pessoais, pois os danos diretos ou indiretos aos pacientes ou ao hospital podem ser maiores que a escassez na quantidade de funcionários, a menos que seja possível treiná-los (na maioria das vezes, a custos elevados). Se a pessoa contratada não se sente à vontade ou não é competente, apresentará problemas pessoais e sua moral baixará, da mesma forma que a do grupo com o qual trabalha; prestará serviço inadequado e os pacientes receberão uma assistência deficiente. A melhor maneira de recrutar funcionários baseia-se no raciocínio e na experiência de especialistas no assunto, e deve começar por determinar exatamente, com toda precisão, o trabalho que será necessário, no local cabível e no ambiente de trabalho do qual se dispõe.

Determinação das necessidades de trabalho
- Definição de cada cargo e requisitos ou perfil para desempenhá-lo
- Previsão das necessidades específicas de funcionários
- Treinamento de funcionários e admissão de pessoas qualificadas para exercer a função necessária
- Fontes de recrutamento: internas e externas
- Divulgação e inscrição (promoção)
- Seleção: direta, entrevista, testes, verificação de referências e escolha
- Contratação
- Integração

Definição dos cargos

A definição dos cargos ou do perfil desejado começa pelo estabelecimento de funções, obrigações e responsabilidades de determinado posto de trabalho dentro do hospital e inclui a soma total de ações a serem desenvolvidas, subdivididas em *tarefas* e *procedimentos*. Também contempla o contexto dentro do qual se desenvolve o trabalho, os fatores que o condicionam e o ambiente que o rodeia. Da mesma forma, e de acordo com as especificações da função, são estabelecidas as qualidades da pessoa que deve ocupar o respectivo cargo, no que se refere a conhecimentos específicos, aptidões, habilidades, experiência, educação e capacitação mínima necessária para desempenhar corretamente suas atividades.

Descrição do cargo

Existem razões importantes para o baixo desempenho no trabalho de um funcionário:

- Não sabe o que deve fazer
- Não sabe fazer aquilo que deve ser feito
- Não sabe se exerce bem sua função
- Não recebe nenhuma orientação, ajuda ou apoio de seu superior
- Sua relação de trabalho com o superior imediato é insatisfatória, muitas vezes em decorrência das quatro razões anteriores.

As *aptidões* e as *habilidades* referem-se à competência na execução de uma atividade ou tarefa específica e ao comportamento durante seu desempenho.

As características necessárias para exercer determinado cargo devem ser as mais precisas possíveis e, por motivo algum, devem ser discriminatórias, seja em relação à raça, ao sexo, à religião, à nacionalidade, ao estado civil, à idade e a limitações físicas. Por exemplo, uma pessoa que não consegue trabalhar na manutenção porque não tem um dos braços poderia trabalhar no atendimento telefônico.

Previsão da necessidade de funcionários

A previsão da necessidade de pessoal permite o tempo necessário para que se selecione o funcionário adequado ao cargo. As estatísticas sobre a ocupação de cada função, as mudanças tecnológicas em medicina e telemática e sua projeção para a comunidade e o cuidado do meio ambiente, sem desconsiderar as situações especiais, podem indicar as tendências de crescimento e as necessidades de funcionários. As estatísticas de rotatividade de pessoal orientam sobre o tempo médio de permanência dos funcionários nos diferentes departamentos.

A programação é um fator essencial quando aliada à previsão permanente dos grupos de trabalho de que o hospital necessita diariamente, de acordo com a sazonalidade, ou seja, as necessidades em períodos semelhantes, sejam dias, semanas, meses, temporadas ou tendências anuais de crescimento ou redução de morbidades específicas. Por outro lado, a distribuição dos horários de trabalho é importante para a manutenção e o recrutamento de pessoas mais adequadas para o hospital; os turnos de trabalho devem atender não somente às necessidades da instituição, mas também ser atrativos para cada profissional.

As previsões periódicas da necessidade de funcionários, de acordo com o fluxo de pacientes, as novas tecnologias, o comportamento e o ambiente de trabalho em cada departamento, ajudam a determinar as necessidades e prever possíveis mudanças ou demissões.

Outro fator importante na previsão das necessidades é o tempo durante o qual um cargo permanece vago até seu preenchimento por um funcionário que desempenhe perfeitamente a função. Entre o momento em que um funcionário pede demissão até aquele em que se consegue substituí-lo, depois da busca, de várias entrevistas, provas, análise das referências, tomada de decisão e o comprometimento do indivíduo, pode transcorrer 1 mês. Quando o novo funcionário chega, o problema não é imediatamente resolvido, pois pode ser necessária 1 semana ou mais para que a pessoa que vai ocupar o novo cargo conheça o hospital e seu ambiente de trabalho e o execute com plena capacidade. Levando tudo isso em conta, facilmente transcorrerão 2 meses.

Treinamento em comparação à contratação de pessoas competentes

Na determinação da necessidade de funcionários, deve-se decidir se há possibilidade de contratar pessoas competentes (ou seja, com os conhecimentos, as aptidões e as habilidades necessários para o desempenho imediato de um cargo) ou se será preciso realizar um treinamento para os novos funcionários dentro da instituição. Na maioria das vezes, acredita-se que não há tempo disponível para o treinamento, por haver muita atividade no trabalho. Entretanto, a contratação de uma pessoa com as competências necessárias para a função nem sempre é certa: contratar uma pessoa capacitada, mas com maus hábitos, pode ser mais caro, em vários sentidos, do que treinar uma pessoa sem experiência. A formação de especialistas nos hospitais é um exemplo de treinamento conveniente. Não obstante, ao contratar uma pessoa de grande competência, é preciso verificar com cautela suas referências e certificar-se pessoalmente da qualidade do seu trabalho, para minimizar a possibilidade de surpresas.

O treinamento é dispendioso e leva tempo, tanto para quem o administra como para quem o recebe, mas comprometer-se com a execução de tarefas sem a devida capacitação é muito mais dispendioso no fim das contas. A pessoa consciente da falta de competência em seu desempenho não se sente bem psicologicamente; pacientes, colegas ou companheiros de trabalho serão um incômodo e o hospital perderá prestígio, pois os resultados insatisfatórios resultam em comentários negativos. Em suma, sempre se deve dispor de tempo e de recursos para treinar os próprios funcionários, principalmente quando se está diante de novas tecnologias, com novos equipamentos que substituem, com vantagem, os existentes.

Princípios sobre o recrutamento

Entende-se como *recrutamento* a busca ativa de pessoas com as competências necessárias para desempenhar funções específicas em um mercado de trabalho concorrido, no qual se demandam certas tarefas, com determinadas condições, que exigem profissionais capacitados que queiram trabalhar em hospitais. Como muitas das funções exigem ao extremo, é necessário fazer do recrutamento uma ferramenta técnica valiosa, com o intuito de encontrar a pessoa adequada para um cargo específico, que permita que ela aplique suas habilidades potenciais ao exercê-lo, de modo a contribuir positivamente para os objetivos da instituição. Esse procedimento pode desenvolver-se efetivamente da seguinte forma:

- Transmitindo suas mensagens às pessoas ou divulgando-as nos meios apropriados, para que sejam encontradas facilmente por quem possa estar interessado. Usar técnicas convenientes, que beneficiem a imagem do hospital, para atrair as pessoas adequadas. É essencial utilizar os canais de comunicação apropriados às pessoas, ou seja, devem ser os mesmos canais que elas acessam para buscar trabalho. Devem-se deixar mensagens nas áreas onde elas transitam ou trabalham e usar os meios de comunicação que elas assistem ou ouvem: clubes, sociedades científicas, universidades etc.
- Igualmente, as mensagens devem ser pertinentes, com informações sobre os conhecimentos que se esperam dos aspirantes, o cargo, o local, o horário, as qualidades necessárias e com quem o candidato deve fazer contato. Da mesma maneira, sempre que possível, devem ser informados os aspectos atrativos do cargo, como salário, benefícios etc.
- O segundo aspecto é a competitividade. O hospital está concorrendo com outros hospitais e centros de saúde pelo mesmo grupo de pessoas qualificadas; já no caso de pessoas não qualificadas para a saúde, a competição é com outros setores da economia. Os serviços e a imagem do hospital devem ser promovidos à mesma altura que os dos concorrentes, ou de melhor maneira
- Outro aspecto é a perseverança. É considerado boa prática buscar permanentemente possíveis profissionais e outros funcionários, a fim de manter um cadastro de trabalhadores potenciais, que serão contatados quando necessário. Ocasionalmente, surgirão pessoas em busca de emprego; nesse caso, elas devem preencher um formulário de candidatura, mesmo que a instituição não esteja à procura no momento, e devem receber a devida atenção. Os candidatos devem ficar com a sensação de que é bom e desejável trabalhar nesse hospital: *vale lembrar que eles podem ser necessários em um futuro próximo*
- Informar aos funcionários da própria instituição sobre a disponibilidade atual de empregos (vagas) e também às universidades e associações científicas ou técnicas e, ainda, no boletim da instituição.

Recrutamento interno

É o processo que permite que os funcionários do hospital conheçam as vagas existentes e as oportunidades de promoção para novos cargos na instituição, participem dos processos seletivos e sejam promovidos, visto que os funcionários atuais têm preferência nas promoções sobre as pessoas com currículo semelhante. Esse tipo de recrutamento tem algumas vantagens: é uma recompensa para as pessoas que se empenham, é algo que as motiva e estimula o estabelecimento de metas, além de manter o ambiente corporativo ou a dedicação ao hospital.

Se não há, entre os colaboradores do hospital, um substituto para assumir o cargo oferecido, é possível que eles repassem as informações aos amigos. Isso é positivo, pois, no fundo, significa que os atuais funcionários são bons profissionais e estão contentes no hospital. Eles não indicarão pessoas que não atendam aos requisitos ou não sejam do agrado do grupo de trabalho. Por sua vez, o ingresso de pessoas totalmente desconhecidas pode desmotivar aqueles que se sentem relegados.

Às vezes, os funcionários promovem a contratação de familiares. Entre os diretores de hospitais, há duas opiniões opostas: uns dizem que essa atitude representa um fator negativo, enquanto outros a consideram adequada e vantajosa. O acerto do recrutamento depende, em grande parte, da índole dos familiares. Há quem manifeste que, se um familiar deixar o hospital ou for despedido, o outro funcionário, provavelmente, também deixará o hospital ou ficará desmotivado e se tornará um problema. Como a ocorrência de problemas nos hospitais é frequente, recomenda-se limitar a contratação de familiares a casos especiais.

Os demais métodos de recrutamento são considerados externos e, ao admitir novas pessoas, apresentam a vantagem de trazer novas ideias e perspectivas e o desejo de acertar.

Seleção da pessoa correta

O número de candidatos a um cargo depende de diversos fatores. Independentemente disso, e supondo que as especificações do cargo tenham sido estabelecidas com clareza, o processo seletivo abrange cinco componentes:

- Formulário de inscrição
- Entrevista e avaliação
- Provas ou testes de seleção
- Verificação das referências fornecidas
- Análise dos resultados e escolha.

Formulário de inscrição | Solicitação de emprego

Formulário em que cada candidato elenca feitos comprováveis de sua atividade profissional pregressa e onde são feitas perguntas relevantes relacionadas ao cargo (em especial, sobre conhecimentos formais, experiência, aptidões, habilidades, educação, referências de comportamento e empregos anteriores) e ao ambiente familiar.

Antes da entrevista com o candidato, o diretor ou as pessoas por ele designadas devem conhecer o conteúdo da solicitação na íntegra e resumir os aspectos destacados e as perguntas que sejam pertinentes, por exemplo, tempo sem emprego, perguntas não respondidas e se todas elas foram compreendidas, a impressão que o candidato tem do hospital e os requisitos específicos positivos para o cargo. A seguir, é apresentado um modelo de formulário para a solicitação de emprego (Figura 7.1).

Entrevista

É importante que diferentes pessoas participem da entrevista, para analisar com propriedade o cumprimento dos requisitos que o candidato a ocupar determinado cargo deve apresentar.

Embora seja importante fazer a entrevista pessoalmente, hoje em dia é possível fazê-la por meio de teleconferência; de qualquer modo, o candidato deve estar em um local tranquilo, livre de distrações e interrupções, pois a primeira tarefa é fazê-lo sentir-se à vontade, calmo e em um ambiente amigável, para que a conversa seja aberta e o mais autêntica possível. É preciso ouvi-lo atentamente e lembrar que quem conduz a entrevista deve causar uma impressão favorável de si mesmo e do hospital. Um descuido ou erro no início da entrevista pode arruinar este processo. Para cargos de menor nível hierárquico, é melhor seguir um padrão estabelecido, de modo que se abordem os mesmos temas com cada candidato.

A entrevista é uma troca mútua de informações, na qual se pretende conhecer o candidato que, por sua vez, quer saber sobre o hospital. Para que se conheça melhor o candidato, dois tipos distintos de informação serão buscados: os aspectos precisos relacionados a sua experiência e a suas aptidões ou habilidades, e informações referentes às qualidades pessoais relevantes para a execução adequada do trabalho. Em relação ao último item, tais qualidades nunca poderão ser identificadas de antemão, mas podem ser observadas quando se permite que o candidato fale abertamente; dessa maneira, podem ser observados e avaliados aspectos como sua facilidade de expressão verbal, sua habilidade no trato com o público e sua personalidade.

Avaliação

Como uma entrevista (feita pessoalmente ou por teleconferência) diz pouco ou nada sobre aspectos como o grau de motivação, o temperamento, a honestidade, a sobriedade, o realismo ou o absenteísmo, a avaliação da entrevista sempre é subjetiva, pois se baseia, essencialmente, em sentimentos e emoções. Alguns estudos apontam que há bem pouca correlação entre a entrevista e o sucesso no trabalho; também demonstram que os entrevistadores *acreditam* ter

Solicitação de emprego			Data			
Escrever com letra de forma				Dia	Mês	Ano
O hospital não discriminará nenhum candidato ou funcionário em razão de idade, etnia, sexo, religião ou filiação partidária							

Sobrenome(s)	Nome(s)	Identificação	
		Categoria	Nº
Endereço residencial	Cidade	Estado	Telefone residencial

Endereço postal, se diferente do anterior	E-mail

É maior de 18 anos?		É maior de 50 anos?		Nacionalidade
Sim	Não	Sim	Não	

Número de dependentes econômicos

Emprego de interesse

Cargo ao qual se candidata		Outros cargos pretendidos		
Disponível para	Período integral ☐	Turnos	Dia ☐	Finais de semana ☐
	Meio período ☐		Tarde ☐	Outros ☐
	Por hora ☐		Noite ☐	
Quando estaria disponível para começar a trabalhar?		Pretensão salarial		

Candidatou-se a um emprego anteriormente?
Sim ☐   Não ☐   Em caso afirmativo, quando?

Como soube da oportunidade de trabalho neste hospital?
Por iniciativa própria ☐   Por amigos ☐   Outros ☐
Por funcionários do hospital: nome ☐

Formação

Instituição de ensino	Nome e endereço	Datas de mês/ano até mês/ano	Anos concluídos Assinale o maior	Título	Área de interesse
Secundária			1 2 3 4 5 6...		
Universidade ou escola técnica			1 2 3 4 5 6...		
Universidade ou escola técnica			1 2 3 4 5 6...		
Pós-graduação			1 2 3 4 5 6...		
Outros (descreva)			1 2 3 4 5 6...		

Figura 7.1 Exemplo de formulário de solicitação de emprego. (*continua*)

Empregos anteriores – comece pelo cargo atual ou mais recente		
Empresa	Desde	Até
Endereço	Podemos solicitar referências? Sim☐ Não☐ Telefone	
Cargo inicial Cargo final	Salário Salário	
Nome e cargo de seu último superior imediato	Telefone	
Resuma suas funções e responsabilidades		
Motivo da saída		
Desvantagens do último cargo		
Empresa	Desde	Até
Endereço	Podemos solicitar referências? Sim☐ Não☐ Telefone	
Cargo inicial Cargo final	Salário Salário	
Nome e cargo de seu último superior imediato	Telefone	
Resuma suas funções e responsabilidades		
Motivo da saída		
Desvantagens do último cargo		
Empresa	Desde	Até
Endereço	Podemos solicitar referências? Sim☐ Não☐ Telefone	
Cargo inicial Cargo final	Salário Salário	
Nome e cargo de seu último superior imediato	Telefone	
Resuma suas funções e responsabilidades		
Motivo da saída		
Desvantagens do último cargo		

Figura 7.1 (*Continuação*) Exemplo de formulário de solicitação de emprego. (*continua*)

Se houver mais de três empregos anteriores, descreva-os a seguir					
Data	Empresa e endereço	Cargo ou tipo de trabalho	Salário	Motivo da saída

Idiomas: assinale aqueles que pode usar no trabalho			
Idioma		Fala	Lê	Escreve
Idioma		Fala	Lê	Escreve
Habilidades administrativas			
Digitação (palavras/minuto)	Tradução		
Outros equipamentos de escritório (computadores, programas, linguagens)			

Familiares ou amigos que trabalham aqui	
Nome	Cargo
Departamento	Parentesco

Você tem alguma doença ou limitação física que o(a) impeça de desenvolver as atividades?
Sim ☐   Não ☐   Descreva

Já foi punido(a) ou demitido(a) por roubo, danos ou outras causas?
Sim ☐   Não ☐   Descreva

Já foi punido(a) ou demitido(a) por brigas ou atos parecidos?
Sim ☐   Não ☐   Descreva

Já foi punido(a) ou demitido(a) por estar sob influência ou posse de álcool/drogas?
Sim ☐   Não ☐   Descreva

O que você espera dar à instituição? Descreva

O que você espera receber da instituição? Descreva

Figura 7.1 (*Continuação*) Exemplo de formulário de solicitação de emprego.

uma impressão completa durante os 5 primeiros minutos da entrevista.

Uma constante nas entrevistas é que o candidato responde as perguntas de acordo com o que acredita que o recrutador quer ouvir e busca projetar a imagem do funcionário que a instituição está procurando, não da pessoa que realmente é. Apenas um descuido no fim da entrevista – em geral, durante os últimos 5 min – pode revelar quem ele é. Isso é importante porque o entrevistador pode comparar a primeira impressão com a última (os primeiros com os últimos 5 min) e fazer uma avaliação mais objetiva.

O avaliador precisa evitar generalizações sobre o entrevistado, como sua impressão à primeira vista, o conceito sobre todos os egressos de uma determinada universidade ou escola, a confiança total no amigo que o indicou ou em um entrevistado que tem os mesmos gostos, preferências ou comportamentos que os seus próprios.

Em uma entrevista, o fundamental é identificar estritamente as qualidades exigidas para um cargo específico e evitar julgamentos e reações subjetivos. Devem-se evitar prejulgamento e padrões desnecessários.

Ao falar sobre o hospital, é importante ser aberto, honesto e absolutamente franco, informando o salário, os benefícios e as possíveis promoções. Deve-se dar a oportunidade para que sejam feitas perguntas antes de terminar a entrevista, além de sempre considerar que uma boa entrevista para um profissional de nível educacional mais elevado leva cerca de 1 h e, no caso de uma pessoa para cargos operacionais, entre 15 e 30 min.

Provas (testes) de seleção

Os testes são aplicados como um método adicional para avaliar os candidatos a um cargo. Algumas vezes, são feitos antes da entrevista, para selecionar os candidatos mais adequados; outras, são feitos *depois*, para um pequeno grupo de candidatos que continuam no processo seletivo, para obter informações objetivas, adicionais às avaliações subjetivas. São usados vários tipos de provas ou testes:

- De inteligência, para mensurar a habilidade mental
- De aptidão, com objetivo de avaliar a capacidade de aprender um serviço ou uma habilidade em particular
- De habilidades específicas
- Psicológicos, concebidos para mensurar características de personalidade, especialmente para cargos de alta responsabilidade
- Médicos, para avaliar a aptidão física.

Com exceção dos exames médicos, a maioria dos hospitais não usa os outros testes por várias razões, como o tempo gasto na realização e qualificação desses testes, o fato de que são pouco relevantes para os cargos não administrativos e que muitos deles são aplicados em grupos de determinado nível educacional e classe social e, portanto, são discriminatórios. Não são considerados objetivos para outros grupos de profissionais.

Para que uma prova seja útil, deve ser válida, responsável e pertinente ou relevante para o cargo que será desempenhado. Para que seja *responsável*, deve ser consistente no que se refere à mensuração (ou seja, que dê os mesmos resultados todas as vezes que a mesma pessoa o fizer). Para que seja *relevante*, deve estar relacionada ao cargo específico para o qual é aplicada. Tudo isso – a dificuldade dos testes, o risco de serem discriminatórios ou injustos e as possibilidades de erro nas mãos de uma pessoa não capacitada – faz os testes terem mais problemas do que benefícios. Os testes de habilidades e de aptidões específicas (como os de destreza manual) são exceções, e os únicos exames indispensáveis na Colômbia, e que podem variar de acordo com a legislação de cada país, são os físicos ou médicos, pois são necessários para evitar frequentes incapacidades ou doenças contagiosas que possam ser transmitidas aos pacientes ou a outros funcionários.

Verificação de referências

Depois das entrevistas e da aplicação de testes e/ou provas, a seleção dos possíveis candidatos é reduzida a duas ou três alternativas. A verificação das referências é a última etapa antes da decisão. É o meio de checar as credenciais e determinar as causas pelas quais a pessoa saiu de outros empregos. As informações fornecidas pelas referências podem ser vistas sob dois aspectos: substanciais e de estilo. As informações substanciais estão relacionadas aos feitos manifestados pelo candidato; e as de estilo referem-se ao desempenho do candidato em empregos anteriores, sua relação com os companheiros e como exerceu seu trabalho sob pressão.

Primeiro, é preciso verificar os feitos substanciais, como datas dos empregos, título do cargo, salário etc. Dessa maneira, é possível analisar se o que está escrito é verídico ou foi distorcido. Se, para exercer determinado cargo, são exigidos títulos formais, eles devem ser anexados à solicitação, com autorização para que sejam verificados. Uma vez confirmada a exatidão das informações escritas no formulário, são analisadas as referências de empregos anteriores. É comum que empregadores anteriores forneçam informações neutras, por isso é preciso fazer uma pergunta-chave: "você trabalharia com ele(a) novamente?". Para reduzir a possibilidade de uma ação judicial, é necessário que o candidato assine uma autorização específica para a obtenção de informações.

A verificação das referências é indispensável e, ao deixar de fazê-la, o examinador pode cometer grandes erros e assumir o risco de contratar uma pessoa problemática ou inadequada.

Análise dos resultados e escolha

É responsabilidade do diretor tomar a decisão de escolher um novo funcionário. Fazer a escolha significa analisar dois ou mais candidatos e optar por um deles por ser a pessoa mais apta para o cargo em questão. Às vezes, tenta-se adequar o cargo para que se adapte às qualidades da pessoa mais próxima do perfil exigido; nesse caso, são feitas concessões e, sem que se perceba, mudam-se os requisitos para empregar tal pessoa. Normalmente, essa estratégia prejudica o hospital, pois, uma vez contratado o novo funcionário, constata-se que ele não é competente para o cargo; isso não agrada as pessoas que fazem o mesmo trabalho que ele, pois serão encarregadas das obrigações as quais ele não está apto a executar; além disso, atrapalha os horários, as rotinas e o sistema, causando problemas incalculáveis.

Cada vez que se contrata um funcionário, mesmo que se tenha certeza de suas capacidades, existe o risco de se cometer um erro, pois somente quando ele estiver no hospital e demonstrar sua capacidade para o trabalho e os procedimentos, relacionar-se com os colegas e pacientes, e forem avaliadas sua responsabilidade, pontualidade etc., é que será possível conhecer a pessoa empregada. Para se fazer tal avaliação, é importante ficar atento ao período de experiência. Se o desempenho da pessoa não for adequado, simplesmente deve-se retirá-la do cargo e notificar sua demissão, e não permitir que ela continue trabalhando além do período de experiência, pois o hospital seria obrigado a pagar indenização pela demissão. Se não houver outros candidatos qualificados, será preciso reiniciar o processo.

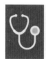 Em contratação, há uma regra fundamental: empregar a pessoa capaz de executar o trabalho. Nunca fazer concessões para que determinada pessoa o faça parcialmente.

Treinamento

Refere-se apenas aos funcionários contratados pelo hospital especificamente para atender seus objetivos; portanto, não há menção a estudantes ou médicos em programas de pós-graduação.

Importância do treinamento

O treinamento em um hospital significa capacitar o funcionário para desempenhar determinados trabalhos. É possível instruí-lo e orientá-lo para que ele adquira novos conhecimentos (atividades e procedimentos), habilidades necessárias para exercer seu trabalho ou atitudes orientadas aos pacientes. Há três tipos de treinamento para os funcionários de um hospital: integração, instrução para o trabalho e reciclagem.

Mesmo que o profissional de saúde pertença a outra instituição e trabalhe em um local distante, se o hospital o auxilia por meio da telemedicina, ele deve familiarizar-se com o hospital, conhecer suas capacidades e os especialistas com os quais vai trabalhar, os apoios que pode receber, saber a quem pode recorrer em caso de emergência etc. Essa interação deve permitir que ele se sinta parte dos objetivos do hospital em relação à comunidade. Para isso, deve realizar a integração e o treinamento adequados.

Integração ao trabalho

São as informações sobre o hospital e a orientação sobre como exercer o respectivo cargo na instituição. É o ato de situar a pessoa nova no ambiente do hospital, no modo de trabalho, na estrutura das áreas, nos dias, turnos e horários de trabalho, nas regras, políticas e responsabilidades. Na medida do possível, independentemente da hierarquia, os novos funcionários devem concluir todo o programa de integração assim que forem contratados, antes de assumirem as responsabilidades do cargo que ocuparão.

Instrução sobre o trabalho a desempenhar

É a explicação detalhada sobre o que o funcionário vai fazer, como deverá fazê-lo, quais os procedimentos utilizados e sua inter-relação com outros funcionários do mesmo ou de outro setor. Desenvolve-se como parte da integração e também deve ser feito quando ocorrem mudanças no hospital, transferência ou promoção de algumas pessoas, dependendo das necessidades, da complexidade do trabalho e da inter-relação com outras atividades do hospital. Os métodos de treinamento devem levar em consideração os processos de aprendizagem e as qualidades dos funcionários a serem treinados.

Necessidade

Quando a falta de capacitação em um departamento, serviço ou grupo de trabalho é notória, cria-se um ambiente de tensão, crise e conflito, porque ninguém sabe ao certo como devem ser organizadas e realizadas as diversas tarefas, nem para que servem os diferentes processos e quem são os responsáveis por eles. Dessa maneira, na maioria das tarefas, será necessário improvisar algo, porque alguém deixou de realizar uma etapa ou não fez seu trabalho por considerar que havia outras prioridades etc. Por essa razão, os superiores se dedicam a solucionar problemas de última hora e urgentes, em vez de supervisionarem o trabalho conjunto e planejarem o futuro no curto e no médio prazos, ou seja, deixam de executar suas funções. Em tais condições, o serviço sofre, os pacientes percebem assistência de má qualidade e os custos aumentam pela falta de um bom treinamento, entendido como um investimento para evitar a desorganização.

Benefícios

Alguns administradores hospitalares acreditam na necessidade de fixar padrões que definam até o menor detalhe de cada serviço, de modo que todo funcionário possa ser treinado para desenvolver suas funções específicas de maneira correta. Assim, todos serão capacitados para obter as mesmas informações e realizar os mesmos procedimentos. Desse modo, o teor de cada trabalho, as informações, os métodos e os procedimentos devem ser padronizados e, assim, fixadas as metas que devem ser alcançadas por todas as pessoas do hospital. Consequentemente, o novo funcionário, após o treinamento, será capaz de realizar o mesmo serviço que um funcionário mais antigo no hospital. Alguns dos benefícios dessa padronização são:

- Proporciona ao diretor e aos diferentes superiores mais tempo a ser dedicado na administração. Não haverá desperdício de tempo na revisão de cada tarefa, na comparação e na improvisação de soluções para os vários erros que surgirem. O controle continuará sendo feito apenas em casos excepcionais e serão buscadas soluções a longo prazo, em vez da resolução de cada queixa
- As faltas são em menor número e há menos rotatividade de pessoal, pois os funcionários sabem o que fazer e como executar seu trabalho; dessa maneira, eles se sentirão mais confortáveis, satisfeitos e seguros de suas tarefas
- As tensões entre os diferentes superiores e seus subordinados diminuem, ao mesmo tempo em que os superiores têm mais tempo para conhecer melhor cada funcionário, e isso eleva o moral de todos
- Também são reduzidas as tensões entre o diretor e os distintos chefes. Quando o profissional desempenha suas tarefas de maneira eficiente e natural, o superior não precisa avaliá-las na íntegra, apenas as exceções, e assim o trabalho será mais tranquilo e mais organizado
- É muito mais fácil manter a consistência do serviço quando se estabelecem padrões e se ensinam os responsáveis como executar os procedimentos. Como resultado, o serviço é superior e constante para cada paciente
- Os custos são reduzidos, porque os desperdícios e os acidentes diminuem e os gastos são mais bem controlados. Os novos funcionários tornar-se-ão produtivos mais rapidamente e, ao mesmo tempo, serão necessários menos funcionários, pois eles trabalharão eficientemente
- O pessoal treinado aumenta o prestígio do hospital. O tratamento cortês dispensado aos pacientes é um fator muito importante de prestígio (às vezes, totalmente independente da tecnologia empregada)
- O treinamento adequado contribui para o êxito pessoal do diretor e dos diferentes superiores, uma vez que o desempenho de sua gestão depende do bom trabalho de sua equipe. Por

sua vez, se ninguém está sendo treinado para o cargo que outra pessoa desempenha, esta nunca poderá ser promovida, porque sempre será necessária no cargo que ocupa
- O bom treinamento beneficia quem o recebe, porque, ao desempenhar seu trabalho com eficiência, será considerado para cargos superiores
- Os principais motivos pelos quais as pessoas realizam um trabalho insatisfatório podem ser eliminados, tais como:
  - Não saber o que deve ser feito
  - Não saber como executar o trabalho
  - Não saber se está exercendo sua função bem
  - Não receber ajuda do superior imediato
  - Não ter qualquer relação com o superior imediato
- Um bom treinamento faz esses problemas desaparecerem de pronto, ao melhorar qualidade do trabalho e aumentar a harmonia
- Não há razão para que os funcionários treinados tenham dúvidas ou façam perguntas constantemente, pois desenvolvem confiança neles mesmos, o que lhes dá satisfação, segurança, sentido de pertencimento e reconhecimento dos gestores
- O treinamento reduz a tensão no trabalho, pois, por conseguinte, as avaliações negativas dos superiores imediatos diminuem ou se findam, e as dúvidas sobre se o trabalho está sendo ou não bem feito tendem a desaparecer
- O treinamento eleva o moral e a satisfação pelo trabalho. Quando os funcionários sabem exatamente o que os pacientes e os superiores esperam, tendem a sentir mais satisfação com o trabalho, são mais produtivos e estão mais descansados
- O treinamento reduz os acidentes e as lesões, principalmente quando, por conta da rotina, o funcionário costuma realizar suas tarefas sem cuidado. Nesse caso, é importante revisar o treinamento e repeti-lo com frequência
- O treinamento oferece às pessoas a possibilidade de promoção. O treinamento inicial, mesmo no nível mais baixo da hierarquia ou da escolaridade, pode revelar capacidades desconhecidas e abrir as portas para treinamentos subsequentes, que levarão a promoções e aumento das remunerações.

O treinamento adequado, desenvolvido com programas sistemáticos e permanentes, beneficia o hospital como um todo, pois reduz as tensões e a rotatividade de pessoal, diminui os custos e aumenta a qualidade do serviço, a satisfação dos pacientes e de seus familiares e, sem dúvida, favorece a imagem positiva do hospital. Entretanto, nem todos os diretores veem o treinamento generalizado (para todos os funcionários do hospital, não só para os médicos) como um fator de desenvolvimento e um investimento; pelo contrário, acreditam que ele é um exercício ou uma distração dispendiosa, porque as pessoas não participam ou não estão interessadas, por acreditarem que ele não funciona ou não é necessário para muitos cargos. Ainda existe o mito de que, quando uma pessoa é admitida para desempenhar determinadas tarefas, já deve estar totalmente capacitada para fazê-lo. Em épocas difíceis e quando a concorrência tende a comprometer um hospital, o treinamento é a primeira atividade que um diretor deve incluir, melhorar e enfatizar.

Às vezes, é difícil apresentar a capacitação como um investimento valioso; é complicado mensurar e comprovar a diferença após um bom treinamento, porque há muitas variáveis em cada situação. Talvez a melhor maneira de convencer de que ele gera mais ganhos do que gastos seja comparar dois funcionários: um com treinamento adequado e outro com pouco ou nenhum treinamento. A diferença será evidente no clima organizacional, na agilização do trabalho, na satisfação dos pacientes e nos benefícios.

Dentro dos grandes hospitais, há muitos funcionários que ganharam notoriedade graças ao treinamento, a ponto de alguns serem requisitados por outros hospitais. Isso significa uma boa reputação que melhora a imagem do hospital e, ao mesmo tempo, atrai excelentes funcionários.

No outro extremo, a redução dos custos de capacitação com o objetivo de cortar gastos, seguindo um conceito errôneo de economia, resulta em piora do serviço, diminuição da credibilidade dos pacientes e, por fim, na decadência do hospital. Por esse motivo, o treinamento de todos os funcionários é o melhor investimento.

Problemas

Os diretores que não entendem seus funcionários não são, necessariamente, retrógrados ou teimosos. Apenas pode haver problemas que dificultam a compreensão, como:

- Urgência: talvez o maior problema seja a necessidade urgente; precisa-se de determina-

da pessoa de maneira tão urgente que não há tempo para treiná-la; então, o trabalho é diretamente designado a ela; aposta-se na sorte e "os erros vão sendo corrigidos durante o percurso"
- Tempo de treinamento: um segundo problema crítico é o tempo para o treinamento (o da pessoa que o aplica e o dos participantes). Enquanto o treinamento é realizado, não se faz outra atividade e, obviamente, não há quem substitua os funcionários que estão sendo treinados em seu trabalho. Um programa de capacitação requer, de imediato, disponibilidade de dinheiro, tempo e esforço para obter resultados difíceis de quantificar. O treinamento é um investimento para o futuro diante dos graves problemas do presente
- Rotatividade: outro problema é a rotatividade de pessoal, especialmente quando os funcionários foram treinados e, nesse processo, foram investidos tempo e dinheiro. O treinamento diminui a rotatividade, mas não a elimina; por isso, torna-se um custo extra
- Diversidade de profissionais e cargos: a grande quantidade de especializações, tarefas e ofícios que existem em um hospital é outro problema complexo do treinamento. Alguns contam com médicos especializados ou profissionais de outras áreas da saúde, ou formados em profissões diferentes; no outro extremo, estão as pessoas com educação formal deficiente. Muitos não tiveram emprego anterior, alguns afirmam ser capazes de fazer tudo, uns são tímidos e outros mais dependentes, alguns são brilhantes e outros têm inteligência e capacidades abaixo da média. Definitivamente, não se pode falar de um treinamento, mas de vários, para que sejam personalizados
- Importância das tarefas simples: existem problemas de acordo com o tipo de trabalho para o qual o treinamento é dirigido. Para tarefas rotineiras simples, o problema é que o treinamento e sua importância costumam ser menosprezados; por isso, é essencial que ele seja feito corretamente. Um exemplo disso é a limpeza dos pavimentos, que é um meio de evitar infecções. Tampouco é dada importância ao modo de executar um trabalho com mais facilidade, velocidade, segurança e eficiência. Esses pequenos detalhes fazem a diferença (em geral, crítica) em relação à eficiência, à eficácia, ao absenteísmo e ao bem-estar.

Complexidade

No outro extremo estão os cargos complexos, em que são executadas inúmeras tarefas diferentes, além do treinamento sobre relações públicas. Esses cargos são tão familiares para os superiores imediatos que eles não pensam em sua complexidade, decorrente da diversidade de procedimentos, para um novo funcionário. O tempo de treinamento para uma gama tão ampla de tarefas é, por si só, um problema; para minimizá-lo, é preciso contratar pessoas muito capacitadas e conhecedoras, ou manter os funcionários treinados em seus cargos, dando a eles benefícios especiais.

Desconhecimento

O último problema típico do treinamento é que o diretor normalmente não sabe com exatidão o que sua equipe faz em cada cargo nem como deve fazê-lo. Nesse caso, é necessário: ter um sistema de treinamento que defina o que cada um deve fazer e como; estabelecer procedimentos-padrão por meio de sinais e sintomas; adaptar tais sistemas às necessidades e habilidades individuais; e realizar treinamentos por etapas e individualizados.

Ambiente de trabalho

Antes de um novo funcionário iniciar seu treinamento, deve-se destacar, desde o primeiro dia, qual é seu novo ambiente e seu universo de trabalho; devem-se ensinar as políticas e as regras da instituição e onde fica cada departamento. Isso é, com certeza, outro modo de treinamento.

Orientação

A orientação é a primeira fase de todo treinamento. É a integração de cada novo funcionário ao seu trabalho desde o dia em que ele chega à instituição. Nos hospitais, não é raro que as pessoas sejam levadas para trabalhar diretamente, sem nenhuma orientação; com frequência, elas ouvem: "Este é seu setor de trabalho; faça o que o doutor X lhe disser" e, dessa maneira, quem chega não sabe sequer quem são seus colegas de trabalho.

Mostrar ao novo funcionário seu setor e as diferentes instalações do hospital, além de apresentá-lo a todos seus superiores e colegas de trabalho e responder suas dúvidas, é de vital importância. Igualmente, recomenda-se comentar seus conhecimentos e experiências consideradas pertinentes. O superior imediato pode necessitar de 30 min a 1 dia inteiro para orientá-lo; porém, esse é um período que deve ser considerado valioso e empregado da maneira mais séria e produtiva, para reduzir a confusão e a ansiedade desse novo funcionário para que ele se adapte ao novo cargo facilmente e para que se obtenha um saldo positivo durante os primeiros dias, que são críticos. Além disso, é a oportunidade privilegiada de gerar atitudes positivas em relação ao hospital, aos colegas e ao trabalho em si.

Existem dois objetivos em uma orientação:
- Dar informações em ambos os sentidos: hospital-funcionário
- Provocar uma resposta positiva em relação ao hospital e ao trabalho.

Provocar uma resposta positiva

Se não foi elaborada uma orientação para cada funcionário, alguém se encarregará disso, mas essa orientação será diferente da necessária e pode ter um impacto negativo. Outros funcionários querem relatar ao novo colega suas próprias histórias, que, certamente, incluirão como aspectos importantes seus sentimentos positivos ou negativos em relação aos colegas e ao próprio hospital; dificilmente o novo funcionário terá uma percepção objetiva e realista da instituição. As pessoas, em geral, acreditam mais no que dizem os colegas de trabalho do que afirmam seus chefes e costumam exagerar o que ouvem; dessa maneira, é muito importante que o diretor cause primeiro um excelente impacto positivo. Posteriormente, será preciso relembrar esse conhecimento sobre a instituição durante a orientação, porque outros funcionários podem distorcer ou desviar a impressão que havia sido causada.

É evidente que a intenção é criar e manter uma imagem que mostre o hospital como um bom local de trabalho e fomentar sentimentos positivos nos novos colaboradores, fazê-los sentir que são necessários, que eles e seus cargos são importantes, que o hospital lhes pertence. Também é essencial diminuir a ansiedade desses funcionários e promover uma sensação de confiança e segurança no hospital. Aí reside o princípio do estabelecimento de um ambiente de trabalho positivo.

Mesmo que o discurso do superior expresse coisas relevantes, sua atitude é ainda mais importante. É preciso sempre recordar que o funcionário é uma pessoa valiosa, tão importante quanto o chefe, e não usar argumentos de uma posição de poder dirigidos a um subalterno.

Comunicar as informações necessárias

Os funcionários precisam ter as informações sobre salário, horas extras e horários de trabalho; também precisam saber sobre a localização dos serviços sanitários e estacionamentos, as rotas de transporte e alternativas existentes e as normas de onde e quando usar o celular; além disso, precisam saber qual é seu local de trabalho, quem é seu superior imediato, com quem deve coordenar suas tarefas, o período de descanso autorizado, onde fica o restaurante, quanto tempo tem para as refeições etc.

O hospital espera, igualmente, que eles estejam cientes das informações anteriores e, ainda, das normas e regulamentações a que devem obedecer, das políticas sobre feriados, ausências justificadas, benefícios, limitações etc.; além disso, sobre uniformes e regras de apresentação; como usar o relógio de ponto; retenção de impostos; como proceder com os diferentes formulários e como obter suas identificações (crachás e outros). Ainda, deverão fazer uma visita com um guia por todas as dependências da instituição e ser apresentados às diversas pessoas com quem terão relação direta ou indireta.

Por outro lado, não se pode esperar que o novo funcionário memorize tudo o que lhe dizem; a comunicação é um processo de mão dupla, em que o funcionário assimila melhor as informações que acredita ser de seu interesse. A lista de atividades apresentada a seguir é uma excelente ferramenta para comunicar aos novos funcionários o que devem saber. Nela, são apresentados exemplos de diversos temas que devem ser tratados durante o programa de orientação, agrupados em três áreas: introdução geral sobre o hospital, políticas e procedimentos, e o novo trabalho. Alguns dos benefícios de usar uma lista como a apresentada consistem em assegurar a consistência nas apresentações do diretor e dos diferentes chefes científicos e administrativos do hospital e evitar que alguns temas sejam esquecidos (Figura 7.2).

Reciclagem

A reciclagem deve ser uma prática corrente e contínua: não é útil fazê-la apenas uma vez. Indica que os funcionários do hospital estão pre-

Apresentação geral do hospital
- Boas-vindas
- Breve descrição do hospital, incluindo sua história, atividades e principais operações, filosofia, objetivos e metas, bem como a importância da qualidade do serviço
- Organização e principais autoridades

Políticas e procedimentos
- Explicar as normas de vestuário e que tipo de uniforme usa cada funcionário
- Descrever onde se pode estacionar um veículo particular
- Informar como e onde deve ser usado o relógio de ponto para o registro de entrada e saída do hospital
- Indicar uma cômoda ou armário e explicar como utilizá-lo
- Revisar os dias de licença por doença, os feriados, as ausências por motivos pessoais, as férias etc.
- Especificar a remuneração, outras receitas, benefícios sociais e outros benefícios
- Onde e quando receber os pagamentos
- Explicar como se comunicar com o hospital em caso de atraso ou ausência no trabalho
- Explicar o procedimento para licenças
- Detalhar as regras para chamadas telefônicas pessoais
- Informar as normas para fumantes
- Explicar as políticas para refeições, incluindo horário e local
- Revisar o regulamento disciplinar
- Explicar as normas para pacientes e familiares
- Revisar as políticas de trabalho em equipe, por serviço
- Explicar as políticas e os procedimentos de abastecimento
- Explicar as normas para a preservação do meio ambiente
- Detalhar as políticas de promoção e transferência
- Explicar as políticas de conduta profissional
- Dar outros esclarecimentos referentes a recompensas e sanções
- Revisar e entregar o regulamento interno do hospital

Sobre o novo cargo
- Revisar a descrição do cargo, as funções, as responsabilidades pessoais e do setor e os funcionários subordinados
- Relacionar as coordenações que devem ser feitas com outros setores e seus procedimentos
- Mencionar o horário e os turnos de trabalho
- Explicar os dias de folga e as férias
- Esclarecer como, quando e por quem o funcionário será avaliado e as consequências dessa avaliação
- Descrever o sistema de queixas e reclamações
- Explicar o que é o período de experiência
- Detalhar o programa de treinamento
- Descrever as oportunidades de promoção
- Percorrer as instalações e dependências do hospital
- Apresentar individualmente os diferentes superiores e colegas de trabalho

Figura 7.2 Plano de orientação para novos funcionários.

parados para oportunidades novas, melhores e mais difíceis. É necessário enfatizá-la quando se observa que o desempenho dos colaboradores está abaixo dos padrões normais para as novas tecnologias ou os avanços científicos, quando surgem novas metodologias ou procedimentos ou quando novos equipamentos ou programas e aplicativos (no caso da informática) são introduzidos. Todos os avanços científicos ou tecnológicos tornam a reciclagem necessária, nos diversos níveis e hierarquias de trabalho. Há várias razões pelas quais a reciclagem se torna necessária. Entre elas, destacam-se:

- O treinamento para um trabalho específico nem sempre cobre todas as necessidades de um cargo
- Mudanças organizacionais que afetam trabalhos específicos
- A queda de desempenho de um funcionário abaixo dos padrões ou a diminuição da eficiência dos equipamentos
- O surgimento de novas técnicas causado pela mudança para equipamentos com tecnologias avançadas ou pelos modernos progressos científicos
- A reciclagem melhora o ambiente de trabalho, diminui a rotatividade de pessoal e beneficia tanto o hospital como o trabalhador
- Muitas vezes, as queixas dos pacientes ou dos próprios operadores dos equipamentos levam à reciclagem.

É importante recordar que uma boa reciclagem depende do conhecimento exato do modo como se espera que as tarefas sejam realizadas em cada departamento ou serviço e da elaboração de planos sistemáticos para a transmissão desses conhecimentos a outros. Bons planos levam tempo para ser desenvolvidos; entretanto, uma vez iniciados, poupam uma grande quantidade de tempo e asseguram que todos os funcionários sejam treinados seguindo os mesmos padrões.

Avaliação de desempenho

Os bons chefes avaliam periodicamente o desempenho no trabalho das pessoas sob sua responsabilidade. Eles devem supervisionar, a todo momento, o trabalho em cada uma das atividades desenvolvidas, para que elas sejam uma continuação do treinamento recebido e para ajudar o funcionário a aprimorar seus conhecimentos e habilidades.

As avaliações não são atividades isoladas, e sim parte de um sistema de excelência no serviço e um modo de administrar a equipe. Para obter o máximo benefício das avaliações, elas devem ser feitas de maneira técnica, objetiva e honesta e acompanhadas de uma entrevista, na qual serão analisados os resultados com o funcionário e estabelecidas as metas a alcançar. Dessa maneira, servem de *feedback*.

A avaliação é parte importante das responsabilidades dos diretores e, em geral, dos chefes, como supervisores que são. Deve seguir diretrizes precisas e bases concretas para a melhoria do desempenho, até atingir o rendimento ideal no trabalho. Em outras palavras, deve ser dito aos funcionários o que fazer e como fazer, permitir que usem suas habilidades para desenvolver a atividade e apoiá-los nos esforços por melhoria. Em seguida, devem ser estabelecidos os objetivos que conduzem à excelência e os funcionários devem ser incentivados a resolver, de maneira favorável, os problemas e a maximizar seu próprio potencial. Entendida assim, a avaliação torna-se uma ferramenta para que as pessoas sejam mais produtivas.

É necessária uma avaliação sistemática, que permita ao subordinado saber como está seu desempenho e, ao mesmo tempo, ajude aqueles que precisem melhorar. As atividades não podem transcorrer como algo normal, especialmente as realizadas com regularidade. Devem-se fazer pausas no trabalho em períodos determinados, a fim de analisar o desempenho. Essa é uma oportunidade para reconhecer os objetivos atingidos, indicar os padrões a ser melhorados e formalizar tudo em arquivos e estatísticas. Nesse aspecto, as estatísticas são muito úteis, pois apresentam, de maneira objetiva, as realizações pessoais e alheias.

Em termos administrativos, aplicar uma avaliação significa fazer uma revisão e uma análise periódica do desempenho dos funcionários, a cada 3 ou 6 meses (ou a cada ano, em geral), em formulários estabelecidos pelo hospital, para depois analisar os resultados com o respectivo funcionário.

O processo formal da avaliação se diferencia da análise diária do superior imediato, que, sem dúvida, é permanente e indispensável para zelar pelo bom desempenho diário, saber como cada um está exercendo sua função, como cada problema pode ser solucionado e como melhorar o trabalho de maneira imediata e, ao mesmo tempo, dizer aos funcionários o que se pensa sobre seu desempenho. Uma análise do desempenho a cada 6 meses não substitui essa avaliação diária, pois o *feedback* deve ser imediato para que seja eficaz.

Não obstante o que foi dito anteriormente, a avaliação periódica é importante, pois a observação diária se concentra nos problemas, mas raramente considera o colaborador regular, que não se destaca. A periódica serve para todos os funcionários e mostra uma perspectiva diferente sobre o momento, é feita por escrito, costuma ser mais objetiva (porque pesquisa os arquivos da equipe) e permite que todo e qualquer funcionário avaliado, sem exceção, tenha acesso à avaliação de seu desempenho.

Por último, a avaliação de desempenho, quando feita conscientemente e com uma atitude honesta, oferece muitos benefícios; por exemplo, pode ajudar a manter a qualidade dos padrões de serviço. Além disso, informar aos funcionários como está seu desempenho elimina a incerteza, aumenta o moral e a motivação para o aprimoramento e oferece a oportunidade para melhorar as comunicações e as relações entre o superior imediato e seus subordinados. Igualmente, serve para identificar pessoas com grande potencial e aquelas cujo desempenho não pode ser melhorado. Os problemas são descobertos antes mesmo de que haja clareza sobre eles. Enfim, é uma excelente oportunidade para aproximar-se da excelência, melhorar a eficiência, a eficácia, o clima corporativo e as relações interpessoais.

Etapas do processo

A avaliação de desempenho inclui quatro etapas:

- Preparar a avaliação
- Executar a avaliação
- Compartilhar a avaliação com o funcionário
- Fazer o acompanhamento.

Antes de iniciar um processo de avaliação, é importante dar uma orientação ou um treinamento aos avaliadores, para que saibam a importância dela, que pode ser usada para promoções, aumentos, treinamentos etc., e para que eles também sejam avaliados; devem ser dadas instruções sobre como preencher os formulários e a quem recorrer em caso de dúvidas. As pessoas que serão avaliadas também devem se preparar, saber que a avaliação faz parte do trabalho e entender suas bases.

Provavelmente, existem tantos formulários de avaliação quanto hospitais e empresas no mundo, mas todos contêm certos elementos em comum. Os escopos do desempenho de um determinado trabalho, escolhidos para o formulário da avaliação, devem ser:

- Relacionados ao cargo que será avaliado
- Claramente definidos em termos objetivos e observáveis, tais como os padrões.

Alguns formulários vão mais além, ao ponto de incluírem qualidades pessoais, como atitude, dependência, iniciativa, adaptabilidade, lealdade e cooperação. Tais termos induzem opiniões particulares, mas é muito difícil avaliar essas qualidades de outra maneira. Alguns formulários resolvem o problema diferenciando as qualidades entre *observáveis* e *relacionadas ao trabalho*.

Uma boa avaliação e um bom formulário devem considerar os itens a seguir:

- Avaliar o desempenho, e não o funcionário
- Ser objetivo e evitar relatos subjetivos
- Estabelecer o motivo, de maneira explícita, quando houver desempenhos abaixo do normal; isso obriga a ser cuidadoso em todos os aspectos
- Pensar com honestidade e justiça, usando raciocínios consistentes com os subordinados
- Obter informações de outras pessoas que têm relações de trabalho com o funcionário que será avaliado
- Escrever algumas ideias para discutir com o funcionário sobre como melhorar o desempenho dele
- Esquecer os sentimentos pessoais, ver as coisas como elas são e considerar a avaliação como uma maneira de ajudar o hospital
- A avaliação do desempenho deve basear-se em padrões ou fatores obtidos da análise de um trabalho específico; em especial, aptidões, habilidades e conhecimentos necessários para desenvolver cada uma das tarefas ou atividades que compõem um cargo
- O desempenho analisado deve ser, sempre que possível, documentado
- O funcionário deve ser motivado a expressar suas concordâncias ou discordâncias; neste último caso, deve ser possível que ele recorra ao superior que o qualificou
- Não devem incluir aspectos que possam originar discussões ou que afetem os direitos fundamentais da pessoa
- Devem evitar ambiguidades que geram possíveis acusações de discriminação.

Entrevista

Depois da avaliação, segue-se a entrevista. As primeiras não são fáceis; por isso, devem ser preparadas cuidadosamente. Muitos chefes têm problemas para dizer ao avaliado, de forma construtiva, os aspectos negativos. Embora seja difícil ensinar como fazer comentários dessa natureza, considera-se importante: aprender a escutar; conhecer muito bem tanto o cargo como o funcionário; não fazer aproximações autoritárias; não criticar erros superados nem se apegar a eles; não interromper as explicações dadas pelo funcionário; e não entrar em disputas que apenas geram frustrações e aborrecimentos e provocam a perda do controle da entrevista. Nunca permitir que argumentos emocionais sejam usados na entrevista; lembrar que, em uma avaliação, a entrevista tem o objetivo de melhorar o trabalho do funcionário e a qualidade do hospital.

Disciplina

Um bom sistema disciplinar baseado em causas justas constrói uma barreira de regras, dentro das quais os colaboradores têm a liberdade de executar seu trabalho de maneira ordenada. As ações disciplinares são tomadas para que se preserve uma ordem conveniente tanto para o hospital como para seus funcionários, e também para que se mantenha o cumprimento das disposições.

O diretor que transmite as normas disciplinares por meio de orientações, treinamento e ações corretivas em vez de punições tem menos problemas disciplinares e mantém seus funcionários mais motivados. A técnica de uma disciplina positiva de decisão-ação é criticada, mas, certamente, quando há harmonia entre todas as pessoas, se aprende sobre a motivação humana.

Normas claras e precisas tornam os funcionários responsáveis por seu próprio comportamento por meio do tratamento com dignidade e valor individual; o diretor simplesmente diz as coisas como elas são.

Mesmo entre os diretores distantes da filosofia humanista de gestão de pessoas, as estatísticas são permissivas; essa técnica coloca em ordem os assuntos sem necessidade de conflito e reduz substancialmente a saída de funcionários.

Qualquer que seja o conceito que se tenha de disciplina, sua necessidade é evidente. Sem ela, há desorganização, os diferentes superiores perdem o controle, não é possível executar o trabalho de maneira adequada, os padrões de qualidade se perdem e a vida dos pacientes corre risco.

Quando o descumprimento das normas é persistente, devem ser tomadas ações duras para restaurar a ordem. O diretor que exerce a disciplina de maneira imediata, firme e impessoal tem menos problemas disciplinares, uma vez que constrói um clima de trabalho saudável.

A disciplina pode ter dois significados: cumprimento de regras, disposições ou procedimentos, ou ações que garantam uma conduta ordenada, em conformidade com as regras e os procedimentos. No segundo caso, quando alguém não cumpre as regras, o diretor toma medidas repressivas que podem ou não incluir sanções, como é o caso de uma advertência por escrito de suspensão do trabalho.

Os elementos essenciais para uma disciplina bem-sucedida são:

- Um regulamento disciplinar completo, conhecido e compreendido por todos
- A clara definição das consequências da violação das normas estabelecidas
- Ações disciplinares imediatas, consistentes, justas e impessoais
- Reconhecimento e exaltação dos funcionários que tomam ações positivas.

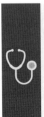

O processo disciplinar tem como objetivo:
- Estabelecer e comunicar as regras fundamentais de trabalho e conduta
- Avaliar o trabalho e a conduta do funcionário por meio da supervisão direta, observação do serviço e investigações disciplinares
- Fortalecer a convicção da adequação da disciplina e das vantagens de seu aprimoramento

O regulamento disciplinar abrange as políticas, as normas, as regras, as exigências, os padrões e os procedimentos que todos os funcionários do hospital devem cumprir em seu trabalho e inclui:

- Políticas do hospital, normas e diretrizes aplicáveis a todo e qualquer departamento, aos serviços e aos funcionários
- Exigências legais e restrições, como regulamentações sanitárias, prevenção de incêndios etc.
- Requisitos do cargo, critérios de satisfação das tarefas atribuídas, cumprimento de padrões e procedimentos para cada atividade em particular
- Qualidade e quantidade dos padrões estabelecidos
- Regras laborais relacionadas a horários, plantões, ausências, atrasos, doenças indesejáveis no âmbito hospitalar, alimentação, uso de instalações e equipamentos, uniformes e apresentação, conduta no trabalho (consumo de cigarros, álcool, substâncias lícitas ou ilícitas etc.).

Políticas e procedimentos disciplinares

Política

É necessário estabelecer regras de conduta que possibilitem condições de trabalho eficientes, harmoniosas e seguras para os funcionários do hospital, visando à excelência e à segurança da assistência aos pacientes. Além disso, existe a decisão de fornecer justiça e segurança na administração da disciplina quando as regras de conduta são violadas. As ações disciplinares são tomadas exclusivamente para proteger, de maneira clara, as instituições, sem preconceitos de qualquer natureza e por uma causa justa.

Procedimento

Para que as ações disciplinares sejam consistentes, deve-se tomar uma das sanções a seguir, de acordo com a gravidade e a persistência da violação:

- Advertência verbal
- Advertência por escrito, com anotação no prontuário
- Suspensão temporária
- Rescisão do contrato.

Um funcionário estará sujeito a uma ação disciplinar caso cometa ou participe de qualquer um dos atos relacionados a seguir. As suspensões, rescisões e advertências devem ser aprovadas pelo diretor (Tabela 7.1).

Tabela 7.1 Exemplo de políticas e procedimentos disciplinares.*

1	Falsificação ou adulteração de documentos. Inexatidão dos dados da solicitação de emprego	Rescisão
2	Ausência de 1 dia sem notificação ou autorização prévia do chefe do departamento ou seção	Advertência por escrito
3	Ausência do trabalho por 2 dias consecutivos sem justificativa ou autorização prévia	Suspensão
4	Ausência do trabalho por 3 dias consecutivos sem justificativa ou autorização prévia	Rescisão
5	Absenteísmo excessivo, apresentação de atestado ou outra justificativa por doença, dentro do ano civil: • 6 ausências • 8 ausências • 9 ausências • 10 ausências	 Advertência verbal Advertência por escrito, com cópia para o currículo Suspensão Rescisão
6	Atrasos excessivos, dentro do ano civil: • 8 atrasos • 12 atrasos • 16 atrasos • 20 atrasos	 Advertência verbal Advertência por escrito 3 dias de suspensão Rescisão
7	Adulteração do controle do tempo trabalhado	Rescisão
8	Não registrar a entrada ou a saída do trabalho, quando for obrigatório	Advertência verbal
9	Abandono do posto de trabalho sem autorização durante as horas normais de trabalho	Advertência por escrito
10	Abandono do hospital sem autorização durante as horas normais de trabalho	Advertência por escrito
11	Terminar o serviço antes do fim da jornada para se dedicar a outras atividades pessoais	Advertência verbal
12	Dormir no trabalho	Suspensão
13	Não seguir as instruções para um serviço ou atividade específico, de forma não intencional	Suspensão
14	Ameaçar ou intimidar pacientes, familiares ou outros funcionários do hospital	Rescisão
15	Usar linguagem ofensiva com superiores, funcionários e pacientes ou familiares	Suspensão
16	Destruir ou roubar bens do hospital, dos pacientes ou dos funcionários	Rescisão
17	Não desempenhar o cargo dentro dos padrões de qualidade e segurança exigidos	Advertência por escrito
18	Ter uma conduta que fira a ordem pública no horário de trabalho ou nas instalações do hospital	Suspensão
19	Violar as normas sanitárias ou de segurança (de acordo com a situação)	Suspensão ou rescisão
20	Não executar um serviço que lhe seja atribuído	Advertência por escrito
21	Portar ou consumir álcool/substâncias alucinógenas no hospital	Rescisão
22	Portar explosivos ou armas no hospital	Rescisão

* Nota do revisor: importante Importante lembrar que cada país tem a sua legislação e que, embora o exemplo apresentado seja cabível na Colômbia, cada organização pode adaptar o instrumento para sua realidade (setor público ou privado).

Violações múltiplas ou acumuladas
- Violações reiteradas da mesma natureza passam para o próximo nível de sanção. Por exemplo, de uma advertência escrita para uma suspensão
- Duas violações de qualquer natureza do mesmo nível passam para o próximo nível de sanção
- As violações cometidas 12 meses antes não serão consideradas para o aumento das sanções. É responsabilidade do diretor que todos conheçam em detalhes as regras e os procedimentos aplicáveis aos funcionários e ao trabalho em particular no hospital. Essas regras e procedimentos demarcam ou limitam o comportamento de cada funcionário dentro do hospital. Isso pode ser analisado na Figura 7.3.

É igualmente importante que os funcionários saibam com clareza as consequências de ultrapassar os limites, violar as regras ou alterar os procedimentos. Se há sanções pela violação de uma regra, as pessoas devem conhecer quais são essas sanções, sem que isso seja interpretado como uma ameaça.

Da mesma maneira, quando se menciona a disciplina, cria-se um alarme, tornando conhecidas as regras e as consequências. A resposta deve ser imediata; ou seja, as medidas cabíveis devem ser aplicadas assim que se toma conhecimento dos fatos da infração, e não deixadas para o dia seguinte. É preciso ser consistente, aplicando as mesmas regras a todos, de maneira permanente e impessoal. Não se deve falar sob pressão emocional, nem repreender ou se expressar com raiva; a punição deve ser dada em função de um incidente específico, e não pelas atitudes inadequadas de uma pessoa (ou seja, não deve haver ressentimentos pessoais ou preconceitos).

A disciplina deve ser considerada como uma parte positiva das relações humanas, concentrando-se naquilo que não foi bem feito ou feito de modo incorreto, para que a pessoa acusada aceite e inicie sua melhora com base nesse *feedback*. Também é essencial reconhecer e ressaltar as ações positivas da equipe. Como parte da disciplina, é imperativo que as pessoas que se destacam em seu trabalho, seguindo as normas estabelecidas, sejam reconhecidas. Essa atitude tão importante pode ser tão simples como agradecer, em particular ou em público, por uma determinada ação com os pacientes.

Abordagem positiva da disciplina

Muitos gestores associam a disciplina à punição. A teoria é que, quando as pessoas que violam as normas estabelecidas são punidas, não fazem isso novamente; ao mesmo tempo, a punição será uma advertência para outros. Dessa maneira, a motivação é obtida por meio do medo e de atitudes rigorosas, rígidas e autocríticas. Entretanto, há outros modos de levar as regras a serem cumpridas.

> Se a disciplina for aplicada corretamente, as regras devem levar em consideração as necessidades da empresa e os direitos dos funcionários.
> Gregorio Billikopf Ancina

É importante que não se cometam erros ou violações por ignorância. Por isso, as informações dadas aos novos funcionários (e depois, reforçadas periodicamente) devem incluir as normas estabelecidas e divulgar os manuais e procedimentos para cada cargo. Em uma disciplina com

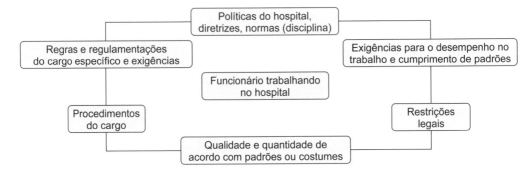

Figura 7.3 Limites de comportamento.

abordagem positiva, deve-se informar e corrigir antes de punir; ou seja, exercer a educação contínua e o treinamento corretivo cada vez que as regras ou os procedimentos forem violados.

Muitos hospitais que empregam a abordagem positiva observam que, no mínimo, 75% dos funcionários decidem cumprir cada vez mais as normas, resultando em maior estabilidade de funcionários, e o novo sistema é muito melhor, pois zera ou reduz significativamente o número de funcionários problemáticos. A Figura 7.4 resume e compara as duas formas de manutenção da disciplina: a negativa, com base na punição, e a positiva, com base em educação, motivação e treinamento.

Na disciplina *negativa*, o chefe é alguém a quem se deve evitar e temer. Na tendência *positiva*, o chefe se torna um assessor, um consultor que facilita o serviço do funcionário, mesmo quando surgem problemas que resultam na decisão do funcionário de deixar o hospital por vontade própria.

Com a disciplina positiva, os superiores enfrentam os problemas bem antes que eles surjam, o que contribui para uma disciplina consistente. Um lembrete é rápido e fácil, enquanto uma reprimenda toma tempo e é desagradável (porque se pode tirar proveito dela e, assim, agravar a situação).

A disciplina positiva reduz os custos porque diminui o número de incidentes disciplinares, os erros e a troca de funcionários, além de gerar um ambiente de trabalho positivo e favorável à produtividade e ao bom moral. Tudo isso é difícil de medir, mas a disciplina punitiva aumenta os gastos ao elevar as trocas de funcionários, reduzir a motivação e causar um comportamento hostil e perturbador; além disso, também é difícil avaliar seus custos.

 O uso excessivo da disciplina é uma prova evidente de fraqueza.

Erros que devem ser evitados

- Um dos grandes erros é a condescendência na aplicação da disciplina; em especial, quando se pretende incutir uma boa imagem

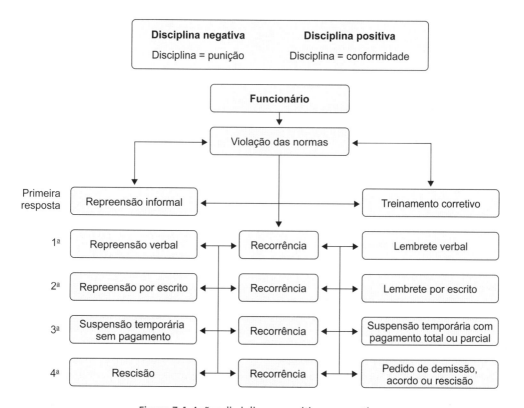

Figura 7.4 Ações disciplinares positivas e negativas.

- É contraproducente agir com raiva. Isso coloca o funcionário em uma posição hostil, na defensiva; ao mesmo tempo, as coisas não são ditas como se quer dizer, com bom senso. Quando alguém está alterado, perde o controle da gestão dos funcionários
- Ameaçar com ações que não serão cumpridas
- Repreender alguém diante dos colegas de trabalho ou subordinados leva à perda do decoro e do respeito
- Agir com autoridade excessiva tira a seriedade e o prestígio
- Fugir da responsabilidade disciplinar e empurrá-la para o diretor-geral é um erro frequente e inaceitável
- Criticar o funcionário e não agir com decisão mantém as pessoas importantes fora do sistema disciplinar
- Esperar demais para agir é uma atitude interpretada como fraqueza, e não como um ato de justiça
- Tocar em uma pessoa quando se está aplicando uma sanção pode ser interpretado como um ataque físico ou assédio sexual
- Ser inconsistente significa parcialidade sendo que as ações devem ser claras e transparentes aos olhos dos funcionários.

Uma chama exemplifica um modelo perfeito de administração da disciplina:
Dá um alarme: você sente o calor em volta dela
Há uma resposta imediata no momento em que você a toca: queima o dedo
É consistente: queima o dedo toda vez que você a toca
É impessoal: o efeito é o mesmo, não importa a pessoa que a toque

---

Bem-estar e motivação

O termo *motivação* refere-se a estímulos que atingem o coração das pessoas e as faz agir de determinada maneira; as necessidades, os desejos, os medos e as aspirações de cada pessoa as tornam como são. A motivação é a força impulsora que faz as pessoas agirem; é a razão do comportamento humano.

No trabalho, a motivação leva ao bem-estar. As pessoas muito motivadas não apenas ficam contentes, mas também trabalham mais e melhor; as desmotivadas fazem somente o indispensável, mesmo que sejam capazes de fazer melhor.

O sucesso do chefe se mede pelo desempenho e pelos resultados do departamento ou do serviço como um todo; por sua vez, depende da gestão de cada indivíduo em particular. A soma da produtividade de cada funcionário corresponde à de seu chefe.

A grande dúvida é como motivar uma pessoa que apresenta desempenho insatisfatório para que ela trabalhe com toda sua capacidade e como manter a motivação dos funcionários já excelentes e evitar que busquem melhores oportunidades em outra empresa. A resposta não é fácil. A motivação é intrínseca a cada pessoa, e todas as pessoas são distintas: elas exercem o mesmo trabalho por diferentes razões e fazem coisas diferentes pela mesma razão. Além disso, as necessidades, os desejos e os comportamentos de cada pessoa mudam diariamente.

Em resumo, a motivação é um assunto complicado. Por essa razão, existem várias teorias a respeito, e todas elas são aplicáveis de acordo com as circunstâncias e as pessoas.

Motivação por medo

Uma das formas mais antigas e conhecidas de motivar é incutindo medo por meio de ameaças ou correções violentas. Essa forma é usada com muita frequência e pouco sucesso, embora os chefes que agem assim a considerem eficaz.

Entretanto, a motivação por medo geralmente não funciona por muito tempo, e seus resultados são medíocres; mais ainda, o medo pode reduzir a qualidade do desempenho das pessoas e, ao mesmo tempo, aumentar a hostilidade, o absenteísmo, os atrasos e as demissões.

Às vezes, o medo motiva as pessoas que sempre foram tratadas dessa maneira e pode funcionar como último recurso quando todos os outros métodos falharem; porém, só funciona de verdade se o chefe tiver poder suficiente para impor as punições – quando se ameaça e não se castiga, o medo perde sua capacidade de motivar.

Método de recompensas e punições

O segundo método de motivação é combinar o medo com incentivos: recompensa por bom desempenho e punição pelo desempenho inadequado. É outro método de controle que requer aplicação constante: uma vez que se dá uma recompensa ou se aplica uma punição, deixa-se de motivar o desempenho no trabalho e, por isso, serão necessárias mais recompensas e mais punições. Nessas circunstâncias, os funcionários não se sentem motivados para desempenhar melhor seu trabalho, pois se trata apenas de uma estratégia de "punir e agradar" do chefe. Além disso, a cada momento, devem ser estabelecidas novas recompensas para que o sistema continue funcionando; enquanto isso, as novas ameaças e as novas punições geram ressentimentos e resistência.

Teoria do homem econômico

Esta filosofia afirma que o dinheiro é a única razão que motiva uma pessoa a trabalhar direito. Frederick Taylor foi seu formulador e incansável defensor. O ponto fundamental de sua teoria da administração científica era o pagamento pela quantidade de trabalho realizado. Acreditava que a motivação e o bem-estar dos trabalhadores aumentavam a produção e a produtividade em proporção direta à quantidade de trabalho executado. Apesar de não considerar que os trabalhadores têm um grande senso de lealdade mútua e que o salário pago não garante o desempenho no trabalho, mesmo que o chefe seja um bom motivador, há de se reconhecer que, em alguns casos, esta teoria funciona, em especial quando se tem a expectativa de aumento de salário, de gratificações ou bônus. Entretanto, deixa de ser motivador após o pagamento, porque se perde a expectativa.

As pessoas não trabalham apenas pelo dinheiro e, para muitas delas, ele é menos importante que o reconhecimento, a responsabilidade, a importância de um cargo ou os resultados a obter.

Teoria das relações humanas

Essa teoria defende que, se a dignidade e os sentimentos dos funcionários forem respeitados, eles serão mais produtivos no trabalho. Fazer as pessoas se sentirem seguras, tratando-as como indivíduos com um senso de pertencimento e de lealdade perante a instituição, e também valiosas, desejosas de participar dos planos e das decisões, as leva a responderem dando o melhor de si para a organização.

Essa teoria trouxe como consequência o aumento dos salários, melhores condições de trabalho, fundos de pensão, férias, seguros etc. Tudo isso melhorou o bem-estar dos trabalhadores, mas não os tornou necessariamente mais produtivos.

Hierarquia de necessidades

Abraham Maslow, como psicólogo, acreditava que o ser humano se comportava de modo a conseguir satisfazer suas necessidades e seus desejos, que, por sua vez, eram insaciáveis. Assim que uma necessidade é satisfeita, surge outra que ocupa seu lugar, de maneira que há uma hierarquia universal de necessidades, que representa a ordem em que elas se tornam motivadoras do comportamento humano, como mostra a Figura 7.5.

Na base da pirâmide estão as necessidades básicas, associadas às necessidades psicológicas de sobrevivência, expressas como fome e sede. Se elas não tiverem sido satisfeitas, todos os esforços serão dirigidos para atingi-las; porém, quando as pessoas estão alimentadas e satisfazem suas necessidades de modo que consigam sobreviver, estas deixam de ser motivadoras do comportamento; a partir daí, entram em cena as do próximo nível, que se referem à seguran-

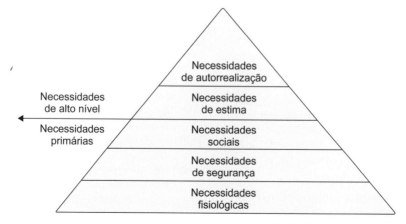

Figura 7.5 Hierarquia de necessidades de Maslow.

ça e incluem: proteção, segurança, estabilidade, ordem e, em geral, ausência de medo, de ansiedade e de caos. Quando estas necessidades são satisfeitas, as necessidades sociais se tornam as motivadoras predominantes e incluem a necessidade de se socializar com outras pessoas, de ter amigos, de amar e ser amado etc.

Acima desses três níveis de necessidades, chamadas de necessidades primárias, estão as necessidades de alto nível, concentradas na estima. Uma delas é o desejo de autoestima, ou autorrespeito, obtida por meio de fortaleza, realizações, maestria, competência, confiança, independência e liberdade. Outro desejo da pessoa é ser estimada pelos outros, obtendo *status*, glória, fama, domínio, reconhecimento, atenção, importância, dignidade e apreço. Em algumas pessoas, a necessidade de estima provoca a necessidade de possuir poder como um meio de obter essa estima por parte de outras pessoas. No topo dessa hierarquia, está a necessidade de autorrealização; ou seja, aproveitar todo seu potencial humano e chegar à perfeição.

Como descrito, há um ciclo infindável de necessidades e satisfações: há uma necessidade, busca-se sua satisfação que, uma vez obtida, dá margem ao aparecimento de outra necessidade; entretanto, essa teoria não fornece ferramentas para ser usada diretamente.

Teoria dos dois fatores | Higiênicos e motivacionais

O psicólogo Frederick Herzberg constatou que os fatores associados ao ambiente de trabalho (condições de trabalho, políticas da instituição, supervisão etc.) geram insatisfação quando são inadequados e, quando eliminados, não produzem satisfação. Pelo contrário, há outros fatores que motivam e provocam satisfação no trabalho; eles consistem em oportunidades no mesmo emprego e são relacionadas ao crescimento, como reconhecimento, responsabilidade, realizações, progressos e o trabalho em si. A resposta à motivação e ao bem-estar dos trabalhadores está no próprio emprego. Se ele permite prosperar e dá a oportunidade de realizações e crescimento, não apenas motivará a pessoa a desempenhá-lo bem, mas também revelará potenciais não esperados.

Modificação do comportamento

Nessa teoria, as pessoas se comportam de determinada maneira em função das consequências positivas ou negativas de realizar uma ação ou outra. Se forem positivas, esse comportamento tende a ser repetido; se negativas, tende a não ser.

Se o desempenho no trabalho tem que ser melhorado, os aspectos positivos devem ser reforçados cada vez que as ações são realizadas. Essa teoria é o oposto da teoria do castigo e satisfaz a necessidade de atenção que todas as pessoas têm; no fundo, é uma forma de autoestima. Algumas vezes, ela pode ser muito eficaz; há ocasiões em que o reconhecimento de atos positivos não só corrige outros comportamentos indesejáveis, mas também leva ao aumento da produtividade.

Essas teorias são fontes ou recursos que podem ser usados na busca do bem-estar dos funcionários e do crescimento do hospital. Diariamente, os funcionários chegam ao trabalho com muitas expectativas: eles esperam que todos – seu superior imediato e, desde o chefe do superior imediato até o diretor-geral – estejam qualificados para supervisioná-los e sejam experientes e tecnicamente competentes; esperam que o chefe exerça o cargo, tome decisões e dê orientações; querem informações, incluindo *feedback*, para o melhor desempenho no trabalho; e esperam ser ouvidos e tratados com respeito pelos superiores. Da mesma maneira, o chefe tem expectativas em relação a seus funcionários: fazê-los realizar melhor o trabalho é um problema relacionado ao despertar das suas motivações, que possibilitará que eles satisfaçam as próprias necessidades por meio do trabalho que executam.

Os superiores que sabem como chegar ao coração dos funcionários estão na melhor posição para motivá-los. Dessa maneira, além de apelar às necessidades e aos desejos individuais, também conseguem evitar o surgimento de situações como o medo, o ressentimento, a raiva etc. que produzem motivações negativas e reduzem a produtividade. Os chefes que esperam que as pessoas ajam por lógica, razão ou senso comum e não consideram aspectos importantes das necessidades humanas, como desejos e emoções, estão equivocados. Administrar as motivações requer um tratamento pessoal de cada funcionário como indivíduo emocional que tem alegrias e sofrimentos; mas, para isso, não há regras gerais a seguir.

Um clima de trabalho positivo é aquele em que os funcionários de um hospital podem trabalhar produtivamente, ou seja, em que podem desenvolver todo seu potencial no serviço. Os itens a seguir são orientações para a criação e a manutenção de um clima de trabalho positivo:

- Conheça sua equipe o máximo possível
- Considere suas necessidades de segurança
- Considere suas necessidades sociais
- Trabalhe com grupos de funcionários
- Recompense sua equipe
- Desenvolva ao máximo o potencial das pessoas
- Tente melhorar e renovar o ambiente de trabalho
- Coloque a pessoa correta no cargo correto
- Torne o trabalho interessante e evite a monotonia
- Sempre dê bons exemplos
- Estabeleça um clima de honestidade
- Promova um ambiente de segurança, confiança e estabilidade no trabalho.

Solução de problemas

Normalmente, os problemas administrativos mais difíceis são aqueles relacionados aos funcionários, porque envolvem emoções, expectativas, necessidades, motivação e outros aspectos intangíveis associados ao comportamento humano. Os problemas de trabalho concentram-se nos serviços, procedimentos, calendários, turnos, tempo, recompensas, sanções, custos etc.

Os problemas da equipe são reconhecidos pelos sintomas: pedidos de demissão, absenteísmo, atrasos, baixa qualidade dos serviços prestados e queixas dos pacientes e dos próprios funcionários, além de brechas nos padrões de qualidade.

Diante disso, é preciso conhecer os fatos para descobrir os problemas reais, antes de tomar decisões que possam ser precipitadas. Como exemplo, pode-se citar o caso de uma profissional que chega atrasada pela segunda vez consecutiva e é penalizada de acordo com os procedimentos; seu desempenho no trabalho durante esses dias é muito insatisfatório. Depois, descobre-se que, no mesmo período, seu esposo ficou doente e ela teve que cuidar dos dois filhos pequenos. Os fatos não foram conhecidos, o problema real não foi identificado e, consequentemente, uma decisão errada foi tomada e o hospital perdeu uma boa profissional.

O chefe não deve resolver problemas pessoais, mas ouvir e dar atenção às pessoas que querem contá-los e ajudá-las a resolvê-los ou, ao menos, descarregar as tensões o suficiente para que desempenhem seu serviço de maneira adequada. Conselhos são oportunos apenas quando solicitados e recomenda-se a ajuda profissional (p. ex., pode-se auxiliar a profissional citada conseguindo um lugar onde ela possa deixar os filhos).

É muito importante manter as próprias emoções longe dos problemas dos funcionários e conservar a posição de chefe, pois entre os funcionários, há aqueles que tentam manipular os chefes lamentando-se de sua própria situação. É importante ouvi-los atentamente, porém estabelecendo um juízo neutro e desinteressado, de acordo com as políticas gerais da instituição, e *não fazer exceções*. Dedicar a eles somente o tempo necessário, e apenas se o problema chegar a interferir no trabalho.

Os problemas que envolvem conflitos de pessoas que trabalham no hospital, em geral, são identificados com rapidez, pois todos os trabalhadores são comunicativos e não deixam de se queixar. Intervir para solucionar o conflito é pertinente, mas descobrir a causa real ou o verdadeiro motivo do problema pode levar tempo, em virtude do número de pessoas envolvidas, suas emoções e, provavelmente, suas discordâncias a respeito dos fatos. Quanto mais pessoas estiverem envolvidas, maior será o impacto no trabalho; desse modo, a identificação do problema real se torna urgente e é tão importante que, uma vez identificada a causa, a solução em si pode ser simples.

Em muitos casos, a rivalidade constante entre os ocupantes de diferentes cargos existentes em um hospital é um problema difícil. Talvez a causa básica, quase ignorada, e pouquíssimas vezes reconhecida, tem suas raízes em assuntos de imagem e de *status* da profissão. Esses são problemas psicológicos que quase nenhum diretor pode solucionar totalmente.

Apesar disso, há muitos meios de eliminar os atritos, mesmo que seja ignorando-os para que o tempo os amenize. Existe um sistema interessante para a resolução de problemas de trabalho, que consiste em incluir todas as pessoas envolvidas, desde o princípio até o fim do processo, por meio das seguintes etapas:

- Juntamente com os funcionários, o chefe apresenta os fatos, identifica e define o problema. Desde o princípio, deve-se estabelecer que tanto o hospital quanto os colaboradores serão beneficiados ao resolver a dificuldade

- O chefe deve recorrer a todos os seus conhecimentos sobre entrevistas: escutar, estimular e permitir que cada um dos funcionários exponha seus sentimentos, temores e descontentamentos
- Em conjunto, chega-se a um acordo sobre a definição do problema e suas causas concretas ou aparentes
- Por meio de um *brainstorm*, levanta-se a maior quantidade de soluções viáveis. Não há limites nesse momento, ou seja, a atividade deve ser encerrada quando acabarem as possíveis soluções
- As soluções são avaliadas em conjunto e é escolhida aquela que parece a melhor para todos e, logicamente, para o hospital
- Por fim, chega-se a um consenso (idealmente, por unanimidade) sobre como implementar a solução escolhida. O chefe deve supervisionar se ela será cumprida com exatidão; para isso, recomenda-se apresentar relatórios de progresso até a solução do problema.

As decisões tomadas para resolver os problemas da equipe podem enaltecer ou destruir a personalidade do chefe, uma vez que, como mencionado em vários estudos, o sucesso do diretor depende do reconhecimento da equipe do hospital. Esse é outro motivo pelo qual a solução de problemas é uma responsabilidade indelegável do diretor.

Solução de conflitos

O conflito ocorre frequentemente nas relações humanas e pode ser entendido como um desentendimento, uma rivalidade entre duas ou mais partes interdependentes, que consideram que suas expectativas são insuficientes ou frustradas, ou que existem interesses mutuamente excludentes para a obtenção de determinados objetivos. Vale mencionar que há diferenças tratadas de maneira incorreta, embora isso não signifique que sejam moralmente inadequadas.

Os conflitos estão presentes no ambiente organizacional do hospital e, em geral, afetam o funcionamento de toda a instituição; porém, pode haver várias alternativas satisfatórias de solução para as partes envolvidas. Normalmente, não são problemas com soluções opostas, em que uma parte tem razão e a outra está equivocada; tratam-se, simplesmente, de inconformidades.

A seguir estão algumas considerações sobre os conflitos:

- Para que haja conflito, deve haver algum tipo de comunicação verbal, escrita ou não verbal
- Os conflitos são comuns em qualquer organização, de maneira que, sem eles, ela seria atípica, incomum. No entanto, precisam de soluções corretas para que não passem dos limites. Embora os conflitos sejam cíclicos e se alternem com épocas de tranquilidade que tendem a ser consideradas normais, o fato é que tanto a calma como os atritos são parte de uma mesma realidade, de modo que, às vezes, ocorrem simultaneamente e se toleram
- Em toda relação de dependência existe um potencial de conflito
- Para que haja conflito, é preciso que surjam visões e comportamentos discrepantes que interfiram no trabalho
- Na solução parcial de um conflito pode estar a origem de outro da mesma intensidade, pelo menos
- Muitas vezes, os conflitos vêm à tona por fenômenos aparentemente triviais e desconexos: a negativa ao pedido de empréstimo de um equipamento pode causar uma revolução. Os conflitos no trabalho estão relacionados a objetivos ou interesses incompatíveis, bem como a reconhecimentos insuficientes que causam ressentimentos contra a instituição e seus dirigentes, ou então contra os próprios colegas. O ressentimento é a causa de muitos conflitos no trabalho
- Um conflito em si pode trazer consequências positivas ou negativas, dependendo se a solução beneficia a instituição, os funcionários e os pacientes. Do ponto de vista positivo, a motivação que gerou o conflito pode se transformar em um instrumento de melhoria e progresso. Entretanto, predomina a sensação de que o conflito é algo negativo, por suas manifestações hostis e consequências, que, não raro, são desagregadoras
- Embora se acredite que os conflitos possam ser evitados ou, ao menos, minimizados, não é conveniente tratá-los com precipitação ou superestimá-los. Entretanto, há líderes que não esperam que eles cresçam para enfrentá-los (e, ainda, priorizá-los). Tomam providências diante dos primeiros indícios, para não aumentar a intranquilidade e, assim, evitar que fujam ao controle. Essa atitude possibilita a análise do problema e a concepção de alternativas criativas para resolvê-lo, empregando motivações extrínsecas, intrínsecas ou transcendentais das pessoas

- Raramente tratam-se de choques de personalidades por comportamentos ou atitudes irreconciliáveis adotadas e que não aceitem uma mudança de atitude
- O conflito desgasta porque afeta o bom clima institucional, desvia os esforços, ocasiona inquietação e, às vezes, atinge limites intoleráveis; por isso, é preciso resolvê-lo o quanto antes e com a menor comoção possível
- A solução eficaz de conflitos é uma arte que depende do conhecimento da organização, das pessoas e da habilidade para analisar as verdadeiras causas das desavenças e os meios adequados de solucioná-las de maneira positiva para a instituição e as partes envolvidas.

Diversas concepções sobre os conflitos

De acordo com a teoria behaviorista, a raiz dos problemas está na natureza do comportamento humano. Nicolau Maquiavel afirmava que sua verdadeira origem residia no desejo de poder que as pessoas têm. Para Thomas Schelling, o conflito faz parte da *teoria dos jogos*, por causa do desejo de negociar com *dubiedade*; ou seja, a irracionalidade do pensamento estratégico em busca de privilégios. Pérez Botiga, por sua vez, considera como conflito toda dificuldade existente entre os gestores e os funcionários ou entre os distintos funcionários.

Do ponto de vista *tradicional*, os conflitos no trabalho são considerados como algo perigoso que deve ser suprimido o quanto antes. Os superiores devem usar sua autoridade para identificar e eliminar a fonte do conflito. Os conflitos também são vistos como um sinal de que o processo de administração não está funcionando bem, ou seja, um sinal de que não há bons chefes. A solução se dá com melhor planejamento, organização e controle.

De acordo com o *behaviorismo*, é sabido que as organizações têm situações conflitantes e que a responsabilidade dos chefes é aceitá-las e aprender a lidar com elas da melhor maneira possível. No entanto, se a ocorrência de conflitos excessivos é permitida, podem ocorrer sérios problemas para a organização.

Ao contrário das filosofias tradicionais e de comportamento, o *conceito dos inter-relacionistas* aceita o potencial destrutivo dos conflitos, mas também acredita que, às vezes, as instituições precisam deles para estimular o surgimento de novas ideias e assegurar sua sobrevivência.

A delegação dos chefes se limita a descobri-los, tratá-los e resolvê-los, mas também a estimulá-los e orientá-los em algumas ocasiões especiais, sempre que as organizações tiverem que responder adequadamente às forças internas e externas da concorrência, da mudança tecnológica e das constantes demandas dos pacientes por novos serviços, se quiserem sobreviver como organização técnica e científica avançada a serviço da comunidade.

Os três conceitos citados são diferentes. Enquanto o tradicional recomenda solucionar o conflito, e embora o behaviorismo e o conceito dos inter-relacionistas favoreçam sua gestão e administração, este último busca manter alguns conflitos vivos para dar dinâmica à organização.

A noção de *resolver* o conflito indica que é o superior quem deve tomar a ação para eliminá-lo com a exclusão das diferenças, a mudança de objetivo das partes e o uso dos mesmos meios para atingir novas metas. Entretanto, é mais fácil dizer do que fazer isso. Nos conceitos de comportamento e inter-relação, estabelece-se que é mais real ver o conflito como algo que pode ser administrado pelos altos interesses da instituição, em vez de resolvidos de qualquer maneira (mesmo com altos custos para a equipe que está intervindo ou para a instituição).

A administração de conflitos pode ser considerada como um processo de análise, com o objetivo de determinar suas causas e escolher uma técnica para minimizar os efeitos negativos do conflito atual e de possíveis conflitos futuros. Dessa maneira, são enfatizados os efeitos positivos e negativos dos conflitos e das iniciativas positivas que favoreçam as partes e a organização.

Conflitos de interesse

Os conflitos de interesse em um hospital surgem quando há a convergência de critérios conflitantes inseridos em um conjunto de circunstâncias. Podem influenciar a gestão das relações entre profissionais de saúde, entre os pacientes e os profissionais de saúde ou a instituição e entre a sociedade e a instituição ou o corpo médico.

Problemas de informação

De acordo com Benigno Aceda Nebril, existem inúmeras formas de conflito por falta de informação, informações mal entendidas, distorcidas ou insuficientes, não compreendidas ao serem expressas usando um jargão estritamente técnico ou informações críticas que vão além das expectativas dos pacientes ou seus familiares e devem ser dadas em situações especiais. Pode-se citar como exemplo os casos de pacientes cirúrgicos críticos que chegam à emergência e, ao mesmo tempo, precisam passar por processos de informação e de consentimento.

Expectativas dos pacientes

Os pacientes se deparam com decisões entre alternativas que os desagradam: submeter-se a um tratamento que temem ou que não desejam, por fatores de caráter religioso, socioeconômico, cultural ou educacional, ou permanecer com um problema que certamente aumentará. Por isso, com frequência, há manifestações de angústia, preocupação e depressão durante os tratamentos, as hospitalizações ou as intervenções cirúrgicas: por medo da dor e pela incerteza quanto aos resultados que serão obtidos. Teoricamente, as estatísticas de insucesso podem ser mínimas, mas para o paciente que se submete a um procedimento, às vezes, elas representam tudo ou nada.

A essas tensões, podem se somar problemas familiares que desencadeiam reações de tristeza e, às vezes, agressividade, convertendo o problema em um conflito que se estende à equipe responsável no hospital e à família. Além disso, quando o paciente hospitalizado perde sua privacidade, sua vestimenta habitual e até seus hábitos alimentares, sua ansiedade aumenta.

Nesse caso, a experiência e o tratamento personalizado e humanizado por parte da equipe médica e de enfermagem têm um papel de suma importância, tanto para evitar ou para minimizar os conflitos que surgem quanto para tranquilizar o paciente.

Relação médico-família

Se as informações dadas aos familiares dos pacientes não são adequadas, pode ocorrer um conflito. Sempre que possível, as informações devem ser consistentes, pois qualquer mudança de diagnóstico pode provocar ansiedade; isto se agrava se o paciente tiver problemas pessoais, familiares ou sociais que possam ocasionar conflitos não relacionados aos problemas clínicos. É sempre necessário avaliar a capacidade de assimilar o diagnóstico de cada paciente e, se o caso for extremo, as informações devem ser fornecidas de maneira gradual e honesta. O trabalho em equipe requer coordenação total das informações e da gestão dos conflitos em si. É igualmente importante prevenir os conflitos dando informações constantes e ativas ao paciente e seus acompanhantes. Em caso de más notícias, é preciso repetir várias vezes as informações e responder todas as perguntas, bem como registrar essa informação no prontuário.

Conflitos de atenção médica

A relação médico-paciente sofre atualmente um agravamento, que pode ser evidenciado pelo aumento dos conflitos nos hospitais, pelo mau uso dos avanços científicos e tecnológicos e pela adoção de políticas de massificação dos programas de saúde, sem o fornecimento suficiente de meios para a prestação da assistência médica. Também se observa o surgimento de empresas com fins lucrativos na gestão de ações de saúde, que limitam ou, ainda, restringem o tempo do ato médico, além de gerenciar e restringir o rendimento econômico dos profissionais de saúde.* Tudo isso faz parte da deterioração dos princípios éticos de tal relação e é a raiz de muitos conflitos, ou seja, é a prática inadequada de diferentes ações voltadas para a preservação da vida e a manutenção da qualidade da saúde do paciente. Com relação a isso, a Comissão Nacional de Arbitragem Médica do México** apresentou, entre outras, as seguintes recomendações, consideradas vigentes e importantes para melhorar a relação médico-paciente:

- Prestar assistência de qualidade; ou seja, com equidade, oportunidade, continuidade, suficiência, integridade, racionalidade lógica e científica, eficiência, satisfação e receptividade para os pacientes, não importando se são de regimes contributivos ou particulares (i. e., privados)
- Manter uma relação médico-paciente digna e respeitosa

---

*Nota do revisor: o sistema de saúde da Colômbia é bastante diferente do brasileiro. Aqui, há décadas, existem operadoras de saúde que desempenham algum tipo de intermediação entre o paciente e os prestadores de assistência. O SUS nem sempre consegue prover assistência oportuna e eficaz aos cidadãos. Na Colômbia, isto também ocorre, mas as soluções são de teor diferente.
**Nota do revisor: cada país tem seus próprios princípios éticos. No Brasil, diferentes conselhos regionais e associações de classe apresentam os seus códigos de conduta.

- Ter uma comunicação clara e verdadeira (inclusive sobre o prognóstico)
- Manter a confidencialidade e o sigilo profissional
- Respeitar a liberdade do paciente para decidir sobre sua assistência
- Não discriminar por aspectos culturais ou religiosos
- Dar ao paciente a possibilidade de uma segunda opinião
- Obter o consentimento do paciente antes de uma intervenção ou de um procedimento
- Manter o prontuário médico e a ficha clínica detalhados e em dia
- Atender todas as emergências, principalmente em casos críticos
- Satisfazer as expectativas quanto à saúde do paciente
- Evitar o cancelamento de consultas ou de cirurgia sem plena justificativa
- Exercer a prática médica de acordo com as disposições jurídicas
- Encaminhar o paciente quando necessário.

Normas de regimento interno

O trabalho em equipe requer a coordenação total dos profissionais de saúde, tanto em procedimentos assistenciais e provisão de recursos (sempre escassos) quanto na gestão de conflitos apresentados em situações de emergência e na atribuição de tarefas aos profissionais, sejam do mesmo cargo, de especialidades diferentes ou multidisciplinares. Essa coordenação, em geral, se dá com o uso de técnicas modernas de organização, procedimentos, informações e solução de conflitos, desenvolvidas sobretudo pela direção do hospital, basicamente para benefício dos pacientes e da própria instituição. Esses procedimentos devem ser cumpridos por todos seus funcionários assistenciais ou administrativos. Essas normas internas costumam ser motivo de conflitos quando interesses particulares ou dos grupos não coincidem com elas, quando são criticadas e quando os funcionários pedem sua alteração ou compreensão em caso de descumprimento. As diferentes linguagens técnicas desse grupo multidisciplinar agem contra a simplicidade das disposições, causando a sensação de exceções não justificadas por outros profissionais.

Escassez de recursos sociossanitários

Quando são apresentados os orçamentos anuais de receitas e despesas, surgem vozes de profissionais importantes que reivindicam melhor tratamento. Se for considerado que os recursos são sempre escassos e os avanços da tecnologia e as necessidades dos pacientes e dos funcionários da instituição são grandes, fica claro que a distribuição e a gestão dos recursos são tarefas delicadas, tanto para a direção do hospital quanto para os diferentes departamentos e serviços. O sucesso ou o fracasso de uma organização dependem, consideravelmente, da excelência na assistência aos pacientes, da gestão de conflitos de interesses internos e da relação de custo-benefício planejada para cada procedimento.

Entre a profissão médica e o setor de saúde

As empresas de saúde têm o objetivo de beneficiar o paciente por meio de descobertas científicas e da introdução de novas tecnologias e, ao mesmo tempo, obter os maiores lucros possíveis. Para isso, contam com poderosos departamentos de *marketing* e vendas, que instruem os médicos sobre os benefícios dos produtos que oferecem e, portanto, podem influenciar nas decisões médicas e desviá-las de seu fim primário, que é o benefício do paciente.

Os conflitos mais frequentes ocorrem com as empresas promotoras de saúde (EPS)* e o setor farmacêutico. Em determinadas EPS, ocorrem restrições, por exemplo, no tempo das consultas médicas, na provisão de medicamentos e também no número de intervenções cirúrgicas por mês ou por especialista.

Igualmente, no setor farmacêutico, percebe-se a existência de conflitos eticamente inaceitáveis na prática profissional, como os resultantes do recebimento de presentes e subsídios por alguns profissionais de saúde para a participação em congressos ou outros eventos pagos por esse setor. A promoção de produtos influencia nas decisões médicas, podendo restringir o médico no momento de prescrever a melhor formulação para o paciente, com efeitos prejudiciais para ele e a instituição. Essa irregularidade é maior nos casos de desatualização científica de alguns profissionais de saúde; é um caso que pode ser analisado como a perda da objetividade e da independência por parte de alguns médicos e a influência poderosa do

---

*Nota do tradutor: entidades responsáveis pela afiliação e registro dos associados ao Sistema Geral de Previdência Social em Saúde (SGPSS) da Colômbia e pelo recolhimento de suas contribuições.

sistema de *marketing* dos laboratórios (embora iniciativas de *compliance* estejam sendo desenvolvidas com mais frequência a partir das matrizes internacionais e filiais latino-americanas em decorrência da maior atenção que o assunto tem recebido da imprensa e de outros órgãos).

O orgulho que os médicos sentem pelo trabalho em relação ao paciente e a recente intervenção de inúmeras profissões que chegaram ao âmbito hospitalar para converter as entidades (e, em geral, o setor de saúde) em instituições prestadoras de serviços e em empresas promotoras de saúde com uma abordagem econômica e financeira transformaram os sistemas de saúde no mundo do século XXI; a concepção de que os hospitais devem ser administrados como empresas, quando antigamente se dizia "a vida não tem preço"* pode ser conflituosa, tanto dentro de um mesmo hospital como entre hospitais diferentes nos sistemas de saúde dos diversos países; ou seja, são mudanças nos modelos micro e macroassistencial.

O papel do médico foi duplicado: ao dever de médico foi acrescentado o de gestor administrador**, muitas vezes, com conflitos éticos em relação aos pacientes. Entretanto, as posições de médicos e de economistas se juntam ao buscar, com recursos escassos, minimizar os custos para poder cobrir, com eficiência e eficácia, a saúde de uma quantidade maior de pacientes.

Quando os hospitais procuram, acima de tudo, ser sustentáveis em termos econômicos, o paciente pode deixar de ser a prioridade; assim, o conflito adquire caráter de imoralidade, pois não se trata de tornar as instituições mais eficientes e de prestar mais serviços de saúde com os mesmos recursos, mas de explorar uma atividade meramente comercial. O problema é maior quando se analisam os fins do setor de saúde, em especial, os da indústria farmacêutica, em que se observa que as políticas nacionais de defesa dos pacientes são tímidas em sua maioria.

Da mesma maneira, agora cabe aos médicos ter uma lealdade dupla: com os pacientes e com a instituição contratante que, muitas vezes, limita os recursos de maneira mais que proporcional, para impedir o aumento de custos que resulte na diminuição dos ganhos. Esse é um novo conflito do século XXI.

De outro ponto de vista, existem conflitos entre os diferentes profissionais de saúde, que competem por reconhecimento ou por supremacia nos diversos serviços que prestam aos pacientes; esse fenômeno existe também entre as distintas especialidades e serviços do hospital. Nessas situações, o diretor-geral e os diferentes responsáveis pelos departamentos assistenciais e administrativos devem estar atentos para tentar eliminar os conflitos sem prejudicar, na medida do possível, os protagonistas, mas sendo enérgicos para que não se propaguem pelo hospital. O mesmo tratamento, com objetividade em relação aos diferentes juízos de valor, deve ser dado aos problemas que surgem como consequência de antipatias e simpatias, que impedem o desenvolvimento do trabalho.

Causas dos conflitos dentro da instituição

Dadas as múltiplas causas dos conflitos, não é fácil esquematizá-las; menos ainda em uma situação em que as condições de trabalho são sempre variáveis. A seguir, são apresentadas algumas das mais comuns:

- Objetivos diferentes e incompatíveis: é comum que haja setores ou áreas cujos objetivos sejam diferentes a ponto de serem antagônicos em relação aos de outros. Da mesma maneira, as metas de alguns funcionários podem ser antagônicas. Por exemplo, as metas de economia e moderação de alguns departamentos em relação aos altos orçamentos da publicidade parecem, muitas vezes, incongruentes
- Excesso de estratificação: refere-se à quantidade de níveis e divisões de uma organização e aos graus de especialização dentro de cada um deles. O trabalho e as tarefas a serem desenvolvidos são divididos com o objetivo de aumentar a eficiência; no entanto, tanta subdivisão permite cada vez menos comunicação e requer mais interação e, se ocorre o contrário, os diferentes grupos se isolam e tornam-se uma fonte potencial de conflitos, porque se perde a visão global do hospital como instituição, mudam os objetivos originais e pode haver desordem

---

*Nota do revisor: no mundo todo, inclusive em países onde o sistema público é quase um ícone nacional (como é o caso do NHS inglês), já se reconhece que, embora a vida não tenha preço, ela tem custo.

**Nota do revisor: no mundo, já se discute quem deve ser o gestor na saúde. O único consenso real é que a gestão deve ser compartilhada entre pessoas de diferentes formações para aprimorar as decisões.

- Dependência entre grupos ou pessoas: cumprir suas respectivas obrigações gera desequilíbrios e diferenças quanto à importância ou à urgência das tarefas entre um setor e outro etc. São sinais de problemas que podem estar associados ao excesso de estratificação ou de especialização descrito no item anterior, em que há muitos chefes no mesmo nível, pois esses chefes dependem de vários superiores a quem devem se relatar de acordo com o desenvolvimento das diferentes etapas da tarefa executada. Esse tipo de conflito ocorre com frequência nos hospitais, por exemplo, entre laboratórios e salas de cirurgia
- Ambiguidade das funções e responsabilidades: as ambiguidades sempre geram conflitos, ainda mais quando se trata de atividades que dependem de mais de duas pessoas ou de diferentes setores, nas quais os funcionários querem receber os méritos pelos bons resultados e responsabilizar os outros pelas falhas. A ambiguidade ocasiona a sobreposição temporária de funções ou responsabilidades, ou, então, cargos vagos, buscando-se transferir a responsabilidade sobre atividades inadequadas a funcionários que não têm conhecimento ou disponibilidade de tempo para tanto, mesmo que tenham vontade de colaborar para evitar essas falhas. Da mesma maneira, podem surgir conflitos por ciúme profissional
- Concorrência por recursos escassos: é o que ocorre com orçamento, equipamentos, horários etc., que são uma imensa fonte potencial de problemas, que se agravam em épocas de restrição de gastos. Cada pessoa vê seu próprio trabalho como o mais importante e, por isso, exagera para obter uma fração maior dos recursos escassos. Nessa situação, cabe ao diretor servir de árbitro para resolver o problema com base na missão e nos programas a serem priorizados, e também de acordo com sua experiência e especialidade, seus critérios, gostos e preferências; é aí que surgem os conflitos
- Unanimidade: quando as decisões importantes precisam ser tomadas por unanimidade, em geral, origina-se um problema, pois sempre existe quem pense diferente. A maioria considera que não se busca o bem da instituição, e os dissidentes pretendem aumentar seu poder para obter os melhores resultados para a organização
- Importância dos diferentes gestores: apesar de existir una hierarquia relacionada ao nível de cada profissional no organograma da empresa, esses níveis estão sempre relacionados a um grau de conflito. Em muitos casos, a maior participação dos superiores em assembleias ou conselhos resulta em conceitos, ou mesmo em sentimentos diversos, que propiciam e aumentam as diferenças. Entretanto, no outro extremo, a direção autoritária também não é a solução, pois as decisões em grupo, em geral, são superiores às individuais: duas ou mais pessoas pensam melhor do que uma
- Clima de comunicação da organização: em algumas situações, tende a aumentar os conflitos. É o caso da falta de comunicação sobre objetivos, metas ou programas a serem desenvolvidos ou a falta de liderança nas comunicações que produzem incerteza, iniciativas particulares desconexas e, certamente, conflitos. As comunicações ambíguas ou contraditórias ou a falta de decisões precisas geram desconfiança, outros centros de poder e desvio dos objetivos iniciais
- Jargões e linguagens especializadas: o uso de jargões ou de termos especializados, que não estão ao alcance da maioria das pessoas da organização, tem o objetivo de manter o monopólio sobre as informações importantes, para assegurar a supremacia sobre outros setores. Da mesma maneira, a falta de comunicação com certas áreas, plantões de trabalho ou subgrupos da organização é semelhante à falta de atitude comunicativa. Um conflito sempre surgirá quando: as pessoas pensam que ouvem apenas o que querem ouvir; as mensagens verbais costumam ser esquecidas, ou quem as recebe tem diferentes concepções; a pessoa que transmite a mensagem é mais avaliada do que a mensagem em si; ou as pessoas têm sentimentos intensos sobre o teor da mensagem
- Normas comportamentais: causam certo mal-estar e apreensão, embora aumentem a disciplina. Entretanto, essas medidas de ordem são muito importantes quando fazem parte da organização e são conhecidas e genéricas, não importa a quem se refiram; porém, quando não são aplicadas de modo consistente, com o tempo, produzem conflitos
- Percepção de *status*: a percepção de *status* e reconhecimento pessoal em um grupo é muito sensível ao conflito, uma vez que o aumento progressivo da imagem na organização é esperado. Assim, quando a importância é atribuída a outras pessoas, causa frustração.

Nesse aspecto, os profissionais de saúde são altamente suscetíveis, sobretudo, no caso de assembleias, comitês ou conselhos nos quais atuam médicos de diferentes especialidades
- Autoestima: os impactos negativos na autoestima de alguns gestores ou chefes tornam-se um grave problema, visto que eles enxergam os outros gestores (ou mesmo os subordinados) como uma ameaça
- Preconceitos: de qualquer natureza (religiosos, sociais, quanto ao nível de escolaridade, estado civil, pelo tempo de permanência na instituição, geracionais etc.) são motivo de desentendimentos, inquietação e diferenças pessoais, sendo usados como desculpas para certos comportamentos. A falta de tolerância causa problemas, além de rompimento de grandes amizades e mudanças de estilos e no clima de trabalho da instituição. Pessoas com temperamento diferente muitas vezes se chocam, e todos buscam o melhor para a instituição
- Influências externas: a influência de alguns políticos ou de pessoas com poder econômico é observada em alguns gestores de hospitais, tanto públicos quanto privados. Por exemplo, influência relacionada a nomeações, taxação de incentivos fiscais, direcionamento de itens orçamentários e expansão dos serviços, entre outros.

Processo dos conflitos

Independentemente da causa, das características individuais das pessoas envolvidas ou dos comportamentos produzidos, cada tipo de conflito tem seu próprio ciclo de vida e se desenvolve em certas etapas, que constituem o processo do conflito.

As etapas do processo do conflito são analisadas na Figura 7.6, adaptada de Filley.

Normalmente, antes de surgir um conflito, suas causas estão latentes; ou seja, os antecedentes ou as condições do ambiente de trabalho talvez não tenham relação direta com o conflito, mas aumentam ou antecipam sua possibilidade, embora possam existir por um tempo sem que ninguém, inclusive os envolvidos, se dê conta de sua existência.

Em algum momento, uma ou ambas as partes em conflito percebem o incômodo e se dão conta de que a situação é de crise, ou seja, embora ainda não haja manifestações de desacordo ou rivalidade, sente-se um clima no

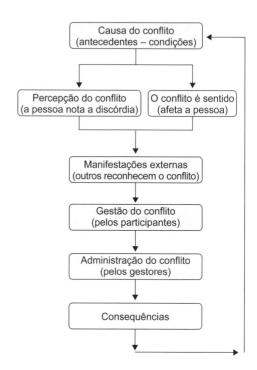

Figura 7.6 Etapas do processo de conflito.

trabalho, uma convivência diferente, que não é normal. Surgem as tensões e, com elas, desenvolve-se o conflito, e a atmosfera que se sente é caracterizada por hostilidade, medo, desconfiança e receio.

Eventualmente, o conflito se manifesta com toda a clareza, não só aos olhos dos participantes, mas também para os observadores: a disputa começa com comportamentos que vão desde a concorrência até discussões, agressões etc. Em dado momento, as atividades desenvolvidas tendem a acabar com o conflito ou a controlá-lo; ou seja, as pessoas que o evitam, as que recorrem à intervenção do superior etc. No final, o resultado dependerá de como o problema foi tratado; normalmente, termina com o estabelecimento de novas condições, que podem levar a uma maior compreensão ou a um maior entendimento, ou então, ser a causa de um novo conflito, em geral, de maiores proporções.

Efeitos construtivos dos conflitos

Os conflitos construtivos são os que têm efeitos positivos para a organização. Hocker e Wilmot afirmam que benefícios também podem ser observados em conflitos interpessoais. A seguir, são listadas algumas de suas proposições.

- Os conflitos tornam as pessoas melhores
- Os conflitos preservam os grupos ao se tornar uma válvula de escape para suas emoções
- Os conflitos podem unir as pessoas contra um inimigo comum, alheio à organização
- Os conflitos proporcionam maior coesão aos grupos, ao ajudar seus membros a definir suas relações, funções e responsabilidades, bem como a obter uma diferenciação
- Os conflitos podem promover alianças e associações de auxílio, que, se bem dirigidas, ajudam o hospital
- Os conflitos podem servir de estímulo para realizar novas ações ou soluções
- Quando o conflito é reconhecido de maneira aberta, ajuda as pessoas a aceitar as diferenças em suas relações na instituição onde trabalham e pode servir de catalisador para a mudança
- A comunicação sobre o conflito é direta, honesta e segura, embora, algumas vezes, exagerada
- Normalmente, os envolvidos começam a ver os aspectos incompatíveis e irreconciliáveis como mais tranquilos, menos dramáticos e menos importantes
- As contraprestações escassas parecem menos escassas
- O grau de dependência ou de interdependência se altera em benefício das partes em conflito
- O desejo de cooperar no futuro aumenta com a diminuição das atitudes extremas ou radicais
- Há alteração das normas ou dos controles estatais, buscando favorecer os pacientes atribuindo-lhes a prioridade.

Efeitos destrutivos dos conflitos

Em concordância com as proposições de Hocker e Wilmot, o resultado do conflito destrutivo é, obviamente, negativo para a organização e costuma apresentar as seguintes características:

- Os participantes ficam insatisfeitos com o ocorrido e acreditam ter perdido algo como consequência do conflito
- Alguns dos envolvidos fazem qualquer esforço para restringir as alternativas dos seus oponentes, a fim de obter vantagens pessoais ou coletivas em detrimento de seus opositores no hospital
- Os envolvidos não se concentram na solução do problema, atacam as pessoas discordantes, inclusive, as do seu próprio grupo
- As partes envolvidas tentam prejudicar umas às outras: os resultados não importam, desde que o adversário seja contrariado
- Os executivos podem se tornar esquivos, recusando-se a compartilhar informações e recursos e trabalhando ativamente para minar os esforços dos oponentes
- A produtividade dos serviços tende a diminuir, os projetos acabam atrasando e os bons funcionários deixam a instituição, em virtude do ambiente tenso gerado pelo conflito
- O prestígio do hospital, e também o dos funcionários, é afetado
- Os pacientes são prejudicados por um conflito que não lhes diz respeito.

Conflitos pessoais

Os conflitos pessoais podem ser internos ou externos. Os internos são os que afetam uma determinada pessoa (p. ex., a frustração). Os externos têm origem em causas alheias à pessoa ou podem ser identificados como discrepâncias entre as pessoas, entre uma pessoa e um grupo ou entre grupos de pessoas, sejam familiares, colegas de trabalho etc.

Conflitos internos

Por serem conflitos emocionais das pessoas, muitas vezes não apresentam sinais externos e são difíceis de reconhecer e, portanto, de analisar, em especial, quando ocorrem com pessoas tímidas ou introvertidas. Os distúrbios emocionais geralmente são a origem de necessidades, pressões ou metas (Figura 7.7).

As pessoas têm necessidades ou carências de naturezas diversas, tanto físicas como psicológicas. Quando uma pessoa tem uma necessidade, normalmente cria uma pressão ou um motivo que a estimula desenvolver certas atividades, reais ou imaginárias, para satisfazê-la. Por exemplo, a pessoa sente a necessidade de ser valorizada e isso a motiva a trabalhar de modo exemplar visando a atingir sua meta; se não a atinge prontamente, sente-se pressionada e desafiada a cumprir seu compromisso.

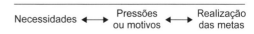

Figura 7.7 Esquema dos conflitos internos.

A frustração é muito comum como conflito interno; surge quando existe um obstáculo que dificulta o alcance da meta desejada. Quando a frustração aparece, a pessoa pode ter as seguintes alternativas de comportamento:

- Mudar a meta proposta ou os procedimentos adotados mediante a abordagem consciente do problema e de sua solução
- Afastar-se do problema, seja fugindo ou retirando-se para um mundo de fantasia, onde não existe frustração, ou ainda aceitando o fracasso ou buscando um oásis de tranquilidade
- Mudar de comportamento diante da situação, utilizando mecanismos de defesa ou de agressão. A crítica pode ser um desses mecanismos. Um mecanismo de defesa é um padrão de comportamento de muitas pessoas, que ajuda a aliviar (e, às vezes, esquecer) a frustração (Tabela 7.2).

Tabela 7.2 Mecanismos de defesa mais frequentes.

Mecanismo de defesa	Processo psicológico
Fuga	A pessoa se dedica a outras ocupações com vigor extraordinário para diminuir a importância do problema
Impacto físico	Os conflitos emocionais se manifestam em sintomas físicos, como doenças, mal-estar etc.
Deslocamento	Redirecionamento de emoções para pessoas, ideias ou objetos que não são a fonte do problema
Fantasia	Imaginações ou fantasias para fugir da realidade e ter satisfações temporárias
Oposição	Resistência inconsciente
Racionalização	Comportamentos, crenças ou abordagens ilógicas ou indesejáveis, com explicações pseudológicas
Agressividade	Quando sensações de injustiça ou incapacidade aparecem, é comum ser agressivo com as pessoas que estão ao redor
Ausência	Afastar-se do problema e romper com a realidade circundante como demonstração de falsa renúncia
Renúncia	Abandono do local onde ocorre o conflito, muitas vezes logo após um enfrentamento

Os *objetivos* são outra fonte de conflitos internos, que ocorrem quando surgem dilemas relacionados aos aspectos positivos e negativos desses objetivos ou quando dois ou mais deles competem entre si. A seguir, são descritas três variáveis dessa situação:

- Objetivos positivos mutuamente excludentes: neste caso, o conflito ocorre quando dois ou mais objetivos excludentes atraem as pessoas ao mesmo tempo. É um dilema complexo que leva a conflitos quando uma decisão é tomada e colocada em prática. Neste caso, o conflito interno torna-se um fardo para a consciência, enquanto houver resultados encorajadores com a decisão tomada; caso contrário, torna-se frustração
- Objetivos positivos ou negativos: aqui, o problema surge quando uma pessoa se depara com um objetivo que tem efeitos positivos e negativos nos resultados a curto prazo ou imediatos. É o caso de quem estuda e trabalha concomitantemente, pois busca melhor formação, enquanto sacrifica o tempo com a família e relega distrações ou outras atividades que o desenvolvem como pessoa
- Objetivos negativos: neste caso, trata-se de minimizar os resultados de dois ou mais objetivos negativos concorrentes ou excludentes; por exemplo, alguém que não gosta do cargo que desempenha e quer pedir demissão, mas a expectativa de não encontrar outra posição e a possibilidade incerta de recolocação lhe parecem uma irresponsabilidade.

Os conflitos relacionados a objetivos obrigam as pessoas a tomarem decisões, mas o simples ato de optar por uma escolha gera conflitos internos individuais ou coletivos. Entretanto, uma vez tomada a decisão, o conflito interno permanece e só desaparece com o tempo, após a obtenção e a comparação dos resultados.

Conflitos externos

Como já mencionado anteriormente, as condições de difícil aceitação apresentadas às pessoas envolvidas podem criar conflitos externos, que podem ser de três tipos: interpessoais, organizacionais, e táticos.

O conflito *interpessoal*, como o nome sugere, ocorre entre duas ou mais pessoas e pode resultar do choque de personalidades ou de diversos fatores, como estilos de liderança ou de comunicação, de decisões dos superiores, ou então de mudanças de comportamento por assuntos completamente alheios ao clima de trabalho. Os problemas familiares ou o rompimento de grandes amizades entre colegas de trabalho provocam conflitos entre pessoas, que podem se transformar em conflitos de grupos, dependendo da hierarquia dos protagonistas na instituição.

Os conflitos *organizacionais* são consequência de como estão distribuídos os departamentos ou setores de uma instituição, e não dos comportamentos das pessoas que neles trabalham ou que ocupam determinados cargos. Na maioria dos casos, um ocupante de cargo de autoridade média pode fazer muito pouco para alterar a distribuição organizacional a fim de abordar os conflitos. No entanto, é importante notar que a raiz dos problemas pode ser identificada no modo como está organizada uma instituição e, assim, é possível descrever a percepção dos problemas para sugerir as mudanças necessárias.

Os conflitos *táticos* são os únicos que são planejados e colocados em prática de maneira deliberada, propositadamente. Em geral, ocorrem com o intuito de promover algo para oferecer benefícios na instituição para o grupo ao qual pertence. Seu propósito é levar vantagem sobre os concorrentes para ganhar reputação ou conseguir a sobrevivência da organização. O pagamento seria buscado pelos *resultados* pretendidos para a empresa, aumento do poder ou obtenção de prêmios especiais. Evidentemente, não se pode presumir que as pessoas envolvidas em conflitos *táticos* não são éticas ou honestas, visto que essa é apenas uma maneira de atingir os objetivos superiores em meio à apatia. As recompensas são oferecidas no trabalho para motivar os funcionários a serem mais produtivos e mais criativos. Infelizmente, os conflitos *táticos*, às vezes, se transformam em ações obscuras, pois algumas pessoas não aceitam a possibilidade da perda.

Gestão de conflitos interpessoais

São utilizados dois métodos principais para intervir diretamente na solução de problemas entre duas ou mais pessoas, sem que se chegue a um conflito de grupo: os métodos *positivos* e os de *cooperação*. Ambos são afirmativos no que se refere ao fato de uma pessoa tentar solucionar seu próprio problema respeitando os limites das outras pessoas; são de cooperação, quando se trata de buscar soluções para os problemas dos outros, como fazem os gerentes ou diretores.

Gestão evasiva

Nesse tipo de gestão, a pessoa evita o conflito ou se retira dele. Essa tática, em si, não é algo positivo nem cooperativo. As pessoas que evitam os conflitos costumam adiar sua solução, ou simplesmente desconsideram o problema; dessa maneira, o conflito não é resolvido nem se impede que ele volte a acontecer, de modo que ocorre de qualquer modo. A fuga do problema, em geral, ocorre dentro de grupos muito coesos, nos quais os envolvidos têm grande apreço um pelo outro e não querem que algo interfira nos bons sentimentos que há entre eles. Em casos extremos, as partes se distanciam e uma pessoa só volta a existir para a outra quando o problema desaparece.

Apesar dos seus aspectos negativos, a gestão evasiva pode ser vantajosa em alguns casos, em especial, quando as pessoas não têm argumentos diretos ou quando são necessários tempo ou mais informações para se chegar a melhores soluções para a situação. Também é um meio de proteção contra respostas ou atitudes negativas ou prejudiciais, ou quando o assunto é trivial ou passageiro ou existem assuntos mais importantes a serem tratados. É igualmente útil quando os ânimos estão exaltados e é preferível acalmar-se e voltar a uma atitude tranquila. Além disso, é uma maneira de lidar com situações nas quais não se pode intervir ou cuja mudança é impossível. Dentre as desvantagens de fugir dos conflitos, vale citar:

- Pode passar a sensação de fraqueza ou de que a pessoa não se importa com o problema nem com os envolvidos, por isso não os enfrenta
- O fato de evitar um problema pode torná-lo maior, com consequências muito mais graves que as iniciais
- Reforça o conceito de que o conflito "é ruim" e que "alguém tem que evitá-lo"
- Pode causar bloqueios de comunicação, atmosferas hostis, mal-estar no trabalho, baixa produtividade e, inclusive, substituição de funcionários
- Pode dar muitas vantagens para a contraparte
- Pode produzir a sensação de culpa
- O problema não é resolvido, e o descontentamento pode permanecer por muito tempo
- A solução é deixada nas mãos de terceiros, e a pessoa assume o papel de prejudicado ou perdedor.

Conduta competitiva

É valiosa quanto à condição de afirmação e de baixa cooperação. A pessoa que usa a competitividade coloca todo seu esforço em benefício do próprio interesse em primeiro lugar. Essas pessoas, em geral, obtêm poder por meio do confronto direto e tentam vencer o conflito sem compromissos. É uma situação de ganhador *versus* perdedor em que há uma grande concentração de agressividade, embora as pessoas positivas não tentem prejudicar as demais envolvidas no conflito.

A conduta competitiva é vantajosa quando se conta com um espírito associativo, que permite a colaboração para se proteger de pessoas que levam vantagem de comportamentos não competitivos, e funciona melhor quando se ocupa uma posição menos popular no problema, porque gera ideias criativas. Por outro lado, a competição pode ser pertinente quando o objetivo é atingir metas externas, que são mais importantes que a relação do grupo.

Do mesmo modo, a competição tem aspectos negativos, como a falta de solidariedade, porque se concentra em metas externas e desconsidera os sentimentos e a dinâmica das pessoas que, ao saírem perdedoras, podem ficar ressentidas e querer uma revanche ou separação, consequentemente diminuindo a cooperação e a produtividade.

Gestão por meio de negociação

Encontra-se em um ponto intermediário entre as dimensões afirmativas e as de cooperação. Seu objetivo é buscar soluções aceitáveis para as partes. Embora o problema seja abordado diretamente, não é examinado a fundo, como acontece quando há total colaboração das partes. Sua filosofia pressupõe que é melhor obter uma parte do todo do que nada, de maneira que seu objetivo é encontrar um ponto intermediário de equilíbrio para acabar com as diferenças por meio de concessões mútuas. Apresenta a desvantagem de que, na maioria das vezes, ambas as partes acreditam ter perdido e, portanto, aí pode estar a origem de um novo conflito.

 A mediação é necessária quando as partes não conseguem negociar com eficácia e uma terceira pessoa precisa intervir para que se chegue a um acordo que satisfaça a ambas.

A negociação pode ser apropriada quando:
- As metas a serem atingidas são moderadamente importantes, mas nem tanto que seja necessário empregar um estilo mais afirmativo, que poderia ser desvantajoso
- Quando o tempo urge e é necessário encontrar uma solução rápida
- Quando é preciso chegar a um acordo temporário em uma situação complexa
- Quando as partes têm poder equivalente e estão muito comprometidas com metas excludentes ou quando outros procedimentos são claramente inconvenientes.

Da mesma forma, a negociação apresenta desvantagens:
- Quando se acredita que resolver de imediato as diferenças é um modo de evitar a saída realmente necessária
- Requer ampla confiança das partes em conflito para que o que foi negociado seja colocado em prática e para que nenhuma parte se sinta perdedora
- Pode ser vista como uma maneira fácil de lidar com o problema, seja por falta de caráter ou por não se querer examinar a fundo as causas ou os componentes do conflito
- Pode ser aproveitada por alguns mediadores para obter vantagens alheias ao hospital ou ao próprio conflito.

Recomendações a serem consideradas em uma negociação:
- Tentar não obter grandes ganhos
- Analisar os custos ocultos da negociação
- Ter senso de equidade e ponderação
- Analisar cada um dos integrantes da negociação e tentar negociar com os verdadeiros líderes
- Prever todas as ofertas possíveis da contraparte e ter respostas bem argumentadas
- Analisar todos os antecedentes do conflito e cada um dos opositores
- Dar ênfase à estabilidade das pessoas e da instituição, tanto em médio como a longo prazo
- Analisar e ter alternativas para apresentar na negociação
- Fazer um *brainstorm* sobre as alternativas de solução do conflito e os aspectos que precisam ser melhorados, limitados, reduzidos, alterados ou eliminados
- Ter em mente as necessidades reais e aquelas sentidas pelas pessoas
- Estabelecer, com antecedência e com grande cautela, os limites mínimos e máximos para obter aquilo que se quer manter
- Analisar as limitações jurídicas, estatutárias ou organizacionais da situação

- Analisar a posição dos superiores e, ao mesmo tempo, os argumentos da contraparte
- Não se deixar surpreender; analisar profundamente as novas propostas, para negociá-las apenas no momento oportuno.

Gestão por acomodação

É o comportamento oposto ao da competição, porque a pessoa se afasta de suas crenças, seus objetivos ou seus próprios interesses para se submeter às demandas da contraparte. Contudo, pode ser a melhor tática em determinadas circunstâncias, por exemplo, um confronto com os superiores, quando se ocupa uma posição fraca ou quando não há argumentos para contestar a contraparte e se considera mais importante manter a harmonia de que cumprir certas metas.

Alguns aspectos negativos da posição de acomodação são:

- Quando se prefere a acomodação à tentativa de buscar outras saídas mais positivas
- Quando fragilidade, insegurança ou baixos valores são demonstrados
- Quando se deixa a impressão de que não se quer trabalhar na solução do conflito
- Quando se quer negociar em um confronto já prevendo uma derrota inevitável.

Gestão colaborativa

Combina a preocupação quanto ao alcance das próprias metas e também das alheias. É a situação oposta à evasiva. A colaboração busca a confrontação, a integração e a solução dos problemas com ideias e trabalhos criativos que pretendem encontrar as soluções para maximizar a satisfação de todos, por meio da análise do confronto e da identificação dos problemas reais ou sentidos, das preocupações e dos desacordos entre ambas as partes.

Esse processo demanda um alto grau de compenetração e esforço. Para que seja bem-sucedido, ambas as partes devem querer chegar a uma solução positiva, criativa, mutuamente aceitável e baseada na confiança e no absoluto convencimento de que a cooperação é melhor que a competição, e deve-se acreditar que a controvérsia é legítima e construtiva, tanto para o hospital quanto para os funcionários e pacientes. Contudo, se o problema não é importante para uma das partes ou quando não se tem uma opinião clara sobre a colaboração, não haverá sucesso, apenas fracassos.

A colaboração tem, entre outras, as seguintes vantagens:

- É útil na geração de novas ideias por meio do conhecimento total das duas partes em conflito
- Permite comunicar, sem limitações, os pensamentos, as possíveis soluções ou os temores sobre o problema
- Aproxima-se da realidade e da ponderação nas decisões
- Serve para testar as próprias premissas e entender os pontos de vista da contraparte
- É uma boa alternativa quando se buscam soluções harmoniosas
- É conveniente quando os problemas são muito importantes e críticos e para discuti-los em uma negociação.

Gestão paliativa

É uma das maneiras de evasão na qual se enfatizam os interesses comuns, a equipe de trabalho, a lealdade e a cooperação. Nesse estilo, as partes envolvidas chegam à conclusão de que suas opiniões não são tão polarizadas como se acreditava e tentam se concentrar em certos aspectos críticos, buscando diminuir, minimizar ou eliminar o conflito.

Às vezes, os aspectos não resolvidos se dissolvem e desaparecem com o tempo. Em outros casos, o procedimento torna-se evasivo e agrava o conflito quando ele concorre com outros problemas paralelos. Esse comportamento é útil quando:

- A razão do problema não pode ser definida pelas pessoas envolvidas
- O problema não é relevante para a organização ou para os superiores dos grupos em conflito
- Não há tempo suficiente para tomar uma solução definitiva
- A solução é urgente para evitar o agravamento do problema ou graves prejuízos para a instituição
- A relação entre os participantes do conflito é mais importante que o problema que o causou.

Gestão dominadora

É semelhante à competição, pois envolve o uso do poder e da autoridade para resolver o conflito. Quase sempre acaba com ele temporariamente. Como ocorre com a competição, é de alta afirmação e baixa cooperação. É conveniente durante emergências, em épocas de crise, quando outros comportamentos não funcionaram ou quando decisões impopulares precisam ser tomadas. É quando o diretor-geral do hospital deve mostrar sua grande capacidade de chefia e liderança para dar soluções justas e, ao mesmo tempo, radicais.

Esse comportamento dominador tem maior significado quando as partes foram polarizadas e não atendem a razões válidas, ou quando o conflito ameaça, de modo evidente e grave, a estabilidade da organização. Seu sucesso reside em acertar e convencer a maioria dos funcionários de que sua decisão foi oportuna, justa e conveniente.

Suas principais desvantagens são:

- Divide os envolvidos entre ganhadores e perdedores. Os últimos podem impor uma resistência nociva à instituição
- Seu uso repetitivo esgota a criatividade
- Cria um clima de trabalho apático
- Suas soluções são, normalmente, a curto prazo.

Gestão de conflitos nas organizações

Enquanto a gestão de conflitos interpessoais envolve duas pessoas ou dois grupos, ou uma pessoa e um grupo, e enfatiza a comunicação, as formas de gestão de conflitos organizacionais exigem que um gerente ou diretor mude a organização, o corpo administrativo ou os métodos de trabalho de um serviço, departamento ou de todo o hospital. Algumas vezes, é necessária a aprovação não só do diretor-geral, mas também do conselho de administração. A seguir, são apresentados os procedimentos mais comuns

- Expansão dos recursos: muitos conflitos no trabalho têm origem na escassez de recursos para a produção dos serviços (como o capital, as instalações, a quantidade de funcionários etc.). Um modo simples de resolvê-los é aumentando os recursos, para assim satisfazer os grupos envolvidos. A realidade mostra que os recursos são escassos, por isso devem ser otimizados ao máximo, da maneira mais eficiente e lógica
- Melhoria do comportamento dos funcionários: com investimento em educação, treinamento, ética e relações humanas. Mesmo quando o desempenho dos funcionários for correto e eficiente, a educação permanente e a motivação no trabalho, bem como a manutenção de um excelente clima, são indispensáveis e trazem maiores benefícios e menos conflitos para a instituição do que o aumento da rotatividade de funcionários. Se o treinamento for adequado às expectativas sobre o trabalho a realizar, muitas fontes de conflito são eliminadas. No entanto, se as atividades não forem acertadas ou bem-sucedidas, o investimento torna-se oneroso e, às vezes, negativo
- Mudanças estruturais: muda-se a estrutura, total ou parcialmente, da instituição, mediante a redefinição de cargos e de tarefas, a substituição ou demissão dos funcionários insatisfeitos ou problemáticos, a centralização dos profissionais menos colaborativos em poucos setores, a alteração das sequências e turnos de trabalho e o desenvolvimento de um sistema de reclamações transparente e eficaz
- Estabelecimento de funções e responsabilidades: quando há conflitos decorrentes da ambiguidade das funções e atividades a serem realizadas, é necessário solucioná-los fazendo reuniões com os diferentes funcionários que têm relação com o problema suscitado, para simplificar o esquema de trabalho e estabelecer os motivos das precedências ou dos turnos de trabalho, começando pelas tarefas mais importantes que estão ou podem estar em conflito. Dessa maneira, são definidas em detalhes as responsabilidades de cada cargo, com procedimentos por escrito de modo claro e que devem ser aprovados pela direção. Para esses casos, podem ser contratados os serviços de engenheiros industriais especializados em organização
- Estabelecimento de metas superiores: quando os conflitos nascem da diferença entre metas e valores da instituição, não são fáceis de resolver e sua gestão exige grandes convicções, autoridade moral e senso de unidade e de convencimento. Um modo de lidar com esses conflitos é organizando os grupos em confronto para que trabalhem juntos nas metas mútuas, visando ao benefício comum. Uma meta superior é a lógica em que os valores se sobressaem sem destruir as metas das diferentes partes, mas que requer recursos, trabalho e resultados que dependem dos diferentes setores ou grupos
- Mediação ou arbitragem dos conflitos: alguns conflitos exigem que uma pessoa, um

grupo de pessoas ou uma organização independente das partes em conflito forneça diferentes alternativas ou defina sua solução definitiva, em um clima de trabalho de cooperação e diálogo aberto. O mediador deve ser alguém respeitado pelas partes, considerando que se trata de alguém conhecedor do problema e com grande reputação moral e intelectual.

Solução de conflitos

Normalmente, os problemas mais difíceis são aqueles relacionados aos funcionários. Os problemas de trabalho concentram-se em serviços, procedimentos, calendários, turnos, tempo, salários, recompensas, sanções, custos etc. Os problemas relacionados às pessoas envolvem emoções, expectativas, necessidades, motivação e os demais aspectos intangíveis associados ao comportamento humano.

Os problemas da equipe são reconhecidos pelos sintomas: pedidos de demissão, baixa qualidade, absenteísmo, atrasos, queixas, concessões nos padrões de excelência e na execução dos serviços prestados.

O chefe não deve resolver problemas pessoais, mas deve ouvir e dar atenção às pessoas que querem contá-los; isso *as ajuda* a resolvê-los ou, ao menos, a descarregar as tensões o suficiente para que desempenhem normalmente seu trabalho. O conselho é oportuno apenas quando solicitado e se recomenda ajuda profissional. É muito importante manter as próprias emoções longe dos problemas dos funcionários e conservar a posição de diretor. O subordinado tenta manipular o chefe dizendo a ele, por exemplo, em que situação vive. Ouça-o com atenção, mas estabeleça um juízo neutro e desinteressado. Gaste o tempo necessário apenas se o problema chegar a interferir no trabalho.

Os problemas que envolvem conflitos de pessoas que trabalham em equipe, em geral, são reconhecidos com rapidez, porque os funcionários não deixam de se queixar. Intervir para solucioná-los é muito pertinente, mas descobrir a raiz, o verdadeiro motivo do problema, pode levar tempo, em virtude do número de pessoas envolvidas e de suas emoções e, provavelmente, suas discordâncias a respeito dos fatos. Quanto mais pessoas estiverem envolvidas, maior será o impacto no trabalho, de modo que a identificação do problema real para sua solução é mais importante que em outras situações.

Muitas vezes, a rivalidade constante entre diferentes profissões (p. ex., enfermeiros e instrumentadores, em alguns hospitais) é um problema de difícil solução. Talvez o problema de base e quase desconhecido não possa ser resolvido, pois provavelmente tem suas raízes em assuntos de imagem e da profissão. Esses são problemas de *status* e psicológicos, que são muito difíceis de ser totalmente resolvidos por um diretor. No entanto, há meios de eliminar os atritos. Um deles não pretende resolvê-los, e sim *tirá-los do centro das atenções*.

Uma boa maneira de solucionar os conflitos de trabalho é participar, com todos os protagonistas, de todas as etapas do processo. Os envolvidos, com seu superior como árbitro, definem o problema e analisam os detalhes que o cercam, até chegar a uma conclusão, e assim:

- Inicia-se o estabelecimento, por consenso, das vantagens, para as partes e para o hospital, de solucionar o conflito
- Com a orientação do departamento de recursos humanos, o chefe permite que as partes exponham amplamente seus problemas e temores e a opinião que cada um tem da situação
- São estabelecidos os elementos concretos do problema e chega-se a um acordo quanto à sua definição
- As partes, em conjunto com o superior, estabelecem todas as alternativas possíveis de solução, sem limite de tempo
- Conjuntamente, e com a máxima equidade possível, as diferentes soluções são avaliadas e priorizadas e, por fim, escolhe-se aquela que parece melhor para os envolvidos e para o hospital
- Por unanimidade, chega-se a um acordo
- O superior imediato deve controlar o acordo, e o diretor do hospital, supervisioná-lo periodicamente, para que seja totalmente cumprido
- As decisões tomadas para resolver os problemas da equipe podem enaltecer ou destruir a imagem do diretor, uma vez que seu sucesso depende do reconhecimento dos funcionários da instituição.

Resumo
A administração de recursos humanos é a tarefa mais complexa e delicada de um diretor de hospital, uma vez que a qualidade da prestação de serviços aos pacientes, e, portanto, o desempenho bem-sucedido quanto ao cumprimento da missão do hospital, dependem da qualidade científica e ética da equipe sob sua supervisão, de sua dedicação e integração com a instituição, e também do seu desejo de sempre obter respostas positivas.

Este capítulo abordou as diferentes fases da gestão dos funcionários que colaboram com o diretor, como o planejamento das necessidades, o estabelecimento de vagas, os procedimentos para seleção, admissão, treinamento e reciclagem, os manuais de cargos e funções específicas e sua hierarquia, o regime disciplinar, o bem-estar e os incentivos que os motivam para o desempenho de suas funções com excelência.

Por outro lado, são analisadas as alterações emocionais dos funcionários, nos grupos formais e informais, dentro e fora do hospital, que assumem as lideranças naturais e dos grupos de pressão externos, para assim conhecer com antecipação as ameaças e os conflitos e, se possível, solucioná-los (de preferência, antes que se manifestem explicitamente). Para cada aspecto analisado, este capítulo forneceu importantes ferramentas que facilitam a gestão dos recursos humanos. Para esse propósito, recomenda-se sempre o uso das normas internacionais de gestão da qualidade, por exemplo, a norma ISO 9001.

Bibliografia

Asociación Médica Mundial. Declaración de Helsinki, Principios éticos para las investigaciones médicas en seres humanos [versión en español]. Washington: AMM; 2015.

Barreto T. Gerencia del talento humano: Estrategia de desarrollo. Bogotá: Ediciones de Universidad Piloto. Colombia. 2009.

Besosa JC. Desarrollo personal vs. desarrollo profesional. España: ISEAD; 2007.

Bloor K, Maynard A, University of New York. Planning human resources en health care: Toward an economic approach. An international comparative review. Otawa: Canadian Health Services Research Foundation; 2003.

Bonet L. Gerencia del talento humano en el siglo XXI. Cali: ICESI; 2010.

Brennan TA, Rothman DJ, Blank L, et al. Health Industry Practices that create conflicts of interest: A policy proposal for Academic Medical Center. JAMA. 2006; 295:429-33.

Brennan TA, Rothman DJ. Los conflictos de interés entre la profesión médica y la industria de la salud. Boston: Harvard Medical School, Jama; 2006.

Cabrera M. La comunicación y la administración de conflictos. Lima: Percan PDE; 2003.

Castilla JA. Optimización del talento de las organizaciones: Gestión por expectativas [tesis doctoral]. [Barcelona]: Universidad Autónoma de Barcelona, 2013.

Covey S. El octavo hábito. Barcelona: Paidós; 2005.

Chiavenato I. Administración de los recursos humanos: El capital humano de las organizaciones. 9a. ed. México: Mc Graw Hill; 2014.

Chiavenato I. Gestión del talento humano. 3a. ed. México: Mc Graw Hill-Interamericana; 2009.

Díaz GLR. Manual de contratos civiles mercantiles. México: Ed. Sistemas de Información Contable y Administrativa Computarizados; 2004.

Dowling PJ. International human resource management. Managing people in a multinational context. Cincinnati, Ohio: Ed. Thomson Learning Press; 2004.

Dunning D. Capacitación, dirección y asesoramiento en el trabajo. México: Editorial CECSA; 2006.

Fletcher S. Diseño de capacitación basada en competências laborales. México: Ed. Panorama; 2004.

Fox E, Tulsky JA. Recommendation for the ethical conduct and quality improvement. J Med Ethics. 2005;16:61-71.

Galtung J. La transformación de conflictos por medios pacíficos. En: Manual del programa de iniciativas de formación de las Naciones Unidas para ambientes de crisis y administración de desastres. Washington: Naciones Unidas; 2005.

González PN, Zurriaga R, Linares L. Gestión positiva del conflicto organizacional. Madrid: Ed. Síntesis; 2012.

Grados EJ. Reclutamiento, selección, contratación e inducción de personal, 3ª ed. México: Ed. El Manual Moderno; 2006.

Grados J. Capacitación y desarrollo de personal. México: Ed. Trillas; 2005.

Hospital del Sur ESE. Plan institucional de bienestar e incentivos. Bogotá [internet]. 2015 [citado 2015 oct. 24]. Disponible en: www.hospitalsur.gov.co

Hospital General de Medellín Luz Castro de Gutiérrez ESE. Código de etica y buen gobierno. Medellín: 2013.

Igolnikov DJ. Neutralidad y parcialidad: autonomía y parcialidad en la mediación laboral. Buenos Aires: Ad-Hoc; 2003.

Illingwoth S. Approaches to ethics in higher education: Learning and teaching in ethics across the curriculum. Gales, UK: Philosophical and Religious Study Centre, Learning and Teaching Support Network (PRS-LTSN); 2004.

Ivancevich J. Administración de recursos humanos. México: Ed. Mc Graw Hill; 2005.

Jotkovitz A, Glick S. The physician charter en Medical Profesionalism: a Jewish ethical perspective. J Med Ethics. 2005; 31:404-5.

Koontz H. Administración del capital humano, una perspectiva global. California: Mc Graw Hill; 2004.

Kovner AR, Neuhauser D. Health services management: Reading's cases and commentary. 8th ed. Chicago: Health Administration Press; 2004.

Lama TA. El médico y los conflictos de intereses. Rev. Med. Chile, 2003;131.

Lama TA. Los médicos y la hospitalidad de la industria. Rev. Med. Chile. 2004;132:265.

Landy F. Introducción a la psicología industrial y organizacional. México: Mc Graw Hill-Interamericana; 2005.

Losoviz A. Acto médico a la luz de principios y valores morales. Propuesta pedagógica en bioética. Rev. Asoc. Méd. Argent. 2006;120:20-30.

Maki P. Assessing for learning: building a sustainable Commitment across the Institution. USA: Stylus Press; 2004.

Malagón-Londoño G, Galán Morera R, Pontón Laverde G. Garantía de calidad en salud. 2 da. ed. Bogotá: Médica Panamericana; 2006.

Mendoza NA. Manual para determinar necesidades de capacitación y desarrollo. México: Editorial Trillas; 2005.

Moor CW. El proceso de mediación: métodos prácticos para la resolución de conflictos. Buenos Aires: Ed. Granica; 2010.

Pareda MS. Técnicas de gestión de recursos humanos. Madrid: Editorial Universitaria Ramón Areces; 2005.

Parker M. False Dichotomies: EBM, clinical freedom, and the art of medicine. J Med Ethics. 2005;31:23-30.

Patiño FJ. En busca del Hipócrates moderno. Persona y bioética. 2004;8:22-33.

Puentes RE, Gómez DO, Garrido LF. Trato a los usuários en los servicios públicos de salud de México. Rev Panam Salud Púb. 2006;19.

Quijano Portilla VM. Cultura del servicio [internet]. 2003 [citado 2015 oct. 24]. Disponible en: www.gestiopolis.com/canales/marketing/articulkos/69/actitudservicio.htm.

Reza TJC. Nuevo diagnóstico de necesidades de capacitación y desarrollo. México: Editorial Panorama; 2006.

Ríos GR. El talento humano en los sistemas de gestión. Bogotá: INCONTEC; 2013.

Robbins S. Comportamiento organizacional. México: Ed. Pearson Educación; 2004.

Schermerhorn JR, Hunt JG, Osborn RN. Comportamiento organizacional. México: Editorial Limusa; 2004.

Searle R. Selection and recruitment: A critical text. Londres: Palgrave MacMillan Press; 2004.

Senge P. La quinta disciplina; cómo impulsar la disciplina en una organización inteligente. Buenos Aires: Editorial Juan Granica; 1993.

Serna H. Mercadeo corporativo interno, 6ª ed. Bogotá: 3R Editores; 2003.

Smith R. Medical journals and pharmaceutical uneasy bed-follow. BMJ. 2003;326:202-5.

Snyder L, Leffler C. Ethics manual: 5th ed. Ann Intern Med. 2005;142:560-82.

Torres SC. Estrategia gerencial para la salud. Cali: Editorial U. Libre; 2013.

8 Estrutura Física do Hospital

Gustavo Malagón-Londoño

Introdução

Estrutura física refere-se à sede permanente do hospital, uma construção que deve atender os requisitos para cumprir a função pretendida. De maneira equivocada, muitos acreditam que um hospital pode funcionar em uma construção erguida inicialmente para outros fins, mas nada é mais distante da realidade do que essa crença, uma vez que a atenção à saúde tem certas particularidades exclusivas, as quais exigem características especiais que não se justificam em outro tipo de objetivo.

Ainda é frequente que detentores de projetos para clínicas privadas utilizem casas antigas que, readaptadas, possam servir para acolher pessoas doentes; estas sofrerão o desconforto da adequação, nem sempre obtida dentro dos parâmetros ideais. É assim que se vivenciam situações como a impossibilidade de transitar com macas, pela falta de espaço, ou a localização de salas de cirurgia em andares superiores, aos quais os pacientes cirúrgicos são levados nos ombros em razão da falta de elevadores ou rampas de circulação; sem falar de grandes quartos para internação, sem banheiros ou instalações sanitárias mínimas. É mais fácil adaptar um hospital antigo a um hotel do que adaptar um hotel moderno a um hospital, por causa das especificações que este último deve atender, como: fácil acesso; orientação do edifício para fins de iluminação, ventilação e drenagem; área especial para urgências e emergências; local para entrada de alimentos; área para circulação de visitantes; localização dos serviços básicos; áreas para lavanderia e rouparia; incineradores para resíduos orgânicos, instalações de caldeiras e salas de máquinas; localização das áreas de terapia intensiva; distribuição das salas de cirurgia; localização dos elevadores; áreas de esterilização; localização dos laboratórios; instalações de farmácia; biotério; necrotério; área destinada à capelania hospitalar; salas de reuniões científicas; escritórios da administração; salas para a conservação de materiais e equipamentos; e área de isolamento por doenças infectocontagiosas.

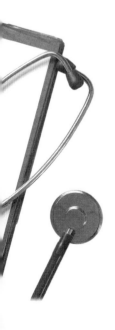

A complexidade das atividades desenvolvidas dentro do hospital e a rapidez com que devem ser realizadas exigem planejamento lógico dos espaços e das áreas de circulação, que não pode ocorrer de modo conveniente em uma construção preparada para outro fim. Entretanto, o fato de que muitos hospitais ou clínicas particulares iniciam suas atividades adaptando áreas em casas construídas anos antes para outras atividades não impede que determinados parâmetros de funcionamento sejam cumpridos. A maioria dos países tem regulamentações que devem ser obedecidas antes da concessão das licenças de funcionamento. Os sistemas de saúde de grande parte das nações constituíram equipes técnicas que informam aos interessados em abrir clínicas ou hospitais particulares as condições básicas e as exigências que devem ser atendidas; igualmente, essas equipes vistoriam os projetos, sugerem os ajustes necessários para a satisfação plena das normas anteriores e, depois de conceder uma licença provisória, fazem o acompanhamento para verificar o cumprimento de tais normas.

A Organização Mundial da Saúde (OMS), desde o início da década de 1980, trabalha no propósito de saúde para todos, demonstrando um esforço louvável para oferecer condições ideais de qualidade e competência nos serviços, no âmbito do quais foram definidas normas em todos os sentidos. No caso específico dos hospitais, foram aperfeiçoadas as regulamentações que, por um lado, obrigam as instituições em funcionamento a se ajustarem às condições básicas e, por outro, impedem que novos serviços sejam abertos sem o pleno cumprimento das exigências preestabelecidas.

Como resultado dos esforços empreendidos, foram criados grupos técnicos de profissionais peritos em planejamento hospitalar, compostos por engenheiros e arquitetos especialistas em saúde pública, profissionais da saúde e economistas, que atuam nos âmbitos oficial e privado, desenvolvendo projetos ou fazendo adaptações de acordo com normas técnicas cada vez mais apuradas.

Atualmente, para planejar um hospital, inicia-se com a definição epidemiológica local ou setorial para estabelecer, com uma margem mínima de erro, o volume da população usuária do projeto e suas especificações de morbidade. Em seguida, é feito um estudo econômico minucioso que determina os recursos reais e potenciais para financiá-lo, bem como uma análise geopolítica que permita alternativas de localização. São então definidas as condições ambientais dos locais pré-selecionados e a acessibilidade a todos os serviços básicos. Somente após o esclarecimento dos pontos mencionados é que se avança para a etapa seguinte, ou seja, o projeto propriamente dito.

O estudo epidemiológico quantifica a população que necessita do serviço; investiga as condições básicas de vida dessa população; avalia sua situação socioeconômica; determina suas condições de saúde e destaca as tendências de morbidade; define a cultura e as tradições dessa comunidade; e estabelece o modo como ela atualmente satisfaz suas necessidades relacionadas à saúde.

Com base no estudo epidemiológico, o estudo econômico determina os custos de um projeto que atenda as necessidades previstas. Nesses custos, estão incluídos: o terreno, a adequação e a construção; a dotação de recursos humanos, equipamentos e elementos; a colocação do programa em prática, além de seu desenvolvimento completo e manutenção. Cada um desses pontos envolve diferentes aspectos, que devem ser analisados, sem exceção, pela equipe técnica.

O estudo geopolítico determina todas as condições do terreno, que deve ser escolhido considerando-se as conveniências de sua localização. Desde o princípio, tal estudo analisa as normas de planejamento local, concilia com os planos de desenvolvimento, consulta os conceitos das autoridades locais, identifica as vias de acesso e estabelece a possibilidade de desenvolvimentos futuros.

O local é um aspecto fundamental para definir um projeto hospitalar; trata-se de lógica elementar que o ambiente para uma instituição como esta seja o melhor em termos de condições do ar, ausência de ruídos e maus odores, arborização, recursos de água, redes de esgoto e coleta do lixo. É um fator básico dentro do conjunto de requisitos para a criação de um hospital.

A construção de um hospital, longe de ser o resultado de um desejo individual ou o cumprimento de uma promessa eleitoral improvisada de políticos inescrupulosos, obedece a um estudo sério das necessidades, acordado entre autoridades locais, realizado por uma equipe técnica, composta por engenheiros, economistas e especialistas em saúde pública, com flexibilidade de ajuste a situações de qualquer tipo, mas sempre orientada ao propósito de solucionar a falta desse recurso insubstituível para a saúde, com eficiência e equidade.

Os padrões internacionais recomendam quatro leitos hospitalares (ou leitos gerais) por 1.000 habitantes. Em muitos países, sobretudo naqueles em desenvolvimento, são construídos hospitais estatais e é autorizado o funcionamento indiscriminado de clínicas privadas, gerando, em muitos casos, excesso de leitos em determinadas regiões e carência em outras. A ausência de estudos de planejamento nos setores da saúde ocasionou esse tipo de desequilíbrio, que gerou má qualidade dos serviços de saúde. Um fenômeno característico tem sido a falta de acordo e de coordenação entre os diferentes órgãos governamentais*, e entre eles e as instituições pri-

---

*Nota do revisor: a existência ou não de acordos entre os diferentes órgãos governamentais e as instituições privadas para o uso dos leitos varia de acordo com cada país.

vadas, que se reflete na má distribuição de leitos por setor, resultando na falta deles para pacientes de uma instituição e na subutilização ou desocupação em outras instituições adjacentes.

A recomendação de quatro leitos em hospital geral para cada 1.000 habitantes de uma região é um bom ponto de referência para um projeto de construção, condicionada ao tipo de assistência que será prestada. Atualmente, os hospitais gerais atendem pacientes tuberculosos em consequência da redução notável da morbimortalidade dessa doença; não obstante, os EUA definiram como norma permanente que deveria ser disponibilizado um número de leitos para pacientes tuberculosos equivalente a 2,5 vezes a média anual de mortalidade em um estado. Para os pacientes com transtornos mentais, as exigências internacionais diminuíram em virtude do crescimento dos procedimentos ambulatoriais e do tratamento de muitos pacientes no hospital geral. A exigência para eles, que, em meados do século XX era de cinco leitos para cada 1.000 habitantes, atualmente é de 0,5.

A porcentagem de leitos necessários para determinada população varia de acordo com diversos fatores determinados atualmente na prática; dentre eles, vale destacar os programas maciços e persistentes de promoção da saúde e prevenção de doenças, que diminuíram visivelmente o risco de adoecer. Vale ressaltar os nítidos avanços na saúde ocupacional e as campanhas de segurança voltadas aos motoristas de veículos e aos esportistas; e ainda, as campanhas de saúde pública destinadas à população em geral, bem como os esforços das autoridades sanitárias para a vacinação e a implementação de medidas gerais de proteção.

Também são importantes os novos regimes de internação domiciliar para pacientes crônicos e alguns pós-cirúrgicos, além da prática crescente de cirurgia ambulatorial, que tornam evidente a necessidade cada vez menor de leitos hospitalares.

O programa para um hospital geral não é o mesmo que para um hospital especializado, assim como um programa para um hospital universitário difere do programa de um que não é universitário. Os parâmetros do projeto em um ou outro caso são determinados pelo objetivo proposto e, de maneira alguma, devem corresponder a um modelo único ou rígido.

As especificações sobre a distribuição das áreas e a localização dos diferentes serviços, os ambientes de circulação internos e externos, as instalações básicas e as condições ambientais dependem do objetivo do programa; defini-las é função da equipe técnica responsável, na qual o engenheiro hospitalar tem papel fundamental.

Hoje em dia, o engenheiro hospitalar é um recurso humano indispensável em todas as fases de um programa, desde o planejamento até o projeto, a construção, as aquisições de equipamentos, os planos de desenvolvimento, ampliação e reformas; em poucas palavras, ao longo da vida hospitalar. Portanto, representa um assessor de primeira linha para o diretor ou o administrador. O fato de que 40 ou 50% do orçamento da construção de um hospital sejam empregados em serviços mecânicos e elétricos justifica que alguém com grande responsabilidade os supervisione e possa estar a cargo de sua operação após a instalação. Durante a construção, por exemplo, o engenheiro hospitalar certifica-se de que as tubulações ou as redes elétricas estejam localizadas dentro de um critério funcional; que as válvulas, os registros ou os painéis de acesso estejam nos locais de maior conveniência para a manutenção posterior; que as instalações elétricas, de água, de vapor e de aquecimento garantam um bom serviço; e que os equipamentos mecânicos e técnicos sejam adequadamente instalados, de acordo com as instruções dos manuais. Levando em consideração que o hospital utiliza, aproximadamente, 5% de seu custeio em manutenção, o engenheiro hospitalar tem uma enorme responsabilidade quanto ao orçamento geral da instituição; daí a importância de escolher um profissional competente, com experiência nesse tipo de instituições de saúde.

Em termos gerais, foram atribuídas ao engenheiro hospitalar as funções de:

- Assessor e consultor durante as etapas de planejamento e construção
- Consultor e supervisor da distribuição das áreas, da localização e das características dos ambientes de circulação (tanto internos como externos) e da definição dos espaços
- Assessor e consultor para a compra e a gestão de materiais e equipamentos destinados à manutenção
- Organizador e gestor dos programas de manutenção hospitalar
- Responsável pela prestação permanente de serviços essenciais, como luz, água, gás e comunicação
- Promotor e executor do orçamento destinado à manutenção da infraestrutura física e dos equipamentos

- Responsável pela aplicação do regulamento de funções dos funcionários sob sua responsabilidade
- Autor dos manuais de normas e procedimentos em seu departamento, que devem ser aprovados pela direção
- Assessor da direção para a compra de equipamentos hospitalares.

O edifício destinado para um hospital tem como objetivos oferecer as melhores instalações para a prestação de serviços integrais de saúde e que o paciente seja o eixo em torno do qual giram todas as exigências da estrutura física e de recursos humanos. Devem-se prever os fatores relacionados a outros grupos da população vinculados direta ou indiretamente às atividades nele desenvolvidas.

Visitantes

Calculam-se seis visitantes por paciente para uma permanência média de 3 dias. Esse número varia de acordo com as culturas das regiões, bem como as práticas internas de cada organização, chegando, em alguns casos, a dez ou mais. Essa enorme população requer vias de acesso, estacionamento, recepção, controle, segurança, conveniência, elevadores, escadas, corredores, serviços sanitários, programas de educação continuada, sinalizações e instruções de evacuação em caso de emergência.

Isso significa que, na preparação da estrutura física do hospital (e, em geral, no chamado programa médico-arquitetônico), devem ser consideradas as áreas necessárias e sua localização, a instalação de serviços sanitários, com a média de um banheiro para homens e um para mulheres por andar, com capacidade para dez pessoas em cada um, a cada 100 leitos. Também são necessários: um serviço de cafeteria calculado para 20 pessoas a cada 100 leitos e salas para visitantes com capacidade para 50 pessoas a cada 100 leitos.

As escadas e os corredores, por outro lado, devem ser construídos com materiais que suportem o trânsito intenso, ser dotados de boa iluminação e oferecer segurança para transeuntes. Deve haver saídas de emergência, com a sinalização correspondente; além disso, para situações de emergência ou catástrofe, deve haver instruções necessárias, posicionadas em local visível. Para casos de incêndio, são necessários extintores embutidos nas paredes, com portas de vidro que permitam sua visibilidade permanente.

Dentro da função educativa do hospital moderno, no que se refere à promoção da saúde e à prevenção de doenças, assim como para as instruções sobre o uso das dependências e dos serviços, é ideal que haja auxílios audiovisuais instrutivos; atualmente, isso é feito por meio de vídeos ou circuitos fechados de televisão.

Profissionais da saúde

Os funcionários do hospital, que incluem o grupo de profissionais encarregados dos serviços de docência-assistência, o grupo de médicos ou paramédicos ou de enfermagem, a equipe da área administrativa propriamente dita e também os funcionários de serviços gerais ou auxiliares, representam uma população numerosa. Esse importante grupo de pessoas necessita de um espaço físico dentro da instituição, que deve ser calculado segundo parâmetros gerais. É evidente que os funcionários passam a maior parte de seu tempo nas áreas de trabalho, mas pelo menos durante 2 h (em caso de período integral) ou uma hora 1 h (em caso de meio período) por dia, estão descansando ou transitando em várias direções dentro da instituição, para o uso de serviços ou outras obrigações diferentes das funções designadas. Isso implica a necessidade de prever a construção de diversos tipos de instalação, começando pelo estacionamento, áreas para troca e guarda de roupas, locais de descanso, serviços sanitários e cafeteria. Também é importante um alojamento para os plantonistas ou funcionários à disposição, equipado com chuveiro e instalações sanitárias completas, além de salas de leitura e televisão e áreas para esportes. De acordo com o volume de trabalhadores, deve haver uma sala de conferências multiuso ou outro tipo de atividades culturais ou sociais.

Cada serviço, por outro lado, deve dispor de um recinto adequado para reuniões científicas e discussão de casos. Igualmente, no caso dos hospitais universitários, em que a tendência corrente máxima da educação é a de "aprender fazendo sob tutoria", é fundamental dispor de uma sala de conferências teóricas para pequenos grupos de alunos, com os recursos audiovisuais necessários. A equipe dos laboratórios, assim como a de limpeza, deve dispor de lavabos e chuveiros.

A maioria dos profissionais da área administrativa, representados por gerentes de escritório, secretárias e técnicos, costuma trabalhar em áreas especialmente planejadas para essa atividade. Isso significa que o programa físico deve prever as instalações adequadas, com todos os recursos necessários para tais atividades. Os fornecedores de equipamentos, em geral, visitam frequentemente esse setor do hospital e, por essa razão, o local deve dispor de instalações sanitárias e salas de espera.

Tudo isso representa, dentro do planejamento do hospital, uma definição muito clara, prevista simultaneamente com as instalações de toda espécie destinadas ao cuidado do paciente.

Requisitos do terreno para o hospital

Mencionou-se anteriormente que o terreno adequado para um hospital deve ser acessível aos meios de transporte e a todos os serviços básicos; no entanto, também deve ser considerada a localização da população, se o custo e a acessibilidade do terreno assim recomendarem. Muitas vezes, os centros geográficos, onde vive a população, correspondem às áreas mais agitadas e mais expostas ao acúmulo de lixo, situações que tornam o terreno realmente inadequado. Este deve ser livre de ruídos, odores e poeira e, quando possível, isento da ação direta do vento. Para proteção contra o vento, é recomendável um terreno com barreira natural de árvores ou de frente para a encosta de uma colina. As condições do subsolo devem ser avaliadas, pois extensas escavações para a fundação elevam significativamente os custos do projeto. A dimensão do terreno deve ser proporcional ao tamanho da construção, considerando, em todos os casos, a previsão de áreas de estacionamento com arborização para proteção natural.

Planejamento da construção

Como já se mencionou, a equipe de planejamento é composta por um engenheiro (ou arquiteto) especializado em projetos hospitalares, um economista com experiência em serviços de saúde, um médico especialista em saúde pública e um diretor administrativo selecionado; esta equipe apresenta estudo de viabilidade ao conselho de administração que, por sua vez, o avalia e, com ou sem ressalvas, o aprova ou reprova.

Se o estudo for aprovado, é encaminhado para a fase de anteprojeto, que é elaborado pela equipe de construção, composta pelo arquiteto e pelo diretor ou administrador hospitalar, com acompanhamento da equipe de planejamento. O anteprojeto será adaptado aos requisitos indicados e aprovados pelo conselho de administração, que deve ter um representante da comunidade entre seus membros. O arquiteto escolhido para o programa de construção deve ser especialista em construção de hospitais e ter experiência reconhecida.

Os dois profissionais começam a trabalhar no programa, com comunicações frequentes sobre os avanços, tanto ao comitê e à equipe de planejamento (para essa finalidade, o responsável pelo acompanhamento) quanto ao conselho de administração. O conselho aprova os relatórios, de acordo com os estudos da equipe de planejamento e as recomendações do comitê de construção. O arquiteto do comitê de construção apresenta as especificações esquemáticas do projeto, as plantas, uma perspectiva (em vez de um esquema isométrico) e uma maquete, que esclarecem melhor o projeto e justificam o orçamento. Após a aprovação de todo esse material, é possível iniciar a última fase, de desenho de plantas específicas, com delimitação das áreas de acordo com a abrangência total do projeto e os serviços que serão prestados.

Execução do programa

A equipe de construção, em concordância com a equipe de planejamento e o conselho de administração, inicia o programa que prevê não apenas a construção (que deve ser aprovada pelo escritório de planejamento local e pelas autoridades do sistema de saúde), mas também a disponibilização de máquinas e equipamentos, cujas instalações e conexões elétricas devem estar definidas nas plantas aprovadas. A construção pode ser conduzida por administração direta ou delegada, dependendo da prática local. A experiência de muitos programas de construção evidencia como mais vantajosa a contratação da construção com firmas especializadas, que aceite a supervisão da equipe de acompanhamento da obra, escolhida pelo comitê médico-arquitetônico, e as recomendações da equipe de planejamento e do conselho de administração. Os antigos conceitos de hospitais "em blocos" ou "em pavilhão" foram substituídos pelo "tipo funcional" que, por um lado, aplica os critérios de atenção integral e, por outro, estabelece a chamada "fisiologia estrutural", preferível à "estética obstrutiva".

Muitos inconvenientes foram identificados nos hospitais em blocos; entre outros, o fato de não ser possível definir perfeitamente as unidades de internação e, por isso, ter que adaptá-las de acordo com as condições finais determinadas pelo terreno, às vezes, com necessidade de um ou mais andares ao acaso. Os serviços básicos ocupam o andar inferior e o andar seguinte é reservado para departamentos administrativos, setores de diagnóstico e farmácia; no outro piso, ficam as salas de cirurgia, com as unidades de cuidados intermediários e de terapia intensiva e, acima, os andares para internação, completando com sala de conferências e biblioteca. Por essa razão, a edificação cresce verticalmente, de acordo com necessidade, sem que seja possível mover o projeto em outro sentido. Se um hospital em blocos tiver que ser ampliado, é necessária a construção de outro módulo vertical, o que compromete a integração funcional.

As desvantagens próprias da instalação de elevadores onerosos, além das originadas pela necessidade de sua manutenção, tornam os projetos horizontais mais viáveis.

O desenho da estrutura do hospital pode ser comparado ao elaborado por um engenheiro mecânico que projeta a fabricação de um automóvel, em que todos os sistemas devem convergir para a função final ideal de movimento rápido e garantido do veículo. Esse esboço em papel, como ponto de referência para a construção, está representado na Figura 8.1.

A figura representa uma organização com:

- Direção administrativa ou geral, diretamente subordinada ao conselho de administração e inter-relacionada com as universidades e os institutos de pesquisa. Preside diretamente os comitês: técnico, científico, ético, de docência-assistência, de controle de gestão, de vigilância epidemiológica, de biossegurança, de prontuários médicos, de tecidos, de transplantes, de infecções, de mortalidade, de administração e de compras. Conta com escritórios de apoio e assessoria nos aspectos: jurídico, de informática e sistemas computadorizados, de planejamento e avaliação, de auditoria e controle interno, de economia e finanças, de relações públicas e de capelania hospitalar
- Subdireção técnico-científica, subordinada à direção; é responsável pelas seguintes divisões assistencial, de educação médica e de pesquisa; estas, dentro do funcionamento integrado, dirigem, supervisionam e avaliam os departamentos e serviços do hospital, bem como as unidades de cuidados intermediários e de terapia intensiva
- Os departamentos do organograma são: saúde comunitária, medicina, cirurgia, ginecologia e obstetrícia, pediatria, reabilitação, patologia, odontologia, enfermagem, nutrição e dietética, farmácia, documentação clínica e informática. Esses departamentos contam com os serviços clínicos de apoio a: internação, cirurgia, urgências e emergências, diagnóstico por imagem, laboratórios, procedimentos diagnósticos, tratamentos especiais
- Subdireção administrativa, responsável pelas divisões financeira, de recursos humanos, de serviços gerais, de abastecimento e de engenharia e manutenção.

Cada uma das subdireções é composta por seções e grupos, eminentemente operacionais, e incluem as cozinhas, as lavanderias, os vestiários, os armazéns e os depósitos.

Os diferentes setores do hospital estão designados no organograma de acordo com o critério funcional, de modo que nenhum deles atue de maneira independente em relação ao outro. Pelo contrário, a articulação entre as subdireções, os departamentos e as seções deve garantir o fluxo ideal das atividades.

Áreas de internação

São o centro de maior atenção dentro do hospital em relação a suas características, organização e localização. Atualmente, pacientes com diferentes patologias são hospitalizados no mesmo setor, seguindo o conceito de que o isolamento só favorece o uso descuidado das barreiras contra infecções, enquanto a concentração aumenta o uso de todas as precauções. No entanto, alguns casos de doenças infectocontagiosas ou transtornos psiquiátricos agudos obrigam o isolamento em áreas especiais. Em virtude da natureza das pacientes obstétricas e das características específicas da assistência a elas prestada, bem como dos cuidados especiais necessários para o recém-nascido, essas pacientes, na medida do possível, devem permanecer em áreas especiais, afastadas dos demais indivíduos internados; da mesma maneira que, as crianças, mais suscetíveis a contaminações que os adultos e por expressarem sua dor por meio do choro, o que pode ser um fator de incômodo para outros pacientes.

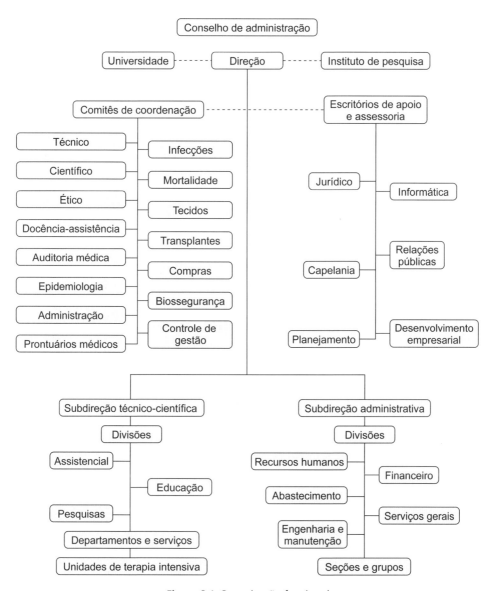

Figura 8.1 Organização funcional.

Prefere-se a chamada distribuição perimetral dos leitos, para facilitar a entrada de luz natural. Essa é a tendência da maioria dos hospitais, seja para as enfermarias de quatro ou mais leitos, para quartos semiprivados ou duplos ou para quartos individuais. Cada leito hospitalar requer, em média, um espaço de 16 a 18 m²; obviamente, a superfície ocupada nos quartos coletivos é menor.*

*Nota do revisor: a metragem por leito é objeto de normalização em diferentes países e depende, entre outros fatores, da complexidade dos leitos.

Os custos por leito são menores nos quartos coletivos que nos individuais ou privados. Além da menor superfície utilizada, é necessária uma quantidade reduzida de funcionários de enfermagem e supervisão, há facilidade para distribuir alimentos e uma diminuição notável da quantidade de unidades sanitárias. Ficou estabelecido que, para os pacientes de enfermaria, é necessária, em média, uma instalação sanitária composta por vaso sanitário, lavatório e chuveiro, para cada seis pacientes. Nos quartos individuais, bem como nos duplos, utiliza-se, em geral, uma instalação por quarto.

Por questão de conveniência e funcionalidade, os pacientes cirúrgicos são internados em unidades próximas aos centros cirúrgicos.

Também pelas mesmas razões de funcionalidade e conveniência, o serviço de urgências e emergências do hospital fica localizado no primeiro andar, com acesso direto à área de estacionamento, para a entrada de pacientes sem a necessidade de usar elevadores ou escadas, que são substituídos, em caso de desníveis no piso, por rampas com inclinação moderada, que permitem o transporte adequado de macas e cadeiras de rodas.

Também é fundamental prever, para pacientes em tratamentos ambulatoriais de reabilitação, o acesso fácil a esse setor, por meio de rampas adequadas acessadas pelo estacionamento.

Áreas de ambulatórios

Os pacientes ambulatoriais representam algumas dificuldades para o hospital, como a ocupação de vias e áreas, a circulação por corredores e pelos setores para a realização de exames complementares ou procedimentos inerentes à própria consulta, causando, sem dúvida, transtornos, mesmo que insignificantes, para a atividade da instituição. Para evitar esses inconvenientes, tradicionalmente esse serviço fica localizado no primeiro andar ou no primeiro subsolo do edifício, com as facilidades de acesso necessárias e as conveniências para o paciente e seus acompanhantes, que devem ter fácil acesso a serviços sanitários, recursos de farmácia e posto de coleta de amostras para exames laboratoriais. É recomendável que, no mesmo andar, funcionem os departamentos de diagnóstico por imagem e de prontuários médicos, além do serviço de cafeteria. A sala de espera da consulta ambulatorial deve dispor de móveis adequados e instalação de televisão com fins educativos, além de uma central de informações e controle.

Deve-se prever a localização dos consultórios médicos e das salas de procedimentos especiais de diagnóstico, bem como de serviços de medicação injetável e sala de curativos, em locais realmente funcionais e devidamente adequados para cada objetivo.

Salas de cirurgia

Muito se tem falado sobre localizar as salas de cirurgia na parte superior do edifício, para diminuir a circulação nessa área, facilitar seu isolamento e proporcionar um ambiente propício. Atualmente, acredita-se que, desde que estejam garantidos o isolamento fundamental da área, as condições ambientais necessárias, a iluminação adequada e o acesso funcional, qualquer localização é apropriada. De preferência, recomendam-se as áreas próximas à unidade de internação de pacientes cirúrgicos, para, por um lado, facilitar a sua transferência e, por outro, permitir que os médicos realizem com comodidade as visitas de controle, antes do início ou após o término da cirurgia. Ao lado do centro cirúrgico, deve estar a sala de recuperação. É importante que a área de esterilização de materiais cirúrgicos e a central de distribuição de equipamentos e instrumental fiquem próximas da sala de cirurgia.

A sala de cirurgia deve ser equipada com mecanismos para controle de acesso de funcionários e também deve ter instalações para a troca de roupas e a preparação pré-cirúrgica, tanto da equipe como dos pacientes.

Os projetos e as características específicas do tipo arquitetônico devem ser preparados por profissionais com experiência no assunto. A ventilação da sala e, especialmente, o fornecimento de ar puro são aspectos de vital importância. Hoje em dia, para alguns tipos de cirurgia, são obrigatórias instalações de ar condicionado trilaminar.

Métodos de diagnóstico

A localização e a distribuição das áreas para os diversos métodos de diagnóstico constituem um aspecto crucial dentro da estrutura do hospital. Por essa razão, os critérios médico-arquitetônicos devem ser impostos com todo o rigor para garantir, por um lado, o fácil acesso e, por outro, a prestação de serviços com comodidade e, especialmente, para evitar o risco de contaminação ambiental.

Serviços de apoio

Pela natureza das atividades executadas, as cozinhas e as lavanderias devem, idealmente, funcionar em um setor isolado, para evitar transtornos às atividades da instituição.

Departamento administrativo

As dependências para o serviço administrativo do hospital devem ocupar um setor que não invada as áreas dos serviços de docência-assistência. De preferência, devem localizar-se no primeiro andar, para facilitar o acesso de pessoas de fora da instituição. Os modernos sistemas de comunicação evitam que os funcionários do setor administrativo precisem se dirigir aos andares de internação, laboratórios ou centro cirúrgico. Essa circulação é justificada somente para equipes de manutenção ou supervisão.

O uso adequado dos sistemas de informação e de bases de dados não apenas agiliza os procedimentos, mas também minimiza a margem de erro nas informações básicas.

Resumo
- As diferentes dependências da estrutura física devem ser adaptadas às necessidades da instituição, preservando cuidadosamente o valor de sua localização e as funções que nelas devem ser executadas
- Quanto à radiologia diagnóstica, é preciso ser especialmente cauteloso e buscar sempre assessoria de um profissional especialista nesse tipo de instalações, bem como estar em conformidade com as normas internacionais vigentes de isolamento e proteção
- Para as unidades de terapia intensiva (UTI), deve-se considerar sua localização funcional; é importante providenciar tomadas elétricas para os diferentes aparelhos que devem ser instalados
- É necessário planejar adequadamente a circulação e a comunicação entre os setores
- As áreas de preparo dos alimentos precisam estar localizadas de modo a não contribuírem para a contaminação do ambiente por odores ou ruídos inconvenientes; a mesma precaução deve ser tomada com as áreas de cafeteria e lavanderia
- A orientação da estrutura física é fundamental para permitir a ação dos raios solares
- É de vital importância que o hospital disponha de serviços básicos, sem os quais seu funcionamento sofre constantes impactos
- O fácil acesso deve ser uma característica desse tipo de instituição
- Para planejar o hospital, são indispensáveis: definição epidemiológica que justifique o projeto; estudo econômico de custos, recursos reais e potenciais; estudo geopolítico para definir sua localização, as condições ambientais do local pré-selecionado e, obviamente, a conveniência dos serviços básicos
- O programa de construção do hospital deve corresponder ao objetivo geral que ele se propõe a cumprir.

Bibliografia

American Hospital Association. Manual de ingeniería de hospitales. México: Edit. Limusa; 1976.

Banco Mundial. World development report 1993. Investing in health, Washington D.C.: Banco Mundial; 1993.

David FR. La gerencia estratégica. Bogotá: Legis; 1988.

Deber RB, Hastings HEH, Thompson G. Health care in Canada current trends and issues. J Public Health Policy; 1991.

Donabedian A. Aspects of medical care administration: specifying requirements for health care. Cambridge: AMA: Harvard University Press, 1976. New Ed: 1995.

Malagón-Londoño G, Pontón-Laverde G, Reynales Londoño J. Auditoría en Salud. Bogotá: Editorial Médica Internacional; 2014.

McCall MW, Lombardo MM, Morrison AM. Gerencia exitosa. Bogotá: Legis; 1991.

OPS/OMS. Directorio de hospitales de América Latina y el Caribe. Washington: OPS; 1997.

Organización Panamericana de la Salud. Las condiciones de salud en las Américas. Washington: PAHO; 2012.

Organización Panamericana de la Salud. Las condiciones de salud en las Américas. Publicación científica Nº 549. Washington: OPS; 1994.

Organización Panamericana de la Salud. Orientaciones estratégicas y prioridades programáticas, 1991-1994. XXIII Conferencia Sanitaria Panamericana. Washington, 1990.

Rosenfield I. Hospitales. Diseño integral. México: Continental; 1978.

Soberon G, Frenk J, Sepúlveda J. The health care reform in México: before and after the 1985 earthquakes. Am. J. Public Health; 1986.

Tejada de Rivero D. Salud para todos y atención primaria. La experiencia peruana. Ginebra: OMS; 1989.

World Health Organization. World Health Report 2003, shaping the future. Geneva: WHO; 2003.

Zaikov GE. Biotechnology and the enviroment including. Nova Science Publishers; 2005.

9 Ambiente Hospitalar

Gustavo Malagón-Londoño

Introdução

Em geral, ambiente é definido como o meio em que o indivíduo vive, seja ele propício ou não para seu funcionamento, desenvolvimento, bem-estar e sobrevivência. O ambiente é classificado em interno e externo: o primeiro é formado por um espaço que delimita um determinado volume de ar; o segundo está relacionado ao ar atmosférico. O meio ambiente, por sua vez, é o conjunto de todas as condições e influências externas que interferem no desenvolvimento e na vida de um organismo, é o ambiente em que se vive. Por seu turno, ambiente hospitalar é o conjunto de condições humanas, técnicas, físicas, químicas, biológicas, econômicas e sociais que têm influência sobre a saúde do indivíduo.

Quando o assunto é o ambiente em geral, refere-se às condições de ar, temperatura, água, alimentos, resíduos e fatores físicos que rodeiam o indivíduo e podem exercer alguma ação sobre seus sentidos, afetar seus tecidos superficiais ou influir sobre sua homeostasia. Ao se falar de ambiente hospitalar, tratam-se dos mesmos aspectos, com ênfase em determinadas condições do meio, sujeitas a um rigoroso controle pelo tipo de atividade ali desenvolvida. Trata-se, fundamentalmente, do ar interior, do controle de infecções, radiações, ruído, odores e efeitos visuais, das condições da água, da temperatura, do manuseio dos alimentos e do tratamento dos resíduos ou detritos.

Sem dúvida, as informações anteriores estão diretamente relacionadas às características das instalações e sua funcionalidade e disposição, como também aos controles administrativos e técnicos.

O ambiente hospitalar pode ser favorável (higiênico) ou desfavorável (anti-higiênico); propício ou nocivo; agradável ou hostil; contaminado ou não contaminado. Do ponto de vista psicológico, fala-se de bom ou mau ambiente, de acordo com as características puramente humanas das pessoas que prestam os serviços técnico-científicos, de enfermagem ou administrativos, que tornam a permanência no hospital agradável ou desagradável para o paciente e seus familiares. De todo modo, deve haver equilíbrio entre os fatores, a fim de promover um estado de bem-estar para o indivíduo. A saúde não é outra coisa senão o bem-estar físico, psicológico e social do ser humano, e o objetivo do hospital é contribuir, a todo custo, para esse bem-estar. O trabalho dos planejadores do hospital é fundamental, ao se considerar que o estado de bem-estar depende de detalhes mínimos:

- Má orientação do edifício impede a influência direta dos raios solares sobre a temperatura e a iluminação internas
- Localização inadequada resulta na exposição a ruídos externos, correntes de ar, poeira e maus odores

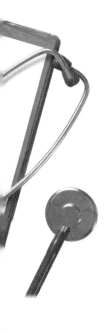

- Erros de construção limitam a iluminação interna ou a circulação de ar e interferem na acústica
- Acabamentos malfeitos impedem a limpeza adequada dos laboratórios e das salas de cirurgia
- Colocação das janelas de maneira inadvertida pode proporcionar vistas pouco atraentes ou desagradáveis
- Infiltrações e umidade
- Má distribuição dos serviços favorece a contaminação
- Proximidade de águas negras
- Infinidade de outros fatores que ressaltam a importância de um bom planejamento.

É compreensível que um hospital deva funcionar apesar das condições ambientais externas, mas é imperdoável que os serviços assistenciais sejam prestados em más condições ambientais internas.

A gerência ou administração do hospital, a partir do planejamento da estrutura física, tem total responsabilidade sobre a preservação desse estado de bem-estar do indivíduo. Daí vem a importância da organização, da dotação, da regulamentação, da supervisão e do controle de todos os aspectos, mas também, em especial, da educação continuada dos funcionários de todos os níveis do hospital, bem como dos visitantes e dos próprios pacientes, sobre o cuidado do meio ambiente, que deve partir da plena consciência do que esse aspecto representa para a saúde individual e coletiva.

Em geral, acredita-se que o ambiente está relacionado apenas às condições físicas do ar ou ao grau de contaminação por substâncias químicas ou elementos biológicos que ele possa apresentar e menosprezam-se outros fatores importantes. É fato que o ar é de suma importância, mas a subsistência humana não depende só dele. Aspectos menos importantes, como a poluição sonora resultante do excesso de ruído nas áreas próximas aos quartos, podem agravar sua doença no caso de pacientes em estado delicado ou crítico, considerando sua hipersensibilidade emocional natural, além de causar incômodo aos familiares e visitantes. Nos postos de enfermagem, é comum a existência de telefones ou outros tipos de alarme com toques muito altos, que soam com frequência durante a noite, incomodando os pacientes de quartos próximos; possivelmente por isso, eles não conseguem conciliar o sono e, assim, suas condições físicas podem piorar. Alguns pacientes crônicos hospitalizados utilizam aparelhos de som ou rádios em volume alto, faltando com o respeito fundamental aos ocupantes de outros quartos. Sem qualquer pretensão de conseguir o silêncio absoluto, impossível em locais de atividade permanente e variada, pelo menos um nível de ruído racional deve ser alcançado, mesmo que seja com uma música suave, que, quando bem selecionada, chega a ser relaxante nessas condições. O hospital requer monitoramento considerável de todas as condições relacionadas ao ambiente interno.

Ar

É composto, basicamente, por 78% de nitrogênio, 21% de oxigênio e pouco menos de 1% de argônio. Costuma conter pequenas quantidades de alguns gases nobres, como neônio, hélio, criptônio e xenônio, além de dióxido de carbono e vapor de água. O ar é indispensável para a vida dos seres humanos, dos animais e das plantas. Sua grande quantidade de nitrogênio evita que o oxigênio, único gás que o homem e os animais utilizam na respiração, queime os tecidos pulmonares. O ar costuma ter uma infinidade de partículas de madeira, fumaça, pólen, vidro, poeira, vegetais, fibras e cinzas.

Atualmente, ocorre uma degradação significativa das condições do ar (principalmente nas grandes cidades), causada, sobretudo, pelos automóveis e outras fontes móveis, além de emissões de fontes fixas. Os veículos automotores produzem grandes emissões de monóxido de carbono e hidrocarbonetos. As fontes fixas (especialmente as de origem industrial, de atividades de mineração, centros comerciais, lavanderias a seco, queima de resíduos agrícolas ou resíduos sólidos a céu aberto) produzem altas concentrações de óxido de enxofre e óxido de nitrogênio, além de vários materiais particulados. Para a emissão total de poluentes atmosféricos, as fontes fixas contribuem com 39% e as fontes móveis, com 61%.

Em muitos casos, o ar no interior do hospital não está isento da ação degradante do ar exterior e pode atingir maior grau de contaminação em decorrência de centrais elétricas com manutenção deficiente ou mal localizada, ou por outros tipos de motores instalados em suas dependências, que podem produzir fortes emissões, às quais os funcionários da administração acabam se acostumando e a comunidade de pacientes deve suportar. Somam-se a isso os maiores riscos de contaminação, como os provocados por microrganismos transmitidos pelos pacientes com feridas infectadas ou por vias respiratórias. Esses microrganismos são lançados ao ar por correntes internas (muitas vezes, insignificantes) para, em seguida, depositarem-se em paredes, pisos, tetos ou sobre vários materiais de uso da instituição. Algumas substâncias químicas dos laboratórios contaminam o ar das áreas circundantes, assim como os procedimentos habituais da cozinha e da lavanderia. Todos esses fatores representam altos riscos para os pacientes e seus visitantes, e não se pode medir até que ponto são causadores de vários distúrbios orgânicos que, em maior grau, podem ser interpretados como complicações graves.

O risco permanente de depósitos de microrganismos provenientes de partículas transportadas pelo ar exige do hospital uma disciplina organizada de limpeza e desinfecção constantes; além disso, devem ser coletadas amostras de diversos locais para o controle laboratorial e a definição de políticas de prevenção.

Em virtude da permanente exposição do hospital à contaminação do ar por microrganismos, é imprescindível a atividade de educação continuada para os funcionários da limpeza e de serviços gerais, aumentando entre eles a conscientização sobre essa realidade, para que as tarefas por eles desempenhadas tornem-se um exercício positivo de prevenção.

As comissões de controle de infecções e de vigilância epidemiológica são fundamentais para o monitoramento do ar interior e delas dependem as recomendações feitas ao administrador e aos chefes dos serviços sobre as atividades que devem ser realizadas e os materiais que devem ser utilizados.

O uso de germicidas não pode substituir as atividades indispensáveis de limpeza e higienização, mas ser um complemento a elas. Os germicidas comumente utilizados, que correspondem aos agentes químicos glutaraldeído, formaldeído, liberadores de cloro, iodo, iodoforos, fenólicos, quaternários de amônio e vários outros, não podem ser indiscriminadamente usados pela equipe de limpeza, mas devem ser selecionados de acordo com as necessidades reais e com base em parâmetros como ação rápida, solubilidade, estabilidade, homogeneidade, amplo espectro de ação, ausência de toxicidade ao ser humano e aos animais, toxicidade para os microrganismos em temperatura ambiente e corporal, capacidade de penetração, ausência de reatividade com matéria orgânica e de inatividade em sua presença, ausência de corrosividade e de coloração, propriedade desodorante, capacidade detergente, relação de custo-benefício positiva e incapacidade de causar resistência.

É evidente que as condições do ar em um hospital são diferentes, de acordo com o nível de risco de cada área; para esse fim, os especialistas em saúde pública classificaram as áreas em: de alto risco ou críticas; de risco moderado ou semicríticas; de baixo risco ou não críticas.

Determinadas áreas do hospital não podem ser definitivamente classificadas em um dos grupos anteriores, pois algumas circunstâncias podem gerar a mudança entre elas de um momento para outro. O serviço de emergências, por exemplo, pode ser área crítica em um dia e, no outro, semicrítica; o ambulatório pode ser área semicrítica em dada ocasião e, em outra, crítica, e assim sucessivamente em vários ambientes. Por outro lado, algumas áreas serão sempre classificadas como críticas: o laboratório clínico, as salas de cirurgia, a unidade de diálise, as salas de endoscopia, as salas de parto, as unidades de terapia intensiva, as unidades sépticas, as unidades de queimados, o necrotério, as cozinhas, as despensas, a lavanderia e as casas de máquinas.

Água

Considerada um recurso de valor inestimável para a vida de todos os seres, a água constitui um elemento fundamental dentro do hospital, pois é utilizada para consumo, higiene, limpeza e desinfecção. Quando esterilizada, é usada para fins parenterais, para a lavagem de tecidos durante cirurgias, para a lavagem de cavidades e áreas externas. Em poucas palavras, sem ela, a vida do hospital seria impossível.

Em geral, é sabido que o volume total de água na Terra é de 1.400 milhões de quilômetros cúbicos (km^3) e, se esse volume cobrisse toda a superfície terrestre, equivaleria a uma camada de água de 3.000 quilômetros de profundidade. A água doce representa apenas 10% do volume total, sendo que 87% dela estão localizados nas calotas polares e geleiras e, o restante, embaixo da terra, na atmosfera e nos seres vivos. Apenas aproximadamente 2.000 km^3 de água doce são destinados para a satisfação das necessidades humanas. No organismo humano, a água representa 65% do peso corporal e participa na constituição do protoplasma celular. Além disso, propicia a dissociação iônica do sal; influencia as reações do sangue e da linfa intersticial dos tecidos; possibilita que os sais e os produtos do metabolismo, ao se dissolverem e liquefazerem, sejam ativos; facilita a eliminação de resíduos orgânicos e o transporte de substâncias no organismo; possibilita todas as transformações e reações bioquímicas intracelulares e intratissulares. Sem a água, o organismo não consegue viver. O homem adulto ingere, em média, 3 litros de água por dia e elimina uma quantidade um pouco maior que a ingerida, pois excreta 400 a 500 g da chamada água de oxigenação, produzida no organismo à custa do hidrogênio procedente dos alimentos sólidos.

Na natureza, a água é um fator definitivo para a estabilização da Terra: estabiliza os climas, remove partículas da atmosfera, dissolve quase todas as substâncias e possibilita a absorção de nutrientes por seres humanos, animais e plantas.

O uso indiscriminado da água está afetando sua qualidade, quantidade, propriedades físico-químicas e disponibilidade. Constata-se que, quanto maior o grau de desenvolvimento de um país, maior é o uso da água; também se observa que, nos países em desenvolvimento, a obtenção de água potável continua sendo um dos problemas prioritários. Nesses países, a contaminação da água causa, anualmente, cerca de 900 milhões de casos de doenças diarreicas, com mortalidade superior a 2 milhões de vítimas. Os resíduos sólidos, as excretas e os resíduos químicos, entre outros, contribuem para a contaminação dos corpos d'água, e as águas residuais, além de não receberem o tratamento adequado, retornam contaminadas para rios e lagos.

Além das excretas humanas e animais – com alto teor de bactérias e vírus patogênicos –, carbono, petróleo, mercúrio, éter, chumbo, hidrocarbonetos e outros materiais industriais degradam permanentemente a qualidade da água. Estudos demonstram que mais de 80% das indústrias despejam seus resíduos em águas continentais e marinhas.

O problema da disponibilidade de água potável piora a cada dia com o aumento populacional e o auge industrial. A Assembleia Geral das Nações Unidas declarou o período de 1980 a 1990 como a Década Internacional de Abastecimento de Água Potável e Saneamento; apesar disso, os países da América Latina e o Caribe, com uma população de 488 milhões de habitantes em 1990, obtiveram, nas áreas urbanas, cobertura de água potável de 87% e de saneamento de 79%, enquanto nas áreas rurais, a cobertura foi de 62% de água potável e de 37% de saneamento, o que significa que 129 milhões de pessoas ainda careciam de sistemas de água potável e 186 milhões, do serviço de saneamento.

O abastecimento de água para um hospital deve ser assegurado no momento de seu planejamento, para que não haja o risco de receber uma quantidade menor do que a necessária basicamente, considerando que o hospital precisa dela para higienização, limpeza e desinfecção, assim como para irrigação de jardins, consumo direto, preparo de alimentos, funcionamento dos laboratórios e da lavanderia, procedimentos de esterilização e uma infinidade de outras atividades rotineiras.

O simples fato de a água que chega aos reservatórios ou encanamentos do hospital ser classificada como potável não a isenta de ser submetida a análises sucessivas, visto que oferece permanentemente as condições propícias para o desenvolvimento de diferentes microrganismos, como bactérias, protozoários, patógenos e vírus, capazes de provocar doenças. Esses microrganismos podem provir do mero contato com o ar contaminado, das condições do solo ou de elementos em decomposição e secreções que, direta ou indiretamente, entram em contato com a água.

O controle periódico da água para garantir sua qualidade é uma das responsabilidades atribuídas ao engenheiro do hospital, que deve estabelecer as normas para amostragem e realização dos exames laboratoriais, dentro de uma frequência mínima determinada e toda vez que houver alguma circunstância inesperada. Além disso, entre as funções desse cargo, estão aquelas relacionadas ao controle de possíveis fontes de contaminação de reservatórios ou tubulações hidráulicas. As caixas d'água exigem uma vigilância especial, além dos exames qualitativos, considerando sua suscetibilidade à contaminação por pessoas que têm acesso a elas ou por roedores.

A água para procedimentos específicos, como a lavagem pré-cirúrgica das mãos e das superfícies corporais dos pacientes, a lavagem de feridas, entre outras práticas, deve ser submetida a um tratamento especial, de acordo com as normas técnicas estabelecidas para esses fins.

Contaminação do ambiente por microrganismos

Uma tarefa importante da comissão de vigilância epidemiológica ou de controle de infecções é alertar permanentemente todas as pessoas (não apenas os profissionais de saúde, mas também os visitantes e os pacientes) sobre esse risco. Um bom programa educativo inclui:

- Orientar todas as pessoas sobre os tipos de infecções hospitalares, as áreas de risco e as vias de transmissão mais importantes
- Conscientizar sobre a importância da prática de bons hábitos de higiene e saúde
- Informar sobre os exames básicos de saúde e controle para os pacientes com infecções internados no hospital
- Instruir sobre o manuseio de materiais de higiene e de segurança pessoal
- Capacitar sobre a correta manipulação dos resíduos hospitalares de qualquer natureza
- Alertar sobre o perigo dos resíduos hospitalares de qualquer natureza
- Instruir sobre os meios de identificação e classificação dos resíduos de acordo com o grau de risco
- Manter uma equipe de manejo ativa, com o apoio administrativo, que é um requisito fundamental.

Esse programa educativo abrange todos os setores do hospital, especialmente as chamadas áreas críticas. É, sem dúvida, uma tarefa de máxima importância, que evita problemas de qualquer espécie para o próprio hospital, para os pacientes e para a comunidade.

Justamente porque a infecção representa um dos flagelos mais temidos, hoje em dia não se concebe um hospital sem um programa educacional permanente sobre esse tema. Para tal programa, a instituição deve convidar pessoas competentes e providenciar recursos audiovisuais que garantam apresentações boas e eficazes, que, por sua vez, devem ser aprimoradas com base nos resultados e cujos formatos devem ser variados, para evitar que caiam na rotina e percam a qualidade.

Contudo, além do programa educativo, a tarefa de controle de pessoal precisa estar na pauta de gestão do administrador, que, além de emitir as normas de limpeza, desinfecção, esterilização, desinsetização e desratização e de monitoramento da saúde dos funcionários do hospital, deve estabelecer os mecanismos de controle para garantir que elas sejam cumpridas.

Temperatura

Esta seção trata exclusivamente da temperatura ambiente no interior da instituição, que deve ser regulada por meio de previsões da própria estrutura física do hospital ou de sistemas de ar-condicionado, para garantir condições de bem-estar a todos os indivíduos. As temperaturas elevadas ou muito baixas, além do desconforto que causam aos pacientes e funcionários do hospital, têm influência sobre a evolução dos problemas de saúde. Seu controle é fundamental, sobretudo, nas salas de cirurgia, onde o excesso de calor provoca a transpiração dos cirurgiões e auxiliares, que, além de causar desconforto e incômodo, também pode favorecer infecções nas feridas pela queda de gotículas dentro do campo cirúrgico. Além disso, é evidente que as áreas com temperatura ambiente de 30 °C ou mais são mais propícias para a atividade de germes. Pessoas que trabalham em altas temperaturas são mais suscetíveis à fadiga e ao cansaço, fatores que influenciam o rendimento na atividade. Insetos e parasitas circulam mais livremente em temperaturas elevadas, que também propiciam a rápida decomposição de resíduos e matérias orgânicas em geral.

Dentro das previsões para controle da temperatura interna, o planejador hospitalar precisa observar atentamente os aspectos relacionados a ela, para fins das condições físicas do edifício, começando por sua orientação. Igualmente, deve prever a necessidade de ar-condicionado para determinados climas e a provisão de câmaras frias para a conservação de medicamentos, alimentos e tecidos.

Alimentos

Conforme seus componentes, sua procedência, fabricação e manipulação, os alimentos apresentam quantidades diferentes de microrganismos, que, favorecidos por maus hábitos de higiene e más condições sanitárias de fabricação e processamento, provocam diversas doenças infecciosas, principalmente, no trato gastrintestinal. O ambiente interno do hospital, por sua vez, é afetado pelos alimentos por vários mecanismos: seja porque são portadores de microrganismos patogênicos para o homem e aproveitam as condições orgânicas de quem os consome para produzir o quadro infeccioso, ou porque entram em processo de decomposição decorrente de condições de conservação ou do manejo incorreto de resíduos. Esses organismos são suspensos pelas correntes de ar e depositam-se em indivíduos, materiais, paredes ou outros alimentos, esperando para iniciar livremente o processo metabólico que os torna altamente patogênicos.

Os alimentos podem ser fator de duas classes de lesões nos indivíduos: a infecção de origem alimentar e a intoxicação de origem alimentar. Quando os microrganismos são transportados pelos alimentos e ingeridos pelo homem, multiplicam-se no tubo digestório e, em seguida, invadem os tecidos e provocam as alterações clínicas correspondentes.

Considera-se infecção de origem alimentar e intoxicação de origem alimentar quando há ingestão de toxinas. Em algumas situações, não é possível diferenciar o mecanismo de infecção do de intoxicação, então é usado o termo toxinfecção. Quando ocorre a contaminação de um alimento, seja pelo manuseio incorreto, pelo contato com elementos contaminados ou pela conservação em temperaturas inadequadas, ocorre a multiplicação de microrganismos nesse alimento que, ao ser consumido, provoca uma doença de origem alimentar.

Entre as diversas causas ou fatores de contaminação dos alimentos, destacam-se: o congelamento inadequado de alimentos cozidos, o intervalo prolongado entre o preparo dos alimentos e seu consumo, o cozimento ou o tratamento térmico indevidos, o contato de pessoas infectadas com alimentos já preparados, o aquecimento incorreto de alimentos cozidos ou congelados, o armazenamento em temperaturas impróprias e a contaminação direta por outros alimentos.

Para fins dos programas educativos, é importante esclarecer que, na contaminação dos alimentos, estão envolvidos seus produtores, processadores e preparadores, as pessoas responsáveis por servi-los, os transportadores, os armazenadores e o público em geral que tem contato direto com eles. Para todos esses indivíduos, devem ser criados programas educativos com o objetivo de apresentar os riscos da contaminação, os fatores determinantes e os perigos para o hospital.

Para evitar a contaminação causada pelos alimentos, foram elaboradas várias normas no âmbito hospitalar, para sua gestão, manuseio e serviço. Cada instituição deve estabelecer suas próprias medidas quanto a esse assunto, de acordo com padrões gerais, e deve conscientizar as pessoas envolvidas no processo de manuseio sobre a responsabilidade que têm. Para isso, os programas de educação continuada e a supervisão do cumprimento das normas devem ser ações claras e definidas da administração.

Resíduos ou detritos

As instituições hospitalares são os maiores centros de produção de toda classe de resíduos: resíduos anatomopatológicos, sangue e hemoderivados, secreções, excretas humanas infectadas, peças anatômicas e tecidos corporais, curativos, sondas e cateteres, sobras de alimentos, materiais perfurocortantes, além de papéis e outros tipos de lixo.

Em geral, os resíduos podem ser classificados de acordo com a origem, capacidade de degradação, propriedades físicas, químicas ou biológicas, tratamento, disposição final ou efeitos sobre a saúde e o ambiente.

Os resíduos biológicos são os que contêm microrganismos patogênicos ou substâncias tóxicas capazes de causar alterações na saúde das pessoas ou dos animais ou no meio ambiente ao entrar em contato com eles.

Algumas autoridades no assunto subdividem os resíduos biológicos em três categorias:

- Infecciosos: podem causar doenças em pessoas ou animais ao entrar em contato com eles de modo direto ou por meio de vetores que transportam o patógeno. Em geral, são produzidos em salas de cirurgia, consultórios, salas de procedimentos diagnósticos, pediatria e outros serviços, como os laboratórios clínicos, bacteriológicos e de patologia. Esses resíduos infecciosos podem ser sólidos ou líquidos. Os sólidos são os constituídos por materiais descartáveis já utilizados, como seringas, recipientes, lâminas de bisturi, sondas e materiais de curativo. Os líquidos incluem secreções ou fluidos corpóreos e, dentre eles, há alguns que oferecem alto risco, como as secreções vaginais, os líquidos sinovial, amniótico e cefalorraquidiano, o produto de drenagens e os hemoderivados; outros são de risco moderado, como as secreções nasais, o suor, as lágrimas, a urina e o vômito
- Não infecciosos: não são causa direta de doenças e incluem papéis e materiais usados para a manutenção do hospital
- Tóxicos: são causa de alterações na saúde das pessoas ou dos animais ou no meio am-

biente, por suas propriedades fisico-químicas. Incluem substâncias químicas e materiais radioativos, entre outros.

De acordo com seu destino final, os resíduos são classificados em recicláveis e não recicláveis. Os primeiros podem ser utilizados novamente como matéria-prima para outros produtos; por exemplo, vidro, plástico, papel, chapas de radiografia e metais. Os não recicláveis (biodegradáveis ou não) são produzidos nas áreas de isolamento, nas salas de parto, nos laboratórios, nas salas de emergência e no setor administrativo.

De acordo com a procedência, os resíduos são classificados como ordinários (como materiais de construção, papéis, guardanapos, resíduos de alimentos processados ou não); anatomopatológicos (como peças de amputação, tecidos e material de osteossíntese extraído do corpo humano); sanguíneos (como bolsas de sangue e hemoderivados, cadáveres de animais submetidos a experimentação); material hospitalar (como seringas, sondas, lâminas de bisturi e agulhas); industriais (correspondentes a materiais de construção ou outros materiais empregados em laboratórios ou nas áreas de diagnóstico).

Em termos gerais, considera-se que os hospitais produzem: resíduos infecciosos, material perfurocortante, material biológico, resíduos citostáticos, medicamentos vencidos, resíduos radioativos, resíduos alimentares, resíduos de materiais de uso administrativo e resíduos ambientais perigosos.

Diferentes técnicas são utilizadas nos hospitais para o tratamento dos resíduos patogênicos, sendo as mais frequentes a esterilização a vapor, a desnaturação, a trituração, a incineração, a inativação térmica e a desinfecção química.

Existem etapas anteriores ao manejo dos resíduos, como: avaliação do volume e adoção de um código de cores para sua identificação; definição do tipo e tamanho dos recipientes em que serão armazenados; estabelecimento do processo posterior ao seu manuseio; elaboração de um plano de contingência; capacitação dos funcionários encarregados do manejo.

Dentro da preservação do ambiente hospitalar, o manejo dos resíduos tem papel fundamental; daí a importância que o diretor deve dar a esse aspecto, não apenas no que se refere à educação das pessoas, mas também à provisão dos recursos necessários e à estipulação de normas pertinentes, cujo cumprimento deve ser permanentemente monitorado.

Controle de insetos e roedores

Já foi demonstrado que é muito mais prático estabelecer e manter condições sanitárias de higienização, limpeza e desinfecção do que programar campanhas rotineiras de fumigação de insetos, visto que essa prática causa mal-estar nos pacientes hospitalizados, por alergias respiratórias ou cutâneas. Além disso, o amplo uso de inseticidas produz resistência nos artrópodes, o que, por sua vez, exigiria o desenvolvimento de agentes tóxicos novos e mais fortes.

Em climas tropicais, as populações não escapam da presença de ectoparasitas e, obviamente, nem os hospitais estão isentos. Por essa razão, é necessária a proteção de janelas e portas com telas finas para impedir o acesso do artrópode ao hospedeiro. Também são recomendáveis os repelentes externos, aplicados na pele ou nas roupas daqueles que não apresentam problemas de hipersensibilidade ao seu uso. O acesso desses ectoparasitas aos depósitos de alimentos pode contaminá-los e, se as medidas de lavagem e preparo dos alimentos forem ineficazes, os pacientes serão facilmente infectados ao ingeri-los. Alguns dos princípios ativos muito utilizados mundialmente na composição dos repelentes de insetos são a N,N-dimetil-meta-toluamida (DEET) ou o etil-hexanediol. O uso desses repelentes deve ser regulamentado pela comissão de controle de infecções ou a comissão epidemiológica do hospital.

Os roedores transportam diversos microrganismos e são fonte de várias infecções. Quando as más condições de limpeza do hospital facilitam sua proliferação, eles se tornam uma grave ameaça, pois também podem ter acesso aos alimentos – muitos deles, por já estarem prontos para o consumo do paciente, não são submetidos a um controle prévio. Em não raras circunstâncias, os pacientes hospitalizados ou os funcionários do hospital ingerem alimentos nos quais há sobras de roedores. Isso torna necessário o bloqueio do acesso desses animais por todos os meios, e se o hospital estiver rodeado por um terreno baldio ou transformado em depósito de lixo, deve-se obter, das autoridades competentes, um programa de erradicação, mediante o uso de raticidas poderosos (geralmente, à base de arsênico) que, ao mesmo tempo, garantam que não ocorrerá outra contaminação do ambiente pelos maus odores.

Radiação

Até o momento, não foi possível determinar o limiar abaixo do qual a radiação não produz efeitos nocivos. O efeito varia de acordo com a condição particular de cada pessoa e com a frequência e a duração da exposição. Na prática mundial, o problema se reduz a definir um risco aceitável. A Comissão Internacional de Proteção Radiológica (ICRP) definiu a dose permitida para um indivíduo como "a dose acumulada durante um longo período de tempo, resultante de uma única exposição, que, à luz dos conhecimentos atuais, tem uma probabilidade insignificante de provocar efeitos somáticos ou genéticos graves". Felizmente, com os avanços tecnológicos, o risco da exposição à radiação foi minimizado, graças à velocidade com que a maioria dos aparelhos modernos são operados, além das medidas de segurança oferecidas ao paciente e aos operadores. Com qualquer tipo de fonte radioativa, os fatores a ser considerados para a proteção são:

- Distância: a dose recebida de uma fonte de radiação é inversamente proporcional ao quadrado da distância de onde ela está localizada. Por isso, determinou-se que o operador deve disparar o aparelho por controle remoto, de um painel de controle convenientemente protegido. O paciente fica próximo à fonte de emissão, mas os poucos disparos aos quais é submetido e a velocidade desses disparos o expõem cada vez menos. Com a distância adequada das cabines de onde as fontes são operadas, o risco é menor; mesmo em recintos muito próximos, é possível garantir que as pessoas se mantenham ilesas, desde que as paredes atendam aos requisitos de isolamento
- Proteção: a direção deve estabelecer as normas pertinentes sobre a adequação de portas, tetos e paredes, de acordo com o engenheiro, que, por sua vez, deve ter um conceito claro sobre esse aspecto; em geral, os próprios fornecedores desses equipamentos dão orientações a respeito e, ao instalar os materiais de proteção, costumam antecipar-se ao exigir o cumprimento das normas internacionais. As normas de proteção direta ao indivíduo que opera os equipamentos estabelecem o uso obrigatório de aventais de chumbo, luvas e óculos especiais. Em determinadas situações, também se utilizam acessórios de chumbo para a proteção das superfícies corporais dos pacientes. Para os profissionais, o uso do dosímetro individual possibilita verificar o grau da exposição recebida mês a mês
- Tempo: os focos de radiação devem permanecer abertos durante o tempo mínimo indispensável para o objetivo pretendido. Com muita frequência, em procedimentos como a redução de fraturas complicadas ou a passagem de materiais de osteossíntese ou de sondas ou tubos de endoscopia, o tempo de exposição é extrapolado e, com isso, o ambiente é contaminado, com risco não apenas para o operador dos equipamentos, mas também para as outras pessoas presentes no recinto, incluindo, evidentemente, o paciente
- Disciplina: a rotina diária sobre o uso de equipamentos de radiação pode fazer com que certas normas de proteção sejam omitidas e, consequentemente, o próprio operador expõe perigosamente as pessoas que estão no recinto ou próximas dele e o próprio paciente. É frequente o uso de radiografias de urgência ou as realizadas nos quartos com aparelhos portáteis sem ao menos advertir as outras pessoas sobre as normas de proteção mais básicas. Os operadores, para demonstrar sua coragem, nem sequer usam o avental de chumbo e certamente ignoram que sua saúde está sendo comprometida graças a demonstrações absurdas como essas.

A omissão de normas estritas sobre o uso de aparelhos produtores de radiação facilmente causa a contaminação do ambiente hospitalar, com os perigos correspondentes que resultam de atitudes dessa natureza e desconhecimento total do risco por parte de quem está sendo submetido a ele, mas com a cumplicidade evidente dos operadores, os quais, voluntária ou involuntariamente, provocam essa grave situação.

Ruído

É um som indesejado, composto por tons de diferentes amplitudes e frequências. O ruído externo dos centros urbanos costuma ser causado por veículos de transporte, comércio, obras e indústrias. A ausência de sistemas de controle do ruído nas indústrias manufatureiras, por exemplo, tornou a perda auditiva, em muitas delas, a doença que mais afeta os trabalhadores. Nas cidades, durante os horários de pico no trânsito, são registrados níveis de ruído que alcançam 93 decibéis, os quais são prejudiciais à audição.

No hospital, não são permitidos ruídos acima do padrão que preserve o bem-estar dos pacientes. O ruído é estressante, provoca angústia e, certamente, é fator de insônia na maioria das pessoas. Determinadas condescendências da administração facilitam o uso, por enfermeiros, funcionários e pacientes crônicos, de televisores em alto volume ou de aparelhos de som que incomodam os pacientes e, pelo incômodo que produzem, agravam as doenças. Também não é raro que, em muitos hospitais, sejam feitas reuniões sociais, causando contaminação do ambiente, que representa uma violação de normas fundamentais de respeito ao paciente e, portanto, de seus direitos humanos.

Os trabalhos de engenharia que provocam ruídos incômodos devem ser realizados com a precaução prévia de retirar os pacientes das áreas próximas; isso significa um custo de oportunidade a ser assumido pelo hospital.

Odores

Os maus odores resultam, em geral, do manejo incorreto de resíduos hospitalares e do isolamento indevido de laboratórios, cozinhas e depósitos de alimentos. Também podem resultar da localização inadequada de incineradores e, muitas vezes, de doenças infecciosas graves de tecidos superficiais ou de lesões necróticas, como queimaduras. A proximidade do hospital a indústrias produz, igualmente, maus odores.

A provisão de extratores de ar e a ventilação adequada das instalações evitam a propagação desses maus odores. O alerta permanente dos funcionários do hospital para identificar os maus odores torna o ambiente agradável, partindo da hipótese de que, para qualquer ser humano, o fator mais estressante e incômodo é a percepção de um mau odor permanente. O asseio de todas as dependências do hospital e uma boa limpeza dentro de normas rígidas evitam a maioria dos maus odores. Atualmente, são utilizados produtos químicos muito bem aceitos pelas autoridades sanitárias para limpeza e higienização, que, além de apresentarem boa eficácia, espalham bons odores, em geral, tolerados por todos.

Tratamento cortês

Os pontos abordados anteriormente podem ser considerados fatores físicos ou materiais do ambiente interno do hospital, mas vale mencionar alguns fatores muito importantes que, em um hospital, têm papel fundamental: o ambiente social resultante do tratamento cortês e compreensivo de todos os funcionários do hospital, o espírito de sensibilidade social imperante, a decência e o bom comportamento de todos, sem exceção, os quais transmitem uma imagem agradável da instituição. É importante lembrar que "Nenhum sábio da Terra perdeu sua autoridade por ser amável". Com frequência, descuida-se do aspecto das boas maneiras e, por falta de capacitação sobre relações humanas, cultiva-se um ambiente hostil, que se alastra com características epidemiológicas, entre todos os funcionários do hospital, transformando a instituição em um local desagradável. Sobre esse aspecto, frequentemente são cometidas graves omissões por parte da autoridade institucional, a qual dá importância a outros fatores considerados prioritários, mas que, na prática, nunca são mais importantes do que este.

O indivíduo releva os incômodos físicos da instituição se receber um tratamento cortês e respeitoso; da mesma maneira, guarda uma lembrança ruim e fala mal dela quando sofre maus-tratos pela agressividade dos funcionários, não importa a posição que ocupem. O paciente espera compreensão, transparência, familiaridade, respeito, comunicação e decência, além de competência, de todos os funcionários, e isso constitui também o maior desejo dos familiares e visitantes. Desse modo, para a pauta de educação continuada, a direção deve priorizar esse importante aspecto, além de monitorá-lo e controlá-lo. Um indivíduo agressivo e mal-educado não deve trabalhar em um hospital, porque compromete o prestígio institucional, além de causar graves danos emocionais ao paciente e seus familiares.

Critérios do projeto

Atualmente, além da necessidade de cumprir os requisitos de espaço e funcionalidade no projeto do ambiente hospitalar, é imprescindível considerar os critérios que promovem:

- Segurança: é necessário proteger a sensibilidade e a dignidade das pessoas e seus familiares, que, por alterações em seu estado de saúde, frequentam um hospital. É preciso diminuir a ansiedade e as preocupações que atormentam os pacientes e seus familiares, principalmente quando estão passando por uma situação difícil, como a necessidade de estar atentos aos resultados de um procedimento cirúrgico, a

assistência a uma emergência, a evolução na unidade de terapia intensiva etc. Para essas situações em particular, é necessário romper com a rigidez dos espaços e acabamentos e projetar ambientes que, sobretudo, proporcionem uma dimensão humana e acolhedora, com o intuito de promover a confiança e a autoestima e, principalmente, diminuir o medo gerado pela situação e o ambiente físico de um hospital convencional
- Privacidade: é obrigatório considerar esse critério no projeto dos ambientes físicos, que é crucial para pacientes que recebem tratamento para doenças como o câncer. Com muita regularidade, esses pacientes manifestam sentimentos de depressão, ansiedade e medo de ser discriminados ou rejeitados. O ambiente físico deve contar com um nível suficiente de privacidade. Na área de emergências, é conveniente separar as crianças dos adultos, as mulheres dos homens, os pacientes críticos dos crônicos, com o objetivo de minimizar situações que incomodem os pacientes e seus familiares.

Resumo
- Quando se trata de ambiente, determina-se a necessidade de buscar o bem-estar dos usuários
- O ambiente hospitalar é beneficiado pelas condições humanas, técnicas, físicas, químicas, biológicas, econômicas e sociais que têm influência positiva sobre a saúde do indivíduo
- Alguns aspectos são de vital importância, por exemplo: condições do ar interior, ruídos, odores, efeitos visuais, condições da água, temperaturas interna e externa, erros de construção que possam limitar a qualidade interna ou a circulação de ar ou interferir na acústica
- Os acabamentos adequados devem facilitar a limpeza de todas as áreas
- A boa distribuição dos serviços deve garantir a ausência de contaminação
- Todos os aspectos dos ambientes interno e externo convergem sobre o bem-estar do paciente, assim como sobre a satisfação dos funcionários a serviço da instituição
- Algumas áreas são consideradas de alto risco para o ambiente: laboratório clínico, salas de cirurgia, salas de diálise e de procedimentos endoscópicos, salas de parto, unidades sépticas, unidades de queimados, necrotério, cozinhas, despensas, lavanderias e casas de máquinas
- O manejo de resíduos ou detritos hospitalares é fundamental. Os resíduos são classificados de acordo com origem, capacidade de degradação, propriedades físicas, químicas ou biológicas, tratamento e disposição final
- Os resíduos biológicos são os que contêm microrganismos patogênicos ou substâncias tóxicas capazes de provocar alterações na saúde das pessoas ou dos animais ou no meio ambiente ao entrar em contato com eles
- Os resíduos biológicos são classificados em três categorias: infecciosos, não infecciosos e tóxicos
- De acordo com seu destino final, os resíduos são classificados em recicláveis e não recicláveis
- Em termos gerais, considera-se que os hospitais produzem resíduos infecciosos, material perfurocortante, material biológico, resíduos citostáticos, resíduos radioativos, resíduos alimentares e resíduos de materiais de uso administrativo
- Dentro da preservação do meio ambiente, o manejo dos resíduos tem papel fundamental
- Um aspecto de vital importância é o controle de insetos e roedores
- A prevenção das radiações envolve o uso de normas específicas
- O tratamento cortês é um fator ambiental essencial para a determinação do ambiente saudável do hospital. Daí vem a importância da educação continuada dos funcionários da instituição
- O paciente e seus familiares esperam compreensão, transparência, boa comunicação e tratamento cortês e decente.

Bibliografia

Arroyave ML. Conceptos básicos de desinfección y esterilización de equipos hospitalarios. Medellín: Comité de Infecciones. Hospital Universitario San Vicente de Paúl; 1993.

Aylife EG, Laubury EJL, Geddes AM, et al. Control of hospital infection, a Practical Handbook. Londres: Champan & Hall Medical; 1992.

Baquero ML. Mecanismos económicos y financieros 150 Sec c ión 1 La institución hospitalaria para el control de la contaminación. DNP-PNUD; 1993.

Bayly S, Sydney M. Diagnóstico microbiológico. Buenos Aires: Editorial Médica Panamericana; 1982.

Block SS. Disinfection, sterilization and preservation. 2nd ed. Filadelfia: Lea & Febiger; 2001

Cárdenas-Frías G. Limpieza en la institución de salud. En: Malagón-Londoño G, Álvarez- Moreno CA. Infecciones hospitalarias, 3ra ed. Buenos Aires, Bogotá: Editorial Médica Panamericana; 2012.

Centers for Disease Control. Recommendations for prevention of HIV transmission in health care settings [internet]. MMWR. 1987;36(suppl 2S). Disponible en: http://www.cdc.gov/mmwr/preview/mmwrhtml/00023587.htm

Council of Europe. Test methods for the antibacterial activity of disinfectants. Strasburg: Council of Europe; 1987.

Feachem R, McGarry M, Mara D. Sanitation and disease. Washington: World Bank, Wiley and Sons; 1983.

García H. Calidad del aire en Colombia. DNP-PNUD; 1991.

Hernández Esquivel L, Silva J. El proceso de prevención de la infección hospitalaria. En: Infección hospitalaria. 3ra ed. Bogotá: Editorial Médica Panamericana; 2010.

Malagón-Londoño G. La prevención de la infección, paradigma de garantía de calidad en salud. En: Malagón-Londoño G, Galán Morera R, Pontón Laverde G, Garantía de calidad en salud, 2ª ed. Buenos Aires, Bogotá: Editorial Médica Panamericana; 2006.

Mejía F. Estudio de impacto y efecto ambiental. DNP-PNUD; 1993.

Mossel DAA. Microbiología de los alimentos. Zaragoza: Acribia, S.A.; 2003.

Odlaug TE. Sterilization with ethilene oxide and other gases. En: Bloks SS, ed. Disinfection, sterilization and preservation. 3rd ed. Filadelfia: Lea and Febiger; 1983.

Organización Mundial de la Salud (OMS). Hospitales saludables, planeta saludable, personas saludables: abordando el cambio climático en los establecimientos de salud [internet]. 2008 [citado 2015, sep. 30]. Disponible en: http://www.doc4net.es/doc/70590980950

Organización Panamericana de la Salud (OPS). La salud en las Américas. Washington: OPS; 2012.

Puerta H, Henao F. Esquema básico de protección de alimentos. Santafé de Bogotá: Universidad Nacional de Colombia; 1984.

Russel AD, Hugo WD, Aylife GA. Principles and practice of disinfection, preservation and sterilization. 2nd ed. Oxford: Blackwell Scientific Publications; 1992.

Sánchez Triana E, Casas W, Enciso M. Manejo del medio ambiente. En: Infección Hospitalaria. Buenos Aires, Bogotá: Editorial Médica Panamericana; 1995.

Sánchez Triana E, Uribe Botero E. Contaminación industrial en Colombia. DNP-PNUD; 1995.

Sánchez-Triana E, Casas W. Manejo del medio ambiente. En: Malagón-Londoño G, Álvarez-Moreno CA. Infecciones hospitalarias. 3ra ed. Buenos Aires, Bogotá: Editorial Médica Panamericana; 2010.

Talero C. Contaminación ambiental por ruido producido por la industria. DNP-PNUD; 1992.

Wenzel RP. Infecciones nosocomiales. Organización para el control de Infecciones. En: Mandell/Douglas/Bennett. Enfermedades infecciosas. Buenos Aires: Editorial Médica Panamericana; 1997.

Zaikov GE. Biotechnology and the environment including. Nueva York: Nova Science Publishers; 2004.

Zinell H. Introducción a la higiene de los alimentos. Zaragoza, España: Edit. Acribia S.A.; 1981.

10 Biossegurança no Hospital

Gustavo Malagón-Londoño

Introdução

Biossegurança é o termo empregado para reunir e definir as normas relacionadas ao comportamento preventivo dos funcionários do hospital diante dos riscos inerentes às suas atividades diárias. Também se refere ao conjunto de normas, recursos e meios mantidos constantemente atualizados pela instituição para evitar qualquer risco físico ou psicológico às pessoas que trabalham dentro do hospital, bem como aos seus usuários. O conceito de biossegurança envolve tanto as obrigações dos profissionais para preservarem sua saúde quanto a responsabilidade da instituição de garantir a eles os meios e os recursos para isso. Atualmente, com a organização adequada da biossegurança, busca-se evitar qualquer tipo de problema, seja físico ou psíquico, relacionado às atividades diárias desenvolvidas pelos profissionais dentro da instituição, dando ênfase aos protocolos de cuidados especiais para pessoas expostas a um maior risco, como técnicos de laboratório, patologistas, radiologistas, equipe de enfermagem, instrumentadores, equipe de emergência, funcionários da lavanderia e da manutenção.

A biossegurança estabelece programas de educação voltados não apenas aos profissionais de saúde, mas também aos visitantes e acompanhantes e a qualquer pessoa que, de alguma maneira, frequente instalações onde são prestados serviços de saúde. A biossegurança também estipula normas para o próprio paciente, a fim de que ele faça uso adequado dos materiais ou equipamentos ao seu alcance e se limite, durante sua permanência na instituição, a cumprir exclusivamente as prescrições feitas por pessoas autorizadas. Também, e de modo especial, estabelece diretrizes para funcionários da área administrativa e de serviços gerais, que, pelo simples fato de trabalharem, transitarem ou fazerem uso de serviços comuns dentro do ambiente hospitalar, estão expostos a riscos que, embora pouco significativos, podem ser evitados apenas com o cumprimento dessas medidas.

A saúde ocupacional hospitalar é a disciplina encarregada de determinar as normas para salvaguardar a qualidade de vida do profissional de saúde. Refere-se não apenas à proteção adequada para o trabalho, mas também à minimização dos fatores de risco físico e psicológico.

Com relativa frequência, as atividades dos funcionários da instituição hospitalar tornam-se rotineiras, de modo que a confiança deles nas áreas, elementos ou pessoas que passam pelo hospital aumenta; isso os leva a facilmente deixarem de realizar procedimentos básicos, como a lavagem das mãos ou o uso dos serviços sanitários. Também com relativa frequência, sob o pretexto de saber executar sua própria atividade, esses funcionários entram desprotegidos em áreas críticas, nas quais doses elevadas de radiação são produzidas ou tecidos significativamente contaminados são manipulados.

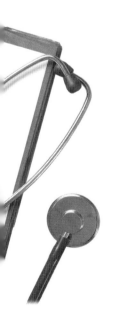

Sem as normas aplicáveis de biossegurança, os funcionários de qualquer área do hospital podem ser causadores ou vítimas de riscos, na maioria das vezes, evitáveis. A conscientização sobre esse aspecto deve ser estimulada diariamente com programas de educação continuada, desenvolvidos pelo departamento responsável pela biossegurança, que não pode permitir, em nenhuma circunstância, a queda na preocupação dos funcionários. Não é permissível, por exemplo, que a equipe de segurança nas áreas de caldeiras, de fornecimento de vapor ou de gases durma durante seu turno; também não é permissível que os auxiliares apliquem talco nas luvas sem utilizar uma máscara protetora ou que funcionários da área de cirurgia violem os protocolos de assepsia ou esterilização.

A omissão das normas elementares facilmente causa graves problemas individuais ou coletivos; por isso, é importante a ação persistente e repetitiva do departamento de biossegurança, que deve:

- Determinar normas gerais de prevenção de riscos
- Definir os riscos para cada área ou cada atividade
- Identificar os pontos críticos ou áreas de perigo
- Destacar características de dano físico ou psíquico por omissão das normas
- Determinar as áreas restritas ao pessoal autorizado
- Estabelecer mecanismos de autoavaliação e de avaliação externa
- Desenvolver programas de educação continuada
- Exigir dos chefes o cumprimento das normas
- Impedir o desempenho de qualquer cargo sem o conhecimento dos riscos inerentes.

A direção da instituição de saúde deve:

- Incluir o departamento de biossegurança em seu organograma operacional
- Fornecer ao departamento o regulamento geral e o manual de normas e procedimentos
- Destacar os itens orçamentários para tornar as normas e os procedimentos vigentes
- Exigir que sejam organizados programas de educação permanente sobre os aspectos de biossegurança para os funcionários
- Solicitar e programar as atividades de auditoria em biossegurança
- Solicitar a atualização permanente das normas de biossegurança

- Desenvolver programas de autoavaliação e avaliação externa de biossegurança da instituição.

Com exceção dos chamados casos fortuitos, é inconcebível, na atualidade, a ocorrência de certas situações evitáveis dentro da organização do hospital. Negligenciar esse aspecto, além de provocar acidentes ou situações lamentáveis, pode gerar problemas jurídicos e trabalhistas para a instituição, que podem facilmente acabar com seu orçamento e sua organização.

Os problemas passíveis de prevenção mais comuns podem ser classificados em:

- Infecções
- Traumatismos
- Doenças sistêmicas
- Doenças locais
- Doenças oncogênicas
- Doenças genéticas.

A infecção é a penetração de agentes patogênicos no organismo humano, onde se desenvolvem e se multiplicam, provocando uma reação orgânica. Corresponde à perda do equilíbrio fisiológico, em que os mecanismos de defesa do organismo oferecem um grau significativo de resistência, mas que não é suficiente, em muitos casos, para impedir a invasão. Uma doença infecciosa pode não ser contagiosa, mas toda doença contagiosa é sempre infecciosa. O termo mais utilizado atualmente é doença transmissível, que representa a própria essência do problema de transmissão de um microrganismo de uma pessoa para outra. Há vários tipos de infecção:

- Infecção localizada: quando está delimitada a uma determinada área do organismo (como no caso de um abscesso, um furúnculo etc.)
- Infecção sistêmica ou generalizada: quando invade várias regiões do organismo
- Infecção simples: quando é causada por um só tipo de microrganismo
- Infecção mista: quando causada por dois ou mais microrganismos
- Infecção secundária: quando a primária é continuada pela invasão de microrganismos de espécies diferentes
- Bacteriemia: quando a bactéria é veiculada pela corrente sanguínea sem se multiplicar
- Septicemia: quando a bactéria se multiplica no sangue.

Diversos aspectos determinantes de infecção são considerados, dentre eles, fatores físicos, químicos, biológicos, sociais, econômicos e culturais. Quaisquer que sejam, desempenham um papel fundamental para o sistema de controle de infecções que deve estar vigente no hospital. Nesse sistema, a ação de um departamento de biossegurança e saúde ocupacional eficaz é um fator decisivo, orientador de políticas de gestão.

A prevenção é a melhor estratégia, em vista dos sérios problemas ocasionados pela infecção, uma vez instaurada: prolonga a permanência no hospital; aumenta os custos diretos da assistência; eleva os riscos de mortalidade, com a probabilidade adicional de comprometer a saúde da comunidade hospitalar e, muitas vezes, da comunidade em geral.

O fator de prevenção mais importante é a atitude que cada indivíduo assume diante do risco de infecção, que inclui atividades como evitar o contato com material ou ambiente contaminado, usar máscara e gorro, lavar as mãos, evitar o consumo de alimentos e bebidas suspeitos e também o uso de vestimentas contaminadas, notificar oportunamente os casos e prestar atenção imediata aos sinais e sintomas típicos. A educação do indivíduo tem extrema importância para essa atitude. No caso do hospital, ela deve ser incentivada e aprimorada, sem que isso signifique a geração de pânico ou de condutas de rejeição ofensiva aos pacientes ou seus familiares.

Vários procedimentos estão envolvidos na rotina de manejo da prevenção contra infecções. A limpeza é o principal pilar e o imperativo em qualquer lugar onde possa estar um indivíduo sujeito ao risco de contaminação por microrganismos que abundam na poeira, nos depósitos de lixo, nos resíduos alimentares abandonados ou em detritos de qualquer natureza. Qualquer atividade humana provoca o movimento de partículas que, após a suspensão momentânea no ar, depositam-se sobre uma superfície próxima. Além disso, o trabalho regular exercido pelo homem gera grandes quantidades de resíduos de todos os tamanhos, como grãos de poeira ou partículas de madeira ou metais, partículas líquidas ou gasosas, que, por sua natureza, se transformarão em depósitos de microrganismos e, muitas vezes, em nutrientes ideais para eles.

A limpeza é definida como a eliminação de material estranho ou externo (em especial, de material orgânico) das superfícies ou dos objetos; geralmente, é executada por ação manual direta ou indireta ou ação mecânica, com o uso de água ou soluções detergentes. As soluções detergentes são formulações utilizadas para a lavagem, a desinfecção e a desodorização simultâneas de superfícies fixas e de equipamentos; em geral, são um substituto ideal para o sabão comum. O sabão continua sendo um elemento básico da limpeza, não só a corporal, mas de qualquer outra superfície. A limpeza manual ou mecânica feita com água, sabão comum ou detergentes em geral é complementada pelo uso de germicidas, isto é, produtos que eliminam os microrganismos (especialmente, os patogênicos). O material estranho e perigoso, que deve ser removido pela limpeza, deposita-se nos objetos ou nas superfícies por:

- Uso ou contato acidental com substâncias contaminadas
- Motivos indiretos (geralmente, por depósito de partículas do ar)
- Abandono temporário
- Depósito de secreções orgânicas de seres humanos ou animais
- Depósito direto de germes por artrópodes e roedores.

Esse material estranho adquire maior periculosidade no hospital, em razão das próprias circunstâncias das atividades ali desenvolvidas e de fatores como a entrada de pacientes em grau avançado de infecção, a exposição direta dos profissionais de saúde, a baixa imunidade dos pacientes com doenças crônicas, o trânsito sem controle de visitantes, a alta produção de resíduos, os procedimentos abertos e invasivos realizados em geral, o manejo de animais de laboratório, as culturas de germes em laboratório, a coleta de amostras de indivíduos contaminados, o manejo de roupas contaminadas, o processo de entrada massiva de alimentos e seu armazenamento e preparo.

Materiais estranhos

Áreas de onde os materiais estranhos devem ser removidos com prioridade e medidas rigorosas de limpeza são:

- Áreas de entrada e permanência de visitantes
- Serviço de emergência
- Laboratórios e locais para coleta de amostras
- Depósitos de resíduos
- Salas de cirurgia
- Salas de procedimentos de endoscopia
- Unidades de terapia intensiva (UTI)
- Serviço de diálise

- Setores de internação de pacientes infectados
- Áreas de processamento de roupas e preparo de materiais
- Setores para a manipulação de alimentos
- Área de depósito de cadáveres.

As ações de remoção da poeira de pisos, paredes e equipamentos, de eliminação de substâncias estranhas visíveis de instrumental ou materiais ou de retirada de resíduos dos pisos são as mais básicas dentro do processo de limpeza. Por representar uma atividade de máxima importância dentre as ações de prevenção, deve ser regulamentada, supervisionada e avaliada permanentemente por um superior responsável, a quem cabe também estabelecer os programas de educação continuada para os funcionários dela encarregado, os quais, por seu nível de preparo, desconhecem o objetivo da maioria de suas ações e agem mecanicamente, omitindo normas fundamentais e procedimentos básicos, podendo, com isso, estar transformando sua atividade deficiente na porta de entrada para problemas maiores na instituição.

Assim como o pessoal encarregado da limpeza tem de cumprir as normas rigorosas para o desempenho de suas atividades manuais, deve também observar as medidas de proteção necessárias, sobre as quais deve ter plena consciência, e não considerá-las apenas uma exigência do chefe. A chefia de biossegurança ou de segurança do trabalho, ou como é chamada em cada país, não apenas fornece informações permanentes e necessárias sobre o uso dessas medidas, como também providencia os elementos e os recursos necessários para garantir a segurança dos funcionários.

A própria complexidade da instituição hospitalar (que, como já mencionado, representa um universo das mais variadas características e funções) não propicia que seja publicado ocasionalmente um manual de normas e procedimentos gerais para todos os setores, mas é necessário estabelecer, para cada um deles, um plano distinto, para evitar, entre outras coisas, que os funcionários apliquem os mesmos parâmetros em locais diferentes. Por esse motivo, as medidas de autoproteção e as atividades são determinadas para cada setor ou área, de acordo com as funções ali desenvolvidas. Isso determina que, no plano geral de organização, sejam estabelecidas as normas para os laboratórios, o serviço de alimentação, a lavanderia, o serviço de roupas, o setor de emergência etc.

A desinfecção, como etapa mais avançada dentro da prevenção, é o procedimento que elimina praticamente todos os microrganismos patogênicos em objetos inanimados. A desinfecção de alto nível pode destruir todos os microrganismos, exceto os esporos bacterianos. A desinfecção de baixo nível elimina a maioria das bactérias e alguns vírus e fungos, mas não é indicada para a eliminação de organismos resistentes, como os bacilos da tuberculose ou os esporos bacterianos. Para a desinfecção, em geral, são utilizados germicidas ou substâncias que eliminam microrganismos não apenas de objetos inanimados, mas também de tecidos vivos superficiais.

Na rotina de trabalho do hospital, uma das atividades é conhecida como degermação, que é o método para diminuir a quantidade de germes em uma área, de bactérias na pele ou de microrganismos em geral presentes na microbiota normal.

A degermação é efetuada por meio de:

- Lavagem das mãos com água e sabão (sempre que possível, com sabão desinfetante)
- Lavagem de pisos e paredes com água e um detergente desinfetante
- Lavagem de equipamentos e materiais
- Transporte correto de materiais contaminados
- Manutenção dos locais limpos e secos
- Controle de excretas
- Controle de vetores.

A esterilização é o nível máximo de eliminação das formas de vida microbiana, incluindo as esporuladas. O vapor sob pressão, o calor seco, o óxido de etileno e líquidos como o glutaraldeído são os elementos mais frequentemente utilizados para a esterilização.

A prevalência crescente de infecções, como as relacionadas aos vírus da imunodeficiência humana (HIV), da hepatite e do herpes, aumenta os riscos para os profissionais de saúde que têm contato com sangue, fluidos e tecidos de pacientes infectados. Por exemplo, a presença do HIV em quase todos os líquidos corpóreos (sangue, sêmen, secreções vaginais, saliva, lágrimas, leite materno, líquido cefalorraquidiano, urina e líquido amniótico) obriga os profissionais de saúde de todos os níveis de atenção a cumprir ao extremo as normas de biossegurança, praticando-as em todas as atividades e com todo tipo de paciente, seja qual for o diagnóstico estabelecido, com a certeza de que o indivíduo contaminado não apresente manifestações externas imediatas.

É importante esclarecer aos profissionais de saúde: para que a transmissão do HIV seja efetivada, é necessário que o vírus atravesse as barreiras naturais; isso pode ocorrer quando secreções contaminadas com uma quantidade suficiente do vírus entram em contato com tecidos, através de um ferimento na pele ou uma escoriação, ou quando há o contato direto com mucosas. O risco é maior no caso de um corte com bisturi do que com o simples contato de partículas infectadas com as mucosas.

A proteção do profissional, de maneira alguma, deve limitar-se a casos soropositivos, mas deve ser observada de modo permanente, considerando que um indivíduo no período imediatamente posterior à infecção (que pode levar vários dias), antes da soroconversão (quando os anticorpos anti-HIV são detectáveis), ou seja, durante o período chamado de janela imunológica, apesar das sorologias negativas, apresenta concentrações de vírus especialmente elevadas e, portanto, oferece um risco mais elevado de contaminação.

A infecção pelo vírus da hepatite B (HBV) é muito mais frequente no mundo que a infecção pelo vírus da AIDS (HIV). Estima-se que o contato com o HBV pelos mecanismos de transmissão ocupacional resulta em desenvolvimento da infecção em até 30 ou 40% dos casos, enquanto, no caso do HIV, esse valor chega a 1%. Vale ressaltar que, entre os adultos, apenas 40% dos pacientes infectados desenvolvem sintomas típicos da hepatite; portanto, uma porcentagem (de 10 a 15%) evolui para a categoria de portador crônico.

Com base em importantes estudos conduzidos pelo *Centers for Disease Control and Prevention* (CDC) de Atlanta, EUA, as organizações internacionais adotaram algumas recomendações, as quais se tornaram precauções universais que, quando aplicadas, reduzem indiscutivelmente o risco de contaminação para os profissionais de saúde. Essas precauções têm basicamente o objetivo de minimizar o risco de transmissão do HIV ou do HBV. Elas são resumidas a seguir.

Precauções universais

- Todos os profissionais de saúde devem tomar, rotineiramente, todas as precauções de barreira adequadas para evitar a exposição cutânea ou de mucosas sempre que houver possibilidade de contato com sangue ou outros líquidos corpóreos de qualquer paciente. Usar luvas para a manipulação de sangue e líquidos em geral, para a punção venosa e em todo tipo de procedimento de acesso vascular. Trocar as luvas após o contato com cada paciente. Usar máscaras e óculos de proteção durante procedimentos que possam ocasionar a liberação de partículas de sangue ou líquidos, que, sem a devida proteção, poderiam entrar em contato com as mucosas. Igualmente, usar aventais ou capotes apropriados para os procedimentos de maior risco
- Lavar adequadamente as mãos e outras superfícies cutâneas expostas imediatamente depois de qualquer contato com sangue ou secreções. Essa lavagem cuidadosa também é obrigatória imediatamente após a retirada das luvas
- Os profissionais de saúde devem tomar todo tipo de precaução para evitar lesões por agulhas, bisturis, instrumentos ou dispositivos em geral e também aquelas provocadas durante procedimentos cirúrgicos ou laboratoriais. Para a manipulação desses materiais, deve haver diretrizes claras, e os aspectos relacionados com essas precauções devem ser enfatizados de modo permanente. Os materiais e instrumentos perfurocortantes a ser descartados devem ser manuseados com especial cuidado e desprezados em recipientes especiais, facilmente identificáveis, cujo manejo deve ocorrer de acordo com normas claras predefinidas
- Deve-se dispor de equipamentos ou aparelhos especiais para a respiração boca a boca
- Os profissionais de saúde com qualquer tipo de dermatite ou lesão cutânea exsudativa ou de cicatriz cirúrgica ou traumática recente devem se abster de participar de procedimentos com possibilidade de contato com líquidos, secreções ou sangue enquanto não estiverem completamente curados da lesão
- As profissionais de saúde grávidas devem conhecer na íntegra as precauções de proteção e utilizá-las da maneira mais rigorosa.

Como precauções gerais, não diretamente relacionadas ao HIV e ao HBV, vale destacar a importância de que funcionários com lesões cutâneas eruptivas ou exsudativas, quadros febris, secreções de qualquer natureza ou doenças diarreicas devam notificá-los imediatamente ao departamento de biossegurança, que deverá aplicar as normas estabelecidas no protocolo da instituição. Tais circunstâncias exigem tratamento prioritário para funcionários das salas de cirurgia, de laboratórios e bancos de sangue e para aqueles em contato com o preparo e a manipulação de alimentos.

De acordo com as regulamentações gerais e para fins de biossegurança, é preciso estabelecer as normas e os cronogramas para exames básicos de controle de todos os funcionários da instituição. Essa atividade aparentemente dispendiosa representa, na verdade, grandes benefícios de todos os tipos.

Os hospitais são obrigados a identificar e classificar o grau de risco das tarefas dos profissionais para fornecer as instruções necessárias de prevenção e providenciar todos os equipamentos e recursos de proteção.

Fatores e atividades de risco biológico

Em termos gerais, os fatores e as atividades a seguir são considerados os mais importantes.

Internação de pacientes infectados

É um fator importante a ser identificado desde a entrada do paciente, e deve ser acompanhado e analisado rigorosamente durante toda sua permanência no hospital. Hoje em dia, a conscientização de toda a equipe sobre esse fato é considerada mais importante que o próprio isolamento do paciente infectado. O CDC dos EUA preconiza, dentre as normas de biossegurança mais apuradas, o método de isolamento específico por categorias, totalizando sete, e, para cada uma delas, são utilizados determinados parâmetros. Um aspecto reiterado sistematicamente é a lavagem das mãos antes de entrar e ao sair do quarto do paciente infectado.

O CDC recomenda o isolamento específico por doença quando o risco de transmissão é elevado. Caso contrário, por motivos de custo para a gestão dos problemas, recomenda-se implementar as barreiras adequadas. Para essas situações, sugere-se o uso de cartões afixados na porta do quarto do paciente, em caso de isolamento, com a lista de recomendações determinadas pelo hospital de acordo com o tipo de infecção. Se não houver isolamento, eles são colocados em lugar visível, aos pés do leito.

Obviamente, em caso de infecção por um agente específico, o nível de instrução da equipe de manejo deve ser suficiente para o uso consciente das barreiras, sem gerar pânico pessoal nem coletivo.

Por tudo o que foi mencionado, destaca-se importância da atividade a ser desenvolvida pelo departamento de controle de infecções.

Com relação ao isolamento de substâncias corporais, recomenda-se como regra geral o uso de luvas para qualquer contato com mucosas, pele não íntegra e substâncias corporais úmidas. Em termos gerais, as recomendações a esse respeito são:

- Usar luvas para o contato com sangue ou outros líquidos corpóreos e trocá-las a cada paciente
- Proceder à lavagem das mãos em caso de ruptura das luvas e trocá-las imediatamente
- Lavar as mãos após qualquer contato com os pacientes
- Usar capotes, aventais, máscaras ou óculos de proteção quando houver risco de contato direto da pele ou mucosas da face com sangue ou líquidos corpóreos
- Desprezar materiais descartáveis e reutilizáveis em recipientes contra vazamentos
- Descartar materiais perfurocortantes em recipientes especiais, que protejam a pessoa que os está manuseando contra perfurações e lesões.

É importante que as recomendações de biossegurança anteriores (e, em geral, todas as recomendações) sejam afixadas em local visível e que sua observância seja verificada constantemente.

Funcionários do hospital

Todo profissional da área de saúde que apresenta manifestações de infecção representa um risco biológico; por isso, dentro das normas gerais, deve estar descrito como serão aplicadas as medidas necessárias de proteção. De acordo com a relação de custo-benefício, é mais vantajoso para a instituição dispensar um funcionário que não esteja em plenas condições para o trabalho do que fazê-lo cumprir o horário em condições que ofereçam possibilidade de transmissão.

- Visitas: é importante estabelecer, e garantir que sejam cumpridas pelos visitantes, normas claras que demonstrem a inconveniência de entrar no hospital quando se apresenta sinais de infecção, principalmente das vias respiratórias ou digestivas, além de infecções eruptivas ou supurativas. Muitas complicações infecciosas (sobretudo, as manifestadas durante o período pós-operatório de pacientes) são provocadas por contaminação por familiares

ou amigos que desconsideram as instruções que, nesse sentido, devem estar fixadas visivelmente em locais de circulação para ciência dos familiares e do próprio paciente desde o momento de sua entrada. Uma situação que escapa de todo o controle é a do portador assintomático, que pode ser um visitante que inadvertidamente carrega germes na nasofaringe, trato digestório ou urinário etc.
- Vetores: artrópodes e roedores, ao entrarem em contato com alimentos ou objetos de uso hospitalar, tornam-se fatores de risco, mais perigosos ainda quando produzem picadas ou mordidas na pele
- Descuido durante os procedimentos intra-hospitalares: é comum que muitas práticas intra-hospitalares, como as laboratoriais, em que pode ocorrer a quebra de tubos e placas de cultura ou que envolvem pipetagem, produzam grandes riscos. O mesmo pode ocorrer pelo manuseio incorreto de vidraria ou agulhas contaminadas. Com frequência, aerossóis são produzidos pelo mecanismo de dispersão de substâncias e depositam-se em forma de partículas sobre pisos, paredes, instrumental e, até mesmo, a pele. Os bancos de sangue são áreas de risco elevado e, por essa razão, as pessoas que ali trabalham devem ter ao alcance as respectivas instruções a todo o momento
- Elementos inertes: permanecem esporulados no chão, na poeira, nos reservatórios de água ou em recipientes diversos e produzem, igualmente, um risco elevado de infecção.

As principais recomendações para a proteção contra o risco biológico são:

- Cumprimento das precauções universais
- Imunização dos profissionais suscetíveis
- Isolamento dos pacientes infectados.

Quanto à imunização dos funcionários, recomendam-se as seguintes vacinas:

- Contra a hepatite B: essa vacina evita a infecção quando é aplicada em esquema de três doses (inicial, em 1 mês e aos 6 meses)
- Vacina tríplice viral (contra sarampo, caxumba e rubéola): é contraindicada em gestantes e indivíduos imunocomprometidos, por ser uma vacina de vírus vivo atenuado. Também não se recomenda sua aplicação em pessoas alérgicas à neomicina
- Contra difteria e tétano: é aplicada em três doses (inicial, aos 4 meses e aos 6 meses). Recomenda-se um reforço em dez anos

- Contra *influenza*: essa vacina de vírus inativado requer um reforço a cada ano.

O isolamento de pacientes infectados como medida de proteção é recomendado pelo CDC em três situações:

- Precauções respiratórias para gotículas: possível transmissão de infecções respiratórias por partículas > 5 mm. Aplicável no caso das seguintes doenças: coqueluche, caxumba, rubéola, faringite por estreptococo beta-hemolítico, escarlatina, pneumonia por micoplasma, *influenza*, difteria, afecções causadas por *Haemophilus influenza* tipo B, *Neisseria meningitidis* e parvovírus B19
- Precauções respiratórias para aerossóis: para infecções transmitidas por partículas < 5 mm que permanecem suspensas no ar e oferecem risco por longos períodos. É o caso de tuberculose ativa pulmonar e laríngea, sarampo e varicela e, em geral, de pacientes com suspeita de qualquer uma dessas afecções
- Precauções de contato: em caso de infecções cutâneas altamente contagiosas, infecções por microrganismos multirresistentes, infecções entéricas causadas por rotavírus, vírus da hepatite A, *Clostridium difficile*, *Escherichia coli* e bactérias do gênero *Shigella*.

Exposição acidental ao HIV e ao HBV

Para que a transmissão do HIV seja possível, é necessário que o vírus viável, procedente de um indivíduo infectado, atravesse barreiras naturais, como a pele ou as mucosas. Isso ocorre quando secreções contaminadas com uma quantidade suficiente do vírus entram em contato com tecidos através de pequenas fissuras, ulcerações, ferimentos em geral (grandes ou pequenos) ou quando há o contato direto com as mucosas naturais. Fatores relacionados à exposição dos profissionais de saúde a secreções de indivíduos contaminados pelo HIV foram estudados exaustivamente e concluiu-se que apenas a inoculação percutânea e o contato de sangue ou líquidos corpóreos contaminados com lesões cutâneas abertas ou com mucosas representam mecanismos de contágio eficazes. Certamente, o risco de transmissão depende do tipo de exposição e do tamanho do inóculo. Vale mencionar que um ferimento acidental leve com a ponta de um bisturi não representa o mesmo risco que um comprometimento extenso da mucosa, assim como o risco por um acidente com uma amostra cujo estado sorológico se desconhece não equivale a um ocorrido com cultivo definido de HIV. Um terço dos acidentes em hospitais ocorre durante o manuseio de seringas usadas; outro terço ocorre por cortes, perfurações ou exposição de mucosas.

A taxa de infecção pelo HIV após um ferimento percutâneo com material contaminado é calculada em 0,3%. A ocorrência de infecção pelo HBV é muito maior. Considera-se que, após o contato com o vírus por mecanismos ocupacionais, como perfuração com agulhas contaminadas ou pontas de bisturi ou por instilação acidental de partículas em mucosas, a infecção ocorre entre 2 e 40% dos casos.

Por regra geral, os pacientes com HIV ou HBV são considerados infectantes potenciais; por essa razão, o cumprimento das normas de biossegurança e das precauções universais pelos profissionais de saúde deve ser rigoroso.

As precauções diante de pacientes portadores declarados ou suspeitos dos vírus mencionados incluem:

- Lavagem das mãos: antes e depois de cada procedimento, ou após o contato com líquidos corpóreos e, em geral, a remoção das luvas depois de algum procedimento com esses pacientes
- Uso de luvas: para todo procedimento que envolva o contato com sangue e outros líquidos corpóreos, bem como com a pele não íntegra, mucosas ou superfícies contaminadas com sangue
- Uso de máscara, óculos de proteção ou protetor facial: para proteger a boca, o nariz e os olhos em procedimentos que gerem expulsão de gotas ou partículas de sangue e de líquidos corpóreos
- Capotes: sempre que houver a possibilidade de gerar uma expulsão explosiva ou por pressão de sangue e líquidos corpóreos ou durante a realização de curativos de ferimentos ou queimaduras extensas.

Normas internacionais de biossegurança para laboratórios e bancos de sangue

Existe uma série de normas internacionais de biossegurança para laboratórios e bancos de sangue, que podem ser resumidas da seguinte maneira:

- Superfícies de trabalho devem ser lisas e descontaminadas pelo menos 1 vez/dia ou sempre que houver contaminação com sangue, hemoderivados ou fluidos perigosos, usando hipoclorito de sódio na concentração de 1.000 ppm
- Pessoas que trabalham com a obtenção, o manuseio e o processamento de sangue ou hemoderivados devem usar avental e luvas; em procedimentos como preparação dos testes, inoculação de meios de cultura, mistura de substâncias, agitação de tubos, uso de ultrassonografia e raspagens, também é preciso usar máscara e óculos de proteção
- Luvas contaminadas devem ser descartadas; ao retirá-las, é preciso lavar as mãos e, em seguida, calçar novas luvas. Enquanto estiver usando luvas, deve-se ter cuidado com as mãos para evitar a contaminação de materiais ou, involuntariamente, dos próprios olhos, nariz, boca ou pele exposta
- As mãos devem ser lavadas com água e sabão ao entrar na área de trabalho e ao terminar a manipulação de elementos ou animais supostamente contaminados
- É obrigatório que as pessoas que trabalham em laboratórios, ao sair da área de trabalho, deixem o avental, as luvas, o gorro e outros equipamentos de proteção dentro do laboratório
- O laboratório deve ser mantido limpo e sem materiais alheios ao trabalho
- O sistema de pipetagem oral deve ser abolido e substituído pela pipetagem mecânica
- Todos os materiais utilizados, como tubos, estantes, escovas e placas, devem estar limpos e minuciosamente desinfetados; é preciso estar atento para que não exponham pontas nem extremidades perigosas para o profissional
- De modo algum, o consumo de bebidas e alimentos deve ser permitido dentro do local de trabalho. Por sua vez, as luvas, o avental e o gorro de trabalho não podem ser usados fora da área de trabalho para realizar outras funções
- O material contaminado, antes de ser enviado ao setor de lavagem, deve ser desinfetado (de preferência, com hipoclorito de sódio a 5.000 ppm). O mesmo tratamento deve ser dado às superfícies com resíduos de sangue ou de secreções
- O profissional que sofrer algum tipo de lesão com material de laboratório perfurocortante deve cumprir imediatamente os protocolos de proteção estabelecidos.

Também existem normas sobre instalações de laboratórios de pesquisa e laboratórios para processamento de amostras para garantir a segurança dos funcionários desses setores, de outros setores ou de pessoas de fora que circulem por áreas próximas.

A construção dessas instalações deve estar de acordo com os seguintes aspectos:

- Proporcionar o acesso através de uma passagem sanitária com duas portas e, antes da porta interna, deve haver cabines para a troca de roupas
- Facilitar a tarefa de limpeza. As tubulações ou ductos para água ou fluxo elétrico ou telefônico devem ser cobertos de maneira que não dificultem a limpeza
- As portas de acesso devem ser hermeticamente fechadas e as janelas, vedadas
- Próximo às portas de saída, deve haver lavatórios acionados com pedal ou automaticamente, com sabão desinfetante e toalhas de papel descartáveis ou secadores de mãos
- O laboratório deve dispor de um sistema avançado de ventilação que garanta a segurança e a comodidade dos trabalhadores e demais pessoas que frequentem o hospital. A tecnologia moderna oferece equipamentos de máxima segurança para instalações dessa natureza. Esses equipamentos, por sua especificidade, não podem ser improvisados, muito menos adaptados de outros serviços
- O laboratório deve ter equipamentos para tratamento dos materiais desperdiçados ali produzidos
- Instalações elétricas devem proporcionar a segurança necessária.

Normas para funcionários do serviço de emergência

Pelo fluxo constante de pacientes nos serviços de emergência (principalmente pela entrada indiscriminada e repentina nesse setor), são necessárias medidas especiais de bioproteção para os profissionais de saúde, além de cuidados especiais para não propagar o risco para pacientes que utilizam simultaneamente o serviço. Ao iniciar suas atividades, os funcionários alocados nesse setor devem ter plena consciência dos riscos e, portanto, tomar as medidas indicadas, sem abrir qualquer exceção. Essas medidas devem ser informadas previamente aos funcionários e estar afixadas em locais visíveis, para alertar permanentemente a quem ler. A avaliação do cumprimento dessas medidas é fundamental:

- Funcionários devem usar avental
- Antes e depois de cada procedimento com pacientes, é preciso lavar adequadamente as mãos
- Para o manejo de pacientes com sangramento ou qualquer tipo de secreção externa, é preciso utilizar avental protetor impermeável, luvas e máscara
- Para procedimentos de intubação, lavagem gástrica, enemas ou curativos, é obrigatório o uso de luvas estéreis, lavagem prévia das mãos, além de avental, gorro, máscara e, se possível, óculos de proteção. Se as luvas rasgarem durante o procedimento, devem ser substituídas imediatamente e, ao terminar o procedimento, as mãos devem ser cuidadosamente lavadas
- Para a coleta de amostras de sangue ou de secreções, devem ser seguidas as mesmas medidas indicadas para a equipe de laboratório
- Para procedimentos cirúrgicos de qualquer complexidade, é necessário lavar as mãos adequadamente, calçar luvas estéreis e usar vestimenta, material e instrumentos cirúrgicos estéreis. Se as luvas rasgarem, devem ser substituídas imediatamente e, ao terminar o procedimento, as mãos devem ser lavadas
- Nenhum alimento ou bebida deve ser consumido utilizando luvas
- É recomendado que a equipe de diagnóstico por imagem utilize luvas e avental ao atender os pacientes, além dos outros equipamentos de proteção contra radiações
- Superfícies de mesas de radiografia e macas devem ser limpas após o atendimento de cada paciente. Se estiverem contaminadas com sangue ou secreções, a limpeza deve ser feita com hipoclorito de sódio ou outro desinfetante com eficácia igual ou superior
- A equipe de limpeza e os maqueiros devem usar luvas de trabalho, avental, gorro e máscara
- Instrumental cirúrgico contaminado com sangue ou secreções deve ser depositado em recipientes rígidos, que contenham alguma substância desinfetante, como hipoclorito de sódio; se algum dos instrumentos for reutilizável, deve ser submetido a processo de lavagem e esterilização
- Se houver a contaminação de uma superfície, como pisos ou paredes, com sangue ou secreções, é recomendável aplicar hipoclorito de sódio a 1.000 ppm e, após 15 min, fazer a limpeza com água e sabão

- O cumprimento geral destas normas de proteção deve ocorrer também nas demais áreas do hospital. Foram enfatizados os laboratórios e o serviço de emergência porque, nesses setores, o risco é maior.

Normas para funcionários de outros setores

Para funcionários das salas de cirurgia, de tratamentos odontológicos e de endoscopias ou das UTI, o cumprimento das precauções universais é ainda mais rigoroso, com o fator adicional de que, quando existe a possibilidade de liberação de partículas contaminantes como resultado de procedimentos e o depósito destas partículas na pele ou conjuntiva, também devem ser usados óculos de proteção. Após o procedimento, as mãos, o rosto e os cabelos devem ser lavados adequadamente como medida de segurança.

- Esses funcionários devem ser imunizados contra a hepatite B
- No caso específico dos dentistas, deve-se ter como regra que o sangue, a saliva, as secreções ou os resíduos orais dos pacientes sejam considerados potencialmente infectados, o que representa uma advertência importante para eles e seus auxiliares. Para a odontologia, há algumas precauções específicas, relacionadas ao uso de material descartável para a aspiração de saliva e para moldes para impressão. Com relação aos materiais ou equipamentos esterilizáveis, exige-se a aplicação de protocolos obrigatórios. O dentista e o paciente devem utilizar protetores plásticos; o primeiro deve usar, ainda, gorro, máscara e óculos de proteção.

Normas para o trabalho na lavanderia

- Áreas de trabalho devem ser desinfetadas diariamente. Toda vez que forem contaminadas com sangue ou secreções, a desinfecção deve ser feita com hipoclorito de sódio a 500 ou 1.000 ppm de cloro livre
- Roupas devem ser levadas à lavanderia em sacos devidamente fechados e com etiquetas indicativas do perigo de contaminação
- A equipe deve usar avental de plástico protetor, botas plásticas, máscara, luvas e gorro para prender e proteger os cabelos durante o trabalho
- Funcionários devem lavar as mãos ao entrar e ao sair do local de trabalho, utilizando, se possível, sabão contendo iodo
- Deve-se evitar tocar e sacudir excessivamente a roupa suja, para evitar a liberação de bactérias e a contaminação do ar
- Deve-se dar a devida atenção aos traumas abertos, mesmo os não significativos, que devem ser analisados e avaliados de acordo com as normas estabelecidas.

Normas para funcionários da cozinha

- Funcionários da cozinha devem seguir um programa especialmente concebido para o recebimento, a armazenagem, a conservação e o preparo dos alimentos
- Esse pessoal deve atender às normas especiais de lavagem das mãos de maneira correta, antes de iniciar seu trabalho
- Funcionários devem usar avental branco apropriado, gorro e calçados de trabalho
- Se houver suspeita de contaminação de recipientes ou utensílios por sangue ou secreções dos pacientes, antes de lavá-los com água e sabão, deve-se submergi-los por 10 min em um balde com hipoclorito de sódio a 5.000 ppm
- A equipe de manipulação de alimentos deve ser submetida a avaliações médicas, exames laboratoriais de sangue e fezes, esfregaço nasofaríngeo, cultura de amostras coletadas das mãos e unhas, testes para tuberculose e radiografias pulmonares.

Essas avaliações devem ser programadas com periodicidade cautelosa, e o registro dos resultados deve ser anexado no cadastro de cada funcionário.

Normas para funcionários de limpeza e manutenção

- Os funcionários encarregados dos serviços de limpeza e manutenção devem trajar um uniforme especial, diferente do usado para serviços externos, além de luvas, botas plásticas, gorro e máscara
- Quando os serviços de limpeza ou de manutenção forem realizados em áreas com alto risco de infecção, ao deixar tais áreas, os funcionários devem proceder à lavagem corporal completa e à troca de roupas e de equipamentos de proteção
- As equipes de limpeza e de manutenção devem cumprir rigorosamente as medidas de lavagem das mãos ao retirar as luvas, e de lavagem facial, ao retirar a máscara

- Esses funcionários exigem maior empenho quanto ao programa de educação continuada e avaliações frequentes sobre o cumprimento de normas e precauções
- Os funcionários não devem comer, fumar nem guardar alimentos nos locais de trabalho.

Normas para funcionários de outros setores

- Em geral, os funcionários de outros setores da instituição devem usar o uniforme de proteção e manter o cabelo preso durante a jornada de trabalho
- Devem evitar o contato com pacientes potencialmente infectados e também com materiais nessa condição, como amostras de laboratório e cadáveres
- O pessoal da área administrativa deve manter o local de trabalho limpo
- Esses funcionários devem lavar as mãos cuidadosamente ao terminar cada jornada de trabalho ou depois de qualquer contato com pessoas ou materiais suspeitos.

Traumas

Em relação a traumas, o hospital deve estabelecer todas as normas de segurança do trabalho, com diretrizes específicas para determinadas atividades. Os funcionários do setor de manutenção estão mais expostos a traumas, mas isso não significa que os demais estejam isentos de qualquer eventualidade.

O trauma aberto no hospital implica um risco maior diante da circunstância de infecção potencial de elementos e do ambiente em geral. Quando o trauma é resultado de um acidente durante o manuseio de material contaminado, deve ser notificado imediatamente, e as medidas estabelecidas devem ser colocadas em prática.

Em geral, é possível afirmar que o trauma decorrente do trabalho é resultado de negligência por parte do funcionário, que deve sempre ter em mente as precauções para o manejo de instrumentos, equipamentos e resíduos, inclusive durante o atendimento dos pacientes.

Todas as empresas organizadas têm um manual de segurança industrial e programas de prevenção de acidentes de trabalho. O hospital, como exemplo de empresa organizada, deve manter essas atividades em dia e, com isso, evitar a subutilização de equipamentos e serviços pela diminuição notável de incapacidades laborativas e melhora da produtividade nos serviços.

O simples fato de fornecer luvas, aventais e botas plásticas aos funcionários de manutenção, limpeza e serviços gerais reduziu visivelmente a ocorrência de doenças ocupacionais. Se, além disso, forem fornecidos óculos de proteção e máscaras, o benefício é ainda maior. Certamente, a educação sobre o uso desses equipamentos é mais importante que seu fornecimento, considerando que muitos trabalhadores, por negligência ou falta de motivação suficiente, deixam de usá-los.

Os profissionais precisam conhecer todos os riscos aos quais podem estar expostos em virtude das atividades que vão desempenhar na instituição. De maneira alguma esses riscos devem ser subestimados, pelo contrário, devem ser expostos com clareza e integridade, sem gerar pânico ao trabalhador, que deve tirar proveito desse conhecimento para se proteger de modo conveniente. A instituição, por intermédio do departamento de biossegurança, deve fornecer, junto com as informações pertinentes, os meios de proteção necessários.

Radiação

Os programas de proteção contra os efeitos biológicos da radiação têm importância especial no âmbito da biossegurança, pela intensificação do uso do diagnóstico por imagem na medicina moderna, assim como muitos procedimentos terapêuticos.

Como é sabido, existem fontes naturais e artificiais de radiação. As naturais procedem do cosmo, do ar, do solo e dos materiais de construção. A intensidade da radiação cósmica varia com a altura e a localização geográfica. A média anual no nível do mar equivale a 24 milirads, aproximadamente. A média de radiação externa procedente de todas as fontes naturais está entre 50 e 200 milirads ao ano.

Em relação às fontes artificiais, nos hospitais são encontradas, essencialmente, na radiologia diagnóstica, na radioterapia e no uso de isótopos radioativos, sendo que os últimos produzem as menores doses. A necessidade de reduzir os riscos de exposição à radiação artificial levou a avanços tecnológicos importantes ao longo das últimas décadas, que proporcionaram, por um lado, a criação de normas de proteção mais rigorosas para os operadores desses equipamentos e, por outro, o desenvolvimento de aparelhos mais sensíveis que, com doses menores e tempo de exposição mínimo, atingem melhores resultados. Também possibilitaram a obtenção de isótopos de meia-vida bastante curta.

O controle dos profissionais de radiologia no hospital deve ser rígido a ponto de ser exigido o pleno cumprimento das normas de proteção, não só por aqueles que estão diretamente em contato com os aparelhos, mas também por quem, em razão de sua função, deva circular ou permanecer grande parte do período de trabalho nessas áreas. Apesar de todas as normas, os funcionários devem portar em seu avental o dispositivo de medição de radiação ou dosímetro individual, que deve ser verificado todos os meses. Caso se demonstre índices acima da dose máxima permitida, o funcionário deve ser imediatamente realocado para atividades de menor exposição ou, por um período, para atividades administrativas relacionadas ao serviço.

Para a proteção de pessoas que trabalham em setores próximos, além do revestimento plumbífero de portas e paredes das áreas limítrofes, a dose média de radiação deve ser verificada com frequência, utilizando os métodos convencionais adotados internacionalmente para essa atividade.

Os profissionais que trabalham com diagnóstico por imagem devem ser advertidos sobre os riscos usuais dessa atividade. É importante estender a advertência aos estudantes de medicina e às pessoas de outras áreas que frequentam essas instalações.

Essa precaução é imperativa porque é muito difícil determinar a dose limiar de radiação para cada indivíduo, abaixo da qual não haja qualquer efeito nocivo. É bastante complexo prever os efeitos somáticos tardios e os hereditários no ser humano. Foi estabelecido que o período de latência dos efeitos somáticos é de muitos anos, e o dos efeitos hereditários pode alcançar várias gerações.

A Comissão Internacional de Proteção Radiológica (ICRP) definiu a dose permissível para um indivíduo como "a dose acumulada durante um período de tempo, resultante de uma exposição, que, à luz dos conhecimentos atuais, tem uma probabilidade insignificante de provocar efeitos somáticos ou hereditários".

Em geral, a proteção depende dos seguintes fatores:

- Distância: o operador dos equipamentos deve situar-se a uma distância segura no momento do disparo. "A dose recebida de uma fonte radioativa é inversamente proporcional ao quadrado da distância de onde ela está localizada"
- Medidas físicas de proteção: a espessura apropriada de chumbo, aço, tungstênio, concreto ou tijolo impede a penetração de radiação ionizante. A espessura das paredes de proteção deve ser definida de modo técnico, e não arbitrário. Os tetos e os pisos para a proteção das pessoas de áreas contíguas devem ser considerados com o mesmo rigor. A cabine do operador deve estar estrategicamente localizada e, do mesmo modo, atender aos requisitos de proteção. Com ou sem a cabine, em caso de radiografias portáteis em salas de emergência e cirurgia ou quartos de pacientes, o avental plumbífero deve ser sempre utilizado, inclusive pelas pessoas presentes no recinto. Os óculos de proteção para os funcionários são de uso obrigatório e as luvas para aqueles que trabalham com o processamento das chapas ou manuseio de líquidos são igualmente fundamentais
- Tempo de exposição: esse aspecto exige especial cuidado, considerando que "a dose recebida depende diretamente do tempo de exposição". O operador do aparelho deve ter certeza sobre o tempo máximo tecnicamente permissível para cada aplicação ou procedimento, em virtude dos graves riscos que o excesso representa para ele e o paciente
- Disciplina: resultado da motivação suficiente, induzida pelos programas de educação continuada, deve conduzir o pessoal que trabalha com equipamentos que produzem radiação à observância estrita das normas, não só daquelas relacionadas ao uso técnico desses equipamentos, mas também as de autoproteção e proteção do paciente, além das precauções para garantir a segurança das pessoas de áreas adjacentes
- Dosímetro individual: possibilita detectar a radiação externa à qual o funcionário esteve exposto durante um período determinado. As normas internacionais obrigam seu uso sistemático
- Vigilância médica: mesmo que os radiologistas ou os radioterapeutas e profissionais em geral que exercem essas atividades não apresentem sinais externos de dano por exposição exagerada à radiação, devem ser submetidos a avaliações médicas de controle a cada semestre. Sobre isso, é importante determinar

o perfil racional de exames a ser realizados e definir as respectivas medidas em caso de alterações somáticas de qualquer natureza.

Em geral, é possível afirmar que a biossegurança constitui o centro da atividade laboral do hospital onde, pela natureza das atividades nele realizadas, a exposição dos funcionários é elevada.

Um departamento de biossegurança eficaz, além de fazer uma relação consciente de todos os riscos potenciais e elaborar o manual pertinente de normas para evitá-los, tem como maior responsabilidade zelar pelo seu cumprimento. Essa atividade será inacabada se não forem desenvolvidos programas educativos que, realizados em todos os níveis, motivem convenientemente os profissionais e incentivem a observância permanente das normas de prevenção, que devem alertá-los, sem gerar pânico, sobre os perigos aos quais estão permanentemente expostos.

Os manuais de prevenção devem ser difundidos a todos, e algumas advertências relacionadas a áreas específicas de maior risco devem ser afixadas em local visível, com letras chamativas, para despertar a atenção de quem transitar por ali. Os manuais devem ser aperfeiçoados com as recomendações dos próprios funcionários ou dos usuários e atualizados com base nas publicações recentes sobre o tema. A abertura de novos serviços em um hospital (p. ex., de irradiação com cobalto, medicina nuclear, laboratórios de pesquisa ou outros) exige a atualização imediata dos manuais e o desenvolvimento de programas educativos. Não se pode esperar que os funcionários de uma área ou um serviço novo assumam, por iniciativa própria, a atividade de medidas de prevenção de riscos, pois cabe ao departamento de biossegurança dar um passo adiante, determinar as precauções pertinentes e assegurar-se de seu conhecimento e plena compreensão por parte de todos os profissionais da respectiva área.

É importante estender as medidas de biossegurança à comunidade relacionada ao hospital; em particular, a integrada por familiares dos pacientes e por visitantes, que, por ignorância ou descuido, não cumprem as normas. A facilidade para obter meios audiovisuais práticos hoje em dia possibilita o desenvolvimento de programas estratégicos de comunicação e educação, cuja efetividade deve ser permanentemente monitorada e avaliada com frequência. Uma equipe especial do departamento de biossegurança do hospital deve encarregar-se desse aspecto e aplicar a tecnologia mais adequada para atingir essa população.

A equipe administrativa do hospital (inclusive as pessoas que trabalham geograficamente isoladas dos pacientes) deve conhecer os riscos característicos de todo hospital, com ênfase nos específicos da natureza de cada instituição. Esses funcionários não estão isentos de muitos dos problemas que atingem diretamente os profissionais de saúde. Por essa circunstância, certas medidas de imunização e as ações básicas de proteção devem ser o ponto de partida no desempenho de suas atividades. O departamento de biossegurança do hospital, ao preparar o manual de prevenção para essas pessoas, deve constatar, mediante avaliações programadas, sua plena compreensão e cumprimento.

Resumo

O conceito de biossegurança envolve tanto as obrigações dos profissionais para preservarem sua própria saúde, quanto a responsabilidade da instituição de garantir a eles os meios para isso.

Com a biossegurança, busca-se evitar problemas físicos ou psíquicos relacionados às atividades diárias desenvolvidas pelos profissionais dentro da instituição, dando ênfase aos protocolos de cuidados especiais para pessoas expostas a maiores riscos, como técnicos de laboratório, patologistas, radiologistas, equipe de enfermagem, instrumentadores, equipe de emergência, equipe odontológica, funcionários da lavanderia, pessoas que trabalham com o preparo de alimentos, funcionários da manutenção, equipe encarregada pela guarda de veículos e os funcionários nas centrais operacionais do hospital. Os programas de biossegurança se estendem à responsabilidade da instituição quanto a eximir de riscos físicos ou psicológicos aqueles que, de alguma maneira, estejam relacionados com as atividades do hospital.

A biossegurança se ocupa especialmente das normas voltadas a preservar as condições físicas ou psicológicas dos funcionários a serviço da instituição.

Na instituição hospitalar, deve haver um departamento permanente de biossegurança que:

- Determine as normas gerais de prevenção de riscos
- Defina os riscos para cada área ou cada atividade
- Identifique e sinalize os pontos críticos ou áreas de perigo
- Determine as áreas restritas

- Coloque em prática programas de educação continuada para todos os funcionários da instituição e estabeleça normas para familiares e visitantes
- Desenvolva, como regra permanente, programas de autoavaliação e avaliação externa em todos os setores da instituição
- Aplique as normas e os procedimentos gerais de limpeza e desinfecção e instrua todos os funcionários a serviço da instituição sobre os aspectos de germinação
- Aplique os aspectos inerentes às precauções universais
- Dê instruções suficientes sobre os fatores de segurança e de risco biológico
- Faça os funcionários dos laboratórios e dos bancos de sangue conhecerem e cumprirem as normas internacionais inerentes de biossegurança.

Em relação ao trauma, os profissionais devem conhecer todas as medidas preventivas e aplicar o uso dos equipamentos de proteção.

Diante da intensificação do uso do diagnóstico por imagem na medicina moderna, assim como em muitos procedimentos terapêuticos, a instituição deve dar informações claras sobre o risco mínimo aceitável nas diferentes atividades.

A equipe administrativa está sujeita a riscos, sobre os quais deve estar suficientemente ciente e para os quais deve aplicar as medidas de biossegurança e utilizar os equipamentos de proteção.

Bibliografia

Alder VG, Simpson RA. Sterilization and disinfection by heat methods. En: Russell AD, Hugo WB, Ayliffe GA (Eds.). Principles and practice of disinfection, preservation and sterilization. Oxford: Blackwell Scientific Publications; 1982. pp. 433-53.

Arias CF. La regulación de la protección radiológica y la función de las autoridades de salud. Rev Panam Salud Pública. 2006;20:188-97.

Arroyave M. Aislamiento Hospitalario, bioseguridad y salud del trabajador. En: arroyave M, gonzález G. Infección hospitalaria. 3ª. ed. Medellín: Hospital Universitario San Vicente de Paúl; 1999.

Arroyave ML. Aislamiento hospitalario. Comité de Infecciones. Hospital San Vicente de Medellín; 1994.

Astarioa L y cols. El virus de la inmunodeficiencia humana, Normas de Bioseguridad. Buenos Aires: Secretaría de Salud; 1988.

Block S. Definition of terms. En: Block S. (Ed.) Desinfection, sterilization, and preservation. 3rd ed. Philadelphia: Lippincot Williams and Wilkins; 1983.

Browning E. Toxicology of industrial metals. Londres: Butterworth; 1989.

Castellanos ME. Las nuevas tecnologías: necesidades y retos en radioterapia en América Latina. Rev Panam Salud Pública, 2006;20:143-50.

CDC Atlanta. Guideline for infection control in healthcare personnel. En: Infection control and Hospital Epidemiology; 1998.

Center for Disease Control. Recommendations for prevention of HIV transmission in health care settings. CDWR. 1987;1553:1-10.

Center for Disease Control. UPDATE. Human inmunodeficiency virus infections in health care workers exposed to blood of infected patiens. MMMWR. 1987;36:285-9.

Chile, Ministerio de Salud. Normas de aislamiento y manual de procedimientos. Santiago; 1989.

Cronkite EP, Bond VP. Radiation injury in man. Springfield: Thommas; 1990.

Donowits LG. Infections control for health care worker. Baltimore, Maryland: Williams & Wilkins; 1994.

Gardner JS. Universal precautions and isolation systems in hospital infections. 3rd ed. Bennett JV. and Brachman P/S. 1992.

Hernández-Esquivel L, Espinal C, Martín García RZ. Bioseguridad. En: Malagón-Londoño G, Hernández Esquivel L. Infecciones hospitalarias, 2da ed. Buenos Aires, Bogotá: Editorial Médica Panamericana; 1999.

Hernández L, Espinal C, Martín Z. Bioseguridad. Infección Hospitalaria. Buenos Aires: Editorial Médica Panamericana; 1995.

Hunter D. Diseases of occupations. Londres: English University Press; 1969.

Klein RS. Universal precautions for preventing occupational exposures to human immunodeficiency virus type 1. Am J Med. 1991;90:141-4.

Maki DG, Hassemer CA. Flash sterilization: Carefully measured haste. Infect Control. 1987; 8:307-10.

Malagón-Londoño G, Álvarez-Moreno CA. Infecciones hospitalarias. 3ª ed. Editorial Médica Panamericana; 2010.

Mandell /Douglas/Bennett. Enfermedades Infecciosas. 3ra ed. Buenos Aires: Editorial Médica Panamericana; 2012.

Organización Mundial de la Salud (OMS). Manual de seguridad en el laboratorio. Ginebra: OMS; 1984.

Rogan JM. Medicine in the mining industries. Londres: Heinemann Medical; 1972.

Velásquez UG. Prevención del riesgo biológico en los trabajadores de la salud. Actualización Médica ASCOFAME. 1999;40:2-9.

World Health Organization. Biosafety guidelines for diagnostic and research laboratories working with HIV. Ginebra: WHO; 1991.

11 Manutenção e Ambiente Hospitalar

Gabriel Pontón Laverde

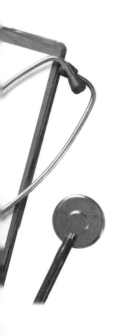

Introdução

A missão do hospital refere-se à prestação de serviços de saúde com qualidade total. Como todos os elementos que compõem a infraestrutura, os equipamentos e as instalações de uma instituição de saúde são propensos à deterioração, podendo causar interrupções custosas ou perigosas da assistência médica ou danos com grandes prejuízos. A manutenção deve ser tratada com senso de gestão, ou seja, de acordo com o planejamento das necessidades, os recursos disponíveis e a visão de futuro do hospital.

A organização e as atividades de manutenção têm de facilitar ao máximo a prestação dos serviços, por meio do uso eficiente e eficaz de cada um dos bens disponíveis para o funcionamento seguro de cada um dos equipamentos e das instalações, e evitar as falhas, prolongar a vida útil e diminuir os custos operacionais desses recursos, desde sua fase de instalação, na qual os defeitos apresentados devem ser cobertos pelas garantias de compra, até a etapa de plena operação, na qual surgem problemas ocasionais, que aumentam a causa do desgaste pelo uso e levam, com o tempo, à sua obsolescência.

Em geral, a manutenção tem o objetivo de prolongar a vida útil, em condições econômicas favoráveis, dos recursos empregados, incluindo o ambiente no qual se desenvolve a missão do hospital. Envolve as ações tomadas para manter os elementos do hospital em condições de serviço ou para restaurá-los, incluindo limpeza, inspeções, testes, classificação, reparo, reconstrução, recuperação e modificação.

A manutenção começa com a escolha dos equipamentos a ser adquiridos, o cálculo de sua vida útil e dos custos de manutenção em curto e médio prazos, o valor de sua substituição e o impacto no meio ambiente, e só termina quando tais equipamentos são retirados do hospital por destruição, dano irreparável, obsolescência ou venda.

A engenharia clínica presta serviços de *outsourcing*, manutenção e controle de segurança de equipamentos elétricos, eletrônicos e de detecção magnética destinados a uso médico. Seus profissionais são de excelente ajuda como consultores para o hospital, sobretudo para as diferentes especialidades que utilizam as novas tecnologias médicas, as quais empregam equipamentos eletrônicos, de comunicações e informática, dada a importância da segurança para o bom funcionamento daqueles que são altamente complexos. Também é chamada de bioengenharia.

Paciente em primeiro lugar

A manutenção deve estar de acordo com a visão, a missão, os objetivos e as metas do hospital. Por isso, deve orientar-se para oferecer a máxima atenção ao paciente, ou seja, o paciente deve ser a prioridade dos serviços de manutenção: oportunidade, qualidade, eficácia e suficiência dos serviços prestados. Para isso, são importantes os seguintes aspectos:

- Serviços de manutenção estarão disponíveis 24 h por dia e 365 dias ao ano
- Todo serviço de reparo urgente terá resposta imediata e será feito em ordem de prioridade. Ademais, o usuário deve estar ciente do tempo que levará o reparo
- Equipe de manutenção deve ser altamente treinada
- Não existirão locais perigosos, escuros ou com terminais elétricos improvisados
- Espaços com ar-condicionado ou aquecedor sem instruções precisas de temperatura, como as salas de cirurgia ou os depósitos, serão mantidos a cerca de 20 °C e entre 30 e 60% de umidade relativa
- Temperatura da água quente será mantida a cerca de 20 °C, com exceção da cozinha e da lavanderia, onde serão permitidas temperaturas mais elevadas
- Não haverá equipamentos nas áreas de circulação nem materiais excedentes nas diferentes dependências
- Não haverá vibrações, ruído excessivo, fumaça nem odores de máquinas, alimentos etc.
- Serão feitas análises diárias da água para manter os parâmetros recomendados pelos assessores em tratamento de águas e para detectar bactérias, como a *Legionella pneumophila*
- Um equipamento desajustado ou que não é confiável pode ser um perigo para os pacientes.

Classes de manutenção

De acordo com o local de trabalho e a complexidade, existem três classes de manutenção:

- Institucional: usuários e técnicos do hospital
- Assistência técnica: oficinas móveis e instalações fixas
- De fábrica: reconstrução ou modificações.

Manutenção institucional

Essa manutenção é de responsabilidade do hospital que utiliza o equipamento; tem limites precisos de autorização que não devem ser ultrapassados e envolve operação correta, inspeções de funcionamento e de manutenção preventiva, limpeza, serviço de insumos ou lubrificantes, preservação, lubrificação e ajustes, quando necessários. Inclui, ainda, a substituição de peças menores, quando não é necessária a perícia de um mecânico técnico em determinado equipamento. A manutenção institucional tem dois níveis:

- Do usuário: sua execução é responsabilidade do operador e compreende a operação correta, o cuidado durante o uso, o ajuste, a higiene, a limpeza, a preservação e a lubrificação do equipamento. Também inclui pequenos reparos e a troca de peças permitidas pelo manual do usuário elaborado pelo fabricante do equipamento. Igualmente, inclui as inspeções diárias necessárias antes e durante o funcionamento e ao terminar a jornada de trabalho, bem como os ajustes indispensáveis para a boa operação
- Dos técnicos: é executada pelos mecânicos ou técnicos treinados que fazem parte da equipe do hospital. Compreende a manutenção preventiva programada, o serviço das unidades de equipamento, pequenos ajustes posteriores ao de primeiro nível (usuário), pequenos reparos e reposição de peças, assessoria técnica e assistência durante as inspeções do chefe do departamento de manutenção. Esse nível é executado em oficinas especiais, com ferramentas e equipamentos específicos. O usuário sempre participa para ajudar e informar aos técnicos ou mecânicos cada vez que observa falhas ou alterações no funcionamento do equipamento.

Assistência técnica

É a manutenção autorizada e realizada por meio de contratos, com frequência, pelas mesmas empresas vendedoras dos equipamentos. Esse nível normalmente envolve a manutenção para reposição de peças gastas ou vencidas, conjuntos ou subconjuntos. Por sua vez, é dividido em duas categorias, de acordo com a dificuldade do serviço e os equipamentos utilizados no reparo, a saber:

- Instalações móveis: o serviço de manutenção é executado no local onde está o equipamento. Requer conhecimentos e ferramentas especiais e tem como objetivo minimizar o tempo de paralisação do

equipamento. Dessa maneira, pode-se dizer que serve para os dois níveis anteriores de manutenção, apoiando-os com seu elevado nível de técnica e com a grande variedade de peças de reposição, ferramentas e equipamentos de testes
- Instalações fixas: feitas em oficinas especializadas de alta tecnologia, com ampla variedade de peças de reposição, subconjuntos e conjuntos, como ferramentas de precisão e equipamentos de testes. Podem enviar unidades móveis para reparos ou técnicos de reforço, quando necessário, e podem treinar os técnicos do hospital para que exerçam os serviços de modo adequado nos níveis de sua responsabilidade.

A principal função dos funcionários ou operários de manutenção da oficina é o reparo de conjuntos ou de peças com alta tecnologia; também são responsáveis por fornecer as peças de reposição que os equipamentos sob seus cuidados necessitam durante seu tempo médio de vida útil. Ao comprar os equipamentos, o hospital deve certificar-se da existência e da confiabilidade das instalações fixas como nível de manutenção, as quais devem dispor de, como já se mencionou, técnicos e peças de reposição garantidas durante um determinado período de anos (geralmente, equivalente à vida útil).

Manutenção de fábrica

É o nível mais complexo de manutenção, no qual são executados serviços que envolvem reparos totais ou reconstrução, não só dos equipamentos, mas também das ferramentas. Além disso, é responsável por emitir notificações sobre os equipamentos quando há novos avanços tecnológicos. Se o hospital considerar apropriado fazer alguma modificação, deve consultar o fabricante antes de efetuá-la, já que ela pode ser bem-sucedida, mas também pode arruinar o equipamento ou diminuir sua confiabilidade ou segurança.

As estatísticas de manutenção e as novas tecnologias indicam quando um equipamento deixa de ser confiável ou torna-se custoso e, portanto, quando deve ser substituído por um novo. Um equipamento desajustado ou que não é confiável pode ser um perigo para os pacientes e, ainda, para o hospital.

Departamento de manutenção
Organização e funções

O setor do hospital encarregado da manutenção pode ter vários nomes, como serviço, departamento ou seção de engenharia, divisão ou seção de manutenção, e diferentes localizações dentro da organização, de acordo com a categoria e o tamanho do hospital (Figura 11.1).

Seja qual for o nível de complexidade do hospital, o setor dedicado à manutenção tem como objetivos básicos aumentar a efetividade e a eficiência e reduzir a deterioração das instalações e dos equipamentos, bem como reduzir seus custos operacionais.

A seguir, apresenta-se a organização desse setor recomendada para um hospital de nível III e de grande capacidade, considerando que pode ser adaptada facilmente para uma instituição menor.

O departamento de manutenção é responsável por planejar, programar e desenvolver os programas de manutenção preventiva, preditiva e corretiva do hospital; solicitar a manutenção de recuperação de equipamentos; conservar as instalações; manter o fornecimento e o controle do consumo de eletricidade, água e gás; operar os equipamentos eletromecânicos mais complexos, como centrais elétricas, caldeiras e similares; supervisionar a operação e o funcionamento de todos os equipamentos da instituição; zelar pelo cumprimento das normas para a conservação do ambiente; supervisionar e intervir nos contratos de manutenção com empresas especializadas (p. ex., dispositivos médicos, elevadores etc.); planejar, executar e controlar o orçamento anual de gastos do departamento e exercer o controle interno de suas atividades. Os processos de manutenção devem ser executados de modo controlado, mediante:

- Normas ou manuais de procedimentos que indiquem como a manutenção deve ser feita
- Técnicos capacitados especificamente para o trabalho
- Uso de equipamentos e instalações adequados
- Documentação detalhada de cada serviço e data de execução
- Supervisão, controle e avaliação dos serviços.

Para cumprir sua missão, cada funcionário do departamento tem funções diferenciadas, que podem ser resumidas conforme descrito a seguir.

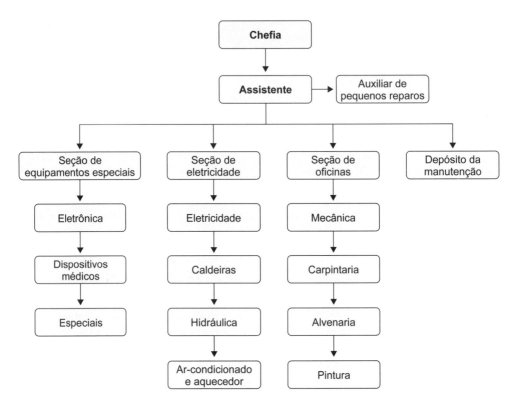

Figura 11.1 Organograma do departamento de manutenção.

Chefe do departamento
- Dirige o departamento por meio das atividades de organização, planejamento, programação, coordenação, execução e controle, tendo sempre em mente os serviços assistenciais, a prioridade dos pacientes e o bem-estar dos funcionários da instituição
- Assessora a todos os gestores do hospital em assuntos relacionados a compras, instalação e manutenção de equipamentos complexos, bem como à prevenção de acidentes e desastres
- Estabelece, junto com o diretor do hospital, as políticas para solucionar os problemas de manutenção em curto, médio e longo prazos
- Estabelece as diferentes estratégias a seguir com base na análise FOFA, que investiga as diferentes forças, oportunidades, fraquezas e ameaças (daí sua sigla) da manutenção do hospital para melhorar ou manter a eficiência e a eficácia das instalações e dos diferentes equipamentos e a gestão do meio ambiente, com o objetivo de aprimorar seus serviços e adquirir novas tecnologias
- Assegura que o hospital atenda aos parâmetros das diferentes avaliações de qualidade estabelecidas por normas internacionais, como a ISO 9000, para manutenção, e a ISO 14001, para o meio ambiente
- Elabora os cronogramas para cada atividade e lidera a execução dos planos anuais dos serviços e tarefas de manutenção e conservação das instalações físicas do hospital; também se encarrega da manutenção preventiva e corretiva de máquinas e equipamentos
- Controla a execução do orçamento de manutenção anual e os gastos com serviços públicos, bem como a compra e o consumo de peças de reposição e a contratação de empresas especializadas para a manutenção de determinados equipamentos
- Exerce a supervisão e o controle da manutenção preventiva por meio de inspeções periódicas e estatísticas de trabalho, bem como a avaliação das atividades realizadas
- Contribui para os programas de melhoria do meio ambiente
- Controla a eficiência e a disciplina dos funcionários sob sua responsabilidade

- Programa e desenvolve o treinamento em operação e manutenção de nível I para os funcionários do hospital
- Supervisiona o cumprimento das normas das autoridades locais ou nacionais sobre águas, resíduos, gases, drenagens, esgotos, iluminação etc.
- Otimiza, de acordo com os manuais técnicos, o estado dos equipamentos do hospital
- Supervisiona o armazenamento e o controle de estoque e a distribuição de peças e insumos e seu manejo, com a segurança interna e externa necessárias
- Delega ao assistente do departamento as funções que considerar pertinentes, para maximizar a eficiência da manutenção.

O chefe do departamento executa cada uma dessas funções mediante a programação da manutenção preditiva, preventiva e corretiva, em conformidade com as estatísticas do hospital, e mediante as aferições e os controles, de acordo com os manuais dos fabricantes dos equipamentos, por meio de indicadores de gestão e de orçamento e também do permanente monitoramento das áreas e dos equipamentos sob sua responsabilidade.

Assistente do departamento

Controla e delega os serviços aos funcionários, verifica a utilização dos materiais, revisa os relatórios de controle de operação dos equipamentos e colabora para a supervisão do controle interno e do ambiente nas áreas de trabalho.

- Colabora para a formação da brigada de emergência, para lidar com situações de desastre, e para as práticas ou simulações de emergência
- Em caso de desastre, orienta a brigada de emergências ou a equipe de trabalho designada pelo chefe do departamento e colabora para a inspeção e a avaliação dos danos
- Verifica, junto com os operadores, o estado dos equipamentos, além de supervisionar as atividades de manutenção e reparação correspondentes
- Coordena o armazenamento e a distribuição de peças e insumos.

Procedimentos

- Identifica as áreas críticas, mediante inspeções periódicas
- Elabora os programas de trabalho por prioridades
- Aplica o controle interno nas áreas de trabalho
- Contribui para a melhoria do ambiente interno e da comunidade, cumprindo as normas aplicáveis.

Auxiliares de pequenos reparos

São operários versáteis e semiespecializados que fazem reparos de danos simples nas instalações, como os relacionados à troca de lâmpadas e de tomadas etc.; ao mesmo tempo, executam atividades imediatas de pintura, serralheria, lavagem de janelas etc. São muito importantes quando existe o critério de "zero defeito" em qualidade total.

Termos de manutenção
Inspeção: é a visita de constatação do estado de um bem
Manutenção: envolve a limpeza, a lubrificação e o cuidado durante a operação, bem como a troca de peças desgastadas
Reparo: conserto de um bem para que volte a funcionar regularmente após um dano

---

Seção de equipamentos especiais

Encarrega-se dos grupos de serviços de eletrônica, dispositivos médicos e especiais; além disso, é responsável pelo funcionamento adequado de todos eles, seja de modo direto ou por meio de empresas terceirizadas, as quais deve monitorar e controlar. Na seção de eletrônica, é responsável por manter em funcionamento os equipamentos de som, telefones, computadores, equipamentos audiovisuais, televisores etc.

Seção de eletricidade, ar e água

É encarregada da manutenção dos equipamentos elétricos e das instalações elétricas, caldeiras, instalações hidráulicas, ar-condicionado, aquecimento e sistema contra incêndios, bem como dos gases naturais, como propano, oxigênio, nitrogênio e anestésicos.

- Quanto ao grupo de eletricidade, é responsável pela manutenção dos transformadores, painéis de comando, redes elétricas, cargas e distribuição de energia elétrica, pela revisão das medidas de segurança, tanto elétricas quanto do sistema de detecção de incêndio e *sprinklers*, e pelo controle dos painéis de alarme de detecção e localização de incêndios etc.

- O grupo de caldeiras é muito importante e seu trabalho é crítico, pois se uma delas não for controlada corretamente, pode ser danificada ou explodir, trazendo prejuízos (inclusive, o fechamento do hospital), porque delas dependem a água quente e o vapor para as marmitas, a lavanderia e a cozinha. Além disso, controla a temperatura da água para toda a instituição e seu trabalho, nesse sentido, é permanente
- Ao grupo de hidráulica, cabe: instalar e reparar as tubulações de gases e água ou encanamentos; verificar as conexões; localizar e consertar vazamentos; inspecionar e trocar vedações, torneiras, chuveiros, vasos sanitários, entre outros
- O controle da temperatura em todo o hospital é outra das funções dessa unidade, assim como o controle da purificação e umidificação do ar que circula pelas diferentes instalações. Para esse serviço, deve haver coordenação e interação total com os grupos de eletricidade, caldeiras e hidráulica. Seu trabalho é de vital importância, não apenas do ponto de vista sanitário e de prevenção contra doenças, mas também do ponto de vista do meio ambiente, se for considerado que o ser humano é o grande beneficiado de um ecossistema saudável.

Seção de oficinas

É responsável pelas oficinas de metalmecânica, carpintaria, alvenaria e pintura. É uma seção dedicada, em especial, à manutenção das instalações hospitalares. A manutenção preventiva das dependências deve ser permanente; para isso, devem ser elaborados programas e calendários anuais, para que todas as áreas sejam reparadas e pintadas dentro de um período determinado (de 1 a 2 anos, no máximo). Entretanto, os setores de maior circulação de pacientes, como ambulatório ou serviço de emergência, sofrem rápida deterioração e devem ser atendidos com maior frequência, a fim de manter sua boa aparência e, ao mesmo tempo, evitar focos de infecções.

As novas tecnologias médicas exigem, com frequência, remodelações locativas e adequações elétricas, de espaços, de proteções e de cargas para equipamentos muito pesados. Os diretores devem ter em mente que um hospital é projetado como um conjunto harmonioso, como um organismo, e que uma modificação, embora pareça simples, altera a arquitetura funcional do projeto original; por isso, é indispensável a assessoria de construtores hospitalares para que os serviços prestados aos pacientes sejam modernos e melhores. Talvez com exceção do chefe do departamento de manutenção, os diferentes operários não conhecem a estrutura integral e funcional do hospital e, portanto, não veem qualquer inconveniente em fazer as modificações; mas eles *não são assessores adequados para um diretor, são apenas operários.*

Depósito da manutenção

Seu objetivo é abastecer o hospital com as partes e as peças de reposição necessárias, de acordo com as solicitações do departamento de manutenção. Alguns itens de consumo, como lâmpadas e vedações para encanamentos, obedecerão a estatísticas de duração e consumo e serão tratados como os medicamentos em seus estoques, mediante quantidades mínimas e máximas, conforme se estabeleceu no capítulo de abastecimentos e fornecimentos desta mesma obra. No entanto, em virtude da imensa responsabilidade em relação ao funcionamento de equipamentos como geradores de emergência, caldeiras, ar-condicionado, entre outros, esse depósito deve ter em seu estoque algumas partes ou peças de reposição, mesmo que não sejam usadas durante anos, caso os contratos de manutenção não cubram imediatamente e com toda a confiabilidade às necessidades de reparo, que são de máxima urgência quando ocorrem.

O hospital deve ter alocações orçamentárias especiais e liquidez em tesouraria para pagar antecipadamente ou à vista o valor de peças de reposição escassas no mercado nacional; inclusive, deve recorrer, às vezes, a importações urgentes, quando houver o risco de interrupção das atividades da instituição. Em virtude da diversidade de produtos existentes no depósito da manutenção, os funcionários responsáveis devem ter amplos conhecimentos sobre ferragens, eletricidade, carpintaria e mecânica, a ponto de conhecerem a utilidade de cada peça ali armazenada. A importância de seus conhecimentos é tanta que se recomenda a disponibilidade de um ou dois ajudantes, que possam substituí-los futuramente, ou, caso contrário, pode haver o desperdício de uma grande quantidade de dinheiro.

Programas e tipos de manutenção

Importância da programação

Todos os serviços de manutenção são executados em intervalos preestabelecidos e o tempo necessário para a manutenção é programado antecipadamente, de acordo com um cronograma anual que abrange todo o hospital. A programação da manutenção é fundamental para o bom funcionamento dos equipamentos e dos setores; ao mesmo tempo, serve para verificar se as inspeções periódicas e a manutenção estão sendo executadas efetivamente, mediante a avaliação exata de cada equipamento, cuja ficha de serviço deve ser mantida atualizada. Isso também certifica se os operários e quem realizou a manutenção tiveram o devido cuidado com o equipamento. A responsabilidade pela programação corresponde ao chefe do departamento de manutenção, que atua em coordenação com os chefes de departamento ou de serviços médicos, e a responsabilidade pelo cumprimento dessa programação é do assistente, com a supervisão do chefe do departamento.

Tipos de serviços de manutenção

Diária

É realizada pelo usuário ou operador do equipamento ou da máquina, de acordo com o manual técnico elaborado pelo fabricante e fornecido pelo vendedor para cada equipamento em particular. Essa manutenção é precedida por inspeções antes da operação, durante a operação e depois do trabalho. A lubrificação do equipamento é de responsabilidade do usuário, de acordo com a ordem de lubrificação determinada para cada peça ou equipamento.

Semanal, mensal e trimestral

São os serviços de manutenção programados e executados periodicamente. É importante salientar que a manutenção *não deve ser feita simultaneamente em todos os equipamentos*; pelo contrário, deve-se ter o cuidado de elaborar a programação para evitar que todos os equipamentos de uma mesma classe estejam em manutenção ao mesmo tempo. Por isso, há regras a serem seguidas:

- Não programar a manutenção de todos os equipamentos com a mesma função para o mesmo dia
- Não programar para o mesmo dia a manutenção mensal ou trimestral de uma quantidade de equipamentos que os mecânicos não consigam atender
- Se duas partes de um mesmo equipamento são usadas como uma só unidade, executar a manutenção de ambas no mesmo dia.

Manutenção corretiva

A manutenção corretiva compreende:

- Reparo: significa restaurar as condições de serviço de um equipamento mediante o conserto ou a troca de alguns conjuntos ou mecanismos, sem que, para isso, a unidade seja completamente desmontada
- Reparo no local de trabalho: é o executado utilizando os serviços de oficinas móveis ou de unidades de manutenção próprias, no local de falha do equipamento
- Reconstrução: significa a desmontagem, o reparo e a reposição de peças componentes ou conjuntos para deixá-los em condições operacionais iguais às de componentes ou conjuntos novos
- Recuperação: é o processo de restaurar peças ou equipamentos fora de uso
- Modificação: é a mudança feita no *design* original buscando obter maior rendimento ou maior segurança. Normalmente, as modificações feitas para alterar a utilidade original de um equipamento são deficientes e não oferecem segurança.

Quando se observa que um equipamento não está funcionando adequadamente, é preciso interromper sua operação e chamar o departamento de manutenção para fazer sua revisão com urgência. A partir do momento em que uma falha é detectada, os procedimentos são:

- Notificação do departamento de manutenção sobre o dano ou a falha, que pode ser verbal, mas deve ser registrada por escrito nesse departamento
- Determinação dos serviços necessários para corrigir o dano, do tempo previsto de paralisação do equipamento e da prioridade, se não houver equipamentos substitutos
- Registro do serviço executado e das peças ou partes empregadas para o reparo do equipamento para a satisfação do usuário
- Estabelecimento das causas dos danos e das medidas efetivas para evitá-las

- Registro dos reparos realizados e dos custos incorridos, bem como de relatórios recebidos de consertos efetuados com deficiência.

Pequenos reparos

Normalmente, os equipamentos se desajustam ou alguma de suas peças se desgasta, alterando seu desempenho. Um pequeno reparo feito a tempo evita, regularmente, danos graves e custosos, que podem levar as máquinas à obsolescência prematura. Ressalta-se que o operador do equipamento deve conhecer amplamente qual a sua capacidade, seu rendimento, a temperatura e o ruído que cada máquina produz, bem como suas obrigações de limpeza e manutenção antes, durante e depois da operação. No entanto, esse conhecimento total do funcionamento do equipamento deve envolver também a responsabilidade de não ousar a agir como mecânico, pois os técnicos são os únicos que devem executar os reparos. Ao mesmo tempo, o departamento de manutenção deve dispor do serviço de pequenos reparos de maneira permanente, 24 h por dia, todos os dias do ano, a fim de solucionar os problemas no menor tempo possível.

Reparos de maior complexidade

Os equipamentos não precisam necessariamente ter ficado fora de operação para que sejam submetidos a reparos de maior complexidade; os reparos também podem ser programados de acordo com a quantidade de horas trabalhadas ou o desgaste das diferentes partes ou peças. Um motor de combustão serve como exemplo para a programação de um reparo mais complexo (p. ex., troca de anéis, rolamentos etc.) após uma quantidade considerável e preestabelecida de horas ou, então, de acordo com o aumento do consumo de óleo. Esse tipo de reparo sempre deve ser feito nas oficinas que ofereçam maior experiência e qualidade, mesmo que o preço seja um pouco mais elevado. Em geral, as pequenas economias no curto prazo tornam-se grandes gastos pouco tempo depois.

Manutenção preventiva

Refere-se aos serviços executados para o correto funcionamento de um bem, incluindo a limpeza, a utilização adequada dos equipamentos, as inspeções (tanto programadas quanto sem aviso prévio), o controle dos programas e dos trabalhos por meio de indicadores, a detecção e a correção de falhas iniciais antes que ocorram danos durante a operação. Inclui também a manutenção programada, ou seja, a troca de peças ou partes após a conclusão do programa de manutenção em determinadas horas ou cargas de trabalho ou depois de um tempo especificado. Essas disposições são de caráter obrigatório e determinadas pela empresa fabricante do equipamento ou pelas estatísticas do departamento de engenharia.

A manutenção preventiva é vantajosa porque aumenta a confiabilidade dos equipamentos e prolonga sua vida útil, enquanto diminui o tempo perdido por falhas e os custos de reparo. Também possibilita organizar os diferentes serviços ao determinar com antecipação as datas e os horários em que certos equipamentos estarão parados e em processo de manutenção.

Os procedimentos para o bom desempenho da manutenção preventiva são:

- Uso permanente dos manuais de manutenção do fabricante do equipamento
- Manual de procedimentos elaborado para a manutenção preventiva dos diferentes equipamentos
- Cronograma de manutenção preventiva de todos os equipamentos e instalações
- Formulário de cadastramento de cada equipamento com o controle do tempo trabalhado e os serviços realizados
- Estatísticas dos serviços de manutenção efetuados e dos reparos aos quais o equipamento foi submetido
- Controle do desempenho e dos custos totais de cada equipamento.

Manutenção preditiva

Refere-se ao controle contínuo dos diferentes equipamentos para avaliar e detectar oportunamente as menores variações dentro das oscilações padrão, a fim de otimizar seu funcionamento e manter sua produtividade máxima possível e, ao mesmo tempo, evitar falhas, mesmo que pouco significativas. Para ela, os seguintes procedimentos devem ser seguidos:

- Determinação dos equipamentos que, em virtude de sua tecnologia e seus custos, devem receber o monitoramento da manutenção preditiva
- Estabelecimento dos procedimentos e das medidas para os equipamentos que exigem a elaboração de um programa de manutenção preditiva

- Definição dos custos do controle preditivo para cada equipamento que precise e cálculo das economias obtidas em decorrência da maior produtividade e da menor necessidade de reparos.

Programa de manutenção do hospital

O programa de manutenção do hospital inclui quatro partes importantes: inventários, estatísticas, calendários de atividades e descrição dos procedimentos.

Inventários

É importante atualizar a relação de equipamentos e máquinas existentes no hospital, bem como conhecer sua idade e o estado de funcionamento que cada um requer em particular, de acordo com os manuais de operação e manutenção constantes no arquivo individual.

O abastecimento de peças de reposição ou de partes para reparo é parte integrante de qualquer programa de manutenção. Os inventários das partes e peças de reposição no depósito constituem o eixo de um bom sistema de manutenção, uma vez que devem ser fornecidas na quantidade necessária, nos locais onde são solicitadas e no menor tempo possível. Para que o fornecimento seja feito de maneira segura, é necessário considerar a quantidade de equipamentos que precisam ser abastecidos, o uso e o desgaste de cada peça e se a reposição do estoque é intermitente, permanente ou ocasional.

Por outro lado, é de suma importância manter as peças de reposição em condição de serviço, armazenadas em prateleiras à prova de poeira ou de umidade e livres de oxidação ou de danos antes do uso, caso contrário, o reparo dos equipamentos pode ser adiado. As peças devem ser mantidas em prateleiras numeradas e sua localização precisa ser clara no arquivo dos itens, para facilitar o acesso e o controle, de maneira que quando forem solicitadas, possam ser encontradas facilmente pelo estoquista e entregues imediatamente, seguindo os canais e controles estabelecidos.

Os formulários de cadastramento dos equipamentos otimizam seu uso e facilitam sua manutenção e controle quando têm as seguintes informações:

- Nome, marca, uso, série e número de fábrica do equipamento
- Componentes e ferramentas especiais do equipamento
- Relação das peças de reposição e dos fornecedores
- Manual de instruções de operação
- Manual de normas de segurança e restrições de uso
- Cronograma de serviços, manutenções e reparos, bem como a relação de operadores que utilizaram o equipamento.

A segurança dos depósitos da manutenção e das peças ou dos equipamentos deve ser especial, tendo em vista a diversidade e o custo dos itens. A seguir, estão relacionadas algumas medidas de segurança:

- Nos depósitos da manutenção:
  - Afixar sinais de precaução e avisos de proteção em locais perigosos
  - Proporcionar a iluminação adequada
  - Determinar o procedimento de armazenagem (abrangente e ordenado)
  - Fazer a remoção contínua de resíduos, graxa, óleo e outras substâncias escorregadias
  - Usar equipamentos de proteção individual (anticorrosivos etc.)
  - Ter ampla ventilação
- Das peças e dos equipamentos:
  - Proporcionar o espaço adequado para a movimentação dos itens
  - Ter a certeza de que todos os cabos de segurança, elétricos etc. estejam em locais especiais e em condições apropriadas
  - Permitir que apenas os técnicos da área operem os equipamentos
- Dos funcionários:
  - Garantir que todos os funcionários usem uniformes de segurança
  - Não permitir o uso de acessórios, como anéis ou relógios, no trabalho
  - Não permitir distrações ou brincadeiras
  - Usar luvas para manusear objetos ásperos
  - Indicar que cada pessoa só deva levantar e carregar o peso que possa suportar
  - Utilizar as ferramentas adequadas.

Estatísticas de manutenção

As estatísticas de manutenção têm como objetivo estabelecer o histórico de cada equipamento para manter o registro dos custos de manutenção e reparos. Dessa maneira simples, é possível saber quando um equipamento deixa de ser econômico e se sua substituição é justificada, se suas peças de reposição ou seus insumos são caros e se estão disponíveis no mercado; avalia também se, em razão dos danos contínuos, os equipamentos ou os técnicos de manutenção são ou não confiáveis. Desse modo, é possível chegar a conclusões rápidas que possibilitem a tomada das ações mais indicadas em benefício dos pacientes e atendendo à minimização dos custos do hospital. Dentre as estatísticas de manutenção, são importantes os controles de custos por serviços. A Tabela 11.1 apresenta um exemplo desse controle para o consumo de energia. Igualmente, são importantes os indicadores de custo-efetividade, e um exemplo é apresentado a seguir.

Indicadores

- Consumo e custo da água pela quantidade de internações por mês
- Consumo e custo da eletricidade pela quantidade de internações por mês
- Consumo e custo de combustível (diesel ou outro) pela quantidade de internações por mês
- Porcentagem de suprimentos recebidos (ou despachados) em relação aos pedidos de fornecimento
- Custo total de manutenção por internação
- Porcentagem do custo real de manutenção em relação aos custos previstos no orçamento
- Porcentagem dos custos de energia (elétrica, iluminação e aquecimento) reais em relação aos custos previstos no orçamento
- Porcentagem de ordens de serviço executadas em relação às recebidas
- Porcentagem do custo real de manutenção em relação ao orçamento total
- Relatório diário sobre o funcionamento dos equipamentos
- Relatório quinzenal sobre os turnos de trabalho, horas extras e folgas
- Registro diário da caldeira, com registros a cada hora do nível de água, da pressão do vapor na caldeira e em cada área, dos pré-aquecedores de pressão do ar para atomização, da pressão do combustível e para os geradores, da pressão das bombas, da temperatura da água e da chaminé, da produção de vapor e do consumo de água.

Calendários de atividades

Existem dois tipos principais de calendários para organizar e controlar as atividades pendentes de responsabilidade do departamento de manutenção, os quais incluem objetivos específicos importantes a ser desenvolvidos em um ou mais períodos e o calendário de atividades permanentes desse departamento. A seguir, são apresentados dois exemplos que ilustram a importância e, ao mesmo tempo, a diferença entre esses calendários (Tabelas 11.2 e 11.3).

Tabela 11.1 Programa de economia de energia elétrica: relatório mensal de consumo de serviços.

Mês	Ano				
Serviço	Consumo no mês atual	Ano anterior	Diferença	Preço por unidade	Custo mensal
Água					
Eletricidade kW					
Gás					
Combustível					
Telefone					
Custo total R$					
		Mês atual	Acumulado neste ano	Ano mês atual	Anterior acumulado
Número de pacientes hospitalizados					
Número de cirurgias					

Observações:
Superior imediato:
Data:

Tabela 11.2 Exemplo de um formulário de cronograma de atividades.

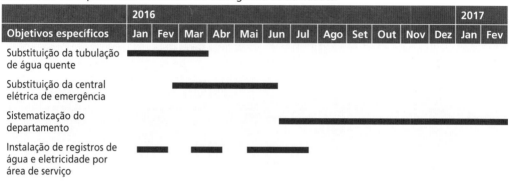

Tabela 11.3 Exemplo de um formulário de cronograma de atividades permanentes.

Nº	Atividades	D	S	Q	M	T	SM	A	Responsável	Observação
1	Pedido de materiais ao depósito para execução de diferentes serviços	x							Assistente	
2	Inspeção das áreas para identificar danos ou avarias e estabelecer prioridades	x							Chefe de departamento Assistente	
3	Relatório das mudanças de pessoal	x							Chefe de departamento	
4	Relatório de gastos do fundo de caixa		x						Assistente	Sexta-feira
5	Registro de operação da caldeira	x							Operador da caldeira	9:00
6	Relatório de entradas no depósito	x							Estoquista	
7	Inspeção seletiva no depósito		x						Chefe de departamento	Assistente
8	Operação da central elétrica de emergência, teste e verificação		x						Assistente eletricista	Sábado
9	Operação da caldeira nº 2 para garantir seu funcionamento			x					Assistente operador da caldeira	Sábado
10	Operação geral das centrais elétricas e testes com a máxima capacidade				x				Assistente eletricista Operador da caldeira	Domingo
11	Relatórios e estatísticas de serviços				x			x	Chefe de departamento	
12	Relatório de consumo de água e energia				x			x	Chefe de departamento	
13	Relatório de gestão do departamento					x		x	Chefe de departamento	Junho, dezembro
14	Execução do orçamento					x		x	Chefe de departamento	
15	Execução de objetivos					x		x	Chefe de departamento	
16	Elaboração do orçamento para a próxima vigência							x	Chefe de departamento Assistente	
17	Qualificação de funcionários do departamento (incluindo entrevista)					x			Chefe de departamento	

D: diária; S: semanal; Q: quinzenal; M: mensal; T: trimestral; SM: semestral; A: anual.

Procedimentos programados para a manutenção

Os serviços de manutenção não podem ser executados com a confiança exclusiva nos conhecimentos e na experiência dos técnicos ou dos mecânicos. A seguir, são apresentados os fluxogramas de trabalho com as atividades consideradas mais importantes (Figura 11.2).

No segundo fluxograma (Figura 11.3), são apresentadas as diferentes etapas para a execução das ordens de serviço de manutenção e de reparos. Esse fluxo pode ser descrito para cada etapa do processo, conforme apresentado a seguir para o processo de solicitação de materiais ao depósito.

Como se pode observar na Figura 11.3, são mostradas apenas as ações importantes a serem concluídas, sem descrever em detalhes cada uma delas; no entanto, em um hospital, é importante contar com procedimentos detalhados (p. ex., do processo de compra de uma peça de reposição e de sua entrada no depósito).

A seguir, são apresentados os fluxos de atividades para a operação de uma caldeira e das centrais elétricas a cargo do departamento de manutenção, durante as quais devem ser cumpridas as exigências previstas no manual de medidas de segurança e considerados os alarmes e controles estabelecidos, a fim de evitar a ocorrência de uma explosão, em razão do alto risco que envolve o manejo incorreto ou um descuido em seu funcionamento (Figuras 11.4 e 11.5).

Inspeções

Entre os procedimentos a serem seguidos na manutenção, merecem menção especial os relacionados às inspeções realizadas periódica ou esporadicamente nas dependências do hospital e nos equipamentos, com os seguintes propósitos:

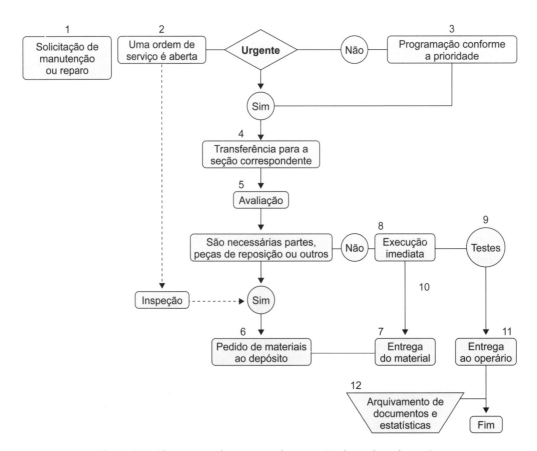

Figura 11.2 Fluxograma do processo de execução das ordens de serviço.

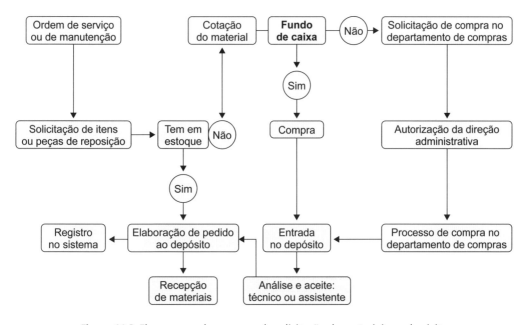

Figura 11.3 Fluxograma do processo de solicitação de materiais ao depósito.

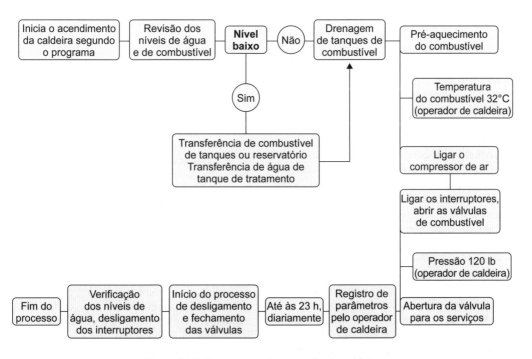

Figura 11.4 Fluxograma de operação da caldeira.

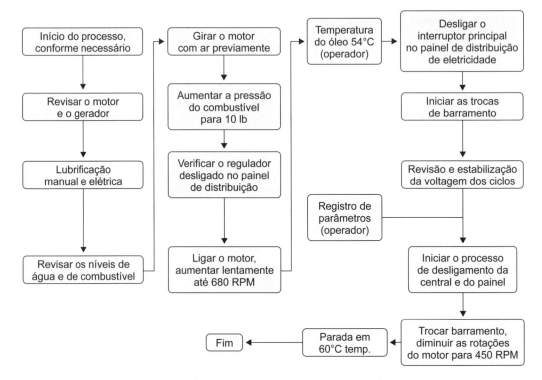

Figura 11.5 Fluxograma de operação das centrais elétricas.

- Verificar se a manutenção aplicável ao setor ou ao equipamento está sendo executada, ou seja, de maneira completa, de acordo com os procedimentos, na ordem devida e com a frequência conveniente
- Determinar as ações a serem tomadas para melhora da manutenção
- Verificar o uso correto do equipamento, com a máxima economia e o mínimo de funcionários
- Averiguar a duração ou o tempo de vida útil de um equipamento e prever a manutenção necessária
- Verificar se as substituições, se houver, foram feitas de acordo com as políticas do hospital, seguindo os procedimentos estabelecidos
- Verificar a existência adequada de peças de reposição em estoque que estejam em condições de ser usadas imediatamente
- Inspecionar a equipe de engenharia, incluindo verificar se a manutenção tem organização adequada e se seu trabalho é eficiente e eficaz
- Verificar se os operadores têm autorizações válidas para operar o equipamento e se os técnicos de manutenção têm autorização e qualificação para executar seus serviços
- Verificar o desempenho dos equipamentos em uso, prever sua manutenção futura e as substituições necessárias por outros equipamentos mais modernos.

As deficiências identificadas durante uma inspeção servem para evitar as primeiras falhas e também maiores danos, reparos gerais e a sobrecarga de trabalho no departamento de manutenção. A vida útil dos equipamentos é prolongada e seu funcionamento é mais eficiente, pois situações de negligência e de operação incorreta são evitadas.

Uma inspeção realizada de maneira técnica e completa envolve a determinação exata das áreas e dos equipamentos e um exame detalhado para determinar o estado operacional dos setores ou elementos, a disponibilidade dos recursos necessários para o serviço e o estado de funcionamento para a intensidade de uso real ou prevista. Igualmente, a inspeção assume a forma de observação, registro e análise a fim de descobrir as causas das falhas constatadas para solucionar os problemas desde a sua raiz. A experiência mostra que as inspeções programadas e periódicas fornecem uma grande quantidade de informações valiosas para a tomada de decisões que possibilitam reduzir os danos e a obsolescência, já que diminuem de maneira significativa os custos de manutenção e de reposição de equipamentos enquanto aumentam a eficiência e a eficácia dos serviços de saúde prestados pelo hospital.

Informação sistematizada | *Software*

A informação sistematizada baseada em computadores é uma necessidade urgente para a organização e a administração de um hospital. O departamento de manutenção, como parte da instituição, precisa estar integrado a todo o seu sistema de informação. Por outro lado, os serviços de manutenção, desde seu planejamento e programação até sua execução e controle, são auxiliados por aplicativos e programas específicos para suas funções existentes no mercado, os quais recebem o nome genérico do termo em inglês *software*.

Um bom *software* pode ser desenvolvido na própria instituição ou adquirido em outras instituições ou no mercado e deve corresponder a cada uma das necessidades da manutenção, sendo submetido aos ajustes necessários para que seja totalmente compatível com o sistema de informação do hospital.

A compra de um bom *software* deve ter as seguintes características:

- Considerar o paciente em primeiro lugar
- Ser compatível com todas as características de informações do hospital e, em especial, com as necessidades de um programa de manutenção adequado
- Melhorar substancialmente o sistema de informações sobre a manutenção disponível no momento
- Poder ser útil para equipamentos semelhantes existentes no hospital
- Estar integrado às características dos equipamentos clínicos ou bioquímicos, ou seja, ser compatível com os testes de manutenção
- Avaliar os riscos com precisão e, em especial, fornecer informações sobre os pacientes quando se tratar da manutenção de equipamentos biomédicos. Isso inclui informações sobre a garantia dos equipamentos e sobre suas diferentes peças
- Proporcionar a realização fácil e rápida de inspeções das informações de manutenção
- Apresentar relatórios de serviços, supervisão e controle dos serviços de manutenção preventiva e de recuperação

- Apresentar relatórios estatísticos e outros relatórios que possibilitem a manutenção preditiva
- Propiciar a atualização dos programas conforme as mudanças tecnológicas e as trocas de equipamentos e de áreas do hospital
- Dar todas as garantias possíveis de perfeito funcionamento do *software* durante um período não inferior a 5 anos
- Ser amplamente positivo na análise de custo-benefício.

Segurança no hospital

A prevenção ou mitigação dos efeitos dos acidentes ou desastres são altamente rentáveis não apenas do ponto de vista econômico, mas também, especificamente, em termos de saúde e dos efeitos sociais associados.

Embora a responsabilidade pela segurança seja coletiva (ou seja, corresponde a todos os funcionários da instituição), os hospitais têm um comitê de segurança multidisciplinar, composto por duas áreas e liderado, por sua vez, pelo subdiretor científico e, na área administrativa, pelo chefe do departamento de manutenção, para atender às necessidades de proteção das pessoas e das instalações contra as ameaças de desastres naturais, falhas físicas, acidentes ou atentados.

Em geral, o chefe do departamento de manutenção, junto com o comitê hospitalar para desastres, tem as seguintes responsabilidades:

- Elaborar o plano operacional para desastres internos e externos, que inclui os planos para o funcionamento e a manutenção dos serviços essenciais alternativos de medicamentos, eletricidade (centrais elétricas, sistema de iluminação de emergência), reservas de água, telecomunicações, depósitos de gases e combustíveis, aquecimento e ventilação etc.
- Organizar e dirigir a brigada de emergência com a equipe sob sua responsabilidade, bem como coordenar com todos os setores do hospital os treinamentos e as simulações dos perigos ou riscos potenciais.

Em situações de emergência, é responsável por:

- Ativar os alarmes e coordenar e participar da proteção dos pacientes, dos funcionários do hospital e dos visitantes
- Ajudar na evacuação dos pacientes
- Minimizar os danos às instalações e eliminar os riscos emergentes, como vidros

quebrados, uso inadequado de elevadores, instalações elétricas danificadas, tanques de água ou combustível perigoso etc.
- Coordenar a ajuda à comunidade.

Manutenção e melhoria do meio ambiente

O hospital, como instituição que atende às necessidades dos pacientes e da comunidade por meio da medicina preventiva, deve ser líder na preservação, manutenção e melhoria do meio ambiente, em prol da geração atual e das futuras. Essa liderança é obtida com a implantação de um programa realista e prático, que seja parte integrante das atividades internas e externas desenvolvidas para:

- Conservar, da maneira mais zelosa, os recursos naturais e a energia nas atividades do hospital, ao mesmo tempo em que mantém a qualidade máxima da assistência ao paciente, sem comprometer os requisitos tecnológicos e de segurança
- Manejar eficientemente os resíduos e minimizar sua produção para favorecer o meio ambiente
- Utilizar produtos e materiais que exerçam o menor impacto negativo no meio ambiente e que, mais que isso, sejam vantajosos em seu uso e sua origem
- Colocar em prática programas de ação que beneficiem a saúde atual da região e também do meio ambiente.

A falta de infraestrutura é uma restrição à capacidade de implementar o programa; entretanto, sempre é possível quando se adota a filosofia de preservação do meio ambiente, que é algo muito importante (p. ex., a reutilização interna de papel é invariavelmente possível, assim como a reciclagem de alguns tipos de garrafas, em parceria com os fornecedores). Existem várias restrições à reutilização, dentre elas, as mais significativas são as relacionadas aos custos. Enquanto alguns procedimentos podem reduzir os gastos, outros precisam de um investimento de curto prazo. Não obstante, vale destacar que muitos procedimentos que levam ao aumento dos custos são ações compatíveis com uma ampla melhoria da qualidade, percebida pelos pacientes.

A primeira fase da implementação de um programa de preservação do meio ambiente é uma auditoria, que deve proporcionar ao hospital uma imagem clara de seu estado atual e lhe possibilite identificar as ações necessárias em relação a, por exemplo, amianto, embalagens plásticas, PVC (policloreto de vinila), qualidade da água, qualidade do ar interior e exterior, materiais perigosos, reservatórios, resíduos químicos ou radioativos e reciclagem de embalagens. Além disso, a auditoria facilita o estabelecimento de prioridades nas ações a serem tomadas e a identificação daquelas mais facilmente executáveis, das que têm custos muito baixos etc. Consequentemente, é importante que a análise feita como uma auditoria, dentro das limitações existentes, seja planejada e executada de maneira minuciosa.

O tema da manutenção e da melhoria do ambiente é de enorme abrangência, e o conhecimento sobre ele aumenta a cada dia, demonstrando a relevância das consequências das ações prejudiciais à comunidade e ao universo. Deve-se buscar a conscientização sobre os problemas para enfrentá-los e estabelecer uma consciência e uma filosofia de proteção do meio ambiente, com aplicação imediata. Para isso, é importante a criação de um comitê que assuma a responsabilidade total pelo programa de manutenção e melhoria do meio ambiente, com o apoio do diretor do hospital e do chefe do departamento de manutenção, que é uma autoridade chave para a execução desse programa. Igualmente, o chefe do departamento de compras pode contribuir de maneira ativa para as conquistas desejadas.

Como o tema é novo para muitos hospitais, é interessante que todos os funcionários da instituição se familiarizem com ele, para criar grupos de discussão que contribuam com ideias de implementação fácil e rápida nos diferentes setores. Além disso, esse programa deve ser incluído como um item importante na integração de novos funcionários. Tudo o que foi dito está resumido no Quadro 11.1.

Tendo em vista a amplitude do tema e que o mais importante é ter consciência do problema e implementar as ações que levem a manter e melhorar o meio ambiente interno e externo, a seguir são apresentados vários aspectos específicos de ação (Quadro 11.2). Cada um desses aspectos é analisado em seguida.

Gestão de resíduos

Hoje em dia, um volume enorme de resíduos é produzido. O objetivo da gestão de resíduos pode ser sintetizado em três aspectos, conhecidos como os três erres (3R):

Quadro 11.1 Programa de manutenção e melhoria do meio ambiente.

Deve tentar:
- Conservar e melhorar os recursos naturais e a energia no hospital sem comprometer a tecnologia e a segurança
- Manejar, de modo eficiente, os resíduos e minimizar sua produção
- Utilizar elementos que causem o menor impacto ambiental negativo
- Conscientizar sobre os riscos ambientais internos e externos

Ações a serem desenvolvidas:
- Auditoria do meio ambiente
- Plano de ação
- Estabelecimento do comitê de meio ambiente
- Controle do cronograma de progressos

Quadro 11.2 Aspectos específicos da ação.
- Gestão de resíduos
- Compra de materiais
- Qualidade do ar interior
- Emissões de ar ao exterior
- Conservação de energia
- Ruído
- Reservatórios
- Amianto
- Bifenilas policloradas (PCB) e plásticos
- Pesticidas e herbicidas
- Materiais perigosos
- Água
- Ações com a comunidade
- Lavanderia

- Redução da quantidade de resíduos: fazendo compras mais eficientes, nas quais o hospital economize parte da embalagem, muitas vezes chamativa, cara e, obviamente, inútil quanto aos resultados do produto, exceto sua proteção antes do uso, durante o transporte ou o armazenamento. Assim, é possível reduzir a compra de produtos recicláveis ou com excesso de embalagem
- Reutilização dos elementos em sua forma original: para cumprir a função original ou também para outras possibilidades de uso. Um exemplo disso são os absorventes ecológicos, as pilhas recarregáveis etc.
- Reciclar para recuperar os elementos úteis: utilizá-los novamente de outra maneira. É o caso de garrafas, papel e resíduos alimentares, que podem ser vendidos ou doados.

Reduzir, reutilizar e reciclar constituem um tema útil e atrativo, pois, com essas atividades, é possível poupar materiais, recursos e energia, reduzir a quantidade de resíduos e economizar dinheiro.

A seguir, são apresentadas orientações importantes:

- Quanto mais próximo da origem dos resíduos que serão recuperados, menor a necessidade de classificação e processamento antes que o material possa ser reclassificado
- Quanto mais limpo o resíduo, mais alto será o preço de venda
- Os resíduos orgânicos destinados a ser transformados em fertilizantes são mais fáceis de manejar se não estiverem misturados com resíduos inorgânicos ou tóxicos
- O papel perde o valor quando misturado a outros resíduos.

Os materiais recicláveis mais comuns e os produtos resultantes podem ser resumidos da seguinte maneira:

- Alimentos e materiais orgânicos: resíduos e desperdício de alimentos crus ou preparados; podem ser transformados em fertilizantes ou nutrientes para ração de animais. Hoje em dia, existem sistemas seguros para reciclá-los sem que haja risco de contaminação
- Papel: o papel usado dos escritórios e departamentos é reduzido a uma pasta e misturado com polpa nova, para ser transformado em cartões, papel para imprimir ou escrever, papel de jornal, guardanapos, papel de embrulho etc.
- Vidro: recipientes, jarras, copos etc. são triturados até se tornarem resíduos de vidro, que são misturados com areia, cal e carbonato de sódio para se transformarem em vidro novamente após serem submetidos a altas temperaturas. O vidro derretido é moldado como novos recipientes. Há outros usos para os cacos de vidro, que incluem a fibra de vidro para revestimentos, microesferas de vidro refletivas para sinalização e outros materiais usados na construção de estradas
- Plástico: embalagens de bebidas, bolsas de líquidos (soros), tubos, seringas, embalagens plásticas etc., todos fabricados com vários tipos de resinas, são separados e submetidos a altas temperaturas para se transformarem em grânulos de resina. Esses grânulos são a nova matéria-prima que, em geral, é derretida para ser usada em novos produtos. São exemplos de produtos fabricados com resinas recicladas: tubos para drenagem, sacolas plásticas, recipientes de produtos não comestíveis, isolantes etc. Igualmente, os plásticos mistos

são usados para produzir a chamada madeira plástica, enchimento de fibras etc.
- Latas: as latas de alumínio são separadas das de aço por ímãs. Em seguida, são cortadas em tiras e a pintura é removida por banhos de ácidos para depois serem fundidas e convertidas em novos produtos, incluindo latas. Noventa e cinco por cento (95%) do alumínio reciclável é utilizado novamente e a energia para processá-lo equivale a apenas 5% da necessária para a produção inicial. As latas de aço constituem uma importante fonte de matéria-prima para todo tipo de produtos
- Equação: considera-se que cada indivíduo, funcionário ou paciente hospitalizado, produz 4,3 quilos de resíduos por mês; dessa maneira, o cálculo de resíduos é:

Quantidade de resíduos × mês = (nº de funcionários + nº de leitos × % ocupação) × 4,3 kg

Ou então =

[nº de funcionários + (nº de internações/30)] × 4,3 kg

Minimização de desperdícios

A seguir, são apresentadas algumas recomendações para minimizar a prática do desperdício, que propicia a preservação de recursos e a geração de economias significativas:

- Evitar o excesso de embalagens
- Comprar os medicamentos apenas com a embalagem hospitalar
- Minimizar ou abolir o uso de embalagens ou sacolas plásticas
- Não usar isopor
- Reutilizar toalhas, lençóis, toalhas de mesa e similares, como panos para limpeza etc.
- Minimizar o uso de papel nos escritórios, seja utilizando mais o e-mail ou reduzindo o número de cópias, seja aproveitando o lado não usado como rascunho
- Usar toalhas de tecido ou secadores de mãos em vez de toalhas de papel
- Doar ou vender objetos usados ou que serão descartados
- Diminuir o uso de copos de plástico ou de papel
- Minimizar o uso de detergentes e utilizar mais sabões biodegradáveis
- Determinar locais separados para materiais recicláveis, como papel, papelão, vidro, plástico, metal e resíduos, e vendê-los por quilo.

Justificativa do programa

Muitos hospitais relutam em iniciar um programa de reciclagem enquanto não estiverem convencidos de que os benefícios justificarão os custos, ou seja, é necessário incluir uma análise de custo-benefício no plano para obter o respaldo para o programa. Entretanto, tal análise não é baseada exclusivamente na economia e no custo: há muitos outros benefícios na reciclagem, conforme descrito a seguir.

Benefícios econômicos da reciclagem

Os benefícios da reciclagem para a comunidade e para o próprio hospital são evidentes. Para ressaltá-los, vale começar pelos aspectos não econômicos (Quadro 11.3).

Da mesma maneira, os seguintes aspectos devem ser considerados na análise dos custos e dos benefícios da reciclagem:

- Custos iniciais:
  - Equipamentos (recipientes etc.)
  - Materiais promocionais
  - Custos adicionais de transporte
- Custos operacionais anuais:
  - Manutenção ou substituição de equipamentos
  - Gastos adicionais de controle
  - Tempo do coordenador e dos controladores
  - Material promocional
  - Custos de contratação para a venda
- Lucro operacional anual:
  - Relação de resultados intangíveis
  - Receitas previstas
  - Redução dos custos de descarte
- Lucros líquidos anuais [C-(A+B)]:
  - Retorno sobre o investimento
  - Total do lucro anual líquido (D) ÷ total de custos iniciais (A): o resultado é expresso em porcentagem
  - Período de reembolso
- Total de custos iniciais (A) ÷ total de lucros líquidos (D): o resultado é expresso em anos.

Quadro 11.3 Benefícios econômicos da reciclagem.
- Alívio dos problemas de destinação de resíduos
- Enaltecimento da imagem do hospital como instituição líder e responsável
- Redução do consumo de recursos naturais
- Redução da contaminação do meio ambiente.

Compras

Praticamente tudo o que se compra tem consequências no meio ambiente. Um exemplo disso é um provérbio que diz: "É preciso economizar papel no escritório para salvar muitas árvores". Embora seja possível listar produtos que beneficiam ou prejudicam a comunidade, o melhor é estabelecer a orientação a seguir.

Qualidade do ar interior

A qualidade do ar no interior de um hospital é muito importante e não se pode dar como certo que seja excelente. Nas instalações onde não há manutenção adequada da circulação de ar, pode surgir uma grande variedade de doenças como consequência dos poluentes do ar interior. Embora as preocupações quanto à saúde na maioria das instalações não sejam críticas, a má qualidade do ar interior pode provocar incômodo e, em caso extremo, a contaminação grave.

Há muitas fontes potenciais de poluentes do ar interior nos hospitais, entre elas:

- Microrganismos existentes no ar
- Poeira no ar (interior ou exterior) contendo microrganismos
- Gases como os de anestésicos, o radônio, o metano (de aterros sanitários), os de aerossóis etc.
- Equipamentos como reveladores (RX) ou fotocopiadoras; reações físicas ou químicas nos laboratórios, que produzem diferentes gases
- Solventes e fiapos (da lavanderia), solventes de limpeza, pesticidas, tinta etc.
- Fumaça, gases de hidrocarbonetos etc.

A diluição dos poluentes pelo aumento da ventilação é a melhor maneira de melhorar a qualidade do ar interior. Além da quantidade de ar exterior que entra no edifício e em cada um dos quartos, é importante que o ar central do hospital seja purificado em sua entrada externa e, em seguida, por filtros e cortinas de água, para garantir a qualidade máxima do ar. A umidade pode ser considerada um componente do ar interior.

Síndrome do edifício doente

A Organização Mundial da Saúde (OMS) calcula que, em aproximadamente 30% dos edifícios novos ou remodelados, são notificadas porcentagens excepcionalmente elevadas de queixas sobre a saúde de seus funcionários, com sintomas físicos reais, mas sem causas claramente identificáveis. Os efeitos sobre a saúde dependem dos poluentes específicos envolvidos e de seus níveis de concentração. Os sintomas leves característicos incluem cefaleias, irritação das mucosas e angústia respiratória. As reações graves podem incluir náuseas ou asfixia etc. Em geral, o maior problema para os pacientes não é a exposição de longo prazo à má qualidade do ar interior, mas a exposição aguda que causa incômodos, alergias e outras doenças imediatas. Para os funcionários do hospital, uma exposição de longo prazo pode ser um problema.

Em geral, há três métodos básicos para melhorar a qualidade do ar interior:

- Eliminação ou redução da fonte de poluentes
- Filtração e purificação do ar
- Ventilação ou diluição dos poluentes.

O programa de controle do ar interior deve incluir inspeções de rotina por técnicos do departamento de manutenção, a fim de corrigir os problemas encontrados nas seguintes áreas:

- Torres de resfriamento, para eliminar a água parada e os poluentes biológicos
- Ductos de ar-condicionado e tubos de resfriamento
- Velocidade dos ventiladores, para assegurar que todos os sistemas estejam apropriadamente equilibrados
- Escolha e uso de pesticidas, saneantes e solventes
- Controle rotineiro de vapores, fumaças e odores da cozinha
- Controle de caldeiras, aquecedores e outros sistemas de combustão
- Controle de produtos químicos em laboratórios clínicos, equipamentos de raios X, salas de baterias etc.
- Redução do uso de combustíveis.

Conservação de energia elétrica

A conservação da energia elétrica é a área com a qual os hospitais podem contribuir significativamente para a preservação do meio ambiente e, considerando os altos custos de tal conservação, a área na qual é possível atingir reduções notáveis nos custos. Há uma relação direta entre o consumo de energia e a poluição do meio ambiente. Ao longo dos últimos 150 anos, a humanidade desenvolveu índices exponenciais de crescimento da população, indústria, agricultura e urbanização, que foram possíveis graças às mudanças políticas e sociais que aumentaram o conhecimento e a exploração de lenha, combustíveis fósseis e outros recursos naturais. A produção de energia foi o principal veículo para isso e, consequentemente, o desenvolvimento provocou grande parte dos problemas ambientais. Dentre eles, as ameaças mais graves são as atmosféricas, em especial, o aquecimento global (efeito estufa), a destruição da camada de ozônio na atmosfera e a chuva ácida proveniente das neblinas de poluentes (óxido nitroso e amoníaco, principalmente).

O aquecimento global está relacionado não só às mudanças climáticas, mas a seus efeitos, como a alteração dos padrões e da frequência das chuvas, o derretimento de calotas polares (com o consequente aumento do nível do mar e inundações das costas), variações no ecossistema (que ameaçam o abastecimento de alimentos), intensificação de fenômenos meteorológicos como tornados, inundações e secas, e a alteração do crescimento de plantas e animais.

Diante desse panorama, é importante que o hospital tenha consciência de que pode contribuir efetivamente para reduzir esse problema, tomando as seguintes ações:

- Obtenção da eficiência energética reduzindo ao máximo o desperdício
- Tecnologia aplicada à economia de energia, como o uso de lâmpadas fluorescentes e halógenas, que reduzem em até 80% o consumo de energia em eletrodomésticos, refrigeradores e aparelhos de ar-condicionado
- Redução de emissões com o uso de motores mais eficientes e menos poluentes
- Substituição de recursos não renováveis por renováveis, como motores a álcool em vez de gasolina etc.

Em geral, a abrangência do consumo de energia nas áreas mencionadas a seguir é muito ampla:

- Edifícios: projeto apropriado para a conservação de energia, ganho solar direto, projeto das janelas, armazenamento de energia solar passiva, isolamento de tubos e de paredes e revestimentos externos
- Processos de manutenção: integração entre bombas de aquecimento e temperatura da água (máxima de 65 °C), integração entre processo de aquecimento e energia, integração total entre o local e as mudanças tecnológicas

- Mudanças tecnológicas: como consumo de energia solar e energia eólica, biomassa e hidrelétrica.

Nesse campo, o raio de ação do departamento de manutenção é muito amplo, abrangendo desde a coleta de dados, estatísticas de consumo, faturas, contratos, monitoramento de consumos etc., até outras ações como:

- Avaliação das informações sobre os consumos
- Análise e alteração dos procedimentos ineficientes de manutenção e operação
- Revisão dos sistemas instalados e dos isolamentos
- Avaliação dos projetos de investimentos necessários
- Estabelecimento de metas e monitoramento constante do progresso obtido
- Estabelecimento de incentivos e recompensas.

Ruído

Ruído é qualquer tipo de som que as pessoas consideram indesejável, incômodo e perturbador e que pode ter efeitos prejudiciais; geralmente, é um efeito colateral (poluição sonora) de equipamentos feitos pelo homem, em seus mecanismos ou suas ações. É o resultado da industrialização, da urbanização, do trânsito e de outras atividades humanas. Com o passar do tempo, os níveis sonoros têm aumentado constantemente.

O ruído pode causar alguns ou todos os problemas a seguir:

- Efeitos sobre a saúde humana (físicos)
- Outros efeitos (psicológicos, fisiológicos e físicos)
- Redução da qualidade de vida.

São muitas as fontes de ruído:

- Tráfego (rodoviário, ferroviário, aéreo)
- Construção
- Indústria e produção
- Outras atividades, como treinamento e esportes.

O ruído está presente de dia e à noite, em diferentes níveis, tanto em casa quanto no trabalho, durante viagens etc. A exposição a níveis sonoros excessivos ou por longos períodos tem diferentes efeitos sobre a saúde humana.

- De 65 a 90 decibéis, pode produzir:
  - Aumento da pressão arterial e distúrbios circulatórios
  - Problemas digestivos, úlceras etc.

- Depressão, insônia ou neurastenia
- De 85 a 120 decibéis, pode causar danos auditivos
- Acima de 120 decibéis, causa danos auditivos diretos, incluindo perda de audição.

Além disso, tem os seguintes efeitos psicológicos, fisiológicos e físicos:

- Afeta as comunicações
- Atrapalha a concentração, o pensamento ou a realização de atividades criativas
- Cansa, gera ou aumenta o estresse, induz o mau humor, torna as pessoas agressivas e perturba o sono.

Como resultado dos fatores mencionados, o ruído reduz a qualidade de vida, é impróprio para o trabalho produtivo, o descanso ou a recuperação da saúde e diminui a produtividade e a eficiência no trabalho hospitalar.

Para neutralizar o fator ruído, que perturba o meio ambiente, o departamento de manutenção, orientado pelo serviço de otorrinolaringologia, faz uma relação dos ruídos e um resumo das queixas para identificar todas as suas fontes reais, elabora um mapa de localização e mede seus níveis. Com os resultados, estabelece um programa de educação e de mudanças físicas que propicie, conforme uma prioridade estabelecida, atingir as metas acordadas de acordo com cronogramas que indiquem o início e o tempo de obtenção de resultados.

Dentre as fontes de ruído que podem ser controladas por um hospital, encontram-se:

- Aparelhos de ar-condicionado, ventilação e exaustores
- Sistemas de refrigeração, aquecedores, bombas e compressores
- Lavanderia e cozinha: operação de máquinas
- Elevadores de passageiros e de carga
- Circulação de pessoas, carrinhos, garrafas térmicas etc.
- Engenharia: martelos, brocas etc.
- Jardinagem: aparador de grama, serra
- Comunicação por alto-falantes
- Nos quartos: telefone, conversas, rádio, televisão, fechamento das portas etc.
- Nos banheiros: descarga do vaso sanitário.

O objetivo do controle de todos esses ruídos é reduzi-los aos seguintes níveis ideais:

- Quartos hospitalares: durante o dia, 39 decibéis; durante a noite, 35 decibéis
- Consultórios: 44 decibéis
- Escritórios administrativos: 48 decibéis
- Áreas de trabalho de serviços: 53 a 58 decibéis.

Para atingir esses níveis, é preciso tentar eliminar o ruído na fonte, como procedimento mais eficaz, ou isolá-lo com paredes que o absorvam ou amorteçam, se for uma vibração.

Tanques de armazenamento de combustível

Os problemas com o manejo, o armazenamento e o uso de combustível tem como resultado final a poluição do meio ambiente e são divididos em duas classes: (a) de manejo e (b) de armazenamento.

Problemas de manejo

- Derramamento
- Enchimento excessivo
- Não cumprimento de medidas preventivas no transporte ou na manutenção do equipamento portador de combustível
- Uso de combustível para outros propósitos
- Erros ao lavar os tanques
- Resíduos de combustível nos encanamentos.

Problemas de armazenamento

- Corrosão do tanque: quanto mais antigo, maior a possibilidade de vazamento de combustível
- Falhas mecânicas
- Erros na instalação de tanques, tubulações ou bombas
- Defeito do material
- Tanques obsoletos sem inspeção.

O objetivo é evitar a contaminação por meio da elaboração de inventários periódicos para constatar vazamentos, analisar a condição do tanque e de seus acessórios e evitar acidentes. Além disso, devem ser revisadas as normas existentes sobre precauções para evitar incêndios, manter os padrões e garantir que não haja dano ao meio ambiente ou perdas econômicas decorrentes de vazamentos ou derramamento do produto ou do alto custo da limpeza da contaminação.

De modo simplificado, a Tabela 11.4 apresenta as diferentes atividades a ser desenvolvidas para detectar vazamentos e evitar os derramamentos de combustível.

Tabela 11.4 Atividades para a detecção de vazamentos.

Detecção de vazamentos	
Tanques existentes, três opções	• Revisão mensal • Controle de inventário mensal e testes de pressão anuais • Controle de inventário e testes de pressão a cada 5 anos, até 10 anos após a aplicação de proteção anticorrosiva, e prevenção de transbordamento ou derramamento
Proteção anticorrosiva	
Tanques novos, três opções	• Revestidos e protegidos com proteção catódica • Fibra de vidro • Tanque de metal revestido com fibra de vidro
Tanques existentes, quatro opções	• Mesmas opções anteriores • Incluir o sistema de proteção catódica • Aumento interno • Aumento interno e proteção catódica
Tubulações existentes, duas opções	• As mesmas opções das tubulações novas • Metal com proteção catódica
Proteção contra transbordamento ou derramamento	
Todos os tanques	• Placas ou funis de recuperação e/ou • Mecanismo de fechamento automático • Alarmas de transbordamento • Válvulas flutuantes
A revisão mensal inclui:	• Medição dos tanques • Monitoramento do vapor • Monitoramento de águas subterrâneas • Outros métodos aprovados

Outros materiais que exigem cuidado

Existem alguns materiais de uso popular que apresentam riscos. Os mais importantes são os seguintes.

Amianto

Tem em muitas aplicações domésticas, como telhas, paredes e tanques de armazenamento, e como elemento de proteção contra o fogo etc. Entretanto, é prejudicial para a saúde ao ser absorvido em forma de pó ou em bebidas provenientes de tanques ou encanamentos por onde circula a água e, em quantidades elevadas, provoca câncer ou doenças pulmonares. Por isso, recomenda-se:

- Reduzir ou eliminar o uso de amianto
- Como o amianto é usado em placas de isolamento e revestimentos de tubos de caldeiras, tubulações e coberturas, deve-se tentar isolá-lo
- Deve-se evitar a liberação de fibras de amianto
- O amianto deve ser coberto com plástico
- O amianto deve ser tratado como um material altamente perigoso.

As bifenilas policloradas (PCB) pertencem a uma ampla família de químicos orgânicos conhecidos como *organoclorados*. São amplamente utilizadas em equipamentos elétricos, como transformadores, tubulações etc. Dados laboratoriais demonstram que as PCB causam câncer, por isso, seu uso em hospitais deve ser estudado cuidadosamente.

Pesticidas e herbicidas

São produtos químicos desenvolvidos para eliminar pragas como mosquitos, baratas e ervas daninhas, respectivamente. Os bactericidas e os fungicidas têm o objetivo de controlar bactérias e fungos, incluindo o mofo. Após o uso, os produtos químicos podem levar um tempo considerável para degradarem-se e tornarem-se inativos; por isso, podem criar problemas ambientais depois de sua aplicação inicial e, por essa razão, são potencialmente perigosos. No hospital, existe a possibilidade de usar esses produtos químicos em áreas como cozinhas, depósitos, áreas de resíduos, quartos, jardins etc. Como parte da política ambiental, o hospital deve identificar os pesticidas e os herbicidas para usar os que apresentem menos dano potencial e dar instruções precisas sobre seu armazenamento, manejo, uso e descarte. Sempre que possível, maneiras alternativas de controle de pragas devem ser buscadas, como os controles biológicos, culturais e físicos. Com os biológicos, busca-se usar os predadores naturais para o controle de insetos.

Talvez, os maiores problemas surjam no descarte das sobras de produtos químicos, considerando que são tóxicos. Os métodos de descarte dependem da quantidade de resíduos, da velocidade de degradação química e biológica dos ingredientes ativos, da sua concentração, forma física e periculosidade e das opções de descarte.

Nos locais em que seja possível, é conveniente a incineração a temperaturas > 1.000°C e com uma duração não inferior a 1 min. Para evitar problemas de saúde e ambientais, recomenda-se:

- Não reutilizar os recipientes nem as embalagens de pesticidas ou herbicidas
- Enxaguar os recipientes antes de descartá-los e usar a água do enxágue para o controle de pragas e ervas
- Destruir os recipientes após o uso
- Classificar esses resíduos como perigosos e separá-los
- Utilizar um local específico para sua armazenagem e para a colocação dos resíduos
- Instruir adequadamente os funcionários que usam os pesticidas.

Materiais perigosos

São muitos os materiais perigosos que podem ser utilizados rotineiramente em um hospital e, como consequência, eles podem gerar resíduos também perigosos. Esses materiais podem ser tóxicos, inflamáveis, explosivos, corrosivos e infecciosos e, dentro dessa última categoria, estão os resíduos sanitários e os alimentos contaminados.

As fontes de resíduos perigosos incluem as salas de cirurgia, os consultórios, os itens usados em enfermagem, cozinha, lavanderia, tanques, depósitos e equipamentos do departamento de manutenção etc. e compreendem gases, ácidos, desinfetantes, alvejantes, produtos químicos de limpeza, solventes, óleos, graxas, tintas, combustíveis e pesticidas, não esquecendo, é claro, de medicamentos e produtos médicos e de higiene.

A regra mais importante é limitar o uso dos materiais perigosos ao pessoal treinado, bem como assegurar que sejam armazenados, identificados, utilizados, manejados e descartados de acordo com os procedimentos e as normas estabelecidos pelo comitê correspondente, nomeado pelo diretor do hospital.

A seguir, é apresentado um modelo de ficha de informações de segurança de produtos químicos como ponto de partida do trabalho do comitê (Tabela 11.5), da qual se derivam diversas tarefas relacionadas à compra, ao recebimento, ao armazenamento, à entrega, ao emprego e ao uso de resíduos de materiais perigosos.

Tabela 11.5 Modelo de ficha com informações de segurança dos produtos químicos.

Atividades	Observação
Nome genérico: Nome químico: Composição ativa: Uso:	Nome do produto: Fornecedor: Aspecto e cor:
Propriedades físicas: Densidade: Ponto de inflamação (°C): Temperatura de autoignição (°C): Limite de inflamabilidade:	Apresentação: Viscosidade: Solubilidade:
Características importantes: Restrições: Incompatibilidades:	Limites de exposição: Proibições:
Riscos para a segurança: Incêndio: Estabilidade: Explosão:	Precauções:
Medidas de combate a incêndio:	Precauções:

(continua)

Tabela 11.5 (*Continuação*) Modelo de ficha com informações de segurança dos produtos químicos.

Atividades	Observação
Riscos para a saúde: Inalação: Pele: Olhos: Ingestão: Outros:	Ação imediata:
Proteção individual:	Precauções:
Riscos ambientais:	Precauções:
Armazenamento:	Embalagem e etiqueta:

Resumo

A máxima conservação das instalações, dos equipamentos e do meio ambiente é tarefa própria do setor encarregado da manutenção do hospital. Este capítulo indica como organizá-la e colocá-la em prática.

A organização e as atividades de manutenção devem facilitar ao máximo a prestação dos serviços de saúde com excelência e grande qualidade a todos os pacientes do hospital, por meio do uso eficiente, eficaz, seguro e oportuno de cada um dos equipamentos e das instalações disponíveis para o funcionamento normal, evitando, assim, as falhas, prolongando a vida útil e diminuindo os custos operacionais. A manutenção ocorre desde a fase de instalação dos equipamentos, na qual os defeitos apresentados devem ser cobertos pelas garantias de compra, até a etapa de plena operação, na qual surgem problemas ocasionais, que aumentam a causa do desgaste pelo uso e levam, com o tempo, à sua obsolescência.

Para desempenhar essas tarefas com excelência e oportunidade, geralmente os hospitais contam com um setor ou departamento no qual são programadas as diversas manutenções preventivas de modo escalonado, são estabelecidas as realizadas pelos usuários (institucional), pelos técnicos dos respectivos equipamentos e as efetivadas em oficinas e, por último, as de responsabilidade dos fabricantes. Além disso, são executadas as manutenções corretivas em ordem de prioridade, mantidos os inventários de partes e peças de reposição e realizadas as estatísticas, os procedimentos e os calendários de inspeção dos equipamentos de maneira sistematizada. Igualmente, são analisados a preservação do meio ambiente, o ruído, a qualidade do ar, o manejo adequado de resíduos e o uso da energia e da água. Também faz parte de suas funções a segurança hospitalar, como uma atividade de grande importância para a prevenção e a minimização de desastres e a prontidão diante deles.

Bibliografia

Anthony RN. Management control systems. New York: Mc Graw Hill Interamerican; 2006.
ARL-SURA Instituto del Corazón. Plan Hospitalario de Emergencias. Bogotá: SURA: 2013.
Asfahl C.R, Rieske D. Seguridad industrial y administración de la salud. México: Pearson; 2010.
Barajas OM. Soporte logístico en operaciones de emergencia. Bogotá: Cruz Roja Colombiana; 1998.
Chilton D. Manual de reparación y mantenimiento. 1ª ed. Buenos Aires: Ed. Océano; 2005.
Duarte G. Sistema de gestión preventiva: revisiones de seguridad y mantenimiento de equipos. MTA-SE. España: Centro Nacional de Condiciones de Trabajo; 2003.
Figari BS, Marolla IM, Salinas EJ. Ingeniería clínica: Mantenimiento interno y externo. Buenos Aires: Hospital Néstor Kirchner; 2012.
Hernández CA. Precauciones para el control de infecciones en centros sanitarios. España: Centro Nacional de Condiciones de Trabajo; 2006.
Higgins LR, et al. Maintenance Engineering Handbook. Nueva York: Mc Graw Hill; 2001.
Keith D. Seguridad industrial y salud. México: Prentice; 2000.
Martínez MW. Gerencia del mantenimiento en hospitales. Investigación. Atlantic International University Hawaii, USA; 2009.
Montico RE. Hospitales por procesos y no por departamentos. Portal Gerencia y Marketing en Salud [internet]. 2002. Disponible en: www.gerenciasalud.com
Mora GLA. Ponencia: Estrategias de mantenimiento y su efecto en la sostenibilidad empresarial. Primer Congreso Internacional de Mantenimiento. Panamá, 2012.
Obiols J, López F. Plaguicidas: riesgos en las aplicaciones en el interior de locales. España: Centro Nacional de Condiciones de Trabajo; 2003.
Organización Mundial de la Salud (OMS). Hospitales seguros una responsabilidad colectiva. Washington: OMS; 2005.
Organización Panamericana de la Salud (OPS). Índice de seguridad hospitalaria. Formularios para la evaluación de hospitales seguros. Washington: OPS; 2008.
Owen M. Manejo forestal comunitario y rol de las nuevas tecnologías. En: Los Servicios de la Natu-

raleza y cómo sostenerlos. Lima: Edición Servicios Ecosistémicos; 2012. pp. 301-21.

Peters T, Waterman R. Jr. En busca de la excelencia, experiencias de las empresas mejor gerenciadas en Estados Unidos. Bogotá: Norma; 1995.

Pontón G. Mantenimiento preventivo. Conferencias, 2006.

Public Safety Canada: An Emergency Management Frame Work for Canada. 2a. ed. [internet]. 2014. Disponible en: http://wwwpublicsafty.gc.ca/

Rene W. Estrategias para la implementación de un sistema de gestión de mantenimiento. Barcelona: Mailxmail SL; 2007

Rodríguez DE. Ingeniería Clínica. MCG Health Medical Equipment Management Plan Georgia. USA; 2003.

Romero PG. Implantación e integración de un sistema de gestión integrada: calidad, prevención y medio ambiente. Madrid: Ed. Visión Net; 2006.

Sallenave J. Gerencia y planeación estratégica. Bogotá: Norma; 1995.

Sola G, et al Riesgo biológico en el transporte de muestras y materiales infecciosos. España: Centro Nacional de Condiciones de Trabajo, NPT 628; 2004.

Tobías R. Mantenence priority level determination. Medical Equipment Management Plan. Georgia: MCG Health; 2010.

Tovar SG. Fundamentos del análisis de falla. Bogotá: Editorial Escuela Colombiana de Ingeniería; 2006.

University of Michigan Health & Hospital Centres (UMH&HC). Annual Hospital Facilities Maintenance Department Report. 2004.

World Health Organization (WHO): Practical Guidelines for Infection Control in Health Care Facilities. SEARO. Regional Publication # 41 [internet]. 2004. Disponible en: http://www.who.int/en/

12 Hospitais Verdes

Jairo Reynales Londoño

Aspectos gerais

A sociedade tem testemunhado, com uma atitude muito indiferente, a fusão da crise na saúde pública com a degradação ambiental. Quando esses dois aspectos (o comportamento da doença e a degradação ambiental) ocorrem de maneira simultânea, há uma convergência que possibilita a eles alimentarem-se mutuamente, transformando-se em forças com muita capacidade para causar danos à comunidade e, em particular, ao ser humano.

Quando o uso inadequado dos recursos, as mudanças climáticas e a poluição são combinados, observa-se uma considerável proliferação de doenças. Esses temas, de grande relevância para a saúde ambiental, impõem exigências cada vez mais rígidas aos países, sobretudo aos sistemas de saúde e, mais especificamente, aos hospitais, que contam com cada vez menos recursos para enfrentar os danos causados à população.

Por outro lado, o setor de saúde (em particular, os hospitais) ajuda a agravar esses problemas de saúde ambiental ao mesmo tempo em que tenta tratar seus efeitos na comunidade e nas pessoas. Os produtos e os tipos de tecnologia que utiliza atualmente, os recursos que consome, os resíduos que produz e quais edificações tornam esse setor uma fonte significativa de poluição em todas as regiões do mundo; dessa forma, os serviços de saúde (sobretudo, os hospitais) estão contribuindo para a deterioração da saúde pública.

É de vital importância que os médicos, a equipe de enfermagem e, em geral, todas as pessoas que trabalham em hospitais, juntamente com os órgãos governamentais, as agências reguladoras e os sistemas de saúde, orientem ações que conduzam à transformação desses hospitais, a fim de que se tornem desenvolvedores de políticas e ações que promovam a saúde ambiental.

Em suma, é responsabilidade dos hospitais iniciar ações voltadas para a substituição de substâncias químicas perigosas por alternativas mais seguras, a redução das emissões de carbono e a eliminação da exposição da comunidade a resíduos sanitários. É preciso, portanto, estimular os hospitais e o setor de saúde em geral a planejar e colocar em prática ações voltadas para a conservação do meio ambiente.

Saúde ambiental pública em crise

Avaliações realizadas nos diferentes ecossistemas ao longo da segunda metade do século XX, com o apoio das Nações Unidas, levaram à constatação de que os seres humanos transformaram o ecossistema de uma maneira muito perigosa, mais rápida e ampla que em todas as outras épocas da história da humanidade.

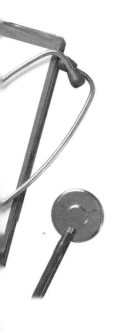

Com o intuito de satisfazer as necessidades da população quanto a alimentos, água potável, energia, madeira etc., essa transformação foi obtida a custos cada vez maiores, que causaram danos graves ao ecossistema e refletiram-se em consideráveis prejuízos ao ambiente habitado pelos seres humanos, em aumento da pobreza para muitos grupos populacionais e em maiores riscos e dificuldades para a sustentabilidade do meio ambiente. De fato, com as tendências atuais a esse respeito, o dano aos ecossistemas gera uma nova barreira ao alcance dos objetivos de desenvolvimento do milênio.

De acordo com os relatórios da Organização Mundial da Saúde (OMS), aproximadamente 25% das doenças e das mortes que ocorrem no mundo são atribuídas a fatores ambientais (água imprópria para o consumo, más condições sanitárias e higiênicas, poluição do ar em espaços abertos e fechados, riscos no local de trabalho, acidentes de trabalho, mudança climática, uso indevido do solo e má gestão dos recursos naturais).

A água imprópria para o consumo humano, a carência de serviços sanitários adequados, a poluição atmosférica, entre outros, são importantes causas de mortalidade infantil; a taxa de mortalidade para esse grupo populacional (principalmente pelas más condições do meio ambiente) é de 36%.

Os fatores ambientais na saúde (em particular, os crescentes efeitos das mudanças climáticas) contribuem para o aumento da carga de doença. Com base nas mudanças no comportamento da história natural das doenças, na escassez de água potável e de alimentos, na vulnerabilidade das moradias, nos assentamentos humanos irregulares e nas doenças relacionadas ao calor e às migrações, a revista *The Lancet* afirmou, em 2009, que "a mudança climática é a maior ameaça global do século XXI para a saúde", e que ela "acarretará maior risco para a vida e o bem-estar de milhares de pessoas".

Funções e responsabilidade do setor de saúde

É responsabilidade do setor de saúde promover a saúde, evitar e curar as doenças e reabilitar as pessoas dos danos por elas causados; entretanto, a prestação dos serviços de saúde nos hospitais, com frequência, contribui inconscientemente para a degradação do ecossistema e, portanto, para a exposição dos membros da comunidade às mesmas lesões que tenta curar. Os hospitais estão produzindo importantes efeitos nocivos ao ecossistema, em decorrência do tipo de produtos que consomem e dos resíduos que produzem.

A falta de medições confiáveis não possibilitava uma determinação precisa da magnitude dos problemas relacionados ao meio ambiente, mas as novas e emergentes tecnologias de aferição têm facilitado a obtenção de evidências sobre a gravidade dos efeitos ambientais gerados pelos hospitais. Entre outros vários exemplos, nos EUA, os hospitais são os maiores consumidores de substâncias químicas (muitas das quais demonstraram uma relação significativa com o câncer); a construção de hospitais na China gera gastos que ultrapassam US$ 12 bilhões ao ano, com um aumento anual de 20%, e consome quantidades significativas de recursos naturais; o *National Health Service* (NHS), da Inglaterra, calculou que as emissões de carbono correspondem a mais de 16 milhões de toneladas ao ano, que, por sua vez, representam 27% das emissões do setor público; o consumo de energia nos hospitais brasileiros equivale a mais de 10% do total do consumo energético comercial do país.

Em razão da importância econômica e financeira do setor de saúde, entre outros aspectos, os resultados sobre os efeitos dos hospitais na saúde ambiental não deveriam causar surpresa. Em 2008, os gastos em saúde, em escala global, totalizaram US$ 5,8 trilhões, que equivalem a, aproximadamente, entre 8,5 e 10% do produto interno bruto (PIB) mundial.

A participação dos hospitais no PIB e o gasto total *per capita* em saúde variam significativamente de um país a outro, assim como a existência de desigualdades significativas na saúde de cada país. Entretanto, os efeitos desse setor na saúde ambiental são de diversos tipos e magnitudes, indo desde resíduos médicos jogados na rua por um hospital rural até a poluição gerada por um hospital moderno, localizado em uma área urbana, pelo uso de energia, substâncias radioativas e medicamentos de alta complexidade.

Os hospitais devem estar cientes da necessidade de adaptarem-se aos efeitos das mudanças climáticas, a fim de tornar a saúde ambiental sustentável. Também devem aproveitar sua posição econômica e a reputação moral de que gozam em sua comunidade para contribuir para a realização dos objetivos de desenvolvimento do milênio relacionados à saúde e à sustentabilidade e, ao mesmo tempo, incentivar uma economia verde.

Hospitais saudáveis

Atualmente, não existe uma norma de ordem mundial que defina o que seja, ou o que deva ser, um "hospital saudável". Entretanto, basicamente, pode ser definido da seguinte maneira:

- Um hospital saudável é uma organização situada em um edifício que promove a saúde pública, porque reduz continuamente seu impacto ambiental e contribui para a diminuição da carga de doença. Um hospital saudável reconhece a relação existente entre a saúde humana e o meio ambiente e demonstra isso por meio do modelo gerencial que adota, de suas estratégias e de como funciona
- Apesar de não existirem "hospitais saudáveis" atualmente, há sistemas de saúde (e em particular, hospitais) que estão tomando medidas para reduzir o dano que causaram ao meio ambiente. Por exemplo: têm surgido iniciativas sobre como tornar o setor hospitalar mais verde em países como Argentina, Brasil, Colômbia, China, Tailândia, México, África do Sul, Suécia, entre outros
- O NHS da Inglaterra criou um "roteiro" para tornar seus hospitais mais ecológicos
- O programa *Hospitais verdes e limpos*, da Tailândia, administrado pelo Departamento de Promoção da Saúde, determina uma série de parâmetros de referência para diversos estabelecimentos de saúde, para que abordem, entre outros aspectos, o modo como usam a energia, consomem substâncias químicas e alimentos e geram resíduos
- A OMS está promovendo uma iniciativa chamada Saúde na Economia Verde, que se concentra em reduzir a emissão de carbono do setor da saúde
- A concepção de uma estrutura programática capaz de orientar ações que tornem os hospitais sustentáveis – que deve ter como objetivo apoiar os esforços dos hospitais a fim de promover a maior sustentabilidade e a saúde ambiental – tem sido a motivação para a formulação da Agenda Global para Hospitais Verdes e Saudáveis e da Rede Global de Hospitais Verdes e Saudáveis, que convocam a participação de hospitais de todo o mundo para a troca de projetos e experiências entre os que estão trabalhando em prol da melhoria da saúde ambiental.

Pretende-se que essa estrutura programática seja desenvolvida simultaneamente, entre outras iniciativas já mencionadas, com a *Agenda da Iniciativa de Hospitais Saudáveis*, baseada nos EUA.

Essa agenda contempla e integra dez objetivos, com uma importante relação entre si, e prevê-se que cada um deles tenha uma série de ações que possam ser implementadas pelos hospitais na medida de seu interesse e sua capacidade. Cada um deles é descrito a seguir.

Liderança

Priorizar a saúde ambiental. A liderança é indispensável para obter uma ampla participação dos funcionários dos hospitais e da comunidade, a fim de promover a elaboração e a execução de políticas públicas que melhorem a saúde ambiental; significa, também, tornar a segurança, a sustentabilidade e a saúde ambiental prioridades para os hospitais. Neste sentido, é preciso implementar as ações apresentadas na Figura 12.1.

- Formar equipes de trabalho: para ajudar a garantir que os objetivos de sustentabilidade e saúde ambiental sejam atingidos quando cada uma das pessoas que trabalham no hospital compreender e adotar as ações correspondentes para seu cumprimento cabal e efetivo
- Promover a pesquisa: para poder identificar com maior clareza e rigor científico os vínculos entre a sustentabilidade ambiental e suas consequências para a saúde
- Envolver a comunidade: para fomentar o conhecimento em matéria de saúde ambiental entre os funcionários do hospital e os membros da comunidade, fator essencial para garantir e proteger a saúde pública
- Promover políticas relacionadas à saúde ambiental: para que os hospitais trabalhem ainda mais a favor da saúde ambiental, tais políticas devem orientar no sentido de dar prioridade à atenção básica em saúde, a fim de buscar estratégias de prevenção de doenças para diminuir as necessidades futuras de tratamentos que exijam o uso intensivo e custoso de recursos. As políticas adotadas e executadas conscientemente propiciam a redução de custos e uma postura ecológica do setor de saúde (em especial, a dos hospitais), bem como a carga de doença, para a qual as atividades do setor contribuem inadvertidamente.

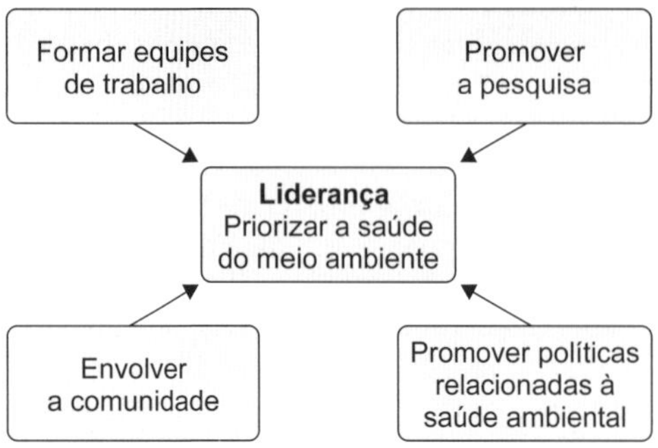

Figura 12.1 Ações que devem ser promovidas com a liderança.

Água

Reduzir o consumo de água dos hospitais e fornecer água potável. A água própria para o consumo humano é um recurso natural cada vez mais escasso em muitas regiões do mundo, representando um importante desafio para os países e, sobretudo, para a saúde do meio ambiente. Mais de 1 bilhão de seres humanos não têm acesso à água potável e um número ainda maior bebe água contaminada.

A cada ano, ocorrem 4 bilhões de casos de diarreia, dos quais 86% são atribuídos ao consumo de água imprópria para o consumo humano e às péssimas condições higiênicas e sanitárias. Aproximadamente 2,5 milhões de pessoas morrem a cada ano em decorrência de doenças diarreicas, sendo que a maioria dessas mortes ocorre entre crianças menores de 5 anos. A OMS estima que 94% dos casos de diarreia podem ser evitados se houver maior disponibilidade de água limpa e melhores condições sanitárias e higiênicas.

A falta de infraestrutura de serviços sanitários e de água própria para o consumo humano é o principal problema que afeta os hospitais, seja porque propicia maior incidência de doenças ou porque as instituições não podem contar com serviços básicos para o fornecimento de água e o descarte de resíduos.

O fornecimento de água potável traz um importante benefício para a saúde pública e para o meio ambiente, porque evita o surgimento de doenças e, consequentemente, reduz o consumo dos recursos médicos necessários para o tratamento correspondente.

Quando a disponibilidade de água é abundante, os hospitais costumam ser importantes consumidores em várias operações. Nos EUA, por exemplo, até 75% do consumo de água nos hospitais destina-se a processos que vão desde os relacionados a equipamentos mecânicos até o transporte de águas residuais; aproximadamente 32% são utilizados para beber, preparar alimentos, tomar banho e lavar as mãos.

Alimentos

Comprar e fornecer alimentos saudáveis. A globalização dos hábitos alimentares ocidentais, que incluem o consumo excessivo de gorduras saturadas, carboidratos refinados e alimentos processados, associada ao preocupante e progressivo aumento do sedentarismo, está contribuindo para o aumento da incidência de doenças como obesidade, diabetes e distúrbios cardiovasculares.

A taxa de obesidade ultrapassou 2 vezes o número de casos registrados durante a década de 1980, e 67% da população mundial vive em países em que o sobrepeso e a obesidade causam a morte de mais pessoas que as deficiências nutricionais. A OMS declara que "[¼] muitos países de renda baixa e média estão atualmente enfrentando uma 'dupla carga' de doenças. Enquanto ainda lidam com problemas de doenças infecciosas e desnutrição, sofrem com o rápido aumento dos fatores de risco de doenças não transmissíveis, como obesidade e sobrepeso, especialmente em zonas urbanas".

Essa tendência trouxe como resultado o aumento da demanda por tratamentos que consomem um grande volume de recursos, que, por sua vez, aumentam os custos do setor de saúde e a pegada ecológica por ele produzida ao investir mais energia e recursos para tratar essas doenças.

A produção industrial de alimentos contribui, em grande medida, para a modificação do clima e para outros problemas ambientais. A Organização das Nações Unidas para a Alimentação e a Agricultura informou que a pecuária para a produção de carne e laticínios gera, aproximadamente, 18% das emissões totais de gases de efeito estufa. Os resíduos provenientes dos estabelecimentos pecuários e dos campos fertilizados são escoados pela água da chuva e contaminam os cursos de água. Os pesticidas envenenam os trabalhadores e contaminam os campos e os alimentos. A alimentação do gado com antibióticos torna as bactérias do meio ambiente mais resistentes a esses medicamentos.

Promover e apoiar sistemas localizados e sustentáveis de alimentos nutritivos propicia aos hospitais reduzir o quanto poluem e melhorar a nutrição e o acesso aos alimentos e, com isso, ajudar a evitar doenças, limitar os impactos ambientais do hospital e, em prazo mais longo, minimizar as necessidades de atenção à saúde da população.

Produtos farmacêuticos

Formular, se aplicável, administrar e descartar os medicamentos de forma segura. Hoje em dia, há resíduos de medicamentos no solo e nas águas subterrâneas de, provavelmente, todas as regiões do mundo. Tais resíduos são provenientes de diversas fontes, entre elas, os hospitais. Os controles exercidos pelos governos na maioria dos países não conseguiram diminuir a dependência crescente de fármacos que a sociedade vive atualmente.

É indispensável que os hospitais adotem mecanismos que lhes permitam manter um controle rigoroso sobre os medicamentos. Neste sentido, devem evitar compras em volumes excessivos e só dispensar as quantidades necessárias, para reduzir os resíduos. É necessário, ainda, recuperar os medicamentos não utilizados pelos pacientes, pois, caso contrário, serão jogados na rede de esgoto ou no lixo comum.

Atualmente, não existe um método universal para a disposição final dos medicamentos. Embora, em vários países, as leis exijam que os medicamentos sejam incinerados, essa prática é ainda mais perigosa, pois em muitos deles não existe a infraestrutura nem as técnicas adequadas. A incineração incorreta (p. ex., dos comprimidos, que em geral são acondicionados em blísteres de plástico contendo PVC) provoca a liberação de dioxinas, substâncias altamente perigosas para o ser humano.

As tecnologias para a destruição com substâncias químicas podem ser usadas para a disposição final de medicamentos; entretanto, não foram adotadas nos países onde as normas exigem a incineração.

A OMS e outras organizações recomendam, como a melhor opção, que os resíduos de medicamentos sejam devolvidos a seus fabricantes para a disposição final, pois eles têm total conhecimento da composição química de seus produtos e devem estar mais bem equipados que qualquer outra equipe para descartá-los de maneira segura. Em alguns hospitais nas Filipinas, por exemplo, tal medida é acordada como parte do contrato de compras.

Deve-se evitar a incineração a média e baixa temperatura, bem como o uso de aterros sanitários sem os controles adequados e o descarte na rede de esgoto.

Energia

Implementar a eficiência energética e a geração de energias limpas renováveis. A geração de energia a partir da queima de combustíveis fósseis, como petróleo, carvão e gás, é a que mais causa danos ao meio ambiente e à saúde pública. As emissões geradas pela queima de combustíveis fósseis estão entre os principais fatores da mudança climática global e dos problemas de saúde apresentados em escala local. Em 2007, os combustíveis fósseis contribuíram para 86% do consumo de energia primária global e liberaram na atmosfera quase 30 bilhões de toneladas métricas de carbono.

A transição para o uso de fontes de energia limpas renováveis (energia eólica ou solar) pode reduzir significativamente as emissões de gases de efeito estufa e proteger a comunidade das inúmeras consequências trazidas pela mudança climática, como a maior incidência de doenças relacionadas ao calor, a disseminação de doenças transmitidas por vetores, o aumento das secas e da escassez de água em algumas regiões e as tempestades e inundações, entre outras.

Nos países industrializados e naqueles em desenvolvimento, o setor hospitalar consome grandes quantidades de energia proveniente dos combustíveis fósseis; por isso, é indispensável quantificar o consumo mundial de energia do setor hospitalar e suas respectivas emissões de gases de efeito estufa. Entretanto, alguns dados são claros: os edifícios dos hospitais ocupam o segundo lugar na lista de edificações com o maior consumo de energia nos EUA; eles consomem cerca de US$ 6,5 bilhões ao ano em energia, e esse valor está aumentando. Por sua vez, no Brasil, os hospitais são responsáveis por 10,6% do consumo energético total do país.

A redução significativa das emissões de gases de efeito estufa e seus custos energéticos, empregando fontes de energia limpas e renováveis, é uma alternativa importante do ponto de vista ambiental e econômico para os hospitais.

Substâncias químicas

Substituir as substâncias químicas nocivas por alternativas mais seguras. A exposição a substâncias químicas tóxicas tornou-se uma constante, que se inicia antes do nascimento dos seres vivos e se mantém ao longo de toda sua vida. Muitas dessas substâncias estão relacionadas a doenças como asma, mal de Parkinson e câncer, mas também a infertilidade, dificuldades de aprendizagem e contaminação do ar em espaços fechados.

Uma porcentagem significativa dos casos de câncer é atribuída à exposição ambiental e ocupacional. A cada ano, 12 milhões de casos de câncer são diagnosticados no mundo e mais de 7 milhões de pessoas morrem em decorrência dele.

Considera-se que a fabricação de substâncias químicas crescerá de modo constante até 2030, período em que seu uso terá maior impacto nos países em desenvolvimento.

Os hospitais são uns dos principais consumidores de substâncias químicas, incluindo aquelas que causam efeitos nocivos demonstrados e amplamente documentados para a saúde e o meio ambiente. Um setor cuja missão é recuperar a saúde humana contribui para a carga de doença. As substâncias químicas existentes nos produtos utilizados em tratamentos médicos afetam a saúde humana ao longo do ciclo de vida desses produtos, ou seja, durante sua produção, uso e descarte.

Estudos recentes mostram que os trabalhadores do setor de saúde (em particular, os de hospitais) estão mais ameaçados pelas substâncias químicas utilizadas que o público em geral. Muitas delas são utilizadas para fins específicos próprios de cuidado ou recuperação da saúde, por exemplo, a quimioterapia para o tratamento do câncer ou os desinfetantes para a esterilização de materiais.

Resíduos

Reduzir, tratar e dispor, de maneira segura, os resíduos dos estabelecimentos de saúde. A OMS publicou uma série de princípios básicos relacionados à gestão segura e sustentável dos resíduos hospitalares. Os governos de todo o mundo fizeram um chamado para que a gestão dos resíduos hospitalares seja assumida com mais proatividade.

A Comissão de Direitos Humanos das Nações Unidas propôs "o desenvolvimento de um marco legal internacional abrangente para a proteção da saúde humana e do meio ambiente contra os efeitos adversos do manejo e descarte inadequados de resíduos hospitalares". Infelizmente, a gestão dos resíduos hospitalares não conta com o financiamento necessário para sua implementação apropriada.

A combinação das propriedades tóxicas e infecciosas dos resíduos hospitalares é uma ameaça, embora subestimada, para a saúde pública e o meio ambiente. Estudos recentes chegaram à conclusão de que mais de 50% da população mundial encontra-se em situação de risco decorrente dos efeitos dos resíduos hospitalares sobre a saúde.

Ao contrário do que ocorre com muitos outros resíduos perigosos, atualmente não existem normas internacionais que orientem a gestão dos resíduos hospitalares, e sua classificação e manejo variam de um país para o outro.

As águas residuais costumam ser excluídas da lista de resíduos hospitalares, mas devem ser consideradas. Essas águas contêm mais patógenos resistentes aos medicamentos, maior variedade de substâncias químicas e mais materiais perigosos do que as águas residuais domésticas e, por isso, é necessário manejar adequadamente sua disposição final.

A incineração dos resíduos hospitalares produz gases e compostos perigosos, como ácido clorídrico, dioxinas e furanos, além de metais tóxicos, como chumbo, cádmio e mercúrio. O descarte de resíduos sólidos produz emissões de gases de efeito estufa, incluindo o metano, que é 21 vezes mais potente que o dióxido de carbono.

Se a disposição final dos resíduos hospitalares for adequada, eles não devem causar efeitos adversos para a saúde ou o meio ambiente. A gestão dos resíduos médicos é complexa e só serão obtidos resultados adequados quando for possível mudar os hábitos dos funcionários do hospital.

A pequena porção dos resíduos hospitalares potencialmente infectantes contrasta com a alta proporção de plásticos – os primeiros podem ser reciclados ou vertidos em aterros sanitários após a desinfecção, mas os segundos não devem ser queimados, pois a incineração de plásticos produz altas quantidades de gases de efeito estufa, além de poluentes tóxicos, como dioxinas e furanos.

As Nações Unidas recomendam o uso de alternativas à incineração e à respectiva alocação de recursos, medidas consideradas essenciais para a proteção do direito à saúde e outros direitos humanos fundamentais. A Convenção de Estocolmo sobre Poluentes Orgânicos Persistentes e a OMS também sugerem que se recorra a alternativas à incineração para reduzir a contaminação global com dioxinas e furanos.

Edifícios

Apoiar projetos e construções de hospitais verdes e saudáveis. No século XIX, o início da urbanização disseminou uma grande quantidade de doenças infecciosas, que puderam ser controladas parcialmente por meio de intervenções voltadas à melhoria dos edifícios: foram formuladas normas para a construção e o planejamento urbano. Os sistemas de saneamento, os serviços públicos de abastecimento de água e as exigências de ventilação e luz natural nas moradias são exemplos de respostas do ambiente construído aos impactos à saúde causados pelo desenvolvimento.

Atualmente, diversos problemas de saúde ambiental (mudança climática, contaminação tóxica, perda de biodiversidade, entre outros) estão relacionados à produção e à manutenção do ambiente construído. À medida que ocorre o desenvolvimento acelerado em muitas regiões, o consumo de recursos para a construção de edifícios torna-se cada vez mais intenso, exigindo metodologias e materiais de construção locais e nativos além de sua capacidade de ser sustentáveis. De fato, os edifícios deixam uma enorme marca na saúde ambiental. De acordo com as estimativas do Programa das Nações Unidas para o Meio Ambiente (PNUMA), é possível que as atividades relacionadas à construção sejam responsáveis por até 30 ou 40% das emissões de dióxido de carbono em todo o mundo.

As atividades relacionadas à construção de edifícios consomem 40% do total de pedra bruta, brita e aço gerados e 25% da madeira virgem de todo o mundo. A construção e a demolição de edifícios produzem cerca de 50% dos resíduos sólidos municipais. Os edifícios prejudicam ainda mais a camada de ozônio na estratosfera ao usarem líquidos refrigerantes e produtos produzidos com compostos que consomem o ozônio, incluindo materiais isolantes. Os edifícios utilizam mais de 75% da produção mundial de PVC. A produção de cloro, um ingrediente básico do PVC, é um dos processos industriais que consomem mais energia em todo o mundo (cerca de 1% de toda a produção elétrica mundial).

Ao mesmo tempo, a construção no setor de saúde está em pleno auge em muitas regiões do mundo, com um dinamismo particular em vários países em desenvolvimento. Em 2009, o mercado mundial da construção de instalações dedicadas à saúde foi avaliado em US$ 129 bilhões e, em 2016, a previsão era que ultrapassasse US$ 180 bilhões. Ao todo, o setor de saúde corresponde a mais de um terço do mercado mundial da construção de edifícios institucionais.

Os edifícios destinados à prestação de serviços de saúde são tão diversos quanto os sistemas de administração que lhes dão forma. Incluem desde clínicas de atenção ambulatorial até hospitais de alta complexidade, mantidos também por uma grande diversidade de proprietários, entre eles, organizações governamentais, organizações filantrópicas sem fins lucrativos e corporações. Também incluem instalações comunitárias que funcionam 24 h por dia, todos os dias.

A construção de edifícios verdes deve considerar aspectos relacionados ao uso e à localização da terra, ao consumo de água e energia, às boas práticas para a aquisição de materiais de construção e à qualidade ambiental dos espaços internos.

A localização dos hospitais em áreas que tenham rotas de transporte público próximas, o uso de materiais de construção, a arborização com espécies nativas da região, a iluminação e a ventilação naturais, o uso de energia alternativa e tetos verdes são medidas que possibilitam a redução do impacto ambiental. Tais recursos são aplicáveis a qualquer tipo de hospital, sejam instalações de grande porte ou pequenas clínicas comunitárias.

Estudos recentes evidenciam a existência de uma relação causal entre o ambiente construído e a resposta terapêutica. O projeto de um hospital pode influir de maneira positiva na saúde do paciente, bem como no desempenho e na satisfação dos profissionais que o atendem.

É conveniente mencionar que as estratégias de edifícios verdes e saudáveis não servem apenas para construções novas. Em muitos casos, os edifícios já existentes podem ser adaptados de maneira a incluir várias das melhorias empregadas em edifícios novos.

Compras

Comprar produtos e materiais mais seguros e sustentáveis. Os hospitais costumam comprar uma grande variedade de insumos, desde material médico-cirúrgico, substâncias químicas e produtos eletrônicos e plásticos, até energia, produtos radioativos, farmacêuticos e alimentares. A elaboração e a implementação de uma política de compras ética e verde possibilitam que o hospital tenha um desempenho mais condizente com o papel de hospital saudável.

Os hospitais gastam grandes somas de dinheiro na compra de bens. O mercado mundial de dispositivos médicos atingiu US$ 305 bilhões em 2010, e a previsão é que esse valor continue crescendo durante os próximos anos, como resultado da crescente demanda nos mercados emergentes.

Considerando o poder de compra dos hospitais em vários países, eles devem tentar influenciar os fabricantes para que forneçam produtos mais seguros e de maior sustentabilidade ambiental, produzidos em condições de trabalho saudáveis e em conformidade com os padrões de trabalho internacionais.

Transporte

Melhorar as estratégias de transporte para pacientes e funcionários. O transporte é uma das maiores fontes de poluição atmosférica e, certamente, afeta a saúde. A exposição a monóxido de carbono, dióxido de enxofre e dióxido de nitrogênio causa doenças respiratórias e altera os sistemas de defesa do organismo. Estudos recentes documentaram uma associação entre a elevação dos níveis de ozônio na comunidade e o aumento dos atendimentos em serviços de emergência.

Os transportes veiculares que consomem combustíveis respondem por 20% do total mundial de emissões de CO_2, e estima-se que até 2030 essas emissões aumentem para 65%. Os hospitais, com as ambulâncias, veículos hospitalares e para entregas e meios de transporte para pacientes e funcionários, contribuem para esse valor.

De acordo com relatórios do NHS, estima-se que as emissões de CO_2 relacionadas ao transporte de funcionários e pacientes a centros de atenção médica equivalem a, aproximadamente, 16% das emissões totais de carbono.

Uma estratégia para reduzir as emissões relacionadas ao transporte é o uso da telemedicina. Segundo a OMS, "os programas de saúde à distância podem reduzir [¼] a emissão de carbono do transporte relacionado ao atendimento médico, além de melhorar o acesso e os resultados para os grupos mais vulneráveis. Em muitos países em desenvolvimento, foram obtidos bons resultados com simples aplicativos de telefonia móvel, que permitem realizar consultas médicas a distância e obter ajuda em casos de emergência".

Resumo

A sociedade tem testemunhado, com uma atitude muito indiferente, a fusão da crise na saúde pública com a degradação ambiental. Quando esses dois aspectos ocorrem de maneira simultânea, há uma convergência que os leva a se retroalimentarem, transformando-se em forças capazes de causar danos à comunidade e, em particular, ao ser humano.

Quando o uso inadequado dos recursos, as mudanças climáticas e a poluição são combinados, observa-se uma considerável proliferação de doenças.

A concepção de uma estrutura programática capaz de orientar ações que tornem os hospitais sustentáveis, cujo objetivo deve ser apoiar os esforços dos hospitais para promover maior sustentabilidade e saúde ambiental, tem sido a motivação para a formulação da Agenda Global para Hospitais Verdes e Saudáveis e da Rede Global de Hospitais Verdes e Saudáveis, que convocam a participação de hospitais de todo o mundo para a troca de projetos e experiências entre os que estão trabalhando para melhorar a saúde ambiental. Esta agenda contempla e integra dez objetivos, com uma importante relação entre si.

Bibliografia

Agencia de Protección Ambiental de los Estados Unidos. Cálculos del modelo de reducción de residuos [internet]. 2009 [citado 2015 dic. 28]. Disponible en: http://epa.gov/climatechange/wycd/waste/calculators/Warm_home.html

Costello A, Abbas M, Allen A, et al. Managing the health effects of climate change: The Lancet y University College London Institute for Global Health Commission. Lancet. 2009;373:1693-733.

Declaración de Asturias: un llamamiento a la acción. Conferencia internacional sobre determinantes ambientales y laborales del cáncer. Asturias, España, 17 y 18 de marzo de 2011.

Declaración de Calin Georgescu, Special Rapporteur on the adverseeff ects of the movement and dumping of toxic and dangerous products and wastes on the enjoyment of human rights, 18.a Sesión del Consejo de Derechos Humanos, Ginebra, 14 de septiembre de 2011.

El mercado de la construcción en el sector de la salud en China [internet]. 2005 [citado 2015 dic. 28]. Disponible en: http://www.ita.doc.gov/td/health/china_healthcare_construction05.pdf [en inglés].

Estados Unidos, Departamento de Salud y Servicios Humanos, Junta Asesora Presidencial sobre Cáncer. Cómo reducir el riesgo de cáncer por exposición ambiental: qué podemos hacer ahora [internet]. 2010 [citado 2015 dic. 28]. Disponible en: http://deainfo.nci.nih.gov/advisory/pcp/annualReports/pcp08-09rpt/PCP_Report_08-09_508.pdf

Estados Unidos, Oficina de Evaluación de Peligros para la Salud Ambiental, Agencia de Protección Ambiental de California. Sustancias químicas que causan cáncer o toxicidad reproductiva conocidas por el Estado al 7 de enero de, 2011 [internet]. 2011 [citado 2015 dic. 28]. Disponible en: http://www.oehha.ca.gov/prop65/prop65_list/files/P65single010711.

Estrategia provisional para fortalecer el compromiso del sector de la salud en la implementación del Enfoque Estratégico sobre la Gestión Internacional de Sustancias Químicas, SAICM [internet]. 2011 [citado 2015 dic. 28]. Disponible en: http://www.saicm.org/documents/meeting/grulac/Panama %20 2011/Meeting %20documents/LAC3_INF7_health %20strategy.pdf

Gleick PH, Cooley HS. Energy implications of bottled water. Environ Res Letters. 2009;4.

Guenther R, Walt V. Lecciones del sector de la salud en todo el mundo. Healthcare Design [internet]. 1 de octubre de 2010 [citado 2015 dic. 28]. Disponible en: http://www.healthcaredesignmagazine.com/article/globallessons-healthcare

Harhay MO, Halpern SD, Harhay JS, et al. Health care waste management: A neglected and growing public health problem worldwide. Tropical Med Int Health. 2009;14:1414-7.

Janssen S, Solomon G, Schettler T. Base de datos de sustancias tóxicas y enfermedades de The Collaborative on Health and the Environment [internet]. 2010 [citado 2015 dic. 28]. Disponible en: http://www.healthandenvironment.org/tddb_about.

National Health Service, Sustainable Development Unit. Route map for sustainable health. Cambridge: NSH; 2011.

National Health Service, Unidad de Desarrollo Sustentable. Saving carbon, improving health: NHS carbon reduction strategy. Cambridge: NHS; 2009.

Organización de Naciones Unidas, Asamblea General, Consejo de Derechos Humanos. Tema 3 de la sesión 18: Promotion and protection of all human rights, civil, political, economic, social and cultural rights, including the right to development. Washington: ONU; 2011.

Organización Mundial de la Salud (OMS). Health in the green economy: co-benefits to health of climate change mitigation. Ginebra: OMS-Health Facilities; 2010.

Organización Mundial de la Salud. Safe health care waste management, documento de políticas. Ginebra: OMS; 2004.

Organización Mundial de la Salud (OMS). Principios básicos para la gestión segura y sustentable de residuos sanitarios. Ginebra: OMS; 2007.

Prüss A, Giroult P, Rushbrook P. Safe management of wastes from healthcare activities. Ginebra: OMS; 1999.

Pruss-Ustun A, Corvalan C. Ambientes saludables y prevención de enfermedades: hacia una estimación de la carga de morbilidad atribuible al medio ambiente. Ginebra: OMS; 2006.

Prüss-Ustün A, Vickers C, Haefliger P, et al. Knowns and unknowns about the burden of disease due to chemicals: A systematic review. Environmental Health. 2011;10:9-24.

Punpeng T. Green and clean Hospital. Documento presentado en la Conferencia Regional Asiática sobre Cuidado de la Salud sin Mercurio. Manila, Filipinas, marzo de 2011.

Reed C. El ahorro de agua como parte de la eficiencia energética. Inside ASHE [internet]. 2005 [citado 2015 dic. 28]. Disponible en: http://www.energystar.gov/index.cfm?c=healthcare.ashe_sept_oct_2005 (en inglés).

Salem Szklo A, Borghetti Soares J, Tiomno Tolmasquim M. Energy consumption indicators and CHP technical potential in the Brazilian hospital sector. Energy Convers Manag. 2004;45:2075-91.

Secretaría del Convenio de Estocolmo sobre Contaminantes Orgánicos Persistentes. Directrices sobre las mejores técnicas disponibles y guía provisional sobre mejores prácticas ambientales, relacionadas con el Artículo 5 y el Anexo C del Convenio de Estocolmo sobre Contaminantes Orgánicos Persistentes: incineradores de residuos [internet]. 2008 [citado 2015 dic. 28]. Disponible en: http://chm.pops.int/Programmes/BAT/BEP/Guidelines/tabid/187/language/en-GB/Default.aspx

Stringer R. Medical waste and human rights. Presentación ante el Relator Especial de la Comisión de Derechos Humanos de las Naciones Unidas, Salud Sin Daño, mayo de 2011.

World Health Organization. Estrategias para mejorar la salud mediante la gestión segura y sustentable de residuos. Asamblea Mundial de la Salud, 126, 22 de enero de 2010 [internet]. 2010 [citado 2015 dic. 28]. Disponible en: http://apps.who.int/gb/ebwha/pdf_files/EB126/B126_R12-en.pdf

Parte 2

Operação, Auditoria e Gestão Hospitalar

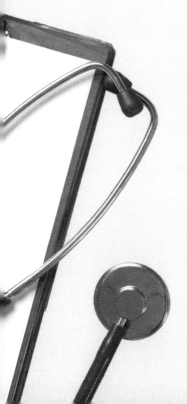

13 Engenharia Clínica e Gestão Tecnológica Hospitalar

Humberto Alfonso Granados

Introdução

O objetivo deste capítulo é fornecer os conhecimentos essenciais sobre a ciência da engenharia biomédica, especialmente a de engenharia clínica, e sobre a gestão e manutenção das tecnologias biomédicas pertencentes às instituições de saúde, além de mostrar como garantir o funcionamento das tecnologias médicas por meio de aquisições, operação e manutenção dos sistemas, de modo que forneçam segurança, eficiência e eficácia na prestação dos serviços médicos.

Ao longo das últimas décadas, as instituições de saúde têm se tornado cada vez mais dependentes da tecnologia, tanto que fabricantes e fornecedores de equipamentos passaram a oferecer treinamentos em tecnologias relacionadas com procedimentos médicos de prevenção, diagnóstico e terapia de reabilitação. As ciências tecnológicas permitem a integração de profissões interdisciplinares e a obtenção de melhores resultados em termos de custo-efetividade para os pacientes.

Os serviços de saúde têm se modernizado visando à melhor assistência para a sociedade, a qual exige tecnologias mais complexas, que demandam sistemas de engenharia e ambientes adequados para sua instalação e operação. Assim, à medida que as instituições de saúde implementam novos procedimentos médicos, tecnologias mais complexas ou atuais se tornam necessárias.

O suporte técnico demandado por toda unidade de saúde é fornecido pela engenharia clínica, que surgiu como ciência na década de 1960, mas atingiu seu maior desenvolvimento na década seguinte, quando as instituições de saúde começaram a incorporar maciçamente as tecnologias médicas complexas e que exigem suporte especializado dos sistemas de engenharia, fornecido, por sua vez, por engenheiros clínicos e tecnólogos biomédicos.

O engenheiro clínico é o profissional que aplica seus conhecimentos científicos e tecnológicos e os métodos de engenharia na área da saúde. Quando atua como diretor de suporte técnico da instituição, atua na gestão, na direção, na execução de programas de capacitação e de operação e na manutenção da infraestrutura física e das tecnologias da instituição. Entre as principais funções do departamento de engenharia clínica, têm-se a difusão dos conhecimentos sobre as últimas tecnologias que chegam à instituição e a ampliação da cultura sobre os benefícios que oferecem aos pacientes.

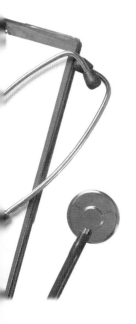

Países desenvolvidos estão continuamente pesquisando, inovando, fabricando e comercializando novos equipamentos e dispositivos médicos com tecnologias que comprovem a confiabilidade dos diagnósticos, procedimentos e reabilitação do paciente. Entre as tecnologias mais avançadas, destacam-se, por exemplo, a tomografia por emissão de pósitrons (PET) e a ressonância magnética (RM). As ciências médicas e biológicas têm o propósito de oferecer serviços médicos de alta qualidade e, por isso, pesquisam sempre novos procedimentos, que serão assistidos pelas tecnologias médicas.

Na década de 1980, Kerr White desenvolveu um estudo sobre tecnologia médica, infraestrutura física das instituições e nível de saúde da população. Entre os resultados desse estudo, observou-se que os sistemas de atenção da saúde nos países em desenvolvimento são subutilizados – que, a cada 1.000 pacientes que procuravam um hospital em busca de atenção médica, 250 não precisavam de assistência médica, 740 necessitavam de atenção ambulatorial, 9 careciam de atenção médica de um hospital geral e apenas um precisava de serviços especializados.

A medicina é uma ciência bastante antiga, mas só começou a prosperar com os avanços das ciências exatas, como a química, a fisiologia, a farmacologia e a matemática, entre outras. Desde 1960, as tecnologias médicas têm evoluído rapidamente, em virtude de as instituições de saúde terem incorporado às suas estruturas o departamento de engenharia clínica como suporte técnico das tecnologias e da gestão de manutenção dos sistemas, equipamentos e dispositivos médicos.

O engenheiro clínico é um profissional especializado nas ciências tecnológicas da saúde, as quais, unidas a outras ciências da vida, como eletrônica, bioinformática, biotecnologia, biomecânica, bionanotecnologia, técnicas de imagem e biomateriais, exigem espaços para o desenvolvimento de programas médico-assistenciais e adequam as ciências interdisciplinares ao cuidado com o ser humano. Trata-se de um ramo da engenharia biomédica que aplica técnicas e procedimentos tecnológicos à atenção da saúde, com a função principal de oferecer atenção ao paciente com excelência, mediante o emprego ótimo e eficiente da tecnologia a custos razoáveis.

As tecnologias biomédicas incluem dispositivos, equipamentos, sistemas, programas, suprimentos e fármacos biotecnológicos, bem como procedimentos médicos e cirúrgicos utilizados na prevenção, no diagnóstico e no tratamento das enfermidades humanas. Essas tecnologias contribuem para a prevenção e a detecção de enfermidades mediante a identificação dos riscos e das suas causas, além de serem ferramentas importantes para diagnosticar irregularidades na saúde e identificar a natureza, a causa e a situação desses eventos patológicos. Ainda, contribuem com os tratamentos para restauração física, melhora ou restituição de funções fisiológicas e corporais, garantindo uma melhor qualidade de vida.

As tecnologias mais avançadas proporcionam alta efetividade em prevenção, detecção, análise e tratamento de doenças, aumentando a expectativa de vida e, consequentemente, diminuindo a incidência de mortes prematuras.

A Food and Drug Administration (FDA), a agência encarregada de registrar, controlar e certificar os equipamentos e dispositivos médicos nos EUA, revelou que, no fim do ano 2000, existiam no país mais de 50.000 equipamentos e dispositivos médicos de diferentes tipos e graus de complexidades tecnológicas, número que aumenta em aproximadamente 5.000 novos produtos a cada ano.

Durante a década passada, o desenvolvimento das tecnologias biomédicas foi impressionante, com forte correlação entre a engenharia biomédica e a medicina. Em 1990, os países desenvolvidos construíram, em grande escala, complexos médico-industriais que alcançaram cifras de até U$ 62.500.000, especialmente para o desenvolvimento e a provisão de equipamentos médicos, contando com as últimas tecnologias para procedimentos da saúde, como RM, PET, telemedicina etc. Atualmente, a indústria da tecnologia médica é a de maior crescimento econômico no mundo e a que mais contribui para o desenvolvimento de pesquisas. A Organização Mundial da Saúde (OMS) conduziu um estudo em 54 países em desenvolvimento sobre os fatores que mais influenciam na melhora da saúde de uma população, obtendo as seguintes conclusões:

- Os níveis de saúde de uma população são determinados, em ordem, por: educação, moradia, nutrição, saneamento e recursos médicos e tecnológicos
- Os investimentos nas instituições de saúde são bons quando a qualidade da atenção à população é excelente. Isso é evidente quando se considera que, para obter um diagnóstico médico com 95% de confiança, são

necessárias tecnologias biomédicas com capacidade e precisão tecnológica cujos investimentos equivalem a cinco unidades (monetárias) e que, para alcançar 96% de eficácia do mesmo procedimento médico, precisam-se de 500 unidades.

Sistemas de saúde

Evolução

O serviço que a maioria das tecnologias de saúde pode oferecer advém de um sistema de atenção à saúde no qual convergem instituições privadas e públicas. Em toda avaliação tecnológica de saúde (ATS), deve-se considerar a estrutura do sistema por sua influência direta na forma como se incorporam e são utilizadas as tecnologias. Além de formular políticas e estratégias para controlar e regulamentar a inovação tecnológica, a ATS precisa se ajustar, em cada caso, à estrutura específica do sistema.

Os sistemas de saúde são formados pelas instituições públicas e privadas de um país, que se encarregam de proporcionar atenção médica à população no que se refere a prevenção, diagnóstico, tratamento e reabilitação das doenças. Para alcançar essas metas, as sociedades científicas têm continuado a realizar pesquisas nos diferentes campos da saúde, aplicando estratégias experimentais e modelos de outras organizações a fim de encontrar um modelo excelente capaz de melhorar a qualidade de vida das pessoas.

Atualmente, os sistemas de saúde estão orientados à cura das doenças, e não à prevenção. Por esse motivo, os custos dos procedimentos médicos se tornam mais altos, sobretudo pela necessidade de se adquirir tecnologias complexas.

Os países em desenvolvimento sofrem com diversas limitações econômicas para obter tecnologias médicas recém-chegadas ao mercado. No entanto, há instituições de saúde que comprometem seus poucos recursos econômicos adquirindo tecnologias complexas (e desnecessárias) para igualar seus procedimentos aos de outros hospitais e clínicas.

Existem fatores que intervêm de forma direta nos custos de prestação dos serviços de saúde, como:

- Falta de planejamento e de análise técnico-científica dos procedimentos que executam
- Influência de pessoas externas (vendedores e fabricantes de tecnologias) sobre os responsáveis pelas compras das instituições
- Deficiência ou carência de infraestruturas físicas e sistemas de engenharia adequados
- Falta de capacitação dos recursos humanos para procedimentos científicos
- Insuficiência de programas de manutenção preventiva
- Incapacidade de pagamento (comum em países em desenvolvimento).

A maioria dos equipamentos e dispositivos médicos adquiridos pelas instituições de saúde é necessária, mas muitos não correspondem às ponderações tecnológicas nem ao verdadeiro nível da instituição.

Os serviços de saúde são compostos por múltiplos fatores, representados por recursos humanos, financeiros, gerenciais, tecnológicos e biológicos. Para a análise e a homologação das funções que todos exercem, é necessário dividi-los em categorias: médico-biológicos, médico-administrativos e médico-tecnológicos.

Os países em desenvolvimento apresentam grandes falhas na prestação de serviços de saúde, sendo a principal em recursos humanos (médicos, biomédicos, enfermeiros, entre outros), pois os profissionais se dedicam basicamente aos aspectos biológicos, de maneira que faltam gerentes, administradores, engenheiros e tecnólogos para o desenvolvimento dos sistemas.

A América Latina e o Caribe são regiões que dependem das tecnologias biomédicas produzidas por países desenvolvidos na América do Norte, na Europa e na Ásia. Por sua procedência, essas tecnologias promovem altos custos e dificuldades de aquisição pelos países em desenvolvimento. A carência de tecnologias médicas, entretanto, provoca perda da credibilidade na eficiência de cumprir serviços médico-assistenciais aos usuários.

A OMS apresentou um relatório sobre a gestão da manutenção dos equipamentos e dos dispositivos médicos utilizados nas unidades de saúde, concluindo que, nos países em desenvolvimento e que dispõem de equipamentos e dispositivos médicos, aproximadamente 50% está em estado utilizável – ainda que existam alguns países com 80%, o resto das tecnologias se encontra em estado inoperante. Essa situação resulta da carência de infraestruturas físicas e de sistemas de engenharia, o que impede instalações apropriadas e seguras para cada um dos equipamentos. Outro fator que contribui negativamente para esse cenário está relacionado aos recursos econômicos destinados à capacitação do médico e do paramédico responsáveis por operar e conservar as tecnologias nas instituições.

A OMS concluiu: "o problema, na íntegra, deve ser direcionado a três aspectos fundamentais: especificar uma política de entrega completa; ter uma infraestrutura técnica forte; e estabelecer programas de capacitação devidamente homologados por instituições reconhecidas internacionalmente no ensino das tecnologias da saúde".

Sistemas de saúde modernos

A prática da medicina moderna iniciou no século XX. Antes de 1900, a medicina pouco tinha a oferecer ao cidadão comum porque seus recursos eram muito limitados. Os primeiros que chegaram foram os médicos, escassos já naquela época, mas por motivos diferentes dos atuais. A demanda era pequena e os pacientes atendidos por médicos com pouca experiência e que viviam na comunidade ou por pessoas comuns que residiam em locais determinados para tratamento e recuperação dos doentes, e não necessariamente hospitais.

Com os avanços da medicina, tanto em ciências quanto em química, fisiologia, farmacologia, entre outras, teve início a era da colaboração interdisciplinar. Por exemplo, em 1903, Willem Einthoven inventou o primeiro eletrocardiograma, com o qual mediu as atividades elétricas do coração de seu paciente.

Outro invento significativo foi a radiografia, por W. K. Roentgen (1895), antes da qual as explorações médicas no ser humano eram feitas de forma "aberta". Em 1930, foi possível visualizar a maioria dos órgãos do corpo humano mediante o uso de substâncias radiopacas variadas, como os sais de bário (contraste).

Com o surgimento da sulfanilamida, na década de 1930, e da penicilina, em 1940, diminuíram as infecções por tratamentos médicos e a alta mortalidade dos pacientes.

A tecnologia médica começou a despontar depois da Segunda Guerra Mundial (1945-1973), época durante a qual cientistas dos EUA se destacaram por seus avanços na investigação tecnológica no campo da medicina, convertendo o país em uma potência mundial no campo da tecnologia médica.

O emprego da tecnologia disponível tem ajudado no avanço do desenvolvimento de procedimentos cirúrgicos complexos. O respirador Drinker foi introduzido em 1927; em 1939, surgiu o primeiro *bypass cardiopulmonar* (BCP) para cirurgias a peito aberto; em 1940, já eram praticadas o cateterismo cardíaca e a angiografia; e, em 1950, surgiu o microscópio eletrônico como parte da tecnologia médica moderna, o que significou grandes avanços na ciência médica, sobretudo para visualização de pequenas células.

O escâner utilizado para detectar tumores surgiu na era atômica, sendo, por isso, pouco aceito pela sociedade, já que necessitava de material radioativo para identificar agentes tumorais. Assim, os departamentos de medicina nuclear recém-criados em todos os hospitais passaram a representar uma área pouco utilizada.

Desde 1970, a computação na medicina tem contribuído principalmente no campo do diagnóstico. A grande capacidade dos computadores de processar milhares de dados em pouco tempo tornou-os insubstituíveis ao progresso da ciência médica. Até poucas décadas atrás, os processadores só eram aplicados em grandes máquinas; hoje, porém, os progressos para fabricação miniaturizada dos componentes têm lhes permitido não só se igualar aos seus antecessores, mas também superá-los em capacidade, tamanho e velocidade para o manuseio de dados, alcançando, gradualmente, a capacidade de utilização dos centros de assistência de saúde.

Aplicar a computação na medicina é indispensável para que o médico possa processar as informações obtidas sobre os pacientes. Os equipamentos e dispositivos médicos que dependem em grande parte ou mesmo integralmente da tecnologia computacional são:

- Telemetria: permite monitorar o coração de um paciente sem a presença do médico
- Processadores: criam cálculos complexos e mantêm os expedientes médicos atualizados, além de controlarem e manterem a vida dos pacientes
- Exames de imagem: TC e RM, por exemplo, dependem integralmente da tecnologia computacional
- Tecnologias para diagnóstico: eletrocardiógrafo, eletroencefalógrafo, monitores, ultrassonografias (US), gamagrafia, entre outras.

As tecnologias médicas seguem avançando com rapidez e relevância e contribuem para que a ciência médica obtenha grandes benefícios. Desses procedimentos, surgiram novas tecnologias inovadoras, como a nanotecnologia, a engenharia de tecidos, a implantação de órgãos artificiais, a robótica aplicada em procedimentos cirúrgicos, a cibernética, entre outras. Essas tecnologias são um claro exemplo de que a ciência continuará se tornando realidade. A tecnologia ainda tem muito a contribuir para a ciência médica em alguns procedimentos, como:

- Prover atenção em saúde à população nas áreas mais remotas
- Fornecer dispositivos que proporcionem uma melhor qualidade de vida às pessoas da terceira idade
- Atender uma maior quantidade de pacientes diretamente em seus lares
- Automatizar os prontuários clínicos
- Reparar e implantar tecidos usando biomateriais.

Um dos inventos tecnológicos mais importantes incorporado às ciências médicas consiste no minirrobô, instalado dentro do corpo do paciente através de uma pequena incisão. Guiado por um mapa criado pela RM, o aparelho se desloca e tem características especiais para desempenhar determinadas funções, como tirar fotografias, coletar amostras de tecidos, ministrar medicamentos e executar procedimentos cirúrgicos simples.

A tecnologia tem tido um impacto profundo na medicina. Um exemplo de seus avanços refere-se à origem da engenharia genética com o Projeto do Genoma Humano, que deixou os mais renomados cientistas e tecnólogos perplexos, porque mostrou que o genoma humano é menos complexo do que se imaginava e criou alguns questionamentos éticos.

Entre os avanços da tecnologia médica, destaca-se também a engenharia de tecidos, que passou a ocupar posição relevante nos estudos para aplicação de princípios e métodos da engenharia e das ciências biológicas, a fim de alcançar a relação estrutura-função dos tecidos, bem como o desenvolvimento de substitutos biológicos que restaurem, mantenham ou melhorem a função desses tecidos. Nesses processos, convergem ciências como a biologia, a medicina, a engenharia, a química, a física e os materiais.

Aplicações das ciências biomédicas

As ciências biomédicas descritas neste capítulo são imprescindíveis para oferecer saúde ao ser humano. Elas são apoiadas por profissionais multidisciplinares de organizações internacionais, equipamentos e dispositivos médicos, que ajudam a determinar os procedimentos para prevenção, diagnóstico, tratamento e reabilitação de doenças. A engenharia médica abrange ciências de grande relevância, como a biologia, a medicina e a engenharia, das quais fazem parte profissionais que diariamente precisam resolver problemas significativos no desempenho das atividades requeridas para oferecer saúde ao ser humano. Assim, é fundamental conhecer as propriedades de cada uma dessas ciências.

Engenharia biomédica

A Federação Internacional de Engenharia para a Medicina e a Biologia define a bioengenharia como a ciência que integra física, química e matemática aos princípios da engenharia para estudo da biologia, da medicina e dos comportamentos na saúde. Além disso, desenvolve conceitos fundamentais sobre produtos biológicos inovadores, materiais, processos, implantes, dispositivos e sistemas informáticos para prevenção, diagnóstico e tratamento das doenças e reabilitação de pacientes.

Considera-se que a bioengenharia é sinônimo de engenharia biomédica. No entanto, no sentido estrito, a bioengenharia pode ser aplicada a um campo mais amplo, que inclui as engenharias de alimentos e agrícola e a biotecnologia, enquanto a engenharia biomédica está relacionada diretamente com o campo médico e dedica-se a estudar e simular os sistemas que formam o corpo humano.

A engenharia biomédica desenvolve tecnologias por meio de procedimentos que podem aumentar, suprir, estender ou auxiliar funções fisiológicas, como as dos sistemas circulatório, digestivo e neurológico. Trata-se da ciência que abriga as grandes especialidades da bioengenharia, inclusive as engenharias clínica, celular, de reabilitação, de tecidos e a neural, os biomateriais, a bioinstrumentação, a biomecânica, as imagens médicas, a nanotecnologia, entre outras.

Ela surge a partir do momento em que as ciências exatas (as matemáticas, a física, a química e os sistemas computacionais) se unem com a biologia e a medicina, como ilustrado na Figura 13.1.

Bioengenharia

A American Society of Mechanical Engineers (ASME) define a bioengenharia como uma das disciplinas mais novas da engenharia, na qual os princípios e as ferramentas da engenharia,

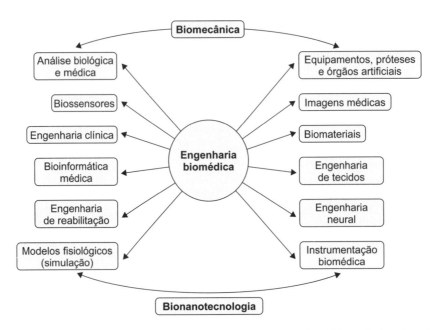

Figura 13.1 O mundo da engenharia biomédica. Adaptada de Bronzino J. What is biomedical engineering? 2012.

a ciência e a tecnologia são aplicados aos problemas apresentados pela biologia e pela medicina. Essa ciência interpreta e fornece soluções técnicas às necessidades da medicina humana e animal, bem como às da biologia, utilizando a eletrônica, a informática e a mecânica como ferramentas principais. A bioengenharia abriga atividades de alto conteúdo tecnológico em áreas como biomateriais, biomecânica, engenharia clínica, biossensores, reabilitação, imagens médicas, órgãos artificiais, sinais biológicos, telemedicina, engenharia neural, bioinformática médica, bionanotecnologia e biotecnologia, entre outras disciplinas relacionadas. Por esse motivo, abrange as ciências relacionadas com a vida, inclusive a medicina e a biologia.

A seguir, serão apresentadas as diferentes ciências do campo biotecnológico abrigadas pela bioengenharia.

Engenharia biomecânica

A ASME define a engenharia biomecânica como a ciência que estuda as características da mecânica e a estática dos fluidos quando associadas aos sistemas fisiológicos em questões como: comportamento dos vasos sanguíneos; movimento e lubrificação das articulações; mecânicas do tecido mole, da cabeça e do pescoço e dos impactos no tórax e no abdome; locomoção humana; fisiologia do exercício; fatores que afetam o trabalho mecânico nos humanos; e as respostas à aceleração, à dinâmica e à mecânica das válvulas cardíacas, à dinâmica arterial, à microcirculação mecânica, à deformação das células cardíacas, ao sistema venoso, à mecânica linfática e à mecânica coclear e vestibular. Além disso, essa ciência inclui os desenhos e a fabricação de elementos fisiológicos.

Engenharia clínica

Trata-se de uma especialidade da engenharia biomédica em que o engenheiro desenvolve suas atividades como parte integral do atendimento multidisciplinar ao cuidado à saúde. Entre as funções principais da engenharia clínica, está a elaboração de sistemas de engenharia e ambientes físicos para os serviços cardiovasculares de imagem diagnóstica, tratamento e monitoramento, laboratórios de análises clínicas e medicina nuclear, entre outros.

Outra função da engenharia clínica consiste na gestão para adquirir tecnologias médicas e para manter os equipamentos e dispositivos médicos, bem como os ambientes físicos para a localização de tecnologias e equipamentos utilizados no cuidado e na reabilitação dos pacientes. No centro da engenharia clínica, está o engenheiro clínico; por isso, a Association for the Advancement of Medical Instrumentation (AAMI) o define como um profissional que oferece às instituições de saúde graus apropriados de experiência e conhecimento para trabalhar de forma responsável, eficiente e segura com equipamentos, instrumentos e sistemas.

Diagnóstico por imagem

Entende-se como diagnóstico por imagem o conjunto de técnicas e processos usados para criar imagens do corpo humano, ou de parte dele, com propósitos clínicos (procedimentos médicos que buscam revelar, diagnosticar ou examinar doenças) ou para a ciência médica (incluindo o estudo da anatomia normal e funcional).

Como disciplina, em seu mais amplo sentido, é parte da imagem biológica e incorpora as ciências radiológicas, a endoscopia, a termografia médica, a fotografia médica e a microscopia (p. ex., para investigações patológicas humanas). As técnicas de medida e a gravação, a princípio, não foram feitas para produzir imagens, como a eletroencefalografia (EEG) e a magnetoencefalografia (MEG), mas, uma vez que proporcionam dados possíveis de apresentação, como mapas (i. e., que contêm informação posicional), podem ser consideradas tipos de diagnóstico por imagem.

Geralmente, no contexto clínico, o diagnóstico por imagem, a radiologia e as imagens clínicas nivelam profissionalmente o especialista da medicina responsável por obter e interpretar as imagens.

Biomateriais

Os engenheiros biomédicos, especializados em biomateriais, desenvolvem materiais que podem ser introduzidos de forma segura no corpo humano, chamados implantes. Esses aparatos incluem lentes de contato, cateteres, válvulas artificiais cardíacas e próteses articulares. Os especialistas em biomateriais devem usar elementos com as funções biológicas necessárias, não tóxicos e degradáveis com o tempo, suficientemente fortes para absorver o estresse, resistentes às infecções e que evitem acumulação de proteínas capazes de produzir coágulos de sangue. Esses biomateriais podem ser de diferentes substâncias, como polímeros brandos, ligas de metais e cerâmicas, os mais comuns.

Existe outro tipo de biomaterial que os cientistas e engenheiros têm desenvolvido para imitar dispositivos corporais danificados ou doentes, como pele, sangue e cartilagens artificiais. Esse material também pode ser usado como curativo temporário para prevenir infecções durante o processo de cicatrização de um enxerto de pele em um paciente com queimaduras graves.

Biossensores

São instrumentos que medem parâmetros biológicos ou químicos, combinando componentes de natureza biológica com outros físico-químicos. Aplicados em movimentos lineares e angulares para medir a pressão sanguínea e a frequência cardíaca, também são usados rotineiramente na medicina e no campo da investigação biológica para mensurar grandes variáveis fisiológicas. Esses aparelhos geralmente são chamados de *transdutores biomédicos*.

A área de maior desenvolvimento e crescimento na indústria biomédica é a de sensores biomédicos, impulsionada por duas tendências muito fortes:

- Desejo do paciente e do médico de obter um diagnóstico rápido
- Esperança de fazer exames não apenas em laboratórios de análises clínicas, mas também nas unidades básicas de saúde.

Biotecnologia

A biotecnologia estuda, cria ou modifica materiais biológicos para fins úteis e abrange a engenharia de tecidos, as proteínas, os anticorpos monoclonais, as análises do genoma humano, a produção de vacinas, a terapia gênica, as células de tecidos e as técnicas de preservação de biomateriais.

Engenharia de reabilitação

Ciência destinada a investigar, desenhar, desenvolver, implementar ou adotar ferramentas tecnológicas para melhorar a qualidade de vida de pessoas com necessidades especiais. Entre suas aplicações, estão:

- Comunicação (sistemas que complementam e substituem a linguagem oral)
- Adaptações de equipamentos para prevenir lesões
- Assistência na reabilitação:
  - Equipamentos para a reabilitação
  - Eletroestimulação terapêutica e funcional

- *Biofeedback*
- Próteses e órteses
- Robótica e automação residencial
- Entretenimento
- Educação e aprendizagem
- Ferramentas para profissionais de reabilitação
- Barreiras arquitetônicas.

A engenharia de reabilitação é apoiada por diferentes tecnologias, como mostra a Figura 13.2.

Engenharia de tecidos e órgãos artificiais

Utiliza os princípios e métodos da engenharia e das ciências biológicas para desenvolver substitutos biológicos capazes de restabelecer ou manter a função normal de um órgão ou tecido. Encarrega-se, por exemplo, de desenvolver biomateriais, como uma matriz extracelular artificial para substituir a natural e promover um espaço tridimensional para as células poderem constituir um novo tecido com estrutura e função apropriadas. A matriz deve prover as condições e o ambiente para uma regulação celular adequada (adesão, migração, proliferação e diferenciação), bem como a entrega adequada de fatores inativos "de crescimento e adesão".

Informática médica

Relaciona-se com os dados dos pacientes, a interpretação de resultados e a assistência nas decisões clínicas, incluindo sistemas especializados e redes neuronais.

Os sistemas de informação hospitalar, os registros médicos computadorizados, as redes, os padrões, os sistemas de decisão e a inteligência artificial são exemplos de informática médica, assim como sistemas de comunicação e arquivamento de imagens (PACS, do inglês *picture archiving and communication system*), informação radiológica (RIS, do inglês *radiology information systems*) e informação hospitalar (HIS, do inglês *hospital information system*).

Engenharia hospitalar

Estuda, projeta e mantém os sistemas que estão dentro ou associados à infraestrutura física das unidades de saúde, como condicionamento ambiental (ar-condicionado, ventilação e calefação), sistemas para fornecimento de vapor e água quente, gestão de eliminação de resíduos patogênicos, nucleares ou comuns, sistemas de eletricidade e de gases medicinais, ar e vácuo.

Investigação

Corresponde às atividades relacionadas com a ciência da bioengenharia e, especificamente, com as pesquisas sobre procedimentos e novas tecnologias que serão utilizadas em procedimentos das ciências biológicas e médica.

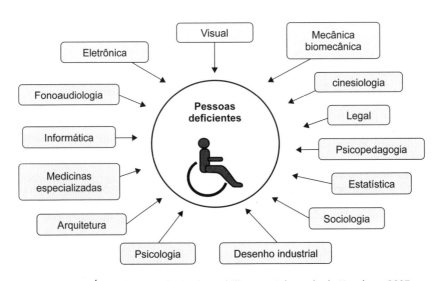

Figura 13.2 Áreas da engenharia de reabilitação. Adaptada de Knudson, 2007.

Normas, códigos e regulamentos para equipamentos médicos

O regulamento para equipamentos médicos é bastante complexa e variável. Muitas agências governamentais, grupos e organizações voluntárias publicaram códigos, normas e regulamentos para melhorar a segurança do paciente e a eficácia dos tratamentos. Em alguns casos, o cumprimento exato desses requisitos pode provocar confusões.

Normas, códigos e procedimentos podem se originar por consenso ou pela contribuição de voluntários que os redigem e pedem que representantes de diversos grupos e organizações com benefícios próprios os revisem, o que pode afetar as normas estabelecidas pelas organizações governamentais.

Os membros do comitê costumam ser especialistas, técnicos, fabricantes, consumidores, agências governamentais e organizações profissionais, comerciais e sindicais. Muitas vezes, as normas voluntárias mencionadas definem um nível de atenção, exercendo pressão para que seja cumprido. Entre as organizações que publicam essas normas, estão: Agência Nacional de Vigilância Sanitária (Anvisa), National Fire Protection Association (NFPA), Compressed Gas Association (CGA) e Association for the Advancement of Medical Instrumentation (AAMI), entre outras.

O credenciamento das normas por uma corporação representa os interesses da instituição, que acredita as organizações com base nos resultados de uma revisão *in loco*. As instituições de saúde costumam ser acreditadas por organizações como Organização Nacional de Acreditação (ONA), The Joint Commission (JCAHO), American Osteopathic Association (AOA) e College of American Pathologists (CAP).

Diferentemente das normas, que têm por objetivo estabelecer um nível de desempenho ou definir procedimentos recomendados, os regulamentos devem ser seguidos como lei. Eles são publicados por agências, que têm autoridade para redigi-los e aplicá-los, ou pelo governo, por meio do Ministério da Saúde.

A seguir, serão apresentadas algumas instituições que fazem acreditações involuntariamente, como as organizações não governamentais, que criam ou fazem cumprir os códigos, os padrões e os procedimentos.

Food and Drug Administration

A Food and Drug Administration (FDA) é a organização encarregada, nos EUA, de registrar, controlar e certificar os equipamentos e dispositivos médicos. Sua principal função é vigiar a salubridade dos alimentos, a segurança e a efetividade de cosméticos e medicamentos, bem como a qualidade e a segurança de equipamentos e dispositivos médicos e de outros produtos que emitam radiações nocivas para o ser humano.

Em 1976, o Congresso dos EUA promulgou a Ata de Emendas dos Equipamentos Médicos, na qual outorga à FDA autoridade para:

- Obrigar fabricantes e vendedores de equipamentos e dispositivos médicos a registrarem anualmente seus estabelecimentos e sua lista de equipamentos
- Impor requisitos reguladores e normativos para a aprovação pré-mercado de equipamento médico conforme seu nível de risco
- Determinar outros controles gerais para garantir a segurança e a efetividade do equipamento médico.

O Center for Devices and Radiological Health da FDA é responsável por garantir a segurança e a efetividade dos equipamentos médicos, rejeitando-os quando emitem radiações nocivas. A FDA produz regulamentações para fornos micro-ondas, terminais de vídeos, equipamentos de US etc. Entre as petições formuladas à FDA para aprovação, estão:

- Estudar as solicitações sobre investigação ou *marketing* dos aparelhos médicos
- Reunir, analisar e tomar providências relativas à informação coletada sobre lesões e outras ocorrências quando da utilização de equipamentos médicos e produtos eletrônicos que emitam radiações
- Estabelecer e afiançar a legalidade das medidas para as boas práticas de fabricação (GMP, do inglês *good manufacturing practice*) e desenvolver padrões para produtos eletrônicos que emitam radiações
- Supervisionar e vigiar o cumprimento das normas de segurança para equipamentos médicos e produtos eletrônicos emissores de radiações
- Oferecer assistência técnica ou outras, que não incluam apoio financeiro, a pequenos fabricantes de equipamentos médicos.

Na emenda de 1976, a FDA estabeleceu uma nova definição para equipamento médico:

instrumento, aparelho, implemento, máquina, invenção, implante, reativo *in vitro* ou similar.

JCAHO

A Comissão Conjunta de Acreditação de Organizações de Saúde (JCAHO, do inglês Joint Commission on Accreditation of Healthcare Organizations) é uma organização dos EUA declarada independente e sem fins lucrativos cuja missão principal é credenciar as organizações de saúde por meio de avaliações *in loco*, incluindo padrões e normas para equipamentos médicos. Trata-se da principal ferramenta norte-americana para avaliar e credenciar pouco mais de 18.000 organizações que desenvolvem programas para cuidado da saúde.

Desde 1951, a JCAHO tem desenvolvido normas concretas para a indústria médica e avaliado os indicadores relativos ao cuidado da saúde. Os padrões para avaliação e credenciamento são dirigidos a pessoas, organizações, instituições e serviços de saúde. Entre as instituições que contam com padrões e procedimentos para credenciamento, destacam-se:

- Hospitais (gerais, psiquiátricos, pediátricos e de reabilitação)
- Redes de atenção médica e serviços de urgências
- Serviços ambulatoriais e atenção médica domiciliar
- Clínicas de repouso
- Organizações para cuidado da saúde de pacientes em condições especiais
- Prestadores de cuidados especiais para procedimentos cirúrgicos ambulatoriais, centros de reabilitação, práticas de grupos, entre outros
- Laboratórios clínicos e patológicos.

Uma instituição de saúde é reconhecida como credenciada quando presta serviços médicos com qualidade, eficiência e efetividade. Para o credenciamento de um serviço de saúde, devem ser atendidos os padrões estabelecidos pela JCAHO e pelos Ministérios da Saúde de cada país. Uma vez credenciada, a instituição deverá, a cada 3 anos, submeter-se a inspeções realizadas por grupos multidisciplinares em áreas específicas.

O credenciamento de uma instituição que presta serviços de saúde se fundamenta nos seguintes princípios:

- Melhorar a qualidade da atenção médica aos usuários
- Complementar as condições que ajudem a certificar determinados serviços da instituição
- Fortalecer a confiança da comunidade na prestação da atenção médica
- Melhorar a metodologia de contratação do pessoal da instituição
- Adquirir as ferramentas necessárias para alçar a educação do pessoal da instituição
- Cumprir com os requisitos exigidos pelas leis estatais.

O credenciamento é obtido com o cumprimento das seguintes exigências:

- Obter as declarações do pessoal responsável e autorizado pela instituição
- Justificar o cumprimento dos padrões fornecidos à instituição
- Obter as respostas das equipes da instituição sobre as observações realizadas pelos avaliadores em relação ao cumprimento dos padrões e procedimentos
- Verificar as observações anteriores feitas no local pelos inspetores encarregados da avaliação, com o fim de obter o credenciamento.

A JCAHO criou e instituiu padrões para avaliar e credenciar serviços de anestesiologia, segurança elétrica, nutrição e dietética, urgências, segurança funcional e higienização, gestão e administração, serviços de cuidados domiciliares e ambulatoriais, controle de infecções intra-hospitalar e hospitalares, arquivos médicos, medicina nuclear, enfermaria, laboratório clínico e de anatomia patológica, farmácia, Serviço de Apoio Diagnóstico Terapêutico (SADT) e reabilitação.

Association for the Advancement of Medical Instrumentation

Os padrões e procedimentos publicados pela AAMI têm ampla aplicação em equipamentos médicos, servindo também como referência universal para procedimentos de esterilização por óxido de etileno, vapor e equipamentos de diálises.

Os padrões, critérios e recomendações da AAMI enquadram-se como um consenso internacional, muitos aprovados como normas nacionais pelo American National Standards Institute (ANSI). A AAMI também tem a função de administrar diversos comitês técnicos internacionais da International Organization for Standardization (ISO) e do International Electrotechnical Commission (IEC), bem como do Technical Advisory Groups (TAG). Os principais padrões da AAMI são validados total ou parcialmente pelas instituições mais relevantes de padronização internacional, como ISO e IEC.

American Society for Healthcare Engineering

American Society for Healthcare Engineering (ASHE) é uma divisão da American Hospital Association (AHA) e tem a missão de produzir e divulgar normas, padrões e critérios para aperfeiçoar a assistência médica e o ambiente físico hospitalar.

A visão da organização fundamenta-se em esclarecer e difundir a necessidade de aplicar padrões que correspondam aos diversos ambientes e equipamentos das instituições de saúde e do meio ambiente.

Em colaboração com os membros afiliados, a ASHE produz normas e padrões utilizados nos diversos eventos e ações de instituições da saúde. Além disso, tem ampla bibliografia, composta de livros e documentos técnicos, na qual apresenta pautas, padrões e critérios para aplicar diferentes ações em instituições de saúde.

American National Standards Institute

Administra e coordena o sistema de padronização voluntária do setor privado nos EUA. Fundada em 1918, por cinco sociedades de engenheiros e três agências governamentais, declara-se como uma organização sem fins lucrativos, sustentada por instituições dos setores público e privado.

Não institui padrões, mas viabiliza consensos entre entidades. Esses processos são seguidos por mais de 175 entidades acreditadas por algum dos três métodos de credenciamento (organização, comitê ou inspeção).

A ANSI promove o uso internacional dos padrões adotados nos EUA e define políticas e normas para organizar padrões internacionais e regionais, promovendo a proteção dos padrões internacionais e nacionais. Foi membro fundador da ISO e ainda exerce papel ativo, caracterizando-se como um dos cinco membros permanentes do Conselho da ISO e um dos quatro membros permanentes de sua Mesa de Direção Técnica.

International Electrotechnical Commission

Organização mundial que realiza e publica padrões internacionais para aplicação de tecnologias elétrica e eletrônica, seus membros pertencem a 50 países e participam regularmente de comitês nacionais.

A missão da IEC é promover entre seus membros a cooperação para padronização eletrotécnica e dos componentes relacionados, como valorização dos padrões nos campos da eletricidade, da eletrônica e de tecnologias afins. A IEC compreende todas as eletrotecnologias, inclusive a eletrônica, o eletromagnetismo, a eletroacústica, as telecomunicações e a produção e distribuição de energia, bem como as disciplinas associadas ao desenvolvimento de tecnologias, ao desenho e à segurança do meio ambiente. Segundo essa missão, os objetivos da organização incluem:

- Determinar de maneira eficiente os requisitos do mercado global
- Assegurar o começo e a máxima abrangência do uso dos padrões
- Valorizar e melhorar a qualidade dos produtos e dos serviços realizados segundo os padrões referidos
- Estabelecer as condições para intercâmbio de sistemas complexos
- Incrementar a eficiência dos processos industriais
- Contribuir para a proteção do meio ambiente.

Os padrões providos pela IEC por meio de documentos permitem estabelecer critérios que, mediante consenso, são aprovados por um grupo de profissionais reconhecidos.

Os padrões são adaptados para ajudar a indústria, os consumidores, as agências de governo e o público em geral e exercem papel importante para melhorar a eficiência industrial e o desenvolvimento nos intercâmbios mundiais. Os padrões são elementos estratégicos em um mundo globalizado, com metas definidas e que luta por divisão de mercados e imposição de regras.

Emergency Care Research Institute

Emergency Care Research Institute (ECRI) é uma agência de investigação de serviços da saúde. Encarrega-se de fornecer, há mais de 30 anos, informação e assistência técnica a organizações relacionadas com o cuidado da saúde.

Os resultados da investigação da ECRI podem ser encontrados em publicações, sistemas de informação, arquivos, programas de assistência técnica, serviços de laboratório, entre outros.

A ECRI conta com um grupo de especialistas em tecnologia de cuidados da saúde, administração hospitalar, análise financeira, administração de riscos, ciências da computação e planificação hospitalar, como advogados, médicos, biomédicos, engenheiros eletricistas, eletrônicos, químicos e mecânicos, especialistas em epidemiologia, bioestatística e comunicações, escritores, cientistas e editores. Desse modo, tem garantido a integridade e a objetividade de suas bases de conhecimento na tecnologia para o cuidado em saúde.

A variedade de recursos da entidade estende-se além da tecnologia e abrange fabricantes, profissionais de cuidados da saúde e de direito, especialistas em informação e outros que atendam à expectativa das tendências dos padrões e de regulações no cuidado da saúde, bem como no manuseio do meio ambiente, na saúde ocupacional e sobre publicações em segurança.

A ECRI também faz recomendações sobre o modo de administrar custos de saúde, credenciamento, gestão de riscos, recursos humanos, qualidade do cuidado e outros assuntos complexos. Tem uma variedade de publicações, bases de dados, *softwares* e serviços que preenchem as necessidades crescentes de informação e apoio para a tomada de decisão no cuidado da saúde, com foco em três áreas principais: tecnologia, gestão de qualidade e risco e gerência.

Underwrites Laboratories

Underwrites Laboratories (UL) é uma organização independente, não lucrativa, fundada em 1894 nos EUA, com a função de avaliar de maneira padronizada e rigorosa todos os produtos médicos e não médicos que utilizam sua marca como selo de aprovação. Seus inspetores visitam regularmente o profissional para auditar o cumprimento com a certificação dos requisitos.

A UL tem 46 laboratórios e 200 centros de inspeção em mais de 70 países e aplica suas normas a mais de 18.000 tipos de produtos fabricados por cerca de 60.000 empresas. Entre suas missões, têm-se:

- Permitir que os ambientes de trabalho sejam adequados e seguros para as pessoas, aplicando ciência e engenharia de segurança
- Respaldar a produção e o uso de produtos fisicamente seguros ao meio ambiente e impedir ou reduzir as perdas de vidas
- Promover o desenvolvimento das ciências de segurança pela investigação
- Concentrar esforços e recursos em torno da segurança pública em áreas que requerem contribuições valiosas
- Produzir padrões para trabalhar com integridade, focados em qualidade e no aumento da confiança de marcas certificadas.

Occupational Safety and Health Administration

Occupational Safety and Health Administration (OSHA) tem a missão de produzir, compilar e divulgar normas, padrões e procedimentos que evitem lesões ou mortes de pacientes, trabalhadores e visitantes da instituição, causados pela exposição ou pelo mau uso dos sistemas, equipamentos, instrumentos, procedimentos e ferramentas empregados nos diversos serviços das instituições de saúde.

National Council on Radiation Protection and Measurements

National Council on Radiation Protection and Measurements (NCRP) é a organização de comercialização voluntária encarregada de produzir e publicar as recomendações para manuseio seguro, disposição e proteção de radiações e materiais ionizantes.

American Society of Mechanical Engineers

Fundada em 1880, tem o propósito de desenvolver e promover as ciências artísticas, a mecânica prática e a engenharia multidisciplinar, ou seja, tudo que harmoniza com outras ciências ao redor do mundo, como a biomecânica, os bioprocessos, a bioengenharia, a biotecnologia, os biomateriais e a nanotecnologia; portanto, ciências que estão em desenvolvimento acelerado para o bem do ser humano.

American Society of Heating, Refrigerating, and Air-Conditioning Engineering

As normas instituídas para ambientes hospitalares pela American Society of Heating, Refrigerating, and Air-Conditioning Engineering (ASHAE) estão compiladas no documento 170 P e em seus anexos, nas quais são definidas as especificações do sistema de ventilação e dos projetos para facilitar o controle ambiental no que se refere ao conforto, à assepsia e aos odores ambientais das unidades de saúde.

As exigências dessa norma são aplicadas às áreas para o cuidado dos pacientes e aos locais de suporte, os quais, por sua vez, se relacionam com unidades de cuidado da saúde, inclusive hospitais. O padrão também considera as contaminações com substâncias químicas, físicas e biológicas que possam afetar o trabalho da equipe médica e também a recuperação do paciente. Procura, ainda, proporcionar segurança aos trabalhadores da saúde e aos visitantes.

A principal função da norma consiste na avaliação de processos para controlar os riscos de infecções (ICRA, *Infection Control Risk Assessment*), fornecendo, assim, elementos para planejamento e projetos ambientais que certifiquem a prevenção e a segurança contra infecções contagiosas produzidas durante a construção de novas unidades, bem como durante as readequações e ampliações de edifícios de atendimento à saúde.

As áreas nas quais a norma é mais aplicada são as salas cirúrgicas, as unidades de terapia intensiva (UTI) e os serviços de cuidados a pacientes críticos.

American Society of Plumbing Engineers

American Society of Plumbing Engineers (ASPE) é uma organização internacional que reúne profissionais qualificados em arquitetura, especificação e inspeção dos sistemas de engenharia hidráulica, dedica-se ao desenvolvimento e avanço da ciência da engenharia relacionada com os sistemas hidráulicos (encanamento), com foco no crescimento e no desenvolvimento técnico de seus membros, a fim de proporcionar saúde, bem-estar e segurança ao público em geral. Entre as recomendações da ASPE, estão aquelas associadas ao uso de tubulação e acessórios para equipamentos médicos, principalmente em áreas como: locais para uso para do público em geral; quartos de pacientes; salas de espera, recuperação, cirurgia, necropsia, enfermagem, ortopedia, emergência, parto, entre outras; quartos de isolamento e de limpeza; ala de pediatria e de cuidados intensivos.

Veterans Health Administration

Veterans Health Administration (VHA) é uma organização que produz e divulga informações relacionadas com políticas, procedimentos, requerimentos e informação geral aplicada aos sistemas de saúde. Dispõe, em seus escritórios, de informação atualizada sobre os projetos de instalações, especificações e processos para localizar e instalar tecnologias de última geração, bem como elaborar programas para a manutenção de equipamentos e dispositivos hospitalares.

American Society for Testing and Materials

American Society for Testing and Materials (ASTM) define quatro princípios que devem ser considerados para todos os processos de aprovação e análise de materiais usados tanto em procedimentos biomédicos quanto na indústria em geral:

- Responsabilidade durante o teste dos materiais
- Autoridade no controle de qualidade
- Responsabilidade nas provas metalográficas
- Restrição do comércio.

Tecnologia médica

É a ciência que trabalha para aperfeiçoar os procedimentos médicos com a finalidade de obter melhor qualidade de vida para o ser humano. Ainda que as ciências médicas e as tecnológicas desempenhem funções que se relacionam e se complementam, elas têm finalidades bem definidas: a primeira como beneficiária e a segunda como suporte para qualidade, eficiência e veracidade dos procedimentos médicos. O aperfeiçoamento dessas duas ciências exige capacitação dos recursos humanos, com formações tanto nas ciências médicas quanto nas tecnológicas.

Uma das definições atuais de tecnologia médica é a do The Office of Technology Assessment (OTA), que a classifica como a ciência que coordena medicamentos, equipamentos, dispositivos médicos e procedimentos médico-cirúrgicos utilizados para o cuidado do ser humano, incluindo, ainda, medicamentos, suportes, sistemas de informação e demanda por estudos de engenharia com alta exigência de atendimento aos serviços de saúde.

Graças às tecnologias atuais, a medicina tem conseguido descobrir uma infinidade de eventos científicos capazes de identificar novas doenças e de promover mudanças significativas extraordinários na aplicação de procedimentos cirúrgicos. Atualmente, tem-se obtido grandes avanços tecnológicos para prevenção, diagnóstico, tratamento e reabilitação do ser humano, graças à contribuição dos engenheiros biomédicos, clínicos e tecnólogos biomédicos, que contribuíram com a investigação e a incorporação de grandes tecnologias para a prática médica. Prevê-se que, para o futuro, haverá mudanças radicais na aplicação da ciência da engenharia biomédica, o que contribuirá com os procedimentos médicos, que têm progredido de forma surpreendente.

As novas tecnologias médicas têm eficiência e eficácia inquestionáveis, mesmo carecendo de políticas claras quanto ao manuseio e ao cuidado de suas tecnologias, dado o desconhecimento de programas acadêmicos em bioética e tecnologia que ajudariam a solucionar, em parte, as deficiências no cumprimento de padrões e regulações que regem a administração dessas técnicas.

Uma das tecnologias de maior impacto ao longo dos últimos anos é a PACS, desenvolvida como resposta tecnológica ao difícil manuseio da crescente quantidade de informações provenientes de diversos métodos de diagnóstico por imagens. Os resultados obtidos com os PACS demonstram que esses sistemas contribuem com vantagens funcionais, sobretudo nos âmbitos de arquivo e de recuperação de imagens.

O uso da PACS é complexo, sobretudo quanto à execução de tarefas não rotineiras, e requer operadores bem treinados e motivados para tarefas administrativas, de manutenção das bases de dados e de distribuição de imagens. Seus objetivos são: captura, gestão, transmissão e exibição de imagens médicas.

Os componentes da PACS são interfaces para equipamentos de imagem, como acelerador linear (LINAC, *linear accelerator*), TC, RM, US, mamografia, medicina nuclear etc. As redes de comunicação são formadas por sistemas de arquivo, estações de trabalho para apresentação de imagens e *softwares* para gerenciar a base de dados.

Nesse conjunto, interagem os sistemas de informação radiológica (RIS, *radiology information system*) e de informação hospitalar (HIS, *Hospital Information Systems*). O RIS tem dados sobre o acompanhamento de exames úteis para o PACS, e o HIS, comumente, administra as operações do hospital e os dados demográficos do paciente.

Avanços das tecnologias médicas

A prática da medicina moderna surgiu por volta do século XX. Seus primórdios remontam a 1900, quando avanços nas ciências (química, fisiologia, farmacologia etc.) foram considerados ciências colaborativas interdisciplinares. Atualmente, a tecnologia é um fator vital para o desenvolvimento e a evolução de uma sociedade que busca aperfeiçoar sua saúde. O aporte tecnológico é fundamental em todas as áreas, porém é imprescindível no que diz respeito à medicina. Por isso, deve existir uma inter-relação entre medicina e tecnologia, pois o manuseio de equipamentos médicos de alta complexidade faz parte dos avanços tecnológicos que vêm se concretizando ao longo do tempo.

O desenvolvimento tecnológico levou a uma mudança surpreendente na medicina; seu avanço permitiu conhecer inúmeros processos que explicam as causas de diversas doenças, os eventos que ocorrem no corpo humano e as consequências de se relacionar com o ambiente. Isso promoveu uma forma mais simples de raciocínio na execução do ato médico, o que fez surgir duas tendências de pensamento: uma que investiga, reflete e estuda permanentemente os processos; e outra na qual a tecnologia é aplicada.

Graças às tecnologias da medicina, lograram-se boas condições para pacientes sem qualquer intervenção cirúrgica. Atualmente, os avanços tecnológicos não só curam, como também previnem doenças e ainda são úteis para todo tipo de investigação médica. Os engenheiros biomédicos e clínicos se encarregaram de incorporar os avanços tecnológicos na prática da medicina, razão pela qual, em um futuro próximo, se prevê uma mudança radical da ciência médica.

Um pouco de história

A aplicação da tecnologia na medicina tem evoluído de modo notório; ao mesmo tempo, isso vem causando grande impacto no resto da sociedade. Na linha do tempo, são vários os avanços tecnológicos. De todas as descobertas dos dois últimos séculos, os de maior impacto na medicina moderna foram:

- Em 1895, W. K. Roentgen descobriu um novo tipo de raio para fins médicos, inicialmente conhecido como raio X (RX), usado para diagnosticar luxações e fraturas ósseas. Nos EUA, os equipamentos de RX mais mo-

dernos eram utilizados para diagnósticos complexos nos hospitais com mais recursos, localizados nas grandes cidades
- Em 1903, Williem Einthoven inventou o primeiro eletrocardiógrafo, usado para analisar e medir os batimentos do coração. Com esse procedimento, iniciou-se uma nova era na medicina cardiovascular e nas técnicas para aferições elétricas do ser humano
- Em 1921, foi utilizado, pela primeira vez, um microscópio em uma intervenção cirúrgica. Atualmente, adota-se a laparoscopia para qualquer intervenção cirúrgica muito pequena para a vista humana. Essa técnica permite avaliar tecidos por meio de uma lâmpada minúscula colocada na borda de um arame fino feito com fibra óptica. Graças à laparoscopia, têm sido feitas cirurgias menos invasivas para o paciente, já que antes era necessária uma grande abertura e, agora, apenas uma pequena incisão
- Em 1942, o primeiro rim artificial foi utilizado para fins de diálise. Esse sistema tem se desenvolvido significativamente, alcançando seu auge no mundo inteiro, embora ainda apresente algumas limitações físicas e sociais
- Em 1952, P. M. Zoll implantou o primeiro marca-passo com dispositivos elétricos para fazer o coração bater. O aparelho consiste em uma caixa pequena e leve implantada sob a pele do paciente e que funciona com uma pilha de lítio com duração de até 10 anos
- Em 1953, surgiu o modelo da dupla hélice do DNA, destacado como o descobrimento que revolucionou tanto a medicina quanto a ciência. As tecnologias médicas se desenvolveram em grande escala depois da Segunda Guerra Mundial, época em que cientistas norte-americanos se destacaram por seus avanços tecnológicos e investigativos no campo da medicina e que serviu para converter os EUA em uma potência da ciência médica mundial
- Em 1970, época considerada revolucionária para a tecnologia por imagens, pelo surgimento do tomógrafo computadorizado, começou a ser empregado o diagnóstico por imagens. Nas últimas décadas, surgiram novas tecnologias para esse tipo de diagnóstico, como a angiografia por subtração digital, a RM e a PET, entre outras. O uso de autoanalisadores computadorizados associados às últimas tecnologias possibilitou que procedimentos complexos fossem realizados em tempo menor e com mais precisão, principalmente em laboratórios de análises clínicas e anatomopatológicas, nos quais se desenvolveram procedimentos nas áreas de bioquímica, microbiologia, hematologia, imunologia e genética
- Em 1967, foi feito o primeiro transplante de coração humano. Atualmente, esse procedimento é considerado relativamente simples e com risco mínimo de fracasso
- Em 1978, nasceu o primeiro bebê de proveta, concebido *in vitro*. Isso ocorreu pela união de um óvulo com um espermatozoide em uma proveta, de forma totalmente apropriada para seu desenvolvimento
- Em 1991, teve início um programa de análise do genoma humano, cujo objetivo principal é decifrar o código genético humano. Até a presente data, foram codificados mais de 18.000 pares de genes.

Com relação aos procedimentos terapêuticos, surgiram tecnologias de grande relevância para as operações de litotripsia extracorpórea, feita mediante a aplicação de ondas de choque para tratar cálculos renais e biliares. Essas afecções também são tratadas por meio da aplicação de *laser*, assim como utilizado nas técnicas endovasculares, que, por sua vez, têm sofrido inovações graças a tratamentos recentes com radioterapia. Nesse campo, é previsto o advento de um considerável grupo de tecnologias médicas com potencial para melhorar ou suprir alguns procedimentos invasivos.

Processo de avaliação das tecnologias

A avaliação da tecnologia em saúde compreende um resumo das informações científicas complexas, de modo que as recomendações sejam úteis para a tomada de decisão. Nesse sentido, analisam-se o efeito preliminar e o amplo uso de uma inovação tecnológica, como definido pelo instituto de investigação médica dos EUA, National Institutes of Health (NIH), em apoio aos estudos científicos que se transformam em descobertas na área da saúde. A avaliação da tecnologia em saúde deve acompanhar os seguintes processos:

- Facilidade tecnológica
- Eficácia ou desempenho em condições ideais
- Efetividade ou desempenho em condições reais
- Valorização em termos de custo-efetividade e custo-benefício.

A avaliação da tecnologia em saúde é uma maneira razoável de estabelecer uma política de pesquisa. Essa avaliação examina as consequências sociais a curto e a longo prazo ao se utilizar uma tecnologia. O enfoque dado é somente social, e não está orientado para os resultados técnicos, embora tenha interesse no impacto indireto, como efeito retardado. Nesse sentido, a ausência da avaliação significa, na prática, a aceitação incondicional de uma nova tecnologia. Os resultados são o produto de estudos científicos avançados que justificam sua utilidade clínica. A variável após a avaliação da tecnologia é o custo. Se não fosse esse o caso, os serviços abraçariam cegamente todas as inovações disponíveis, a fim de tornar toda a humanidade mais saudável.

Aplica-se a avaliação da tecnologia em saúde em três áreas:

- Macroavaliação tecnológica (TA, *technology assessment*): baseada na especialidade médica, com parâmetros diagnósticos, demográficos, econômicos e epidemiológicos, bem como na capacidade de manuseio tecnológico local. Esses aspectos são considerados de acordo com governos locais, fabricantes, universidades, hospitais universitários, associações profissionais, agências e comitês multidisciplinares

- Microavaliação tecnológica (TE, *technology evaluation*): tecnologia particular de determinado fornecedor, porém é o comprador quem decide se adquirirá a versão básica ou a avançada e inovadora

- Avaliação local da tecnologia em uso: investiga as consequências após a incorporação de uma tecnologia, como o efeito real e imediato no cuidado do paciente, os custos operacionais e as melhoras imediatas no serviço de saúde. Assume-se que as técnicas clínicas e os parâmetros encontram-se dentro de um padrão ou de uma prática aceita e que o tipo de tecnologia foi eleito por consenso.

Inovação, avaliação, difusão das tecnologias médicas e seus processos e inovação estão estreitamente relacionados. A inovação das tecnologias é definida, segundo Schumpeter, como a introdução de novos produtos e serviços, novos procedimentos, novas fontes de abastecimento e mudanças na organização industrial, de modo contínuo e orientado ao cliente, consumidor ou usuário.

A inovação, a avaliação e a difusão das tecnologias médicas surgem como respostas ao grande avanço tecnológico, como previsto no início de 1970 com a tecnologia computadorizada, e ainda são utilizadas como suporte para os processos de aquisição de novas tecnologias para um sistema de saúde. A Figura 13.3 mostra

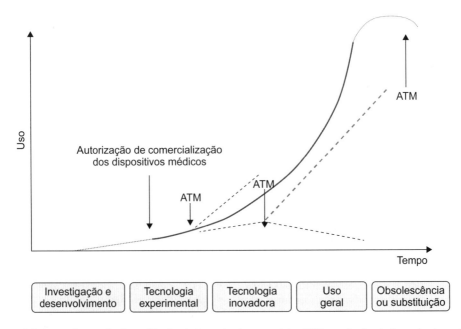

Figura 13.3 Inovação, evolução e difusão de tecnologia em saúde. ATM: avaliação de tecnologias médicas. Adaptada de OMS, 2012.

o processo de inovação, evolução e difusão das tecnologias médicas.

Avaliam-se as tecnologias médicas com o objetivo de aperfeiçoar a aquisição de novos produtos, mediante a análise do custo-benefício, a fim de evitar a compra de tecnologia duvidosa e com custos que não correspondam à Avaliação de Tecnologias da OMS (2012). Para tanto, devem ser cumpridas duas etapas. A primeira fundamenta-se na busca de dados obtidos por meio da investigação, empregando estudos clínicos a longo prazo; e a segunda, nos dados publicados em entrevistas e questionários. O resultado da segunda etapa é mais confiável que o da primeira, pelo fato de os dados utilizados nas investigações serem únicos e adquiridos de fontes diferentes e recentes.

Com a inovação e a valorização de novas tecnologias, procuram-se alcançar os seguintes objetivos:

- Acompanhar o desenvolvimento das novas tecnologias
- Valorizar a eficácia clínica, a segurança e o custo-benefício das novas tecnologias, incluindo o efeito produzido sobre as já existentes
- Avaliar os custos e os benefícios a curto, médio e longo prazo
- Avaliar as tecnologias existentes em seus desempenhos clínicos e compará-las, para efeitos de reposição, com as já existentes ou obsoletas
- Adquirir informação técnica sobre o equipamento médico existente na instituição
- Organizar interações, de forma continuada, entre as necessidades de oferta e capacidades tecnológicas
- Aperfeiçoar o processo de planejamento do orçamento a longo prazo, com o objetivo de atender às necessidades de aquisição de novos equipamentos médicos
- Assegurar um melhor controle da tecnologia médica mediante planejamento e direcionamento.

A indústria é o setor que mais contribui para a inovação e a produção de tecnologias da saúde. Contudo, a inovação vai além do desenvolvimento de equipamentos e dispositivos médicos regularmente aceitos pelas instituições. A habilidade para dirigir a revolução tecnológica e suas subsequentes implicações tem evoluído de modo espantoso e se tornado uma grande aliada para as organizações que se dedicam ao cuidado da saúde.

As tecnologias são bem-sucedidas quando asseguram uma boa e correta inter-relação entre as necessidades e as capacidades dos especialistas dedicados a essa tarefa, e sua avaliação é feita mediante programas planejados e integrados pela instituição. Para tanto, é preciso conhecer as necessidades dos pacientes e dos usuários, bem como ter a ajuda de um grupo de apoio em cada atividade.

As instituições que queiram adquirir tecnologias médicas devem avaliá-las tecnicamente antes de obtê-las, a fim de evitar problemas, por exemplo, com o orçamento, ajustando-o às necessidades clínicas e à capacidade financeira da instituição.

Quando se faz uma análise para a aquisição das tecnologias médicas, devem-se examinar as questões a seguir:

- Que complexidade de tecnologia é requerida para os procedimentos médicos a serem executados?
- Que metodologia será empregada para a destinação do orçamento mais adequado?
- Que conflitos podem ser ocasionados entre a equipe médica e como evitá-los?
- Que riscos produzem as novas tecnologias e como impedi-los?
- Como maximizar a vida útil dos equipamentos e dos sistemas?
- Como diminuir os custos de aquisição?

A avaliação das tecnologias é função do departamento de engenharia clínica. Portanto, o engenheiro clínico, como responsável por esse serviço, deve estar familiarizado com todo o sistema e ter as habilidades que lhe permitam avaliar e determinar as tecnologias médicas, apoiando-se nos seguintes processos:

- Avaliar o estado físico e funcional das tecnologias biomédicas instaladas ou não, e o impacto negativo que produzem na instituição
- Justificar a aquisição de novas tecnologias tanto para melhorar o serviço, substituindo tecnologias existentes, quanto para iniciar um novo serviço.

Aquisição das tecnologias médicas

Processo para a aquisição

A incorporação de novas tecnologias nas instituições de saúde é um processo complexo e que requer o estabelecimento de políticas e objetivos claros, a fim de evitar erros que causariam grandes prejuízos no desenvolvimento do processo, tanto nos aspectos financeiros quanto nos procedimentos médicos.

A aquisição de tecnologias é um processo multidisciplinar que sintetiza as informações de programas médicos, econômicos e éticos. Os processos de aquisição estão orientados a aperfeiçoar a relação custo-benefício, com o qual se conseguirá o melhor mecanismo econômico e se obterá uma maior eficiência na prestação de serviços médicos.

A OMS aponta uma metodologia em que os procedimentos para aquisição de tecnologias envolvem processo fáceis de desenvolver e nos quais os mecanismos são etapas úteis na preparação adequada para adquiri-los, embora não façam parte do próprio processo de aquisição. Como indicado na Figura 13.4, as instituições que pretendam obter tecnologias médicas devem estudar e fazer análises detalhadas das tecnologias a serem adquiridas.

Insumos

O processo para a aquisição de tecnologias médicas requer uma etapa de grande importância: ter acesso, com antecedência, aos relatórios dos equipamentos, para conhecer os critérios emitidos por organizações como a International Network of Agencies for Health Technology Assessment (INAHTA), que compila os relatórios que avaliam outras tecnologias similares elaborados por instituições membros.

Metodologias

Os relatórios existentes permitem determinar se a tecnologia oferecida cumpre eficazmente seu papel. Nesse caso, pode-se conseguir orientação sobre o grau de aquisição necessário para obter uma melhora na saúde. Também é possível investigar nas revisões gerais de tecnologias os tratamentos e produtos farmacêuticos publicados com o propósito de orientar o exercício da assistência médica. As consultas devem ser validadas por especialistas que garantam a integridade dos dados.

Planejamento

Com planejamento, estabelecem-se medidas organizadas e integradas para satisfazer a necessidade de bens, serviços ou trabalhos, de forma exata e com um custo razoável. Os futuros processos de aquisição de tecnologias se transformam em requisitos para a prestação de serviços assistenciais da saúde.

Para o processo de aquisição de tecnologias médicas, é necessário elaborar um inventário dos equipamentos existentes e reunir dados demográficos e epidemiológicos, em colaboração com grupos multidisciplinares, em locais onde as tecnologias são aplicadas adequadamente. No *Manual de adquisiciones de las Naciones Unidas* (2010), é apresentado um exemplo do conteúdo e da estrutura de um plano de aquisições, estando descritas as necessidades em matéria de especificações, prazos, fontes de financiamento e estudo de mercado.

A continuação fornece uma metodologia detalhada e progressiva que permite iniciar o processo para adquirir as tecnologias médicas, com base nos seguintes princípios:

- Que sejam elementos científicos válidos
- Que estejam desprovidas de características pouco úteis
- Que possam ser manipuladas dentro da infraestrutura física existente
- Que sejam acessíveis e aceitáveis pelos pacientes e profissionais que as utilizem.

A aquisição das tecnologias médicas se fundamenta em programas bem concebidos, como indicado no processo. Para isso, devem ser cumpridas as seguintes instruções:

- Ter um sistema gerencial no qual estejam incluídos a competência administrativa, os padrões e os critérios de aquisição, a estrutura de organização tecnológica, o pessoal capacitado e o apoio sistematizado
- Ter os conhecimentos e as experiências técnico-administrativas que direcionem o uso de normas relacionadas com a aquisição de tecnologias médicas
- Dispor de recursos econômicos que permitam cobrir o custo das tecnologias e outras despesas recorrentes, como instalação e manutenção
- Utilizar os padrões existentes para organizar os serviços técnicos
- Desenhar um processo de capacitação continuada para os recursos humanos na operação e na manutenção das tecnologias adquiridas (Figura 13.4).

Critérios para a aquisição de tecnologias médicas

Para adquirir tecnologias médicas, convém observar os critérios a seguir:

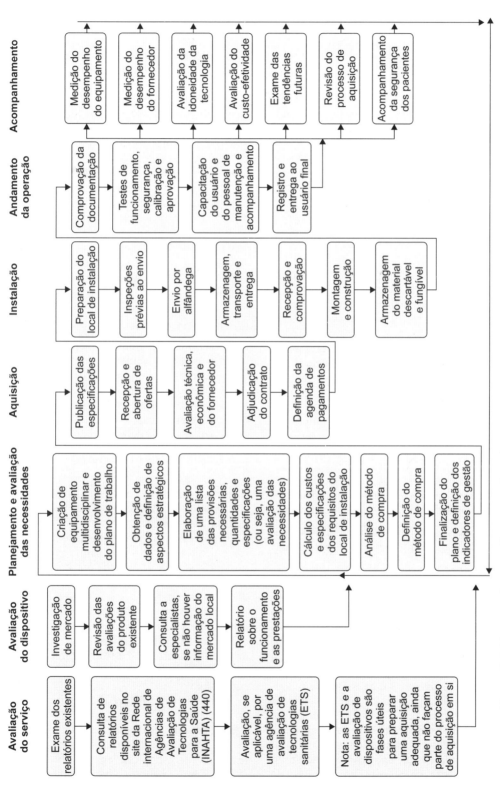

Figura 13.4 Diagrama dos procedimentos padrões de aquisição. Adaptada de OMS, Guia de recursos para adquisición, 2012.

- Nem sempre comprar o mais barato é o mais conveniente. No caso das tecnologias e dos dispositivos médicos, comprando mais barato, o custo de aquisição se converte em valores muito superiores ao incluir os insumos para a operação e o funcionamento. Além disso, as manutenções se tornam mais frequentes pelas falhas contínuas e a vida útil dos equipamentos é mais curta, pela baixa qualidade de seus componentes
- Evitar ser o primeiro a adquirir tecnologias novas nos mercados. Alguns modelos funcionam bem como protótipos, mas não quando produzidos em grande escala
- É conveniente consultar outras instituições de saúde que tenham adquirido tecnologias similares
- Na compra de tecnologias médicas, estabelecer requisitos claros capazes de satisfazer às necessidades da instituição
- Antes de adquirir tecnologias médicas, verificar a qualidade e os componentes de segurança requeridos para procedimentos médicos
- Verificar o funcionamento das tecnologias antes da compra; esse procedimento é imprescindível, uma vez que existem relatórios nos quais se indica que 50% das tecnologias vendidas apresentam falhas elétricas
- Examinar as tecnologias antes de comprá-las, verificando as condições e especificações propostas nos termos de compra e revisando aquelas relacionadas com a segurança de pacientes e da equipe (essas avaliações são de responsabilidade dos tecnólogos especializados e dos próprios vendedores dos equipamentos).

Outros aspectos essenciais a serem considerados antes de adquirir tecnologias compreendem:

- Treinamento da equipe: 80 a 90% dos problemas diariamente informados ao departamento de engenharia clínica e manutenção estão relacionados com a falta de conhecimento sobre o funcionamento dos equipamentos e com erros de manuseio por parte dos operários. É importante exigir do representante ou fabricante das tecnologias a garantia de capacitação dos operários e da equipe de manutenção. Como parte da compra, o vendedor deve entregar duas cópias dos manuais de operação e serviços técnicos, nos quais se incluam planos e esquemas de engenharia
- Não comprar o que não possa manter: todo equipamento opera com um mínimo de cuidados. Ao comprá-lo, ele deverá ser incluído no sistema de manutenção preventiva e iniciar os protocolos especificados pelo fabricante
- Condições de venda: os fabricantes ou vendedores devem se comprometer com o mínimo de condições especificadas no contrato de compra, por exemplo:
   - Tempo e tipo de garantia oferecida pelo fabricante ou seu representante
   - Garantia das condições de segurança de pacientes, operários e equipamentos
   - Locais, períodos, datas e grau de profundidade do treinamento para operários e equipe de manutenção
- Retenção: é recomendável reter entre 25 e 30% do valor total da compra como garantia de fiel cumprimento. A devolução será feita uma vez que tenham sido cumpridos os requisitos de capacitação e o período de garantia.

Custos de aquisição

A teoria do *iceberg* é uma maneira de ilustrar como o preço da aquisição de tecnologias e equipamentos médicos não representa o valor real em si. No momento de fazer um orçamento, não se deve pensar exclusivamente no preço de um equipamento, mas nas necessidades dele e em seu ciclo de vida, o que implica ter disponível, entre outras coisas, o custo de adequação das instalações ou de possíveis remodelações. Também se deve incluir o valor dos insumos, os custos da instalação, a capacitação e o treinamento dos recursos humanos, acessórios e manutenção.

O processo para a aquisição de equipamentos e dispositivos médicos ganha grande importância quando se entende que o verdadeiro custo de aquisição não é o ofertado pelo vendedor, pois este inclui unicamente o preço do equipamento, ou seja, a parte visível do *iceberg* sobre a superfície da água. Para o processo de aquisição ser bem-sucedido, deve-se elaborar um planejamento abrangendo fatores visíveis e não visíveis que determinem o preço correto do equipamento.

Como mostra a Figura 13.5, só uma pequena porção do *iceberg* está sobre a superfície da água, e é o que geralmente se observa a partir de um plano superficial, que também é a parte menor, mais simples e leve. Ao observar um *iceberg*, deve-se pensar na base, no que faz dessa estrutura algo realmente grande.

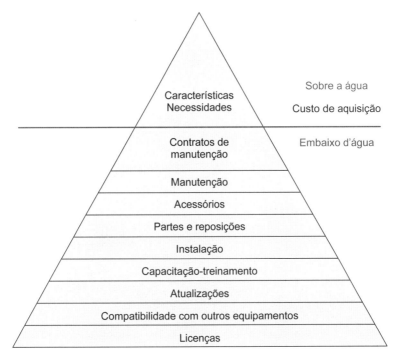

Figura 13.5 Custos de aquisição. Adaptada de Cheng e Dyro, 2004.

Quando se compra um equipamento, o custo não é o que está representado sobre a linha de flutuação da figura, isto é, deve-se considerar os custos adicionais não representados nem especificados na compra. Na Figura 13.5, estão na parte profunda, abaixo do nível da água, os fatores que aumentam consideravelmente o verdadeiro valor do equipamento e que podem ser superiores ao valor previsto inicialmente.

Valorizações básicas para aquisição de tecnologias médicas

A aquisição de tecnologias médicas é um processo que demanda o desenvolvimento de uma metodologia liderada por instituições que intervêm na compra-venda de equipamentos e dispositivos médicos. A Figura 13.6 mostra os procedimentos, os padrões e os critérios que devem ser considerados na avaliação e na compra desses produtos. Ainda assim, é aconselhável seguir algumas recomendações:

- Conhecer o objeto do contrato, em que se incluam suas especificações técnicas e econômicas
- Saber o custo total da compra (i. e., identificar e especificar os componentes)
- Determinar o tempo em que se executará a compra, desde o momento em que se assina o documento pelas partes até a entrega dos produtos no local, instalados e em funcionamento
- Fixar a data de entrega dos produtos indicando dia, mês e ano
- Verificar a quantidade e a qualidade dos produtos, especificadas nas condições da licitação ou compra direta
- Determinar o sistema de embalagem e as marcas dos produtos e conferir se são facilmente identificáveis
- Submeter os produtos comprados a um teste de qualidade
- Especificar as condições de embarque e transporte, desde o ponto de origem até o ponto de destino, e garantir que estejam asseguradas durante todo o trajeto pelo vendedor
- Determinar as condições e formas de pagamento, que poderão ser modificadas se ocorrer algum imprevisto, como:
  - Força maior
  - Penas por causas determinadas, como descumprimento, especificando os respectivos valores e penalidades
  - Reclamações, quando forem consideradas justificadas

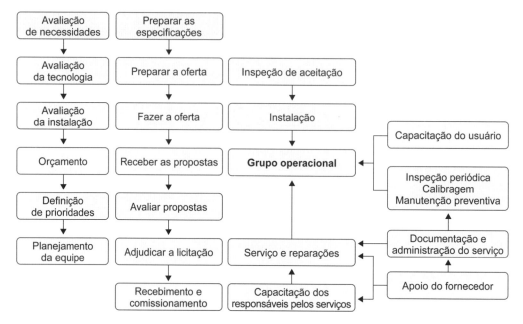

Figura 13.6 Valorizações básicas para a aquisição de tecnologias. Adaptada de OMS, Guía de recursos para adquisiciones, 2012.

- Arbitragem por parte de entidades externas, perante o descumprimento
- Outras condições
• Cumprir as garantias oferecidas e especificadas no contrato de compra-venda, bem como a capacitação de funcionários de operação e manutenção.

Ciclo de vida das tecnologias médicas

Poucas tecnologias têm demonstrado ser a resposta definitiva para um problema de saúde. O mais comum nesse sentido é um processo contínuo de inovação tecnológica que acompanhe estreitamente os avanços nas ciências biomédicas e físicas. Cada vez que surge uma nova tecnologia, colocam-se paralelamente em andamento a difusão, a aplicação e uma reação em cadeia de instrumentos complexos. As tecnologias acabam sendo abandonadas por diferentes razões, ou porque, simplesmente, completaram seu "ciclo de vida" a serviço da saúde.

Na Figura 13.7, o estudo indica o ciclo completo da vida de uma tecnologia, permitindo a identificação dos principais elementos determinantes e das influências que incidem nesse processo dinâmico. Ao mesmo tempo, transmite os elementos necessários para compreendê-los e formular as políticas de controle mais adequadas e efetivas.

O ciclo de vida de uma tecnologia pode variar de meses a anos ou décadas, dependendo do cuidado e das ações de manutenção preventiva aplicadas. A otimização das tecnologias depende de vários fatores, como a obsolescência tecnológica, os custos elevados da sua manutenção, a exigência médica de novos procedimentos ou, talvez, a abertura de novos serviços, entre outros. Esses fatores permitirão que os gerentes das unidades de saúde selecionem acertadamente as novas tecnologias e projetem os custos para a operação e a manutenção ao longo dos próximos anos. A figura também permite analisar o potencial do mercado que determina as tecnologias médicas.

Origem da tecnologia em saúde

Desde o momento em que se concebe uma nova tecnologia até a sua disponibilidade no mercado, existem várias etapas. A primeira compreende inovação, investigação e desenvolvimento, originando o plano para solucionar os problemas atuais. Também é possível criar uma necessidade quando há capacidade de desenvolvimento suficiente, porém esse plano adiciona um problema ao já existente.

As fases seguintes são a consequência da primeira etapa, cujo resultado é o protótipo da

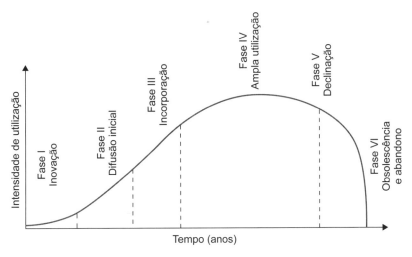

Figura 13.7 Ciclo de vida das tecnologias em saúde. Adaptada de Banta *et al.*, en Bronzino JD, What is biomedical engineering?.

investigação aplicada ao desenvolvimento em função de um produto terminado, em que se consideraram os processos de produção, operação e acabamento das partes:

- Difusão: o anúncio de uma nova tecnologia geralmente é feito primeiro pelos meios de comunicação, para depois ser promovida em reuniões e revistas científicas, naquelas que se expõem os princípios, motivações e expectativas com relação às suas aplicações em seres humanos
- Incorporação: quando surge determinada tecnologia, para que seja reconhecida pelos fornecedores, sua natureza pode sofrer mudanças que merecem ser evidenciadas. Geralmente, essas alterações se devem à orientação fornecida aos fornecedores de saúde ou dos governos, que solicitam os reembolsos aos pacientes. Ao modificar a nova tecnologia segundo um consenso sobre os benefícios para a saúde, notam-se melhoras na qualidade seu atendimento, em virtude de sua aplicação
- Utilização: o uso rotineiro da tecnologia em saúde tem recebido pouca atenção dos investigadores e não apresenta dados exatos para a maioria dos procedimentos, especialmente nos países em desenvolvimento. Essa falta de conhecimentos é preocupante, uma vez que a utilização é a mais importante de todas as etapas
- Abandono: o grande número de inovações tecnológicas produzidas após a Segunda Guerra Mundial tem sido proporcional ao abandono de tecnologias mais antigas, mesmo que o resultado não seja crescente e contínuo quando comparado ao das demandas tecnológicas disponíveis para a atenção da saúde. Normalmente, justificam-se as novas tecnologias diagnósticas pela maior exatidão e segurança, mas elas, em geral, não apresentam resultados significativos quando comparadas aos procedimentos que, teoricamente, substituem.

Estrutura

Existem vários modelos de fluxo para processos de aquisição e gestão da tecnologia em saúde. Para a aquisição de componentes, o acompanhamento se resume em compilar e administrar os dados para controlar as aquisições em curso e, assim, obter informações para aquisições futuras e garantias no processo de aquisição.

Acompanhando os processos, obtêm-se as informações necessárias para o planejamento.

Insumos são os objetivos que avaliam o progresso dos sistemas informatizados para registrar e analisar os dados. Em cada processo, dá-se ênfase na compilação da informação original dos componentes que garantem cada etapa da gestão da tecnologia médica. A análise desses dados permite valorizar os seguintes aspectos:

- O desempenho do equipamento, comprovando o trabalho e a manutenção
- O desempenho do fornecedor, comprovando que:

- a capacidade tenha sido adequadamente determinada
- as entregas tenham sido realizadas de modo satisfatório
- os equipamentos não tiveram dificuldades para serem aceitos
* O custo-efetividade, comparado aos custos reais de funcionamento e do ciclo de vida, comprovando que não houve necessidade de muitos reparos
* A exatidão das previsões comparando as quantidades previstas aos pedidos e às necessidades reais
* Os processos de aquisição anteriores servindo para melhoria dos processos futuros
* A segurança do paciente, recorrendo a um sistema de acompanhamento e registro de informação dos pacientes, mantendo um controle dos dispositivos implantáveis.

Esses processos devem contar com um sistema de gestão da informação e obtenção de dados.

Desenvolvimento e difusão da tecnologia médica

A difusão da tecnologia médica é um conjunto de ações realizadas por diversos profissionais da saúde com o objetivo de fornecer às instituições as tecnologias apropriadas, seguras e eficazes a custos razoáveis. É indiscutível que, para alcançar esses objetivos, é necessária uma diretiva multidisciplinar formada por médicos, engenheiros, gestores e especialistas da área, entre outros. Cada um dos integrantes deverá apontar critérios diferentes que sejam construtivos e ajudem no planejamento, no desenvolvimento e na execução das soluções tecnológicas, além de contribuírem para a obtenção das metas institucionais.

A difusão das novas tecnologias é estabelecida mediante o desenvolvimento de uma série de atividades sequenciais. A primeira fase consiste na pesquisa dos procedimentos básicos, das aplicações e do desenvolvimento tecnológico. A segunda fase é mais demorada, e o ser humano passará a usar esses procedimentos como ensaio. Na terceira, desenvolvem-se os processos de ajustes e adaptações para chegar ao uso prático e à aceitação final. A investigação básica inicia-se com o desenvolvimento de um ciclo de aplicação tecnológica, que parte do planejamento e da avaliação de necessidades até a substituição ou reposição de tecnologia, passando por avaliação tecnológica, busca, seleção, instalação, capacitação em protocolos de manutenção, controle de riscos, custo-benefício e certificação da qualidade.

A principal função da difusão da tecnologia médica inicia-se com a investigação básica, originada para resolver os problemas atuais dos serviços de saúde. Contudo, ao fazê-lo, criam-se outras necessidades, adquirindo suficiente capacidade de desenvolvimento e, dessa forma, promovendo problemas além dos já existentes. A investigação e o desenvolvimento são realizados em laboratórios universitários ou dos institutos científicos.

A difusão e o desenvolvimento da tecnologia médica são apresentados na Figura 13.8, na qual é possível observar as trocas que as tecnologias sofrem ao longo das diversas etapas do processo. Como todo projeto, inicia-se com uma etapa de investigação para proceder ao desenvolvimento, aos ensaios, ao aperfeiçoamento e aos testes finais até que seja aceito para uso e colocado em funcionamento.

Cumprido o processo, continua-se com o treinamento do pessoal, dos usuários e dos tecnólogos. Isso ampliará os conhecimentos sobre os riscos, o fator custo-benefício e a certificação da qualidade. Para esse fim, serão estabelecidos protocolos de manutenção, bem como para o planejamento da substituição ou da reposição das tecnologias.

Ciclo da gestão tecnológica na saúde

A gestão da tecnologia médica (GTM) tem um processo sistemático e quantificável que determina e assegura a relação custo-efetividade, a eficiência, a segurança e a tecnologia disponível, que se adequa à qualidade da demanda por serviços médicos.

O planejamento das tecnologias é um processo realizado por profissionais multidisciplinares da saúde, cujo propósito é fornecer tecnologias apropriadas, seguras e eficazes a custos razoáveis. Cada participante participará de forma diferente em benefício do planejamento, do desenvolvimento e da execução das soluções tecnológicas que contribuam para o êxito da instituição.

Os procedimentos médicos estão se tornando mais específicos e complexos a cada dia, fatores que envolvem inovar e desenvolver novas tecnologias, com equipamentos mais sofisticados exigidos pela ciência médica e que são, portanto, mais caros. Para a inovação, a pro-

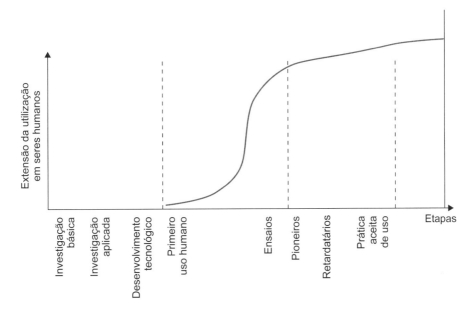

Figura 13.8 Desenvolvimento e difusão da tecnologia médica. Adaptada de Cheng, Medical devices, 2003.

dução e a aquisição de novas tecnologias, serão considerados os sucessos obtidos nas investigações relacionadas com os princípios das ciências físicas. Estes, na maioria dos casos, estão fora do alcance dos profissionais da medicina, que se transformam unicamente em usuários.

A presença de engenheiros clínicos nas instituições de saúde se justifica pela complexidade e diversidade das tecnologias requeridas nos estudos sobre custo-benefício e, também, pela necessidade de treinamento de usuários e tecnólogos e pela operação, calibragem e manutenção das tecnologias médicas. O processo operacional para aquisição de tecnologias se inicia com o planejamento, seguido de aquisição, para, finalmente, chegar ao processo de administração, como descrito na Figura 13.9.

Engenharia clínica

Trata-se de uma especialidade da engenharia biomédica, em que o engenheiro desenvolve suas atividades como parte integral dos grupos multidisciplinares de cuidado da saúde. Também se ocupa da gestão tecnológica hospitalar, entendendo o planejamento como gestão, organização, direção, execução e controle de todas as atividades necessárias para executar um objetivo, buscando sempre, por meio da aplicação das distintas estratégias, ferramentas e técnicas, a otimização dos recursos médicos. O principal objetivo dessa ciência é alcançar a máxima atenção à saúde com excelência e a custos razoáveis.

Evolução da engenharia clínica

Os engenheiros foram os primeiros a serem incorporados às ciências clínicas, no fim de 1960, como resposta à preocupação pela segurança do paciente e à rápida propagação de equipamentos clínicos, especialmente nas academias e nos centros médicos. No processo de desenvolvimento de uma nova disciplina, a engenharia clínica evoluía com novas tecnologias médicas, que requeriam um suporte técnico para seu avanço.

Durante a década de 1970, a engenharia clínica passou por uma grande expansão, atribuída às seguintes considerações:

- Veterans Affairs (VA): convencida de que os engenheiros clínicos são vitais para o funcionamento de sistemas hospitalares, a agência federal VA dividiu os EUA em distritos de engenharia biomédica, cada um dos quais passando a ser comandado por um engenheiro biomédico chefe, que supervisionava as atividades tecnológicas dos hospitais em sua área
- Nos EUA, os departamentos de engenharia clínica se estabeleceram na maioria dos grandes centros médicos e hospitais, bem como em alguns centros clínicos menores, com capacidade inferior a 300 leitos

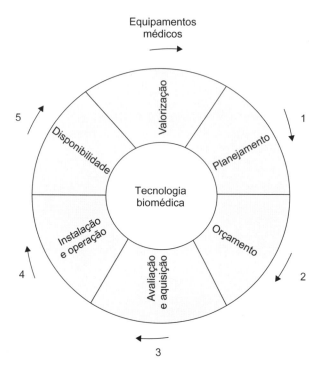

Figura 13.9 Ciclo de gestão de tecnologias médicas. Adaptada de Coe, La tecnología médica, 2012.

- O número de engenheiros clínicos contratados inicialmente aumentou progressivamente nas instituições, como apoio para o uso e a manutenção das tecnologias já existentes e das novas incorporadas.

Participando mais de muitos aspectos das atividades dos hospitais e das clínicas, os engenheiros clínicos passaram a ter um papel multiface. Desde então, eles têm interagido com sucesso com outras entidades e clientes, incluindo a equipe clínica e administrativa de outros hospitais, órgãos reguladores etc., para assegurar que o equipamento médico da instituição seja usado com segurança e eficácia.

Atualmente, os hospitais instituíram departamentos de engenharia clínica para atender às necessidades de gestão da engenharia, bem como para conservar a infraestrutura e a tecnologia biomédica. Para garantir essas ações e responsabilidades, as gerências administrativas das instituições de saúde têm incluído em sua estrutura engenheiros clínicos que terão funções específicas, objetivas e técnicas para compra de equipamentos com tecnologias que garantam a segurança dos pacientes, assim como para análises e aplicação de políticas para gestão dos sistemas de manutenção.

Alguns hospitais experientes incluíram os engenheiros clínicos em sua estrutura e em posição hierárquica superior com o intuito de melhorar o desenvolvimento dos recursos tecnológicos. Em colaboração com os profissionais da saúde, esses engenheiros fornecem serviços médicos com garantia, confiabilidade, segurança e eficiência, o que se consegue por meio da identificação de tecnologias novas e inovadoras. Os engenheiros clínicos têm a facilidade de identificar facilmente a má qualidade e a ineficiência de sistemas e equipamentos.

Engenheiro clínico

É um profissional graduado em engenharia biomédica, com um treinamento que o habilita para a gestão tecnológica no âmbito hospitalar e que assegura a disponibilidade da tecnologia médica, com enfoque sistemático, em termos de custo-benefício, assim como eficiência e segurança. O propósito do engenheiro clínico é ter um bom desempenho para garantir que o serviço clínico seja perfeito e um cuidado do paciente de qualidade.

A engenharia clínica aplica conceitos, conhecimentos e técnicas de todas as disciplinas da engenharia para solucionar problemas dentro do contexto do mundo da biologia e da medicina.

Quando os engenheiros biomédicos trabalham em um hospital ou clínica, são conhecidos como engenheiros clínicos. Mas qual exatamente é a definição do termo engenheiro clínico? Há pouco anos, certo número de instituições, como a American Heart Association (1986), a American Association of Medical Instrumentation (Goodman, 1989) e o American College of Clinical Engineering (Bauld, 1991), as publicações Journal of Clinical Engineering (Pacela, 1991) e *Biomedical Instrumentation and Technology* acordaram que, para servir ao propósito do manual de engenharia clínica *Evolution of a discipline* de Bronzino de 1995, a profissão de engenheiro clínico deveria receber uma definição apropriada:

> Um engenheiro clínico é um profissional graduado por uma faculdade credenciada, comprometido com a aplicação dos conhecimentos científicos e tecnológicos adquiridos por meio da educação ou por sua contínua experiência profissional com o cuidado da saúde, do meio ambiente e de atividades clínicas. O ambiente clínico é definido, por sua vez, como parte do sistema de saúde em que o paciente é diretamente incluído nas atividades de pesquisa e ensino das ações clínicas voltadas ao cuidado do paciente (p. 167).

Em 1990, o American College of Clinical Engineering (ACCE) definiu engenheiro clínico como o profissional que aplica seus conhecimentos científicos e tecnológicos e os métodos da engenharia no âmbito da saúde. Teoricamente, os profissionais que atuam na engenharia clínica devem aplicar os conceitos, os conhecimentos e as técnicas próprias de todas as disciplinas que configurem as engenharias para poder resolver problemas específicos do ambiente hospitalar.

Pelo fato de o engenheiro clínico atuar em conjunto com a equipe médica, assistencial e administrativa e com a logística do estabelecimento de saúde, bem como com entidades reguladoras do setor, suas tarefas se relacionam com todas as dependências da instituição e setores externos. Portanto, o âmbito da gestão de tecnologia da saúde (GTS) ao seu cargo é mais amplo e integral, como indica a Figura 13.10.

Funções do engenheiro clínico

A experiência de alguns hospitais demonstra que o direcionamento de muitos recursos tecnológicos está longe de seu enfoque ideal. Segundo Bronzino, para que se tornassem mais efetivos, esses recursos deveriam ser alocados segundo as exigências de cada instituição, a fim de garantir

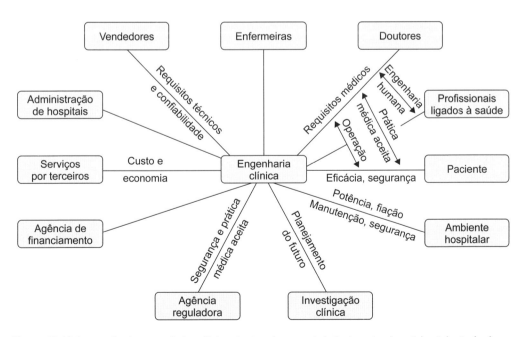

Figura 13.10 Interação do engenheiro clínico dentro de seu estabelecimento de saúde. Adaptada de Bronzino, Clinical Engineering, 2003.

segurança, confiabilidade e eficiência no uso e na inovação de novos equipamentos. Para alcançar esse objetivo, deve-se contar com engenheiros clínicos que tenham facilidade para identificar a qualidade, a condição e a efetividade dos equipamentos médicos, para, assim, obter resultados mais rápidos na caracterização apropriada dos novos equipamentos médicos.

As atividades próprias dos engenheiros clínicos nas instituições de saúde devem contar com o apoio da gerência administrativa, a qual fornecerá os recursos financeiros necessários para que sejam cumpridas as atividades do departamento de engenharia clínica. Esse profissional clínico terá como funções:

- Organizar e supervisionar as atividades dos engenheiros, tecnólogos e demais membros da equipe pertencente ao departamento de engenharia e manutenção da instituição
- Desenvolver programas de capacitação para operadores e tecnólogos nas diferentes tecnologias e nos sistemas de engenharia
- Criar e desenvolver programas de manutenção para as distintas tecnologias existentes
- Elaborar programas para a aquisição de tecnologias novas ou renovadas
- Criar sistemas de engenharia novos ou que se adaptem às modificações das plantas físicas para instalação de novas tecnologias
- Administrar a razão custo-benefício para desenvolver a gestão da manutenção de tecnologias e sistemas de engenharia da instituição de saúde
- Supervisionar os testes de segurança feitos em equipamentos e sistemas de engenharia
- Inspecionar e avaliar tecnicamente os equipamentos que ingressam na instituição
- Coordenar as atividades de engenheiros e técnicos de empresas externas, que desenvolvam atividades de manutenção dentro da instituição
- Treinar a equipe médica e paramédica na operação e na conservação de tecnologias médicas
- Sistematizar os departamentos de engenharia clínica e de manutenção e dar apoio à instituição de suporte do sistema
- Supervisionar a aplicação de protocolos de manutenção para cada equipamento, disponibilizado pelas empresas fornecedoras ou elaborados pelo departamento
- Supervisionar as atividades de controle de riscos
- Desenhar e administrar a execução de instalações e dirigir o controle de projetos
- Capacitar o pessoal da instituição na operação e no cuidado das tecnologias.

Gestão da manutenção para equipamentos médicos

O objetivo deste tópico é proporcionar a base sobre a qual se constrói um programa de manutenção para tecnologias médicas e sistemas de engenharia, buscando segurança, efetividade e eficiência. As atividades do programa são o núcleo principal para a manutenção dos equipamentos médicos, bem como para a segurança do funcionamento, a calibragem e a manutenção preventiva requeridos na hora de apoiar as equipes médica e de engenharia. O propósito é garantir o funcionamento seguro e adequado dos equipamentos utilizados na atenção do paciente, de forma direta ou indireta.

A manutenção dos equipamentos médicos piora a cada dia em decorrência da diversidade de marcas e tecnologias obtidas por programas de assistências multilateral e bilateral, visto que não há uma regulamentação que permita que as instituições de saúde selecionem tecnologias autênticas e requeridas para as necessidades médicas.

Existem vários elementos que contribuem para aumentar a deterioração acelerada das tecnologias e, portanto, as probabilidades de falhas nos equipamentos e dispositivos médicos. Entre eles, estão a insuficiência de informação técnica e as condições ambientais impróprias para armazenar ou instalar os equipamentos, os quais são afetados por humidade, pó, má ventilação ou deficiências nos sistemas de fornecimentos energéticos (eletricidade, água, gases medicinais e outros).

Metas para a gestão de manutenção

Para conseguir gerenciar a manutenção de equipamentos e dispositivos médicos, os seguintes objetivos devem ser alcançados:

- Estabelecer e instituir o sistema de manutenção, de tal modo que seja seguro e funcional, para assim obter a máxima segurança e qualidade de funcionamento dos equipamentos e ambientes
- Facilitar a gestão, a fim de poupar tempo necessário para desenvolver as atividades de manutenção e conservar a documentação dos equipamentos
- Sistematizar os protocolos de manutenção dos equipamentos e a informação técnica deles.

Objetivos

Os equipamentos médicos estão cada vez mais confiáveis e, em muitos casos, menos dependentes de manutenções periódicas para assegurar seu correto funcionamento. Entretanto, o uso da tecnologia biomédica nos pacientes aumentou de forma significativa; por isso, ainda que as necessidades de manutenção de cada unidade diminuam, o número de unidades para administrar aumentou substancialmente. Como consequência, muitos departamentos de engenharia clínica têm o dever de examinar de perto os tipos de equipamentos utilizados e os requisitos de manutenção para cada um.

O objetivo é identificar, de forma genérica, importantes critérios durante a inspeção de uma peça do equipamento sem ser, contudo, muito específico. A intenção não é incluir medidas aplicáveis unicamente a determinados tipos de fabricante ou modelos específicos. No fim deste capítulo, serão descritos exemplos de protocolos para a manutenção dos equipamentos.

No desenvolvimento de um programa de manutenção preventivo, é difícil fazer uma avaliação completa de um dispositivo ou de uma tecnologia que não foi incluída desde o início. Ao mesmo tempo, são necessárias muitas etapas adicionais, mas que não terão um impacto significativo sobre o funcionamento adequado do equipamento. Essa filosofia tem sido considerada visando ao uso mais rentável de todos os recursos e ao cumprimento dos objetivos estabelecidos para uma manutenção eficaz.

Esse viés coincide com o nível de manutenção necessária, em condições normais de funcionamento, para que um equipamento se mantenha operacional de forma adequada, segura e mais econômica. Os procedimentos sugeridos procuram mostrar como tornar esses requisitos melhores e mais equilibrados.

Conforme aumentam as informações disponíveis sobre cada modelo de inspeção ou de seus protocolos, torna-se necessário fazer revisões com mais frequência. Nesse caso, recomenda-se que as instituições avaliem anualmente a efetividade de seu programa e promovam mudanças baseadas no histórico de seus equipamentos.

Definição dos procedimentos

O propósito desta parte é unificar conceitos, critérios e terminologia usados nos diversos procedimentos de manutenção das tecnologias, dos equipamentos e dos dispositivos médicos.

- Manutenção programada de equipamentos: trabalho é realizado em determinado dispositivo de acordo com o cronograma indicado por um responsável (solicitante). Os objetivos do procedimento podem ser:
  - Verificação do desempenho e da calibragem: para se certificar de que o equipamento está em pleno funcionamento e com um rendimento dentro de limites razoáveis, deve-se especificar previamente o desempenho esperado. Dependendo do dispositivo, podem ser definidos vários níveis apropriados para os testes de segurança, rendimento e funcionamento. O mais simples consiste na inspeção visual do equipamento
  - Testes de segurança: para verificar se o equipamento atende a um ou mais dos requisitos de segurança especificados nos padrões e nos regulamentos estabelecidos e, em especial, para comprovar e manter as boas condições de segurança elétrica nas áreas destinadas aos pacientes críticos. Os testes devem ser executados com equipamentos isolados e testadores de receptáculos. Para equipamentos de radiologia, são solicitados detectores de radiação e monitores. Para a segurança do ambiente, exigem-se instrumentos que meçam temperatura, umidade e sinais de interferência magnéticos ou de alta frequência
- Manutenção preventiva (MP): costumam ser definidas inspeções periódicas de equipamentos e dispositivos, quando são realizadas as tarefas de limpeza, inspeção, ajustes e substituição de componentes defeituosos que podem falhar e alterar o estado operacional do equipamento antes da próxima manutenção programada. O motivo para adoção dessa medida é oferecer segurança ao paciente, melhorando a durabilidade dos equipamentos e reduzindo as perdas econômicas associadas à demanda dos serviços quando o equipamento não está em funcionamento
- Manutenção programada do ambiente (MPE): trabalho executado de forma programada, dentro de uma área designada, e não em um equipamento. O objetivo é combinar elementos que surgem durante a manutenção programada. A ênfase, contudo, não está no equipamento, e sim no local onde ele se encontra, assim como em qualquer pequeno elemento do equipamento sem inspeção programada. A MPE pode incluir a revisão estética e da integridade de uma área. Exemplos de itens verificados e que são parte do ambiente compreendem: camas elétricas, geradores de oxigênio, lâmpadas portáteis, ne-

gatoscópios (para avaliação de radiografias) e conjuntos de oftalmoscópios ou otoscópios de parede. Os protocolos para esse tipo de manutenção devem ser seguidos partindo de recomendações dadas por fabricantes ou agências especializadas na elaboração desses padrões, como ECRI, AAMI, ASHE, AV e JCAHO, entre outras
- Manutenção corretiva (MC): trabalho realizado em um equipamento ou em parte dele para restaurá-lo à sua condição operacional e devolvê-lo à sua função correta original. Essas manutenções costumam acontecer de forma não planejada, por pedido do operador, do usuário ou da equipe de manutenção programada. Nesse último caso, os reparos não são do tipo solicitado em manutenções usuais, mas identificados quando há necessidade de reparo
- Inventário para manutenção (IM): tem o propósito específico de servir como ferramenta efetiva para gestão da manutenção de equipamentos médicos. Os critérios que devem ser considerados para inclusão de um equipamento no inventário de manutenção são:
  - Aplicação clínica
  - Risco
  - Necessidade de manutenção preventiva
  - Outros
- Manutenção do inventário (MI): formulada especialmente como uma ferramenta para desenvolver a gestão da manutenção de equipamentos biomédicos, buscando sua eficiência e eficácia
- Controle de inventário: a experiência mostra que o inventário dos equipamentos incluídos nos programas de manutenção deve se limitar àqueles mais significativos. Caso contrário, torna-se impossível ou ineficiente gerenciar. Recomenda-se priorizar a manutenção dos equipamentos com base em critérios de risco. O inventário para a manutenção de equipamentos médicos não corresponde ao dos ativos da instituição, já que apresentam objetivos diferentes. Os equipamentos não incluídos no inventário devem ser inspecionados e verificados com frequência, a fim de manter algum controle sobre seu funcionamento. Os critérios para a inclusão no inventário de manutenção do equipamento médico compreendem exame de aplicação clínica, riscos físicos e requisitos de manutenção preventiva, entre outros. Os critérios para inventariar um equipamento e considerá-lo válido e apto para ser incluído em um sistema de controle de ativos podem ser diversos, desde que este abranja as considerações de valor ativo, depreciação e capacidade de investigar os custos de manutenção corretiva etc.

Departamento de engenharia clínica e manutenção

Toda instituição de saúde classificada a partir do segundo nível de atenção médica requer um departamento de engenharia clínica, sob a direção técnica e administrativa de um engenheiro clínico. A magnitude e a complexidade da organização obedecerão à complexidade da infraestrutura física, bem como aos sistemas de engenharia, equipamentos e dispositivos médicos existentes na instituição. Como não é viável para instituições menores terem sua própria equipe de manutenção, é possível criar uma regulamentação para que elas sejam auxiliadas por outras instituições do setor com maior capacidade técnica ou por empresas particulares especializadas em tecnologias médicas, as quais são auditadas e vigiadas por profissionais altamente capacitados em tecnologias biomédicas.

O departamento de engenharia clínica tem a missão de garantir uma atenção médica com excelência e qualidade a custos razoáveis. Esses componentes são obtidos mediante uma gestão tecnológica eficaz. Ter departamentos de engenharia clínica nas instituições de saúde permite melhorar significativamente o aproveitamento dos recursos tecnológicos disponíveis. Criá-los é uma necessidade inadiável nas unidades de saúde, e os departamentos devem funcionar segundo as seguintes premissas:

- As atividades de manutenção programadas serão planejadas, organizadas e desenvolvidas pela equipe da instituição
- As atividades de manutenção para tecnologias complexas serão programadas pela equipe do departamento, seguindo as recomendações dadas pelos fabricantes ou vendedores, e realizadas por empresas externas à instituição, com especialistas em tecnologia médica, ou pelos próprios fornecedores
- Os programas de manutenção também podem ser desenvolvidos de forma mista, em que parte ocorre por conta da instituição e parte por empresas particulares especializadas em tecnologia médica.

Funções do departamento de engenharia clínica e manutenção

O departamento de engenharia clínica e manutenção exerce funções que lhe permitem usar tecnologias e sistemas para que os equipamentos funcionem em condições de segurança, eficiência e efetividade. Dentro das funções mais relevantes desse departamento, estão:

- Controle de custos: promovidos, entre outros, por atividades relacionadas com a supervisão de contratos de manutenção, análises de preços para aquisição de novas tecnologias e reposições, bem como a avaliação e a determinação da qualidade das novas tecnologias
- Supervisão dos equipamentos médicos: compreende, entre outros, a criação de programas de manutenção preventivo e corretivo, supervisão da manutenção dos equipamentos de alta tecnologia e desenvolvimento de programas de investigação tecnológica com o objetivo de utilizar novos procedimentos médicos
- Desenvolvimento de recursos humanos: relacionado com a capacitação da equipe técnica e de operação dos equipamentos.

No componente de custos, serão incluídas a segurança técnica da instituição e a sistematização dos inventários de equipamentos, entre outros.

Critérios para a organização

A capacidade do departamento de engenharia clínica e manutenção dependerá do nível de complexidade de atenção da instituição e da complexidade das tecnologias alojadas em suas instalações. Os departamentos de engenharia clínica têm funções definidas, para as quais é necessária uma estrutura orgânica, desenhada conforme os seguintes critérios:

- Função exercida
- Atividades realizadas
- Lugar onde as atividades serão desenvolvidas
- Recursos para o desempenho das atividades propostas.

Determinação dos recursos

O departamento de engenharia clínica e manutenção de uma instituição de saúde precisa de recursos físicos, financeiros e humanos para executar as atividades definidas pela unidade hospitalar. A determinação e a projeção de recursos para o departamento de engenharia e manutenção de uma instituição de saúde são atividades complexas, que exigem muito estudo, em decorrência das projeções de atenção médica a serem planejadas e dos programas de aquisição de tecnologias de última geração para procedimentos médicos.

A capacidade da estrutura operacional do departamento de engenharia clínica baseia-se no modelo da organização e nas funções que ela exerce. Os diferentes recursos são determinados por estudos e investigação dos propósitos.

Algumas fontes conceituam de forma diferente. A Secretaria de Saúde do México determina que os recursos humanos para o departamento de engenharia clínica e manutenção devem guardar relação com a capacidade da instituição quanto ao número de camas. Uma fonte chilena relaciona os recursos humanos com a complexidade e a quantidade de tecnologias existentes, bem como com a dimensão da planta física. Essas variáveis criam a base para definir os procedimentos e os protocolos que determinam o nível tecnológico e o número de pessoas na equipe técnica necessário para o departamento de engenharia clínica e a manutenção da instituição. Os recursos projetados para a manutenção das tecnologias médicas são estabelecidos de acordo com os seguintes conhecimentos:

- O departamento de engenharia clínica deve se organizar como solucionador, não como criador de problemas para a instituição
- As funções exercidas pelo departamento de engenharia clínica devem ser claras e bem definidas
- O departamento de engenharia clínica deve ser considerado uma pequena empresa que oferece serviços à instituição
- As atividades exercidas pelo departamento de engenharia clínica devem se limitar aos serviços considerados relevantes, e os trabalhos precisam ser de alta qualidade
- A produtividade do departamento de engenharia clínica deverá ser conhecida pela gerência da instituição
- O departamento de engenharia dará conhecimento à instituição do tempo dedicado às atividades de manutenção da infraestrutura e das tecnologias médicas
- O tempo de trabalho especificado nos relatórios devem ser conferidos para verificar se refletem a realidade
- O tempo médio para dar seguimento à solicitação de um serviço

- Com que frequência são feitos os reparos
- Se existem relatórios que estabelecem as porcentagens de assistência realizadas nos serviços e quais serviços são atendidos no mesmo dia
- Se foram identificados lugares onde podem ser encontrados substitutos e insumos a menor custo
- As respostas das perguntas anteriores
- O preparo do departamento para compreender essas respostas.

Esse questionário será respondido pelo engenheiro clínico, o qual, como gerente técnico e administrativo do departamento, deve conhecer inteiramente como se desenvolvem as atividades.

O desenho e a execução de um sistema de engenharia clínica e de manutenção de uma instituição de saúde devem confrontar os objetivos, que exigem, por sua vez, estudos e análises prévios dos recursos, que estarão representados em recursos financeiros, materiais (físicos) e humanos.

Recursos financeiros

Os recursos financeiros necessários para um projeto de manutenção (como parte de um programa integral de gestão de tecnologias de saúde) se dividem em duas categorias: custos iniciais, os investimentos feitos antes de iniciar o programa, e os custos operacionais, permanentes e necessários para manter o programa em funcionamento.

O primeiro passo para calcular os custos consiste em determinar que recursos materiais e humanos serão necessários, com base nas quantidades e nos tipos de equipamentos médicos do inventário e no nível de manutenção e tipo de metodologia eleita para implementá-lo. Os custos iniciais e operacionais são calculados com as taxas aplicadas ao país ou à região. Para o componente de execução da manutenção preventiva convém estimar a carga de trabalho requerida no programa. Esse é um processo relativamente simples que fornece uma estimativa do tempo destinado às inspeções.

Os custos diretos da manutenção podem ser difíceis de calcular inicialmente, mas isso melhora com o tempo e a experiência. Os custos dos contratos de serviço podem ser determinados mediante a negociação com fornecedores externos.

Recursos físicos (materiais)

Um programa de manutenção exige alguns recursos materiais, como local para execução do trabalho, ferramentas e equipamentos para realizar testes, insumos, peças de substituição e manuais de uso e de serviço necessários para o desenvolvimento dos protocolos de manutenção. Ao planejar a manutenção, esses itens devem ser analisados separadamente da seguinte forma: o planejamento no local de trabalho deve considerar o local onde é executada a manutenção. Uma opção é fazer o trabalho no local onde os equipamentos estão. No caso de alguns dispositivos, como os aparelhos de radiografia, equipamentos de análise laboratorial, esterilizadores e lâmpadas de quirófanos, a única alternativa é deslocar ao local onde tais equipamentos estão. Nesse contexto, é necessário planejar as ferramentas e os equipamentos de aferição essenciais e que deverão ser levados ao local onde o trabalho se desenvolve.

Também devem ser incluídos como ferramentas informação dos trabalhos feitos em oficina, manuais técnicos de operação e instalação dos equipamentos e acessos aos sistemas informáticos necessários, como internet.

Recursos humanos

Preparar recursos humanos para implantar um programa de manutenção eficaz é um processo longo e permanente. O primeiro passo consiste em estabelecer a quantidade e o nível de profissionalismo das pessoas requerido para a execução do sistema, conforme a capacidade da unidade. Dessa maneira, por exemplo, para uma unidade de saúde pequena será suficiente um técnico para a manutenção porque o número e a complexidade tecnológica dos equipamentos e dos dispositivos médicos serão reduzidos e simples. Por sua vez, para uma unidade de saúde de alta complexidade será requerido um departamento de engenharia clínica e manutenção composta por engenheiros, tecnólogos, técnicos e pessoal administrativo capacitados em tarefas técnicas e de gestão hospitalar. A categoria técnica é composta por engenheiros clínicos, biomédicos e tecnólogos com conhecimentos em física e biologia e suas aplicações na tecnologia médica.

Organização do departamento de engenharia clínica

A missão do departamento de engenharia clínica e manutenção consiste em instituir, de forma clara, as funções e o desenvolvimento das atividades técnicas e de gestão para manter em funcionamento e em condições seguras, econômicas e eficientes os equipamentos, dispositivos, instalações e infraestrutura física da instituição. O departamento de engenharia clínica e manutenção tem objetivos específicos, como:

- Desenvolvimento dos programas necessários para a correta conservação de todos os bens da instituição mediante a programação de serviços técnicos corretivos e testes de segurança elétrica e funcional
- A organização do departamento exige definir programas de capacitação para os usuários das tecnologias e membros da área de engenharia clínica
- A informação gerada pelos procedimentos deve se remeter à direção da instituição
- A avaliação da tecnologia eletromédica realizada ou a se realizar determinará os recursos necessários (físicos, tecnológicos, humanos e econômicos), os quais, por sua vez, permitirão conhecer em detalhe as características da tecnologia existente (quantidade, complexidade, estado de funcionamento etc.). Com os dados adquiridos, será possível obter o inventário completo de um equipamento ou de um dispositivo médico
- Para sua gestão, o departamento de engenharia clínica e manutenção requer tecnologias médicas, recursos humanos, físicos e econômicos e equipamentos para testes das tecnologias eletromédicas
- Para utilização da informação, é conveniente adquirir ou desenvolver um programa informatizado, ferramenta fundamental para a gestão do departamento
- O uso da informação do departamento de engenharia clínica se estabelece por meio de padrões da informação obtidos de todas as atividades e dos diversos indicadores de qualidade e de produtividade.

O tamanho, a complexidade e o tipo de estrutura orgânica do departamento de engenharia clínica dependerão do número e da complexidade tecnológica dos equipamentos, bem como da quantidade de áreas físicas e dos sistemas de instalações e metodologia que se decida usar para as diferentes atividades.

Um organograma é uma representação gráfica das ações de coordenação e execução de atividades entre pessoas ou diferentes grupos de trabalho encarregados de organizar, coordenar e dirigir diferentes ações. Para iniciar uma metodologia, convém seguir algumas recomendações:

- Identificar e listar as atividades que o departamento desenvolverá
- Especificar, classificar e agrupar as atividades para definir grupos de trabalho, por exemplo, técnicos e de gestão administrativa ou de suporte
- Identificar as funções que cada grupo de trabalho ou cada pessoa executará, designando-lhes um nome dentro do organograma
- Representar graficamente as dependências que compreenderão o organograma funcional
- Designar atividades e responsabilidades para cada grupo ou pessoa. A qualidade do processo está em começar com as atividades a serem desenvolvidas e, depois, partir para a configuração da estrutura orgânica, não o inverso.

A formação do departamento de engenharia clínica e manutenção de uma instituição de saúde demanda uma organização bem estruturada para dar suporte no que estiver relacionado com a conservação das tecnologias médicas. Essa organização pode tomar diferentes formas, de acordo com as exigências tecnológicas da instituição:

- Por operação: as atividades e os procedimentos de inspeção e de manutenção preventiva estabelecidos nos protocolos são executados por pessoas ou grupos de pessoas com características técnicas similares
- Por serviço: esse tipo de organização garante que cada serviço da instituição tenha um responsável para as inspeções e o cumprimento das atividades especificadas nos protocolos de manutenção preventiva, bem como para verificação da qualidade dos materiais e partes utilizadas nos procedimentos. Com esse sistema, obtêm-se benefícios com a manutenção, como:
  - Maior conhecimento dos equipamentos por parte dos técnicos
  - Melhor desempenho dos técnicos nos trabalhos; maior produtividade e responsabilidade por se conhecer com mais precisão cada tipo de equipamento
  - Não obstante o exposto, esse tipo de organização também apresenta algumas desvantagens:
    – Duplicação de ferramentas
    – Potencial ineficiência dos técnicos pela baixa carga de trabalho
    – Esse tipo de organização não é aconselhável para instituições de capacidade mediana por seu limitado número de equipamentos

- Por oficinas: se a manutenção dos equipamentos biomédicos, obras físicas e sistemas de engenharias é executada pela equipe da instituição, é necessária uma organização por grupos de trabalho específicos que identifiquem e definam as diferentes atividades administrativas e técnicas de cada oficina. Os trabalhos por oficinas são moldados conforme as características tecnológicas de cada equipamento e dispositivo, para permitir uma boa utilização das ferramentas e dos equipamentos de teste, evitando, assim, duplicá-los.

Dependência

Suporte de serviço de engenharia clínica

O departamento de engenharia clínica e manutenção das tecnologias de saúde dependerá organizacional e administrativamente da vice-presidência de suporte técnico de serviços médicos da instituição. O departamento de engenharia clínica e de manutenção é o suporte técnico da instituição de saúde, cuja missão principal consiste em manter as tecnologias médicas e os sistemas da unidade funcionando de modo a garantir a prestação dos serviços de saúde de maneira segura e eficiente, com custo-benefício favorável.

A Figura 13.11 ilustra o que foi abordado no documento técnico *Introducción a la Gestión de Inventários de Equipos Médicos*, da OMS de 2012, e apresenta a estrutura organizacional de uma instituição de saúde de alta complexidade, alterada para incluir o departamento de engenharia clínica com as suas respectivas dependências técnicas, como gestão administrativa, assistência técnica, imagens médicas, equipamentos biomédicos e sistemas de engenharia, infraestrutura física e serviços básicos.

Execução do sistema de manutenção

Segundo as condições tecnológicas e sua magnitude na instituição, o sistema de manutenção pode ser organizado e programado da seguinte forma:

- Manutenção centrada na qualidade
- Manutenção dos serviços
- Manutenção dos controles de riscos
- Manutenção de acordo com os objetivos.

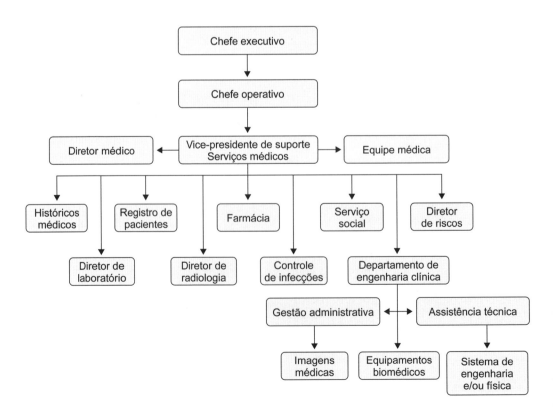

Figura 13.11 Suporte de serviços de engenharia clínica. Adaptada de OMS, 2012.

O departamento de engenharia clínica e manutenção está orientado a prevenir e tratar qualquer fator de risco e aqueles que estiverem expostos, como pacientes, equipe da instituição, visitantes, equipamentos e dispositivos médicos localizados dentro da instituição.

Todas as instituições de saúde são muito vulneráveis aos riscos apresentados, de acordo com o tipo de entidade. Por esse motivo, considera-se também função do departamento de engenharia clínica conhecer as causas e as soluções para evitá-los, bem como determinar protocolos de manutenção a serem seguidos para cada um dos ambientes, equipamentos e dispositivos médicos.

Nos processos e nos protocolos que compõem o sistema de manutenção, são aplicados, em detalhes, padrões, normas e procedimentos elaborados pelos encarregados que pertencem à instituição, bem como as recomendações formuladas pelos fabricantes e comerciantes de equipamentos e tecnologias médicas.

A execução do sistema de manutenção é um processo complexo, já abordado por diversas agências governamentais, grupos e organizações de voluntários em códigos, padrões e regulamentos publicados com os objetivos de melhorar a segurança dos pacientes e obter eficácia e eficiência nos tratamentos médicos, mas que tem se tornado cada vez mais custosa para cumprir estritamente o que foi publicado, o que muitas vezes cria confusão.

Para iniciar a execução do sistema de manutenção, sugere-se criar, com clareza, normas, códigos, padrões e regulamentos para reger esse processo. Como já descrito, as normas são políticas consensuais e voluntárias escritas e revisadas geralmente por pessoas que representam diversos grupos e organizações com o mesmo interesse e que, em última instância, podem ser afetados pelas normas finais. No Brasil, existem normas a serem respeitadas emitidas na esfera federal.

Inventário técnico

A execução de um sistema de manutenção se inicia com o planejamento para a obtenção de dados técnicos e funcionais dos equipamentos, dispositivos e sistemas de engenharia e infraestrutura física da unidade de saúde. Essas atividades são executadas seguindo as normas e os padrões estabelecidos para tal propósito. Os dados devem ser verdadeiros e dinâmicos, pois um erro pode distorcer a identificação de cada um dos elementos. Eles permitem identificar cada equipamento e mudam conforme o surgimento de novas tecnologias médicas. Entretanto, deverão ter a qualidade de serem alteráveis de acordo com as necessidades de cada atividade. O êxito e a eficácia do programa de manutenção estão na veracidade e na exatidão da informação obtida no inventário.

O inventário para a manutenção dos equipamentos médicos não poderá ser o mesmo dos ativos da planta física nem o das instalações do hospital. Entre os critérios para incluir uma tecnologia no inventário para a manutenção de equipamentos médicos, estão um exame da aplicação clínica, os riscos físicos e os requisitos de manutenção preventiva etc. Os critérios para incluí-los em um sistema de controle de ativos são muito diferentes, já que se deve considerar o valor do ativo, a depreciação e a capacidade para considerar os custos de manutenção corretiva (mão de obra e reposição), entre outros. A avaliação permitirá valorizar o estado físico e funcional de cada equipamento, dispositivo, instalação, rede ou ambiente. Ao mesmo tempo, servirá para preparar um plano de trabalho do tamanho e com as prioridades necessárias, para que a equipe do departamento de engenharia clínica o interprete de maneira fácil e clara e possa supervisioná-lo.

Para fazer os inventários, alguns critérios indicados na Figura 13.12 podem ajudar. Inventariar os equipamentos e a infraestrutura física de uma instituição de saúde requer equipe capacitada e treinada em cada atividade para obter dados verídicos e de maior precisão.

Controle do inventário segundo o risco

A carga de trabalho e a tramitação de um sistema de gestão de manutenção de equipamentos seriam enormes se cada peça de cada equipamento de um hospital tivesse programas independentes de manutenção. Por isso, a JCAHO e a NFPA desenvolveram um sistema de prioridades de acordo com o risco, para, assim, determinar quais elementos serão incluídos no inventário de manutenção dos equipamentos e quais devem ter inspeções periódicas de manutenção preventiva.

Um método mais custo-efetivo e mais eficiente para inspecionar esse tipo de equipamento pode ser incluí-los como parte da inspeção do ambiente ou segundo a demanda do usuário ou apenas se estiver em condições de manutenção corretiva.

A. Localização

Edifício ⬜⬜
Piso ⬜⬜
Serviço ⬜⬜⬜
Unidade ⬜⬜
Ambiente ⬜⬜⬜

Utilizado em:
☐ Diagnóstico   ☐ Reabilitação   ☐ Tratamento   ☐ Serviços básicos
☐ Vigilância   ☐ Móvel clínico   ☐ Equipe de apoio

Observações

B. Características técnicas

Nome do equipamento ──────────────── Código ⬜⬜⬜⬜⬜
                                     Ativo fixo ⬜⬜⬜⬜⬜

Marca ──────────────── Modelo ────────────
Série ──────────────── Tipo ☐ Fixo ☐ Móvel
Dimensões   Comprimento ___cm   Largura ___cm   Altura ___cm
Capacidade de produção ──────────── Origem ────────────
Data de fabricação ⬜⬜ ⬜⬜ ⬜⬜   Data de instalação ⬜⬜ ⬜⬜ ⬜⬜
                   Dia Mês Ano   Dia Mês Ano
Número de catálogo ──────────── Custo ────────────
Equipamento complementar ──────────── Código ⬜⬜⬜⬜⬜
Observações ────────────────────────

C. Informação comercial

	Fabricante	Representante
Nome do equipamento	────────	────────
Endereço	────────	────────
Telefone	────────	────────
Fax	────────	────────
E-mail	────────	────────
Cidade	────────	────────
País	────────	────────

(Continua)

Figura 13.12 Inventário da tecnologia hospitalar.

D. Requisitos energéticos para o funcionamento		
D1. Elétricos:	D2. Mecânicos:	
Voltagem _____ Volts ☐ AC ☐ DC	Vapor _____ lbs/h	Pressão _____ Pst
Intensidade _____ Amperes	Água fria _____ Gls/h	Pressão _____ Pst
Passes _____	Água quente _____ Gls/h	Pressão _____ Pst
Potência _____ Kwtt	Ar _____ CFM	Pressão _____ Pst
Frequência _____ Mhz	Oxigênio _____ CFM	Pressão _____ Pst
Velocidade _____ RPM	Óxido nitroso _____ CFM	Pressão _____ Pst
Temperatura _____ °C	Vácuo _____ CFM	Pressão _____ Pst
Consumo _____ KW/h	Gás natural _____ BTU/h	Pressão _____ Pst
Observações _____	Gás propano _____ BTU/h	Pressão _____ Pst
_____	Diesel _____ Gls/h	Pressão _____ Pst
_____	Outro _____	Pressão _____ Pst

E. Características operacionais

E1. Funcionais: E2. Físicas:

☐ Bom   ☐ Regular   ☐ Deficiente   ☐ Ótimo   ☐ Bom   ☐ Regular

☐ Inoperante   ☐ Fora de serviço   ☐ Ruim   ☐ Obsoleto

Observações _____

F. Condições de manutenção

Preventivo	☐ Sim ☐ Não	Recuperação	☐ Sim ☐ Não	
Lubrificação	☐ Sim ☐ Não	Calibragem	☐ Sim ☐ Não	
Garantia	☐ Sim ☐ Não	Tempo		Anos

Responsável:
☐ Instituição   ☐ Serviço misto   ☐ Particular   ☐ Fornecedor
_____

Deficiências de funcionamento:
                                                                                    Sim   Não
☐ Fabricação   ☐ Instalação defeituosa   Possui:
☐ Falta de manutenção   ☐ Má operação   Manual de operação   ☐   ☐
☐ Pendente de reparação   ☐ Sobreutilizado   Manual de manutenção   ☐   ☐
☐ Obsoleto   ☐ Subutilizado   Manual de partes e reposição ☐ ☐
☐ Irrecuperável   ☐ Sem instalar   Planos e diagramas   ☐   ☐
Observações _____

Solução proposta:
☐ Manutenção   ☐ Prevenção   ☐ Recuperação   ☐ Calibragem   ☐ Lubrificação
☐ Instalação   ☐ Dar baixa   ☐ Suprir   ☐ Redesignar

Figura 13.12 (*Continuação*) Inventário da tecnologia hospitalar.

Os dispositivos não críticos, como tensiômetros, termômetros e similares, podem ser incorporados aos programas de manutenção da unidade ambiental de saúde em vez de se considerar cada peça.

O conceito de *ambiente* é o requisito básico de qualquer sistema de manutenção e compreende a evidência de que existe um meio seguro e funcional na unidade de saúde. Visa a criar aporte para os protocolos de manutenção e dividir os serviços em unidades ambientais, além de fornecer material para os componentes dos equipamentos.

Define-se *unidade ambiental* (ambiente) como um espaço de tamanho gerenciável, reconhecido por um número de identificação no sistema de gestão de manutenção. É possível determinar o tamanho gerenciável de acordo com a função desenvolvida pela unidade (p. ex., "UTI") ou pelo tempo necessário requerido para executar um procedimento de manutenção. O hospital inteiro se divide em unidades ambientais e o equipamento em cada unidade ambiental é considerado parte dela.

Para peças individuais de equipamentos de baixa prioridade, não são necessários protocolos de manutenção nem documentação. Em contrapartida, desenvolveram-se programas de manutenção feitos por unidades ambientais, sendo registrada uma documentação para cada ambiente. Verificar equipamentos de baixo risco faz parte das tarefas que devem ser executadas em cada unidade ambiental. A conferência da unidade completa, que inclui todos os equipamentos listados nos cuidados, é feita durante a inspeção do local.

Sistematização computadorizada da gestão de manutenção

A sistematização computadorizada da gestão da manutenção (CMMS, *computarized maintenance management system*) consta de uma base de dados composta por campos, tabelas, módulos e telas. Sua finalidade é fornecer aos encarregados da manutenção uma descrição básica da GTS para ajudá-los a desenvolver um sistema de manutenção que possa adequar-se às necessidades da instituição.

Campos e tabelas

Um *campo* é uma categoria específica de informação, na qual consta, por exemplo, o número de série de um equipamento. Uma *tabela* é um conjunto de campos relacionados, como uma tabela para localização de equipamentos, formatada pelos campos *edifício, departamento e sala* onde o equipamento está localizado. A fim de evitar textos longos detalhados, convém desenvolver um sistema de codificação abrangente, homogêneo e simples para as distintas atividades que figuram na base de dados. Um *código* é um campo que pode ser agrupado em tabelas.

As tabelas podem ser codificadas para o inventário de equipamentos, equipe, procedimentos, manutenção e localização dos equipamentos. No caso da codificação do tipo de equipamento, deve-se considerar usar sistemas de nomenclatura padronizados, como o *Universal Medical Device Nomenclature Systems* (ECRI) ou o sistema utilizado pela FDA e adotado pela ASHE. A aplicação da nomenclatura adequada também poderá facilitar a gestão de relatórios de vigilância e advertências.

Módulo de inventário

Núcleo de todo o sistema computadorizado da gestão de manutenção (CMMS), trata-se do primeiro ponto que deve ser desenvolvido. Portanto, é muito importante incluir todos os campos necessários para uma GTS eficaz. Quando se inclui um equipamento novo no inventário, os dados dele são introduzidos em uma tela inicial; então, ele é registrado na base de dados do CMMS. A Figura 13.13 apresenta um modelo de infraestrutura básica correspondente a um módulo do inventário de equipamentos. São enumeradas três tabelas, que fornecem a informação à lista final do inventário.

Para criar registros de inventários correspondentes a equipamentos novos, o tradicional é se basear em valores predeterminados armazenados, porque desse modo diminui-se o tempo necessário para introduzir os dados e se evitam erros humanos. Por exemplo, o módulo que contém informação sobre o tipo de equipamento inclui valores previamente armazenados, como os procedimentos de inspeção e manutenção preventiva (IPM) pertencentes ao nível de risco e equipe a cargo de cada tipo de equipamento médico. Portanto, só é preciso introduzir o código de um equipamento novo no módulo de equipamentos e serão adicionados ao inventário todos os valores previamente armazenados e associados a esse código.

De forma análoga, as outras áreas ilustram os valores predeterminados associados ao modelo do equipamento, à localização do equi-

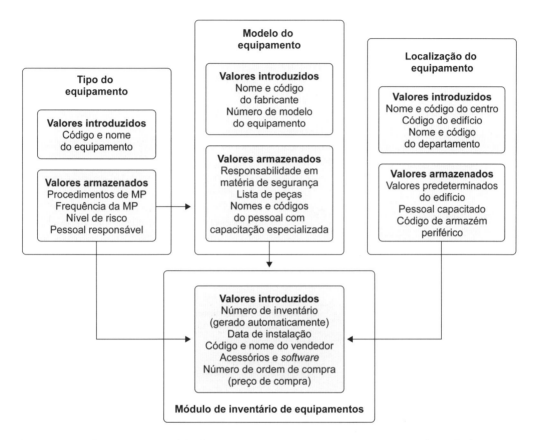

Figura 13.13 Infraestrutura, módulo de inventário. MP: manutenção preventiva. Adaptada de OMS, Introducción a la gestión de inventarios, 2012.

pamento médico e ao número de inventário, respectivamente. Isso permite criar os módulos com a máxima eficiência e manter a integridade dos dados. Todavia, inicialmente é preciso investir tempo na criação dos módulos de codificação antes de poder adicionar os dados do inventário, sendo a economia a longo prazo em termos de tempo e erros evitados significativa.

Módulo de inventário e gestão de reposição

O módulo de gestão de peças e reposição é uma extensão do módulo de inventário que serve para acompanhar as reposições relacionadas com os equipamentos e ajudar a manter os níveis de estoque.

Podem ser armazenadas peças usuais de diversos equipamentos, como fusíveis, cabos, pilhas e componentes eletrônicos básicos, bem como peças mais específicas, como cartões de circuitos, fontes de alimentação, tubos de radiografia e sondas ecográficas. No inventário de peças, poderão constar os seguintes campos:

- Descrição (nome) da peça
- Número de armazenamento (inventário)
- Nome do fabricante, número de série e peça
- União ao módulo do equipamento
- Nível mínimo de estoque
- Nível de estoque atual
- Local de armazenagem da peça
- Preço e data de compra.

Pelo grau de avanço tecnológico do sistema, esses dados podem ser introduzidos manualmente ou mediante a leitura do código de barras específico da peça, que preencherá os campos pertinentes na base de dados. Os dados podem servir para gerar telas que:

- Avisam ao usuário quando se atingem níveis mínimos de estoque

- Criam relatórios relativos à durabilidade das peças, o que pode ajudar a prever manutenções futuras e níveis de estoques
- Enumeram todas as peças necessárias para certos equipamentos
- Criam relatórios sobre o consumo de peças reutilizadas.

As fases de gestão das peças em alguns CMMS se dão de forma totalmente automática, desde a aquisição até a entrega, o teste e a aceitação de uso.

Gestão de uma ordem de trabalho para manutenção sistematizada

Uma ordem de trabalho para manutenção sistematizada ajuda o usuário do CMMS a gerir de forma eficaz sua agenda de manutenção. A Figura 13.14 apresenta um esquema de integração do CMMS com um sistema de manutenção normal em um hospital. Como ilustrado na figura, o CMMS pode ser empregado tanto para a manutenção preventiva planejada quanto para a manutenção corretiva.

Manutenção preventiva planejada

Com a informação adequada, o sistema computadorizado pode calcular quando será preciso fazer a manutenção de um equipamento e sugerir quais peças podem ser necessárias, para encomendá-las, e quando. Além disso, o programa pode controlar o processo de manutenção e registrar a data em que foi feito. Nesse módulo, são necessários os seguintes campos:

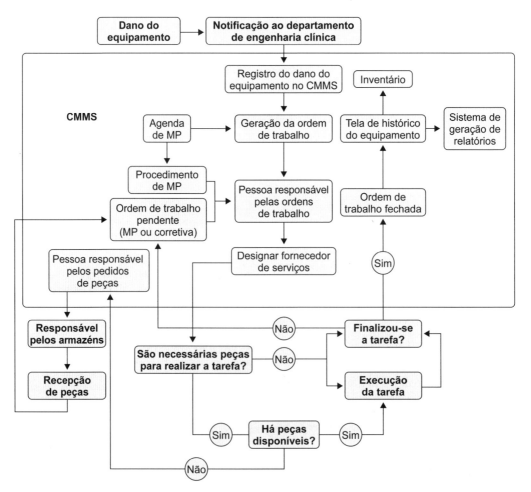

Figura 13.14 Gestão da ordem de trabalho sistematizada. MP: manutenção preventiva. Adaptada de OMS, Introducción al programa de mantenimiento, 2012.

- Procedimentos de inspeção e manutenção preventiva para equipamentos específicos
- Agenda de inspeção e manutenção preventiva dos equipamentos específicos
- Frequência dos defeitos do equipamento
- Estimativa do número de horas de funcionamento do equipamento.

Manutenção corretiva

Quando o usuário de um equipamento informa a existência de um problema no funcionamento, o departamento de engenharia clínica registra o dano no CMMS. O programa gera automaticamente uma ordem de trabalho, com a finalidade de permitir que o responsável do sistema designe um técnico para desenvolver a atividade. O CMMS pode fornecer informação sobre a carga de trabalho, a classe de atividades, a formação e os conhecimentos especializados de cada técnico. Esses dados ajudarão na tomada de decisões.

Se na avaliação inicial for detectado um dano em um equipamento que precisa de uma peça específica, o sistema computadorizado pode registrar o fato e, então, gerar a informação necessária para fazer o pedido da peça ou a reposição. Uma vez finalizada a tarefa de manutenção, pode-se registrar no sistema o estado do equipamento.

Os níveis de prioridade da manutenção preventiva ou corretiva podem ser designados segundo o risco apresentado pelos equipamentos e seu valor de importância, que estabelecem o cuidado da saúde e a disponibilidade de equipamentos auxiliares. Além disso, podem ser gerados formulários de ordens de serviço de manutenção em forma eletrônica ou impressa, nos quais são incluídos os procedimentos de manutenção adequados a ser executados para completar a ordem de serviço.

Módulo de gestão de contratos

Para a gestão de contratos, usa-se o módulo no qual é feito o acompanhamento de todos os serviços de manutenção prestados por entidades externas. Os principais elementos que devem ser controlados são o custo e o desempenho dos fornecedores e dos equipamentos.

Se um equipamento médico estiver amparado por um contrato, seja de garantia de serviço completo, seja de serviço de assistência parcial, o fornecedor tem a obrigação de prestar assistência técnica ao equipamento durante o período acordado. O CMMS pode gerar automaticamente alertas dirigidos ao fornecedor de um equipamento que tenha sido registrado no sistema por um dano ou porque sua inspeção e manutenção preventiva estejam programadas. As condições de todos os contratos e custos relacionados devem ser registradas no sistema para efeitos de referência.

Se possível, convém conectar o CMMS com o sistema informatizado do departamento de contabilidade da instituição. Desse modo, todos os pagamentos efetuados a fornecedores externos poderão ser aprovados de forma eletrônica pelo sistema informatizado e financeiro principal da instituição de saúde. Se não for o caso, no CMMS é possível imprimir formulários de aprovação para comunicação com o departamento de contabilidade.

Telas de relatórios

Essa tela permite ao usuário adicionar, coletar e analisar os dados de uma seleção de campos, tabelas e módulos, com uma interface simples. Por exemplo, a tela do histórico do equipamento é um conjunto de dados procedentes de diversos módulos que resumem a atividade da GTS relacionada com um equipamento concreto. Essa é a função principal do CMMS, que inclui informações como dados do inventário, atividades de manutenção, pormenores das ordens de serviço, reposições utilizadas e seus custos, bem como sobre as ordens de retirada de um equipamento do serviço.

As telas permitem gerar relatórios que ajudarão a controlar as atividades relativas à gestão dos equipamentos médicos. Esses relatórios ajudarão, por sua vez, os responsáveis do sistema GTS a avaliarem o desempenho geral.

Como nas outras funções do CMMS, os relatórios gerados podem ser padrões pré-definidos ou personalizados para uma aplicação ou uso específico. Uma interface de fácil manuseio permite ao usuário selecionar a informação da base de dados que queira extrair e analisar. Os dados gerados podem ser exportados para outros programas, como Excel, Access e Fox Pro, para serem avaliados ou para obtenção de benefícios adicionais.

Como colocar em prática um CMMS

O pessoal de engenharia clínica deve participar de todo o processo de planejamento e adoção de um CMMS. De forma resumida, ele pode ser colocado em prática mediante o desenvolvimento das seguintes etapas:

- Avaliação
- Seleção
- Obtenção de dados
- Instalação
- Configuração e personalização
- Introdução de dados
- Capacitação.

Avaliação

Em um estudo de viabilidade, trata-se da atividade mais importante para avaliar e mensurar a necessidade de colocar um CMMS em prática. Durante essa fase, faz-se uma análise completa para definir o alcance do sistema e quais dados são necessários para cumprir a função. Essa análise pode ser utilizada para elaborar uma especificação técnica exata do CMMS que inclua todas as características obrigatórias e optativas. Nessa etapa, também serão considerados outros fatores, como a infraestrutura do sistema GTS existente, o nível de capacitação da equipe, o número de centros de saúde que usarão o sistema e o nível de aceitação da equipe. Também convém identificar os obstáculos que possam ser encontrados com o sistema em prática.

Seleção

Com um CMMS, um programa GTS pode dispensar totalmente o papel ou ser completamente automatizado. Portanto, o número de características em um CMMS pode variar, cuja seleção será baseada nas necessidades do usuário, que poderá se interessar por uma automatização total do sistema de gestão ou por uma parcial.

Uma vez determinadas as especificações de um sistema, poderá se selecionar um programa informatizado adequado, comercial ou personalizado, o que dependerá das necessidades do estabelecimento de atenção à saúde.

Programas comerciais

No mercado, existem vários CMMS comerciais, com diversas características. A maioria oferece a opção de usar uma agenda eletrônica (PDA) e um leitor de código de barras, o que permite a automatização total do sistema de GTS. Também são cada vez mais comuns os sistemas de identificação por radiofrequência, tornando-se possível que logo sejam integrados aos CMMS tradicionais. É importante se assegurar de que o programa tenha a flexibilidade suficiente para satisfazer às necessidades concretas do departamento de engenharia clínica no qual será usado. Selecionar um CMMS rígido e que obrigue o usuário a alterar significativamente seu fluxo de trabalho dará resultados pouco satisfatórios. Convém, portanto, comparar os procedimentos de GTS vigentes com os do CMMS que está sendo analisado.

Programas de código aberto

Existem vários CMMS de código aberto desenvolvidos por diversas instituições ou pessoas, como www.pninc.com, www.mangeegine.com, www.nhuntsoftware.biz, entre outros. O principal problema apresentado por eles, no entanto, é a falta de assistência técnica e atualizações, além dos gastos ocultos derivados da assistência técnica (o modelo de aplicação desse sistema é retirado do *Sistema computarizado de gestión de mantenimiento* da OMS, 2012, modificado de acordo com a experiência do autor).

Conceito de unidade funcional

Define-se unidade funcional como um espaço com dimensões definidas e identificado por um nome e um número atribuído no inventário de manutenção para os elementos que requerem uma abordagem separada da manutenção do ambiente.

Esse conceito é aplicado a um equipamento ou a um sistema facilmente identificável composto por vários módulos. Se as peças ou módulos estiverem sempre juntos e forem funcionalmente dependentes, todo o sistema pode ser considerado um equipamento no inventário de manutenção de equipamentos médicos. Um exemplo é um monitor fisiológico, que consiste em uma tela e várias unidades acopladas. Dessa forma, apenas um protocolo de manutenção é desenvolvido, de modo que todo o sistema seja inspecionado ao mesmo tempo. A documentação será criada de acordo com o sistema, e não para cada componente individual.

O conceito de unidade funcional tem natureza muito similar à do conceito de ambiente, mas em menor escala. Ou seja, para cada um deles, um módulo específico é desenvolvido. Assim como no conceito de ambiente, um componente que desenvolveu um padrão de problemas (*i. e.*, com um módulo específico) deve ser separado do sistema para administrar a manutenção com mais eficácia. Os equipamentos que não estiverem no inventário da manutenção são considerados partes de uma unidade funcional. Outra abordagem para o conceito de unidade funcional fornece um método para controlar o inventário de manutenção dos elementos que requerem separação do enfoque de manutenção do ambiente.

Conceito de agrupamento

Outro método para diminuir o inventário de manutenção dos equipamentos garantindo, ao mesmo tempo, a manutenção necessária é adotar o conceito de agrupamento. Esse conceito se aplica a um tipo de equipamento que exista em quantidades tão grandes que seja impossível de administrar. Por exemplo, os termômetros digitais: um departamento biomédico poderia querer incluí-los como equipamentos programados, mas a quantidade é tão grande que as ordens de serviço e a documentação de cada termômetro digital seriam consideradas elementos do inventário de manutenção. Uma ordem de serviço seria expedida e todos os termômetros digitais verificados em uma inspeção do edifício.

O segredo para fazer um sistema de manutenção e documentação para controle do inventario de manutenção é usar os três conceitos descritos nesta seção.

Manutenção programada

A manutenção programada reúne os seguintes aspectos:

- Uma ordem de serviço e o procedimento são realizados e entregues à equipe de manutenção designada para o trabalho
- Se for possível, a manutenção será feita. Os resultados são registrados (inclusive a data de finalização e a anotação dos incidentes especiais ou incomuns) e a ordem de serviço será enviada ao escritório de engenharia para fazer parte do histórico dos equipamentos
- Se a manutenção agendada não for finalizada por algum motivo (p. ex., se as peças necessárias não estiverem disponíveis), a ordem é registrada e mantida em um arquivo com a etiqueta "trabalhos pendentes"
- Esses arquivos são usados para produzir relatórios dos departamentos de usuários, para notificá-los caso tenha sido feita ou não manutenção e, também, para fornecer uma ordem de serviço de acompanhamento (indicada como "trabalhos pendentes"). Se uma ordem de serviço não tiver sido registrada em um relatório de manutenção programada, embora tenha sido executada, será enviada à equipe biomédica para anotar o registro.

Manutenção corretiva

A manutenção corretiva (MC) tem as seguintes características:

- Geralmente, uma comunicação pode ser verbal, escrita ou por e-mail, enviada pelo departamento de usuários ao departamento de engenharia clínica e manutenção, onde será processada para o respectivo processo de manutenção
- Cumpridas as atividades de reparação, os resultados serão registrados (incluindo a data de finalização) no sistema de gestão de equipamentos.

Os registros criados para cada processo são usados para gerar relatórios que documentem as atividades do sistema e proporcionem os dados para a tomada de decisões. A Figura 13.15 ilustra a análise do processo de fluxo de uma ordem de serviço para manutenção. Esse exemplo fornece documentos considerados essenciais para a prestação de um serviço dessa natureza, como:

- Ter um número único de identificação para o inventário de cada equipamento ou dispositivo
- Estabelecer os protocolos (procedimento e agenda de testes) para cada equipamento do inventário
- Manter um registro dos trabalhos realizados
- Assegurar um registro histórico do cumprimento dos protocolos determinados
- Manter uma rota histórica que indique o acompanhamento e a finalização das atividades requeridas
- Registrar a informação de base, essencial para saber a vida útil dos ambientes e equipamentos
- Manter um sistema de comunicação com a equipe de manutenção, no qual são relatados as condições ambientais e o estado do equipamento.

Ordens de serviço

O processo se inicia com um pedido de serviço, originado em qualquer dependência ou feito por qualquer serviço da instituição (p. ex., laboratório, cirurgia, imagens ou lavanderia, entre outros). O autor, que será o diretor ou o encarregado do serviço, é quem o formula-

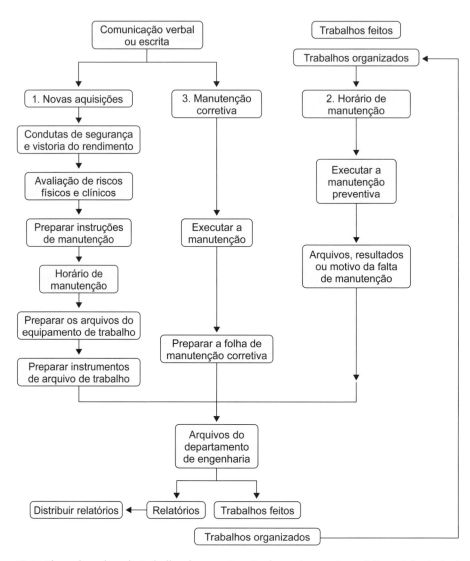

Figura 13.15 Fluxo de ordem de trabalho de manutenção de equipamentos médicos. Adaptada de ASHE, 1996.

rá utilizando um dos meios de comunicação existentes na instituição (p. ex., por escrito, via telefone etc.). Cumpridas essas condições, o departamento de engenharia clínica transforma o pedido em uma ordem de serviço.

Uma *ordem de serviço* é um instrumento escrito mediante o qual se desenvolve uma série de processos e atividades que permitem colocar em condições físicas funcionais, seguras e eficientes um equipamento ou um grupo de elementos que fornecem serviços assistenciais a pacientes ou a grupos de pessoas.

Ela deve ser desenvolvida por uma equipe qualificada, e os processos elaborados de forma coordenada e controlada por pessoas que conhecem o programa. A Figura 13.16 indica uma dupla finalidade: como pedido de serviço e como gerador da ordem de serviço.

Cumprido o primeiro propósito, o pedido toma as características de ordem de serviço e adquire características básicas para desenvolver o processo de manutenção necessário. Na Figura 13.17, são apresentados os requisitos de uma ordem de serviço.

Documentação

Embora um programa de gestão de manutenção biomédica seja projetado para fornecer um ambiente seguro e funcional, a documentação das atividades de manutenção também é parte importante do programa. No passado, várias agências reguladoras e credenciadoras exigiam uma documentação mais completa, que levava muito tempo para ser obtida; portanto, os hospitais desenvolveram extensos sistemas de informação baseados nesses documentos.

As funções básicas para estabelecer um programa de engenharia clínica e manutenção do qual as instalações e a infraestrutura física do hospital fazem parte incluem: instalação dos equipamentos e o entorno ambiental; estabelecimento de um programa de manutenção corretiva; e estabelecimento de um sistema de manutenção programada.

As conceituações e o enfoque dado ao sistema de manutenção, já descritos, têm a mesma orientação, formulada nas seguintes etapas:

- Fazer um pedido verbal, por escrito ou no computador (comunicação), para notificar algo à chefia do departamento de engenharia clínica e manutenção
- Os equipamentos novos são inspecionados e avaliados para inclusão no inventário dos equipamentos de uso médico, bem como no inventário de sua manutenção. Caso contrário, é considerado parte da lista de tarefas do ambiente
- Quando uma ordem de serviço com número de serviço e horário é emitida para um equipamento ou uma unidade ambiental, deve-se estar preparado para cumpri-la. Isso só não deve ser feito caso não exista na ordem de serviço instrução ou horário estabelecido
- Os testes de segurança elétrica e mecânica devem ser feitos em todos os equipamentos que integrem a instituição e os resultados serão registrados nos documentos correspondentes. Se uma unidade ambiental receber instruções para sua classificação e seu reconhecimento inicial, deverá obedecê-las
- A informação (descrição, número de identificação, instrução e programa de manutenção) com a informação adicional do equipamento (p. ex., fabricante, número de série, data de compra, número de modelo, expectativa de vida útil, dados de fornecedores, departamento a que os usuários pertencem, localização, custo, número de ordem de compra etc.) será incluída no sistema de gestão do equipamento
- As ordens de serviço são produzidas para a manutenção programada conforme a frequência do cronograma designado.

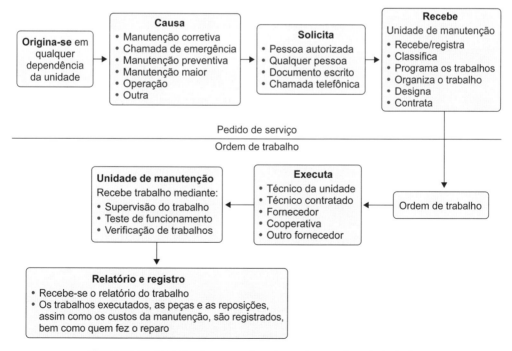

Figura 13.16 Processo de uma ordem de serviço e ordem de trabalho.

Ordem de trabalho

Ordem de trabalho nº _____

Equipamento _____   Inventário nº ☐☐☐☐☐☐☐

Marca _____   Modelo _____

☐☐ Serviço   ☐☐ Unidade

☐☐ Andar   ☐☐ Quarto

Solicitado por: _____   Cargo _____

Mediante: ☐ Telefone   ☐ Ofício   ☐ Pessoal   Data ☐☐ ☐☐ ☐☐
                                                     Dia Mês Ano

Trabalho requerido _____

Prioridade: ☐ Rotina   ☐ Urgente   ☐ Emergência

Recebido por _____

Cargo _____   Data ☐☐ ☐☐ ☐☐ ☐☐☐☐
                             Dia Mês Ano Hora

Aprovado por _____

Cargo _____   Data ☐☐ ☐☐ ☐☐ ☐☐☐☐
                             Dia Mês Ano Hora

Designada a: ☐ Técnico da instituição   ☐ Empresa particular   ☐ Fornecedor do equipamento

Nome ou razão social _____

Representante _____   Cargo _____   Assinatura _____

Endereço _____   Telefone(s) _____

Contrato nº _____   Designação _____

Data produzida ☐☐ ☐☐ ☐☐   Data cumprida ☐☐ ☐☐ ☐☐   Hs Estimadas ☐☐☐☐
                Dia Mês Ano   Dia Mês Ano   Hs Cumpridas ☐☐☐☐

Custos de materiais e mão de obra

Referência	Descrição de materiais	Custos				
		Unidade	Unitário	Total	H./Homem	Total
	Total atividade					

Figura 13.17 Ordem de serviço.

Metodologia e procedimentos

Os métodos e os procedimentos para execução dos programas de manutenção podem ser aplicados de diversas formas, porém considerando as seguintes variáveis: a capacidade da instituição; a quantidade de equipamentos; e a complexidade das tecnologias. Entre os diferentes métodos, estão:

- Manutenção de unidades funcionais: cada unidade executará sua própria manutenção dos serviços que fazem parte dela (elétricos, mecânicos, obras civis e equipamentos médicos de baixa tecnologia, entre outros). Essa metodologia apresenta várias vantagens:
    - A facilidade de determinar as responsabilidades para cada técnico sobre as atividades designadas
    - A equipe designada ao setor desempenhará a atividade com mais responsabilidade e suas atividades serão mais efetivas
    - O programa oferece mais satisfação e oportunidades de trabalho e, dessa forma, torna-o mais efetivo
    - Da mesma forma como foram apontadas vantagens, existem desvantagens:
        – A equipe encarregada da manutenção do setor deve aprender várias tarefas para aplicá-las em diferentes equipamentos e se capacitar na utilização de diversas ferramentas e equipamentos de teste
        – A equipe da manutenção designada ao setor não será treinada em relação à utilização adequada e eficiente de ferramentas e equipamentos para teste
- Manutenção por equipamentos especializados: cada pessoa ou técnico precisa estar capacitado para desenvolver tarefas específicas em determinados equipamentos, como monitores, equipamentos de anestesia, mesas cirúrgicas, lâmpadas cialíticas, entre outros. Essa metodologia tem as seguintes vantagens:
    - O técnico se especializa mais em seu trabalho, tornando-se, por consequência, mais eficiente
    - Facilita a melhor utilização de equipamentos e ferramentas especializadas
    - Suas principais desvantagens são:
        – As atividades se tornam muito repetitivas, monótonas
        – O técnico perde tempo de trabalho, por não existirem equipamentos para manutenção
- Manutenção por contrato: nesse sistema são usados técnicos ou empresas externas contratadas para realizar atividades específicas de manutenção em equipamentos e sistemas de altas tecnologias, que os técnicos da instituição não são capacitados para resolver. Assim como nos métodos anteriores, também existem vantagens:
    - Não há investimento em ferramentas e equipamentos de teste para manutenção
    - Para cada atividade, são encontrados especialistas bem capacitados
    - Não existem problemas próprios do manuseio da equipe
    - As desvantagens incluem:
        – Não ser possível controlar quando cada trabalho finaliza
        – Os custos são superiores pela vantagem econômica que as empresas contratadas devem obter.

Para as instituições que têm equipamentos e instalações de baixa complexidade, é aconselhável desenvolver programas de manutenção pelo sistema misto: parte por empresas particulares especializadas em equipamentos de alta tecnologia e parte pela equipe do departamento de engenharia clínica e manutenção (sobretudo no que está relacionado com a infraestrutura física). Ao contratar empresas e tecnólogos externos para executar as atividades de manutenção, é importante:

- Eleger empresas de boa reputação
- Estabelecer termos de referência claros, completos e pormenorizados para o processo de trabalho
- Manter um controle permanente e rigoroso dos trabalhos feitos pelos contratados.

Classificação de riscos dos equipamentos médicos

Segundo os padrões de credenciamento dados pela JCAHO, os equipamentos, dispositivos médicos e sistemas de engenharia das instituições de saúde devem se submeter a avaliações e inspeções periódicas para serem inseridos em programas de manutenção. Isso tem o propósito de:

- Diminuir o risco de danos aos pacientes, operários e visitantes
- Diminuir os custos de funcionamento do equipamento
- Melhorar a prestação dos serviços
- Cumprir com os padrões e regulamentos fixados por órgãos internacionais ou leis do país.

As aquisições das equipes clínicas, novas, existentes ou reaproveitadas, serão avaliadas e classificadas com base nos seguintes critérios:

- Categoria de risco I: funções do equipamento (E). Inclui os equipamentos utilizados no diagnóstico, no tratamento ou na reabilitação do paciente
- Categoria de risco II: aplicação clínica (A). Inclui os equipamentos que possam apresentar riscos clínicos em pacientes, operários e de resultados clínicos
- Categoria III: requisitos de manutenção preventiva (P). Descreve os níveis e a frequência da manutenção preventiva que devem ser feitas às tecnologias
- Categoria IV: incidentes, falhas e histórico dos equipamentos (F). Fatores avaliados pelos usuários dos equipamentos em coordenação com os gerentes do departamento de engenharia clínica, baseados nos relatórios de falhas e na tendência delas
- Categoria V: classificação do uso ambiental (U). O ambiente é o espaço ou serviço onde está localizado o equipamento.

Cada risco inclui as especificações da categoria e da subcategoria, assinaladas por pontos de 3 a 20. Com base nesses pontos, o equipamento entrará no nível de prioridade da categoria descrito. A fórmula usada para calcular o número de pontos é:

$$Pi = E + A + [(P + F + U) / 3]$$

A avaliação dos critérios de riscos que os equipamentos descritos apresentam servirá para designar a prioridade de manutenção à qual deverão ser submetidos. Todo equipamento novo que ingresse em uma instituição de saúde será avaliado para assim ser incluído no programa de administração de inventários.

Descrição de prioridades

A prioridade de manutenção de cada equipamento é determinada por meio da seguinte pontuação:

- Prioridade I: os equipamentos com pontuação de 18 a 20 na avaliação necessitam de testes de calibragem e reparo. Esses testes devem ser feitos a cada 6 meses
- Prioridade II: os equipamentos com pontuação de 15 a 17 no sistema de avaliação são aqueles que precisam de calibragem e reparo imediatos
- Prioridade III: os equipamentos com pontuação de 12 a 14 necessitam de calibragem e reparo imediatos ou devem se tornar prioridades I e II. Os testes serão feitos anualmente, com uma anotação no sistema de "baixa prioridade"
- Vigilância de risco: os equipamentos com pontuação entre 6 e 11 nos sistemas de avaliação serão incluídos no inventário; porém, inspecionados visualmente durante o ano em decorrência dos perigos que podem causar.

Os equipamentos com pontuação 5 ou inferior serão eliminados do programa de administração de inventários.

Determinação da prioridade da manutenção preventiva

O nível de prioridade da manutenção preventiva (Pi) pode ser calculado pela seguinte fórmula:

$$IPM = Pi3t/T$$

Em que:

- Pi = é o nível de prioridade
- t = tempo que transcorreu desde a última manutenção
- T = tempo transcorrido entre cada manutenção preventiva, aquele estabelecido pelo fabricante dos equipamentos ou pelas agências reguladoras (como a ECRI, ASHE, AMMI e UV, entre outras) ou pela experiência do pessoal de manutenção da instituição de saúde.

Critérios para classificar os riscos (Tabela 13.1)

Resultados da classificação do inventário

- Os únicos equipamentos com vigilância de risco são os que estão na categoria de pontuação entre 6 e 11
- Os equipamentos eliminados do programa de gestão de inventário são aqueles com pontuação menor que 5
- A prioridade para aplicar o índice de manutenção preventiva dos equipamentos se obtém pela inter-relação entre as diferentes pontuações obtidas em cada categoria de risco
- Os equipamentos com índices superiores a 11 devem ser incluídos no programa de inventário de manutenção preventiva
- Os equipamentos com pontuações entre 3 e 10 poderão ser incluídos em programas de manutenção de forma individual ou em um

programa de ambiente. A atividade se dará segundo o critério do departamento de engenharia clínica.

Para efeitos de aplicação dos critérios do inventário, os equipamentos estão classificados em quatro categorias, nas quais não têm influência os intervalos nem a flexibilidade na aplicação da manutenção; elas são independentes de seu histórico. Os grupos são:

- Equipamentos de suporte à vida
- Equipamentos com substituição obrigatória de peças
- Equipamentos que administram altos níveis de energia
- Equipamentos com intervalos de manutenção sujeitos às normas de cumprimento obrigatório.

Riscos elétricos

Os principais fatores de risco nas instituições de saúde são os sistemas elétricos defeituosos, os equipamentos em mau estado e a má operação dos sistemas e equipamentos por parte dos operários. Os tipos de acidentes elétricos mais frequentes nos ambientes hospitalares são:

- Incêndios
- Queimaduras
- Choques elétricos.

O choque elétrico é produzido pela corrente elétrica, e não pela voltagem. Não é a quantidade de voltagem à qual se expõe uma pessoa que determina a intensidade do choque, mas a quantidade de corrente que se transmite através do seu corpo. Os níveis de perigo ocasionados

Tabela 13.1 Critérios para categorizar os riscos.

Risco categoria I: funções do equipamento (E)	
Pontuação	Descrição das funções
10	Terapia e suporte de vida
9	Terapia, cirurgia, cuidados intensivos
8	Terapia física ou tratamento
7	Diagnóstico, cirurgia ou monitoramento de cuidados intensivos
6	Diagnóstico, monitoramento fisiológico
5	Análise, laboratório analítico
4	Analítica, acessórios de laboratório
3	Analítica, acessórios relativos ao computador
2	Miscelâneas relacionadas com os pacientes
1	Miscelâneas não relacionadas com os pacientes
Risco categoria II: aplicações clínicas (A)	
Pontuação	Descrição das funções
5	Mortes potenciais de pacientes
4	Lesões potenciais nos pacientes
3	Terapia inapropriada ou mau diagnóstico
2	Demanda de equipamentos
1	Riscos identificados não significativos
Risco categoria III: requisitos de manutenção preventiva (P)	
Pontuação	Frequência de manutenção preventiva
5	Mensal
4	Trimestral
3	Semestral
2	Anual
1	Não requisitado

(continua)

Tabela 13.1 (*Continuação*) Critérios para categorizar os riscos.

Risco categoria IV: histórico e falhas dos equipamentos (F)	
Pontuação	**Tempo medido entre falhas**
5	Menos de 3 meses
4	Aproximadamente 6 meses
3	Aproximadamente 1 ano
2	Aproximadamente 3 anos
1	Mais que 5 anos
Risco categoria V: classificação do uso ambiental (U)	
Pontuação	**Uso do equipamento em áreas primárias**
5	Locais de anestesia
4	Áreas de cuidado crítico
3	Locais úmidos/laboratórios das áreas de exame
2	Áreas de cuidados gerais
1	Áreas de não pacientes

Resumo da avaliação		
Risco categoria I	Função do equipamento (E)	Pontuação ____
Risco categoria II	Aplicações clínicas (A)	Pontuação ____
Risco categoria III	Requerimentos de MP (P)	Pontuação ____
Risco categoria IV	Falhas dos equipamentos (F)	Pontuação ____
Risco categoria V	Uso ambiental (U)	Pontuação ____
Pontuação final da avaliação		
Total = E + A + ([P + F + U]/3)		Pontuação final ____

pela corrente elétrica são surpreendentemente pequenos para muitos pacientes. O mais suscetível a este fenômeno é aquele exposto a condutores externos, a cateteres de diagnóstico ou a outros contatos elétricos próximos ao coração ou nele.

As técnicas cirúrgicas não consideram a resistência do corpo do paciente e o expõem à corrente elétrica do equipamento adjacente. O maior risco refere-se a operações dentro da cavidade torácica. O uso crescente de equipamentos, como monitores cardíacos, injetores e cateteres cardíacos, aumenta a ameaça de choque elétrico quando esses equipamentos são usados dentro do sistema circulatório.

Outros fatores que contribuem à suscetibilidade elétrica são os pacientes com hipocalcemia, acidez e níveis elevados de catecolamina, entre outras. Os pacientes adultos com arritmias cardíacas podem se eletrocutar pelo uso inadequado dos marca-passos conectados diretamente ao miocárdio.

As crianças são mais suscetíveis ao choque elétrico, em decorrência de sua menor massa corporal e, por conseguinte, sua menor resistência.

Muito tem sido escrito sobre os níveis de corrente considerados letais para pacientes cateterizados e cirúrgicos. Existe uma grande controvérsia sobre o nível de perigo real para um paciente com conexão elétrica direta ao seu coração. Os níveis mínimos de risco parecem estar em 10 microampères (μA) a 180 μA. Qualquer que seja o nível correto entre 10 e 180 μA, trata-se só de uma fração do nível de risco para médicos e ajudantes que atendem ao paciente.

Estima-se que a resistência que existe entre o coração do paciente e as partes externas de seu corpo é de, aproximadamente, 1.000 ohms. Toda a informação leva a concluir que o meio ambiente do paciente é um objetivo primário para os acidentes elétricos. Em nenhum outro lugar é possível encontrar esses elementos: resistência do corpo diminuída, elementos mais condutores de eletricidade, como sangue, urina, sais e água. A combinação desses elementos representa um desafio para aumentar a segurança elétrica.

Correntes de fuga

Os equipamentos elétricos manipulados em torno do paciente, ainda que estejam funcionando corretamente, podem representar um risco, pois ele pode entrar em contato com qualquer peça e ficar suscetível a um escape de energia elétrica. O escape é produzido por qualquer tipo de corrente, inclusive o acoplamento capacitivo, que não deve ser aplicado diretamente no paciente, embora possa passar para ele pelas partes metálicas do equipamento elétrico expostas ou pelo sistema de aterramento.

Em circunstâncias normais, essa corrente é desviada por um condutor (cabo de energia terra) colocado ao redor do paciente. No entanto, conforme ela aumenta, poderá ser um risco.

Todos os equipamentos e dispositivos médicos das instituições de saúde precisam estar conectados a um sistema de aterramento, principalmente aqueles nas unidades de:

- Cuidados intensivos
- Cuidados coronarianos
- Departamento de emergências
- Salas de procedimentos especiais
- Laboratórios cardiovasculares
- Unidades de diálises
- Ambientes úmidos.

A conexão elétrica desses equipamentos deve ter sistema de isolamento para proteger os pacientes e a equipe de qualquer choque elétrico.

Não existem sistemas elétricos perfeitos, e os equipamentos não têm capacidade de evitar acidentes elétricos. Contudo, o nível de conhecimento e o trabalho constante de engenheiros clínicos, eletricistas, consultores, arquitetos, *designers* e equipe técnica podem diminuir os riscos a zero. As instalações e os equipamentos das unidades médicas são excessivamente utilizados, motivo pelo qual devem ser conservados de modo adequado para garantir segurança a pacientes e à equipe da instituição. Garante-se segurança elétrica mediante os seguintes procedimentos:

- Verificar com regularidade os contatos de energia, inclusive as polaridades
- Analisar em intervalos regulares as superfícies condutoras e de aterrissagem das áreas de pacientes
- Averiguar os dispositivos elétricos usados pelos pacientes (p. ex., máquinas de barbear) que necessitam de bateria
- Checar se os controles remotos usados nas camas dos pacientes estão perfeitamente selados e isolados
- Garantir que os trilhos das camas são fabricados em plástico ou cobertos com um material isolante.

A norma NFPA nº 70 do "Código Elétrico Nacional" dos EUA define, em seu artigo 517, o escopo da referida norma e direciona-a para as causas de incêndios e explosões e para a segurança elétrica em hospitais, identificando as áreas com maior incidência de risco.

Classificação de lugares de anestesia

A NFPA nº 99 de 2010 classifica os locais de anestesia em:

- Locais perigosos: aqueles que usam anestésicos inflamáveis, devendo cumprir requisitos da divisão classe I e estarem isolados do sistema de energia
- Locais não perigosos: que permitem o uso de sistemas elétricos com aterro.

Os dois locais podem ser classificados como áreas úmidas ou não úmidas. Se designados como úmidos, será necessária proteção elétrica adicional. A proteção aceitável é a mesma definida pela NFPA nº 99 de 2010:

- Locais perigosos: áreas onde se armazenam anestésicos inflamáveis serão considerados classe I, divisão I, até uma altura de 1,5 m do nível do solo. O restante, até o teto, será considerado espaço assentado sobre local perigoso
    - Qualquer habitação ou lugar que armazene anestésicos inflamáveis ou desinfetantes voláteis inflamáveis será considerado classe I, divisão I, do solo ao teto
- Locais não perigosos: qualquer lugar (inclusive salas cirúrgicas, salas de parto, salas de anestesia, corredores e salas de trabalho) utilizado e designado para uso de anestésicos não inflamável será classificado como local sem perigo
    - Para que um local seja considerado não perigoso, as autoridades da instituição deverão instituir uma política que proíba o uso de anestésicos inflamáveis nesses espaços, acompanhada de sinalização apro-

priada. Dessa forma, esses locais passam a ser excluídos dos requisitos do artigo 517-104 (c) (2) c e (2) d, aplicáveis somente aos aparelhos de radiografia.

Áreas de cuidados gerais

Áreas onde estão localizados os dispositivos médicos que, a qualquer momento, podem ser conectados aos pacientes (p. ex., os equipamentos para imagens e monitoramento etc.).

Áreas de cuidados críticos

São as áreas classificadas pelas normas hospitalares onde os pacientes são submetidos a procedimentos invasivos, conectados a aparelhos elétricos especiais, como salas de operação, salas de trabalho, cuidados intensivos e cateterismo. As características técnicas para as instalações elétricas desses locais são previstas e projetadas desde a fase inicial da construção. Há algumas exceções que devem cumprir as mesmas especificações das áreas gerais.

Áreas úmidas

Ambientes nos quais os pacientes são submetidos a procedimentos ou tratamentos com água ou elementos úmidos, como a hidroterapia e o local da fisioterapia.

Procedimentos para os testes de segurança elétrica

Os padrões e os requisitos limites para os testes de segurança elétrica estão sujeitos a revisões e modificações. Existem várias organizações que têm a missão de recomendar testes e procedimentos para equipamentos médicos, entre eles: NFPA, AAMI, UL, IEC, CAP, IEEE. A competência e o campo de ação destas organizações foram descritos na seção de padrões e regulamentos para equipamentos médicos. Nesse campo, acontecem mudanças constantes decorrentes dos contínuos avanços tecnológicos nos procedimentos médicos e, por conseguinte, nas tecnologias. Os padrões para testes de segurança elétrica são classificados por atributos comuns, geralmente usados para delimitar os requisitos, os procedimentos e as frequências dos testes. Os equipamentos usados em unidades de cuidados a pacientes estão classificados de acordo com a eletricidade em duas classes:

- Classe I: estão incluídos todos os instrumentos ou equipamentos feitos para uso nas áreas de pacientes considerados eletricamente sensíveis. O escape de energia elétrica nesses equipamentos e dispositivos médicos não deve exceder 10 µA se corrente alternada, nem ser superior a 10.000 Hz se corrente direta ou contínua.
- Classe II: estão incluídos instrumentos, equipamentos e dispositivos médicos usados em unidades de cuidados de pacientes que não precisam ser classificados como classe I. O escape de energia elétrica de equipamentos e instrumentos classe II não deverá exceder 500 µA se corrente alternada ou 10.000 Hz se corrente direta ou contínua.

Equipamentos e instrumentos conectados à baixa tensão

Os equipamentos que funcionam com corrente de baixa tensão e que estão frequentemente em contato com os pacientes deverão cumprir os seguintes requisitos:

- Operar com potência elétrica < 8 V
- Ser considerados estritamente seguros e ter duplo isolamento
- Ser resistentes à umidade.

Fontes de potência

A energia de baixa tensão que alimenta os equipamentos deve ser fornecida por:

- Transformador de isolamento conectado a um circuito isolado com polaridade de aterramento e tomada apropriada
- Transformador de isolamento de baixa tensão
- Baterias secas individuais
- Baterias comuns compostas por células, localizadas em locais não perigosos.

Circuitos separados

Os transformadores de isolamento que alimentam circuitos de baixa tensão deverão:

- Dispor de meios apropriados de isolamento entre circuitos primário e secundário
- Ter o núcleo e o chassi conectados ao sistema de aterramento.

Controles

Deve-se permitir o uso de componentes com resistência e impedância para controlar equipamentos de baixa tensão, mas não para controlar a tensão máxima desses equipamentos.

Equipamentos que utilizam baterias

As baterias não devem ser recarregadas enquanto o equipamento está em funcionamento, a não ser que o circuito de carga esteja integrado a um transformador de isolamento.

Plugues e tomadas

Os plugues e as tomadas usados em circuitos de baixa tensão devem ser de um tipo que não permita conectá-los em circuitos de alta tensão.

Outros equipamentos

Os equipamentos de sucção, pressão ou insuflação que tenham componentes elétricos e que estejam localizados ou forem usados em locais classificados como perigosos deverão ser aprovados na classificação para locais de classe I.

Equipamentos de Raios X

Os equipamentos de Raios X portáteis usados em locais onde são manuseados gases anestésicos deverão estar equipados com componentes que o impeçam de acumular cargas eletrostáticas. Todos os elementos de controle, interruptores, relés, medidores e transformadores deverão ser do tipo fechado. A tomada de conexão deverá estar polarizada ao sistema de aterramento.

Equipamentos de alta frequência

Os equipamentos de geração de corrente ou de tensões de alta frequência, como eletrocautérios, diatermias, monitores etc., que estiverem instalados ou forem usados em locais com gases anestésicos, deverão cumprir com as normas e precauções estabelecidas para esses lugares.

Os equipamentos portáteis de alta frequência deverão contar com cabo e tomada de conexão à prova de explosão, com três polos (um deles no sistema de aterramento).

Sistema de aterramento

Quando os equipamentos forem ligados a voltagens superiores a 220 volts, os circuitos precisam ter uma conexão terra.

Procedimentos utilizados nos protocolos de manutenção ambiental e de equipamentos médicos

Esta seção está dividida em duas partes: uma dedicada às inspeções e aos protocolos dos sistemas ambientais; e uma que descreve os protocolos de manutenção para classificar os equipamentos médicos em classes específicas.

O estudo é focado na manutenção dos diversos tipos de equipamentos médicos, como o do ambiente clínico, que também deve ser considerado em sua totalidade. Por conseguinte, muitas instalações ambientais serão inspecionadas de forma eficaz, para encontrar os benefícios e as vantagens do programa. Os procedimentos da manutenção se dividem em duas categorias:

- Protocolos ambientais: categoria desenhada para acolher todo tipo de equipamento, tanto os destinados à atenção ao paciente quanto aos de não atenção
- Protocolos de equipamentos e dispositivos médicos: a categoria inclui todos os equipamentos e dispositivos médicos para cuidado dos pacientes, bem como instrumentos de laboratório clínico, equipamentos de diagnóstico por imagens e uma variedade de outros dispositivos utilizados com fins médicos que tenham sido identificados como equipamentos importantes.

O objetivo de uma instituição de atenção médica é estabelecer protocolos e procedimentos para criar uma abordagem sólida e global para a manutenção programada.

Protocolos ambientais

Esta seção oferece um conjunto de conhecimentos para os testes gerais, funcionais e de segurança de equipamentos elétricos e mecânicos de baixo risco, bem como para equipamentos sem um procedimento de teste individual. Também inclui os testes de segurança necessários para outros dispositivos auxiliares.

Além disso, existem testes superficiais para determinados sistemas ambientais em áreas não classificadas, como tomadas de alimentação elétrica e gases medicinais.

Este capítulo não pretende especificar os testes que devem ser feitos nos sistemas ambientais, como instalações elétricas, de gases medicinais, sistemas mecânicos de ar condicionado e calefação. Eles serão tratados mais detalhadamente em outros capítulos. A inspeção ambiental se concentra nos serviços essenciais da instituição, nos quais os equipamentos e dispositivos convergem e interagem com as instalações (p. ex., saídas de gases medicinais e acoplamentos causados por danos resultantes de um teste complexo no sistema de tubulação do gás medicinal). Os ambientes incluídos nos testes são locais como as áreas de anestesia, de cuidados críticos, úmidas, de atenção geral ao paciente, laboratório e áreas de não cuidado ao paciente, entre outros.

Protocolos para equipamentos médicos

Os protocolos de manutenção para equipamentos médicos foram criados para ajudar as instituições de saúde a desenvolverem procedimentos para a inspeção periódica de seus equipamentos. Em decorrência da diversidade dos equipamentos médicos, foi necessário criar procedimentos para manter as tecnologias médicas, embora isso dificultasse o desenvolvimento de protocolos únicos que capturassem todas as características e os requisitos particulares de cada tipo de equipamento e dispositivo.

Como descrito anteriormente, a informação apresentada em formatos ou modelos de protocolos de manutenção tem a finalidade de servir como base para a elaboração de procedimentos que serão adaptados aos programas individuais. Os protocolos contêm informações sobre nomenclatura, uso, riscos, testes de frequência e requisitos de segurança e manutenção de um grande número de equipamentos e dispositivos. A seguir, serão descritos os módulos para captura dos dados que compõem as tabelas de manutenção.

Nomenclatura

Um dos fatores fundamentais para desenvolver um sistema de gestão de manutenção para equipamentos e dispositivos médicos é a nomenclatura (código) empregada para identificar de forma única a categoria ou a classe do equipamento.

Assim que uma nomenclatura for aceita pela instituição, poderão ser determinados os benefícios secundários a serem obtidos. Por exemplo, se a instituição de saúde estiver de acordo com a classificação de um tipo de equipamento, os históricos de reparação ou os tempos medidos entre as falhas poderão ser comparados sobre uma base de dados consistente.

A nomenclatura ou o código do sistema de classificação de medicamentos e dispositivos utilizado nesta seção baseiam-se em critérios e padrões determinados pela FDA. Uma das vantagens em adotar o sistema da FDA é a nomenclatura estar disponível por meio da *Freedom of Information Act* (FOIA) e, por consequência, não ter propriedade. Além disso, todo produto sanitário comercializado nos EUA deve obter permissão da FDA. Portanto, a maioria dos equipamentos e dispositivos médicos nas instituições de saúde já faz parte dessa classificação. Outra vantagem do sistema da FDA é a facilidade para identificar dispositivos sujeitos à correção no campo.

No entanto, o sistema da FDA também tem várias limitações. Nele, só são codificados equipamentos e dispositivos relacionados diretamente com pacientes em um âmbito clínico. Os equipamentos considerados de apoio não têm um identificador, nem precisam ser aprovados por esta organização, já que não afetam pacientes. Existem alguns equipamentos considerados importantes para um dispositivo, mas que não são classificados pela FDA de acordo com o grau de função clínica; por exemplo, os desfibriladores com cabo ou bateria podem ser dispositivos diferentes, mas a função clínica é a mesma, portanto o FDA mantém a mesma classificação para os dois.

A existência de um identificador único e uniforme para cada campo é chamada de *chave* e tem grande importância para definir um banco de dados. Para resolver o problema da falta de identificação para determinados equipamentos e dispositivos, utiliza-se o identificador adotado pela ASHE, que é similar ao identificador de nomenclatura ou de código da FDA. Todavia, em muitos casos, não existem identificadores da FDA. Os seguintes campos de um banco de dados permitem identificar uma classe de equipamentos.

Classes de equipamentos

Número ASHE

Identificador único utilizado para classificar cada tipo de equipamento, tem como base o identificador da FDA, como já explicado. Se um identificador da FDA não estiver disponível, então um da ASHE será designado.

Classificação ASHE

Trata-se do sistema pelo qual se classificam, sempre que possível, os equipamentos ou dispositivos médicos que seguem os mesmos padrões da FDA. Se a classificação da FDA não estiver disponível, utiliza-se uma da ASHE, que seguirá as mesmas determinações e nomes.

Número FDA

É o identificador do equipamento com classificação exclusiva atribuída pelo FDA antes da revisão do equipamento e dos dispositivos pelo escritório de avaliação do equipamento. Atualmente, o número atribuído pelo FDA é de cinco caracteres: 2 numéricos e 3 alfabéticos. Estes são os únicos identificadores de cada tipo de equipamento. Por exemplo, o prefixo 80 corresponde a um dispositivo de uso geral no hospital e 74, ao serviço cardiovascular. Dessa forma, uma nomenclatura ou código com o número 80ABC significa que se trata de um dispositivo médico para uso geral no hospital; mas, se 74ABC, indica que é o mesmo equipamento médico, mas usado no serviço cardiovascular. Os últimos 3 caracteres alfabéticos são únicos para cada classe de equipamento.

Classificação FDA

Descritiva e atribuída pela FDA, segue, geralmente, este formato: "nome e adjetivo" (p. ex., monitor de oxigênio no sangue).

Palavras-chave

Na classificação, designa-se um campo para palavras-chave, no qual é possível disponibilizar uma descrição do equipamento. As descrições usadas neste campo identificam o equipamento pelo nome genérico, um elemento que permitirá aos técnicos identificar mais facilmente o equipamento no campo onde serão realizadas as tarefas de manutenção (nomenclatura obtida do *Maintenance Management for Medical Equipment* da ASHE).

Uso

Para designar o uso dos equipamentos, dois campos são incluídos para ajudar os técnicos a localizá-los: "Grupos ASHE" e "Painel da FDA". Ambos servem para agrupar as duas classificações e podem ser usados juntos, facilitando o processo.

Para agrupar os equipamentos, a FDA utiliza 19 códigos, enquanto a ASHE apenas 7. Nos grupos da ASHE, existem seções similares às da FDA (p. ex., a ASHE utiliza grupos para incluir todas as áreas de laboratório) e a FDA tem seis classificações para os elementos de laboratório. Para esclarecer melhor o exemplo, a FDA tem uma seção para "Microbiologia", enquanto a ASHE só tem a seção para "Laboratório", na qual inclui todos os equipamentos do departamento de laboratório.

Riscos

Existem três campos na base de dados que podem ser usados pelos administradores de equipamentos e dispositivos médicos para classificar os riscos associados a eles; a FDA classificou e qualificou os riscos. A ASHE os agrupou em um sistema e os descreveu com mais detalhe, como apresentado na seção "Classificação de riscos dos equipamentos médicos" deste capítulo. Muitos serviços das instituições de saúde têm utilizado esse tipo de ferramenta, enquanto outros classificaram e estratificaram os equipamentos pelos riscos, para, desse modo, ajudar na criação de inventários com critérios para um programa de manutenção preventiva.

Riscos da FDA

A FDA classifica os riscos de equipamentos e dispositivos médicos por meio de um sistema de três níveis relacionados com o grau de avaliação anterior à compra, que, por sua vez, é necessário para obter a aprovação para a aquisição dos equipamentos. Mesmo que este sistema seja usado com um propósito diferente, ele poderá fornecer uma justificativa de grande utilidade para outros sistemas. Os dados no campo de riscos da FDA são classificados segundo as classes I, II ou III, ou, ainda, deixados em branco para os equipamentos não classificados. As classificações são:

- Classe I: controles gerais
- Classe II: aprovações anteriores à compra
- Classe III: avaliação de dispositivos de investigação.

Pontuação ASHE de risco

A pontuação dos riscos é calculada por meio do sistema de pontuação de risco estático.

Riscos do grupo

Há um esquema de estratificação geral com quatro classificações gerais:

- Reanimação: equipamento (suporte de vida) utilizado na atenção do paciente com capacidade de reanimação
- Apoio ao paciente: equipamento utilizado no cuidado de pacientes para terapias que não necessitem de reanimação
- Diagnóstico: equipamento utilizado para o monitoramento de pacientes ou para seu diagnóstico
- Elétrico: equipamento sem contato com o paciente, para apoiar indiretamente as atividades clínicas.

Testes de frequência

Utilizam-se três campos com a finalidade de indicar o horário nominal de manutenção preventiva para uma classe de equipamentos. Esses campos são: controles de segurança (para o número de controles de segurança por ano); inspeção de rendimento (para o número de inspeções de rendimento por ano); e inspeção de manutenção preventiva (para o número de inspeções de manutenção preventiva ao ano). Os intervalos nominais se baseiam nas recomendações da NFPA para os testes iniciais.

As instituições de saúde são incentivadas a modificar essa programação (intervalos mais longos ou mais curtos) com base no nível de risco e nas experiências passadas com o equipamento ou dispositivo. Pretende-se que os valores apresentados sejam nominais "a partir de" intervalos que possam ser usados até o estabelecimento de um histórico suficiente.

Testes de tempo

Em decorrência da ampla variedade de equipamentos e da progressão das atividades de manutenção que possam ser necessárias, é impossível predizer com exatidão o tempo de um teste específico.

No entanto, estimar quanto tempo pode ser necessário para cada procedimento é muito útil do ponto de vista da administração, de modo que se aloquem os recursos em uma base ampla. Para essas atividades, são utilizados quatro campos que fornecem o tempo estimado necessário para concluir o procedimento indicado.

As estimativas supõem que os técnicos têm fácil acesso aos equipamentos e não inclui o tempo necessário para deslocamentos ou outras atividades externas (considerações importantes em alguns casos). Os tempos são definidos em horas (unidades de décimos de hora).

- Tempo de segurança: tempo aproximado para realizar testes. Para os dispositivos que utilizam cabos, determina-se um tempo adicional com o objetivo de verificar se existem vazamentos/escapes, embora essas verificações só sejam necessárias durante a inspeção de instalação ou depois de reparos
- Tempo mínimo da manutenção preventiva: tempo aproximado designado para executar a manutenção e os testes listados, considerando que o equipamento está em boas condições e necessite de ajustes mínimos ("no melhor dos casos")
- Tempo máximo da manutenção preventiva: tempo aproximado designado para executar a manutenção e os testes listados, considerando que o equipamento está em má condição e necessite de muitos ajustes para restaurá-lo a condições ideais de funcionamento ("no pior dos casos")
- Tempo médio da manutenção preventiva: média dos tempos mínimos e máximos já mencionados. Essa medida pode ser usada como padrão nos cálculos da variação ou dos custos mensais decorrentes da manutenção preventiva.

Deve-se reconhecer que os tempos reais poderão variar conforme as habilidades da equipe e outras variáveis. Nas projeções de tempo, não são incluídos o tempo de deslocamento dentro do hospital nem o necessário para localizar o equipamento. Também se deve considerar que não estão contempladas revisões importantes eventualmente necessárias em alguns componentes importantes dos equipamentos e que foram recomendadas pelos fabricantes em determinados intervalos. Para essas atividades, a equipe deverá ter à sua disposição as ferramentas e os materiais necessários com o objetivo de completar o procedimento.

- Tipo de segurança: para determinar o tipo de segurança, são utilizados dois campos referentes a testes de segurança elétrica realizados nos equipamentos e dispositivos médicos que tenham sido classificados e listados. Isso facilita mudanças nos procedimentos de segurança que devem ser feitas com base nas inspeções periódicas
- Código de segurança: esse campo refere-se a duas características que determinam os tipos de segurança, como será explicado a seguir:
  - Tipos de segurança: campo utilizado para classificar o equipamento segundo os atributos comuns frequentemente usados para

definir os requisitos dos testes de segurança elétrica e a frequência deles (p. ex., presença no paciente, uso em ambientes de anestesia e em locais de atenção aos pacientes etc.)
- Procedimentos de inspeção dos equipamentos: o último campo no protocolo de manutenção do equipamento contém uma lista dos procedimentos de manutenção preventiva aplicados nos dispositivos de referência para sua classificação. Como uma única classificação para um dispositivo pode abranger uma ampla gama de fabricantes de equipamentos e tipos de dispositivos, é possível que alguns controles não se apliquem ou impliquem funções que não estão presentes no dispositivo. Os hospitais são encorajados a adicionar e eliminar controles com o fim de aperfeiçoar a quantidade de tempo dedicada à manutenção dos equipamentos.

Esses procedimentos têm sido simplificados e são destinados a determinar o alcance da manutenção realizada. Espera-se que sejam usados por pessoas familiarizadas com o equipamento, e não por aprendizes sem experiência prévia. Os procedimentos não consideram tarefas habituais que a equipe operacional do equipamento precisa realizar como rotinas diárias e semanais.

Atividades específicas da manutenção preventiva

Para a manutenção preventiva, existe uma série de ações e de atividades que, organizada sequencialmente, permite o desenvolvimento do programa. Todo programa de manutenção começa com uma seleção adequada do equipamento, uma boa operação e o cumprimento estrito dos protocolos. As primeiras ações de manutenção são exercidas pelo operário do equipamento, que deve cumprir atividades específicas em cada uma das etapas de seu funcionamento.

Atividades do operário do equipamento

O operário deve desenvolver atividades específicas de manutenção, que serão executadas em três momentos: antes, durante e depois do funcionamento.

Antes do funcionamento

O equipamento deverá ser mantido nas melhores condições físicas e em perfeito estado, para que esteja pronto para uso quando necessário. O operário do equipamento precisará determinar se os acessórios e componentes usados em um processo de manutenção são os adequados para a segurança e a conformidade do equipamento e do próprio operário. Verificará, além disso, se não existem cabos roídos ou expostos, tomadas partidas, conexões defeituosas e vidros quebrados. Qualquer defeito pequeno deve ser informado ao departamento de engenharia clínica para reparo. É importante observar se o equipamento está funcionando de forma apropriada e com segurança.

Durante o funcionamento

Durante o tempo em que o equipamento estiver em funcionamento, o operário deverá permanecer atento a qualquer barulho anormal ou a toda situação capaz de causar danos ou acidentes à equipe. O operário deve notificar o departamento de engenharia clínica ou técnico responsável pela manutenção do equipamento todas as anormalidades apresentadas, como aferições erradas, faísca elétrica, odores incomuns, temperatura acima do habitual, chiado nas engrenagens ou outro ruído anormal.

Depois do funcionamento

A manutenção que o operário deve realizar depois da operação inclui a limpeza do equipamento e seus acessórios, remoção de manchas, eliminação de depósitos de pó e óxidos e, em alguns casos, estabilização de certos acessórios que assim o exigem. As cargas de equipamentos que usam bateria deverão ser verificadas pelo tecnólogo de manutenção de equipamentos biomédicos com a finalidade de determinar a capacidade de carga. Se estiverem fracas, serão recarregadas ou substituídas. Serão verificados também os níveis de líquidos nos equipamentos que os utilizam. Os equipamentos com compressão deverão ser verificados para normalização por meio de juntas ou diafragmas. Os computadores e tomadas deverão ser desconectados, e os cabos de conexão guardados. Uma vez feita a manutenção posterior à operação, o equipamento deverá ser protegido e armazenado adequadamente.

Papel do técnico na equipe médica

Tem a responsabilidade de executar e registrar os procedimentos programados regularmente, como inspeção visual, verificação operacional, lubrificação e outras atividades específicas programadas nos quadros individuais de manutenção preventiva para cada equipamento.

As verificações de funcionamento e operacional são de responsabilidade do operário do equipamento, assistido pelo técnico, ou, ainda, do próprio técnico, que verificará as diferentes respostas.

Os defeitos menores encontrados durante as atividades programadas nos protocolos de manutenção preventiva deverão ser corrigidos pelo técnico do equipamento. Aqueles que não puderem ser reparados por faltarem peças de reposição ou tempo disponível deverão ser consertados no menor prazo possível. Se a falha apresentada puder causar danos ao paciente, ao operário ou mesmo ao equipamento, o este deverá ser retirado imediatamente do serviço até ser reparado.

Padrões e procedimentos de inspeção

Os padrões e procedimentos para a inspeção de equipamentos e dispositivos médicos, determinados por organismos ou pelos próprios fabricantes, deverão estar de acordo com os seguintes critérios:

- Avaliação: cada um dos equipamentos deve ser avaliado em seu estado físico e funcional pelo técnico da manutenção antes de ser submetido a qualquer ação de manutenção
- Aparência: os equipamentos com arranhaduras menores, fendas, descoloração ou qualquer outra avaria que não comprometa seu funcionamento não podem ser considerados inúteis. Contudo, deve-se agendar o reparo desses defeitos de acordo com a disponibilidade do equipamento
- Integridade: um equipamento é considerado completo quando tem todos os componentes elétricos mecânicos e demais acessórios originais de fábrica indispensáveis para seu funcionamento perfeito.

É imprescindível ter peças de reposição e ferramentas para os processos de manutenção dos equipamentos. A placa de identificação é um componente que deverá permanecer aderido ao equipamento durante seu ciclo de vida.

Todo equipamento contém acessórios indispensáveis para sua identificação e funcionamento e que se integram como parte dele.

Fatores para inspeção das tecnologias médicas

Para avaliar o estado físico e funcional dos equipamentos e dos dispositivos médicos, é necessário conhecer os procedimentos e os padrões para inspeção e avaliação dos equipamentos e instalações. Para tanto, os equipamentos e instalações foram agrupados segundo suas características afins, como função, uso e condições ambientais, assim como fatores energéticos e protocolos para a manutenção preventiva.

As instruções para a avaliação técnica, física e funcional dos equipamentos e instalações são obtidas de padrões, critérios e recomendações estabelecidos pelas organizações dedicadas a tais atividades, bem como de fabricantes dos equipamentos. Como suporte às exigências dessas organizações e com o propósito de facilitar as atividades de avaliação, os equipamentos e os dispositivos médicos são agrupados como mostrado a seguir.

Grupo A

Os critérios estabelecidos para esse grupo serão aplicados a todos os equipamentos, para determinar a sua condição e aparência.

- A aparência total e o acabamento do equipamento e de suas partes deverão estar de acordo com as normas de fabricação
- O interior e o exterior do equipamento ou componente deverão estar livres de oxidação, corrosão, soluções, sujeira, fiapos e detritos
- Portas, gavetas, painéis, fechaduras, dobradiças, alças, puxadores e rodinhas deverão estar ajustados para operar sem intercorrências
- Alças, clipes e recipientes deverão estar apropriadamente ajustados
- Botões de controle, fechaduras mecânicas e alavancas deverão estar aderidos e apropriadamente identificados
- Porcas, ferrolhos, parafusos e outros artigos similares deverão estar devidamente ajustados e em boas condições
- O manual do operador deverá estar sempre ao alcance dos operários dos equipamentos ou dos técnicos de manutenção.

Grupo B

Os critérios aplicados para esse grupo servirão de guia para determinar a condição dos equipamentos, dos dispositivos e dos componentes que empreguem cadeias, engrenagens, cintos, alavancas, suportes, molas ou sistemas hidráulicos, da seguinte forma:

- Engrenagens não devem ficar excessivamente soltas
- Cadeias, engrenagens, suportes e superfícies de apoio não devem estar desgastados, mas sempre adequadamente ajustados
- Eixos e flecha motriz não devem estar muito gastos, nem ter folga longitudinal
- Cintos, polias e alavancas não devem estar desgastados, mas sempre ajustados e alinhados
- Sistemas hidráulicos com mecanismos de disparo, desengate ou fechamento não devem estar gastos, mas permanecer adequadamente ajustados
- Líquidos deverão ser mantidos no nível estipulado, e o sistema não deve ter vazamento ou infiltrações.

Grupo C

Esses critérios serão aplicados para determinar as condições dos equipamentos que requerem pressão negativa ou positiva para seu funcionamento ou o uso de um ou mais gases de inalação, como oxigênio ou óxido nitroso:

- Partes e componentes feitos de borracha e material impermeável devem permanecer com sua forma e elasticidade originais. Não devem apresentar trincas, perfurações nem defeitos nos ajustes. A condutividade precisa ser verificada continuamente para atender às normas
- Tubulação de alta pressão deve atender ao que foi especificado no Grupo B e não apresentar vazamentos ou desgastes. Cada um dos ajustes e das conexões precisa estar em boas condições e bem aderido a seus terminais
- Controles, reguladores, indicadores de vazão e válvulas de vaporização devem estar ajustados de forma apropriada para regular o fluxo do gás. Todos os indicadores de temperatura serão verificados para assegurar a sua precisão
- Tampas de vidro ou de plástico dos medidores, portas de inspeção e recipientes não devem apresentar trincas nem lascas, mas permanecer limpos e colocados de forma adequada para não permitir vazamento

- Válvulas de segurança e de disparo deverão estar em boas condições de funcionamento e não apresentar óxido nem corrosão de suas partes
- Sistemas para eliminar o ar devem ter capacidade suficiente para manter o vácuo, segundo o especificado no projeto
- Sistemas de condução deverão ser do tipo apropriado e estar corretamente instalados.

Grupo D

Os critérios fixados nesse grupo serão aplicados para determinar as condições de funcionamento dos equipamentos que aquecem, resfriam, regulam, misturam, bombeiam ou circulam água ou produzem vapor, como:

- Tanques de aquecimento de água e produtores de vapor não devem apresentar oxidação excessiva, tampouco corrosão nem depósito de sólidos
- Todas as embalagens com fecho de borracha, cortiça ou qualquer outra composição devem estar livres de fissuras e desgastes que impeçam uma vedação perfeita
- Mecanismos para fechar portas e tampas devem operar livremente e estar ajustados para garantir uma perfeita vedação
- Não deve existir escape de vapor nem de água em tubulações, válvulas, revestimentos das válvulas, reguladores das caldeiras, tanques ou bombas
- Todas as válvulas, reguladores, controles, artifícios de vapor e barreiras de vácuo deverão funcionar apropriadamente
- Sistemas de aquecimento (elétrico, de combustível ou de vapor) proporcionarão a temperatura apropriada e a pressão no tempo prescrito em condições de operação normal
- Os interruptores de água e de ponto de ebulição devem funcionar em perfeitas condições.

Grupo E

Os critérios descritos para esse grupo têm a finalidade de verificar e determinar as condições dos equipamentos com componentes elétricos ou eletrônicos.

- Conexões elétricas (receptáculos ou tomadas) devem ser do tipo aprovado pelo código elétrico internacional da NFPA (NFPA 70) e não apresentar rachaduras, mas estar unidas de forma apropriada ao cabo
- Cabos ou arames devem ser do calibre apropriado para a capacidade de condução elé-

trica, bem como de comprimento adequado. Não devem ter emendas ou junções defeituosas, nem rasgos ou mau aspecto
- Cabos, pinças de contato, cavilhas de conexão e terminais não devem ter sinais de oxidação, corrosão e depósitos de sujeira
- Interruptores manuais ou automáticos, relés e seletores não devem estar sujos, corroídos nem excessivamente gastos
- Sistemas de condução elétrica devem ser do tipo especificado pelo código elétrico internacional (NFPA 70) e suas instalações adequadas
- Todos os componentes elétricos (relés, transformadores, condensadores, tubos de condução ou resistências) devem operar sem aquecer
- Equipamentos utilizados para aquecimento devem produzir e manter a temperatura selecionada durante o tempo de operação
- Medidores elétricos controlarão e indicarão os resultados corretos
- Componentes elétricos, como tomadas ou interruptores de equipamentos à prova de explosão, deverão cumprir com as normas estabelecidas para essa classe de equipamentos
- Baterias devem permanecer carregadas e não apresentar rupturas, rachaduras nem infiltrações; o eletrólito líquido precisa permanecer no nível adequado.

Grupo F
Os critérios desse grupo são aplicados para avaliar equipamentos que utilizem motores elétricos:

- O motor elétrico deverá funcionar sem variação, flutuação (variação de velocidade) ou ruído excessivos; sem muito aumento de temperatura, para o qual se deve considerar o ciclo apropriado e a carga mecânica
- O acoplamento mecânico entre o motor e a carga (correias, correntes, engrenagens, polias e eixos) deve ser ajustado de modo que tenha uma folga apropriada e não cause desgaste
- As selagens com óleo e os retentores de graxa dos membros rotativos ou alternativos devem estar posicionados corretamente e não mostrar evidência de vazamento
- As escovas e os interruptores devem permanecer limpos e não gastos. As escovas deverão estar ajustadas apropriadamente para não produzir arcos excessivos
- Os suportes do motor e da carga mecânica deverão estar limpos, sem desgaste e lubrificados adequadamente.

Fatores de risco que determinam a prioridade da manutenção

A prioridade da manutenção das tecnologias médicas é determinada mediante análises e avaliação de componentes considerados fatores de risco na prestação dos serviços de saúde. A avaliação será feita em equipamentos, dispositivos e instalações médicas, conforme o conhecimento sobre:

- Os riscos (CR)
- As consequências (CC)
- A manutenção (CM)
- A proteção (CP)
- A mortalidade (CMO)
- O uso (CU)
- A complexidade (CCO)
- A importância investigativa e produtiva (CIP)
- O regime de operação (CRO)
- As condições de exploração (CCE)
- A operabilidade (CO)
- O nível de prioridade (CPR).

Essas variáveis estão associadas entre si e intervêm, principalmente, nos riscos, na complexidade e no uso dos equipamentos. Os elementos estão classificados conforme descrito a seguir.

Conhecimentos sobre os riscos

Cada equipamento se identifica segundo o nível de risco que apresenta e é classificado nas categorias I, IIa, IIb e III, de acordo com a ordem de risco ascendente. A classificação por categorias é obtida por meio de riscos potenciais e associados manifestados pelos equipamentos em sua caracterização e fabricação.

Risco	Alcance
Classe III	12
Classe IIb	7
Classe IIa	5
Classe I	3

Conhecimentos sobre as consequências

Estão relacionados com o efeito que os equipamentos podem ter sobre pacientes ou operários por mau funcionamento.

Consequência	Alcance*
Morte	12
Danos ou feridas	6
Maus-tratos	3
Desconforto ou insatisfação	2
Tratamento demorado	1
Sem consequências	0

* A pontuação máxima desse componente é 12 e eles são atribuídos uma só vez.

Conhecimentos sobre a manutenção

Indicam todos os aspectos que contribuem para resolver uma intervenção técnica no equipamento.

Condições	Alcance*
Equipamento requer ajustes eletrônicos	
Equipamento requer ajustes mecânicos	
Existem partes móveis	
Equipamento requer regularmente substituição de partes	
Equipamento requer intervenção significativa do usuário	
Existem requisitos organizacionais	
Equipamento requer regularmente limpeza	

* Essas condições são cumulativas. Atribuem-se dois pontos por cada intervenção. A pontuação máxima é 14. Os valores são dados no momento da avaliação do componente de manutenção.

Conhecimentos sobre a proteção

Os aspectos relacionados com a proteção e o aumento do nível de risco nos equipamentos e nas pessoas devem ser gerenciados e prevenidos com os elementos de proteção especificados e disponíveis nos respectivos equipamentos.

Aspectos	Alcance*
Não estão disponíveis os alarmes do paciente	
Não existem alarmes funcionais	
Os alarmes não são audíveis nem visíveis	
Não existem mensagens nem códigos de erro	
Não existe um regime contínuo de inspeção do equipamento	

Aspectos	Alcance*
Não existem mecanismos de segurança diante das falhas	
Não há atenção contínua do operador	
O equipamento não se autoavalia quando ligado	
O equipamento não tem autoverificação manual	

* A pontuação máxima para esse componente é 9; um ponto por cada evento correspondente. Os valores são indicados no momento de efetuar a avaliação sobre a proteção do equipamento.

Conhecimentos sobre a mortalidade

Indicam a presença de possíveis contatos perigosos no equipamento, o que causaria riscos diretos e indiretos ao operador ou ao paciente. Refere-se a equipamentos como eletrocautério e desfibriladores etc. São dispositivos com um nível de descarga de energia perigoso para a vida do paciente.

Condições	Alcance*
Diretos	5
Indiretos	3
Nenhum	0

* A pontuação máxima é 5; só um aspecto deve ser selecionado.

Conhecimentos sobre o uso

Uma atividade típica do equipamento é o uso que lhe é dado, bem como as consequências quando de suas falhas.

Uso	Alcance*
Frequente	5
Esporádico	3
Baixo	0

* A pontuação máxima é 5; só um aspecto deve ser selecionado.

Conhecimentos sobre a complexidade

A complexidade do equipamento é determinada segundo critérios dos especialistas de eletromedicina. Tem como base a manutenção, as características e o grau de automatização dos equipamentos.

Classificação	Alcance*
Alta	10
Media	5
Baixa	3

* A pontuação máxima é 10; só um aspecto deve ser selecionado.

Conhecimentos sobre a importância investigativa e produtiva

O parâmetro relaciona o estudo dos processos mediante a ocorrência de uma falha e retenção do equipamento.

Classificação	Alcance*
Imprescindível (a retenção do equipamento afeta o processo)	10
Limitante (afeta o processo, mas não o retêm)	5
Não limitante (ao reter o equipamento, o processo não é afetado)	0

* A pontuação máxima é 10; só um aspecto deve ser selecionado.

Conhecimentos sobre o regime de operação

Esse elemento está relacionado com a continuidade do funcionamento durante um tempo determinado.

Classificação	Alcance*
Contínuo (o equipamento não para durante o processo)	10
Intermitente (o equipamento tem paradas próprias do processo)	5
Não contínuo (o equipamento trabalha alternativamente)	3

* A pontuação máxima é 10; só um aspecto deve ser selecionado.

Conhecimentos sobre as condições de exploração

Referem-se às condições do local onde o equipamento está localizado; os requisitos necessários devem ser especificados em cada local e a classificação feita posteriormente.

Classificação	Alcance*
Condições graves de exploração	10
Condições leves de exploração	5
Condições ótimas	0

* A pontuação máxima é 10; só um aspecto deve ser selecionado.

Conhecimentos sobre a operabilidade

A operabilidade indica a capacidade de trabalho do equipamento sem reportar falhas por certo período.

Classificação	Alcance*
Operabilidade baixa	5
Operabilidade alta	0

* A pontuação máxima é 5; só um aspecto deve ser selecionado.

Conhecimentos sobre os níveis de prioridade

A avaliação de cada equipamento é feita separadamente e conforme cada um dos parâmetros descritos. O nível de prioridade (P) é o resultado da somatória de cada uma das quantificações feitas em cada equipamento médico, definida pela seguinte fórmula:

$$Px = CR + CC + CM + CP + CMO + CU + CCO + CIP + CO + CE + COP + CNP$$

Em que: × (nome do equipamento) é a variável que o identifica. Por exemplo: Px = Prioridade, Ressonância Magnética, G. E.

Protocolos para a manutenção

Os procedimentos de manutenção que aparecem neste capítulo têm a finalidade de servir como um guia para a manutenção preventiva. Não foram escritos como padrões da indústria, mas para serem usados como modelos a partir dos quais cada instituição de saúde poderá desenvolver procedimentos adequados para seus próprios equipamentos e necessidades. Nem o conteúdo dos procedimentos nem a frequência deverão ser considerados padrões imutáveis. Eles deverão variar conforme o necessário para refletir o ambiente próprio do hospital, a dotação, a equipe, a forma de utilização do equipamento e os níveis de habilidade dos funcionários.

Os procedimentos são descritos unicamente para mostrar o alcance do processo de manutenção, não como instruções detalhadas ou para fins de treinamento. Os procedimentos detalhados para cada função deverão ser obtidos de outras fontes, como o fabricante do equipamento.

Para iniciar um programa de manutenção preventiva em um equipamento, é necessário que ele esteja em perfeitas condições físicas e de funcionamento, o que permitirá aplicar programas e tarefas definidos, bem como protocolos da manutenção preventiva.

Protocolos de manutenção para equipamentos médicos

A seguir, serão apresentados modelos de aplicação da manutenção preventiva para equipamentos e dispositivos médicos, que poderão ser feitos de modo sistematizado ou manual.

Os protocolos e os procedimentos de manutenção descritos consistem naqueles fornecidos pelos fabricantes desses equipamentos. Para a aplicação dos protocolos, foram selecionados equipamentos de complexidade média e alta.

Modelos dos protocolos estabelecidos para um grupo determinado de equipamentos biomédicos

Esta parte do capítulo inclui os equipamentos biomédicos, de laboratório clínico e de diagnóstico por imagens, bem como outros equipamentos importantes para o cuidado dos pacientes.

O propósito de toda unidade de saúde sempre será estabelecer os protocolos e os procedimentos para evitar riscos. Os protocolos são criados como ajuda às unidades de saúde para o desenvolvimento dos procedimentos de inspeção periódica de tecnologias médicas.

A diversidade de tecnologias médicas é muito ampla e variada; por conseguinte, é necessário um grande esforço para desenvolver os protocolos, capturando as características técnicas básicas e, em particular, os requisitos para a manutenção de cada equipamento.

Os protocolos anexos exemplificam as aplicações nos ambientes e os equipamentos biomédicos mais vulneráveis aos riscos físicos e funcionais e que apresentam menos segurança a pacientes, funcionários da instituição e visitantes.

Anexo 1 | Procedimentos ambientais
Área de laboratório

- *Definição*: edifício, espaço, sala ou grupo de salas destinados a várias atividades envolvidas nos procedimentos de investigação, diagnóstico ou tratamento, nos quais se usam materiais inflamáveis, combustíveis ou oxidantes. Os laboratórios não pretendem isolar a seção de refrigeração, áreas que incluem a administração de oxigênio e quartos para doadores de sangue, nem o local onde estão os combustíveis inflamáveis ou outros materiais perigosos, que normalmente não são usados nos processos laboratoriais e não estão incluídos nas áreas de serviços clínicos como materiais perigosos
- *Frequência*: anual.

Inspeção dos abrigos

- Inspecionar visualmente a integridade física dos abrigos elétricos. Eles devem ser verificados periodicamente para conferir a polaridade do sistema de aterramento e a retenção da força, seguindo os protocolos estabelecidos
- Verificar a classificação correta do sistema de emergência ou em espera da fonte de potência
- Inspecionar visualmente as condições dos gases medicinais e saídas a vácuo
- Verificar as tarefas definidas para proteção dos equipamentos, que devem estar disponíveis para gases (inflamáveis, não inflamáveis e equipamentos de proteção pessoal)
- Inspecionar os cabos (cordões) de extensão e os adaptadores, que devem ser do tamanho apropriado (16 AWG, mínimo) e conforme o estabelecido pela NFPA (seção 9-2.1.2.1 e 9-2.1.2.2), bem como a integridade, a polaridade e a continuidade do sistema de aterramento (os cabos de extensão são usados para emergência, portanto não são considerados substituíveis para fornecer um número adequado de receptáculos permanentes de parede).

Equipamentos fixos

- Inspecionar exteriormente o equipamento, para solicitar dispositivos ausentes
- Conferir o equipamento para fixar painéis ou tampas soltos
- Examinar os cabos, os cordões e os conectores soltos para identificar os ruídos ou as partes deterioradas
- Inspecionar as ancoragens e os suportes
- Limpar e inspecionar os ventiladores e filtros
- Conferir apropriadamente a operação dos exaustores e das cabines de segurança biológica, verificando as certificações apropriadas.

Equipamentos portáteis

As seguintes verificações devem ser feitas nos equipamentos portáteis mecânicos, elétricos e pneumáticos não incluídos nas inspeções periódicas do sistema de inventário da manutenção:

- Inspecionar o exterior do equipamento para verificar os dispositivos
- Examinar os cabos, os cordões e os conectores para identificar as partes soltas ou desgastadas
- Conferir os cabos de alimentação, as proteções contra choque e as tomadas para controle de demanda
- Limpar e inspecionar os ventiladores e os filtros
- Limpar e lubrificar as partes móveis
- Verificar o sistema de aterramento, que deve ser apropriado para todos os equipamentos
- Medir a resistência do fio terra ($\leq 0{,}50$ ohms)
- Medir a fuga de energia no chassi ($\leq 500\ \mu A$)
- Inspecionar os componentes elétricos com sinais de aquecimento excessivo ou de deterioração
- Verificar a precisão da tela (indicando o uso de controle apropriado) e o teste do equipamento ($\leq +/-3\%$)
- Checar a precisão da saída dos equipamentos com controle de caídas apropriado e com o teste do equipamento $\leq +/-3\ \%$
- Conferir a operação correta de toda unidade funcional modelo
- Documentar qualquer deficiência encontrada.

Locais de anestesia

- *Definição*: espaço ou área da instituição de saúde destinados a fornecer ou armazenar gases anestésicos durante os exames e o tratamento. Em muitos casos, referem-se às salas de cirurgias e às salas de parto, porém são incluídos em outras locais
- *Frequência*: semestral.

Inspeção dos abrigos

- Inspecionar visualmente a integridade física dos abrigos elétricos. Eles devem ser verificados periodicamente para conferir a polaridade do sistema de aterramento e a retenção da força, seguindo os protocolos estabelecidos
- Verificar visualmente as condições das tomadas dos gases medicinais
- Verificar visualmente a utilidade das colunas e das luzes cirúrgicas
- Examinar os sinais de proteção dos equipamentos especializados (*laser*, gases inflamáveis e não inflamáveis)
- Verificar a operação do sistema de exaustão para descarte de gases anestésicos

- Testar os parâmetros dos monitores de isolamento para adaptar o ponto do alarme
- Inspecionar a extensão dos cabos (cordões) para que sejam do tamanho apropriado (16 AWG, mínimo) estabelecido pela NFPA (seção 9-2.1.2.1 e 9-2.1.2.2), bem como a integridade da polaridade e a continuidade do sistema de aterramento
- Examinar o exterior do equipamento para verificar os dispositivos
- Inspecionar os cabos, os cordões e os conectores para identificar as partes soltas ou desgastadas
- Verificar os cabos de alimentação, as proteções contra choques e as tomadas para controle de demanda
- Limpar e inspecionar os ventiladores e os filtros.

Equipamentos fixos

- Inspecionar o exterior do equipamento
- Examinar os painéis e as tampas dos equipamentos fixos
- Verificar os cabos, os fios e as conexões soltas
- Inspecionar as montagens e as ancoragens
- Limpar e inspecionar os ventiladores e os filtros.

Equipamentos portáteis

As seguintes verificações devem ser feitas nos equipamentos portáteis mecânicos, elétricos e pneumáticos não incluídos nas inspeções periódicas do sistema de inventário da manutenção.

- Inspecionar o exterior do equipamento que possa apresentar perigo
- Examinar os cabos, os fios e os conectores soltos ou as partes deterioradas
- Verificar os cabos de alimentação, a resistência dos trilhos e os sinais de demanda
- Medir a resistência do fio terra ($< 0{,}50$ ohms)
- Medir a fuga de energia do chassi ($< 300\ \mu A$)
- Inspecionar os componentes elétricos para ver se existem sinais de aquecimento excessivo
- Verificar a exatidão dos indicadores usando simuladores apropriados; as medidas devem estar entre $\pm 3\%$
- Examinar a operação correta de todos os botões, controles, indicadores e *displays*
- Inspecionar a operação correta da unidade em todas as modalidades funcionais
- Documentar qualquer deficiência encontrada no teste.

Anexo 2 | Protocolos para equipamentos médicos

Artroscópio

Código: nº ASHE 87 HRX	Classe: artroscópio	Grupo: cirurgia
FDA: nº 87 HRX	Classe: artroscópio e acessórios	Painel: ortopedia
Risco: FDA II	Inspeção: segurança no ano 2	Segurança: tempo, inspeção 0,2
Risco: Pontuação ASHE 16	Inspeção pref. no ano 2	Perf. mínimo/tempo MP 0,5
Grupo de risco: suporte ao paciente	Inspeção PM 2	Perf. máximo/tempo MP 1,0
		AVG perf./tempo MP 0,8
Código de segurança CC		
Tipo de segurança: cuidado crítico/ anestesia		

- Procedimentos:
  - Inspecionar exteriormente o equipamento para se assegurar de que esteja pronto para o uso
  - Examinar o cabo de alimentação para detectar qualquer sinal de dano nas tomadas por choque e obstrução
  - Limpar os componentes internos e externos da unidade com um compressor de ar ou a vácuo
  - Inspecionar o interior do equipamento para não apresentar sinais de corrosão; se necessário, proceder ao reparo
  - Verificar a calibragem de acordo com o manual de serviço, se necessário
  - Examinar a operação correta de todos os botões, controles, telas e indicadores
  - Verificar a operação correta da unidade em todas as modalidades funcionais
  - Limpar o exterior da unidade com um detergente suave.

Analisador de pH, gases no sangue

Código: ASHE 75 CCD	Classe: analisador pH do sangue	Grupo: lab. clínico
FDA: Nº 75 CCD	Classe: analisador, gás, oxigênio	Painel: química
Risco: FDA II	Inspeção: segurança por ano 1	Segurança: tempo, inspeção
Risco: pontuação ASHE 12	Inspeção pref. por ano 2	Perf. mínimo/tempo MP 0,5
Grupo de risco: Diagnóstico	Inspeção PM 2	Perf. máximo/tempo MP 1,5
		AVG perf./tempo MP 1,0
Código de segurança NL		
Tipo de segurança		

- Procedimentos:
  - Inspecionar exteriormente o equipamento para se certificar de que está pronto para uso
  - Examinar o cabo de alimentação para detectar qualquer sinal de dano nas tomadas por choques e tampões
  - Desligar a unidade, cobrir as partes acessíveis ao usuário, abrir e inspecionar os danos da unidade
  - Limpar os componentes internos e externos da unidade com um compressor de ar ou a vácuo
  - Inspecionar o interior do equipamento para verificar se não existem sinais de corrosão; se necessário, proceder ao reparo
  - Examinar os componentes elétricos para verificar se apresentam aquecimento excessivo ou deterioração
  - Verificar se os componentes interiores mecânicos ou elétricos não apresentam danos
  - Examinar a temperatura correta medida na câmara
  - Verificar a operação correta com as medidas estabelecidas sobre as categorias dadas pelos controles e os padrões
  - Checar o funcionamento de alarmes em alta e em baixa para ver se desativam no tempo correto

- Verificar o funcionamento de todas as velocidades de acionamento para que estejam dentro de ± 3% de precisão
- Examinar o funcionamento de todos os botões, controles, telas e indicadores
- Verificar o funcionamento da unidade em todas as modalidades funcionais
- Limpar a unidade exteriormente, inclusive todos os acessórios, cabos, controles e telas.

Analisador de segurança elétrica

Código: n° ASHE 80QSF	Classe: analisador, segurança elétrica	Grupo: geral
FDA: n° NA	Classe: não disponível	Painel: geral
Risco: FDA NA	Inspeção: segurança por ano 0	Segurança: tempo, inspeção 0,0
Risco: pontuação ASHE 3	Inspeção pref. por ano 2	Perf. mínimo/ tempo MP 0,3
Grupo de risco: elétrico	Inspeção PM 2	Perf. máximo/ tempo MP 1,0
		AVG perf./ tempo MP 0,7

Código de segurança NP

Tipo de segurança: cuidado de não pacientes

- Procedimentos:
  - Inspecionar exteriormente o equipamento para se assegurar de que esteja pronto para uso
  - Examinar o cabo de alimentação para detectar sinais de dano nas tomadas por choque e obstrução
  - Desligar a unidade, cobrir os componentes acessíveis aos usuários, abrir e verificar os danos
  - Limpar a unidade e os componentes internos e externos com um compressor de ar ou a vácuo
  - Inspecionar o interior do equipamento para ver se existem sinais de corrosão. Se necessário, proceder ao reparo
  - Examinar os componentes elétricos para verificar se existem sinais de aquecimento excessivo ou deterioração

- Verificar a operação correta de todos os botões, controles, telas e indicadores
- Checar o funcionamento da unidade em todas as modalidades funcionais
- Limpar o exterior da unidade incluindo todos os acessórios, cabos, controles e telas
- Para a calibragem, deve-se procurar o vendedor do equipamento.

Analisador de óxido de etileno

Código: n° ASHE 80QUR	Classe: analisador de óxido de etileno	Grupo: geral
FDA: n° NA	Classe: não disponível	Painel: geral
Risco: NA	Inspeção: segurança no ano 0	Segurança: tempo, inspeção 0,0
Risco: pontuação ASHE 3	Inspeção pref. no ano 1	Perf. mínimo/ tempo MP 0,3
Grupo de risco: elétrico	Inspeção PM 1	Perf. máximo/ tempo MP 1,0
		AVG perf./ tempo MP 0,7

Código segurança NP

Tipo de segurança: cuidado de não pacientes

- Procedimentos:
  - Inspecionar exteriormente o equipamento para se assegurar de que esteja pronto para uso
  - Examinar os fios elétricos para detectar sinais de dano nas tomadas por choques e obstrução
  - Limpar os componentes internos e externos da unidade para que esteja pronta para uso
  - Inspecionar o interior do equipamento e verificar se apresenta sinais de corrosão. Se necessário, proceder ao reparo
  - Verificar a calibragem consultando o manual de serviço, se necessário
  - Examinar a operação correta de todos os botões, controles, telas e indicadores
  - Verificar a operação correta da unidade em todas as modalidades funcionais
  - Limpar o exterior da unidade com um detergente suave

- Inspecionar os componentes elétricos para verificar se existem sinais de aquecimento ou deterioração
- Para a calibragem, seguir as instruções dadas pelo vendedor.

Bibliografia

American Society for Healthcare Engineering (ASHE), American Hospital Association (AHA). Codes, Standards and Regulations for Medical Equipment. Hand Book; Maintenance Management for Medical Equipment. III-1; 1996.

American Society for Healthcare Engineering (ASHE), American Hospital Association (AHA). Maintenance inventory control and documentation. Hand Book; Maintenance Management for Medical Equipment. II-1; 1996.

American Society for Healthcare Engineering (ASHE), American Hospital Association (AHA). Principles of maintenance management. Hand Book, Maintenance Management for Medical Equipment. I-1; 1996.

American Society for Healthcare Engineering (ASHE), American Hospital Association (AHA). Using the Environmental Procedures and Equipment. Hand-Book; Maintenance Management for Medical Equipment. IV-1; 1996.

American Society for Healthcare Engineering (ASHE). Electrical Safety Test Procedures. Catalog No 055856; 1996.

American Society for Healthcare Engineering (ASHE). Engineering of the American Hospital Association. Chicago; 1996.

American Society for Healthcare Engineering (ASHE). Environmental Protocols. Catalog. No. 055856; 1996.

American Society for Healthcare Engineering (ASHE). Isolated Power Systems; Electrical Safety. Doc. 2-82, 1982.

American Society for Healthcare Engineering (ASHE). Medical Equipment Protocols. Catalog. No 055856; 1996.

American Society of Plumbing Engineers (ASPE). Vacuum Systems. En: Data Book. Plumbing systems, vol. 2, cap. 10. Westlake Village, CA: ASPE; 2000.

Association for the Advancement of Medical Instrumentation (AAMI). [internet]. [citado 2016 ene. 30]. Disponible en: www.aami.org.

Banta Bronzino JD. Biomedical engineering and instrumentation: Basic concepts and applications. Boston: PWS; 1986.

Bronzino JD. Clinical engineering: Evolution of a discipline. En: The biomedical engineering: handbook. Florida: CRC; 1995.

Bronzino JD. Clinical Enginnering. Boca Ratón: CRC; 2003.

Bronzino JD. Management of medical technology: A primer for clinical engineers. Boston: Butterwoth; 1992.

Bronzino JD. Medical device and systems. 3rd ed. Boca Ratón: Taylor & Francis; 2006.

Bronzino JD. What is biomedical engineering? En: Enderle J, Bronzino J. Introduction to biomedical engineering, 3rd ed. Burlington, MA: Elsevier; 2012. p. 17-21.

Cheng M, Dyro JF. Good Management. Practice for Medical Equipment. En: Dyro JF. (Ed.). Clinical Engineering Hand Book. Burlington, MA: Elsevier; 2004. p. 108-110.

Cheng M. Medical Device Regulation: Global overview and guiding principles. Ginebra: World Health Organization; 2003. p. 8-9.

Coe G. La tecnología médica. Programa de Desarrollo de Política de Salud. Ginebra: OMS; 2012.

Cruz M, Rodríguez E, Sánchez C, et al. Sistema de Gestión Tecnológica asistido por computadoras en un sistema de información hospitalaria V1.0. Memorias II Congreso Latinoamericano de Ingeniería Biomédica, La Habana [internet]. 2001 [citado 2015 dic. 20]. Disponible en: http://www.sld.cu/eventos/habana2001/arrepdf/00141.pdf

DH. Avances de la ingeniería médica. 3 era ed. Washington: National Academy Press; 1985.

Di Monds R, Aherns M. Uso de estándares para aparatos médicos. Doc. Tec. ASHE 055647; 1984.

ECRI. Adquisición de insumos y tecnología. Colección Salud y Gestión. Buenos Aires: Ed. Médica Hispanoamericana; 1991.

Escuela de Ingeniería de Antioquia (EIA-CES). Biosensores. Curso Bioinstrumentación. Medellín: EIA; 2OO7.

Fabres VC. Técnicas del futuro, la ingeniería celular, tejidos y uso de células madre. Unidad de Medicina Reproductiva [internet]. s. d. [citado 2015 dic. 20]. Disponible en www.cfabres@clc.cl

Faulkner D. Preventive maintenance manual. Doc. Tec ASHE 055926; 1989.

Gullikekson ML. Bimedical Equipent Maintenance Systems. 27th annual Meeting and Exposition Hospital and Medical Industry Computerized Maintenance Systems. 1992.

Institute of Electrical and Electronics Engineers (IEEE). Electric Systems in Heath Care Facilities. White Book. Nueva York: IEEE; 1996.

Instituto de Efectividad Clínica y Sanitaria (IECS). Evaluación de las tecnologías sanitarias [internet]. s. d. [citado 2016 ene 30]. Disponible en: www.iecs.org.ar.

Judd TM. Impact, analysis of technology medical. The linkage of quality management and technology management in health care heslthand tech, Annual Conference 2000. En: Dyro J. Clinical Engineering. Handbook: Elsevier; 2005.

Keene J. Environmental Safety Doc. Tec. ASHE 055928; 1990.

Knudson D. Fundamentals of biomechanics. 2nd ed. Springer; 2007.

Martin P. Electrical Safety. Doc. Tec. ASHE 055896; 1987.

México, Secretaría de Salud, PACS. Sistemas para archive y comunicación de imágenes. Guía tecnológica No 41. México; s. f. Office of Technology Assessment (OTA). [internet]. 2008. [citado 2015 dic. 30]. Disponible en: http://ota.fas.org/

Organización de Naciones Unidas (ONU). Manual de adquisiciones. Nueva York: ONU; 2010.

Organización Mundial de la Salud (OMS). Concepto: Relación costo beneficio tecnología biomédica. Informe. Ginebra: OMS; 1990.

Organización Mundial de la Salud (OMS). Evaluación de tecnologías médicas aplicadas a los equipos médicos. Serie de documentos técnicos. Ginebra: OMS; 2012.

Organización Mundial de la Salud (OMS). Guía de recursos para el proceso de adquisición de tecnologias médicas. Serie de documentos técnicos. Ginebra: OMS; 2012.

Organización Mundial de la Salud (OMS). Introducción a la gestión de inventarios de equipos médicos. Documento Técnico. Ginebra: OMS; 2012.

Organización Mundial de la Salud (OMS). Introducción al programa de mantenimiento de equipos médicos. Documento Técnico. Ginebra: OMS; 2012.

Organización Mundial de la Salud (OMS). Sistema computarizado de gestión de mantenimiento. Serie de documentos técnicos. Ginebra: OMS; 2012.

Peña Peña J. Difusión de la tecnología. Ginebra: WHO; 1990.

Rodenbugh P. Manejo del mantenimiento por computador. FASHE Doc. 055859; 1984.

Rowe WD, Adam J. Desing and performance standards. En: Cáceres CA, Yolken HT, Jones RJ, et al. (Eds).

Medical device; measurements. Quality assurance, and standards. Philadelphia: American Society for Testing and Materials; 1983. p. 29-40.

Schumpeter JA. Teoría del desenvolvimiento económico. 5ta reimp. México: FCE; 1978.

Veterans Health Administration (VHA). [internet]. [citado 2016 ene. 30]. Disponible en: www.cfm.va.gov

Veterans Health Administration (VHA). Electrical Design Manual. Washington: VHA; 2014.

Wald A. Clinical engineering and mantenaice of departaments. Biomed Instr Technol. 1989;23:58.

Wald A. Primeros estándares en ingeniería clínica. Clinical Engineering in Clinical Departments: A different point of view. Biomed Instr Technol. 1989;23:58-63.

White K. Sistema de gestión tecnológica asistido por computadoras en un sistema de información hospitalaria V1.0. La Habana: Instituto Politécnico José Antonio Echavarría" Centro de Bioingeniería; 1980.

Yadin D, Judd TM. Risk management and quality improvement. En: Medical Technology management. Redmond: Wash, SpaceLab Medical; 1993. p. 72-5.

14 Gestão Administrativa, Econômica e Financeira

Gabriel Pontón Laverde

Introdução

Os aspectos orçamentais, de custos, contábeis e financeiros são o tema deste capítulo, visto que o diretor do hospital e os representantes legais da instituição devem conhecê-los. A seguir, será desenvolvido cada um dos temas propostos, com os controles para evitar erros e fraudes que afetam a economia e a moral da instituição.

Orçamento

Um orçamento é simplesmente um plano financeiro. O orçamento hospitalar descreve com detalhes como os recursos a ser obtidos serão gastos com a folha de pagamento de pessoal, a compra de materiais de consumo, de bens duráveis e de capital, e também o tipo e a origem dos diferentes recursos para efetuar as despesas. Assim, o orçamento serve para definir os limites das despesas e dar capacidade aos planos e programas da instituição e também para exercer controle sobre os distintos departamentos ou programas, por meio da verificação dos resultados obtidos. O orçamento, visto dessa maneira, é uma ferramenta administrativa usada para o planejamento, a execução, o controle e a coordenação.

Curto, médio e longo prazo

Dependendo da natureza do hospital, os planos detalhados podem ser formulados para os próximos meses ou o próximo ano (curto prazo), para os próximos 4 ou 5 anos (médio prazo) ou para períodos maiores (longo prazo). Um hospital pode basear suas projeções no aumento populacional e da morbidade em geral ou em seu crescimento e das suas diferentes atividades ao longo dos anos anteriores (estatísticas internas).

Validade

Para que o orçamento seja o mais próximo possível da realidade, deve atender aos requisitos básicos de qualquer plano. Em outras palavras, deve:

- Ser dirigido de maneira centralizada por um setor que estabeleça todos os parâmetros necessários e consolide os relatórios dos departamentos
- Ser elaborado com a participação dos chefes dos diferentes departamentos, que serão os responsáveis por sua execução. Isso propicia a ampla participação de pessoas que conhecem profundamente cada uma das áreas do hospital
- Ser realista, para que sua execução seja a mais próxima possível do que foi calculado (100%) e, assim, determinar padrões de avaliação
- Ser flexível, ou seja, adaptar-se a circunstâncias e mudanças que surgirem

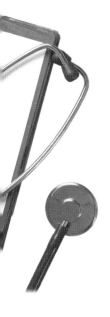

- Ser o mais simples possível, para facilitar sua gestão e controle. Além disso, estar inter-relacionado ou integrado, de maneira fácil e lógica, à contabilidade do hospital
- Ter embasamento estatístico ajustado de acordo com os objetivos estabelecidos.

Natureza do processo orçamentário

O processo orçamentário é basicamente um método para melhorar o funcionamento da instituição, e um esforço contínuo para estabelecer o que deve ser feito, com que intensidade e com quais recursos, para que tudo ocorra da melhor maneira possível em cada um dos setores.

Tradicionalmente, o orçamento era considerado um sistema de limitação de despesas. Do ponto de vista atual, o processo orçamentário é uma ferramenta para destinar os recursos da instituição ao uso mais produtivo e vantajoso. Os orçamentos são revisados para comparar os planos com os resultados realmente obtidos e, por essa razão, esse processo é chamado de *controle do planejamento*, que se trata de um controle permanente de revisão e avaliação dos resultados em relação às atividades propostas estimadas em seus custos reais.

Quando são estabelecidos valores aleatórios, sem o conhecimento básico dos custos ou das tarefas mínimas, pode ocorrer um grande prejuízo. Os orçamentos impostos de maneira arbitrária podem significar, de um lado, objetivos inatingíveis ou, de outro, critérios que não envolvam nenhum esforço (objetivos subestimados). Se os valores tomados como padrão são muito altos, resultam em frustração e ressentimento; se, ao contrário, são muito baixos, os custos podem fugir do controle, a ponto de afetar a produtividade e o moral da equipe. Por sua vez, um orçamento elaborado com uma visão clara dos objetivos e uma análise cuidadosa das tarefas a cumprir desempenha um papel importante na organização e no trabalho da instituição.

Os orçamentos são guias muito importantes para os diretores e para os chefes dos departamentos e serviços do hospital. Quando bem formulados e executados com efetividade, demonstram que a direção tem controle total das diferentes atividades desenvolvidas na instituição. Além disso, servem como um importante meio de comunicação entre a direção e os funcionários dos diferentes departamentos.

O orçamento também representa um recurso flexível de planejamento e controle que possibilita ao administrador fazer alterações durante o ano fiscal vigente com a devida antecipação, adaptando-o a situações que possam ser causadas por mudanças externas imprevistas, alheias à gestão do diretor, que afetam o funcionamento e as finanças do hospital.

As decisões para cada serviço, em cada etapa de um processo, afetam os diferentes departamentos da instituição, incluindo a tesouraria. Se o planejamento e o controle são os eixos da produtividade da entidade, o sistema orçamentário oferece um panorama das tarefas desenvolvidas, proporcionando a cada chefe de departamento ou serviço, portanto, a visualização da relação de seu setor como parte de todo o hospital. Desse modo, o sistema ou processo orçamentário é uma ferramenta financeira importante.

O processo orçamentário aumenta a coordenação interna.

Assim que o orçamento é aprovado, o diretor, com a colaboração dos chefes dos diferentes setores, pode elaborar um plano de compras detalhado por meses, de acordo com os ciclos de morbidade do hospital e os itens e serviços a ser comprados, mas deixando margem para imprevistos e decisões especiais da direção. Esse plano de compras é muito útil para a gestão orçamentária e, portanto, deve ser flexível e adaptável às circunstâncias, de acordo com alterações estipuladas pelos membros da direção do hospital.

Sistema orçamentário

Na teoria da gestão estratégica, o planejamento é de grande importância, por isso, o orçamento é resultado de decisões anteriores, que podem ser esquematizadas da seguinte maneira:

- Determinar a missão e os objetivos ou metas gerais
- Definir as metas de cada subdireção, departamento e serviço do hospital
- Estabelecer as estratégias e os procedimentos para cumprir as metas
- Alocar os recursos humanos (força de trabalho), físicos (instalações) e financeiros (orçamento).

Com base nessa teoria, o orçamento faz parte das atividades de planejamento de uma instituição, de modo que, após o estabelecimento da missão, dos objetivos e das estratégias do hospital, são fixadas as metas para cada setor e os procedimentos a serem seguidos.

Por isso, pode-se considerar que o orçamento (em geral, anual) é elaborado no âmbito de um plano em médio ou longo prazo, que leva, obviamente, ao cumprimento das políticas e das metas estabelecidas. Conforme mostra a Figura 14.1, a partir das metas de curto prazo, surgem as políticas e os orçamentos dos diferentes setores do hospital. Além disso, são elaborados, discutidos e estabelecidos os orçamentos para as distintas atividades em cada um dos departamentos ou serviços, incluindo as de pesquisa e as de administração e controle. Os quatro grupos de metas setoriais devem ser definidos ao mesmo tempo, visto que tais metas se afetam mutuamente.

O orçamento da instituição divide-se em dois grandes grupos: *receitas* e *despesas*. As receitas se subdividem de acordo com sua origem, para que se definam as ações necessárias para obtê-las, dependendo se são provenientes do governo, de doações particulares ou fundações ou o resultado da venda dos serviços prestados. Em geral, as despesas dividem-se em despesas com pessoal, despesas gerais, despesas para a venda de serviços, transferências e despesas de investimento.

- Despesas com pessoal: referem-se aos pagamentos de funcionários conforme a folha de pagamento da instituição, contratos por prazo determinado ou indeterminado, pagamento de honorários, remuneração de serviços técnicos e todos os benefícios ou auxílios adicionais estabelecidos pela legislação de cada país, além dos benefícios concedidos pelo hospital
- Despesas gerais: referem-se às despesas para a compra de bens ou serviços ou outros pagamentos necessários para manter a instituição em funcionamento, como energia elétrica, transporte, manutenção, materiais de consumo ou consumíveis etc.
- Transferências: são os gastos feitos sem que haja uma compensação (pelo menos direta) por eles. Dentro desse grupo de despesas estão impostos, taxas, multas, pensões ou provisões para pensões pagas diretamente pelo hospital
- Despesas de investimento: são despesas que aumentam o patrimônio da instituição, como edifícios, equipamentos de grande

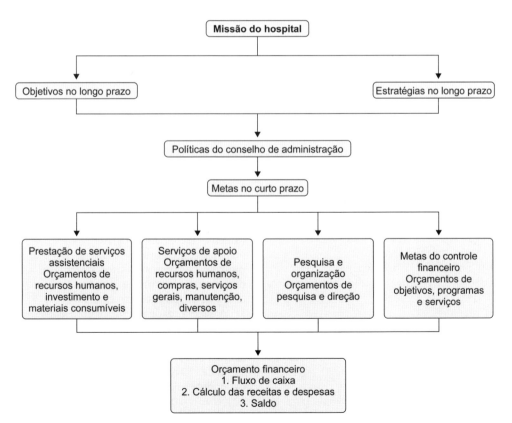

Figura 14.1 Gestão estratégica no processo orçamentário.

porte etc. Não são contabilizadas como custos, mas como um investimento que aumenta o patrimônio do hospital e se deprecia a cada ano, conforme o uso, a vida útil ou o grau de obsolescência.

A seguir, são apresentados exemplos da distribuição orçamentária das receitas e despesas de um hospital:

- Valor de cálculo das receitas:
  - Contribuições do governo
  - Doações: fundação A e fundação B
  - Venda de serviços
  - Aluguéis recebidos
  - Rendimentos de investimentos temporários: depósitos a prazo, ações e similares
  - Juros
  - Outras receitas
- Valor de cálculo das despesas com pessoal:
  - Funcionários na folha de pagamento
  - Pessoal contratado
  - Honorários
  - Remuneração de serviços técnicos
  - Alimentação dos funcionários
  - Vale-transporte
  - Auxílios especiais
  - Bonificação semestral ou anual (gratificação de Natal)
  - Pagamentos para a previdência social (contribuição patronal) para a saúde, pensões etc.
  - Benefícios por incapacidade
  - Outras despesas com pessoal
- Valor de cálculo das despesas gerais:
  - Materiais e suprimentos (consumíveis)
  - Despesas de viagem de funcionários
  - Impressos e publicações
  - Publicidade
  - Pagamentos periódicos por franquias
  - Serviços públicos: água, energia elétrica, gás, coleta de lixo, telefone, televisão
  - Serviço de transporte
  - Combustíveis e lubrificantes
  - Seguros: contra incêndio, contra danos, de vida etc.
  - Manutenção
  - Despesas não previstas
- Despesas para a venda de serviços:
  - Suprimentos (medicamentos e materiais de consumo para a assistência)
  - Alimentação dos pacientes
  - Pagamento de outros serviços para os pacientes
- Transferências:
  - Seguros e indenizações
  - Contribuições para pensões (parte devida pelo hospital)
  - Impostos
  - Taxas e multas
  - Provisão para pagamentos jurídicos (ações e causas)
  - Pagamento de lucros aos proprietários ou acionistas do hospital
- Despesas de investimento:
  - Equipamentos
  - Compra de franquias
  - Edifícios: ampliação, modernização
  - Terrenos
  - Construções
  - Outros investimentos (temporários).

Dentre as quatro políticas e os orçamentos setoriais analisados, serão abordados a seguir os relacionados às políticas de controle financeiro; entretanto, vale ressaltar novamente a interdependência das políticas setoriais.

Execução e controle

Uma vez aprovado o orçamento, os departamentos do hospital são informados e, por meio de oficinas, busca-se a maior integração entre eles para que o orçamento seja cumprido, pois, dessa maneira, os objetivos e as metas estabelecidos também serão alcançados.

O orçamento é dividido por áreas e os valores devem estar discriminados por atribuições específicas. A execução do orçamento propriamente dita consiste na busca por receitas calculadas, e a aplicação destas nas despesas ou nos custos deve corresponder às dotações orçamentárias e coincidir com o plano de compras.

Recomenda-se a elaboração de um relatório mensal do andamento da execução do orçamento, detalhado por elementos, conceitos ou itens, contendo as receitas e as despesas acumuladas dos meses anteriores, além dos saldos das receitas faltantes e disponíveis tanto das despesas quanto dos investimentos.

A flexibilidade do orçamento consiste em fazer adições ou subtrações a cada uma das reservas, conforme as circunstâncias. Essas alterações só podem ser autorizadas pela autoridade máxima do hospital, que aprovou o orçamento inicial (ou seja, o conselho de administração), para que seja um instrumento confiável, estável e facilmente controlável.

Políticas de controle financeiro

As políticas de controle financeiro incluem a organização e a satisfação de várias classes de controles dos orçamentos para cada programa, serviço e setor do hospital. Além disso, os orçamentos devem ser preparados para controlar, de maneira cruzada, cada uma das atividades importantes que, combinadas e agrupadas por serviços e subdireções, possibilitem diferentes avaliações dos diferentes níveis e responsabilidades do hospital.

Por exemplo, as políticas estabelecidas para o serviço de emergência devem estar refletidas no orçamento desse setor, que, por sua vez, está interligado com os demais serviços médicos, como ortopedia, cirurgia geral etc., no que se refere a funcionários, consumo de materiais e medicamentos específicos. O resultado da projeção desses elementos que constituem os custos e os gastos se reflete no orçamento geral das despesas.

Por outro lado, a estimativa das receitas provenientes de serviços prestados, contratos, financiamentos do governo ou de entidades privadas e de rendimentos financeiros faz parte do documento de cálculo de receitas somado ao saldo final calculado do ano anterior (em geral, quando se elabora o orçamento para o ano seguinte), que servem de base para o plano de compras e investimentos e farão parte do ativo no balanço patrimonial previsto.

Além do que foi dito anteriormente, como todas as despesas devem ser financiadas, é necessário analisar quais serão os prazos de pagamento, estabelecendo um cronograma de receitas, disponibilidade de dinheiro e pagamento de dívidas. Isso é feito mediante a análise do fluxo de caixa. Por meio desse documento, calcula-se como e quando os gastos serão executados e a necessidade de financiamento em dado momento, ou, caso contrário, a conveniência de guardar o dinheiro como depósitos ou títulos de crédito que produzam juros para contribuir com as receitas futuras.

Contabilidade

A contabilidade é um processo contínuo de registro diário e periódico das atividades do hospital, que têm um componente monetário para verificação permanente. Essas atividades consolidadas resultam nos relatórios finais das contas, resumidos, por fim, no balanço patrimonial e na demonstração do resultado do exercício, que, juntamente com a demonstração das origens e aplicações de recursos, servem para analisar os lucros ou prejuízos acumulados no exercício.

O sistema contábil de um hospital pode ser definido como o procedimento para coletar informações objetivas e úteis, classificá-las e resumir as atividades da instituição em termos monetários. Dessa maneira, a contabilidade presta-se a ter e dar informações atualizadas, objetivas, confiáveis e classificadas, que possam ser condensadas, analisadas e apresentadas como o conjunto de documentos com caráter oficial fornecido pela instituição.

Toda vez que essas informações resumidas e suas análises posteriores, por meio de índices ou porcentagens, têm especial importância, realiza-se breve verificação dos respectivos relatórios.

Balanço patrimonial

É um documento contábil de caráter oficial que descreve a situação do hospital em termos financeiros em determinado momento. Mostra os recursos existentes naquele instante, entendendo-se por *recurso* tudo o que a instituição possui e que pode ser expresso em unidades monetárias, seja dinheiro ou o que pode ser objetivamente precificado.

O balanço pode ser avaliado da seguinte maneira: a categoria do balanço denominada ativo descreve como estão sendo utilizados os recursos que a instituição possui, e a categoria denominada passivo e patrimônio líquido constitui a especificação dos recursos disponíveis em um momento específico, classificados de acordo com as diversas origens ou procedências. Consequentemente, observa-se que a origem (passivo e patrimônio líquido) e a aplicação (ativo) apresentam a mesma quantidade de recursos; daí vem a máxima contábil, segundo a qual:

Total do ativo = Total do passivo + Patrimônio líquido

A Tabela 14.1 apresenta um exemplo de um balanço patrimonial de um hospital. No exemplo, nota-se que os diferentes lançamentos do passivo descrevem os recursos obtidos de terceiros diretamente em dinheiro (empréstimos), em forma de materiais ou itens adquiridos a crédito (fornecedores), expressos pelos valores que aparecem nas faturas, ou como trabalhos realizados por pessoas ou entidades.

Tabela 14.1 Balanço patrimonial em 31 de dezembro de 2015.

Ativo		
Ativo circulante	–	1.919
Disponibilidades	–	–
Caixa	119	–
Bancos	1.800	–
Contas promissórias	–	926
Clientes	826	–
Juros a receber	120	–
Menos provisão	(20)	–
Investimentos temporários	–	300
Estoques	–	430
Mercadorias em trânsito	–	150
Outros ativos circulantes	–	12
Total do ativo circulante	–	**3.737**
Ativo não circulante	–	–
Ativo imobilizado	–	2.500
• Terreno	583	–
• Edifício e construções	2.000	–
• Máquinas e equipamentos	100	–
• Móveis e utensílios	(183)	–
Menos depreciação	–	–
Obras em andamento	–	50
Ativos operacionais	–	250
Contas a receber no longo prazo	–	78
Outros ativos	–	22
Valorizações	–	1.000
Total do ativo não circulante	–	**3.900**
Total do ativo	–	**7.637**
Passivo		
Passivo circulante	–	
Contas a pagar		918
Impostos a recolher		560
Outros passivos circulantes		12
Total do passivo circulante		**1.490**
Passível exigível no longo prazo		–
Promissórias a pagar		1.500
Seguros		500
Provisões		2.000
Total do passivo no longo prazo		**4.000**
Total do passivo		**5.490**

(continua)

Tabela 14.1 (*Continuação*) Balanço patrimonial em 31 de dezembro de 2015.

Patrimônio líquido	
Capital social	707
Reavaliação patrimonial	200
Reservas de lucros de exercícios anteriores	200
Lucro do exercício	1.040
Total do patrimônio líquido	**2.147**
Total do passivo e do patrimônio líquido	**7.637**

O patrimônio líquido é composto pelo investimento inicial dos proprietários ou acionistas (capital social) – cuja estabilidade é total para o hospital em suas diferentes denominações ("capital", "reservas de capital" e "reservas de lucros") – e pelos lucros obtidos, que, no caso das entidades governamentais, são chamados de *superávit*.

Os recursos assim obtidos são utilizados da maneira mais conveniente para o cumprimento de objetivos, políticas, metas e programas da instituição, com base em orçamentos elaborados previamente. Uma parte desses recursos é aplicada em terrenos, edifícios e equipamentos; outra parcela é empregada em serviços prestados a pacientes a crédito; outra é mantida em caixa para as despesas imediatas ou em bancos; e assim sucessivamente.

Os elementos do balanço são classificados em ativo de maior a menor liquidez e passivo de maior a menor prioridade para o pagamento das dívidas. Por isso, as contas do ativo são classificadas em ativo circulante e a primeira delas é o ativo de fácil acesso (dinheiro em caixa ou em bancos), pois significa que o dinheiro está disponível. Em seguida, vem o ativo realizável, que corresponde às dívidas de clientes e pacientes do hospital que podem ser convertidas em disponibilidades, bem como os depósitos financeiros, as ações etc. O ativo não circulante é aquele cuja conversão em dinheiro é difícil; desse modo, o terreno e o edifício onde está localizado o hospital são considerados de liquidez mínima, pois convertê-los em dinheiro poderia equivaler a vender ou liquidar a instituição.

Por um lado, um passivo tem maior estabilidade do que outro quando fica à disposição do hospital por mais tempo. Quando superior a 1 ano, é considerado longo prazo (maior estabilidade); por outro lado, se a exigibilidade do compromisso for próxima ou imediata, a estabilidade é mínima. Da menor para a maior estabilidade, as contas do passivo podem ser classificadas como: recursos de terceiros a muito curto prazo (salários a pagar, vencimentos bancários); a curto prazo (fornecedores, empréstimos bancários e folha de pagamento dos próximos meses); a médio e longo prazo (empréstimos bancários, obrigações etc.). No passivo também se usa o termo exigibilidade, que significa o contrário de estabilidade, ou seja, quanto maior a exigibilidade, obviamente, menor será a estabilidade do dinheiro à disposição do hospital.

Em geral, o termo capital de giro é usado para designar a diferença entre o ativo circulante e o passivo circulante.

No balanço patrimonial analisado, pode-se observar:

Capital de giro = AC/PC = 3.737/1.490 = 2,5

Demonstração do resultado do exercício

A demonstração do resultado do exercício é outro documento de consolidação contábil, cujo objetivo é apresentar quais foram os lucros (superávit) ou prejuízos (déficit) durante um período de, geralmente, 1 ano. O *balanço patrimonial* e a demonstração do resultado do exercício são os dois elementos mais importantes de análise (Tabela 14.2).

Por exemplo: o diretor do hospital deve ter senso crítico sobre cada um dos relatórios contábeis. É necessário um profundo conhecimento sobre a *demonstração do resultado do exercício*, visto que ela mostra os resultados do hospital durante um período específico. As receitas e as despesas são organizadas de modo que possam mostrar os diferentes aspectos operacionais do hospital, com a vantagem de que os resultados finais demonstram o lucro ou prejuízo líquido do período analisado.

Há duas formas gerais de apresentar a demonstração do resultado do exercício: como um sistema simples ou múltiplo. No primeiro, todas as receitas e os lucros são somados; o total dos custos e das despesas é deduzido após conhecer o total das receitas para que se chegue aos lucros antes de deduzir os impostos. Por fim, os impostos sobre lucros ou rendimentos são deduzidos e, assim, chega-se ao valor do lucro líquido em apenas uma etapa.

Ao contrário do anterior, o sistema de resultados de múltiplas etapas apresenta a receita líquida após o fornecimento de informações mais detalhadas sobre as operações, como é o caso do exemplo apresentado. Em ambos os sistemas, é possível observar que os impostos sobre os lucros sempre aparecem como a última dedução, pois se baseiam no lucro total.

Os componentes básicos de uma demonstração do resultado do exercício, que analisa os lucros ou prejuízos obtidos em um período específico, são as receitas, os custos, as despesas, os lucros e os prejuízos. Todos esses elementos podem ser combinados de maneiras diferentes para estabelecer diversos controles sobre o funcionamento do hospital. Enquanto o resultado de um lucro líquido é a medida final de todas as atividades do hospital, vários componentes intermediários podem ser utilizados para avaliar diferentes resultados operacionais, como os lucros operacionais departamentais ou os lucros antes dos custos fixos. Outras operações podem ser incluídas, como lucro marginal bruto etc., quando se quer estabelecer quais correspondem a atividades diferentes das determinadas nos objetivos.

Receitas

As receitas são definidas como o dinheiro efetivamente recebido pela tesouraria ou outros títulos em troca de serviços médico-hospitalares. Em outras palavras, as receitas são calculadas como o dinheiro recebido somado ao valor de mercado de qualquer outro ativo recebido.

Despesas ou custos

São os bens consumidos ou os serviços prestados em consequência das atividades regulares de um hospital durante um período, com o intuito de cumprir sua missão e seus objetivos.

Em relação às despesas ou aos custos, é importante estabelecer a data de sua ocorrência, e não a do pagamento. Essas despesas têm muitas conotações, como: remunerações, salários, juros pagos, depreciação, consumo de serviços telefônicos, de água, energia, gás etc.

Lucros e prejuízos

Os lucros são definidos com o aumento líquido do patrimônio em decorrência da prestação de serviços médico-hospitalares ou de outras

Tabela 14.2 Demonstração do resultado do exercício em 31 de dezembro de 2015.

Receitas		
Hospitalizações	5.000	–
• Emergências	600	–
• Consulta ambulatorial	800	–
• Laboratórios	400	–
• Farmácia	1.300	–
• Outros	200	–
Total de receitas	**8.300**	
Custos e despesas	–	–
• Custos operacionais do hospital	2.000	–
• Consumos de farmácia e almoxarifado	1.500	–
• Alimentação	300	–
• Outros custos	100	–
Despesas administrativas	–	–
• Energia elétrica e aquecimento	1.200	–
• Manutenção	800	–
• Aluguéis	200	–
• Provisão, pensões e outros benefícios	600	–
• Outras despesas	400	–
Total de custos e despesas	**7.100**	
Receitas operacionais brutas	–	1.200
Menos depreciação	–	(100)
Receita operacional líquida	–	1.100
Mais outras receitas	–	900
Receita bruta	–	2.000
Menos outras despesas	–	–
• Juros	–	400
• Lucro (ou prejuízo) antes dos impostos	–	1.600
• Imposto sobre lucros	–	560
• Lucro ou prejuízo líquido após os impostos	–	1.040
Receitas	–	–
• Por serviços assistenciais	–	8.300
• Outras receitas	–	900
Total de receitas	**9.200**	
Custos e despesas	–	–
Custos operacionais diretos	–	3.900
Despesas administrativas	–	2.200
Provisão para pensões e outros benefícios	–	600
Depreciação	–	100
Juros	–	400
Outras despesas	–	400
Total de custos e despesas	–	7.600
Lucro (ou perda) antes dos impostos	–	1.600
Imposto sobre lucros (Rendimento de 35%)	–	560
Lucro (ou prejuízo) líquido após os impostos	–	1.040

circunstâncias, exceto os investimentos ou rendimentos dos proprietários. Por outro lado, os prejuízos diminuem o patrimônio como resultado da operação normal para cumprir os objetivos, exceto os gastos ou a distribuição de fundos aos proprietários. Em um hospital, o lucro (não o prejuízo) pode ser considerado secundário se os objetivos e as metas de servir à comunidade forem plenamente cumpridos.

Apesar disso, dentro de um sistema moderno de saúde pública, todo hospital deve ser autofinanciável, ou seja, os custos dos serviços prestados são importantes e não podem ser superiores aos benefícios proporcionados. Por isso, é importante que os diretores de hospitais tentem ser competitivos. A demonstração do resultado do exercício contribui de modo significativo para a análise e a qualificação do hospital e, consequentemente, do seu gestor.

cido pela demonstração do resultado do exercício é somado ou subtraído ao da reserva de lucros do exercício anterior para determinar o saldo final dos lucros acumulados, apresentados na seção de patrimônio líquido do *balanço patrimonial*, após a dedução dos lucros distribuídos como dividendos. Consequentemente, os lucros líquidos apresentados na demonstração do resultado do exercício, juntamente com os dividendos obtidos ao longo do período, em geral, servem para explicar a mudança nos lucros acumulados apresentados nos balanços de dois períodos (exercícios) consecutivos.

A demonstração do resultado do exercício é analisada em conjunto com o cumprimento das metas assistenciais setoriais do mesmo período, com o objetivo de avaliar a eficiência do hospital.

Relações entre a demonstração do resultado do exercício e o balanço patrimonial

Existe uma inter-relação evidente entre as duas principais demonstrações financeiras, pois o valor do lucro (ou prejuízo) líquido estabele-

Para ilustrar a relação mencionada, os quadros da Figura 14.2 mostram que os lucros líquidos de 2015 foram equivalentes a $ 6.000, os quais, juntamente com os dividendos de $ 4.000 desse exercício, explicam a mudança nos lucros acumulados apresentados nos balanços de

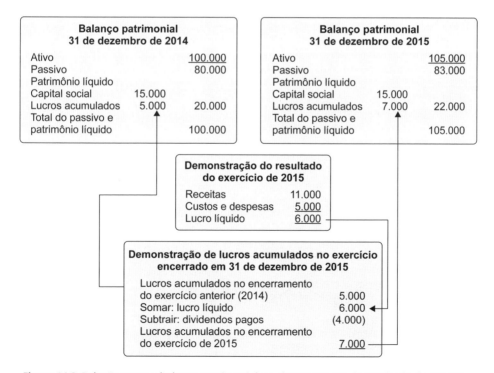

Figura 14.2 Relação entre o balanço patrimonial e a demonstração do resultado do exercício.

2014 e 2015, estabelecendo, assim, uma relação entre o *balanço patrimonial* e a *demonstração do resultado do exercício*.

Análise das origens e aplicações de recursos

Essa análise mostra as mudanças ocorridas no balanço ao longo de dois períodos, comparando os aspectos das origens ou fontes dos recursos com sua aplicação ou uso; por isso é chamada de *demonstração das origens e aplicações de recursos*. Essa demonstração é útil para monitorar o progresso ou retrocesso nas contas do hospital e, portanto, é uma excelente ferramenta orçamentária, além de responder perguntas como: De que maneira o hospital utilizou o dinheiro recebido? Como aplicará os novos recursos? Como serão pagos os empréstimos que se quer fazer? Para se obter uma análise das origens e aplicações de recursos, é necessário comparar os balanços de dois períodos contábeis, que podem ser anuais.

As origens de recursos correspondem a: diminuição do ativo ou aumento do passivo. Por sua vez, as aplicações de recursos correspondem a: aumento do ativo ou diminuição do passivo, como mostra o quadro da Figura 14.3.

Ao comparar os balanços, deve-se cumprir a máxima de que as origens de recursos são iguais às aplicações e as mudanças pertinentes são reflexo das atividades do hospital do ponto de vista contábil. Essas mudanças devem ser analisadas pelo diretor-geral e pelo departamento financeiro para que se saiba de onde veio o dinheiro e como foi utilizado, e também para servir de instrumento de planejamento e controle dos recursos, tanto no curto quanto no médio e longo prazos. A apresentação da relação entre o balanço patrimonial e a demonstração do resultado do exercício é um meio de controle e uma ferramenta adequada para o planejamento das atividades.

A seguir, são apresentados dois balanços como exemplo (de 31 de dezembro, anos 2014 e 2015), com as mudanças ocorridas durante o período demonstradas nas colunas adicionais de débito e crédito, localizadas à direita, com somas iguais dos valores (Tabela 14.3). Na comparação dos balanços do quadro seguinte, são analisadas as origens e as aplicações (Tabela 14.4).

Neste exemplo, observa-se que foram empregados os pagamentos recebidos de contas a receber e a diminuição do valor das mercadorias em trânsito, especialmente para diminuir as contas a pagar no curto e no longo prazos, e que grande parte dos maiores lucros obtidos no exercício de 2015 ainda está em caixa, sem ser aplicada. Também é possível deduzir que existem recursos para novos projetos e um bom respaldo para financiá-los com créditos.

Indicadores financeiros

Como visto, o *balanço patrimonial* e a *demonstração do resultado do exercício* são duas demonstrações financeiras básicas que proporcionam ao gestor do hospital informações abrangentes sobre a situação da instituição em determinado momento e sobre seu futuro no curto prazo. Entretanto, também há muitas informações de grande relevância avaliadas de maneira indireta, relacionando os diferentes lançamentos para efetuar análises financeiras com o objetivo de entender e avaliar os resultados econômicos das atividades do hospital.

A seguir, são apresentadas as relações mais usadas na área da saúde, em forma de coeficientes, porcentagens ou índices, agrupadas em categorias, de acordo com sua orientação: ao estudo da posição financeira (liquidez e alavancagem ou endividamento), à eficiência da gestão operacional ou à rentabilidade da instituição. São usados os exemplos do balanço patrimonial e da demonstração do resultado do exercício apresentados anteriormente, neste mesmo capítulo, com o objeto de ilustrar a utilidade e o método de cálculo dos diferentes indicadores.

Indicadores de posição financeira

Referem-se à capacidade de endividamento em curto e longo prazos e à capacidade da instituição para cumprir essas obrigações.

Índices de liquidez

Medem a capacidade de endividamento no curto prazo.

Origens	=	Aplicações de recursos
Origens: Aumento do passivo Diminuição do ativo		Aplicações: Aumento do ativo Diminuição do passivo

Figura 14.3 Origens e aplicações.

Tabela 14.3 Conta balanço patrimonial 2014-2015.

Conta	Balanço Patrimonial 2014	Balanço Patrimonial 2015	Débito (aplicações)	Crédito (origens)
Ativo				
Disponibilidades	1.355	1.919	564	–
Contas a receber	1.389	926	–	463
Investimentos temporários	341	300	–	41
Estoques	600	430	–	170
Mercadorias em trânsito	380	150	–	230
Outros ativos circulantes	8	12	4	
Ativo não circulante	3.900	3.900	–	–
Total do ativo	7.973	7.637	–	–
Passivo e patrimônio líquido				
Contas a pagar	1.634	918	716	–
Impostos a recolher	529	560	–	31
Outros passivos circulantes	18	12	6	–
Contas a pagar a longo prazo	4.235	4.000	235	–
Capital social	707	707	–	–
Reavaliação patrimonial	200	200	–	–
Reservas de lucros de exercícios anteriores	200	200	–	–
Lucro do exercício	450	1.040	–	590
Total do passivo e patrimônio líquido	7.973	7.637	1.525	1.525

Tabela 14.4 Origens de recursos.

Origens de recursos	
Aumento do passivo	
• Impostos a recolher	31
• Lucro do exercício	590
Diminuição do ativo	
• Contas a receber	463
• Investimentos temporários	41
• Estoques	170
• Mercadorias em trânsito	230
Valor total das origens de recursos	**1.525**
Aplicações de recursos	
Aumento do ativo	
• Disponibilidades	564
• Outros ativos circulantes	4
Diminuição do passivo	
• Contas a pagar	716
• Outros passivos circulantes	6
• Contas a pagar a longo prazo	235
Valor total das aplicações de recursos	**1.525**

Índice de liquidez corrente. Representa o ativo circulante dividido pelo passivo circulante ou de curto prazo. É uma medida geralmente aceita para determinar a solvência no curto prazo.

$$\text{Liquidez corrente} = \frac{\text{Ativo circulante}}{\text{Passivo circulante}} = \frac{3.737}{1.490} = 2,5$$

Observa-se que o ativo circulante é composto por: caixa, bancos, investimentos de curto prazo, contas a receber e estoques. O passivo circulante é composto por: contas a pagar, promissórias a pagar no curto prazo, parcelas das dívidas em longo prazo exigíveis no exercício contábil vigente, impostos a recolher e outras despesas acumuladas.

Índice de liquidez seca (quociente ácido). O índice de liquidez seca ou quociente ácido considera o ativo monetário dividido pelo passivo circulante. Calcula-se deduzindo os estoques do ativo circulante e dividindo o resto pelo passivo circulante. Serve para medir a capacidade do hospital de saldar as dívidas de exigibilidade imediata. É uma medida de solvência de curto prazo que não considera os estoques, por serem de menor liquidez e porque, em sua liquidação, frequentemente ocorrem algumas perdas.

Considera-se prudente analisar os dois índices de liquidez (liquidez corrente e liquidez seca) em conjunto, dentro do ciclo de operações do hospital, e compará-los aos fluxos de caixa previstos, mas sem descartar, evidentemente, outros índices, que serão vistos a seguir, para conhecer a capacidade real e objetiva de cumprir as obrigações existentes e contrair outras necessárias para que a instituição continue a operar regularmente.

$$\text{Liquidez seca} = \frac{\text{Ativo monetário}}{\text{Passivo circulante}} = \frac{3.737 - (430 + 150)}{1.490} = 2,12$$

Índices de endividamento ou de alavancagem

Medem até que montante o hospital é financiado com dívidas (*saldo credor*). Os credores enfatizam o passivo e o patrimônio líquido a fim de estabelecer uma margem de segurança. Ao obter recursos por meio de empréstimos ou outros tipos de dívida (compras a crédito), os proprietários ou o diretor conseguem o benefício de manter o controle do hospital com um investimento mínimo. Se a instituição presta mais serviços ou obtém mais lucros com os recursos aplicados do que os valores pagos com juros dos empréstimos, os benefícios serão claramente superiores aos custos do endividamento.

$$\text{Índice de solvência} = \frac{\text{Patrimônio líquido}}{\text{Total do passivo}} = \frac{2.147}{5.490} = 0,39$$

Quanto menor esse índice, menor é a margem de segurança dos credores (emprestadores).

A seguir, uma variação do índice anterior:

$$\text{Recursos permanentes procedentes de terceiros} = \frac{\text{Passível exigível no longo prazo}}{\text{Patrimônio líquido + passível exigível no longo prazo}} = \frac{4.000}{6.147} = 65\%$$

Na variação descrita, observa-se que quanto maior é a porcentagem, menor é a margem de segurança dos credores.

Os índices de endividamento indicam o risco corrido pelos credores no longo prazo, ao relacionar o nível de endividamento com os recursos da instituição (patrimônio). A solvência adequada depende tanto da missão e dos objetivos do hospital quanto de seu modo de gestão (instituição pública, privada ou autarquia).

Também é preciso considerar a capacidade operacional do hospital para a geração de recursos e o pagamento das dívidas e dos juros. Uma ideia muito próxima a essa última afirmação é a proporcionada pelo cálculo a seguir:

$$\text{Cobertura dos encargos financeiros} = \frac{\text{Lucros antes dos juros e impostos}}{\text{Juros}} = \frac{1.600}{400} = 4 \text{ vezes}$$

Índices de eficiência operacional

Medem a efetividade com a qual o hospital gerencia seus recursos investidos em cada tipo de atividade.

$$\text{Rotação de contas a receber} = \frac{\text{Valor da carteira (contas a receber)}}{\text{Valor dos serviços prestados a crédito} \div 365 \text{ dias}}$$

Para fazer esse cálculo, é necessário conhecer a porcentagem correspondente aos serviços prestados a crédito em relação ao total das receitas obtidas. Para o exemplo dado, equivale a 30%; assim:

$$\text{Rotação de contas a receber} = \frac{\text{Contas a receber}}{\text{Receitas totais} \times 0{,}30} = \frac{826}{(8.300 \times 0{,}30) \div 365} = 121 \text{ dias}$$

É preciso analisar com cuidado esse coeficiente, pois sua validade pode mudar com o aumento da prestação de serviços ou de acordo com a época escolhida para gerar a estimativa, os contratos existentes, o cálculo de débitos incobráveis e sua composição em 30, 60 e 90 dias ou mais. No exemplo dado, uma rotação de contas a receber de 121 dias pode ser considerada lenta ou de recuperação tardia, obrigando o hospital a recorrer a um maior capital de giro ou à alteração das políticas de pagamento dos fornecedores (quatro meses), podendo aumentar os preços das compras.

Além disso, é importante advertir que os valores obtidos de doações, contribuições, subsídios ou auxílios e juros devem ser subtraídos das receitas totais, para que sejam consideradas apenas as receitas operacionais, ou seja, o valor dos serviços médico-hospitalares prestados.

Rotatividade de estoques

Com um cálculo semelhante ao utilizado para a rotação de contas a receber, é possível analisar o nível dos estoques existentes em depósitos e farmácias, em relação aos dias de duração desses estoques. É preciso recordar que, em geral, os estoques são avaliados pelo valor de custo; portanto, as saídas dos depósitos ou das farmácias também devem ser atreladas ao custo, para que os valores possam ser comparados.

$$\text{Rotatividade de estoques} = \frac{\text{Valor dos estoques}}{\text{Valor de custo das saídas do depósito} \div 365} = \frac{430}{1.500 \div 365} = 104{,}6 \text{ dias}$$

Esse índice também pode ser expresso com a quantidade de vezes em que há rotatividade de estoques.

$$\text{Rotatividade de estoques} = \frac{\text{Valor de custo das saídas do depósito}}{\text{Valor dos estoques}} = \frac{1.500}{430} = 3{,}5 \text{ vezes ao ano}$$

Índices de rentabilidade

Medem a efetividade total da instituição, demonstrando os lucros gerados pela venda dos serviços prestados e pelo rendimento dos investimentos temporários (receitas por juros ou dividendos).

Margem de lucro. Representa o lucro líquido após a dedução dos impostos dividido pelo valor dos serviços prestados. Uma margem de lucro inferior às taxas de juros do mercado indica que a gestão da instituição é deficiente ou os custos são relativamente altos (ou ambas as alternativas). Os custos podem ser altos em decorrência da baixa utilização dos serviços prestados pelo hospital (capacidade ociosa), da falta de controle de compras ou abastecimentos (desperdício), da ineficiência dos funcionários (burocracia) ou da tecnologia ultrapassada.

$$\text{Margem de lucro} = \frac{\text{Lucro líquido após os impostos}}{\text{Valor dos serviços prestados}} = \frac{1.040}{8.300} = 12{,}5\%$$

Retorno sobre o patrimônio líquido. Representa o lucro líquido após os impostos dividido pelo patrimônio líquido do hospital e indica a taxa de retorno sobre o investimento dos proprietários.

$$\text{Retorno sobre o patrimônio líquido} = \frac{\text{Lucro após os impostos}}{\text{Patrimônio líquido}} = \frac{1.040}{2.147} = 48{,}4\%$$

Nesse caso, o retorno sobre o patrimônio líquido é excelente, excepcional.

Retorno sobre o ativo total. Mede a rentabilidade líquida sobre o ativo total, a fim de verificar o grau de eficiência da aplicação dos recursos sem considerar as suas origens.

$$\frac{\text{Lucro após os impostos}}{\text{Ativo total}} = \frac{1.040}{7.637} = 13{,}6\%$$

Análise de tendências

Os índices analisados correspondem a um determinado período fiscal ou exercício. Por essa razão, é importante comparar tais índices durante vários períodos para saber se a instituição está progredindo ou regredindo. Essa comparação deve ser feita com relação aos índices do próprio hospital ou do setor de saúde em geral, ou então a uma média das instituições hospitalares da região. Para fazer a análise de tendências, recomenda-se considerar, no mínimo, os últimos 5 anos.

Existem dois métodos importantes de projeção dos resultados para o setor de saúde: o de *porcentagem das receitas* por serviços prestados (vendas) e o de *regressão*. No primeiro, as vendas são expressas como 100%, e cada atividade ou contribuição é mostrada como uma porcentagem dessas vendas; por exemplo, se as receitas pela prestação de serviços foram de 1 milhão e as contas a receber, de 200 mil, a relação das contas a receber sobre as vendas seria de 20%. Por sua vez, o método de regressão ou diagrama de dispersão deve ser utilizado se houver uma relação que modifique o fator de proporção com o volume das vendas.

Método de porcentagem das vendas

A projeção das vendas é a variável de maior incidência sobre as necessidades de financiamento. Determina os lançamentos do balanço patrimonial que variam diretamente de acordo com as receitas por serviços prestados. As necessidades de crédito são representadas por aumentos do ativo, e a diferença entre o aumento dos ativos necessários e os recursos gerados pelos passivos representa as necessidades de financiamento. Isso, expresso como equação, fica assim:

$$NF = \frac{A}{V}(DV) = \frac{P}{V}(DV) = (L \times Vp)(1 - D)$$

Em que:

- NF = necessidades de financiamento
- A/V = ativos/vendas = ativos como porcentagem das vendas
- P/V = passivos/vendas = passivos que aumentam com as vendas, como porcentagem das vendas
- (DV) = mudança nas vendas (aumento)
- L = margem de lucro
- Vp = vendas totais previstas para o exercício: (V+DV)
- D = porcentagem de lucros distribuídos.

A Tabela 14.5 ilustra o que foi dito anteriormente. Nela, os valores foram obtidos do balanço de um hospital e são expressos como porcentagem das vendas, ou seja, das receitas recebidas pela prestação de serviços médicos e assistenciais.

Em que NF = 0,50(20) − 0,15(20) − {0,10 × 120} (1 − 0,5) = 11,5%. Ou seja, 11,5% do aumento previsto nas vendas devem ser financiados.

Na Tabela 14.5, fica claro que os lucros acumulados têm um papel importante, por ser a única das contribuições do balanço patrimonial que não está relacionada ao aumento das vendas, embora, certamente, esteja relacionada com as vendas totais.

A relação entre a porcentagem de aumento das vendas, a margem de lucro em vendas e a porcentagem de vendas marginais que precisam de financiamento determinam o montante das necessidades de financiamento.

Método de regressão ou diagrama de dispersão

A análise de regressão desenvolve relações baseadas nas vendas como variável independente, traçadas em um gráfico no eixo horizontal, e

Tabela 14.5 Vendas.

Vendas	100%	Contas a pagar	10%
Caixa	9%	Impostos a recolher	5%
Contas a receber	17%	Hipoteca e títulos	Sem aplicação
Estoques	20%	Ações comuns	Sem aplicação
Outros ativos	4%	Lucros acumulados	Sem aplicação
Total do ativo	50%	Total	15%

Aumento nas vendas 20%; margem de lucro 10%; lucros distribuídos 50%

Em que NF = 0,50(20) − 0,15(20) − {0,10 × 120} (1 - 0,5) = 11,5%. Ou seja, 11,5% do aumento previsto nas vendas devem ser financiados.

o respectivo ativo, como variável dependente, traçado no eixo vertical.

As receitas pela venda de serviços são previstas ou projetadas com base no resultado dos anos anteriores do mesmo hospital ou em outro indicador lógico do setor hospitalar ou de aumento do produto interno bruto (PIB) do país, ou do produto nacional líquido (PNL), se for mais apropriado. Em seguida, é traçado o diagrama de dispersão para a respectiva conta do ativo, do passivo ou do patrimônio líquido que esteja relacionada às vendas, e a linha de regressão é ajustada por inspeção ou cálculo numérico (mínimo quadrado).

As linhas de regressão são projetadas e determina-se o nível ou a conta do balanço patrimonial para o valor das contas previstas. A diferença entre o total de ativos necessários e as fontes de financiamento diretamente relacionadas com as vendas indicam as necessidades de financiamento. Se a variável independente (vendas) estiver relacionada a apenas um fator, o método é chamado de *correlação simples*, e se estiver relacionada a vários fatores, é chamado de *correlação múltipla*.

Exemplo de método gráfico

Suponha-se que o diretor de um hospital acredita que o estoque de medicamentos possa ter grande influência sobre as receitas por serviços prestados. Para analisar o problema, os valores das receitas totais pela prestação de serviços médico-hospitalares nos últimos dez anos são determinados e relacionados graficamente com os estoques da farmácia para os mesmos anos. Tentando produzir um diagrama de dispersão, é traçada a linha que representa a média dos pontos obtidos para cada ano, sinalizados como um ponto no gráfico, em que o valor de venda dos serviços de 1 ano específico corresponde ao valor de estoque da farmácia para esse mesmo ano. Esses pontos, que representam a relação anual entre os estoques da farmácia e as receitas por serviços prestados, dão origem a uma linha, chamada *linha de regressão*, que ao projetar o futuro, mostra, além dos resultados históricos, a tendência das atividades relacionadas (Figura 14.4).

Neste exemplo, é possível observar que, evidentemente, existe uma interdependência ou correlação entre os estoques da farmácia e as receitas pela prestação de serviços. No futuro, os aumentos dos estoques poderão ser calculados se forem previstos aumentos na venda de serviços. O método mostrado, chamado *gráfico*,

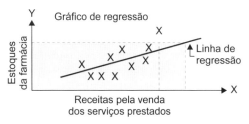

Figura 14.4 Gráfico de regressão.

é simples e aproximado: basta estabelecer que a soma dos quadrados das distâncias acima da linha traçada tende a ser igual à soma dos quadrados das distâncias dos pontos abaixo dela, de modo que a diferença seja mínima ou zero. Entretanto, existem fórmulas matemáticas para determinar exatamente a regressão, além de programas de computador que a estabelecem, bastando apenas fornecer os dados de entrada.

Custos

Um sistema de custos ou de estabelecimento e controle permanente de custos em um hospital tem o objetivo de registrar, interpretar e diferenciar as atividades e os elementos que levam ao desenvolvimento de um produto, seja ele um bem ou serviço. Os objetivos fundamentais dos custos hospitalares são:

- Determinar quanto custa produzir cada um dos serviços médicos e assistenciais e, portanto, conhecer os custos por serviço e departamento, além do custo total do hospital
- Servir de base para o estabelecimento de um sistema padrão de custos
- Servir de base concreta para o estabelecimento dos processos de venda de serviços
- Fornecer relatórios que facilitem a elaboração do orçamento e das demonstrações financeiras e possibilitem o planejamento e o controle das atividades da instituição
- Servir de ferramenta de análise para a tomada de decisões por parte da direção.

Sistema de custos diretos. São considerados custos diretos apenas os que variam de acordo com a produção, ou seja, os custos variáveis. Portanto, apenas estes custos são atribuídos ao produto (de bem ou serviço), já que os demais, ou seja, os que não variam com a produção, são considerados como despesas operacionais do hospital. Para ampliar esse ponto, apresenta-se a seguinte classificação:

- Os centros de custos de atividades administrativas são considerados *despesas*, que, por sua vez, podem ser fixas ou variáveis
- Os centros de custos correspondentes aos serviços auxiliares e atividades-fim são considerados custos diretos, que, somados, equivalem aos custos totais
- As atividades-fim quantificáveis terão custos médios unitários. Entretanto, essa classificação é uma orientação genérica, visto que depende de cada serviço saber quais custos são fixos e quais são variáveis.

Esse sistema de custos é prático, sendo o mais comumente usado nos hospitais.

Conceitos sobre custos

Custos fixos. São os que não variam com a produção e são constantes e independentes da eficácia da gestão hospitalar, por exemplo, o pagamento pelos serviços de energia elétrica, água etc. Obviamente, o custo fixo por unidade de produção diminui com o aumento da produção.

Custos variáveis. São os que variam proporcionalmente às variações da produção ou de atividade; por exemplo, o custo das vacinas aumenta na mesma proporção do número de pacientes vacinados.

Custos semivariáveis. São os que variam no mesmo sentido que a variação da produção dos serviços, mas não de maneira exatamente proporcional; por exemplo, o custo da supervisão ou mão de obra indireta: nesse caso, se a produção aumenta em 100%, o custo da supervisão aumenta em menor proporção, por exemplo, em 50%.

Custo médio. Equivale ao custo total dividido pelo número de unidades produzidas.

A Figura 14.5 apresenta graficamente as três primeiras formas de custos. Com base nessa figura, é possível deduzir que o custo total é igual ao custo fixo somado aos custos semivariável e variável.

Centros de custos

Centro de custos é uma unidade básica dentro da organização hospitalar na qual se coletam e agrupam os relatórios de custos. Esses centros são chamados de *produtivos* quando intervêm diretamente no produto final, e de *auxiliares*, quando sua participação é indireta.

Embora em muitas instituições esse conceito não envolva organização nem responsabilidade, recomenda-se especificá-lo ao máximo no sistema hospitalar, porque seus serviços e seus produtos são muito variados e não existe um modelo padrão, igual para diferentes grupos. Pelo contrário, é preciso que os custos sejam acumulados por área de responsabilidade.

Para determinar e controlar os custos dos serviços produzidos por um hospital, eles são divididos entre os centros de custos, que devem ter as seguintes características:

- A função cumprida dentro do hospital deve ser identificável, precisa e mensurável
- Sua localização e suas atribuições e responsabilidades dentro da organização e do edifício do hospital devem estar claramente definidas
- Suas incumbências na organização das informações sobre custos devem estar direta e exclusivamente relacionadas aos serviços prestados.

Para determinar os custos dos serviços prestados aos pacientes, deve-se estabelecer como base para os centros de custos o nível

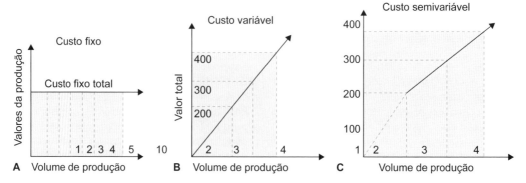

Figura 14.5 Custo fixo, variável e semivariável.

mais baixo (específico) que seja identificado pelos serviços prestados. Dessa maneira, cria-se, com precisão, um centro de custos para cada serviço. A partir dessa base, devem-se estabelecer centros de custos em níveis mais elevados e gerais, a fim de identificar a relação causal direta do consumo de materiais ou insumos por mais de um serviço, por exemplo, consulta médica, que abrange consulta ambulatorial e emergências.

Organização dos centros de custos

Os centros de custos partem, como já foi dito, de centros de custos de base e, em seguida, são agrupados de acordo com as funções ou os serviços prestados. Esses agrupamentos estão relacionados à assistência ou ao apoio administrativo necessário para o aumento da eficiência.

A divisão de custos, que depende do departamento financeiro, é responsável por receber as informações dos diferentes centros de custos e por classificá-las, verificá-las e consolidá-las no âmbito do hospital como um todo.

Centros de custos finais (atividade-fim)

Incluem os diferentes serviços diretos da assistência; por exemplo, as especialidades de ginecologia e obstetrícia, pediatria, clínica médica, ortopedia e psiquiatria, bem como medicina geral, nas atividades de medicina preventiva, consulta ambulatorial, internação e cirurgia.

Centros de custos administrativos

Correspondem aos serviços de manutenção, recursos humanos, contabilidade e finanças, compras, serviços gerais e assessorias jurídicas e técnicas.

Centros de custos de serviços intermediários

São assim chamados por serem serviços muito especiais, com custos geralmente elevados, que correspondem a atividades de apoio diagnóstico ou logístico, como o serviço de diagnóstico por imagem (radiografia, medicina nuclear, ressonância magnética etc.), laboratórios clínicos, fisiatria, farmácia, docência, pesquisa etc.

Custos e despesas não subdivididos

São os custos e as despesas difíceis de atribuir aos diferentes departamentos ou serviços do hospital e, em geral, correspondem aos custos indiretos, como os serviços de água, esgoto, coleta de lixo etc. Entretanto, os diferentes casos devem ser perfeitamente definidos, pois, com exceção das transações que afetam uma única área, muitos desses serviços são distribuídos entre vários centros de custos; neste caso, são divididos de maneira representativa e proporcional, de acordo com valores padrão, por exemplo, o trabalho de um auxiliar que atua nos serviços de emergência, pediatria e consulta ambulatorial.

Alocação (registro) dos custos

Existem dois sistemas generalizados de registro ou alocação dos custos, de acordo com o tipo de orçamento do hospital. Se for orçamento de *caixa*, as receitas e as despesas ou os custos são contabilizados apenas no momento em que o dinheiro é recebido ou as contas são pagas. Nesse sistema, não são registradas as dívidas não lançadas nem os compromissos adquiridos ainda não pagos. Por outro lado, se for orçamento por *competência*, abrange todas as receitas e todas as despesas devidas, ou seja, são contabilizadas no momento em que são realizadas; por exemplo, uma consulta a crédito ou uma compra que chega ao depósito são contabilizadas mesmo que o recebimento ou pagamento ainda não tenham sido efetuados, pois independem do meio de pagamento. Como a contabilidade nas instituições é feita pelo regime de competência, é muito mais fácil conciliar o orçamento com a contabilidade nesse último sistema.

Por fim, quando uma transação afeta diversos centros de custos, mas não é possível identificar a porcentagem de utilização em cada um deles, é conveniente atribuí-la ao centro de custos superior, que envolve todos os demais, por exemplo, o álcool usado em diversos serviços, com consumos não estáveis.

Globalização dos custos

Como mostra a Figura 14.6, todos os centros de custos contribuem para os resultados obtidos pela prestação de serviços; portanto, os custos diretos não finais são atribuídos de acordo com a contribuição de suas atividades para o funcionamento dos outros centros de custos do sistema para a produção dos serviços, assim:

- Os custos diretos administrativos são distribuídos entre os centros de custos de serviços intermediários e finais

- O custo total dos serviços intermediários é distribuído aos centros de custos finais
- Os custos totais de cada centro final, correspondentes a vários produtos, são distribuídos entre os centros que ele inclui; desse modo, é obtido o custo final para cada serviço da instituição hospitalar
- Os custos e as despesas não distribuídos são divididos por cada serviço, proporcionalmente ao valor do orçamento executado, e somados a ele, obtendo-se assim o custo total de todos os centros de custos.

Indicadores de custos

Pode haver muitas combinações de custos, como custo por paciente hospitalizado, custo médio diário por leito, custo por internação, custo por paciente, custo por especialidade etc., que servem para monitorar as variações ano após ano, como as tendências dos custos em relação aos objetivos do hospital, e assim analisá-las e, de acordo com os resultados, alterar as políticas e estratégias para atualizar o hospital de maneira contínua.

A seguir, são apresentados vários exemplos de como organizar os custos: as Figuras 14.7 a 14.9 mostram a distribuição dos custos de pessoal e de materiais e as despesas gerais detalhadas, todos relacionados a um centro de custos.

Os centros de custos estão diretamente relacionados com a missão, os objetivos e os programas estabelecidos para cumprir as diferentes metas propostas pela instituição. Por isso,

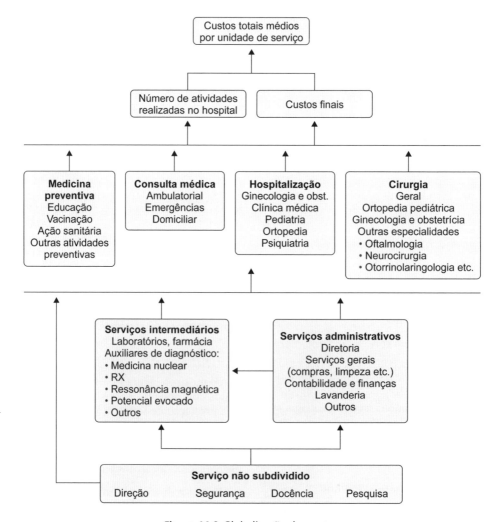

Figura 14.6 Globalização dos custos.

Código	Nome do cargo	Cargo		Remuneração	% Tempo (2)			Centros de custos	
		Código	Número	(1)	DOC.	ADM.	AS.	Código	Nome
								(3)	(3)
	Valor total							(4)	(4)

(1) Remuneração: valor do salário básico mais outros benefícios ou auxílios em dinheiro ou espécie obtidos no ano e divididos, em seguida, por 12 (mensal). Inclui despesas de viagem. (2) % Tempo: demonstra o cálculo em porcentagens da distribuição do tempo trabalhado, dedicado à docência, administração e assistência. Sua soma deve ser igual a 100%. (3) Cada centro de custos deve ser identificado por seu código ou seu nome. (4) Valor dos custos de pessoal designado a cada centro de custos.

Figura 14.7 Distribuição do valor dos custos de pessoal.

Centro de custos		Materiais diretos						Materiais indiretos				
Código	Nome	Laboratório	Ortopedia	Pediatria	Medicina	Cirurgia	Outros (1)	Sub-total	Alimentação	Lavanderia (2)	Limpeza (3)	Mat. Est. (4)	Outros	Sub-total	Valor total

Valor total

(1) Alimentação; (2) Lavanderia e vestiário; (3) Materiais de limpeza e desinfecção; (4) Itens e materiais de esterilização.

Figura 14.8 Distribuição do valor dos custos de materiais.

Manutenção		Energia elétrica	Água e esgoto	Gás	Combustível Lubrificantes	Telefone	Outras comunicações	Manutenção		Papelaria Publicações	Outros	Valor total
Código	Nome							Equipamentos	Edifício			

Valor total

Figura 14.9 Distribuição do valor dos custos e despesas gerais.

um hospital de nível I terá menos centros de custos e seus custos serão muito mais simples de mensurar do que os de um hospital de especialidades de nível III ou IV.

O conteúdo dos quadros anteriores é consolidado para a obtenção dos custos por centro de custos, por serviço e por departamento, e no hospital como um todo. Esses custos são globalizados conforme mostra a Figura 14.10. A seguir, apresenta-se o modo de contabilizar as unidades de produção de serviços do hospital.

Para maior clareza, na Tabela 14.6, são dados exemplos da avaliação em unidades equivalentes recomendadas por algumas instituições internacionais. Igualmente, na Tabela 14.7, são fornecidos exemplos das diferentes atividades realizadas em um hospital, complementando a Tabela 14.6.

Atividades realizadas em unidades equivalentes	Código	Centro de custos	Total de unidades	Valor Unitário	Total
Consulta geral, sessões de fonoaudiologia, partos					
Totais					

Figura 14.10 Resumo periódico de atividades realizadas (mensurado em unidades equivalentes em cada serviço).

Tabela 14.6 Exemplo de unidades equivalentes de exames laboratoriais.

Exame	Unidades equivalentes
Análise da urina	15
Sorologia	2
Coagulação	15
Urocultura	40
Células	60
Bioquímica	3

Tabela 14.7 Exemplos de atividades realizadas.

Consulta geral	Sessões de terapia:	Cirurgia geral
Consulta especializada	• Fonoaudiologia • Ocupacional	Cirurgia ambulatorial
Consulta de emergência		Outros tipos de cirurgia
Internações de emergência	Reabilitação	Partos
Internações hospitalares	Radiografias	Eletrocardiogramas
Receitas aviadas	Ressonâncias magnéticas	Eletroencefalogramas
Controles de enfermagem etc.	Exames diversos Medicina nuclear Ultrassonografias etc.	Embalagens esterilizadas Quilos de roupa lavada etc.

Resumo

Este capítulo descreve e dá exemplos concretos das grandes responsabilidades do gestor de um hospital, que são dirigir e desenvolver, a partir da perspectiva gerencial, os objetivos da instituição, concretizados por meio de programas, atividades e tarefas para períodos determinados (fiscais), em geral, anuais. Desenvolve essa função pela gestão administrativa, que busca controlar o presente e acertar as projeções futuras, por meio de cálculos com variáveis incertas.

Por outro lado, para cumprir os programas de saúde, é fundamental realizar as diferentes despesas respaldadas pelas receitas em espécie, de origem pública ou privada.

O planejamento, o desenvolvimento e o controle das receitas e das despesas são feitos por meio de uma organização contábil apropriada, com um orçamento de receitas e despesas que, aprovado anualmente pelo conselho de administração da instituição, avança com as gestões para obter as receitas e avaliar os custos e as despesas. Tudo isso é registrado pela contabilidade feita no hospital e reflete-se, mensal e anualmente, em resumos de resultados financeiros, em dois relatórios principais, que são o *balanço patrimonial* e a *demonstração do resultado do exercício*.

Além disso, o capítulo apresenta: análises dos controles financeiros necessários para evitar discrepâncias contábeis; análises de origens e aplicações de recursos; descrições dos diferentes centros de custos; e indicadores financeiros de posição, endividamento, eficiência operacional e rotatividade de estoques, para se obter o retorno sobre o patrimônio líquido e, assim, fazer as análises de tendências financeiras para o futuro próximo. Com todas essas ferramentas, é possível estabelecer os riscos e os pontos fortes da instituição e evitar perdas e fraudes.

Bibliografia

Arroyave ZID. Formulación preliminar de un modelo racional de finanzas para los hospitales públicos. Rev Nac Salud Pública. 2001;19:101-9.

Asenjo MA. Las claves de la gestión hospitalaria. Barcelona: Editorial Gestión 2000; 1999.

Barquín M. Dirección de hospitales, 7ª ed. México: Editorial Interamericana; 1993.

Brown S. Errores fatales en que incurren los gerentes y cómo evitarlos. Bogotá: Norma; 1995.

Carrillo de Rojas G. Fundamentos de contabilidad para profesionales no contadores. Bogotá: Corcas Editores; 1997.

Coelho Neto A. Gerencia y planeación estratégica. Bogotá: OPS/OMS; 2002.

Chacón PG. Contabilidad de costos superior. Bogotá: Universidad de los Andes, Consejo Superior, Facultad de Ciencias Económicas y Sociales; 2000.

Chorafas DN. IFRS: Fair Value and Corporate Governance: The impact on butgets, balance sheets and management accounts. Oxford. RU: Butterworth-Heinemann; 2006.

Christopher M. Logística: aspectos estratégicos. México: Ed. Limusa; 2000.

Del Río C. Costos para administradores y dirigentes. México: Publicación ECAFSA; 2004.

Di Tella R, Savedoff W. (eds.). Diagnosis corruption: Fraud in Latin America's public hospitals. Washington: Editorial BID; 2001.

Franco R. Contabilidad general. USA: Prentice Hall (Pearson); 2001.

Horngren CH, Foster G. Contabilidad de costos, 8ª ed. México: Prestige Foster; 1996.

Horngren CH, Harrison WT. Accounting: Ch. 1-26. USA: Prestige; 2004.

Huntington I, Davies D. Cómo prevenir el fraude en los negocios. Bogotá: KPMG Peat Marwick; 1996.

Jacobsen B, Ramírez P. Contabilidad de costos: enfoque administrativo para toma de decisiones, 2ª ed. México: McGraw Hill; 1995.

Kaffury M. Administración financiera. Elementos para la toma de decisiones. Bogotá: Editorial Universo, Externado de Colombia; 1993.

Kaffury M. Presupuesto y gerencia financiera. Bogotá: Universidad Externado de Colombia; 1993.

Karlöf B. Práctica de la estrategia. Barcelona: Granica; 1993.

Lamothe P. Opciones financieras: un enfoque fundamental. Madrid: McGraw Hill; 1993.

Mallo C, et al. Contabilidad de costos y estratégica de gestión. Madrid: Prentice Hall, Iberia; 2000.

McElroy M. The new Knowledge Management Complexity, Learning and Sustainable innovation. Nueva York: Rutledge; 2011.

Myers S. Principios de finanzas corporativas. Madrid: McGraw Hill; 1993.

Ochoa SG. Administración financiera. 2ª ed. México: Editorial Nueva Alhambra; 1992.

Perea Tua J. Evolución y situación actual del pensamiento contable. Rev Int Legis Contab Auditoría. 2004;20:100-21.

Perrow CH. Sociología de las organizaciones. 3ª ed. Madrid: McGraw Hill; 1993.

Peters T, Waterman R Jr. En busca de la excelencia, experiencia de las empresas mejor gerenciadas en Estados Unidos. Bogotá: Norma; 1995.

Ponton G, Sahid F. Análisis financiero. Bogotá: EAN; 1993.

Rincón H. Sistemas de costos: convencional y actual. Mérida: Ed. Fases Universidad de los Andes; 2000.

Ross S. Finanzas corporativas. 3ª ed. España: Editorial Irwin Times-Mirror; 1995.

Sallenave J. La gerencia integral. Bogotá: Norma; 1994.

Sapag Chain N. Preparación y evaluación de proyectos. 4ª. ed. México: McGraw Hill; 2003.

Serrano J, Villarreal J. Fundamentos de finanzas. Bogotá: McGraw Hill; 1993.

Villalobos J. Matemáticas financieras. España: Iberoamericana; 1993.

15

Gestão Logística

Gabriel Pontón Laverde

Introdução

Entende-se como logística o conjunto de atividades e procedimentos desenvolvidos em uma instituição para otimizar o planejamento, a compra, o armazenamento e o fornecimento, aos pacientes e aos funcionários, de medicamentos e alimentos, além dos demais materiais e equipamentos de uso assistencial e dos serviços administrativos, que devem ser fornecidos de maneira eficiente, econômica e oportuna, nas quantidades exatas, com a melhor qualidade e no local e momento apropriados, de modo que a instituição satisfaça plenamente seus objetivos e metas quanto à prevenção, ao diagnóstico, ao tratamento e à recuperação da saúde.

Aparentemente, comprar e entregar itens não implicam maiores dificuldades, mas esta não é a realidade. Pelo contrário, trata-se de um processo que envolve políticas e planejamento coordenados entre cada setor do hospital, seguido pelas atividades que integram os ciclos da cadeia de suprimentos, nos quais ocorrem as aquisições e, posteriormente, a gestão técnica e cuidadosa dos estoques; dessa maneira, os diferentes itens são enviados e, em seguida, fornecidos aos pacientes, com os controles e as aferições de eficácia necessários, em conformidade com as leis ou regulamentações governamentais cabíveis e com os procedimentos estabelecidos pela instituição.

Por essa razão, é indispensável determinar as normas e os responsáveis para se obter um orçamento adequado, fazer as compras e controlar os estoques e a distribuição dos itens para uso. O ciclo se inicia com o estabelecimento de políticas e orçamentos e prossegue com a organização para as compras e aquisições, os controles de estoques e de suprimentos distribuídos para atender as diferentes atividades. Se a organização para as aquisições e suas diferentes atividades, controles e procedimentos forem normatizadas, será possível evitar despesas desnecessárias e controlar o consumo e o mau uso, e as perdas e furtos de itens diminuirão significativamente com o uso de sistemas modernos de padronização e catalogação.

Departamento de compras

Atividades

O departamento de compras realiza muitas atividades, destacando-se:

- Determinar as especificações dos itens ou serviços correspondentes
- Definir quando comprar
- Controlar os níveis de estoque e monitorar seus pontos máximos e mínimos
- Estabelecer e controlar a qualidade, de preferência, com padrões predeterminados

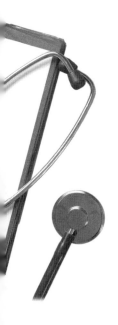

- Obter ofertas competitivas
- Estabelecer os preços ideais
- Avaliar os fornecedores e trocá-los se for conveniente
- Estabelecer a política pertinente de pagamentos em cada período
- Negociar as condições financeiras
- Determinar os procedimentos para as ordens de compra
- Receber, armazenar e distribuir os itens
- Negociar devoluções
- Fazer ajustes e adquirir novos produtos
- Estabelecer os controles para evitar perdas e fraudes.

Funções do departamento de compras

O departamento de compras, em geral, é subordinado à direção geral do hospital, podendo também estar ligado a um comitê de compras ou mais de um, em caso de aquisição de itens ou equipamentos especiais ou de valores significativos.

As principais funções do departamento de compras são:

- Quanto às aquisições:
  - Fazer as compras buscando o preço mais baixo, mas de acordo com os padrões de qualidade estabelecidos e com o prazo e os cronogramas de entrega
  - Prever as condições do mercado, a oferta ou a escassez de produtos e os demais comportamentos dos fornecedores
  - Estabelecer normas de rejeição de itens que não satisfaçam as condições solicitadas ou a qualidade exigida
  - Gerenciar dois arquivos: por itens e por empresas licitantes; cada um com seus preços atualizados, descontos, catálogos etc.
  - Fixar padrões de negociação de contratos de compra de medicamentos e de outros itens e serviços, com critérios semelhantes e a mais absoluta imparcialidade
  - Coordenar com as assessorias jurídica e financeira a revisão dos contratos de compras
  - Fazer os pedidos por item, quantidade e preço, aproveitando os descontos da melhor maneira possível
  - Supervisionar as ordens de compra para determinar se estão corretas
  - Ter o controle imediato em relação a faltas, perdas e desperdícios, variação do consumo e tudo o que se refere à administração por exceção
- Quanto às relações com fornecedores:
  - Receber ofertas de vários fornecedores
  - Estabelecer o sistema de seleção dos fornecedores e de condições de negociação
  - Gerir e controlar a execução do orçamento de compras
  - Conhecer e solucionar os problemas que surgirem com os produtos adquiridos
  - Obter economia para a instituição por meio de atitudes rigorosas, cautelosas e altamente éticas
  - Conhecer as instalações dos fornecedores, quando necessário
- Quanto à gestão de estoques:
  - Determinar tecnicamente os níveis máximo e mínimo dos estoques para garantir o abastecimento
  - Otimizar os custos de armazenagem
  - Controlar os medicamentos com prazo de validade próximo ao vencimento, os itens danificados ou em desuso e as mudanças na demanda por suprimentos e adotar medidas para minimizar os custos em cada caso
- Quanto à gestão de pessoal do departamento de compras:
  - Determinar as responsabilidades dos funcionários
  - Treinar e gerenciar os funcionários sob sua supervisão
  - Promover as relações interpessoais com os outros setores a fim de obter uma integração produtiva
  - Avaliar os funcionários e estimular seu progresso e sua confiança
- Quanto à administração geral:
  - Estabelecer as metas para o cumprimento dos objetivos
  - Apresentar as necessidades anuais com planejamento orçamentário e gerenciar os recursos necessários para realizar as compras e as contratações
  - Planejar, programar, adquirir, fornecer, controlar e avaliar o cumprimento das atividades de compras, estoques e abastecimento
  - Apoiar e agilizar as inovações em informática, participando delas.

Objetivos do sistema de compras

Os objetivos do sistema de compras podem ser resumidos em:

- Manter o abastecimento adequado: o fim do estoque de um medicamento ou de outro

produto ou item de primeira necessidade é intolerável. Por isso, é indispensável manter um nível adequado de estoque para evitar a escassez no período transcorrido entre o pedido e a data de entrega pelos fornecedores
- Minimizar os custos: esse objetivo parece estar em conflito com o anterior, pela contradição em manter um sistema contínuo, sem interrupções do abastecimento, e, ao mesmo tempo, minimizando o valor total das aquisições. Contudo, é possível fazê-lo com a otimização dos procedimentos, dos volumes de compras e dos níveis dos estoques
- Manter a qualidade: para a maioria dos medicamentos, muitos fabricantes asseguram uniformidade da qualidade para suas marcas, embora, em alguns casos, isso não seja totalmente infalível (o mesmo pode ocorrer com itens cirúrgicos ou alimentos)
- Obter o menor custo total possível: o custo total não é necessariamente o custo de compra, pois alguns produtos apresentam diferentes graus de concentração ou de eficácia, bem como de obsolescência. Além disso, é preciso considerar certos custos implícitos ou ocultos, como transporte, embalagens etc.
- Manter a excelência dos serviços hospitalares: comprar apenas produtos de excelente qualidade e manter o abastecimento constante desses produtos.

Os objetivos analisados podem ser difíceis de alcançar, visto que o ciclo de aquisições ou de compras envolve vários procedimentos e muitas de suas atividades devem ser controladas durante o planejamento e após sua execução. Essa complexidade é ilustrada na Figura 15.1.

Apesar do que foi dito anteriormente, o departamento de compras tem vários problemas durante a consecução dos objetivos analisados, entre os quais se destacam:

- Compras aleatórias e descentralizadas, quando os vendedores não vão ao departamento de compras, mas a grupos de médicos para pressionar o consumo dos itens produzidos pelo laboratório para o qual trabalham
- Desperdício de tempo no processo de compras. É necessário conhecer os diferentes produtos para fazer uma escolha adequada, pois a perda de tempo atrapalha as compras
- Armadilhas ou truques fraudulentos, ocultos ou semiocultos
- Compradores assumindo a responsabilidade pelas compras, embora não tenham os conhecimentos necessários nem a autonomia para fazê-lo

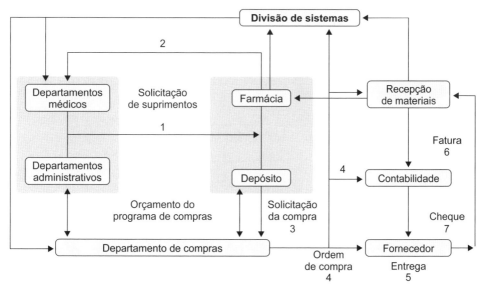

(1) Solicitação de suprimentos à farmácia ou ao depósito. (2) Entrega dos itens solicitados. (3) Solicitação de nova compra. (4) Ordem de compra para o fornecedor, com cópia para a contabilidade, com a finalidade de alocar e receber materiais, bem como autorizar a entrada dos itens no hospital. (5) Entrega dos produtos e da fatura de cobrança. (6) Fatura dos itens com confirmação do recebimento. (7) Pagamento.

Figura 15.1 Ciclo de compras do ponto de vista do controle.

- Dificuldade de coordenação dos chefes dos departamentos médicos, que, em geral, não satisfazem as necessidades de suas equipes, gerando reclamações
- Descumprimento por parte dos fornecedores e os subsequentes problemas de abastecimento, que fazem todo o sistema entrar em estado de emergência e as compras não serem eficientes, passando por épocas de escassez e posteriormente de grande abundância
- Compra de itens substitutos, que podem ou não ser aceitáveis
- Devoluções de produtos rejeitados geram graves dificuldades para o sistema
- Troca constante quanto a preferências de produtos, de acordo com as mudanças de apresentação dos laboratórios
- Muitas forças alheias às funções de abastecimento e suprimento têm efeitos importantes que podem modificar os planos de compra e causar restrições significativas para o hospital. A Figura 15.2 resume tais limitações.

Planejamento

A grande variedade de itens hospitalares que precisam ser comprados e sua quantidade, qualidade e valor em relação aos recursos econômicos, sempre limitados, torna necessário um planejamento detalhado, com o objetivo de padronizar os processos de compras de modo a evitar os imprevistos, especialmente em relação a:

- Determinação de necessidades quanto à quantidade, à qualidade e ao tempo, com base em estatísticas de comportamento e de tendências para o futuro
- Padronização dos procedimentos para tornar as compras mais eficientes
- Estabelecimento de prioridades diante dos recursos econômicos ou humanos escassos
- Cronogramas das etapas ou atividades para a compra de bens ou serviços
- Minimização dos custos.

Esses temas serão abordados a seguir.

Determinação de necessidades

O orçamento de receitas e despesas é elaborado com base nos objetivos traçados e nas metas específicas que o hospital deve atingir em um período específico (em geral, 1 ano) e de acordo com os recursos financeiros a ser obtidos.

O orçamento de despesas, por sua vez, subdivide-se em: despesas com pessoal, despesas obrigatórias, como serviços de energia elétrica,

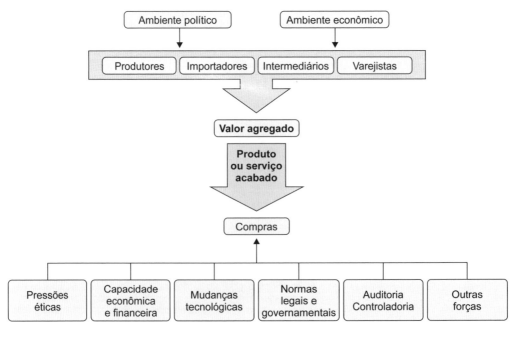

Figura 15.2 Principais fatores que afetam o abastecimento e os suprimentos.

gás, telefone etc., despesas para transferências a outras entidades e pessoas e despesas para abastecimentos e suprimentos para o hospital.

Estatísticas de consumo

As estatísticas são indispensáveis para que se possa conhecer as tendências de consumo dos diferentes bens e serviços, bem como os ciclos sazonais, que mostram os períodos de maior e menor uso de determinados produtos. Com base nas estatísticas, nas exigências de estoques, nas metas fixadas para o período seguinte e no orçamento existente, é possível desenvolver um bom planejamento de necessidades que se tornará o plano de compras, para evitar erros de aquisições desnecessárias e simplificar o trabalho por meio de contratos anuais com entregas e pagamentos periódicos (mensais ou bimestrais) e, de preferência, com preços fixos.

Um sistema estatístico adequado deve ter um controle rigoroso e ser avaliado pelo menos trimestralmente e apresentado à equipe assistencial, com recomendações precisas para a obtenção de um bom *feedback* das informações, possibilitando os ajustes necessários ao plano de compras. Além disso, o sistema estatístico deve ser flexível para se adaptar às mudanças que ocorrem no hospital.

De acordo com as estatísticas apresentadas, a equipe técnica do hospital terá ou não ferramentas excelentes para estabelecer as normas de consumo, fazer as alterações conforme as observações e fazer recomendações de acordo com as novas tecnologias, adequadas quanto ao tempo, à qualidade e à quantidade.

Qualidade dos produtos ou serviços

O termo *qualidade* refere-se à melhor conveniência de um produto ou serviço em relação ao uso pretendido, ou seja, sua eficácia. Quanto mais adequado for um produto, maior é sua qualidade. As decisões relacionadas à qualidade são tomadas com base nos objetivos do hospital e em seu nível de complexidade, e devem estar presentes em todos os planos de compras concretizados por especificações detalhadas para os requisitos de compras.

Obviamente, existe uma grande relação entre qualidade e preço, conhecida como valor. Para comprar produtos de valor adequado, o departamento de compras deve avaliar, junto com o comitê de aquisições, a qualidade (eficácia) do produtor de cada item e de cada medicamento etc. em relação ao preço ou custo total.

As ordens de compra devem descrever o produto desejado em detalhes, além de especificar seu uso e como será empregado. Ou seja, as especificações das compras devem conter:

- Descrição exata do nome e dos atributos mínimos dos itens solicitados
- Justificativa do uso, ou seja, indicar, de modo claro e simples, para que o item é necessário
- Definição das necessidades reais.

Geralmente, as especificações devem ser elaboradas para todos os produtos comprados; entretanto, para alguns medicamentos ou outros itens, pode não haver justificativa, especialmente quando são comprados por marca, nome da substância ativa ou nome genérico.

Em geral, o comitê de compras, com a colaboração dos chefes dos departamentos ou unidades científicas, estabelece os padrões de qualidade, e o departamento de compras deve adaptar-se rigorosamente a eles.

Ainda quanto aos medicamentos, um dos grandes problemas para avaliar sua qualidade é que muitas agências sanitárias oficiais dão importância exagerada ao aspecto e à apresentação deles. Esse critério é perigoso, porque um hospital decide fazer suas compras com base na avaliação de eficácia do produto como ponto central, mas, muitas vezes, o que tem a melhor apresentação tem o preço mais elevado e maior capacidade de influência pela propaganda ou melhores vendedores do que outros fornecedores. Dessa maneira, deve-se considerar que a excelente apresentação de muitos produtos não tem relação direta com o preço nem com a qualidade.

O diretor do hospital pode utilizar as pesquisas desenvolvidas pelos especialistas e estudantes de pós-graduação para obter informações adequadas sobre usos e resultados dos diversos itens de consumo e, desse modo, estabelecer os próprios controles de qualidade, que podem ser diferentes dos padrões internacionais. Assim, os consumos são estimulados ou reprimidos, de acordo com o que for mais adequado para os pacientes; o uso de procedimentos com base em sinais e sintomas pode ser importante.

Existem, ainda, outros meios de buscar a melhor qualidade dos produtos usando as informações de associações médicas reconhecidas, análise de amostras ou de materiais e métodos de produção. Em relação ao controle de qualidade, é importante considerar que a combinação de vários métodos aumenta exponencialmente a certeza sobre a qualidade do item que será ou está sendo adquirido. De qualquer modo, é importante determinar a qualidade dos produtos ao longo do tempo, por meio de atividades precisas, como especificar as características dos produtos e de sua embalagem, analisar amostras aleatórias dos produtos recebidos, definir as condições e o período de armazenagem, fazer inspeções periódicas e treinar os funcionários das farmácias e dos depósitos sobre a gestão adequada desses itens.

Quantidade a ser comprada

Estimar a quantidade dos itens a ser comprados não é fácil, principalmente no caso de bens de consumo constante, como medicamentos, material de escritório etc. É importante basear-se em estatísticas mensais, que analisam os ciclos com épocas de maior e menor consumo, além da tendência de consumo prevista para o futuro (ascendente, igual ou descendente), o surgimento de novos produtos e os ajustes necessários conforme as políticas do hospital quanto ao início de novos programas ou a suspensão, normalização ou intensificação dos já estabelecidos.

As quantidades a ser adquiridas dependem de seis aspectos importantes:

- Orçamento destinado para as compras e fluxo de caixa, para que não haja gastos excessivos para o estoque da farmácia ou do almoxarifado
- Consumo estimado no período
- Estoques mínimos e máximos que se deseja ter, incluindo, nos primeiros, os de segurança
- Tempo necessário para fazer o pedido e receber os itens, satisfatoriamente, na farmácia ou no almoxarifado
- Imprevistos ou casos especiais (atrasos na entrega, escassez, danificação ou perda, obsolescência, roubos etc.)
- Prioridade dos produtos de acordo com as necessidades sazonais.

Dessa maneira, é possível fazer contratos por período (de 1 ano), com entregas cíclicas ao longo das semanas ou dos meses, conforme a maior conveniência ou as aquisições parciais. A decisão do sistema de compras depende de vários fatores, como o tempo, o limite de obsolescência ou prazo de validade dos produtos, o surgimento de novos materiais, a capacidade de armazenamento, o custo do transporte, o risco de escassez etc.

O objetivo principal de se conhecer as quantidades que precisam ser compradas consiste simplesmente em manter a quantidade necessária de medicamentos e dos demais produtos para satisfazer, sem problemas, as necessidades dos pacientes e da organização hospitalar; ou seja, que os estoques não se esgotem, mas que, para isso, não sejam necessários estoques excessivos que sofram dano, percam a validade, tornem-se obsoletos e tenham outros custos de armazenamento. Da mesma maneira, é importante desenvolver um sistema de ordens de reabastecimento com base na relação de custo-efetividade, que, embora seja fácil de mencionar, é difícil de aplicar.

Durante anos, os gestores hospitalares tentaram desenvolver programas ou aplicativos de computador para obter as quantidades ideais de itens a comprar, manter o estoque ao menor custo e ter um sistema de abastecimento excelente. Apesar disso, não houve muito progresso nesse sentido e, atualmente, são seguidos modelos tradicionais existentes, com regras simples, que facilitam a gestão das compras e dos estoques, por exemplo:

1. Sistema decimal: é preciso ter em estoque no mínimo entre 1/12 e 1/10 das compras anuais.
2. Sistema por estoque: significa que quando as entregas do fornecedor ao hospital são quinzenais, o nível de estoque deve ser o dobro; neste caso, de 1 mês.
3. Sistema de pedido mínimo/máximo: dá atenção especial aos itens de alta prioridade e possibilita a determinação do momento em que os itens devem ser comprados e da quantidade em cada ordem de compra. Para cada item comprado no sistema de pedido mínimo/máximo é atribuída a *quantidade mínima*, abaixo da qual os estoques não devem ficar, e a *quantidade máxima*, que é aquela que não deve ser ultrapassada. O *nível mínimo* de estoque é o nível de segurança e consiste na quantidade de unidades de compra que deve sempre estar disponível em estoque; o *nível máximo* de estoque é a maior quantidade de unidades de compra permitida e equivale à quantidade média de consumo em um período (semana ou mês) mais o *nível mínimo* ou de segurança.

O fator mais importante para determinar quando devem ser feitas novas compras é a velocidade em que os itens são consumidos. O consumo médio fornece essa informação em termos de unidades de compra por dia ou por semana. As unidades de compra referem-se às quantidades regulares em que cada produto é embalado para a venda ao hospital, podendo ser em unidades (p. ex., ampolas), caixas ou embalagens contendo várias caixas.

Do mesmo modo, é importante saber qual o *tempo de espera*, ou seja, quanto tempo o produto normalmente leva para chegar a partir da decisão de fazer o pedido e da entrega do pedido ao fornecedor até o recebimento dos itens no almoxarifado e sua disponibilidade para o uso. Igualmente, o tempo é analisado em termos de quantas unidades são consumidas durante o período de espera mencionado, multiplicando o tempo de espera estimado para a chegada dos produtos comprados pelo consumo médio diário.

Além disso, essas quantidades durante o tempo de espera são diferentes dos níveis mínimos, ou de segurança, que devem ser mantidos em estoque e servem para cobrir atrasos na entrega, consumo superior ao normal, perdas, compromissos especiais etc. A Figura 15.3 resume o sistema descrito de mínimo/máximo.

Entende-se por *ponto de ordem de compra* a quantidade de unidades em estoque no momento em que a ordem de compra é feita. Esse ponto é atingido quando as unidades existentes no estoque são iguais às quantidades consumidas durante o tempo de entrega mais as quantidades do nível de segurança.

Se os pedidos dos produtos forem feitos no ponto de ordem de compra, quando o produto chegar ao hospital e estiver disponível para consumo, a quantidade em estoque estará reduzida ao nível de segurança ou ao estoque mínimo. O estoque atingirá novamente o nível máximo quando os novos produtos, recém-comprados, forem somados ao estoque mínimo. Na Tabela 15.1 são apresentados dois exemplos desse sistema simples.

As quantidades a ser compradas podem obedecer a seguinte fórmula:

$$Q = CE + CP + IM - ED - PR$$

Em que:

- Q = quantidade a comprar
- CE = consumo médio ou estimado no período
- CP = consumo durante o tempo de espera
- IM = imprevistos
- ED = estoques em depósitos ou farmácias
- PR = pedidos com recebimento pendente.

Os procedimentos indicados ajudam a diminuir os riscos de escassez do estoque e de custos extras por excesso de compras; portanto, diminuem os custos por compras emergenciais e também por obsolescência e dano de determinados produtos.

Quando não há recursos orçamentários suficientes para cobrir o pagamento dos itens que se pretende adquirir (ou seja, quando existe um desequilíbrio entre as necessidades que se pretende atender e o orçamento existente), é indispensável limitar as compras. Nesse caso, é preciso estabelecer as prioridades de acordo com os objetivos traçados pelo hospital e suas políticas de assistência aos pacientes. Recomenda-se otimizar os recursos por meio da atenção ao número máximo de pacientes com a maior eficiência possível e, certamente, atendendo as

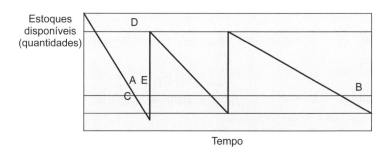

A = data de pedido limite da ordem de compra.
B = limite mínimo de segurança para estoques regulares.
C = falta de estoque por demanda imprevista.
D = quantidade máxima do pedido.
D – E = tempo esperado (adequado) de duração dos estoques.

Figura 15.3 Sistema mínimo/máximo de pedidos.

urgências e emergências; tudo isso, de acordo com os preceitos de ética na saúde. Em geral, com a colaboração dos funcionários da instituição e utilizando controles eficientes, é possível promover o uso mais racional dos recursos.

Para estabelecer as prioridades, a Organização Mundial da Saúde (OMS) recomenda a classificação dos medicamentos em três categorias: básicos, essenciais e complementares.

Básicos

São os medicamentos vitais para os pacientes, ou seja, com o potencial de salvar vidas. A fal-

Tabela 15.1 Sistema de pedido mínimo/máximo.

Exemplo 1	
Unidade de compra	Caixa com 6 unidades
Consumo médio	20 caixas por dia
Período das ordens de compra	Mensal (30 dias)
Quantidade de consumo mensal	20 caixas/dia × 30 dias = 600 caixas
Tempo de espera	4 dias
Tempo de espera por consumo médio	4 dias a 20 caixas/dia = 80 caixas
Nível de segurança	4 dias a 20 caixas/dia = 80 caixas
Ponto de ordem de compra	Tempo de espera + nível de segurança 80 caixas + 80 caixas = 160 caixas
Quando o pedido é feito a partir do ponto de ordem de compra, a quantidade a ser pedida é igual à quantidade de consumo médio do período (60 caixas, neste exemplo), de acordo com o seguinte cálculo:	
Ponto de ordem de compra	160 caixas
Quantidade de consumo mensal	600 caixas
Total de caixas disponíveis	760 caixas
Tempo de espera por consumo médio (-)	80 caixas
Nível máximo	680 caixas
Em seguida, é mantido o nível máximo	
Exemplo 2	
Quando o pedido é feito antes de ser atingido o ponto de ordem de compra, primeiro determina-se o número de unidades em estoque e, em seguida, subtrai-se a quantidade do ponto de ordem de compra:	
Quantidade existente em estoque	250 caixas
Ponto de ordem de compra (-)	160 caixas
Excesso	90 caixas
Neste caso, a quantidade a ser comprada é igual à quantidade (mensal) de consumo menos o excesso existente:	
Quantidade de consumo mensal	600 caixas
Excesso (-)	90 caixas
Quantidade a ser pedida	510 caixas
Esse resultado é comprovado da seguinte maneira:	
Caixas pedidas	510 caixas
Quantidade existente	250 caixas
TOTAL	760 caixas
Tempo de espera por consumo (-)	80 caixas
Nível máximo	680 caixas
Observa-se que o nível máximo de estoque é mantido	

ta deles causa problemas gravíssimos à saúde dos pacientes, por isso, sua presença em estoque é obrigatória.

Essenciais

São aqueles que agem em 95% das doenças dos pacientes e, se não usados, ocorrem sequelas ou incapacidades.

Complementares

São os que auxiliam no tratamento adequado dos pacientes ou são substitutos oportunos em caso de ineficácia de outros medicamentos. Quando não são usados, o tempo de tratamento aumenta.

Os hospitais preferidos e mais prestigiados são aqueles que os pacientes consideram como a primeira opção, por convicção, qualidade, estrutura e regularidade.

Itens ou produtos a comprar

Dada a grande variedade de produtos ou de medicamentos de marca, o mais importante é não comprar substitutos ou substitutos adicionados a outros produtos. É preciso considerar que mais de 80% dos medicamentos disponíveis no mercado têm substitutos e muitos dos que se apresentam como novos mudam apenas sua apresentação ou concentração, ou seja, apesar do nome diferente, são essencialmente os mesmos. Às vezes, combinam duas ou mais substâncias ativas que são eficazes apenas em casos especiais, mas os preços são desproporcionais se comparados com os de produtos existentes no mercado. Novos produtos surgem com mais rapidez do que são descobertas novas substâncias e, certamente, novas doenças. Tudo isso sugere que a influência das técnicas de marketing, que são superiores ao pouco tempo de pesquisa e estudo do qual dispõem os médicos, interfira nas tendências das incorporações, nos usos ou em prescrições de novos produtos.

Não é prudente ter em estoque itens com características semelhantes (com a mesma ação terapêutica ou utilidade), mesmo que os recursos sejam suficientes. Isso deve ser evitado a todo custo, com a análise da literatura terapêutica, a fim de identificar as vantagens e as desvantagens de cada produto. No caso de medicamentos, recomenda-se consultar os *formulários terapêuticos nacionais*, essencialmente, e também

dicionários de produtos farmacêuticos [p. ex., o *Dicionário de Especialidades Farmacêuticas* (DEF)], publicações médicas e a própria literatura dos laboratórios fabricantes ou distribuidores, apenas como esclarecimento complementar.

As compras devem ser feitas de acordo com as necessidades dos pacientes. No caso de medicamentos, por exemplo, é possível falar sobre a importância das aquisições em conformidade com sua ação terapêutica, de modo que, para normatizar seu consumo, devem ser elaboradas normas sistemáticas de tratamento das diversas doenças em seus diferentes níveis de complicação. Além dessas normas, as estatísticas e as informações provenientes dos diferentes setores facilitam a importante tarefa de elaborar as listas de produtos utilizados em cada departamento e, em suma, pelo hospital, que constituem a primeira abordagem para futuras aquisições.

Além disso, é importante controlar a qualidade dos princípios ativos e excipientes. Por sua vez, a origem da matéria-prima é um guia sobre sua qualidade, pureza e eficácia, fornecendo argumentos a favor ou contra a compra dos produtos.

Estoques adequados

Ao planejar as compras, é importante considerar os seguintes aspectos:

- O planejamento, a programação e a execução das compras devem ser feitos de modo oportuno, a fim de evitar a falta de produtos indispensáveis para a assistência adequada aos pacientes. Para isso, é preciso calcular convenientemente os níveis mínimos e de segurança, além de imprevistos (p. ex., emergências) e outras contingências administrativas ou de saúde que possam ocorrer
- As possíveis perdas, desperdícios e danos devem ser subtraídos dos estoques e adicionados às compras
- O atraso ou descumprimento do prazo de entrega pelo fornecedor torna necessário o aumento dos estoques. Igualmente, a simplificação dos procedimentos administrativos reduz o tempo improdutivo e acelera o fluxo de compras
- Os orçamentos e os fluxos de recursos determinam as prioridades quanto às compras
- A capacidade dos depósitos limita as compras
- As compras em excesso, mesmo que por preços reduzidos, sempre geram desperdício e custos extras

- As estatísticas de consumo são um grande guia para as compras, desde que seus registros de entradas e saídas sejam rigorosamente corretos
- As redes, os diagramas ou as barras que representam cronogramas de atividades ou fluxos de controle são muito importantes (até mesmo indispensáveis) para o controle das compras e do fornecimento.

Controles

O planejamento deve ser verificado conforme as diferentes atividades de compras vão sendo desenvolvidas, por meio de controles ágeis que possibilitam mensurar os distintos progressos. Todos os controles baseiam-se em registros em cada etapa e são explicados na Tabela 15.2.

A conformidade com as regulamentações jurídicas no processo de compras não deve ser um mero formalismo para evitar ações judiciais contra os funcionários ou o hospital. Pelo contrário, tais regulamentações devem ser consideradas como um meio valioso de controle e, ao mesmo tempo, como as normas mínimas a ser exigidas. Com base nessas disposições e tirando o melhor proveito delas, é possível estabelecer um sistema gerencial e operacional de controles bastante eficiente.

Se as compras são estabelecidas com base na qualidade ou no preço, deve-se considerar que quando a qualidade é a mesma, os itens de menor preço devem ser comprados. Se o importante for a qualidade, ela deve se ajustar às necessidades do hospital, e não o contrário; além disso, é preciso uma análise cuidadosa feita pela equipe técnica do hospital e por assessores imparciais contratados. Da mesma maneira, é importante exigir estatísticas e evidências conclusivas das vantagens para o hospital dos diferentes produtos oferecidos, de modo comparado.

Os controles têm o objetivo de aprimorar a qualidade dos suprimentos, bem como sua quantidade e seu emprego ou uso. O controle de qualidade deve ser sempre um processo formal, permanente e de grande importância. É preciso registrar as vantagens e anormalidades nos arquivos de cada item e da empresa fornecedora. Da mesma maneira, nos hospitais de nível III ou nível IV, as análises da qualidade devem ser feitas ou solicitadas a entidades especializadas e devem ocorrer não apenas durante o processo de seleção e adjudicação, mas também posteriormente. Esses controles resultam em economias importantes, uma vez que minimizam as falhas.

- O controle rígido das remessas para o depósito geral, os almoxarifados e as farmácias, bem como desses locais para os pavimentos do hospital e a respectiva distribuição aos pacientes, e os controles em salas de cirurgia e consultórios não se traduzem apenas em economia, mas também em melhor qualidade da assistência aos pacientes
- Os controles devem ser os estritamente necessários, pois podem gerar custos extras se forem excessivos ou dispensáveis ou forem apenas um pretexto para atrasar ou interromper programas estabelecidos pela instituição.

Outra parte importante dos controles consiste na atribuição de funções, tarefas e responsabilidades aos funcionários que atuam no departamento de compras. A seguir, são apresentadas, de modo esquemático, as funções do chefe de compras, que deve elaborar as de seus subordinados.

Procedimentos para as compras

O departamento de compras requer uma organização apropriada, com funcionários compe-

Tabela 15.2 Registros mínimos para um sistema de controles.

De fornecedores: capacidade e conformidade
De orçadores: preço, qualidade e condições
De ordens de compra: por fornecedor, cronologia e valor
De contratos: por tipo de compra e seguros
De processos: gráficos ou fluxogramas de tempo e/ou custo (Gantt, Pert, CPM)
De licitações: controle de cada uma das várias etapas a seguir e das regulamentações jurídicas
De programas de compra: fluxogramas de programação e controle de conformidade

tentes, procedimentos conhecidos, um sistema de informação eficiente, orçamento adequado e objetivos, metas e prioridades estabelecidos para um período anual de trabalho, aspectos que serão explicados a seguir.

- Organização apropriada: conforme já foi dito, quando se conhecem exatamente as atividades a ser executadas, o volume de operações e suas inter-relações com os demais setores do hospital, é possível estabelecer a organização e a quantidade de pessoas responsáveis pelas compras. Com as funções e as responsabilidades do chefe do departamento de compras já estabelecidas, determinam-se as funções e as tarefas de cada funcionário do setor. Dessa maneira, é possível evitar funções duplicadas e não ocupadas e estabelecer um fluxo de trabalho contínuo, com programas e calendários apropriados que evitem a paralisação de documentos em um ou vários setores e, ao mesmo tempo, propiciem controles cruzados que eliminem ineficiências e imoralidades
- Funcionários competentes: não basta uma formação acadêmica ou técnica apropriada; é fundamental que ela esteja associada a uma personalidade de serviço e a uma mentalidade muito ampla sobre a importância e o impacto das compras no tratamento dos pacientes. Além disso, é importante manter uma programação de cursos e seminários sobre aquisições, a fim de avaliar e melhorar o serviço em si, buscar a participação e a autocrítica e, por fim, levar a atualização sobre tecnologia da informação e técnicas administrativas mais modernas para promover um ambiente de trabalho adequado, diminuir os tempos de resposta às solicitações e incentivar a maior competitividade, sem deixar de melhorar os controles científicos e morais
- Procedimentos conhecidos: as aquisições exigem procedimentos simples, bem definidos, claros, que evitem improvisações e decisões arbitrárias diferentes para cada ocasião. O simples hábito, sem nenhum respaldo lógico ou técnico, não deve ser aceitável. As normas jurídicas sempre procuram proteger os hospitais de dolos ou fraudes; por isso, a conformidade com elas não deve ser considerada como uma carga, mas um respaldo eficaz de organização e controle. Quando essas normas são coordenadas e complementadas com as normas internas de cada instituição, formam um sistema objetivo, que deve ser conhecido por todos seus funcionários e fornecedores para que colaborem para seu cumprimento. Esse conhecimento amplo das necessidades do hospital, de suas normas de aquisições e dos cronogramas estabelecidos para um fim determinado confere às compras uma enorme seriedade e um senso de prudência que resultam em benefícios enormes para a instituição
- Sistemas de informação: uma excelente administração baseia-se em um sistema de informação adequado, que possibilite a fácil tomada de decisões sobre quais produtos comprar, em que quantidade, por qual preço, de qual ou quais empresas, com que finalidade, quais os possíveis substitutos e em quanto tempo. Além disso, quais são as dificuldades cíclicas ou crônicas relacionadas às compras. Essas informações devem cobrir o processo de recebimento e distribuição dos medicamentos ou outros itens aos pavimentos ou serviços, o controle sobre o consumo, as devoluções, as observações sobre a qualidade etc. Um sistema informatizado organiza, agiliza e diminui os problemas e os custos das compras, desde que esteja associado a um bom sistema de informações de rede
- Orçamento adequado: com base no orçamento para aquisições, deve-se desenvolver um plano de compras que indique as quantidades dos itens indispensáveis, por períodos ou custos mensais ou bimestrais e com preços futuros, para obter o valor total previsto das compras. Esse plano deve ser comparado com a previsão de fluxos de caixa, com o objetivo de aproveitar ao máximo os descontos para pagamento à vista.

Processo de compras e de abastecimento

As compras devem ser planejadas e efetuadas por meio de procedimentos estabelecidos, os quais constituem todo um processo, que, por se repetir constantemente, pode ser chamado de ciclo de *compras e abastecimento*. Esse ciclo segue uma cadeia de atividades operacionais, esquematizada na Figura 15.4.

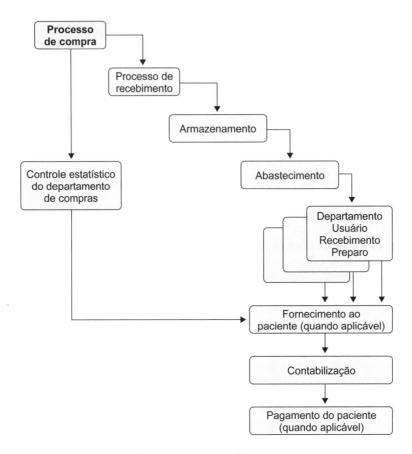

Figura 15.4 Processo de compra.

A Figura 15.5 mostra o processo de compras, de modo esquemático e sequencial. Nela, é possível observar que, para efetuar as compras, são necessários esforços simultâneos de naturezas diferentes: um orçamento elaborado para compras, um plano de compras ou ordens de compra para casos especiais e disponibilidade de caixa. Todos são comparados com os estoques existentes e a velocidade de rotatividade dos produtos e, por último, com o registro de fornecedores, para saber com antecedência as facilidades e os inconvenientes que poderão ocorrer durante as compras.

Com essas informações em mãos, o comitê de compras estabelece quais itens serão comprados, em que quantidade, por até que valor e quais condições especiais os produtos devem apresentar (embalagem, entregas periódicas, garantias etc.). Daí em diante, começa o processo de contratação propriamente dito, com as empresas que ofereceram as melhores condições de qualidade, preço e prazo.

Uma vez contratadas as compras, o processo se concentra nos depósitos, responsáveis pelo recebimento, conforme o pedido ou o contrato, por meio da comparação com as amostras e a aceitação ou rejeição dos produtos. Quando os itens chegam, devem ser armazenados tecnicamente para sua proteção e fácil identificação, com o objetivo de agilizar o processo de abastecimento, de acordo com as necessidades dos departamentos ou dos pavimentos. Após os produtos serem entregues, cumprem a sua função quando usados ou fornecidos aos pacientes. Neste último caso, devem ser contabilizados e seu valor debitado do tratamento de cada paciente.

Durante todo o processo, as informações pertinentes devem ser fornecidas aos departamentos encarregados do orçamento, registro de

Capítulo 15 • Gestão Logística

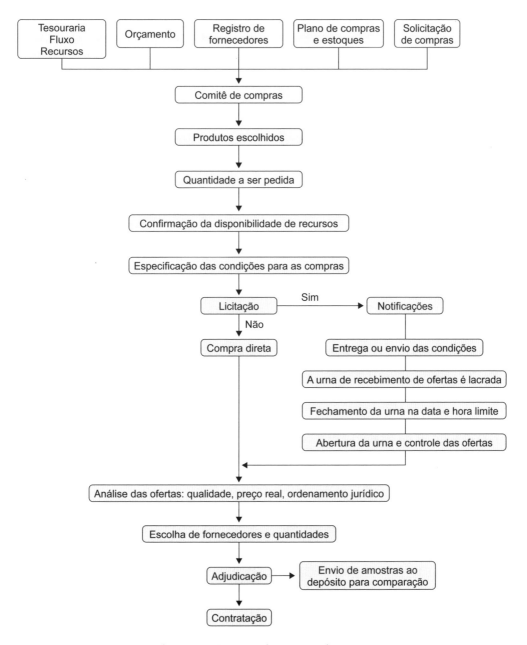

Figura 15.5 Esquema do processo de compra.

fornecedores e escritório de planejamento para alimentar as estatísticas, indispensáveis para acelerar o processo de compras e reduzir os custos.

Formas de compra

Uma vez feita a especificação das condições para as aquisições, o chefe do departamento de compras estabelece se será uma licitação ou uma compra direta. Esta última é feita quando o fornecedor é o único na área ou quando o volume a ser adquirido não justifica os custos nem a demora de uma licitação. Para as entidades governamentais, as normas jurídicas, em muitos casos, determinam quando as compras diretas são necessárias e quando são permitidas.

As compras por licitação dividem-se em duas categorias principais: públicas e privadas. Além disso, podem existir métodos intermediários, como o *convite aberto*.* Todas elas são semelhantes quanto ao rigor e ao formalismo de sua documentação, das exigências econômicas e jurídicas a ser atendidas pelos licitantes e das garantias exigidas; a licitação privada pretende, com volumes e valores mais baixos, agilizar o processo eliminando algumas etapas.

Características de um bom processo de compras

No processo de compras, é necessário aumentar sua rapidez nas diferentes atividades a ser realizadas e sua eficiência quanto à qualidade dos serviços e produtos a ser adquiridos, com o objetivo de:

- Executar o plano de compras conforme programado, ou seja, receber os itens solicitados pelos diferentes setores do hospital e suas projeções para o futuro, de acordo com as tendências de aumento ou redução de estoque
- Entregar oportunamente os suprimentos e evitar o esgotamento dos estoques, ou seja, de acordo com os níveis de estoques e as previsões de consumo. Uma entrega prematura também pode ser prejudicial por causa do prazo de validade do produto e da perda de descontos por pagamento à vista
- Assegurar que a qualidade de todos os produtos e respectivas embalagens, segurança e facilidade de uso sejam excelentes
- Modernizar a gestão de estoques, com níveis mínimos e máximos apropriados, aumentando a rotatividade dos produtos
- Minimizar os custos sem prejudicar a qualidade, por meio da concorrência perfeita entre os fornecedores e o hospital, utilizando descontos por volume e pagamento à vista e avaliando os custos ocultos ou acessórios
- Evitar emergências por escassez de produtos. Assim, minimizam-se os períodos de excesso de trabalho, visto que, com grande organização e excelente informação, facilita o serviço, aumenta o desempenho e moderniza os procedimentos.

---

* Nota do revisor: informação referente ao Sistema de Saúde da Colômbia. No Brasil, as compras do Sistema Único de Saúde (SUS) seguem a Lei n. 8.666, de 21 de junho de 1993 (e suas alterações), e a Lei n. 10.520, de 17 de julho de 2002 (pregão).

Custos evitáveis ou adicionais

Os custos evitáveis são despesas adicionais incorridas ao fazer uma compra e que não são facilmente quantificáveis. A seguir, estão alguns exemplos desses custos adicionais:

- Compras de urgência com intermediários, a preços altos
- Compras equivocadas
- Esgotamento de estoques no hospital
- Pagamentos por transporte expresso ou por entrega imediata
- Descumprimento por parte do fornecedor, tornando necessárias compras adicionais
- Danos durante o transporte, por embalagem inadequada ou vida útil curta
- Má qualidade dos produtos
- Roubos, furtos e uso inadequado dos produtos
- Pagamento de comissão a agentes ou intermediários locais
- Ações judiciais, multas, sobretaxas, perda de descontos etc.
- Custos imprevisíveis para o hospital, causados por tratamentos alternativos mais caros.

Os custos evitáveis diminuem com a redução da improvisação, o aumento da organização, o estabelecimento de canais ágeis (mas rigorosos), a definição da escolha técnica de fornecedores e a existência de orientações uniformes e de normas estritas de contratação.

Critérios de comparação

É importante que a comparação entre os diversos licitantes de um mesmo produto seja objetiva. Para isso, os seguintes aspectos, aos quais se pode atribuir uma pontuação de ponderação, devem ser considerados:

- Nome da empresa, cadastro nacional da pessoa jurídica (CNPJ) e número de registro como fornecedor
- Nome da substância ativa ou genérico do medicamento e marca ou nome comercial
- Características do produto
- Conformidade com as características solicitadas pelo hospital
- Local de entrega dos produtos. No porto de embarque (FOB), no país de recebimento do embarque (CIF) ou no hospital (FAS)
- Preço em moeda nacional com os descontos que podem ser negociados por pagamento à vista e por volume

- Custo total, que é igual ao preço unitário mais o transporte, os impostos, os desperdícios, os danos, os seguros etc. (mais custos adicionais)
- Data de entrega e comparação, conforme necessário
- Confiabilidade da qualidade (certificados de controle de qualidade, amostras etc.)
- Vencimento ou prazo de validade do produto
- Qualidade do serviço e solução de problemas
- Meio de pagamento
- Cumprimento de contratos anteriores
- Tradição, problemas, outros.

Se a oferta não atende às especificações técnicas solicitadas, mas o licitante ressalta que são superiores, ela deve ser analisada técnica ou cientificamente. Se for evidente que se trata de uma inovação, deve ser considerada; se não, deve ser rejeitada.

Adjudicação

A adjudicação pelos comitês de compras deve ser feita com base em qualidade, preço, tempo, cumprimento e serviço, em conformidade total com as regulamentações jurídicas existentes e com as políticas e normas do hospital. Um sistema simples é aquele que tenta priorizar as empresas com boa conformidade e serviço adequado, com preços totais mais baixos. Da mesma maneira, os custos adicionais devem ser quantificados e somados aos oferecidos para poder eliminar as ofertas com preços mais altos ou com qualidade ou cumprimento inadequados. As datas de entrega, mais um período para imprevistos, devem ser comparadas com as previstas, para evitar a escassez.

Além de tudo isso, os seguintes aspectos, que, em geral, fazem parte das políticas de adjudicação de todos os hospitais, devem ser considerados:

- Dar preferência a produtos nacionais sobre os importados, salvo em caso de vantagem comparativa altamente significativa em termos de qualidade ou preço, visto que as importações estão sujeitas a incertezas, como o valor das moedas estrangeiras, custos imprevistos, quotas de importação etc.
- Tentar proporcionar uma concorrência perfeita, em que haja um amplo número de licitantes, para a obtenção da melhor qualidade, confiabilidade e transparência aliadas aos melhores preços. Para isso, é importante atrair novos licitantes por meio de notificações, cartas, comunicados etc., e ser rigoroso nas adjudicações
- Avaliar permanentemente novos produtos e novos licitantes
- Qualificar a conformidade quanto à qualidade, ao tempo de entrega etc.
- Continuar comprando do mesmo fornecedor se o produto for satisfatório e se o preço oferecido for o mesmo. Desse modo, é possível poupar tempo e trabalho
- O plano de compras deve estabelecer, com clareza, as prioridades (mesmo com recursos suficientes) e um cronograma, para que a entrega das compras ocorra na mesma proporção que a necessidade de abastecimento
- Fixar normas suficientes, para que as compras sejam objetivas (não subjetivas), e amplamente difundidas entre os funcionários da instituição e todos os fornecedores, proporcionando regras claras e transparentes de compras.

Contratação de serviços

A conveniência de se contratar serviços que antigamente faziam parte das atribuições do hospital é cada dia mais comum. Atividades como alimentação, seguros, limpeza, segurança, contabilidade, sistemas, entre outras, são terceirizadas com imensas vantagens de especialização, independência, qualidade, assessoria etc. Essa nova tendência exerce um grande impacto no departamento de compras e, em especial, requer um esforço de contratação diferenciado.

É evidente que alguns serviços representam certos custos, como os jurídicos e os seguros, que são inevitáveis; também é certo que as opções em termos de qualidade e preço desses serviços são muito amplas e podem variar bastante. Em suma, nem todos representam custos fixos, mas exigem uma dedicação igual ou maior para a contratação do que a compra de produtos.

O grande problema da contratação de serviços é que a qualidade destes pode decair com o tempo, sendo notado apenas no decorrer do trabalho. Além disso, contratar um serviço de baixa qualidade pode ter efeitos negativos, porque não existe um serviço regular: ou ele é bom ou é ruim. Dessa maneira, a contratação de um serviço pode envolver tanto ou mais risco do que a compra de um produto.

Só se chega a um bom contrato com uma negociação cuidadosa, observando os serviços desenvolvidos em outras empresas e o grau de satisfação destas, sendo muito cauteloso com o preço (pois, em geral, o mais baixo corresponde à qualidade mínima) e fazendo constante supervisão.

O aspecto relevante na compra de um serviço é obter o que se quer; o contrário significa pagar o contratado, mas receber muito pouco. Atualmente, os hospitais podem contratar os seguintes serviços: limpeza, coleta de resíduos, controle de pragas, publicidade, manutenção, seguros, lavanderia, alimentação e, mais recentemente, contabilidade, finanças e informática.

Como a maioria dos serviços terceirizados demanda o pagamento parcial adiantado (ou seja, antes de iniciar o serviço), é indispensável obter um seguro ou uma garantia de boa gestão do adiantamento antes de fazer o pagamento.

Em cada contrato, é importante determinar a designação exata do serviço solicitado e o que se pretende obter com ele, bem como a qualidade e a quantidade dos materiais que serão usados, a qualidade do serviço acabado, o horário de trabalho, o número de funcionários e o tempo em que deve ser concluído. Da mesma maneira, é necessário conhecer a experiência da empresa em outras instituições, as licenças obrigatórias, as restrições relacionadas ao trabalho (uniformes, exames físicos, ruído, isolamento de áreas etc.), os seguros dos trabalhadores e a proteção contra danos à propriedade e contra o trabalho não concluído. Também devem estar claros os meios de pagamento, as revisões e o trabalho adicional e o que fazer caso a qualidade do serviço não seja adequada.

Controle de estoques

É importante que os depósitos sejam parte integrante ou funcional do departamento de compras, visto que há uma relação próxima entre estoques existentes, compras, armazenamento, fornecimento e requisitos de necessidades (Tabela 15.3).

O controle de estoques visa ao fornecimento oportuno dos itens necessários e a solicitação dos produtos que chegam ao nível de segurança para que as compras correspondam às necessidades. Além disso, visa a manter as finanças adequadas, ou seja, que haja correspondência entre a captação de recursos para o hospital e o pagamento pelos produtos comprados.

Tabela 15.3 Principais funções dos depósitos.

- Inspeção e recebimento das compras
- Armazenamento e custódia
- Controle de estoques
- Padronização e catalogação
- Estatísticas de consumo
- Distribuição de suprimentos
- Solicitação de compras de acordo com os níveis de estoque

Inspeção e recebimento das compras

O objetivo da inspeção para o recebimento das compras lembra as metas de compras, pois são exatamente as mesmas: receber a quantidade correta, com a qualidade adequada, no momento certo e com o custo total correto. A inspeção é feita por meio do controle perceptivo de todos os itens que chegam ao depósito. Uma vez recebidos, passam a fazer parte do hospital, ou seja, são de sua propriedade. O melhor plano de compras fracassa quando alguém ou algo falha durante o ciclo de aquisições, porque a qualidade diminui e os custos aumentam. De qualquer modo, é fundamental que pessoas experientes estejam a cargo do recebimento e que haja controles visuais e escritos para verificação dos itens e do peso, avaliação da qualidade etc.

Para assegurar que a tarefa de recebimento seja desempenhada adequadamente, os fatores a seguir devem ser considerados.

Funcionários competentes para o recebimento

Por competente, entende-se inteligente, honesto, interessado no trabalho e com alguns conhecimentos sobre o material recebido; por exemplo, recomenda-se que o próprio farmacêutico receba os medicamentos. De qualquer modo, é importante treinar apropriadamente os receptores dos produtos; quem recebe deve ser capaz de reconhecer os diferentes níveis da qualidade, recusando se estiver fora do padrão. Embora o treinamento seja dispendioso, o tempo e o investimento, em geral, serão recuperados se o recebedor for capaz de evitar um ou dois erros de recebimento por mês.

Equipamentos adequados para o recebimento

Uma vez que muitas entregas devem ser pesadas, são indispensáveis balanças precisas. Os termômetros possibilitam observar as temperaturas às quais podem chegar os materiais refrigerados. É preciso ter elevadores monta-cargas elétricos ou manuais, paletes etc. Certamente, os receptores dos itens devem ter conhecimentos de informática para processar os recibos e, em seguida, as entregas, com mais rapidez e precisão. É surpreendente como trabalhos pequenos e simples de controle bem executados, com recursos e equipamentos de alta qualidade, geram grandes economias.

Instalações adequadas para o recebimento

São necessárias para que o serviço de recebimento seja feito corretamente. Isso significa que a área deve ser ampla, segura, com espaço suficiente na zona de descarregamento e apropriada tanto para quem entrega quanto para quem recebe.

Horário de recebimento adequado

O horário deve ser extenso e terminar antes do fim da jornada de trabalho do receptor, para evitar que os itens sejam recebidos com pressa e sem o devido controle. Um dos objetivos deve ser minimizar qualquer dificuldade e custo excessivo. Isso se consegue quando há poucos fornecedores, pois o trabalho de recebimento diminui e o número de desvios é minimizado, porque a quantidade de transações é menor.

Cópia das especificações

Cada um dos produtos deve estar disponível como referência de consulta obrigatória no recebimento de todos os itens. Isso evita qualquer ambiguidade.

Cópia da ordem de compra

Deve estar disponível no momento do recebimento, para garantir que sejam recebidos exatamente os itens descritos na ordem de compra, sem qualquer alteração na qualidade dos produtos.

Redução de custos no recebimento de produtos

Há pouquíssimas maneiras de reduzir os custos de recebimento sem perder o controle sobre a qualidade e a quantidade dos itens que chegam. A seguir, serão apresentados alguns métodos para isso:

- Inspeções das instalações, principalmente dos laboratórios nos quais são produzidos os produtos
- Recebimentos exclusivamente pela manhã, para evitar o pagamento de horas extras
- Uso cada vez mais frequente do computador no recebimento, pois agiliza essa tarefa e reduz o período de trabalho

Recomendações para o recebimento dos itens

Existem algumas recomendações para esse tipo de recebimento:

- Ser precavido com as pessoas que querem ajudar o receptor, pois talvez queiram distraí-lo de maneira mal-intencionada
- Não assinar o recibo de todos os itens com a promessa de que "os outros chegarão depois"; eles podem não chegar
- Evitar a ansiedade, pois isso pode levar à confusão de quantidades, marcas etc.
- Não receber produto substituto se não estiver autorizado por escrito para fazê-lo
- Abrir sempre as caixas e revisar a qualidade da primeira camada, observando se as outras camadas ou fileiras são iguais
- Verificar se as embalagens apresentam data de validade e se estão dentro dos limites normais estabelecidos
- Pesar e medir os produtos recebidos e certificar-se de que correspondem às compras efetuadas.

Armazenamento e custódia

O armazenamento é uma atividade corriqueira executada junto com o recebimento. Em alguns casos, quando estoques esgotaram, os itens podem ser enviados do local de recebimento para os pavimentos ou setores. Normalmente, as mesmas pessoas que recebem os produtos os armazenam.

Os objetivos de estabelecer normas claras de armazenamento são: reduzir custos; evitar perdas e desperdícios por roubo, obsolescência, ruptura, danos ao produto ou à embalagem etc.; estabelecer, de modo simples, onde fica cada produto, para o envio fácil e rápido; ter fácil acesso a cada item; poder controlar fisicamente os estoques; e tentar manter a qualidade total dos produtos durante o máximo de tempo possível, pelo controle adequado da temperatura e da umidade, exposição mínima ao sol ou à luz do dia e a ausência total de insetos. Além disso, as seguintes falhas devem ser evitadas:

- Deterioração: normalmente, os danos por deterioração são proporcionais ao volume dos estoques e ao tempo de permanência dos produtos; ou seja, quanto maior a quantidade de itens ou o tempo, maior a possibilidade de deterioração
- Obsolescência: o risco de obsolescência dos produtos leva a compras menos volumosas e, consequentemente, a estoques menores. Um controle rigoroso da prescrição médica deve reduzir significativamente tal custo. Muitas das inovações têm pouca ou nenhuma vantagem

sobre os produtos antigos e decorrem mais de fatores de comercialização do que de inovações benéficas. No entanto, isso produz um impacto duplo nos estoques: o produto antigo perde a validade e, portanto, torna-se obsoleto, enquanto o novo se esgota com frequência
- Vencimento: em especial os produtos químicos, como os medicamentos, têm data de validade e, em caso de datas vencidas, as únicas alternativas são devolvê-los aos laboratórios ou destruí-los. Não é raro constatar que aproximadamente 5% dos produtos em estoque estão vencidos, e esse desperdício aumenta os custos médios dos suprimentos
- Furto: sua magnitude depende dos controles e da motivação dos funcionários, tanto do depósito quanto do hospital em geral.

Controle de estoques

O controle dos estoques deve sempre estar concentrado na maximização dos benefícios ao paciente e, ao mesmo tempo, em minimizar os custos totais dos estoques, incluindo desde o abastecimento até o consumo final pelos pacientes.

Dentre os benefícios do controle adequado de estoques, destacam-se:

- Minimizar a escassez de produtos, precavendo-se contra a incerteza do abastecimento e da demanda, de modo a prever excessos e esgotamentos, resguardar em casos de consumos extraordinários por emergências e catástrofes e, dessa maneira, ser um fator de segurança para os pacientes
- Propiciar compras de grande volume com entregas periódicas, o que pode levar a preços mais baixos, redução de intermediários e concorrência entre fornecedores. Além disso, as entradas no depósito podem ter datas programadas
- Prever as variações sazonais, como aumentos na demanda de determinados medicamentos, minimizando, assim, a escassez e evitando acúmulos, desorganização e improvisos.

O controle dos estoques é indispensável para assegurar o fluxo normal do abastecimento e evitar perdas e deteriorações, além de servir de base para os planos e programas de compras (Tabela 15.4). Além disso, esse controle:

- Ajusta as solicitações dos distintos serviços e departamentos para transformá-las em planos de compras e programas com cronogramas de aquisições

Tabela 15.4 Padronização.
É importante para:
- Identificar os princípios básicos de ação de cada produto
- Evitar confusões e duplicidades desnecessárias
- Fazer substituições ou trocas
- Reavaliar a necessidade de cada produto

- Compara os novos estoques com as quantidades mínimas e máximas de cada produto após cada uma das entradas (recebimento) e saídas (abastecimento) e possibilita a tomada oportuna de decisões sobre as compras
- Controla os itens com pouca rotatividade, possibilitando que sejam tomadas decisões que reduzam os custos do hospital, uma vez que os produtos podem ser devolvidos ou trocados, seu consumo pode ser lembrado ou incentivado etc.
- Define a quantidade e a localização precisa de cada produto, ajudando na análise, padronização ou substituição dos itens
- Propicia a elaboração de relatórios de estoques, consumos e custos, que possibilitam a análise e a tomada de decisões sobre orçamentos, produtos e volume de compras
- Serve de base para estatísticas e bioestatísticas.

Padronização e catalogação

Quando são encontrados vários produtos com a mesma utilidade e preços diferentes, causando confusão e aumento de estoques e do risco de obsolescência, deve-se tentar a simplificação, com a escolha dos itens mais convenientes, para serem usados de maneira obrigatória nos diferentes setores. Essa unificação, denominada *padronização*, é importante para evitar duplicidades, encomendar substitutos e identificar os produtos que podem ser intercambiados entre si, além de estabelecer uma nomenclatura precisa, com base no princípio ativo quando se trata de medicamentos, e reavaliar a necessidade de cada item ou material.

A padronização ou normalização de medicamentos nem sempre é bem aceita; entretanto, muitas vezes, a quantidade de medicamentos com a qual a equipe médica lida no exercício de sua profissão é diferente da quantidade existente nos formulários terapêuticos. Essa diferença depende da capacidade econômica de cada hospital e de seus objetivos. Por outro lado, esses formulários ajudam a programar os diferentes serviços, facilitando a programação dos consumos, principalmente quando se adota uma metodologia baseada em síndromes (ou seja, em sinais e sintomas).

 É possível oferecer um bom serviço com recursos escassos, mas bem controlados e administrados. O resto é desperdício.

A catalogação é importante para o controle de estoques, pois os produtos padronizados são agrupados por classes, que devem incluir abastecimentos homogêneos, considerando, em especial, indicação, usos, características e destino. Como exemplo de catalogação, as categorias são descritas na Tabela 15.5.

Cada categoria se divide em grupos, que, por sua vez, podem conter um número considerável de itens ou produtos. Exemplo:

- Categoria 01: Medicamentos
- Grupo 01.01: Antibióticos
- Item 01.01.01: Penicilina.

O formulário terapêutico é uma excelente ferramenta para o controle de medicamentos e sua aplicação em estoques é abrangente, uma vez que limita a quantidade destes e os diferencia em *indispensáveis, básicos* e *complementares*; dessa maneira, torna-se fácil identificá-los, classificá-los e estabelecer substitutos da mesma qualidade para eles. Por isso, é importante insistir no formulário como uma ferramenta básica para as unidades científicas do hospital e para a administração e, obviamente, para o controle dos estoques.

Prevenção de perdas

É de suma importância que o diretor do hospital forneça as informações necessárias para incentivar os funcionários da instituição a ter o devido cuidado quanto à sua própria segurança, a dos pacientes e a dos visitantes durante a permanência na instituição. Por seu desenho

Tabela 15.5 Categorias.

Categoria	Itens sanitários consumíveis
01.01	Medicamentos
01.02	Material de curativo
01.03	Material cirúrgico
01.04	Material de anestesia
01.05	Material para exames de imagem: radiografia, medicina nuclear, escanografia, mamografia, tomografia axial computadorizada etc.
01.06	Material para laboratório
01.07	Material para laboratório
01.08	Outros itens médicos
01.09	Material para especialidades médicas
01.10	Equipamentos médicos e cirúrgicos descartáveis
01.11	Alimentação: hiperalimentação, dietas, normal
01.20	Papelaria de uso clínico
01.21	Papelaria, materiais de escritório e informática
01.30	Vestuário em geral
01.31	Itens descartáveis de prevenção, vestuário etc.
01.40	Materiais de manutenção
01.41	Peças de reposição
01.42	Combustíveis e lubrificantes
Categoria 02.00	Equipamentos de transporte
Categoria 03.00	Equipamentos de comunicação e computação
Categoria 09.00	Materiais e suprimentos diversos

arquitetônico, todo hospital constitui um desafio quanto ao tipo de construção, à resposta às emergências municipais e à taxa de criminalidade local. O diretor é responsável por corrigir as condições de risco razoáveis, promovendo treinamentos que incluam simulações de danos previsíveis, caso uma pessoa deva enfrentá-los. A exposição ao perigo deve ser minimizada, a fim de que os objetivos éticos de saúde e os gerenciais sejam atingidos.

Política hospitalar

O diretor do hospital deve promover, de maneira ativa, um ambiente seguro, para evitar acidentes e falhas na prestação de serviços, minimizar danos e evitar perdas por furtos, defeito de bens adquiridos ou desperdício de itens, as quais afetam a organização e prejudicam o orçamento e, consequentemente, o hospital.

A administração é responsável por incluir e preservar a segurança em qualquer tipo de ação do hospital, uma vez que se trata de uma necessidade real da boa gestão técnica e ética. Os métodos operacionais e os procedimentos de segurança com princípios de proteção claros beneficiam os funcionários, protegem o hospital e propiciam a prestação de um melhor serviço ao paciente.

Tarefas e responsabilidades

A organização dos serviços e das distintas tarefas de segurança pode ser resumida conforme segue:

- O diretor, ou seu representante no momento de um eventual desastre, é responsável pela coordenação entre as instituições de apoio externas, como autoridades governamentais, corpo de bombeiros, polícia e serviços de resgate. No caso da Colômbia, essa função deve ser coordenada com a Organização para Emergências Hospitalares (OEH)
- O comitê de segurança recomenda à direção do hospital as políticas de segurança durante a operação normal da instituição e para os diferentes tipos de desastres. Com base nas políticas aprovadas, desenvolve os programas e os planos de segurança
- O chefe de segurança é responsável pelo treinamento permanente da sua equipe, para assegurar altos padrões de confiabilidade
- O chefe do departamento de manutenção responde pela confiabilidade e o bom funcionamento dos equipamentos e das instalações, durante a operação normal e em situações de desastre
- A equipe médica recomenda as medidas de segurança para as áreas críticas do hospital e sua zona de influência, especialmente para situações de emergência
- A equipe de enfermagem é responsável por colocar em prática a ordem de evacuação do hospital.

Normas de segurança

- É fundamental ter à disposição um manual de segurança que inclua a hierarquia e a responsabilidade das chefias no hospital
- Os funcionários devem receber instruções e praticar simulações periódicas de segurança, que se iniciam com os procedimentos e a atuação de quem constata um acidente ou recebe um chamado de alarme e terminam com a comunicação de fim do alarme
- É preciso estar em permanente alerta quanto a possíveis problemas de segurança e informá-los à pessoa responsável
- Cada especialidade, serviço ou departamento deve desenvolver e manter programas de educação continuada sobre as diretrizes do hospital e o respectivo chefe deve ser responsável por sua aplicação
- A avaliação das emergências e dos procedimentos de segurança deve ocorrer de maneira periódica, incluindo temas como incêndios, atentados, bombas e procedimentos de evacuação
- Pelo menos uma vez por mês, o diretor e os representantes de segurança devem fazer uma inspeção, e medidas corretivas têm de ser implementadas, caso necessário
- As diretrizes devem ser implementadas e sua aplicação, imposta permanentemente
- As queixas dos pacientes ou visitantes precisam ser investigadas para a tomada de ações corretivas
- As recomendações sobre segurança são essenciais durante o planejamento de reformas, restaurações ou implementação de novas tecnologias.

Possibilidades e abrangência

Alguns dos aspectos fundamentais a ser considerados nos programas de prevenção de perdas são:

- Diretrizes técnicas e programas de treinamento

- Segurança contra incêndios, furacões, terremotos e outros desastres naturais
- Segurança biológica contra infecções, contaminação ou bioterrorismo
- Risco a pacientes, funcionários e visitantes
- Riscos potenciais no hospital
- Perda de produtos: danos, obsolescência, fraude, roubo etc.
- Seguros com cobertura contra danos.

A abrangência do programa de prevenção de perdas deve levar o diretor e toda a sua equipe a reagir de maneira apropriada e oportuna diante de qualquer incidente.

Comitê de segurança

O programa deve ter à sua frente um executivo responsável, capaz de tomar decisões corretas. Como em qualquer atividade de trabalho, a organização é um aspecto básico para o planejamento eficaz da prevenção de perdas e essencial para que o programa seja bem-sucedido. O encarregado do programa de prevenção de perdas deve assumir responsabilidade total pela promoção das atividades do comitê de segurança. Esse comitê, que deve ser formado por três profissionais de nível executivo e dois funcionários idôneos de nível operacional, tem, entre outras, as seguintes funções:

- Revisar incidentes passados, desenvolver ações corretivas e reavaliar a situação
- Fornecer diretrizes gerais e específicas para os programas de prevenção
- Determinar os riscos e os perigos específicos do hospital e, em seguida, implementar as políticas e os procedimentos para tratar desses temas
- Revisar as sugestões procedentes de segurança e desenvolver políticas e procedimentos para abordar esses temas
- Participar de reuniões mensais para discutir a prevenção de acidentes, os riscos de segurança e os relatórios de inspeção. As atas dessas reuniões devem ser redigidas e arquivadas para posterior análise dos membros do comitê e, principalmente, dos novos funcionários
- Promover programas de segurança para conscientizar os funcionários por meio de incentivos, cartazes, educação, eventos de segurança etc.
- Implementar programas de treinamento voluntário sobre incêndios e segurança para os funcionários
- Estabelecer procedimentos seguros de operação dos equipamentos novos para os funcionários das brigadas de segurança, assegurando-se de que eles estejam disponíveis em seu local de trabalho antes que os equipamentos sejam usados.

Os membros do comitê de segurança devem representar os departamentos e serviços do hospital e incluir uma pessoa de um nível elevado da administração, com experiência e autoridade para implementar os programas de prevenção e garantir que as recomendações sejam cumpridas.

A responsabilidade prioritária na prevenção de perdas deve ser a proteção das pessoas no hospital e na área de influência na comunidade, das instalações físicas, dos equipamentos e estoques de materiais consumíveis e da reputação do hospital. Essa responsabilidade é de extrema importância, pois as perdas que afetam os serviços têm óbvias consequências na imagem da instituição.

Todo hospital precisa de funcionários preparados e bem treinados para executar as ações de prevenção, monitoramento, proteção e gestão dos danos causados por:

- Incêndio acidental ou premeditado
- Explosões acidentais ou em decorrência de atos terroristas
- Ventos (furacões, tornados e outras correntes fortes de ar)
- Inundações, terremotos, tsunamis, erupções vulcânicas e deslizamentos de terra
- Insurreição, motim ou terrorismo
- Calor ou frio extremos
- Falhas de equipamentos
- Bioterrorismo.

Deve existir uma organização para emergências hospitalares (OEH), que notifique imediatamente as autoridades do hospital sobre a ocorrência de uma calamidade e, se for o caso, sobre a necessidade de evacuação para proteger fisicamente os pacientes e os funcionários em caso de inundações, terremotos, furacões, tufões, maremotos etc. e restaurar a normalidade depois da emergência. Em sua forma mais simples, a OEH deve ser formada pelo diretor-geral, auxiliado durante o dia pelo chefe de engenharia e, durante a noite, pelo plantonista do setor. Se o hospital for grande, pode ser organizado um grupo de emergência ou equipes de cinco a dez pessoas, designadas de diferentes departamentos.

A OEH precisa de equipamentos e ferramentas, tempo de treinamento e técnicas adequadas. Em todos os departamentos, os funcionários devem ser treinados quanto ao uso correto dos equipamentos de incêndio e instruídos sobre o que deve ser feito em caso de emergência. Em geral, cada indivíduo deve estar familiarizado com seus respectivos departamentos em relação a saídas de emergência, mangueiras de incêndio, localização dos extintores etc.

Na Colômbia, a OEH organiza equipes ou brigadas de emergência, cujos objetivos são:

- Ser o primeiro grupo de choque a enfrentar os desastres internos: incêndios, inundações, falta de energia, radiação etc.
- Colaborar com a enfermagem em caso de evacuação de pacientes ou visitantes
- Dirigir, instruir, desenvolver e avaliar as práticas ou simulações de desastres que ocorrem periodicamente
- Supervisionar o uso e a manutenção dos equipamentos de detecção e extinção de incêndios e o treinamento sobre esses equipamentos
- O treinamento deve incluir todas as ameaças, desde desastres naturais a ameaças decorrente de bombas, contaminação etc.

Incêndio

A ameaça de incêndio está presente no hospital a qualquer hora do dia ou da noite, e os riscos que acarreta são cada vez mais numerosos; desse modo, deve-se tentar minimizar as perdas por meio de preparo, procedimento e ação. Sem vivenciar uma emergência maior, não é possível saber como os funcionários ou os pacientes reagirão. Por isso, é necessário treinamento para lidar com essa eventualidade. Treinamento significa gerar atitudes, habilidades e destrezas para agir de maneira mais eficiente, com grande precisão das tarefas a desempenhar e mais segurança e rapidez, e para sofrer as menores perdas possíveis.

Comando de incêndio*

A reação coordenada de pessoas e equipes diante de uma situação de incêndio é essencial. O comando de incêndio deve estar localizado dentro ou próximo da central telefônica ou do computador, ou conforme a recomendação das autoridades locais. O comando precisa incluir:

- Subsistema de alarme de incêndio
- Chamadas de emergência e subsistema de alarme
- Subsistema de telefone de emergência, com canais de comunicação exclusivos
- Subsistema de alarme nos elevadores
- Subsistema de controle de fumaça
- Controles para remoção de bloqueios nas fechaduras das portas, escadas e saídas
- Responsabilidade pelo acesso ao painel de controle de emergências
- Painel indicador do sistema de *sprinklers* para combater incêndios e controlar os hidrantes
- Sistema de energia de emergência e os controles desse sistema
- Sistemas de evacuação do edifício, com suas respectivas saídas
- Sistema de abastecimento e controle de funcionamento de lanternas, telefones celulares, megafones e baterias extras, disponibilizados para situações de emergência
- Alarmes diretos ou telefones das autoridades locais, bombeiros, defesa civil etc.

Treinamento

O treinamento é indispensável e deve ocorrer com a realização de cursos, oficinas, informação continuada, avisos, testes e simulações. Os funcionários devem ser treinados para soar o alarme, saber usar os extintores e conhecer os procedimentos próprios de combate a incêndios. Cada novo funcionário deve realizar, no mínimo, uma prática de alarme.

Os enfermeiros e os telefonistas devem receber treinamento em tarefas de emergência e sobre os alarmes de incêndio.

Periodicamente, deve ser realizada uma simulação de incêndio, a ser coordenada pela direção do estabelecimento. Para evitar sustos ou temores desnecessários, todos os funcionários e pacientes da instituição devem ser informados e, além disso, devem ser afixados avisos sobre a simulação.

Deve-se prestar atenção especial ao tempo necessário para que a reação ao aviso de alarme seja anotada, além dos aspectos de melhoria. Quando a simulação tiver terminado, deve ser feita uma crítica construtiva para corrigir as falhas encontradas e melhorar a eficiência nos próximos testes. As simulações devem ocorrer em diferentes áreas do hospital, com uma frequência de 1 a 2 meses.

---

* Nota do revisor: No Brasil, os hospitais devem seguir a RDC n. 50/2002 da ANVISA e normas do Corpo de Bombeiros a fim de obter o certificado de aprovação.

A OEH precisa de um treinamento intensivo e especializado para o socorro de pessoas hospitalizadas, acamadas ou com deficiência e as sem problemas de locomoção.

Procedimentos de evacuação

Para o caso específico de necessidade de evacuação, a administração deve dispor de normas para o planejamento de emergências de caráter permanente e atualizadas periodicamente, que descrevam em detalhes os procedimentos para a evacuação e sejam complementadas pelas plantas das instalações, esboços e guias, contendo, entre outros, os seguintes aspectos:

- Ter ou buscar alternativas de evacuação dos pacientes para outros hospitais, escolas, auditórios etc. e coordenar devidamente essa tarefa com as autoridades locais ou regionais pertinentes
- Se possível, ter reservas de alimentos, água, medicamentos, utensílios complementares e camas suficientes para o período pós-evacuação
- Se necessário, organizar uma cozinha provisória e outras instalações para fornecer alimentação
- Oferecer um local seguro para manter os pertences dos pacientes
- Todos os hospitais (especialmente, os que têm mais de três andares, que não são alcançados pelas escadas de incêndio dos bombeiros) devem ter um espaço (se possível, no teto) para a evacuação por helicóptero. Se o entorno do edifício for uma área desocupada e as autoridades locais permitirem, deve haver um heliporto com espaço livre de mais de 50 m de diâmetro.

Reabertura do hospital pós-evacuação

A determinação de reabrir o hospital é responsabilidade do diretor-geral e, sempre que possível, será feita de comum acordo com as autoridades locais; entretanto, não é aconselhável tomar essa decisão sem antes identificar e solucionar as necessidades básicas. Deve haver segurança elétrica, mecânica e estrutural. Além disso, todos os recursos indispensáveis para a prestação de um bom serviço devem estar presentes e deve ser feita uma análise das finanças e dos orçamentos do hospital para cobrir as despesas da emergência. É preciso realizar reuniões diárias sobre a organização e o funcionamento escalonado dos diferentes setores até o hospital voltar à normalidade.

Inspeções físicas da estrutura do hospital

Periodicamente, a estrutura das instalações tem de ser inspecionada a fim de detectar danos internos e externos no edifício e, assim, corrigir imediatamente as falhas identificadas. Cada um dos funcionários precisa cooperar com a inspeção, e devem ser feitos relatórios dessas atividades.

Nas inspeções, deve-se verificar a presença e o funcionamento adequado dos detectores e alarmes de incêndio, bem como do sistema de extintores (mangueiras, *sprinklers*), regulador de tiragem, portas corta-fogo, sinalização de saídas de emergência, energia elétrica de emergência (gerador, sistemas de baterias e iluminação), sistemas detectores de fumaça, pressurização de escadas de emergência etc. Além disso, de maneira prioritária, devem-se verificar o conhecimento e o preparo dos funcionários dos diversos setores quanto a desastres.

Equipamento portátil para o combate de incêndios*

É composto por todos os extintores, que, por sua vez, devem ser distribuídos como segue:

- Devem estar localizados de modo que uma pessoa não tenha que caminhar mais de 25 m entre cada ponto de extintor e distribuídos de maneira homogênea pelo edifício e área externa
- As cozinhas, a farmácia e a lavanderia devem ter ao menos dois extintores polivalentes de 4 kg, com pó químico seco ou agente úmido. As mangueiras da cozinha devem ter sistemas automáticos com agentes químicos secos e filtros antichamas
- As áreas de manutenção e engenharia e a sala de caldeiras devem ter extintores polivalentes, para pó químico seco
- As centrais elétricas, de computadores e telefonia devem ter extintores com CO_2, para que não haja resíduos de pó seco dos extintores após uma emergência.

Desastres

Os desastres, que são catástrofes de grande magnitude e se tornam emergências hospitalares, classificam-se em: naturais e artificiais. Os últimos podem ser acidentais ou deliberados.

---

* Nota do revisor: referente à Colômbia. No Brasil, os hospitais devem seguir a RDC n. 50/2002 da ANVISA e as normas do Corpo de Bombeiros a fim de obter o certificado de aprovação.

Desastres naturais

Em muitas circunstâncias, os desastres naturais apresentam diferentes problemas, para os quais o hospital é o centro de recepção massiva das vítimas. Nesses casos, o hospital declara estado de alerta em suas dependências e o serviço de emergência deve atuar como centro de triagem durante as 24 h do dia, até o fim da ameaça, quando as atividades do hospital começam a se normalizar.

Terremoto

O movimento da Terra durante um terremoto raramente é a causa direta de lesões ou mortes. A maioria das lesões resulta da queda de objetos e escombros, já que os movimentos podem sacudir, danificar ou demolir edifícios e outras estruturas. Os terremotos também podem causar deslizamentos de terra ou gerar enormes ondas (ondas sísmicas marítimas ou tsunamis), que podem provocar grandes danos.

Há muitas medidas que um hospital pode tomar para reduzir os perigos decorrentes de um terremoto, que afetam os pacientes, os funcionários e a propriedade. O diretor da OEH deve inspecionar todo o hospital e assegurar-se de que:

- Todos os equipamentos que utilizam gás disponham das máximas medidas de segurança, pois grande parte dos danos pode resultar do rompimento de ductos de gás, que pode causar intoxicação ou queimaduras
- Sejam instaladas conexões flexíveis de tubulações onde for possível
- Os objetos grandes e pesados sejam colocados no chão ou em prateleiras baixas
- As prateleiras estejam bem afixadas nas paredes
- Os objetos pesados que estiverem elevados estejam presos com firmeza
- Sejam realizadas ocasionalmente simulações de terremoto que possibilitem à OEH adquirir conhecimentos sobre como evitar lesões e pânico durante essa situação
- Os membros da OEH recebam instruções sobre como desligar os serviços de gás, eletricidade e água do hospital
- Lanternas, velas, telefones portáteis ou celulares e rádios operados por baterias estejam prontos para ser usados a qualquer momento.

Recomendações especiais para minimizar os efeitos dos terremotos

Durante um terremoto, é preciso manter a calma. Em caso de risco, a orientação é permanecer sob o caixilho de uma porta, em um canto, longe de janelas. Estimular os pacientes e os funcionários para que sigam este exemplo de manter a calma. Não sair descontroladamente e evitar correr. Se estiver em um edifício alto, seguir a sinalização para evacuação; usar (de preferência) as escadas, pois além de uma possível falta de energia elétrica nos elevadores, elas podem ser uma via de escape para a fumaça gerada pelos incêndios. Se possível, ir para uma área aberta, distante de todas as ameaças. Se estiver dentro de uma instalação, é preciso ter cuidado com ladrilhos, lâmpadas, estantes de livros altas, prateleiras com recipientes e outros móveis que possam deslizar ou desmoronar. Permanecer longe de espelhos e lareiras.

Depois de um terremoto, os membros da OEH devem ser orientados a distribuírem-se pelo hospital o mais rápido possível para proteger, acalmar e reconfortar os pacientes e funcionários. Além disso, é preciso:

- Revisar os danos à instalação e aos equipamentos em cada uma das áreas e nas dependências adjacentes
- Identificar incêndios e ameaças de incêndio
- Revisar as instalações de serviços, de eletrodomésticos e de gás e desligar a energia elétrica se houver algum dano. Não usar fósforos, isqueiros ou eletrodomésticos de chama aberta até estar seguro de que não há vazamentos de gás. Não ligar os interruptores ou eletrodomésticos se houver suspeita de vazamentos de gás, pois eles geram faíscas que podem incendiar o gás presente em ductos danificados
- Não tocar em instalações elétricas caídas ou objetos em contato com elas
- Remover imediatamente os medicamentos e materiais que tenham caído e que possam tornar-se perigosos
- Revisar as calhas para identificar rachaduras e danos, principalmente na área do teto
- Não propagar rumores, pois, em geral, causam grandes danos após um desastre
- Não ocupar as linhas telefônicas para assuntos não relacionados à emergência
- Estar atento às réplicas do terremoto, que são frequentes e podem causar danos adicionais
- Responder aos pedidos de ajuda da polícia, bombeiros, defesa civil e instituições de socorro, mas não entrar em áreas de desastre a menos que a ajuda seja solicitada.

Furacões e ciclones

Ciclone tropical é o termo geral usado para designar os movimentos circulares de ar que se formam sobre águas tropicais. Diferente de outras emergências naturais, seu desenvolvimento pode ser observado, seu curso, traçado, e sua chegada, prevista.

Diante dessa situação, é necessário: amarrar todos os objetos localizados no exterior do edifício, incluindo botes, latas de lixo, plantas, móveis etc.; proteger as janelas com material resistente (madeira) para evitar que os vidros quebrem, transformando-se em outro risco, e afastar-se delas; e armazenar água potável, não contaminada pelo ciclone.

Após um desastre natural

As áreas de risco devem ser evacuadas e os consertos e arrumações necessários para sua reabertura devem ser feitos o mais depressa possível. Antes disso, porém, com a presença de todos os departamentos, devem ocorrer reuniões de avaliação para determinar medidas a serem tomadas e considerar as estratégias, os suprimentos, os funcionários, as comunicações e o dinheiro disponíveis.

Desastres artificiais

Em muitas ocasiões, os desastres ocorrem por descuido ou pela ação de pessoas que querem causar danos ao hospital ou à sociedade. No momento em que eles ocorrem, cabe ao diretor minimizar as vulnerabilidades para manter a segurança interna do hospital e o pleno cumprimento de sua missão. Por isso, é importante iniciar pela conscientização e o envolvimento de todos os funcionários da instituição. Para a implantação das medidas especiais necessárias, é preciso priorizar determinadas áreas críticas, como é o caso do serviço de emergências, que deve funcionar em sua capacidade máxima, auxiliado por outros serviços, até o fim da emergência, quando as atividades do hospital começam a se normalizar. Alguns desses casos são descritos a seguir.

Bioterrorismo

O bioterrorismo é um problema de Estado que pode se transformar em um de saúde pública, com grave impacto em todos os hospitais e clínicas de uma região. Por isso, cada hospital deve estar preparado para responder de maneira adequada diante dessa calamidade.

A melhor prevenção e resposta a um terrorismo biológico desconhecido deve se basear nos conhecimentos sobre biotecnologia, na educação e em um bom sistema de saúde pública, com grande participação das entidades governamentais e, principalmente, de um sistema de inteligência eficiente e da comunidade. A solução não está em comprar itens e equipamentos, pois se trata de um problema bastante complexo, com probabilidade muito baixa de acontecer – mas com impacto imenso, caso ocorra.

É preciso se aprofundar nas áreas de imunologia, diagnóstico e desenvolvimento de medicamentos e, portanto, nas áreas de pesquisa, produção e provisão de vacinas e antivirais nos hospitais.

Investigar para descobrir (Inteligência) e neutralizar as ameaças de bioterrorismo antes que se tornem atentados é extremamente complexo, porque os agentes biológicos são produzidos em instalações autorizadas para sua fabricação e, portanto, são instituições e produtos legais. Por isso, proteger uma comunidade do bioterrorismo é muito difícil e exige uma imunização ativa especial para algumas pessoas e profilaxia para outras sob menor risco. Além disso, é necessário estabelecer procedimentos de identificação, diagnóstico e descontaminação, e é fundamental identificar o produto ou agente usado no ataque.

A triagem, os diagnósticos pré-clínicos e os laboratórios de referência são indispensáveis para o diagnóstico definitivo e a terapia apropriada proveniente de reservas significativas de medicamentos (p. ex., de antibióticos eficazes contra o antraz). Infelizmente, há poucas medidas para proteger as comunidades de um ataque imprevisto, e até mesmo as normas para evitar a propagação do bioterrorismo representam um verdadeiro desafio. A partir dessa incerteza diante de ameaças potenciais desconhecidas que podem se tornar verdadeiras pandemias, surge a necessidade de dar a máxima prioridade à educação e ao treinamento, não apenas de funcionários do hospital, mas também da comunidade, se possível com testes. Além disso, é fundamental integrar todo o sistema de saúde da região e contar com a colaboração das entidades governamentais.

Para combater uma pandemia, cada um dos hospitais, sob uma coordenação regional, pode concentrar seus esforços nas seguintes tarefas prioritárias:

- Estabelecer uma organização com direção única (liderança) para centralizar todos os recursos e esforços do hospital destinados à solução do problema, com um coordenador em tempo integral e um comitê de emergências que inclua as diferentes especialidades médicas e algumas áreas administrativas, para formar equipes de trabalho para o desenvolvimento de missões e tarefas específicas
- Elaborar e manter atualizado um plano de ação concreto que seja realista e compreensível para todos os funcionários. Esse plano deve ser elaborado pelo coordenador de desastres e deve incluir como lidar com pandemias graves e moderadas
- Realizar treinamentos, avaliá-los e melhorar os métodos de aprendizagem para obter padrões de capacitação que possibilitem desenvolver as tarefas atribuídas no menor tempo possível
- Limitar e reduzir o foco de infecção e evitar sua propagação; ao mesmo tempo, ter um cuidado especial com a saúde dos médicos e paramédicos, tanto em relação às medidas de assepsia quanto à limitação dos profissionais expostos que atendem os pacientes infectados
- Manter e fortalecer a força de trabalho da instituição (sobretudo, nas áreas clínicas) e, ao mesmo tempo, tomar os cuidados para evitar que esses funcionários se infectem ou, caso a infecção ocorra, minimizá-la com exames e tratamentos rápidos
- Coordenar, com outros hospitais da região, a seleção e a admissão de voluntários e o abastecimento de medicamentos urgentes
- Distribuir os recursos limitados para a saúde de maneira ética, racional e organizada, para abranger o maior número de pacientes

É indispensável identificar e definir os riscos e as ameaças para estabelecer normas de prevenção e proteção adequadas que levem à redução das consequências do ocorrido. Algumas tarefas críticas que precisam ser desenvolvidas são:

- Coletar informações oficiais ou informais e analisá-las, para elaborar políticas, estratégias, planos, procedimentos e acordos de ajuda mútua entre instituições e publicações que sirvam como diretrizes necessárias para o desenvolvimento de determinadas tarefas
- Minimizar o tempo de identificação de riscos e ameaças
- Recomendar procedimentos para minimizar as ameaças à saúde humana, de modo que as vulnerabilidades e os riscos em determinada localidade ou área sejam reconhecidos e as medidas correspondentes para reduzi-los ao máximo sejam tomadas
- Intensificar a capacidade de observação de atos ou movimentos inusitados que possam contribuir para o aumento das vulnerabilidades, com a colaboração de todos os funcionários da instituição e membros da comunidade.

Os agentes químicos (organismos ou toxinas) com efeitos tóxicos em pessoas e animais que podem ser usados em atos terroristas têm diversas apresentações, como gases, aerossóis, líquidos ou sólidos, e podem não ter odor ou sabor. Além disso, podem ter efeitos imediatos ou tardios sobre pulmões, pele ou sistema nervoso.

Os agentes biológicos são capazes de matar ou incapacitar e podem ser divididos em três grupos: bactérias, vírus e toxinas. As bactérias, em geral, respondem a tratamentos com antibióticos; os vírus, às vezes, são tratados de modo eficaz com antivirais; e as toxinas podem ser tratadas com antitoxinas específicas e com alguns outros medicamentos. Esses agentes são difíceis de cultivar e muitos se decompõem de modo fácil ou rápido, enquanto outros, como o antraz, são muito estáveis e podem permanecer ativos por muito tempo.

Por outro lado, alguns agentes podem permanecer ativos na água. A maioria dos micróbios pode ser destruída e as toxinas desativadas, por exemplo, com o cozimento dos alimentos em água fervida.

Objetos suspeitos

Quando objetos suspeitos ou estranhos são encontrados, não devem ser tocados, agitados ou desembalados nem serem levados a uma pessoa sem treinamento. Sua localização e a melhor descrição possível devem ser informadas ao responsável autorizado, que tomará as medidas cabíveis e imediatas perante as autoridades locais. Se possível, elaborar a lista das pessoas que estiveram em contato com o objeto suspeito para entregar às autoridades de saúde ou de investigação.

Normalmente, os pacotes suspeitos apresentam características especiais, como:

- Endereço e destino escritos à mão ou com erros de ortografia
- Endereço do remetente estranho ou omissão desse dado

- Destinatário não especificado
- Peso excessivo em relação ao tamanho ou com muita embalagem ou fita adesiva, barbante etc.
- Ruídos ou sons suspeitos.

Incêndio criminoso

Os motivos de um incêndio premeditado, além de fraude, podem incluir: vingança, ódio, intimidação ou ocultação de outro crime. Portanto, durante a investigação de um incêndio, é preciso:

- Investigar minuciosamente os antecedentes dos novos funcionários. Os registros mostram que muitas pessoas acusadas de incêndio premeditado, inclusive piromaníacos, conseguiram empregos em locais que costumam reunir grandes grupos de pessoas
- Fazer uma boa manutenção e limpeza, a fim de dificultar a tarefa de atear fogo. Tanto o incendiário quanto o ladrão cometem o delito quando ninguém está vendo. É preciso ter cuidado para não fornecer ao incendiário, como resultado de uma manutenção malfeita ou descuido, a matéria-prima para um incêndio
- Iluminar a parte externa da propriedade. A iluminação apropriada em áreas de pouco uso desestimula o princípio deliberado de fogo. A equipe de vigilância deve ser instruída sobre como evitar que pessoas circulem pelos prédios do hospital
- Manter a propriedade limpa, sem folhas e outros resíduos, principalmente perto dos edifícios. Um fósforo jogado de propósito ou por descuido pode iniciar um incêndio que pode se propagar por todo o edifício
- Se o telhado do edifício for acessível por uma propriedade contígua, desestimular a circulação, colocando uma grade
- Fechar portas e janelas durante a noite e quando não estiverem em uso
- Se houver suspeita de um incêndio premeditado, não tocar nas evidências até a chegada dos representantes da agência de investigações. Cooperar amplamente com essas autoridades.

Motins e tumultos

Quanto mais próximo do hospital for o tumulto, maior deve ser a preocupação do diretor, não apenas quanto à proteção do hospital, mas também quanto aos efeitos prejudiciais à saúde da comunidade e quanto à emergência que pode causar no hospital.

Por outro lado, o diretor não pode ignorar os tumultos em cidades ou comunidades vizinhas ao hospital. Mesmo nesses últimos casos, um bom diretor fica atento e mantém em alerta os chefes de departamento. A preparação do hospital deve aumentar em proporção direta, conforme o tumulto se aproxima do edifício.

Fraudes e desvios financeiros

Um dos grandes problemas enfrentados pelos diretores é a presença de pessoas desonestas em grande parte das instituições. Para combater esse mal, é fundamental conhecê-los para descobrir as medidas adequadas às circunstâncias de cada hospital.

A fraude prejudica os interesses institucionais e é crime de abuso de confiança cometido por alguns funcionários com autoridade ou que são responsáveis pela custódia de dinheiro ou bens do hospital ou de terceiros, por meio da apropriação de fundos ou de outros ativos ou da adulteração dos balanços ou de outros documentos do hospital. A ocorrência de fraudes é comum quando não há controles eficientes ou há excesso de confiança por parte da diretoria. Desse modo, qualquer hospital está sempre em risco e cabe ao diretor e a seus subordinados diretos implementar estratégias e procedimentos para minimizar os riscos e as deslealdades, que são a base de qualquer fraude e podem vir tanto da administração quanto dos funcionários, por meio da união com pessoas ou empresas alheias à instituição.

O desvio é a modalidade de fraude que normalmente ocorre ao longo do tempo, de modo contínuo e em quantidades não significativas, para que passem despercebidas.

Modalidades

Existem muitas modalidades de fraude. Dentre elas, as mais frequentes são:

- Apropriação (furto ou roubo) de dinheiro ou de outros valores ou bens duráveis ou consumíveis
- Apropriação de créditos concedidos
- Apropriação de acordos
- Uso incorreto ou fraudes cometidas com cartões de crédito
- Compra de produtos falsificados
- Fraude em estoques, seja por subvalorização, supervalorização ou falsificação das quantidades reais

- Declarações falsas
- Uso de informações falsas ou de programas fraudulentos nos sistemas de informação
- Cobrança de salários de funcionários temporários ou fictícios por meio de folhas de pagamento falsas
- Apropriação ou uso indevido de bens
- Descontos não autorizados
- Cobrança de comissões em compras ou apropriação de descontos por volume ou pagamento à vista
- Perda de produtos ou troca de bens em bom estado por outros danificados
- Danos dolosos às instalações ou aos equipamentos, em geral, para obter vantagens pessoais
- Combinação ou soma de várias das situações anteriores.

Corrupção

A corrupção ocorre com frequência nos hospitais, onde, às vezes, muitos funcionários exercem atividades ilícitas (algumas delas, aparentemente insignificantes) que desfalcam os estoques da instituição, tornam o orçamento insuficiente para as necessidades planejadas e acabam com a moral de todos os funcionários, por ação ou por omissão (esta última, como produto de uma falsa lealdade). Alguns exemplos de corrupção são:

- Receber comissões, presentes ou cortesias dos fornecedores; cobranças e distribuição de porcentagens nas compras
- Retardar os trâmites, as faturas ou os turnos de atendimento
- Custos extras ou descontos não justificados
- Não dispensar todos os medicamentos prescritos; prescrever medicamentos por amizade, interesse ou descuido, sem que sejam necessários ou em quantidades excessivas
- Não devolver os medicamentos ou os itens não utilizados aos pacientes ou ao hospital
- Furtar medicamentos ou outros itens
- Comprar medicamentos, produtos ou equipamentos desnecessários ou em quantidades claramente excessivas
- Realizar consultas médicas ou exames em pessoas não autorizadas ou fornecer atestados falsos
- Realizar tráfico de influência ou permissividade diante de abusos ou atos ilícitos para a obtenção de vantagens futuras
- Aproveitar-se dos subordinados para atividades distintas de suas atribuições, com abusos etc.

Indicadores

Existem alguns indicadores que são alertas ou indícios de corrupção:

- Administração autocrática em contratos ou na gestão financeira
- Comportamento inusitado de alguns funcionários, como mudanças na vida pessoal, excesso de bebida alcoólica, gastos excessivos acima da capacidade financeira, prêmios repetidos de loteria, jogos de azar ou outros meios de enriquecimento fácil
- Estilo de vida caro ou luxuoso
- Férias não usufruídas por várias desculpas
- Gestores ou executivos de baixa qualidade profissional integrando a administração do hospital
- Desejo manifesto de obter resultados favoráveis a qualquer custo
- Relutância em administrar certas áreas, geralmente associada a um grande zelo pelas instalações
- Busca pela obediência inquestionável dos funcionários ou por funcionários passivos, sem iniciativa e temerosos de perder o cargo
- Estruturas burocráticas e complicadas, com duplicação de tarefas ou de organizações
- Integração vertical com outros negócios, apesar das incompatibilidades morais ou jurídicas
- Várias organizações de controle (independentes e, certamente, rivais entre si), dificultando o entendimento do funcionamento do hospital
- Problemas inoportunos de liquidez
- Queixas repetitivas sobre a má qualidade de produtos ou serviços
- Aumento de custos ou reajustes de preços dos contratos sem explicação satisfatória.

Os motivos para a fraude são muitos, mas aumentam em culturas em que se perderam os valores éticos e familiares e a honra, como base de uma sociedade ou comunidade que deve estar integrada pela boa moral e, sobretudo, pela valorização da verdade e repúdio à mentira. Portanto, a cobiça, a inveja e o desejo de uma vida fácil são os principais motivos para a prática de fraudes.

Fraude nas compras

A fraude nas compras pode ocorrer por meio de:

- Acordos para evitar licitações públicas ou privadas, para que os contratos sejam firmados diretamente com os fornecedores
- Licitações e ofertas manipuladas ou com exigências de comissões sigilosas para al-

guns funcionários, sem importar os custos ou a conveniência para o hospital
- Serviços ou bens fornecidos para uso ou fins particulares
- Fornecedores fictícios, falsos ou inadequados, que obtêm contratos sem a suficiente justificativa
- Mal uso de créditos ou de descontos, em especial na compra de materiais ou produtos em excesso ou sem necessidade, que, afinal, não serão utilizados na instituição
- Altos custos, seja porque o preço de mercado dos itens é inferior, ou porque seu valor de manutenção impossibilita o bom uso
- Compra de produtos de baixa qualidade que possam afetar a eficácia da assistência aos pacientes.

Esses comportamentos são detectados nas seguintes situações:

- Compras feitas em excesso ou sem justificativa, em desacordo com as estatísticas de consumo do hospital, ou quando produtos substitutos novos tornam os anteriores obsoletos
- Faturas com condições extremamente favoráveis ao vendedor
- Horários ou métodos de recebimento ou entrega são ilógicos, incomuns ou ocorrem fora do período normal do serviço administrativo
- Fornecedores que não são conhecidos ou nunca são substituídos
- Endereço suspeito do fornecedor: inexistente, igual ao de outro fornecedor ou em uma área não comercial da cidade etc.
- Compras contínuas de produtos urgentes, apesar dos planos de aquisições estabelecidos
- Faturas de empresas diferentes, com formas e estilos semelhantes ou quase idênticos etc.
- Valores muito baixos ou muito altos informados nas faturas, em relação aos oferecidos pelos concorrentes
- Aumento exagerado dos preços de um mesmo produto
- Fim de descontos que eram usuais
- Aumento do consumo sem explicação válida.

A rotatividade periódica do pessoal de compras é uma medida de prevenção que tem dado bons resultados em muitos hospitais, inclusive de funcionários extraordinariamente eficientes e com disponibilidade de tempo integral para o trabalho.

Perdas de estoques

Essas perdas aumentam quando não há monitoramento ou contagem periódica dos estoques. Igualmente, quando se observa irresponsabilidade ou falta de controle no recebimento ou no despacho de produtos ou sobreposição de funções relacionadas a compras, armazenamento ou contabilidade. As perdas em estoques também ocorrem por fraude ao contar, pesar ou medir os itens; por exemplo, essas informações podem ser aumentadas no recebimento ou na entrega.

Também existe a possibilidade de fraude quando são comprados medicamentos ou outros produtos com data de validade próxima a expirar, ou quando o peso ou o volume de alguns produtos são inferiores aos padrões normais, como no caso de alimentos (principalmente, carnes).

Perda de recursos

As áreas em que o dinheiro é administrado são sempre cobiçadas por pessoas inescrupulosas. As maneiras mais frequentes de perder dinheiro são:

- Extravio inexplicável de dinheiro disponível em caixa ou durante o transporte de valores
- Diferenças na conciliação entre as disponibilidades e os livros contábeis, que são detectadas apenas quando é feita uma boa auditoria
- Cheques não depositados no banco ou cobrados imediatamente (no prazo de 24 h), cheques sem fundo que demoram a ser depositados novamente ou cheques falsos em caixa sem a tomada de uma medida imediata
- Manipulação de depósitos, transferências eletrônicas, cheques etc.
- Fraudes na folha de pagamento, relacionadas sobretudo ao pessoal contratado em curto prazo ou ao pagamento de horas extras
- Cobranças pessoais de descontos que antes eram para o hospital.

Roubos

Existem roubos internos e externos. Os internos são cometidos pelos funcionários da própria instituição e, em geral, os chefes são responsáveis, em razão da falta de controle, por confiarem demais nos subordinados, por ignorarem as normas de rotatividade nos cargos de gestão de bens ou de recursos ou certas condutas que estão em desacordo com a rotina normal (grande quantidade de festas, enriquecimentos súbitos etc.).

Quanto aos roubos externos de itens ou dinheiro, os funcionários do hospital que administram os bens ou recursos devem ser orientados sobre as medidas a serem tomadas, de acordo com o manual operacional que deve existir e ser divulgado amplamente em toda a instituição.

Um hospital, em geral, lida com dinheiro disponível em caixa e, às vezes, podem ser assaltados por ladrões armados. Embora seja fácil, não é eficaz dizer à equipe dos caixas para manter a calma. O treinamento adequado quanto ao comportamento durante um roubo os ajudará a agir racionalmente nesses momentos. O funcionário tem de obedecer às exigências do ladrão e não pode fazer movimentos bruscos que possam ser interpretados como uma tentativa de impedir o roubo, pois não deve ser feito nada que coloque em risco sua vida ou a de outras pessoas. Os criminosos inexperientes podem estar muito nervosos, e os profissionais têm pouca consideração pelas pessoas. Em qualquer um desses casos, as ações inesperadas ou a falta de cooperação podem provocar o uso de armas, com resultados maléficos.

> Na corrupção, além do corrupto, fazem parte do ato ilícito: "o corruptor, o mecanismo de corrupção, as expectativas de contraprestações e o segredo." Dr. Lincoln Maylle Antaurco

Deve-se considerar o uso de sistemas de alarme contra assaltos com interruptores conectados a dispositivos audíveis e visuais no departamento de segurança e na delegacia de polícia.

Recomenda-se minimizar a quantidade de dinheiro disponível no hospital, por meio de depósitos ou envios periódicos (várias vezes ao dia) aos bancos e, ao mesmo tempo, incentivar o uso de cartões de débito ou de crédito do sistema bancário.

Riscos relacionados à sistematização das informações eletrônicas

Como resultado da sistematização, o número de funcionários que dominam ou controlam as informações é reduzido a um pequeno grupo de técnicos com conhecimento real sobre o funcionamento do sistema. Para os administradores, é muito mais complexo estabelecer controles se não tiverem conhecimentos adequados em tecnologia da informação ou não houver uma auditoria externa de sistemas que assessore o hospital. Os principais sintomas de problemas de controle da informação são:

- Concentração das informações e de seus controles nas empresas de sistemas
- Recusa do departamento financeiro ou contábil de se responsabilizar pelas informações sistematizadas
- Dificuldade para estabelecer um sistema adequado de auditoria acessível a uma quantidade satisfatória de funcionários do hospital
- Falta de conhecimento contábil suficiente na empresa de sistemas e de conhecimentos sobre sistemas no escritório de contabilidade e finanças.

Soluções para os problemas de fraude

A fraude deve ser considerada como um problema real que pode ocorrer a qualquer momento e em qualquer instituição. Para combatê-la, é necessário implementar estratégias e procedimentos adequados e de cumprimento rigoroso, com uma organização que deve ser a mais simples possível, para que seus controles também sejam. Além disso, deve haver um regulamento ou um código de ética, em que se definam:

- Os conflitos de interesses
- A proibição da oferta ou recebimento de presentes, recompensas, favores etc.
- A proibição do uso de veículos, itens ou equipamentos de propriedade do hospital em trabalhos ou atividades particulares
- As normas sobre confiabilidade e honestidade
- O conhecimento pleno das políticas de bem-estar dos colaboradores do hospital pelos funcionários e seus familiares a partir do momento da admissão, com atenção permanente durante todo o tempo em que estiver trabalhando.

É preciso identificar, por meio de sistemas ou manuais de controle interno ou de auditoria interna ou externa, os riscos reais de fraude no hospital. Também, estabelecer o cumprimento de procedimentos que administrem e minimizem o risco de fraude e avaliá-los e aprimorá-los periodicamente de acordo com um modelo de *feedback* que considere os avanços tecnológicos. Além disso, instituir controles em áreas críticas, que sempre devem estar funcionando, por exemplo, fazer o controle de qualidade por meio de pesquisas com os pacientes em consulta ambulatorial ou hospitalizados e verificar, o mais detalhadamente possível, as queixas apresentadas.

É importante a existência de um departamento de controle ou de auditoria interna, com conhecimento suficiente do hospital e que possua amplas atribuições. Por último, é muito importante analisar periodicamente, várias vezes ao ano, os fatores que podem tornar os controles ineficazes e induzir os funcionários a uma política de silêncio.

Manuais de proteção e saúde ocupacional*

O objetivo desses manuais é minimizar o número de acidentes e incidentes dispendiosos, além de outros erros que diminuem a eficiência e resultam em lesões ou doenças e, ao mesmo tempo, de danos aos bens pessoais dos funcionários, dos pacientes e do hospital.

Os conceitos a seguir foram retirados dos manuais da *Occupational Safety and Health Administration* (OSHA) dos EUA, visto que são padrões mínimos para um hospital. Entretanto, devem ser associadas com as leis nacionais, estaduais e municipais que regulamentam a saúde ocupacional no local de trabalho.

Centrais de tratamento de esgotos

Os hospitais que operam sua própria central de tratamento de águas residuais devem fazer avaliações diárias, para assegurar que o líquido não contenha bactérias e que não surja qualquer mau odor da rede de esgoto. O departamento de saneamento ambiental deve elaborar manuais para a gestão ideal dessas centrais e verificar seu cumprimento, a fim de evitar distúrbios ou doenças.**

Tanques de combustível subterrâneos

Os tanques subterrâneos de combustível ou de outros materiais perigosos devem ser limpos e revisados uma vez ao ano, para detectar e evitar possíveis vazamentos. Igualmente, precisam ser monitorados permanentemente, para evitar acidentes ou atos de vandalismo.

Há três maneiras de analisar os vazamentos:
- Controle de estoque dos combustíveis: se houve um aumento das perdas ou reduções normais, de acordo com os controles estatísticos, provavelmente existem danos, rupturas ou apropriação indevida de combustíveis
- Monitoramento ou revisão das tubulações
- Realização de testes dos tanques e do sistema de tubulação para identificar vazamentos.

Se houver a menor suspeita de vazamento em um tanque subterrâneo, ou se for notada a presença de uma pessoa estranha, o engenheiro responsável pela área deve ser notificado imediatamente.

Câmaras frias

Não é preciso ressaltar a importância de manter os alimentos na temperatura correta. O crescimento de bactérias é constante, e os alimentos armazenados a temperaturas inadequadas podem causar danos graves. Devem ser instalados alarmes em cada câmara fria, para que, caso a temperatura saia dos limites estabelecidos, sejam tomadas as medidas corretivas o mais rápido possível, antes que os medicamentos ou alimentos sofram alterações.

Transformadores de bifenilas policloradas

As bifenilas policloradas (PCB) são altamente tóxicas e inflamáveis, não devendo ser usadas. São encontradas, em geral, em transformadores resfriados por líquido do tipo ascarel, que contém aproximadamente 60 a 70% desses compostos. Todo hospital deve verificar, com o fornecedor de serviços local, se seus transformadores contêm PCB, providenciando sua troca, em caso positivo.

Programa de Comunicação Perigo | Alarmes

Os funcionários devem identificar os sinais usuais de perigo e, sem dúvida, o funcionamento dos alarmes da instituição. O "direito de estar informado" consiste em comunicar aos funcionários a identidade, a natureza e os riscos das substâncias existentes em seu local de trabalho. Os novos padrões tentam reduzir a quantidade de doenças e lesões relacionadas às substâncias perigosas.

---

* Nota do revisor: referente à Colômbia. No Brasil, as Resoluções, Portarias e Normas são: Resolução RDC n. 306, de 7 de dezembro de 2004; RDC/ANVISA n. 33, de 25/02/2003; Portaria MTE n. 485, de 11 de novembro de 2005 (NR 32). Segurança e Saúde no Trabalho em Serviços de Saúde.
** Nota do revisor: no Brasil, é ditado pela Resolução RDC n. 306, de 7 de dezembro de 2004.

É importante acolher as normas de comunicação de perigos, porque as pessoas, de modo geral, trabalham com mais eficiência e lesionam-se menos quando estão conscientes dos riscos no trabalho e sabem como se proteger. Por outro lado, é necessário que os diretores elaborem e implementem um programa de comunicação de perigos por escrito, que resuma os esforços do hospital e forneça uma referência para os funcionários e também para a direção.

Itens perigosos

O chefe de toxicologia é o responsável pela administração total do programa e por garantir que todos os seus aspectos sejam utilizados apropriadamente. Além disso, auxilia os chefes de departamento quanto à implementação dos sinais de risco no manejo dos materiais perigosos e é responsável pelo cumprimento diário dos padrões determinados pelo hospital. Esse profissional deve manter uma lista dos produtos químicos e demais materiais perigosos, e garantir que os dados de segurança sejam recebidos no momento da compra, antes de estabelecer as informações nos rótulos, dar instruções e realizar inspeções de controle.

Os chefes de departamento são responsáveis por não permitir que funcionários usem os materiais perigosos sem antes colocar o equipamento de proteção adequado e por aplicar uma ação disciplinar contra aqueles que violem as normas. Os funcionários que cometerem três infrações devem ser desligados da instituição.

Todos os dados de segurança de materiais recebidos por qualquer departamento devem ser imediatamente encaminhados ao chefe de toxicologia, que tem grande responsabilidade pelas compras de materiais perigosos; ele deve pedir relatórios das medidas de segurança para todos os produtos químicos novos e exigir rótulos de identificação desses materiais em cada um dos recipientes, tambores, frascos ou outras embalagens apropriadas enviadas ao hospital. Isso deve ser garantido pelo fornecedor como condição para a compra. Os chefes do departamento são os responsáveis por realizar o treinamento sobre o manejo dos materiais perigosos antes do uso pelos funcionários.

Antes de serem usados, os produtos químicos e outros materiais perigosos empregados no hospital devem ser avaliados quanto aos riscos físicos e para a saúde. O hospital verificará os dados do material e de sua segurança, entregues pelo fornecedor, para determinar o risco.

O chefe de toxicologia deve fazer as recomendações cabíveis ou desenvolver práticas e procedimentos de trabalho especiais quanto ao uso seguro de materiais perigosos. Igualmente, manterá uma lista de materiais perigosos e a distribuirá para todos os departamentos. Essa lista deve conter todos os materiais (itens) por departamento, incluindo os códigos alfanuméricos, os nomes comuns, o grau grave de periculosidade, as exigências quanto ao equipamento de proteção individual, os odores, o aspecto físico e as indicações de qualquer risco carcinogênico/crônico para a saúde. Quando um produto é retirado da lista, o chefe de toxicologia deve anular, datar e rubricar esse registro; quando ocorre uma inclusão à lista, também deve ser autorizada pelo chefe de toxicologia.

Seguros

Para o hospital, é uma medida adequada estar coberto por contratos ou apólices de seguro contra riscos de perda, para o pagamento de indenizações em caso de sinistros. Em geral, esses contratos ou apólices apresentam os seguintes elementos essenciais:

- Bem segurável: refere-se ao valor da indenização por perdas sofridas. Deve permanecer durante toda a vigência do contrato. Quando se trata de bens, a indenização deve estar próxima de seu valor comercial e deve incluir danos indiretos e lucros cessantes. Em seguros pessoais, as partes determinam o valor
- Risco segurável: indica um evento de ocorrência provável, que é o objeto do seguro. É a probabilidade ou a incerteza quanto à ocorrência do risco
- Prêmio: é o preço que o segurado deve pagar e o valor cobrado pela companhia de seguros para assumir a cobertura do sinistro. Deve-se notar que o atraso no pagamento do prêmio isenta a seguradora de qualquer obrigação
- Obrigação condicional da seguradora: apenas a concretização do risco (ou seja, a ocorrência de sinistro ou desastre) dá origem à obrigação da seguradora. Se o sinistro não ocorrer, o segurado (instituição) deve considerar os valores pagos como despesas operacionais do hospital.

Resumo

A logística hospitalar tem como objetivos o planejamento, a programação, a administração e o controle das compras e o recebimento dos bens e serviços, para reduzir os custos e o abastecimento. Ao mesmo tempo em que mantém a qualidade da instituição, a torna mais eficiente e competitiva. Dessa maneira, a logística busca facilitar o tratamento médico e prestar o melhor serviço possível aos pacientes hospitalizados e ambulatoriais.

Dentro desse amplo campo de atividades, as compras de bens e serviços, bem como o abastecimento destinado aos pacientes, aos funcionários ou aos departamentos administrativos do hospital, são atividades críticas por seu impacto no momento da entrega, seus custos elevados e a curta vida útil dos produtos consumíveis, sobretudo, os medicamentos. Uma administração eficiente e um excelente controle das compras, dos estoques, do abastecimento e dos suprimentos evitam o esgotamento dos produtos em estoque ou o impacto nas finanças até o extremo de arruinar um hospital.

Um departamento de compras bem organizado, com um processo de compras eficiente, que planeje com base em indicadores e determine os estoques, os consumos, os custos e a qualidade e periodicidade das aquisições, é fundamental para um serviço adequado.

Igualmente, neste capítulo, foram abordadas em detalhes as diferentes modalidades de compras, tanto as feitas por contrato direto quanto por licitação pública ou privada. O controle, a padronização e a catalogação dos estoques visam a evitar a escassez de produtos, diminuir as perdas e tomar medidas para impedir as diversas formas de fraudes.

Por outro lado, o comitê de segurança, como parte importante do ciclo logístico, deve garantir o estabelecimento de procedimentos para minimizar os danos por perdas em decorrência de desastres naturais (terremotos, incêndios, inundações) ou artificiais (terrorismo), estabelecer e elaborar os planos de evacuação, controlar a obsolescência ou os roubos. Além disso, deve instituir normas administrativas para a proteção da saúde ocupacional e contratar os seguros apropriados considerados necessários.

Bibliografia

Alexander Y, Hoening MM. Super terrorism: Biological, chemical and nuclear. New York: Martinus Nijhoff; 2001.

Arango C, Ocampo V, López S. Sistema integral de logística hospitalaria. Bogotá: Ediciones EAN; 2013.

Asenjo MA. Las claves de la gestión hospitalaria. Barcelona: Ed. Gestión 2000; 2002.

Barquín M. Manual de dirección de hospitales. México: Interamericana; 1992.

Belden DL. Procurement. Washington: ICAF; 1993.

Cardona O. Terremoto en Colombia, enero 25 de 1999: Lecciones para prevención y atención de desastres sísmicos. Bogotá: Centro de Estudios sobre Desastres y Riesgos CEDERI, Universidad de los Andes; 1999.

Casanovas A, Cuatrecasas L. Logística empresarial. Barcelona: Ed. Gestión 2000; 2001.

Centros para el Control y la Prevención de Enfermedades (CDC), Instituto Nacional para la Seguridad y Salud Ocupacional. Violencia: peligros ocupacionales en hospitales. Atlanta: DHHS (NIOSH); 2002.

CEPAL Desastres y hospitales, Fundamentos para la mitigación de desastres en establecimientos de salud [internet] 1998. [citado 2015 dic. 15]. Disponible en: http:/www.disaster-info-net/planeamiento/files/assets/Cap1.pdf

Chávez DS. Prevención de accidentes: El rol de la gerencia. Revista Neo prevención. 2005;13:228.

Daccordi H, Dalmazzo R. Manual del gerenciamiento del sistema de salud. Buenos Aires: Editorial Proa XXI; 2004.

Dacoata Claro I. Health services supply departments: performance measurement. Rev. Esp. Salud Pública. 2001:75:321-36.

Del Busto H. Prevención de incendios en los hospitales, en el libro: Análisis del riesgo en el diseño de hospitales en zonas sísmicas. Washington: OPS; 1989.

Dirección Regional de Salud Pública de España. Gestión de los residuos sanitarios. Madrid: Editorial Insalud; 2011.

FDA. Reprocessing medical devices in health care Settings [internet]. Washington, 2011 [citado 2015 dic. 15]. Disponible en: www.fda.gov/downloads/medicaldevices/guidancedocuments/ucm253010.ptd

Fernández FJ, Santandreu CM. Claves estratégicas en compras y aprovisionamientos: una guía para el profesional de compras y aprovisionamientos. Barcelona: AERCE; 2001

International Programme on Chemical Safety (IPCS). Databank on toxic agent [internet]. 2015 [citado 2015 sep. 30]. Disponible en:http://www.who.int/pcs.index.htm

ISO IEC-27001, Administración de la seguridad de la información [internet] 2005-2013 [citado 2015 dic. 15]. Disponible en: www.bsigroup.com/en-GB/iso-27001-information-security/

Maylle Antaurco L. ¿Por qué persiste la corrupción intra hospitalaria? Curso: Negligencia médica. Parte II: Corrupción en el hospital público [internet]. 2007 [citado 2015 sep. 30]. Disponible en:http://lincolnmaylleantaurco.blospot.com/2006_03_29_archive.html

Miller J, Engelberg S, Broad WJ. Germs: Biological weapons and America's Secret War. Nueva York: Simon & Schuster; 2001.

Organización Panamericana de la Salud. Conferencia internacional sobre mitigación de desastres. Recomendaciones. México D. F., 1996. Washington: OPS; 1996.

Ponce E, Prida B. La logística de aprovisionamientos para la integración de la cadena de suministros. Madrid: Ed. Person Educación; 2004.

Pontón G. Administración de los materiales de consumo. Bogotá: EAN; 1993.

Pontón G. Manual de logística. Conferencias. Bogotá; 2013.

Pontón G. Prevención de pérdidas. Borrador. Bogotá; 2005.

Ramírez C. Fundamentos de administración. Bogotá: ECOE ediciones; 1993.

Rodríguez D. Seguridad es administración y mucho más. Belt Ibérica S. A. Analistas de prevención [internet]. 2006 [citado 2015 sep. 30]. Disponible en: http://www.belt.es/expertos/HOME2_index2.asp?id=3326.

Serna GH. Gerencia estratégica. 4ª ed. Bogotá: 3R Editores; 1999.

Toner E, Waldhorn R, et al. Hospital preparedness for pandemic influenza. Rev. Biosecur Bioterror. 2006;4:207-17.

Tucker JB. Toxic Terror. Assessing terrorist use of chemical and biological weapons. Cambridge: MIT Press; 2000.

US Department of Labor, Ocupational, Safety & Health Administration. Estándares [internet]. 2015 [citado 2015 sep. 30]. Disponible en:www.osha.gov/dts/osta/otm/otm_toc.html

Velez R. Manual de formación para la lucha contra incendios [internet]. S. f. [citado 2015 dic. 15]. Disponible en: http://www.adfpg.org/wp-content/uploads/Manual_de_formacion_para_la_lucha_contra_incendios.pdf

WHO. Bioterrorism overview. Emergency Preparedness and Responce. Washington [internet]. s. f. Disponible en: htpp://www.emergency.cdc.gov/bioterrorism/overview.asp

WHO. Frequently asked questions regarding the deliberate use of biological agents and chemicals as weapons [internet]. 2015 [citado 2015 dic. 15]. Disponible en: http://www.who.int/csr/delibepidemics/faqbioagents/en/

Wood MS. Bioterrorism and political violence. Nueva York: Haworth Press; 2002.

Zarazaga Tomás R, Morán Durán A. Guía práctica de seguros. Zaragoza: Unión de Consumidores de Aragón; 2008.

16 Identificação dos Dados em Saúde para a Gestão dos Sistemas de Informação Hospitalares

Seimer Escobedo Palza

Contexto geral

Não há dúvidas sobre a importância e a utilidade da informação e dos sistemas de informação para a gestão das instituições, sobretudo as que prestam serviços de saúde. Sua contribuição os torna ferramentas de gestão valiosas que colaboram para a realização dos objetivos institucionais.

A geração de informações é resultado de um processo complexo, envolvendo vários recursos e procedimentos que, desenvolvidos sequencialmente, transformam dados em informações; por sua vez, se analisadas da maneira correta, tais informações constituem um apoio para a tomada de decisões e para a gestão institucional. Nesse processo, destaca-se, como um dos procedimentos iniciais, o *registro dos dados*, ação básica sobre a qual o sistema é construído; da qualidade desse registro dependem os resultados da qualidade da informação.

O registro de dados também é um processo complexo, que torna necessária a definição prévia da abrangência, dos usos e dos usuários das informações geradas a partir do processamento e da análise desses dados. Dentro do processo de registro, é necessário estabelecer com precisão quais dados serão registrados e como isso será feito; ou seja, quais variáveis são necessárias e, para cada uma delas, qual a representação que propicia um tratamento homogêneo e padronizado dos dados para os próximos procedimentos no fluxo, seguida pelos dados até as informações e seu uso para os fins estabelecidos. Dessa maneira, surge um dos elementos fundamentais para o registro: a identificação padrão dos dados.

No caso dos estabelecimentos de saúde, sobretudo nos hospitais, são produzidos diariamente vários dados de diversos tipos – assistenciais, administrativos, econômicos, entre outros – para diferentes usos: clínicos, gerenciais, acadêmicos (docência e pesquisa) e jurídicos. Em muitos casos, esses dados devem ser combinados para os diversos usos mencionados. Em geral, a partir do primeiro contato dos usuários ou dos pacientes com as instituições hospitalares tem início a geração de dados, cuja quantidade variará de acordo com o fluxo seguido pelos pacientes no processo assistencial nas diferentes unidades de cuidado hospitalar. Em outras palavras, o fluxo dos dados e das informações

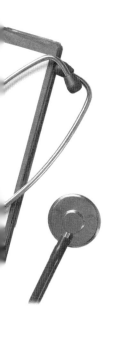

segue o fluxo dos pacientes, os quais se associam a outro fluxo também de grande relevância: o dos recursos, sobretudo os econômicos.

Por outro lado, a experiência internacional identificou a carência de padrões para a gestão das informações de saúde como uma das barreiras mais importantes para a implementação de sistemas de informação que permitam cuidados de saúde melhores e mais eficientes. Na prática, a ausência de padrões nacionais propicia o registro e a notificação de dados excessivos e redundantes, muitos de qualidade duvidosa. Do mesmo modo, no momento atual, em que o avanço tecnológico é cada vez maior e de implementação necessária nas organizações, surge a necessidade de codificações e descrições padrão, de modo que o registro, o armazenamento, o processamento e a análise, utilizando recursos de informática, sejam uniformes e obtenham o máximo de eficiência.

Portanto, nessa ampla dinâmica própria dos hospitais, é importante que o registro de cada um dos dados seja consistente com os fatos que eles representam. Para isso, a identificação padronizada constitui um dos elementos fundamentais.

Marco conceitual para a identificação padrão dos dados de saúde

Não há dúvidas de que a padronização, tanto de processos quanto de produtos, tem sido uma constante no desenvolvimento tecnológico e no intercâmbio de conhecimentos da humanidade. Existem milhares de padrões no mundo, alguns complexos e de uso comum, como os idiomas, e outros simples e de aplicação específica, como o código de matrícula de um estudante universitário.

Os padrões permitem otimizar qualquer atividade humana que afete mais de uma pessoa. Eles são definidos como padrões, normas, tipos ou modelos aceitos em geral, que podem resultar de um processo espontâneo ou de uma aceitação formal. Muitos deles podem ser de cumprimento obrigatório, quando envolvem aspectos relacionados à saúde, à segurança e à proteção do meio ambiente, e costumam ser estabelecidos pela autoridade competente, mediante normas técnicas.

Razões para padronizar a identificação dos dados de saúde

No setor de saúde, sobretudo nos hospitais, um grande volume de dados clínicos e administrativos é produzido de maneira permanente; a produção, o registro, o processamento, a análise e o uso desses dados devem ocorrer tomando-se como base um conjunto definido de padrões que otimize a gestão institucional e setorial para a obtenção dos melhores resultados sanitários na população usuária das instituições de saúde. Particularmente, ressalta-se o uso desses padrões para fornecer informações únicas e uniformes aos usuários, reafirmando o direito deles à informação e protegendo seus interesses legais.

Em suma, os principais usos da identificação padrão dos dados em saúde são:

- Fornecimento de informações aos usuários dos estabelecimentos de saúde e à população em geral
- Registro e codificação (manual ou em meio eletrônico) de prontuários médicos (história clínica e outros registros secundários) que possibilitem o uso para fins institucionais
- Elaboração de estatísticas de abrangência institucional, que poderão ser consolidadas para a obtenção de estatísticas setoriais
- Intercâmbio de informações intrainstitucional, interinstitucional e setorial
- Elaboração de planos de cuidados, taxas e mecanismos de pagamento-cobrança com uma linguagem comum, que evite suposições ou interpretações incorretas
- Determinação e análise de custos da assistência médica
- Desenvolvimento de processos para a melhoria e a garantia da qualidade, principalmente nos processos de auditorias em saúde
- Desenvolvimento dos processos de controle e avaliação
- Pesquisa e ensino.

Elementos formadores da identificação dos dados de saúde

Em geral, a identificação de cada dado deve incluir os seguintes elementos formadores:

- Descrição: corresponde ao enunciado detalhado das características do dado. É o elemento central da identificação padrão dos dados, porque os define de maneira exata e porque, a partir dele, são determinados os demais elementos formadores
- Denominação: corresponde à série textual que representa as características de identificação dos dados

- Classificação: corresponde ao ordenamento hierárquico e sistemático dos dados, em geral, representado por um código estabelecido. Trata-se de um elemento que não é transparente na identificação e cuja incorporação depende do tipo de dado; entretanto, é decisivo para a atribuição do código
- Código: corresponde ao sistema de sinais ou símbolos convencionais que representa as características de identificação dos dados.

Como exemplo, é descrito um dos dados correspondentes aos diagnósticos contidos na Classificação Estatística Internacional de Doenças e Problemas Relacionados à Saúde [conhecida como Classificação Internacional de Doenças (CID-10); Tabela 16.1].

Como se observa, por trás da expressão *A01.0 Febre tifoide*, que constitui a identificação padrão para um dos dados de saúde (neste caso, um diagnóstico específico), existem os elementos formadores, nem sempre explícitos, mas necessários para sua identificação.

Tipos de código para a identificação padrão dos dados de saúde

Em geral, existem dois esquemas de codificação para a identificação padrão dos dados de saúde. O primeiro é utilizado para identificar a entidade sujeito/objeto de codificação, e o segundo é utilizado para a classificação taxonômica de tal sujeito/objeto.

Para diferenciar conceitualmente os esquemas de codificação propostos, a Tabela 16.2 mostra as diferenças comparativas entre um código identificador e um código classificador.

Um dos exemplos de *código identificador* é o utilizado na identificação nacional de pessoas, que diferencia cada indivíduo de maneira única e inequívoca, em um âmbito específico. No caso do código classificador, um exemplo já mostrado é a identificação de diagnósticos, que os estrutura e os agrupa hierarquicamente de acordo com as características semelhantes.

A partir desses conceitos, são elaborados os documentos que contêm as listas de cada um dos dados com identificação padronizada. Quando se trata de códigos identificadores, são estruturados os denominados registros, que contêm cada um dos elementos de maneira consecutiva, como é o caso, geralmente, dos registros nacionais de identificação, onde constam os nomes das pessoas com um código único, integrante dos documentos de identificação pessoal. Quando se trata de códigos classificadores, configuram-se os documentos denominados catálogos ou classificadores, que estruturam previamente a organização dos dados seguindo uma taxonomia que agrupa os elementos de acordo com características comuns. Um dos exemplos é a Classificação Estatística Internacional de Doenças e Problemas Relacionados à Saúde (CID-10).

Tabela 16.1 Exemplo de identificação padrão de diagnóstico.

Elemento formador	Conceito	Descrição
Descrição	Doença infecciosa causada por *Salmonella typhi*	Corresponde às características específicas de uma doença que a diferenciam de outras. A amplitude da descrição é variável e pode incluir características epidemiológicas, etiológicas, clínicas ou outras. O importante é possibilitar sua identificação de maneira inequívoca
Denominação	Febre tifoide	Corresponde ao nome atribuído à entidade descrita, cuja expressão inclui as características dessa entidade
Classificação	A: algumas doenças infecciosas e parasitárias A0: doenças infecciosas intestinais A01: febres tifoide e paratifoide	Essa doença compartilha algumas características com outras, que, agrupadas, são organizadas seguindo uma taxonomia previamente definida. Neste caso, o dado a ser identificado de modo padrão é a doença *febre tifoide*, que integra o grupo de *febres tifoide e paratifoide*, que, por sua vez, faz parte das *doenças infecciosas intestinais*, que integram um grupo mais amplo chamado *algumas doenças infecciosas e parasitárias*, dentro da classificação mencionada (CID-10). Como se observa, são quatro níveis hierárquicos, que dão origem ao código
Código	A01.0	Este código alfanumérico é a representação da entidade (febre tifoide) e corresponde ao lugar que ela ocupa na CID-10, de acordo com a classificação mencionada

Tabela 16.2 Características dos códigos identificador e classificador.

Critério	Código identificador	Código classificador
Princípio cognitivo	Identifica inequivocamente o sujeito/objeto de codificação	Indica a relação entre sujeito/objeto de codificação: semelhantes e distintos
Característica de código-chave	Único	Hierárquico
Dígitos do código	Cria uma correspondência exata entre o código e o sujeito/objeto (os dígitos não têm nenhum outro significado)	Mostra os níveis (classes e subclasses) aos quais o sujeito/objeto pertence
Função comercial	Rastreia o produto	Análise estatística

Principais dados de saúde para identificação padrão

Como já mencionado, são diversos os dados produzidos nas instituições de saúde. Na experiência internacional, cada país tem definido um conjunto mínimo de dados necessários para a gestão institucional. Em termos gerais, existem dados clínicos e administrativos relevantes para a gestão institucional dos hospitais e para sua vinculação com outros agentes do setor de saúde. A Figura 16.1 mostra essas relações e identifica os principais dados.

Foram identificados os dados médicos e administrativos relevantes que precisam ser padronizados. Para os primeiros, são definidas três informações: o diagnóstico, o procedimento médico e os medicamentos. Para os dados administrativos, foram definidos os seguintes identificadores únicos: prestador (estabelecimento de saúde), unidade produtora de serviços dentro dos estabelecimentos de saúde, profissionais de saúde, financiador e usuário.

Usuário no setor de saúde

Os usuários são a razão de ser das instituições de saúde, por isso, sua identificação exata é uma das exigências dos sistemas de saúde. Em geral, esse dado é registrado desde o nascimento e serve para diversos usos, inclusive seu registro para cuidados de saúde. Suas características em função dos elementos formadores são explicadas na Tabela 16.3.

Diagnóstico

A identificação desse dado de saúde foi padronizada pela Organização Mundial da Saúde (OMS) e é, provavelmente, a de maior uso em todo o mundo. Por ser administrado por uma organização internacional, são garantidos o nível técnico e a sustentabilidade do padrão e diminuídos os custos e o tempo de administração em cada realidade nacional. Suas características em função dos elementos formadores são apresentadas na Tabela 16.4.

Procedimento médico

Os procedimentos médicos são serviços de saúde prestados individualmente à população usuária para fins preventivos, diagnósticos ou terapêuticos, realizados por profissionais assistenciais dos estabelecimentos de saúde. Existem várias listas com diferentes identificações padrão, cujo uso é específico para determinado país (inclusive, dentro deles, podem coexistir dois ou mais). Contudo, uma das mais difundidas e utilizadas é a *Current Procedural Terminology* (CPT), administrada pela American Medical Association (AMA), descrita como exemplo na Tabela 16.5.

Medicamentos

Os medicamentos, mais conhecidos como *produtos farmacêuticos*, constituem um dos recursos mais importantes da assistência médica, não apenas por seu valor clínico, mas também pelas implicações orçamentárias que sua gestão envolve. Sua disponibilidade também supõe o desenvolvimento de processos logísticos que são específicos em cada lugar.

Por essa razão, cada país desenvolveu diferentes identificadores de dados para os usos descritos. Em escala internacional, também existem documentos que contêm essa informação e que são adotados para cada realidade. Portanto, não há uma lista única e uniforme de medicamentos.

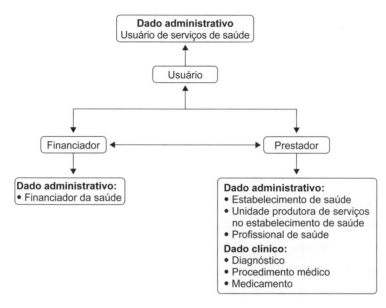

Figura 16.1 Principais dados produzidos nas instituições de saúde.

Tabela 16.3 Elementos formadores da identificação padrão do usuário.

Elemento formador	Característica
Denominação	Indica-se o nome completo das pessoas, correspondente ao documento de identidade estabelecido em cada país
Código	O código é do tipo identificador e caracteriza-se por ser: • Universal, de modo que o usuário de saúde seja identificado em qualquer lugar • Único, pois o código identifica exclusivamente um usuário de saúde • Invariável com o passar do tempo • Permanente, pois uma vez gerado, não pode ser eliminado • Preservador da identidade do usuário
Classificação	Por ser um dado que tem um código identificador, não inclui o elemento de classificação
Descrição	Não há uma descrição explícita dos usuários, mas, no momento da obtenção do registro, são incluídas muitas características exclusivas de cada indivíduo: sexo, data e local de nascimento, filiação etc.; informações variáveis, como estado civil e grau de instrução, entre outras, podem ser atualizadas com o passar do tempo
Documento em que se registra o conjunto de dados	Por ser um código identificador, corresponde a um registro, neste caso, o Registro Nacional de Identidade, que, dada sua relevância, é administrado por organizações dedicadas exclusivamente para esse fim

Tabela 16.4 Elementos formadores da identificação padrão do diagnóstico.

Elemento formador	Característica
Denominação	Nome específico e exclusivo que diferencia as doenças e os problemas relacionados à saúde, cujo enunciado está registrado nos capítulos I-XX da CID-10
Classificação	A CID-10 estabelece uma classificação para todas as doenças e problemas relacionados à saúde, cujo primeiro nível de agrupamento estabelece 20 capítulos e não tem um eixo único de classificação. Em alguns capítulos, o eixo é etiológico, em outros, é anatômico, e ainda, em outros, como o de gravidez, parto e puerpério, é um período particular da vida. Dentro de cada capítulo, os diagnósticos são organizados em grupos, categorias e subcategorias

(continua)

Tabela 16.4 (*Continuação*) Elementos formadores da identificação padrão do diagnóstico.

Elemento formador	Característica
Código	O código é do tipo classificador e caracteriza-se por ser alfanumérico, em que cada um dos quatro dígitos segue a classificação estabelecida.
Descrição	Não há uma descrição explícita na CID-10; porém, a literatura internacional apresenta uma descrição das características de todas as doenças e problemas de saúde que constituem cada um dos diagnósticos
Documento em que se registra o conjunto de dados	Por ser um código classificador, corresponde a um catálogo, neste caso, chamado de *Classificação Estatística Internacional de Doenças e Problemas Relacionados à Saúde* (CID-10), e é utilizado para converter os termos de diagnósticos e outros problemas de saúde (palavras) em códigos alfanuméricos, que permitem o fácil armazenamento e posterior recuperação para análise da informação. Na prática, a CID tornou-se uma classificação diagnóstica padrão internacional para todos os propósitos epidemiológicos gerais e muitos outros de administração da saúde. Isso inclui a análise da situação geral da saúde em grupos populacionais e o acompanhamento da incidência e da prevalência de doenças e de outros problemas de saúde em relação a outras variáveis, como as características e as circunstâncias dos indivíduos afetados. Elaborada e atualizada pela OMS, também é útil para a gestão administrativa, a docência e a pesquisa clínica

Tabela 16.5 Elementos formadores da identificação padrão do procedimento médico.

Elemento formador	Característica
Denominação	Cada procedimento médico tem uma denominação específica e única, cujo enunciado é baseado na prática sanitária internacional e cuja inclusão segue os procedimentos estabelecidos pela AMA
Classificação	A CPT contempla as seguintes seções: • Avaliação e conduta • Anestesiologia • Cirurgia • Radiologia (inclui medicina nuclear e ultrassonografia) • Patologia e laboratório • Medicina Dentro de cada seção, diferentes critérios são seguidos para a taxonomia e o agrupamento de todos os procedimentos médicos
Código	O código é do tipo classificador e caracteriza-se por ser numérico, com cinco dígitos não consecutivos, e por seguir a taxonomia estabelecida
Descrição	Não há uma descrição explícita na CPT; porém, existem publicações relacionadas que descrevem, de maneira genérica, cada um dos procedimentos nela incluídos. Apesar disso, é necessário que, para cada realidade, uma definição seja elaborada ou adequada, não apenas com uma abordagem clínica, mas também do ponto de vista lógico da produção de serviços. Considerando que os procedimentos médicos constituem produtos de negociação, sua definição deve ser suficientemente clara e transparente para os financiadores e para os prestadores
Documento em que se registra o conjunto de dados	Por ser um código classificador, corresponde a um catálogo, neste caso, chamado de Terminologia Atualizada de Procedimentos Médicos (*Current Procedural Terminology*), que contém os termos descritivos e os códigos de identificação para informar, de maneira padronizada, os procedimentos realizados por profissionais de saúde, proporcionando uma linguagem uniforme para a descrição precisa dos serviços médicos e cirúrgicos. Elaborada e atualizada anualmente pela AMA, também é útil para a gestão administrativa, o ensino e a pesquisa clínica

Para a classificação e a codificação, existe o Sistema de Classificação Anatômico, Terapêutico, Químico (ATC, do inglês *Anatomical, Therapeutic, Chemical Classification System*), que inclui as substâncias farmacológicas e os medicamentos, organizados de acordo com grupos terapêuticos. Esse sistema foi instituído pela OMS e adotado na Europa. O código inclui o sistema ou órgão em que atua, o efeito farmacológico, as indicações terapêuticas e a estrutura química do fármaco.

Para a denominação, existem nomenclaturas amplamente consensuais e definidas. Assim, há a denominação comum internacional (DCI) dos medicamentos, proposta pela OMS, as formas farmacêuticas e unidades de medida descritas nas farmacopeias e os nomes de marca patenteados para alguns medicamentos.

Identificação padrão do dado | Estabelecimento de saúde, unidade produtora de serviços de saúde, profissionais de saúde e financiador

O registro desses dados administrativos é importante para a gestão hospitalar; por essa razão, recomenda-se padronizar sua forma de identificação. Entretanto, são muito específicos em cada realidade sanitária, a depender do tipo de organização do sistema de saúde de cada país. Por outro lado, são códigos identificadores e, portanto, deve-se elaborar um registro em cada caso.

Dentro do quadro descrito, cada país desenvolveu ou deve desenvolver os respectivos registros, incorporando as características específicas e tornando seu uso oficial em cada situação.

Resumo

A informação é uma ferramenta valiosa para a gestão das instituições hospitalares; é, de fato, o resultado de um conjunto de procedimentos dentro das organizações. Destaca-se, como procedimento inicial, o registro dos dados, ação básica sobre a qual o sistema de informação é construído. Para garantir a qualidade do registro, é necessário padronizar sua identificação e possibilitar a gestão homogênea no fluxo de conversão dos dados em informações.

Nos hospitais, são produzidos diariamente vários dados clínicos, administrativos, econômicos, entre outros, e, para seu registro, é necessária uma identificação padrão. Em geral, a identificação padrão de cada dado de saúde contém os seguintes elementos formadores: código, denominação, classificação e descrição.

Dentre os diversos dados, destacam-se alguns clínicos e administrativos que são fundamentais para a gestão assistencial e administrativa dos hospitais. Entre os dados clínicos, são importantes: diagnóstico de doenças, procedimentos e medicamentos; e entre os dados administrativos: identificação do usuário, estabelecimento de saúde, unidade produtora de serviços de saúde no estabelecimento e profissional de saúde, bem como o financiador.

A recomendação geral para o uso da identificação padrão é adotar os catálogos ou classificadores de uso internacional, apoiados pelas organizações de prestígio, que garantem sua atualização permanente, como o caso da Classificação Internacional de Doenças (CID-10) ou dos catálogos de procedimentos médicos ou de medicamentos. Entretanto, para alguns dados, sobretudo os administrativos, é necessário elaborar registros próprios para cada realidade, considerando sua especificidade e abrangência.

Bibliografia

Chile, Ministerio de Salud. Norma Técnica sobre "Estándares de Información de Salud". Santiago; 2011.

Migliónico A. Información, decisión y Políticas Nacionales de Información Sanitaria. Oficina Sanitaria Panamericana Regional de la OPS Argentina; 1989.

Organización Mundial de la Salud (OMS). Foro de la OMS sobre la estandarización y la interoperabilidad de los datos sanitarios. Ginebra: OMS; 2012.

Organización Mundial de la Salud (OMS). Marco de referencia y estándares para los Sistemas Nacionales de Información en Salud. Red de la Métrica en Salud. Ginebra: OMS; 2008.

Perú, Ministerio de Salud. Aprobación de Identificaciones Estándar de Datos en Salud. Lima; 2005.

17

Sistema de Informação Hospitalar

Jairo Reynales Londoño

Introdução

Ao longo dos últimos anos, os hospitais vêm sendo considerados empresas de serviços, cujo sucesso depende do trabalho de seus funcionários; e fazer um bom trabalho significa desempenhar as atividades que são mais importantes para proporcionar um atendimento adequado e oportuno à comunidade usuária.

Durante a execução das diferentes atividades do hospital, o registro inicial, o processamento e a análise periódica dos dados podem não apenas reorientar a direção das ações de controle, mas também sugerir a tomada de novas medidas ou estratégias. O efeito obtido quanto à melhora da eficiência, aumento da eficácia e da qualidade e redução de casos e óbitos (efetividade) pode ser medido somente se houver um sistema de informação adequado, que possibilite comparar a situação inicial com a situação de saúde obtida após a execução dos programas e dos planos de atenção.

Um bom plano baseia-se nas decisões tomadas sobre os serviços oferecidos pelo hospital à comunidade e deve descrever exatamente o que é preciso ser feito para obter os resultados pretendidos. Depois de planejar o que será executado, é necessário colocar em prática, acompanhar, avaliar e controlar o desenvolvimento das ações previstas, a fim de garantir o cumprimento dos objetivos e das metas de acordo com o planejado.

A coleta regular de dados por meio de pesquisas e entrevistas, a análise e a revisão formal desses dados e das atividades concluídas periodicamente, sobre diferentes aspectos, e a divulgação dos resultados obtidos são ações que devem ser realizadas para conseguir um controle efetivo do desempenho do plano previsto e do hospital.

Hospital no contexto dos serviços de saúde

Os sistemas de saúde são constituídos por todas as pessoas e as entidades cujo objetivo principal, embora não único, seja melhorar as condições de saúde da população. O sistema de saúde, além de organizar a prestação dos serviços de assistência médica, inclui intervenções coletivas ou de saúde pública, como a promoção de estilos de vida saudáveis, vacinação, campanhas de saúde e atividades sobre o meio ambiente.

Compreender totalmente a gestão dos serviços de saúde não é possível sem o amplo conhecimento dos âmbitos políticos e sociais nos quais o país está imerso, isto é: como transcorrem os processos de desenvolvimento e como são instituídas as políticas sociais; como são estabelecidas as relações com os diversos agentes que exercem algum efeito sobre as condições de saúde, o modo como são elaboradas e executadas as políticas públicas de saúde, como são organizadas as diferentes ações e quais são as entidades responsá-

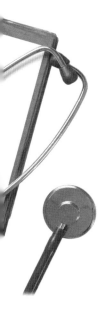

veis por tais políticas. Tudo isso representa uma dinâmica muito mutável, que requer observação permanente do sistema.

O modelo de atenção à saúde é como a sociedade: diante dos condicionantes sociais, ambientais e biológicos da saúde, organiza seus recursos humanos, físicos e financeiros para enfrentar, de modo abrangente, os riscos de doença e de morte e para conceber estruturas que proporcionem os serviços de promoção, prevenção, tratamento e reabilitação, incluindo as modalidades informais de atenção à saúde estabelecidas pela própria comunidade.

O modelo de atenção determina a forma assumida pela organização do sistema de saúde e interfere nas modalidades assistenciais (ambulatorial e internação), no perfil dos recursos humanos que proporcionam a assistência e em seu estilo de trabalho e tipo de serviços prestados por nível de atenção, bem como nas relações entre estes e os usuários na participação comunitária, na coordenação intersetorial e nos mecanismos de financiamento.

A estrutura dos serviços de saúde é condicionada, entre outros fatores, por:

- Condições de vida – os fatores de risco e as necessidades de proteção da comunidade
- Perfil epidemiológico – identifica os problemas prioritários de saúde observados na comunidade
- Resposta social – representada pelas redes de apoio e serviços criados como resposta à demanda da comunidade por serviços.

Componentes do serviço

O ser humano, a comunidade e seu entorno são a razão de ser dos serviços de saúde; entre outros fatores, eles são os aspectos centrais a partir dos quais o modelo de atenção à saúde é concebido e desenvolvido. São as necessidades (umas sentidas, outras imperceptíveis) que devem orientar o serviço de saúde necessário.

Por outro lado, são as instituições que devem atender essas necessidades; algumas, atuando como assistência ambulatorial, e outras, na modalidade de internação, com a condição necessária para obter os resultados previstos: ter capacidade administrativa e assistencial de acordo com as exigências.

Na relação que se estabelece entre a comunidade e as instituições, é preciso conhecer o custo do serviço, as obrigações e responsabilidades e o tipo de negociação (Figura 17.1).

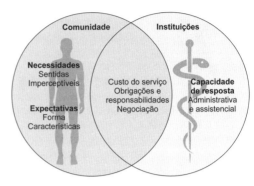

Figura 17.1 Contexto social, político e econômico.

O desenvolvimento da capacidade de resposta administrativa e assistencial deve considerar:

- A estrutura, definida como os recursos humanos, físicos, financeiros e normativos com os quais a organização conta para cumprir os objetivos previstos
- Os processos, definidos como o conjunto de ações sucessivas (procedimentos e atividades) realizadas para a aplicação dos recursos disponíveis para a estrutura e, assim, obter os resultados esperados em função das necessidades dos usuários
- Os resultados da organização, definidos como as melhores condições de saúde da população em decorrência do melhor acesso aos serviços de saúde e o maior controle de fatores de risco de doença e de morte.

Aspectos gerais

Ao considerar o hospital como o conjunto de pessoas, infraestrutura e tecnologia para o desenvolvimento e a prestação de serviços em caráter assistencial, é necessário ter em conta que ele é o gerador de uma ampla gama de dados explicitamente delimitados em um sistema de informação.

No fortalecimento da gestão hospitalar, os processos de planejamento, programação, execução, avaliação e controle são o eixo dinamizador e integrador das decisões e ações postas em prática. Neste sentido, é necessário que o sistema de informação satisfaça oportunamente as exigências intra e extrainstitucionais em constante mudança.

Normalmente, tem-se centrado a importância nos dados; entretanto, é mais importante enfatizar a análise das informações (conjunto de dados classificados e processados). A produção de novos conhecimentos propicia a tomada de decisões mais próximas da realidade do ambiente e do hospital. Os hospitais têm suas próprias características no que se refere a coleta, classificação, processamento e análise de dados.

Uma observação recorrente é que a informação processada não é usada nos diferentes níveis da organização. Com frequência, quem deve decidir não pode se basear nas informações produzidas no hospital, seja porque não são as necessárias ou por serem deficientes quanto à qualidade e à oportunidade. Quando as decisões não podem ser tomadas com base nas informações disponíveis, não há motivação para introduzir melhorias na coleta de dados nem em sua classificação, processamento, análise e entrega dos resultados.

Outro aspecto muitas vezes mencionado está relacionado com a maneira como as informações são apresentadas; isto, geralmente, não motiva nem facilita a tomada de decisões. Por outro lado, a transmissão de uma enorme quantidade de dados e indicadores sem qualquer seleção dificulta a identificação de problemas e suas soluções.

Há uma enorme quantidade de funcionários, de todos os níveis, que ignoram a existência das informações e, por essa razão, não as utilizam; e há outros que as recebem, mas não sabem como usá-las, por isso não as incorporam ao processo de tomada de decisões.

Em geral, o sistema de informação do hospital baseia-se em relatórios sistemáticos de dados relacionados às atividades de assistência médica institucional que dão mais ênfase aos procedimentos e às atividades realizadas do que aos resultados traduzidos em termos de eficiência, eficácia e efetividade.

Os esforços para a concepção e o desenvolvimento do sistema de informação, bem como para sua capacitação e implementação, têm se limitado à captura e ao processamento de dados, dando relativamente pouca importância à sua análise.

Um aspecto a ser destacado, e que impede o maior uso das informações pelos geradores de dados, é o fato de que, em todos os níveis do hospital, o sistema de informação funciona como uma atividade característica da unidade de estatística ou informática, e não como um recurso para toda a gestão institucional; em muitos casos, porque os níveis não solicitam as informações processadas ou não as utilizam.

Problemas durante a coleta, a classificação e o processamento de dados e deficiências em sua abrangência, integridade, veracidade e consistência, além de sua inoportunidade, contribuem para que as informações sejam pouco confiáveis.

Durante os próximos anos, os sistemas de informação cumprirão três objetivos básicos dentro das organizações:

- Automatizar os processos operacionais
- Proporcionar informações que sirvam de apoio ao processo de tomada de decisões
- Obter vantagens competitivas por meio de sua implementação e uso.

Definição

Um sistema de informação é o conjunto de recursos humanos, físicos e financeiros, normas, processos, procedimentos e dados que funcionam articuladamente visando a facilitar e apoiar o desempenho dos funcionários do hospital no cumprimento das atividades previstas para a operação e o desenvolvimento da instituição. É importante mencionar que tal sistema considera a comunicação dos dados processados, a apresentação das informações, a administração das atividades e a tomada de decisões.

A dinâmica atual dos hospitais exige que as informações, como parte do processo de gestão, sejam: planejadas, obtidas, analisadas, processadas e armazenadas; tudo isso, sem negligenciar a necessidade de alocar recursos para sua produção, seu processamento e seu armazenamento.

A informação, como elemento integrador, requer a participação ativa dos seguintes níveis:

- Operacional: responsável pelo registro das operações básicas
- Administrativo: incumbido das transações
- Diretivo: encarregado de dirigir o hospital.

O desenvolvimento do sistema de informação é um processo contínuo, que requer conhecimentos sobre os elementos relacionados à dinâmica administrativa; os aspectos nos quais esse desenvolvimento está fundamentado são:

- Conceitos de administração
- Conceito de sistema de informação
- Sistemas organizacionais
- Gerência
- Planejamento
- Administração da instituição
- Dados, instrumentos, fluxos de dados, informações e comunicação
- Tomada de decisões
- Monitoramento e controle.

O estudo dos aspectos anteriores assegura um desenvolvimento do sistema de informação de acordo com a dinâmica institucional.

Tipos de sistemas de informação

Do ponto de vista conceitual, o sistema de informação pode ser classificado em: *sistema de informação de apoio à gerência* e *sistema de informação de apoio à operação*. Algumas de suas características são descritas na Figura 17.2.

Sistema de apoio à gerência

Fornecer informações para respaldar a tomada de decisões gerenciais é uma tarefa complexa e dispendiosa, que requer o apoio de subsistemas de informação que amparem a variedade de responsabilidades dos gerentes; neste sentido, deve haver: um subsistema de informações gerenciais, um subsistema de apoio às decisões e um subsistema de informações executivas.

Subsistema de informações gerenciais

É aquele que fornece aos gerentes os produtos de informação que respaldam as decisões; esses subsistemas proporcionam uma variedade de relatórios com as informações previamente solicitadas pelos gerentes. Esses sistemas recuperam, das bases de dados, as informações relacionadas à operação interna, que foram processadas e atualizadas previamente pelo processamento de transações. Por meio desse subsistema, também são fornecidas informações a partir do ambiente hospitalar, obtidas de fontes externas.

As informações proporcionadas aos gerentes incluem apresentações e relatórios que podem ser fornecidos: periodicamente, de acordo com as necessidades do gerente; por solicitação expressa do gerente; e na ocorrência de situações excepcionais que envolvem o gerente e exigem sua atenção.

Subsistema de apoio às decisões

É aquele que utiliza informações interativas a partir de modelos de decisão e bases de dados especializados; visa a proporcionar aos gerentes informações que possibilitem uma tomada de decisão mais fundamentada. Esse subsistema fornece ao gerente recursos analíticos para o desenvolvimento de modelos de simulação e recuperação de dados e de apresentação de informações.

Ao usar esse subsistema de informação, o gerente pode simular e explorar possíveis alternativas que levem à obtenção de dados com base em conjuntos alternativos de hipóteses, podendo, assim, encontrar informações adicionais às necessárias.

Subsistema de informações executivas

É aquele que se adapta às necessidades estratégicas de informações da alta gerência, uma vez que esses subsistemas obtêm as informações de que precisam de várias fontes, incluindo cartas, memorandos, publicações periódicas e relatórios gerados manualmente.

Esse subsistema tem como objetivo proporcionar acesso imediato e fácil a informações seletivas sobre aspectos críticos para o cumprimento efetivo dos objetivos do hospital. Além disso, utiliza apresentações gráficas e fornece informações sobre a situação atual e as tendências projetadas para fatores-chave selecionados pelos gerentes.

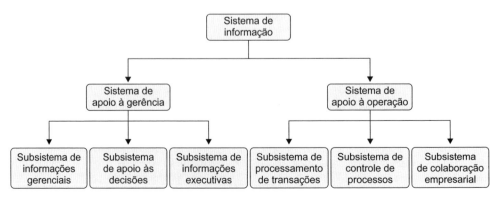

Figura 17.2 Tipos de subsistemas de informação.

Sistema de apoio à operação

Esse sistema gera uma variedade de produtos para uso externo e interno do hospital; entretanto, não enfatiza a geração de produtos específicos que possam ser utilizados de maneira adequada pelos gerentes. Em geral, requer processamento, pois sua função consiste em processar de modo eficiente as transações, o controle dos processos e o suporte das comunicações, além de colaborar com as equipes de trabalho e atualizar as bases de dados.

Subsistema de processamento de transações

Esse sistema registra e processa dados resultantes das transações ou operações do hospital. Os resultados desse processamento são utilizados para atualizar as bases de dados, inventários e outros bancos de informações da instituição. Posteriormente, essas bases de dados fornecem entradas ou "dados" que podem ser processados e utilizados mediante sistemas de informações gerenciais, sistema de apoio às decisões e sistemas de informações executivas.

Subsistema de controle de processos

É utilizado para apoiar as operações de rotina que controlam os processos operacionais. Possibilita o monitoramento de situações específicas que ocorrem no dia a dia do hospital, por exemplo, a ocupação de leitos (entradas e saídas).

Subsistema de colaboração empresarial

Utiliza diversas tecnologias da informação para ajudar as pessoas a trabalhar em equipe. Esse tipo de subsistema permite colaborar, comunicar ideias, compartilhar recursos e coordenar esforços de trabalho cooperativo. O objetivo desse subsistema é utilizar tecnologias da informação para aumentar a produtividade, a criatividade e a eficiência das equipes.

Atividades para a operação do sistema de informação

A seguir, são descritas as atividades necessárias para o funcionamento do sistema de informação (Figura 17.3).

- Registro de dados: os dados sobre transações e outros eventos devem ser registrados e preparados para o processamento a partir do registro correto (entradas). Em geral, o registro assume a forma de entrada e edição de dados. Com frequência, os dados das transações são registrados em algum tipo de meio físico (formulários em papel) ou são inseridos diretamente em formato eletrônico (*software*); normalmente, isso inclui diversas atividades

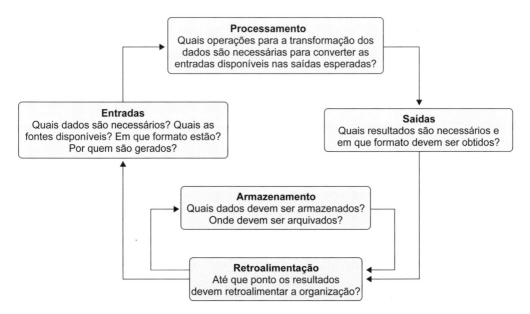

Figura 17.3 Atividades e perguntas para a operação do sistema de informação.

de edição, para garantir que os dados inseridos sejam registrados corretamente
- Processamento dos dados: em geral, os dados estão sujeitos a atividades de processamento, como classificação, distribuição, comparação, cálculo e resumo; com essas atividades, eles são organizados e analisados para que sejam convertidos em informações para o usuário final. A qualidade dos dados armazenados deve ser garantida por um processo contínuo de validação, correção e atualização
- Saída de produtos da informação: é o resultado do processamento dos dados e pode ser apresentado em diversos formatos, que são transmitidos aos usuários finais e ficam à disposição deles para os fins pertinentes
- Armazenamento: as informações obtidas da operação dos diversos processos no hospital devem ser armazenadas; para isso, atualmente existem diversos dispositivos que garantem o arquivamento adequado, a fim de manter a segurança dos dados e facilitar o acesso a eles
- Retroalimentação: à medida que os resultados retroalimentam a organização e se tornam novos insumos para o sistema, é possível controlar a dinâmica institucional, considerando que se trata do compartilhamento de observações, preocupações e sugestões individuais ou coletivas para a melhoria do funcionamento de uma instituição.

Foco nas atividades do sistema de informação

O trabalho dos usuários finais deve concentrar-se, em grande parte, nas atividades para a operação do sistema de informação: entradas, processamento, saídas, armazenamento e retroalimentação.

Na dinâmica operacional da organização, é necessário concentrar-se naquilo que se quer obter (saída): que resultados devem ser obtidos e em quais formatos? Em seguida, devem ser considerados os dados exigidos (entradas): quais dados são exigidos? De quais fontes? Em quais formatos? Por quem são gerados? Depois, devem ser levados em consideração os requisitos para o processamento: que operações para a transformação dos dados são necessárias para converter as entradas disponíveis nas saídas esperadas? Da mesma maneira, é preciso perguntar quanto ao armazenamento: quais dados devem ser arquivados? Onde devem ser armazenados? E, por último, em relação à atividade de retroalimentação: até que ponto os dados obtidos devem realimentar os processos da organização? (ver Figura 17.3).

É frequente que as entradas disponíveis não possam gerar as saídas necessárias, o que exige a obtenção de novos dados.

Finalidade e características

O desafio das organizações e das pessoas que as compõem não é adquirir a tecnologia dos sistemas de informação, mas desenvolver a capacidade necessária para sua administração e desenvolvimento produtivo.

Os sistemas de informação devem ser considerados um meio, não um fim. Neste sentido, é prioritário concentrar a atenção nos funcionários, para desenvolver neles a atitude e a aptidão necessárias para aprimorar a operação do sistema quanto aos procedimentos relacionados ao registro adequado dos diferentes dados para a classificação, o processamento e a análise dos resultados obtidos, com o objetivo de apoiar uma gestão hospitalar orientada para a melhoria da eficiência, da eficácia, da efetividade e da competitividade.

O conhecimento, a operação e o uso do sistema de informação devem ser recursos do hospital, considerando que as informações orientam o desenvolvimento de todas as atividades nele realizadas.

Os hospitais não podem controlar a produção de serviços nem os custos, a qualidade, a produtividade, a melhoria da gestão etc. de muitas das atividades que não têm um sistema de informação que possibilite conhecer todas as características dos recursos disponíveis ou necessários.

Os procedimentos básicos com os quais o hospital deve contar para operar um sistema de informação que irá lhe fornecer os resultados esperados são:

- Registro de dados: é a ação básica e indispensável para a obtenção de todos os dados produzidos na dinâmica do serviço
- Processamento dos dados: consiste na ordenação dos dados obtidos a partir da coleta e do registro; tais dados são o resultado das atividades realizadas no serviço com os recursos disponíveis no hospital para atender à população
- Análise das informações: ação que deve ser executada na unidade onde os dados são produzidos, a partir da ordenação realizada

com o processamento dos dados obtidos e registrados. Seu objetivo deve ser incentivar a utilização dos resultados para orientar a tomada de decisões no âmbito das competências correspondentes
- Transmissão das informações: é uma ação importante do sistema, na medida em que difunde os resultados obtidos pelas diferentes ações realizadas no hospital
- Retroalimentação: é um procedimento fundamental, considerando que, à medida que os resultados são utilizados como novos insumos para a gestão posta em prática, eles possibilitarão melhorar a dinâmica no hospital.

Existem vários outros motivos para definir e operar o sistema de informação, os quais têm caracterizado, ao longo dos últimos anos, o ambiente em que se localiza o hospital sob o conceito de empresa.

- Processo de mudança acelerado: a cada dia, descobre-se que o único fator constante é a mudança; o uso oportuno e adequado das informações propicia que o hospital se mantenha atualizado, uma necessidade permanente na gestão das instituições
- Crescente complexidade da administração: as mudanças geradas nos sistemas de saúde e nos perfis epidemiológicos e a grande demanda por serviços, entre outros fatores, estão impondo novos desafios à gestão e, certamente, tornando a organização do hospital mais complexa
- Interdependência das unidades de produção do hospital: os processos assistenciais tornaram mais sólida a relação existente entre os diferentes momentos da atenção ao usuário e a participação de cada uma dessas unidades na prestação dos serviços; as unidades de atenção não são apenas estações de trabalho: são uma parte fundamental do processo assistencial
- Melhoria da produtividade: envolve a necessidade de aumentar a eficiência, a eficácia e a efetividade, combinando a dinâmica dos diferentes processos e a definição clara e precisa dos procedimentos e das atividades cotidianas do hospital, para torná-lo mais competitivo
- Reconhecimento das informações como um recurso: as informações vistas como um recurso têm valor, porque interferem no modo de funcionamento do hospital à medida que são utilizadas para a melhoria da gestão
- Participação na tomada de decisões pelos funcionários da instituição: a dinâmica e cada vez mais complexa organização hospitalar requer mais e melhores mecanismos para concluir os processos de planejamento, programação, execução e controle de todos os funcionários do hospital.

Como já mencionado, a finalidade do sistema de informação é apoiar a tomada de decisões em todos os níveis do hospital, mas para satisfazer esse objetivo, o sistema deve cumprir, entre outras, as seguintes metas:

- Conhecer a produção de serviços
- Identificar as causas de morbimortalidade e o perfil e as características da população atendida
- Diagnosticar a situação de saúde da comunidade, identificando e enfatizando os problemas prioritários
- Desenvolver e avaliar as diferentes atividades executadas durante os serviços prestados aos usuários pelo hospital
- Identificar a capacidade de resposta do hospital à demanda de serviços
- Avaliar a qualidade, a oportunidade e a acessibilidade na prestação de serviços
- Contribuir para o alcance das metas de saúde.

Para assegurar o cumprimento desses objetivos, os seguintes requisitos devem ser considerados:

- Os funcionários devem participar de todas as etapas do processo de planejamento, programação, execução e controle; isso inclui, obviamente, todos os aspectos relacionados à identificação do ambiente e à orçamentação dos diferentes recursos
- Os funcionários devem garantir a qualidade, a oportunidade e a consistência dos dados
- Os resultados do sistema de informação devem ser orientados para apoiar a tomada de decisões.

O sistema de informação deve ser flexível e dinâmico, a fim de obter informações úteis, oportunas e econômicas para responder adequadamente às mudanças intra e extrainstitucionais geradas pela demanda dos serviços.

O sistema requer a definição de conteúdos, usos e usuários, os quais são muito dinâmicos e sofrem mudanças à medida que surgem novas necessidades de informações para a tomada de decisões. Converter as informações em conhecimento para a decisão e a ação requer interação direta com os usuários internos.

É importante ressaltar que, para tomar decisões, o usuário interno deve considerar várias fontes de informação: umas provenientes do meio interno e outras, do externo; em ambos os meios, as informações podem ser formais e informais.

O tipo e o volume de informações necessários estão relacionados à natureza das decisões (estratégicas e operacionais). No campo estratégico, as informações são mais homogêneas, com maior participação do ambiente externo e alto teor informal. Já no campo operacional, são necessárias informações mais detalhadas, pertencentes ao ambiente interno e, especialmente, formais. Tudo isso é definido pelos diferentes níveis da organização.

A administração adequada do sistema de informação é um desafio importante para os gerentes, considerando que a função desses sistemas representa:

- Uma unidade funcional básica do hospital, tão importante para seu sucesso quanto a contabilidade, as finanças, a administração de operações, a administração de recursos humanos e a gestão clínica
- Uma colaboração importante para a eficiência e a efetividade operacional e para o serviço e a satisfação dos usuários
- Uma fonte importante de informação e respaldo, necessária para promover a tomada de decisões por parte dos gerentes
- Um insumo importante para o desenvolvimento de produtos e serviços que ofereçam uma vantagem estratégica ao hospital
- Uma parte principal dos recursos do hospital e dos custos para a realização de operações, impondo um grande desafio para a gestão dos recursos
- Uma oportunidade profissional essencial, dinâmica e desafiadora para todos os membros do hospital.

Fontes de dados

Não é possível satisfazer as necessidades de informação com apenas um método de coleta de dados. A fonte de dados depende das informações desejadas, da relação de custo-efetividade do método e da capacidade humana e técnica para coletar e processar os dados.

As fontes de dados (Figura 17.4) podem ser classificadas em: fontes de dados baseadas na população (censos, estatísticas demográficas e pesquisas com base populacional) e fontes de

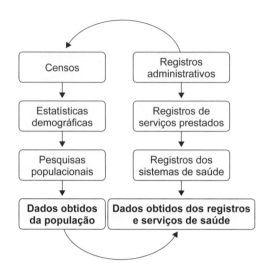

Figura 17.4 Classificação das fontes de dados.

dados baseadas em registros e serviços de saúde (registros administrativos, registros de prestação de serviços de saúde e registros relacionados aos estabelecimentos de saúde, à vigilância sanitária, ao acompanhamento de recursos). As fontes de dados também podem ser classificadas em fontes *primárias e fontes secundárias*.

Fontes primárias

São aquelas obtidas diretamente da realidade, com instrumentos próprios, por exemplo, os prontuários médicos. As técnicas para a coleta de dados a partir das fontes primárias são:

- Observação: consiste no uso sistemático dos sentidos, orientado para a captação da realidade que se quer estudar
- Entrevista: consiste em uma interação entre duas pessoas, na qual o interessado faz determinadas perguntas relacionadas ao tema em estudo, enquanto o entrevistado fornece, verbalmente ou por escrito, as informações solicitadas.

Fontes secundárias

São as já publicadas e coletadas para outros fins que não aqueles necessários ao estudo que está sendo desenvolvido; são registros também provenientes de um contato durante a prática, mas que já foram coletados (e, muitas vezes, processados) por outras pessoas, por exemplo, os relatórios de gestão.

A coleta de dados de fontes secundárias inclui uma ampla gama de material que circula publicamente:

- Documentos governamentais (relatórios de gestão)
- Livros
- Periódicos
- Relatórios de pesquisas
- Publicações científicas.

Os dados obtidos de fontes primárias e os obtidos de fontes secundárias não são duas classes essencialmente distintas de informação, mas partes de uma mesma sequência: toda fonte secundária foi primária em sua origem, e toda fonte primária, a partir do momento em que o trabalho é concluído, torna-se uma fonte secundária para os outros.

Formulários para o registro de dados

Formulário é um documento (impresso ou em meio eletrônico) com espaços (campos) nos quais é possível escrever ou selecionar opções. Cada campo tem um objetivo, como por exemplo os campos "Nome" ou "Sexo", necessários para determinar as informações básicas do paciente.

Os formulários apresentam uma visão ordenada de vários dados para a obtenção de informações sobre algo que se quer conhecer; são úteis para o preenchimento de bases de dados e um elemento indispensável da estrutura do sistema de informação. São o ponto de partida para a obtenção dos respectivos dados e seu posterior processamento, com objetivo de alcançar as informações desejadas.

A dimensão, a forma e a organização geral dos formulários devem ser examinadas meticulosamente nas fases de concepção e de implementação; a revisão, a discussão e a avaliação para o preenchimento devem ser feitas com os responsáveis por tal atividade.

Resultados esperados

Para que o hospital possa cumprir seus objetivos, é necessário um sistema de informação adequado; entretanto, é difícil ter um que satisfaça plenamente às necessidades de todas as unidades funcionais do hospital. Contudo, deve haver coesão entre as diferentes necessidades de informação. Contar com um sistema de informação facilita a obtenção dos seguintes resultados:

- Transparência: é primordial para o bom funcionamento de um esquema tão complexo como o de um hospital. Ter informações confiáveis, completas e úteis torna-se a melhor condição para obter sucesso nos objetivos propostos; em um sistema com centenas de usuários (internos e externos), sempre haverá alguns que se aproveitarão da desordem e do desconhecimento em benefício próprio, pois se as informações são desconhecidas, elas são manipuláveis e qualquer conclusão pode ser questionada, porque suas bases estão incompletas; tudo pode ser relativo ou absoluto, de acordo com a conveniência. Estritamente falando, ter informações confiáveis é a melhor maneira de evitar a corrupção
- Tomada de decisões acertadas: quando se tem fundamento para a tomada de uma decisão, ela não é deixada aos critérios subjetivos de alguns usuários do hospital. Como implementar medidas para a prestação de serviços sem o conhecimento do perfil epidemiológico? Como tomar medidas de controle se os padrões de qualidade dos cuidados não foram definidos e medidos? Essas e outras perguntas não podem ser respondidas de maneira técnica e objetiva quando não existe um sistema de informação
- Gestão eficiente dos recursos: como gerir os recursos e evitar que sejam utilizados naquilo que não é prioritário ou então desperdiçados pela simples tomada de decisões equivocadas?
- Confiança: quando um usuário interno do hospital sabe com certeza o que acontece ao seu redor, quando conhece o comportamento das principais variáveis que condicionam suas ações, percebe que todos os agentes dominam total ou parcialmente as informações por eles geridas e observa comportamentos claros, então surge a confiança e o sistema se fortalece
- Capacidade de reação: essa condição ocorre de diferentes maneiras, conforme o caso. Para a gerência do hospital e suas diferentes instâncias, torna-se uma oportunidade para o direcionamento e o controle, pois conhecer adequadamente os resultados dos indicadores possibilita que eles façam os ajustes necessários e, em consequência, ajam de maneira objetiva e com apoios capazes de evidenciar a situação atual. Para os usuários externos do hospital, os riscos do mercado, econômicos e técnicos, podem ser controlados, visto

que medidas corretivas eficazes e oportunas podem ser aplicadas. Em todos os sentidos, o fato de lidar com informações oportunas e confiáveis significa evitar riscos.

Requisitos para a operação do sistema de informação

É necessário considerar alguns requisitos para tal operação, como os descritos a seguir:

- Clareza dos objetivos: isso é aplicável tanto ao sistema como um todo quanto a cada uma de suas partes. Não se deve ter ou solicitar algo que não se saiba muito bem para que serve nem como será usado
- Clareza no fluxo das informações: é preciso saber com exatidão quem gera as informações, como são elaboradas e por onde transitam
- Agilidade: é uma característica de máxima importância do ponto de vista do usuário. Se as informações não estiverem disponíveis a tempo para a tomada de decisões, os diferentes resultados serão afetados
- Capacidade técnica dos responsáveis: o sistema deve ser gerido por profissionais tecnicamente capacitados
- Unidade de terminologia: é necessário definir e utilizar uma terminologia consistente, para que seja possível fazer comparações e evitar a produção de critérios múltiplos, a manipulação de dados, os erros humanos, a deficiência do controle interno e a fragilidade dos fluxos de informações.

Requisitos gerais para a concepção do sistema de informação

- Determinar necessidades específicas, pois os usuários devem participar da concepção do sistema
- Elaborar normas, procedimentos e atividades para a produção e tratamento das informações, de acordo com as necessidades dos usuários quanto a classificação, definição e formulários de registro
- Estabelecer normas e procedimentos para a recuperação, a organização e a difusão das informações; deve haver mecanismos para realimentar os geradores das informações
- Definir e estabelecer mecanismos de avaliação.

A escolha dos dados que devem ser incluídos para a produção das informações depende dos objetivos previstos pela instituição; entretanto, existem alguns aspectos gerais que devem ser considerados:

- A utilidade de cada dado deve ser conhecida
- Os dados devem ser coletados apenas uma vez e em sua origem
- Os dados devem ser úteis para a maioria dos usuários do sistema
- Os dados devem ser completos, operacionais e confiáveis
- Os dados devem ser manipulados com confidencialidade e utilizados de modo correto.

Os dados coletados e convenientemente estruturados formam o núcleo do sistema de informação, que se completa com o estabelecimento de mecanismos eficazes para seu processamento e análise; representados por indicadores, possibilitam a avaliação das informações obtidas.

Aplicações do sistema de informação

- Planejamento
- Programação de:
  - Recursos humanos, físicos, tecnológicos e financeiros
  - Atividades por setor
- Organização
- Controle
- Pesquisa.

Usos e conteúdo

Usos são definidos como os processos de decisão-ação inerentes ao funcionamento da instituição:

- Identificação dos usuários quanto a prioridades
- Análise demográfica
- Análise socioeconômica
- Planejamento da atenção
- Alocação e utilização de recursos
- Prestação de serviços.

Dinâmica do sistema de informação

No sistema de informação hospitalar, dois elementos devem ser considerados inseparáveis, já que a ausência de um deles tornaria o sistema pouco eficaz: a comunicação e a tomada de decisões.

- Comunicação: possibilita a conversão das informações em conhecimento

- Tomada de decisões: deve estar inclusa na gestão, desenvolvida de acordo com o cumprimento dos objetivos e das metas organizacionais. Decide-se sobre a ação a ser tomada e sobre os desvios observados, para corrigi-los na direção escolhida. Aparentemente, não são necessárias decisões corretivas quando os processos seguem o curso normal esperado.

A natureza e a relevância das decisões variam desde a simples alteração de uma coluna em uma tabela de registro até modificações relacionadas a importantes políticas e estratégias do hospital.

A tomada de decisões se baseia na disponibilidade do conhecimento específico para a gestão do problema em questão e na capacidade analítica dos usuários das informações para gerar esse conhecimento. Sustenta-se o princípio de que, por meio das informações e sua análise, é gerado o conhecimento para a tomada de decisões.

Conforme a natureza e a importância da decisão a ser tomada, a análise exige a participação dos usuários internos nela envolvidos, para garantir uma ampla base de experiências na geração do conhecimento. Os usuários envolvidos são aqueles que, direta ou indiretamente, são afetados pela informação, tanto pelas implicações do conhecimento produzido quanto pelas decisões tomadas e as ações que elas geram.

É comum que a avaliação e a análise de determinado conjunto de informações produzam mais de uma interpretação da mensagem nele contida, dando origem a tantas expressões de conhecimento quanto interpretações presumidas. Isso comprova que, por um lado, para a solução de determinado problema, pode haver mais de um caminho; e, por outro, que não foi possível chegar ao conhecimento total.

Os usuários das informações tornam-se protagonistas da comunicação no momento em que são incorporados ao processo de geração do conhecimento para a tomada de decisões.

A proposta do sistema de informação envolve não apenas a produção de informações, mas também a capacidade dos protagonistas de analisá-las, a geração de conhecimentos e a tomada de decisões. Os protagonistas da comunicação situam-se em dois contextos.

- No âmbito externo:
  - O indivíduo, como gestor da atenção de seus próprios problemas de saúde
  - A comunidade, como gestora da atenção ao macroambiente

- No âmbito interno:
  - A gerência do hospital, bem como seus funcionários
  - As políticas e os programas institucionais

Estratégias para a operação do sistema de informação

O termo *sistema de informação* costuma evocar a imagem de dados numéricos, agrupados e ordenados para facilitar um conhecimento específico para quem planeja, financia, administra, presta, controla e avalia os serviços oferecidos pelo hospital.

Há uma tendência frequente de esquecer que a grande maioria dos profissionais na área da saúde (p. ex., médicos, enfermeiros, técnicos de laboratório, contadores etc.) registra e informa os dados como parte das responsabilidades de sua função primária e toma decisões com base nesses registros. Todos os dados registrados, conforme suas características, devem estar envolvidos no sistema de informação.

É importante lembrar que:

- Nem todo dado registrado deve ser informado
- Os registros criados, como parte integrante do serviço prestado, representam uma fonte de informação.

Para a concepção e a gestão do sistema de informação, é importante considerar alguns aspectos críticos, para que ele possa ser desenvolvido de maneira adequada. Tais aspectos estão relacionados a normas, processos, procedimentos, fontes, instrumentos, recursos e administração do sistema.

As normas devem ser orientadas basicamente para:

- A determinação do conjunto mínimo de dados, com padrões, definições e procedimentos para o registro, a coleta, o processamento, a análise e a transmissão deles
- O fornecimento dos meios para que as instituições possam elaborar os indicadores necessários
- A determinação da localização dos arquivos e dos períodos de conservação, em função dos recursos disponíveis
- A facilitação do máximo acesso possível ao sistema de informação para todos os usuários.

Os instrumentos para a coleta, o processamento e o armazenamento de dados e para o uso das informações devem ser adequados às necessidades do sistema de informação e aos recursos disponíveis no hospital.

Estabelece-se, então, o uso da base de dados, que oferece uma ferramenta para registrar, armazenar e relacionar os dados, poupando esforços na coleta, sem redundâncias no armazenamento e sem riscos de inconsistências. Esse é um registro único de uso múltiplo e substitui a prática de captar, armazenar e processar os mesmos dados em fontes distintas por meio de vários instrumentos para cada atividade (p. ex., os planos de cuidado; Tabela 17.1).

Uso das estatísticas na gestão do sistema de informação

É muito provável que uma pessoa que desempenha funções de gestão ou coordenação em uma instituição de saúde não apenas tenha a melhor das intenções de contribuir efetivamente para a melhoria da situação de saúde da população usuária dos serviços no hospital, mas também que faça, a cada dia, o que está ao seu alcance para isso, com resultados nem sempre tão satisfatórios e gratificantes como se deseja, em razão das várias dificuldades existentes para a prestação eficiente de serviços de alta qualidade.

É justamente nesse cenário de urgência, pressão, limitações e dificuldades para prestar aos usuários a melhor assistência possível que surgem inúmeros formulários a ser preenchidos e diversos dados a ser coletados, além de estatísticas e valores a analisar. Por essa razão, os formulários, os dados a registrar e, sobretudo, as estatísticas e o sistema de informação são frequentemente vistos como um obstáculo, um verdadeiro incômodo que reduz ainda mais o já pouco tempo disponível para atender os usuários.

Mais ainda, considerando que sua utilidade prática pode, às vezes, parecer tão remota diante das urgências e prioridades do momento e tão irrelevante para a solução dos problemas no serviço, as informações contidas nos valores mencionados – aparentemente, isentas de conteúdo e pertinência e distantes da realidade – podem ser usadas para orientar a tomada de decisões para melhorar, de maneira substancial e efetiva, a eficiência e a qualidade dos cuidados prestados aos usuários do hospital.

Por outro lado, é preocupante que, no momento, há poucos conhecimentos sobre estatística e acredita-se que eles sirvam apenas para profissionais especialistas no assunto, sobretudo, quando se fala da avaliação de desempenho, de indicadores de gestão, de bases de dados e de sistemas de computador.

É certo que várias pessoas têm muita facilidade com estatística; basta dar a elas uma tabela de dados estatísticos para que peguem sua calculadora e comecem a analisar, comparar e tirar conclusões e inferências sensatas. Também é certo que existem pessoas que, diante de uma tabela de indicadores hospitalares, só vejam valores que não dizem nada e, então, prefiram deixá-la de lado para voltar a se ocupar com assuntos mais imediatos. Qualquer que seja o caso, o presente texto tem o objetivo de familiarizar o leitor com o tema de sistemas de informação em saúde e apresentá-lo ao mundo da estatística e da gestão dos sistemas de informação. Assim como é possível dirigir um carro sem saber exatamente como ele funciona, é possível lidar com indicadores e dados estatísticos mesmo sem entender de teoria estatística. A ideia é que, com o aproveitamento deste capítulo, seja possível usar as informações estatísticas como um meio para compreender melhor o que está acontecendo no hospital, em geral, e em uma unidade ou área funcional, em particular. Mais ainda, como gerente, diretor, chefe ou coordenador de uma área clínica ou administrativa, será possível, progressivamente, participar de maneira mais ativa da gestão do sistema de informação, a fim de obter melhoria da qualidade e da eficiência dos serviços.

Sobretudo, é necessário reconhecer que a gestão dos sistemas de informação (GSI) é indispensável para que um hospital possa desenvolver e administrar seus recursos de informação, que são um requisito essencial para a produção eficiente de serviços de saúde de alta qualidade (Figura 17.5).

É necessário mencionar que, em um contexto de alta competitividade e de recursos limitados para satisfazer a demanda da atenção em saúde, saber como os recursos são aplicados, se os processos são eficientes e como são a qualidade e a produtividade dos serviços são informações-chave para a sobrevivência e o desenvolvimento como organização no mercado de prestação de serviços. A base para gerar todo esse conhecimento e responder as questões levantadas é dada por um sistema que deve produzir informações claras, compreensíveis, relevantes, confiáveis, oportunas e úteis para a tomada de decisões.

Esta seção do capítulo é dividida em duas partes, apresentadas a seguir:

Tabela 17.1 Informação para o processo de diagnóstico, programação e controle.

A. Diagnóstico

População	• Estrutura (idade, sexo, distribuição geográfica, nível de renda, outros) • Dinâmica (nascimentos, mortes, migração, crescimento)
Condição de saúde	• Mortalidade (causas, idade, sexo, distribuição geográfica) • Morbidade (causas, idade, sexo, distribuição geográfica) • Outras
Análise setorial	• Organização (políticas, objetivos e estratégias) • Financiamento (origens, montantes) • Despesas operacionais
Análise institucional	• Processos de decisão • Marco legal (organização, políticas, estratégias) • Financiamento (origens, montantes) • Despesas operacionais • Despesas de investimento • Recursos (físicos por tipo, humanos por função, tecnológicos, outros)
Organização e operação	• Recursos (humanos, equipamentos, suprimentos) • Produção • Produtividade • Custos
Uso e distribuição	• Eficácia • Eficiência • Abrangência ou cobertura
Conclusões diagnósticas	• Problemas prioritários e fatores condicionantes

B. Programação

Definição e priorização de políticas institucionais	• Relação de políticas • Objetivos, metas, normas, procedimentos, atividades, recursos (humanos, físicos, normativos e financeiros) • Organização e administração • Viabilidade financeira • Viabilidade (técnica, administrativa, jurídica e política) • Alocação de recursos
Seleção e legalização de projetos	• Relação de projetos e legalização de projetos • Concepção (aprovação, viabilidade financeira, técnica, administrativa, jurídica, política) • Alocação de recursos

C. Controle

Oferta	• Disponibilidade de recursos • Prestação de serviços intra e extrassetoriais • Tecnologia disponível intra e extrassetorial • Normas assistenciais de referência
Demanda	• Entrega dos serviços (quantidade, qualidade e oportunidade)
Administração dos sistemas de recursos	• Humanos, físicos e financeiros
Utilização e distribuição dos recursos	• Eficácia, eficiência • Competitividade • Abrangência ou cobertura
Avaliação	• Metas *versus* resultados na assistência • Metas *versus* resultados na utilização de recursos • Relatórios de qualidade e de controle e supervisão da assistência

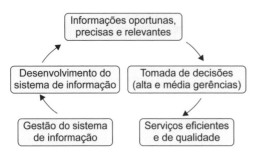

Figura 17.5 Relação entre a GSI e a produção eficiente de serviços de saúde.

- Na primeira, é explicada a razão de as estatísticas serem importantes para a gestão de um sistema de saúde. São apresentadas orientações gerais para a identificação, a escolha, a apresentação e a análise das informações que serão utilizadas no hospital
- Na segunda, são apresentadas orientações gerais para a gestão dos sistemas de informação. As informações são abordadas como suporte para o exercício das funções gerenciais; são indicados os princípios para a gestão do sistema de informação, os componentes de um plano de sistemas para o desenvolvimento do sistema de informação, a organização do sistema de informação em um hospital e a política geral, assim como as políticas específicas e as estratégias para o desenvolvimento do sistema de informação.

Finalmente, são dadas orientações para colocar em prática e avaliar a implementação e a operação do sistema de informação.

Estatísticas e informações

Duas perguntas feitas com relativa frequência pelos profissionais de saúde estão entre as dúvidas mais comuns em relação às atividades diárias:

- Para que servem as estatísticas?
- Para que servem as informações?

Há quem acredite que as estatísticas estão relacionadas aos números, mas estão enganados. É certo que as estatísticas usam números, mas apenas como um meio para descrever resumidamente o que acontece com a estrutura (as pessoas, os recursos físicos, as normas e os recursos financeiros), os processos (o modo como os diferentes produtos estão sendo elaborados) e os resultados obtidos em função dos processos e da estrutura disponível para a prestação dos diferentes serviços para a população usuária.

À medida que se fazem as perguntas adequadas, as estatísticas mostram o que está acontecendo no hospital em termos de eficiência, qualidade e produtividade, informações que não poderiam ser conhecidas de outra maneira. Entretanto, quando as perguntas adequadas não são feitas e limita-se a preencher rotineiramente os mesmos formulários e a elaborar os relatórios que, durante muitos anos, têm sido providenciados sem saber por que, para quem ou para que, as informações recebidas de volta (quando recebidas) continuarão sendo irrelevantes, tediosas e inúteis.

Por tudo isso, o gerente hospitalar, de uma vez por todas, deve acabar com a prática infrutífera de coletar dados inúteis. Deve, então, reunir sua equipe de trabalho e perguntar:

- O que vocês querem saber?
- Por que querem saber?
- Quem pode dar essa informação?
- Como essa informação pode ser usada?
- Como vocês preferem que a informação seja apresentada?
- Com que frequência querem saber essa informação?

O gerente hospitalar, ao organizar as ideias de forma sistemática com a ajuda das perguntas anteriores, deixa claro quais informações precisam ser conhecidas, por que razão e com que propósito. Com isso, é possível controlar as informações e evitar (como, muito provavelmente, ocorre neste momento) que elas controlem as pessoas. Para cumprir esse objetivo, devem ser consideradas as seguintes recomendações, relacionadas à escolha e à apresentação das informações.

Identificação, seleção e apresentação das informações

Identificação e seleção das informações

Um ponto de partida para identificar e selecionar quais informações serão consideradas quanto ao sistema de serviços de saúde é a relação com a população, a demanda de serviços, o processo de atenção e os resultados obtidos.

- População: o primeiro componente que deve ser analisado é a população à qual o sistema de serviços de saúde está direcionado. Certamente, as informações demográficas não permanecem estáveis ao longo do tempo. No curto prazo, a estrutura demográfica é modificada pelas migrações e pelo deslocamento da população das zonas rurais para zonas urbanas ou em decorrência da população flutuante que vai de uma localidade a outra por motivos de trabalho. No longo prazo, as variações da taxa de natalidade também alteram a estrutura populacional, pois nela há diferentes grupos com suas próprias características. À medida que houver melhor compreensão das características e necessidades de cada grupo populacional, melhor será a resposta que o sistema de saúde poderá dar às expectativas e às necessidades desses grupos

- Demanda: uma parte da população procura os serviços de saúde quando há uma necessidade percebida de atenção. Dessa população que busca os serviços, apenas uma parte terá acesso a eles, porque existem diferentes obstáculos geográficos, econômicos, culturais, organizacionais e até idiomáticos, que representam barreiras à atenção. Dependendo da relação entre a demanda de serviços e a oferta disponível, bem como das dificuldades para a obtenção do acesso oportuno, ocorrerão demoras, filas e listas de espera para conseguir o atendimento efetivo
- Processos: são as ações realizadas pelo hospital com o objetivo de atender à população que tem acesso aos serviços de saúde. Para tal, conta-se com pessoas, recursos financeiros, normas, instalações físicas, equipamentos, insumos e medicamentos, além de toda a tecnologia, o conhecimento técnico e as habilidades gerenciais para fazer todos esses recursos interagir da melhor maneira para proporcionar ao usuário um atendimento eficiente e de boa qualidade
- Resultados e impacto: finalmente, a população já atendida no hospital representa o resultado, enquanto a mudança em seu estado de saúde representa o impacto da assistência. Para alguns, é o fim do processo, porque foram curados ou iniciaram a recuperação ou, talvez, porque não sobreviveram. Para outros, é apenas o início de outra fase, pois a assistência continua para a realização de exames diagnósticos ou encaminhamento para outro hospital, onde o processo de atenção será reiniciado. De fato, a assistência médica consiste em uma série de contatos diferentes com o sistema de serviços de saúde, à medida que se repete o ciclo de saúde-doença ao longo da vida de cada pessoa em uma população.

Voltando ao processo de seleção das informações necessárias para saber o que está acontecendo com os diferentes componentes do sistema de atenção à saúde, é preciso revisar se todos os componentes descritos foram considerados: população, demanda, processos, resultados e impacto, em relação aos serviços prestados pelo hospital. Se a resposta for positiva, certamente haverá uma longa lista de indicadores e variáveis a considerar.

A próxima etapa da seleção das informações a ser considerada é eliminar aquelas que não sejam manipuláveis, significativas, úteis, acessíveis, comparáveis ou facilmente avaliáveis. A seguir, alguns critérios a respeito:

- Dadas as limitações de tempo que a atividade gerencial envolve, é necessário ser realista e selecionar apenas a quantidade de informação gerenciável e que tenha plena relevância para a tomada de decisões. É necessário garantir que as informações selecionadas respondam às seguintes questões: está dentro das possibilidades da gerência fazer algo a respeito? Se não estiver, então, qual é a finalidade de se obter essas informações?
- Além disso, é preciso analisar se é possível obter as informações selecionadas, considerando as dificuldades práticas para a coleta e a análise dos dados, o custo envolvido e o esforço necessário. É preciso fazer a seguinte pergunta: vale a pena?
- As comparações exercem um papel de grande importância na análise das informações rotineiras. Deve-se avaliar se as mesmas são úteis para a comparação do desempenho do hospital ou sua unidade funcional ao longo do tempo, ou para a comparação com o desempenho de outros hospitais ou outras unidades funcionais do mesmo hospital
- Outro critério importante é saber se as informações são fáceis de avaliar. Muitas informações de rotina provavelmente são apresentadas como listas: pacientes tratados por leito, custos por saídas etc. As informações que relacionam os recursos (pessoais, financeiros, tempo etc.) aos resultados (pacientes tratados, cirurgias realizadas, consultas etc.) são muito mais úteis que aquelas que apresentam dados isolados, pois permitem saber se os recursos limitados disponíveis foram bem utilizados.

Apresentação das informações

Uma vez selecionadas as informações que devem ser analisadas na rotina do hospital, é necessário definir como serão apresentadas para facilitar sua análise e utilização.

Critérios como apresentação gráfica, precisão, pontualidade, inferência estatística, médias e definições devem ser mantidos em mente. Essas recomendações serão muito úteis para a análise das informações apresentadas:

- Apresentação gráfica: há muitas maneiras mais adequadas de apresentar as estatísticas do que as tradicionais tabelas e figuras. Os gráficos, os diagramas, as figuras e os quadros têm a função específica de comunicar as estatísticas de modo fácil e compreensível. A impressão em preto e branco pode ser suficiente na maioria das vezes; entretanto, a impressão colorida pode ser de grande ajuda para simplificar a mensagem, especialmente em gráficos complexos
- Precisão: algumas pessoas costumam ter uma preocupação excessiva diante da evidência da mínima inexatidão, imprecisão ou omissão dos dados apresentados. No entanto, é muito importante analisar o contexto em que a informação foi apresentada, bem como o significado da inexatidão ou da omissão antes de invalidá-la totalmente. A precisão é um termo relativo; no resultado final, é grave para um paciente se um médico prescrever uma dose de 20 mg de um medicamento em vez de 2 mg, enquanto não é tão relevante se a estatística das visitas domiciliares tiver uma defasagem de 20 visitas em um total de 200
- Pontualidade: é muito frustrante para a gestão dos serviços de saúde receber com atraso as informações de que precisa com urgência para tomar decisões. Para conseguir as informações a tempo, além de organizar os processos da melhor maneira possível, é necessário desenvolver o equilíbrio mais adequado entre a velocidade com que as informações podem ser produzidas e a precisão que devem ter para a tomada de decisões
- Inferência estatística: às vezes, parece fácil tirar conclusões precipitadas a partir das informações estatísticas disponíveis, que podem ser fonte de erro. É recomendável solicitar aos especialistas uma interpretação das informações recebidas para a tomada de decisões gerenciais e, mesmo assim, considerá-las apenas como um ponto de partida para questionamentos posteriores
- Médias: é inevitável que a maioria das informações recebidas seja apresentada como médias. Entretanto, elas são geradas a partir de altos e baixos e, quanto menor for a quantidade de eventos ou maior for a variabilidade, menos significativas serão as médias
- Definições: antes de fazer comparações a partir de dados estatísticos, é preciso garantir que estão sendo usadas as mesmas definições para descrever o que está sendo comparado. Essa é uma fonte de erro muito comum
- Análise de valores baixos: é preciso ser cuidadoso com os valores baixos, pois podem representar uma quantidade grande ou muito pequena. Os exemplos a seguir são úteis para compreender isso:
  - Um gerente foi informado de que a mortalidade materna em seu estabelecimento de assistência à saúde (EAS) tinha aumentado 100% em comparação com o ano anterior; ele estava prestes a demitir o chefe do serviço de ginecologia e obstetrícia, quando foi informado que o número de óbitos havia aumentado de 1 para 2. Certamente, a ocorrência de duas mortes maternas é um problema e é necessário analisar se poderiam ter sido evitadas, mas, com toda certeza, o aumento do número de óbitos não tinha a magnitude que o gerente havia imaginado inicialmente
  - Outro gerente ignorou o fato de que o departamento de cirurgia tinha um giro de leito de 2,3 dias, comparado com a média nacional de 1,5 dia. Ele não notou que, embora a diferença fosse pequena, era significativa para o hospital, que deixou de atender 100 pacientes no serviço de cirurgias; financeiramente, isso representou uma perda de cerca de 100 mil dólares para o hospital no período.

As informações estatísticas são uma ferramenta poderosa para a tomada de decisões e, com frequência, são usadas para fazer comparações, o que pode ocasionar julgamentos apressados e injustos sobre o desempenho dos funcionários subordinados ao diretor. Recomenda-se cautela e prudência quanto a isso. Afinal, os membros da equipe não estão competindo entre si para saber quem pode atender mais pacientes. O trabalho do diretor é colocar a serviço dos usuários os conhecimentos e as habilidades da equipe para prestar um atendimento eficiente e de qualidade, o que é obtido em uma equipe de trabalho cujos membros se apoiam e colaboram uns com os outros, e não competem entre si de maneira individualista e isolada.

Informação como apoio para as funções gerenciais

É evidente que o sistema de informação em um hospital deve respaldar a tomada de decisões, ou seja, proporcionar informações-chave para o desenvolvimento das seguintes funções gerenciais:

- Planejamento (objetivos, programas, planos, projetos, monitoramento, controle e avaliação)
- Garantia e melhora da qualidade (de acordo com o serviço e o usuário)
- Análise financeira e controle de custos (incluindo projeções e cenários)
- Melhora da produtividade (eficiência)
- Avaliação de desempenho (aferição da atividade organizacional)
- Relatórios para outras instituições e para os usuários
- Pesquisa e ensino (pesquisa aplicada, educação continuada etc.).

Um sistema de informação que gere bons indicadores de gestão é a base para o desenvolvimento do que poderia ser chamado de *sistema de controle integrado de gestão* (CIG) em um hospital. Esse CIG surge no contexto da filosofia do controle interno com o intuito de promover o desenvolvimento das instituições de maneira proativa, de modo que o permanente monitoramento e autocontrole de todos os níveis da instituição gerem continuamente processos de melhoria da eficiência e da qualidade da gestão empresarial.

Assim, é necessário que o gerente geral ou o gerente de uma unidade funcional crie as condições para que, no hospital ou nessa unidade, seja desenvolvido um sistema de informação que produza bons indicadores de gestão. Ou seja, é necessário gerenciar o desenvolvimento do sistema de informação.

A seguir, são apresentados os princípios que devem ser considerados para a gestão do sistema de informação, a importância de contar com um plano de sistemas para o seu desenvolvimento, a organização necessária para cumprir esse objetivo em um hospital, a política geral e as estratégias para o desenvolvimento do sistema de informação e algumas recomendações para o monitoramento e a avaliação do funcionamento do sistema em um hospital.

Orientações para a avaliação do sistema de informação

O sistema de informação do hospital deve ser avaliado periodicamente pelo comitê gestor desse sistema. Certamente, essa avaliação deve ser feita no âmbito geral do hospital e em cada uma de suas unidades funcionais, por meio das seguintes perguntas:

- Qual o impacto causado pelo sistema de informação na qualidade da atenção ao usuário?
- Até que ponto o sistema de informação provocou mudanças positivas nos processos e nos procedimentos para a assistência?
- Até que ponto o sistema de informação melhorou o controle integrado de gestão e a tomada de decisões gerenciais?
- Qual é o impacto econômico do sistema de informação?

Não há dúvidas de que as informações não podem, isoladamente, resolver os diferentes problemas enfrentados no dia a dia para a melhoria da qualidade e da eficiência dos serviços prestados aos usuários.

As estatísticas, os computadores, os aplicativos e os sistemas de informação têm utilidade prática somente se as gerências alta e média utilizarem as informações disponíveis para exercer plenamente suas funções gerenciais e fortalecerem de modo permanente suas habilidades e capacidades para a análise e a tomada de decisões.

Nesse processo, a especialização e o bom senso das equipes clínica e administrativa, com base em informações pertinentes, oportunas e confiáveis, serão o pilar para a melhoria da eficiência, da efetividade e da qualidade do atendimento.

Por tudo isso – e visto que um sistema de informação eficaz não se desenvolve espontaneamente, mas é produto da intenção clara da alta e da média gerências –, é imperativo assumir a gestão do desenvolvimento dos sistemas de informação nos hospitais e aplicar as orientações apresentadas neste capítulo.

Resumo
Ao longo dos últimos anos, as instituições hospitalares têm sido consideradas empresas de serviços, e seu sucesso depende do trabalho de seus funcionários. Para que um bom trabalho seja feito, são necessárias, entre outros fatores, informações pertinentes e oportunas cujo objetivo principal é a tomada apropriada e efetiva de decisões.

Durante a execução das diferentes atividades do hospital, o registro inicial, o processamento e a análise periódica dos dados podem não apenas redirecionar as ações de controle, mas também sugerir a tomada de novas medidas ou estratégias.

A coleta regular de dados sobre diferentes aspectos, sua análise e a revisão formal dos resultados obtidos, bem como sua divulgação, são ações que devem ser realizadas para se controlar efetivamente o desempenho do hospital.

No presente capítulo, foram detalhados os aspectos necessários para orientar a concepção e a operação dos sistemas de informação no hospital, apresentando-se, entre outras orientações, a classificação dos diferentes tipos de informação, o que facilita a compreensão dos papéis desempenhados pelos responsáveis pela dinâmica diária do hospital.

Bibliografia

Andreu R, Ricart JE, Valor J. Estrategias y sistemas de información. España: McGraw-Hill; 1998.

Asenjo MA. Las claves de la gestión hospitalaria. Barcelona: Ediciones Gestión 2000; 2000.

Beltrán JJ. Indicadores de gestión. Herramientas para lograr la competitividad. Temas Gerenciales. Bogotá: 3R Editores; 2000.

Domínguez Giraldo G. Indicadores de gestión. Un enfoque sistémico. Medellín: Biblioteca Jurídica; 2001.

González E, Reynales LJ. Estadísticas, información y gerencia de sistemas de información en salud. Conferencia de trabajo. Santafé de Bogotá; 1998.

Health Metrics Network. Framework and standards for country health information systems. 2a ed. Ginebra: Organización Mundial de la Salud; 2008.

O´Brien JA. Sistemas de Información Gerencial. México: Irwin-McGraw-Hill; 2006.

O´Carroll PW, Yasnoff WA, Ward E, et al. Public Health Informatics and Information Systems. Health Informatics series. New York: Springer; 2003.

Organización para la Cooperación y el Desarrollo Económico. Improving health sector efficiency, the role of information and communication technologies. Paris: OECD; 2010.

Ozores Massó B. Logística Hospitalaria. Biblioteca de Logística. Barcelona: Marge Books; 2007.

Pacheco JC, Castañeda W, Caicedo CH. Indicadores Integrales de Gestión. Corporación Calidad. México: Editorial McGraw-Hill; 2002.

Reynales LJ. La calidad en la información y la comunicación en las organizaciones en salud. En: G. Malagón, R. Galán, G. Pontón, Garantía de la calidad en salud. Santa Fe de Bogotá: Editorial Médica Panamericana; 1999.

Reynales LJ. Sistemas de información hospitalaria. En: G. Malagón, R. Galán, G. Pontón, Administración Hospitalaria, 2ª ed. Bogotá: Editorial Médica Panamericana; 2000.

Reynales LJ. Sistemas de información hospitalaria. En: G. Malagón, R. Galán, G. Pontón, Auditoría en Salud, 2ª ed. Bogotá: Editorial Médica Panamericana; 2003.

Reynales LJ. Sistemas de Información hospitalaria. En: G. Malagón, G. Pontón, J. Reynales, Auditoría en Salud, para una gestión eficiente. 3ª ed. Bogotá: Editorial Médica Panamericana; 2014.

Reynales LJ. Sistemas de información hospitalaria. En: G. Malagón, R. Galán, G. Pontón, Garantía de la Calidad, 2ª ed. Bogotá: Editorial Médica Panamericana; 2006.

Serna Gómez H. Índices de Gestión. Temas Gerenciales. Bogotá: 3R Editores; 2000.

Subdirección General de Información Sanitaria e Innovación. Sistema de Información Sanitaria del Sistema Nacional de Salud. Madrid: Ministerio de Sanidad, Servicios Sociales e Igualdad; 2014.

18 Indicadores de Gestão e Desempenho Hospitalar

Jesús María Aranaz Andrés • Carlos Aibar-Remón • Julián Vitaller Burillo • María Teresa Gea Velázquez de Castro • Miguel Cuchí Alfaro

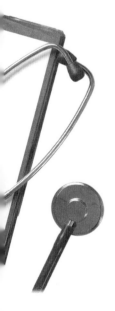

Introdução

Gestão é o conjunto de ações voltadas para um fim específico. Tais ações são executadas em todos os níveis nos quais se articula o sistema de saúde: na organização de ministérios e regiões de saúde (macrogestão), na direção de hospitais e de seguradoras (mesogestão) e na prática assistencial de serviços e unidades clínicas (microgestão). A gestão inclui ações voltadas para o gerenciamento do presente, como direção e organização, e a preparação para o futuro, destacando-se o planejamento e a programação.

O *planejamento*, por sua vez, é o processo de previsão dos recursos e das atividades necessários para atingir determinados objetivos, considerando o contexto de dificuldades previsíveis. O *planejamento de saúde* pode ser classificado em três grandes categorias: planejamento normativo, planejamento estratégico e planejamento operacional. O *normativo*, ou planejamento das *políticas de saúde*, determina as metas do sistema e constitui o marco de referência desejado. O *estratégico* visa a atingir os objetivos essenciais para o alcance das metas da política de saúde. O *operacional* consiste na programação, incluindo a preparação de atividades para alcançar objetivos específicos.[1,2]

Um *programa* é um conjunto organizado, coerente e integrado de recursos e atividades que visam a alcançar os objetivos determinados em uma população definida.[3,4] A programação é um processo cíclico, integrado pelas fases indicadas na Figura 18.1.

Na assistência médica individual, o diagnóstico é feito antes de iniciar o tratamento; também na saúde pública, as necessidades de saúde devem ser identificadas com precisão antes da execução das ações para satisfazê-las. Com relação a isso, destacam-se três grandes categorias de necessidades:

- *Normativas*, ou assim identificadas pelos especialistas
- *Sentidas* ou percebidas pelas populações
- *Expressas* como demanda de serviços.

Os dados a serem coletados e os procedimentos de coleta diferem conforme o programa, mas sempre são necessários indicadores com precisão e validade suficientes.

O caráter ilimitado das necessidades de saúde torna obrigatório o uso de sistemas para determinar as prioridades de ação. Há dois critérios que determinam a prioridade de um problema de saúde: por um lado, a importância dos danos que ele causa e suas repercussões epidemiológicas e econômicas;

por outro, a existência ou não de ações efetivas para solucioná-lo.

Os métodos de escolha de prioridades podem ser agrupados em duas categorias: *quantitativos e qualitativos*. Os primeiros fundamentam-se no uso de indicadores relacionados a estado de saúde, anos de vida perdidos, uso e acessibilidade de serviços etc., visando a avaliar, por um lado, a magnitude e a importância dos problemas e, por outro, a efetividade e a eficiência das ações voltadas para sua solução. Os qualitativos baseiam-se na combinação consensual dos critérios de especialistas, de responsáveis pela política de saúde e da própria população. Destacam-se, entre outros, as técnicas Delphi e de grupo nominal.

A formulação de objetivos visa a delimitar os resultados que se pretende alcançar. As características que todo objetivo deve ter são duas: pertinência quanto ao problema de saúde ao qual se refere e viabilidade dos resultados propostos. Classicamente, os objetivos são divididos em gerais e específicos. Os primeiros costumam ser declarações de intenções sobre a finalidade de um programa, não precisam ser quantificados e, em geral, referem-se a temas gerais que serão abordados. Os objetivos específicos caracterizam-se pela concretude. Em sua formulação, devem ser detalhados: a dimensão da mudança esperada, o indicador que será usado para avaliar o objetivo, o período em que deve ser alcançado, a população e a área geográfica onde se pretende consegui-lo e a intervenção necessária para alcançá-lo. Um exemplo é apresentado na Tabela 18.1.

A finalidade da avaliação significa fazer um julgamento objetivo sobre a necessidade do programa, a adequação das atividades e dos recursos utilizados e os resultados obtidos. A avaliação da necessidade fundamenta-se na análise das necessidades e dos critérios utilizados na priorização. A adequação das atividades e dos recursos constitui a denominada *avaliação de estrutura e processos*. A avaliação de resultados do programa e de seu impacto sobre a saúde de uma população deve ser feita em função dos objetivos programados. Os aspectos a considerar são: a efetividade, que leva em conta as consequências do programa para o grupo populacional ao qual ele estava dirigido, e a eficiência, que avalia a relação existente entre os objetivos alcançados e os recursos utilizados.

Tabela 18.1 Formulação de objetivos.

Gerais: reduzir a prevalência de cáries dentárias e periodontopatias na população de uma comunidade

Específicos:
- Assegurar que pelo menos 80% das crianças de 4 a 14 anos de uma região não consumam produtos com açúcar entre as refeições durante os dias úteis
- Conseguir, na mesma comunidade e após um período de 5 anos de fluoretação da água, reduzir em cerca de 30% a prevalência de cáries nas crianças de 10 a 14 anos

Elementos do monitoramento | Critério, indicador e padrão

A qualidade é um dos elementos estratégicos nos quais se fundamentam a transformação e a melhoria dos sistemas de saúde modernos.

O estudo da qualidade da assistência de saúde supõe diferentes abordagens, uma vez que ela, tradicionalmente, tem significados diferentes para pacientes, profissionais e gestores. A qualidade dos serviços de saúde é o resultado das políticas de saúde, de fazer bem aquilo que é certo, da imagem da instituição percebida pelos prestadores e receptores do atendimento, da definição do serviço ao cliente interno e externo e da interação adequada entre ambos.[5]

A prática clínica é o processo de atuação médica em relação à assistência à saúde do paciente.[6] Seus componentes são a informação clínica, a comunicação, as argumentações, os julgamentos e as decisões dos médicos (e dos profissionais de saúde em geral), os procedimentos utilizados e as intervenções aplicadas.[7] Diversos estudos comprovaram que não se trata de um fenômeno exato e reprodutível, mas que existe uma inter e uma intravariabilidade entre os médicos com relação às observações, aos argumentos, às intervenções e aos estilos

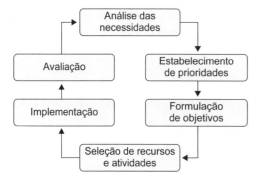

Figura 18.1 Fases da programação em saúde.

de prática, da qual deriva, por sua vez, um alto grau de incerteza quanto aos resultados da prática clínica.[8]

Um dos objetivos da assistência de qualidade é justamente evitar parte da variabilidade, principalmente a que não tem relação com a prevalência da doença nem com as preferências do paciente quanto à abordagem a ser dada. Para isso, em qualquer processo clínico, devem ser assegurados o desenvolvimento padronizado, a efetividade e o uso eficiente dos recursos empregados.[9-11] Tudo isso tem como consequência um bom clima de relação e a satisfação do paciente e dos profissionais com os cuidados prestados. Uma maneira de verificar se tais objetivos foram alcançados é descrever todo o processo assistencial de modo multidisciplinar e estabelecer critérios, indicadores e padrões de qualidade para ele, para posterior monitoramento. Pretende-se descrever esse processo do ponto de vista teórico e prático no presente capítulo.

Um *critério* – segundo a terminologia da *Joint Commission on Accreditation of Healthcare Organizations* (JCAHO)[12] – é a condição que a prática clínica deve cumprir para ser considerada de qualidade. Também pode significar o nível ou níveis esperados de sucesso, ou as especificações em relação às quais a prática clínica pode ser avaliada. Um bom critério deve ser explícito (assim como devem ser explicitadas as exceções do critério), compreensível, facilmente quantificável e aceito pela comunidade científica; além disso, deve ser elaborado de modo participativo, envolvendo os profissionais interessados. Podem existir exceções ao critério – por exemplo, a quimioprofilaxia antibiótica perioperatória é uma medida de eficácia comprovada para redução da frequência de infecção da ferida operatória. A comunidade científica aceita essa conduta e as diferentes sociedades científicas recomendam que ela seja adotada nos diferentes hospitais, com exceção daqueles procedimentos considerados cirurgias limpas sem implantes (como as mastectomias).

Um *indicador* é uma medida quantitativa que pode ser usada como referência para o controle e a avaliação da qualidade das atividades[13]; ou seja, o modo particular (normalmente, numérico) como um critério é medido ou avaliado. É necessário estabelecer um indicador quando houver uma circunstância que precise ser medida, mas também é preciso que a sua definição seja tão clara que não permita interpretações distintas, de modo que seus valores devam necessariamente ajustar-se ao contexto em que ocorrem: por exemplo, a taxa de mortalidade será muito diferente de acordo com as características da população atendida em determinado hospital; assim, a mortalidade nos hospitais que atendem pacientes terminais terá uma consideração diferente da obtida em hospitais gerais; inclusive, são esperados piores valores dessa taxa, se forem considerados os cinco níveis de risco definidos pela *American Society of Anesthesiologists* (ASA), sem que isso signifique níveis de qualidade diferentes no atendimento dos pacientes.[14] Em outras palavras, uma vez conhecido um indicador, a primeira pergunta a ser feita é: há alguma circunstância que explique o resultado desse indicador? Considerando que os valores dos indicadores devam ser interpretados, não estão isentos de viés ou fatores de confusão.

O dicionário de epidemiologia de Last[15] define *padrão* como algo que serve de base para a comparação e também como uma especificação técnica ou um relatório redigido por especialistas, com base em resultados consolidados e obtidos por meio de estudos científicos, da tecnologia e da experiência. Além disso, visa a obter máximos benefícios e é aprovado por uma corporação reconhecida e representativa.

O termo *padrão* refere-se ao grau de conformidade exigível a um critério e é definido como o intervalo em que um nível de qualidade é aceitável. Visto que determina o nível mínimo que compromete a qualidade, também pode ser entendido como o conjunto de estratégias diagnósticas e terapêuticas indicadas em cada situação[16]; por exemplo, a taxa de infecção de feridas operatórias em cirurgias limpas tem que ser inferior a 1,5% dos pacientes submetidos à cirurgia.

Por essa razão, a verdadeira utilidade do padrão é a possibilidade de comparação com um valor mínimo aceitável. Às vezes, é possível encontrar os valores padrão na literatura; outras, sua ausência obriga a aceitar valores por consenso e, enfim, também é possível optar por defini-los de acordo com os resultados observados no meio.

Às vezes, pode haver uma distinção entre o *monitoramento* e a *avaliação* da qualidade da assistência. No caso do monitoramento, refere-se à vigilância contínua de determinados aspectos fundamentais da assistência, por exemplo, a incidência de infecções hospitalares ou a taxa de mortalidade cirúrgica, a fim de detectar com rapidez qualquer problema ou desvio em relação a um padrão de comportamento considerado normal ou correto. O segundo caso significa fazer uma comparação com os objetivos esperados, ressaltando os aspectos positivos (o que está sendo feito corretamente) e as oportunidades de melhora (aspectos que devem ser melhorados para alcançar esses objetivos). Tanto a avaliação como o monitoramento levam implícita a ideia ou a necessidade de medir.[17]

Entende-se por monitoramento o acompanhamento sistemático e periódico da situação dos indicadores de qualidade em relação aos padrões predefinidos. Tem como objetivo identificar a existência ou não de situações problemáticas que devem ser avaliadas ou sofrer alguma intervenção. Para alguns autores, a intervenção faz parte do processo de monitoramento. Se não houver uma medição periódica de um indicador (expressão de determinado critério predefinido, que é comparada com um padrão), de acordo com um sistema constante, não está ocorrendo um monitoramento, e sim apenas uma avaliação específica de um fenômeno (Figura 18.2). Pelo grau de vigilância que envolve, o monitoramento não é, em essência, um método de avaliação da qualidade, mas um instrumento para garantir a adequação do atendimento.

São dois os componentes básicos do monitoramento:[18] a identificação e a elaboração de indicadores, e o planejamento do monitoramento (quando e como será realizado).

Elaboração de indicadores

A escolha de um indicador deve ser sempre adequada ao contexto e ao problema potencial a ser resolvido. O processo pode ser complexo, pois devem ser considerados todos os requisitos a serem cumpridos pelos indicadores e as normas de elaboração.

A JCAHO descreveu esta metodologia e as informações básicas para a elaboração de um bom indicador:[13,19]

- *Enunciado*: descreve a atividade ou o evento a ser monitorado
- *Definição* clara dos termos usados no indicador para garantir a alta confiabilidade. Como, em geral, o indicador consiste em um numerador e um denominador, sempre é necessário refletir sobre qual deve ser o numerador e qual o denominador. Esse é um detalhe muito importante, que permite conhecer seu valor com precisão, sem supervalorização nem subestimação. Por exemplo, são situações diferentes a prevalência de pacientes com escaras em um determinado hospital e a prevalência de pacientes com escara em relação ao total de pacientes com algum risco de desenvolver esse tipo de lesão
- *Identificação do tipo*[20] de indicador, de acordo com a gravidade, o tipo e o resultado do evento monitorado (Tabela 18.2)
- Fundamento que explica a relevância do indicador para o problema a ser monitorado (*validade lógica*), incluindo as referências bibliográficas utilizadas
- Utilidade do indicador; processo ou resultado específico que será monitorado; componentes da qualidade avaliados (efetividade, satisfação do paciente, etc.)
- Descrição da população-alvo na qual o indicador é mensurado
- Fonte dos dados (prontuário médico*, bases de dados etc.)
- *Fatores responsáveis*: identifica os fatores que podem explicar as possíveis variações do indicador, divididos em: os que dependem do paciente e os que dependem do sistema. A princípio, os fatores que dependem do paciente são os que não podem ser melhorados. Pode-se agir sobre os que dependem dos profissionais ou do sistema organizacional
- Dados existentes, indicando se há dados conhecidos, externos e do próprio centro (padrões), sobre o indicador.

Atributos de um indicador

São aqueles que, em conjunto, determinam a utilidade do indicador como medida: válido, confiável e apropriado.[17]

- Válido: um indicador é válido se identificar as situações nas quais a qualidade pode ser

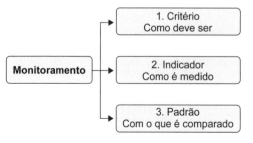

Figura 18.2 Elementos do monitoramento.

---

*Nota do revisor: no Brasil, também pode ser chamado de prontuário do paciente.

Tabela 18.2 Tipos de indicadores.

De acordo com a *gravidade* do evento monitorado:
- Indicador sentinela: mede um evento suficientemente grave e indesejável para realizar uma análise individual de cada caso que ocorrer (p. ex., a morte de uma mãe durante o parto)
- Indicador baseado em um índice ou proporção: mede um evento que requer análise detalhada quando a proporção de casos não atinge um limiar previamente estabelecido como aceitável (p. ex., número de apendicectomias brancas/total de apendicectomias)

De acordo com o *tipo* de evento monitorado:
- Indicador de estrutura: representa os recursos humanos, os equipamentos e os recursos financeiros, e pode ser expresso de maneira absoluta ou relativa (p. ex., número de médicos em um hospital *versus* número de médicos por 1.000 habitantes)
- Indicador de processo: avalia a atividade desenvolvida de modo direto ou indireto e deve incluir critérios de adequação consensuais ou baseados em evidências científicas disponíveis (p. ex., porcentagem de pacientes com preparo intestinal adequado para cirurgia colorretal)
- Indicador de resultados: avalia se os objetivos das atividades realizadas durante o processo foram alcançados ou não. Pode referir-se a resultados intermediários (p. ex., taxa de infecção do sítio cirúrgico) e resultados finais (p. ex., taxa de mortalidade)

De acordo com o *resultado* do evento monitorado:
- Indicador positivo: baseado em um evento tido como desejável, considerando os conhecimentos científicos atuais (p. ex., porcentagem de melhora da azia com a cirurgia antirrefluxo)
- Indicador negativo: baseado em eventos considerados indesejáveis (p. ex., taxa de infecção hospitalar)

melhorada. A sensibilidade do indicador depende de sua capacidade para detectar todos os casos em que haja um problema de qualidade e as variações do fenômeno estudado em função das ações de melhoria postas em prática. É específico se identificar somente os casos em que há um problema de qualidade e, portanto, o resultado do indicador não será alterado, salvo se houver variação do fenômeno estudado

- Confiável: o resultado do indicador é reproduzível para casos e situações semelhantes quando avaliado por observadores diferentes. Isso exige, necessariamente, condições idênticas de medição e dos elementos de medição
- Apropriado: deve ser útil para a gestão da qualidade no nível do sistema de saúde em que será utilizado, para que as atividades de melhoria sejam executadas.

Apesar disso, não se deve ignorar a existência de uma variabilidade natural, própria de toda evolução bioclínica e que, obviamente, também pode afetar o resultado dos indicadores. Dessa maneira, em muitos casos, é necessário o esclarecimento de um intervalo aceitável para o indicador e, inclusive, para o padrão. Por exemplo, o sexo na incidência de infecção do trato urinário.

Indicadores de qualidade em uma unidade de cirurgia

Foi apresentado, como exemplo, um processo de seleção de indicadores que poderiam fazer parte do plano de qualidade de uma unidade cirúrgica.[21,22]

A escolha dos critérios relevantes e fundamentais do serviço poderia ser feita por um grupo multidisciplinar de especialistas que, com base em evidências científicas disponíveis e em sua própria experiência, e com o auxílio de ferramentas de identificação, consenso e priorização (p. ex., diagrama de afinidade, técnica de grupo nominal, técnica Delphi etc.), obteriam os critérios, os indicadores e os padrões válidos, confiáveis e apropriados para serem monitorados.

A seguir, são apresentados alguns critérios e indicadores no serviço de cirurgia que poderiam ser o resultado de tal grupo de trabalho:

- Adequação do sistema de programação: para maximizar a efetividade das atividades da unidade de cirurgia, com o mínimo inconveniente aos pacientes, é necessária uma programação adequada com controle exaustivo das consultas
- Adequação do sistema de seleção de pacientes: os pacientes internados para cirurgia eletiva não devem ser recusados no dia da intervenção
- Termo de consentimento livre e esclarecido para os procedimentos cirúrgicos: as informações para o paciente ou seus familiares, constantes no termo de consentimento livre e esclarecido, são um elemento essencial na inter-relação médico-paciente e, por essa razão, são imprescindíveis a elaboração e o uso desse documento em todo procedimento cirúrgico
- Aplicação adequada dos protocolos de profilaxia antimicrobiana perioperatória: medida preventiva contra infecção do sítio cirúrgico

- Presença de relatórios de alta e cirúrgicos: o relatório de alta é indispensável para garantir a continuidade da assistência médica
- Incidência mínima de infecção do sítio cirúrgico em cirurgia limpa: a infecção de feridas operatórias em cirurgias limpas está relacionada à qualidade da técnica cirúrgica e, portanto, deve ser mínima
- Conformidade do resultado cirúrgico imediato: os pacientes não devem precisar de cuidados de emergência relacionados à intervenção no período pós-operatório imediato (15 dias)
- Conformidade do resultado cirúrgico tardio: os pacientes não devem apresentar recidivas da intervenção realizada
- Presença da lista de verificação de segurança cirúrgica: é indispensável para garantir a segurança do paciente durante a intervenção.*

Por sua vez, os indicadores de qualidade para o monitoramento dos critérios anteriores poderiam ser:

- Porcentagem de intervenções suspensas antes da internação do paciente (pacientes admitidos para cirurgia eletiva que não chegam a ser internados no hospital no dia programado)
- Porcentagem de intervenções suspensas após a internação do paciente (pacientes admitidos para cirurgia eletiva que são rejeitados no dia da intervenção)
- Porcentagem de pacientes em cujo prontuário consta o relatório de alta
- Porcentagem de pacientes submetidos à cirurgia que recebem adequadamente os protocolos de profilaxia antimicrobiana
- Porcentagem de termos de consentimento em relação à quantidade de diferentes procedimentos cirúrgicos realizados
- Porcentagem de pacientes submetidos à cirurgia limpa que apresentam infecção do sítio cirúrgico
- Taxa de reoperações imediatas (pacientes que são reoperados ou reintubados no período de 48 h após a intervenção)

*Nota do revisor: foi criado, em 2013, o Protocolo de Cirurgia Segura pelo Ministério da Saúde/Anvisa/Fiocruz, que determina as medidas a serem implantadas para reduzir a ocorrência de incidentes e eventos adversos e a mortalidade cirúrgica, por meio da Lista de Verificação de Cirurgia Segura, desenvolvida pela Organização Mundial da Saúde. Disponível em: https://www20.anvisa.gov.br/segurancadopaciente/index.php/publicacoes/item/protocolo-de-cirurgia-segura. Acesso em 1/11/2017.

- Taxa de utilização de serviços de emergência após a cirurgia (pacientes que precisam de atendimento no serviço de emergência no período de 15 dias após a alta)
- Taxa de reinternação relacionada à cirurgia no período de 15 dias após a alta
- Taxa de recidiva (pacientes que apresentam recidivas da intervenção em relação ao total de cirurgias realizadas)
- Porcentagem de pacientes submetidos à cirurgia em cujo prontuário consta a lista de verificação de cirurgia segura.

A escolha de critérios adequados e de seus indicadores correspondentes é uma das estratégias mais eficazes dos programas de qualidade.[23] Essa escolha deve ser feita continuamente, no âmbito de um programa de qualidade, para tornar eficazes as ações de melhoria e possibilitar a verificação não apenas da melhoria, mas também da duração desta ao longo do tempo.[24] A Figura 18.3 apresenta, como exemplo, a evolução das taxas de infecção cirúrgica em uma unidade de cirurgia entre 2011 e 2014, e a Figura 18.4 apresenta os resultados da aplicação do *bundle* de ventilação mecânica em uma unidade de terapia intensiva (UTI).[25]

Análise dos resultados da atenção hospitalar

A avaliação dos resultados nem sempre é fácil e sua adequação nem sempre está relacionada à qualificação dos profissionais ou dos equipamentos. Às vezes, os resultados podem estar mais condicionados às características (idade, sexo, comorbidades etc.) ou aos conhecimentos dos pacientes, que podem afetar a aceitação dos cuidados ou das intervenções.

Com a perspectiva técnico-científica da assistência, recorre-se a indicadores que refletem o estado de saúde do indivíduo ou de grupos, a partir de duas orientações diferentes.

Aproximação ao estado de saúde da população por meio dos indicadores de saúde negativos clássicos

- Análise da mortalidade: alguns autores propõem, em função das informações limitadas fornecidas pelo estudo da mortalidade geral (e até mesmo da específica), analisar a mortalidade evitável; outros propõem avaliar a mortalidade prematura como referência

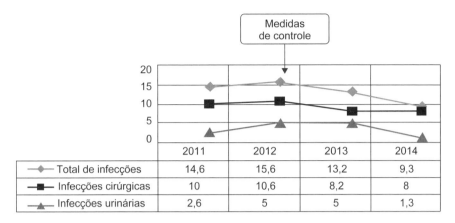

Figura 18.3 Taxas de infecção (cirúrgica e urinária) em uma unidade de cirurgia entre 2011 e 2014.

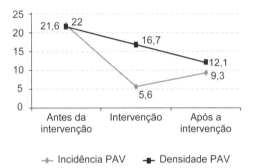

Figura 18.4 Resultados da aplicação do *bundle* de ventilação mecânica em uma unidade de terapia intensiva. PAV: pneumonia associada à ventilação mecânica. Fonte: Gea et al.[25]

para a política de saúde e indicador de qualidade assistencial. Neste sentido, o indicador de mais consenso na atualidade, tanto para a análise dos resultados quanto para a de sua qualidade, é a taxa de mortalidade desnecessariamente prematura e sanitariamente evitável (MIPSE).* Em cirurgia, pode-se considerar a MIPSE após apendicectomias, colecistectomias e herniorrafias em pacientes com menos de 65 anos[26]
- Análise da sobrevida: de pacientes submetidos a determinados procedimentos; por exemplo,

a sobrevida de pacientes com câncer colorretal ou câncer de mama submetidos a cirurgia
- Análise da morbidade: principalmente quanto à prevalência das doenças. A cada momento, é apresentado um determinado padrão epidemiológico, o qual, de certa maneira, também sofreu interferência do sistema de atenção à saúde. A análise da morbidade é menos negativa que a da mortalidade, visto que é mais útil saber por que as pessoas morrem do que quantas morrem e por qual razão
- Análise das complicações: as complicações podem ser agrupadas de acordo o momento em que surgem:
  - Imediatas: reintubação, reoperação imediata ou hemorragia que complique o procedimento etc.
  - Mediatas: infecção de uma ferida operatória, deiscência de uma sutura, infarto agudo de miocárdio (IAM) que complica a cirurgia, corpo estranho deixado por acidente, mau funcionamento de uma colostomia, retorno não programado à UTI ou ao centro cirúrgico etc.
  - Tardias: recidiva ou reinternação por problemas relacionados ao dispositivo, implante ou enxerto etc.

Aproximação ao estado de saúde da população que explora o grau de doença ou de incapacidade

- Níveis de gravidade (estadiamento da doença): analisam a gravidade do processo e a probabilidade de morte ou de invalidez residual em consequência da doença e suas

---
*Nota do revisor: indicador específico da Espanha. No Brasil, utiliza-se o Mortalidade Evitável, que se baseia em Listas Brasileiras de Mortes Evitáveis construídas para duas faixas etárias: menores de 5 anos e de 5 a 74 anos de idade. Como exemplo, a Lista Brasileira de Mortes Evitáveis para menores de 5 anos pode ser visualizada em: http://tabnet.datasus.gov.br/cgi/sim/Obitos_Evitaveis_0_a_4_anos.pdf. Acesso em 22/11/2017.

complicações. Baseiam-se na premissa de que a gravidade da condição de um paciente, em algum momento do processo de tratamento, é um bom indicador do resultado das fases anteriores. A análise é feita com base nos diagnósticos codificados da CID-10, que estabelece quatro níveis de gravidade
- Índice de gravidade de pacientes [*patient severity index* (PSI)]: trata-se de um índice para avaliar os pacientes hospitalizados, que combina sete parâmetros com quatro níveis (de 1 a 4) de gravidade. Esses parâmetros são: diagnóstico principal, diagnósticos secundários, complicações, grau de dependência, procedimentos diagnósticos e terapêuticos, resposta ao tratamento e sequelas
- Determinação de condições traçadoras (*tracers*), também conhecidas como "condições marcadoras": são um grupo selecionado de problemas de saúde específicos, submetidos à avaliação do diagnóstico, do tratamento e da evolução que tiveram, sendo que as conclusões dessa avaliação são usadas para medir a qualidade da assistência nos cuidados de rotina prestados. Têm sido utilizadas como patologias traçadoras a anemia ferropriva e infecção urinária. Um bom traçador deve ser uma condição de alta prevalência, de fácil identificação, com repercussão nos custos e variabilidade em seu manejo e nas possibilidades de melhora. A litíase biliar pode ser considerada um bom traçador em cirurgia. Os cânceres de cólon ou reto também são bons traçadores em cirurgia, sobre os quais, além disso, foram publicados guias de prática clínica (GPC).

Indicadores de utilização

Suponha-se que os hospitais San Juan de la Cruz e San Pompilio María Pirrotti têm 100 leitos, cuja configuração e cujos resultados de atividade são descritos na Tabela 18.3. Analisando-se o resultado considerando exclusivamente os dias de permanência, conclui-se que os valores são muito parecidos: a diferença seria de 108 dias a favor do hospital San Pompilio María Pirrotti no período de 1 ano.[27]

As informações tornam-se mais substanciais quando se conhece também o comportamento de outros indicadores, como os de relação população-hospital (Tabela 18.4), utilização de recursos hospitalares do setor de internação (Tabela 18.5), utilização de recursos hospitalares do setor de consultas ambulatoriais (Tabela 18.6) e utilização de recursos hospitalares do setor de emergências (Tabela 18.7).

Entre os indicadores hospitalares básicos, é possível distinguir aqueles que denotam a relação entre o hospital e a população e os que

Tabela 18.3 Hospitais San Juan de la Cruz e San Pompilio María Pirrotti.

Serviço	Hospital San Juan de la Cruz	Hospital San Pompilio María Pirrotti
Configurações (leitos, total de 100)		
Clínica médica	25	25
Cirurgia e especialidades	40	40
Ginecologia e obstetrícia	20	20
Pediatria	15	15
Atividade em hospitalização (dias de permanência)		
Clínica médica	8.212	9.050
Cirurgia e especialidades	12.410	11.680
Ginecologia e obstetrícia	6.205	6.205
Pediatria	3.832	3.832
Atividade		
Hospitalização (dias de permanência)	30.659	30.767
Consultas	8.948 primeiras	7.906 primeiras
	17.896 retornos	15.812 retornos
Emergências	2.684	2.372

demonstram o uso de recursos hospitalares, representando o resultado da atividade.

A população em geral é a base de referência do planejamento de saúde. Por isso, conhecer a base de dependência hospitalar leva a saber sobre adesão que o centro hospitalar tem entre os habitantes da região; ou seja, dá uma ideia sobre o uso dos serviços de internação em relação aos demais centros hospitalares da área, mesmo não considerando fatores como o nível da assistência, a natureza dos serviços prestados etc.

Tabela 18.4 Indicadores de relação população-hospital.

Índice de dependência hospitalar: número de altas de uma determinada região dividido pelo total de altas do hospital

Atendimento hospitalar: número de internações em um hospital por mil habitantes

Atração hospitalar: número de admissões em um hospital por mil habitantes provenientes de uma determinada região geográfica

Pressão hospitalar: número de pacientes aguardando admissão em um hospital por mil habitantes

Tabela 18.5 Indicadores clássicos de utilização de recursos hospitalares do setor de internação.*

Média de permanência (MP): total de dias de permanência no período/total de admissões no período**

Média de permanência pré-operatória: somatório dos dias de permanência pré-operatória/número de pacientes submetidos à cirurgia eletiva com internação

Permanência mediana (P mediana): é o valor dos dias correspondente a 50% de todos os dias dos pacientes***

Taxas de ocupação hospitalar (TOH): [total de dias de permanência$/(n⁰ de leitos × dias do período considerado)] × 100

Índice de rotatividade paciente/leito (IR): número de admissões de internação/número de leitos

Intervalo de substituição (IS): [tempo médio de permanência × (1 − taxa de ocupação hospitalar)/taxa de ocupação hospitalar]

Ciclo médio hospitalar (CMH): média de permanência + intervalo de substituição

Taxa de reinternação: número de internações pela mesma causa após uma internação anterior$$

* Nota do revisor: no Brasil, há uma série de indicadores preconizados pela Agência Nacional de Saúde (Anvisa), denominados Coeficientes Hospitalares, incluindo definição, fórmula de cálculo e unidade de medida. Podem ser encontrados no link: http://www.anvisa.gov.br/servicosaude/avalia/indicadores/index.htm. Acesso: 1/11/2017.
** Nota do revisor: o preconizado pela Anvisa é a somatória de pacientes-dia no hospital em determinado período dividido pela somatória de saídas (altas + óbitos) ocorridas no hospital no mesmo período.
*** Nota do revisor: calcula-se ordenando os dias de permanência de todos os pacientes e localizando-se o ponto central.
$ Nota do revisor: é comum, no Brasil, adotar a nomenclatura "total de pacientes-dia" em vez de "total de dias de permanência".
$$ Nota do revisor: no Brasil, considera-se reinternação o paciente que retorna ao hospital em até 30 dias da data da alta hospitalar, segundo a Agência Nacional de Saúde Suplementar (ANS).

Tabela 18.6 Indicadores clássicos de utilização de recursos hospitalares.

Ambulatórios

Atividade ambulatorial: número de primeiras consultas + número de retornos

Porcentagem de retornos: retornos/atividade ambulatorial

Tabela 18.7 Indicadores clássicos de utilização de recursos hospitalares

Setor de emergências

Média de emergências atendidas: número de emergências atendidas/dias corridos

Média de admissões de emergências: número de admissões por emergências/dias corridos

Porcentagem de admissões por emergências: [admissões por emergências/n⁰ de emergências atendidas] × 100

Pressão de emergências: [n⁰ total de admissões por emergências/n⁰ total de admissões] × 100

Totalmente relacionado com a dependência, está o *atendimento hospitalar,* que informa sobre quantos dos cidadãos referenciados ao centro hospitalar dão entrada nele; por sua vez, esse indicador orienta sobre previsões por doenças ou áreas de atenção, principalmente as relacionadas ao planejamento dos serviços.

Quando pacientes designados a um hospital são atendidos em outro, isso dá informações sobre possíveis desajustes. Por meio da atração hospitalar, eles são detectados e tenta-se corrigir o problema, pois se houve um planejamento para atender todos os pacientes da região em determinado centro, mas os pacientes estão se dirigindo a outro, isso pode ser um sinal de alerta.

A pressão hospitalar ajuda a detectar problemas estruturais ou de conformidade com o planejamento, pois se há pacientes aguardando internação, é preciso planejar mais recursos ou então redistribuí-los e gerenciá-los melhor.

Uma internação equivale a um episódio de hospitalização. O total de internações não equivale ao número total de pacientes atendidos, uma vez que um paciente pode ser hospitalizado várias vezes em um período. Essa ideia será abordada na discussão sobre reinternações-readmissões.

O tempo médio de permanência em dias segue uma tendência decrescente ao longo das últimas décadas em todo o mundo. A permanência mediana é um indicador com mais propriedades do que a média de permanência, tanto para descrever a distribuição dos dias de permanência quanto para fazer comparações, pois muitas vezes a média de permanência apresenta uma dispersão de tal modo que o desvio padrão atinge valores maiores que a média e, além disso, sua distribuição não é simétrica.

A média de permanência pré-operatória é um indicador específico dos serviços cirúrgicos. É um bom marcador de resultados, tanto pelas informações que fornece sobre a organização do serviço (programação cirúrgica) quanto por sua influência na qualidade assistencial. Espera-se reduzi-lo ao mínimo, considerando sua correlação com eventos adversos (p. ex., diretamente associados ao surgimento de infecção relacionada aos cuidados de saúde). O tempo de permanência pré-operatória de pacientes com doença de parede, endócrina, mamária e anal é menor, visto que, em geral, eles são mais jovens, apresentam menos fatores de risco e, habitualmente, não precisam de tratamentos pré-cirúrgicos. Nesses casos, o prolongamento do tempo de permanência em geral é causado por atrasos decorrentes do adiamento da cirurgia, uma vez que a programação dessas intervenções é feita depois de outras mais complexas.

A taxa de ocupação hospitalar é um indicador que demonstra uma clara sazonalidade: é maior no inverno do que no verão, mas também há uma sazonalidade diária em relação à semana: durante os fins de semana, diminui significativamente. Foi aceito como valor ideal a taxa de 85% de ocupação. Uma estratégia adequada dos serviços de cirurgia para melhorar esse indicador poderia ser a realização de intervenções de curta permanência às sextas-feiras, para que a alta possa coincidir com as internações de segunda-feira, no início da semana.

O *índice de rotatividade* paciente/leito indica o número de pacientes que passam em cada leito ao longo de um período determinado. É, portanto, um indicador da rentabilidade do recurso leito.

O *intervalo de substituição* indica o tempo médio em que um leito permanece desocupado entre a saída de um paciente e a admissão de outro. Complementa a informação do indicador anterior. Um intervalo de substituição adequado (ou, no mínimo, razoável) seria o tempo suficiente para trocar a roupa de cama, limpar e conferir os acessórios, preparar o ambiente próximo e permitir que os funcionários da sala descansem um pouco. Para esse indicador, não existe um valor padrão. Pineault e Daveluy sugerem incluir 1 dia a cada internação hospitalar, embora isso possa variar de acordo com o tipo de serviço clínico.[1]

O *ciclo médio hospitala*r indica, em média, os dias de internação de cada paciente.

O *conceito de reinternação* se restringe a uma nova internação pela mesma doença, em um tempo determinado. Aqui, será utilizado o termo readmissão para definir as internações repetidas que não têm relação com a internação prévia. Isso significa que, para analisar as reinternações, deve-se considerar não apenas todos os diagnósticos relacionados à mesma doença, mas também sua própria história natural, complicações etc. A readmissão é um bom indicador para avaliação da qualidade da assistência hospitalar.[28]

A atividade ambulatorial, que, em outro momento, poderia ter caráter complementar (e, de certa forma, marginal) dentro de toda atividade de um serviço, está adquirindo cada vez mais importância ao desenvolver, nesse sistema, uma série de técnicas que eram limitadas à prática em hospitalização. Portanto, a partir de agora, é razoável pensar em monitorar esse indicador dando atenção à porcentagem de revisões que, capazes de evitar ou favorecer a cronificação de determinados processos, podem tornar o desempenho dos serviços mais ou menos eficiente. As emergências na Espanha, por exemplo, seguem uma curva crescente, de difícil solução. Entretanto, conforme seja possível diminuir a pressão de emergências, há mais disposição para melhorar a eficiência dos serviços, ao poder desenvolver uma programação sem sobressaltos e, portanto, mais eficaz.

A seguir, apresenta-se a perspectiva oferecida por esses indicadores aplicados aos casos dados como exemplo: os hospitais San Juan de la Cruz e San Pompilio María Pirrotti. Vale lembrar que a atividade analisada corresponde ao período de 1 ano.

No primeiro hospital, foram atendidos em primeira consulta 8.948 pacientes e, no segundo, 7.906. Em ambos os casos, cada primeira consulta gerou dois retornos e, do total de internados, 60% eram provenientes do setor de emergência. Tudo isso está detalhado na Tabela 18.8.

A primeira impressão foi que os dois hospitais apresentavam resultados parecidos. Atualmente, nota-se que essa perspectiva era enganosa e, se forem analisados os resultados gerais, pode-se afirmar que houve 521 internações a mais no hospital San Juan de la Cruz ao ano que no hospital San Pompilio María Pirrotti; ou, em outras palavras, que no hospital San Juan de la Cruz passam 44,7 pacientes por leito ao ano, enquanto no hospital San Pompilio María Pirrotti, passam 39,5 pacientes.

Analisando-se os resultados dos dois serviços de cirurgia e especialidades cirúrgicas, que têm a mesma quantidade de leitos, pode-se observar que, no hospital San Juan de la Cruz, há 605 internações a mais no serviço de cirurgia em um ano, o tempo de permanência médio dos pacientes é de 3 dias a menos e, em cada leito, passam 15 pacientes a mais ao ano. Dessa maneira, a diferença é muito mais acentuada e os resultados são mais favoráveis ao hospital San Juan de la Cruz.

Os indicadores gerais clássicos têm um complemento específico para a avaliação dos serviços cirúrgicos, apresentado na Tabela 18.9. Os dois últimos indicadores da tabela referem-se a serviços que incluíram, em certa medida, a modalidade de cirurgia ambulatorial. O impacto em tempo de permanência poupado é um indicador muito contestado, pois, ao transferir os casos menos complicados para cirurgia ambulatorial, parece razoável esperar que a média de permanência geral do serviço aumente.

Apesar do que foi exposto, os indicadores clássicos têm grandes limitações, de modo que as comparações feitas seriam válidas apenas na hipótese de igualdade da complexidade e gravidade dos pacientes atendidos em cada um dos hospitais. Caso contrário, novamente seria possível haver um equívoco na avaliação.

O último dos indicadores dessa série é a *taxa de reinternações*. Reinternação, em ter-

Tabela 18.8 Expressão dos resultados da hospitalização por meio de indicadores clássicos.

Serviço	Leitos	Internações	MP	Dias de permanência	TOH (%)	IR	IS	CMH
Hospital San Juan de la Cruz								
Medicina	25	821	10	8.212	90	32,8	1,1	11,1
Cirurgia	40	1.773	7	12.410	85	44,3	1,2	8,2
Ginecologia	20	1.241	5	6.205	85	62	0,9	5,9
Pediatria	15	639	6	3.832	70	42,6	2,5	8,5
TOTAL	100	4.474	6,85	30.659	84	44,7	1,3	8,1
Hospital San Pompilio María Pirrotti								
Medicina	25	905	10	9.050	100	36,2	0	10
Cirurgia	40	1.168	10	11.680	80	29,2	2,5	15,5
Ginecologia	20	1.241	5	6.205	85	62,0	0,9	5,9
Pediatria	15	639	6	3.832	70	42,6	2,5	8,5
TOTAL	100	3.953	7,8	30.767	84	39,5	1,5	9,3

Tabela 18.9 Indicadores clássicos de utilização de recursos hospitalares. Setor cirúrgico.

Atividade cirúrgica: cirurgias urgentes + cirurgias eletivas + cirurgias ambulatoriais

% de cirurgias eletivas: [número de cirurgias eletivas/total de cirurgias] × 100

% de cirurgias eletivas com anestesia geral: [número de cirurgias eletivas com anestesia geral/total de cirurgias eletivas] × 100

Desempenho da sala de cirurgia: número de horas utilizadas/número de horas disponíveis

Intervenções por sessão cirúrgica: número de intervenções/sessões cirúrgicas

Pacientes operados por sessão cirúrgica: número de pacientes operados/sessões cirúrgicas

% de substituição: cirurgias ambulatoriais (específicas)/total de cirurgias (específicas) × 100

Impacto em tempo de permanência poupado: número de procedimentos cirúrgicos ambulatoriais × média de permanência em cada procedimento

mos gerais, é a que ocorre após uma internação anterior, conhecida como internação índice. O termo internação repetida parece mais adequado para definir a situação geral. O conceito reinternação é restrito a uma nova internação pela mesma doença, em um tempo determinado. Como já explicado, usa-se o termo readmissão para definir as novas internações que não têm relação com a internação índice.

Seguindo no exemplo do hospital San Juan de la Cruz, se nele houvesse uma taxa de reinternações mais elevada que a do San Pompilio María Pirrotti, poderia ser, em última análise, menos efetivo, por estar atendendo mais episódios de hospitalização, mas menos pacientes, pela maior proporção de internações repetidas.

Dessa maneira, os indicadores clássicos de resultados não consideram o diagnóstico principal do indivíduo, nem a comorbidade e os procedimentos aos quais os pacientes são submetidos, e isso pode, em diversas ocasiões, levar a conclusões distantes da realidade. Para resolver esses problemas, surge o conceito de *case-mix*, que será tratado a seguir.

Conceito de *case-mix*

A complexa interpretação fornecida pela análise dos indicadores de resultados supõe que a pesquisa nesse campo passou por etapas que vão desde a simples classificação da atividade sanitária, passando pela quantificação de produtos intermediários, até a análise do índice de *case-mix* (coeficiente global de ponderação da produção) hospitalar.

Pode-se definir o *case-mix* como a combinação de proporções de grupos específicos de pacientes (classificados por doença, procedimento, método de pagamento ou outra característica), que ocorre em uma instituição de saúde em determinado momento; tais grupos têm uma ou mais características semelhantes. O *case-mix* pretende apresentar a produtividade hospitalar como a diversidade de casos atendidos, ou seja, classifica os pacientes atendidos de acordo com uma série de parâmetros específicos. Entre os sistemas mais difundidos, destacam-se:

- *All Patient Diagnosis Related Groups* (AP-DRG): também conhecido como grupo de diagnósticos relacionados, é desenvolvido para avaliar o uso dos recursos hospitalares. O sistema baseia-se na classificação CID-9-MC/OMS21[29], a partir da qual, com critérios de localização segundo o sistema orgânico afetado, é feito um agrupamento em categorias diagnósticas maiores (MDC), das quais surgirão, por sua vez, os DRG, que são afetados pelo tratamento cirúrgico, o diagnóstico principal, a idade do paciente, as complicações significativas e a comorbidade, como determinantes da permanência e do custo[30,31]
- *Ambulatory Visitors Groups* (AVG): trata-se de uma classificação semelhante ao DRG, embora seja aplicada ao meio ambulatorial, que também é baseada no *case-mix* de recursos
- *Resource Utilization Groups* (RUG): neste caso, aplica-se a filosofia do DRG aos pacientes com doenças crônicas. Cada RUG é definido a partir das combinações de quatro variáveis: vestir-se, deambular, comer e monitoramento do equilíbrio hídrico
- *Patient Management Categories* (PMC): desenvolvidas por Young no *Health Care Research Department*, de Blue Cross, na Pensilvânia. Analisam as estratégias diagnósticas e terapêuticas adequadas e desejáveis para cada tipo de paciente. O sistema está associado a

um protocolo ideal de conduta clínica (o *Patient Management Path*). Diferencia complicação e comorbidade. São 843 categorias, que incluem a internação e a alta na classificação, e são elaboradas com base no relatório de alta
* APR-DRG *(All Patient Refined-DRG)*: baseado no AP-DRG, introduz dois novos critérios na classificação: a gravidade e o risco de mortalidade (cada um estratificado em quatro níveis: menor, moderado, grave e extremo). Seu uso exige qualidade de codificação superior à das versões anteriores de DRG e, atualmente, está crescendo em relação às demais classificações
* IR-DRG *(International Refined-DRG)*: é uma família de DRG que permite o agrupamento de casuística de hospitalização e ambulatorial. Além disso, como novidade, pode ser aplicado a outros âmbitos de atividade ambulatorial dos hospitais (cirurgia ambulatorial, hospital-dia, emergências etc.). O IR-DRG tem enfoque internacional e, assim, pode fazer a comparação entre países, pois se adapta a praticamente todas as versões da CID-9, CID-9-MC e CID-10. O IR-DRG surge da convergência da evolução dos sistemas de pacientes ambulatoriais AVG e da evolução dos sistemas de hospitalização CMS (antes, HCFA [*Health Care Financing Administration*]), AP-DRG e APR-DRG. Exige uma codificação menos exaustiva comparada aos sistemas AP-DRG e APR-DRG.

Os sistemas de informação atuais possibilitam que os serviços disponham de informações para a análise e o monitoramento da complexidade de sua casuística e alguns parâmetros que reflitam a eficiência de sua gestão, bem como seu posicionamento em relação a serviços homólogos de outros hospitais. Essa é apenas a primeira etapa e, embora com os instrumentos atuais ainda não seja possível inferir se indicadores ruins correspondem à má qualidade assistencial, eles alertam para situações diversas e, dessa maneira, ajudam na avaliação posterior.

A disponibilidade rotineira dessas informações e a melhora de sua qualidade com o uso e a ampliação dos processos de informatização nos hospitais possibilitarão novas linhas de desenvolvimento e novos instrumentos em um futuro próximo. Isso propiciará enfoques mais globais e qualitativos da gestão clínica dos serviços médicos.

Conjunto mínimo básico de dados

Nos EUA, na União Europeia e na Espanha, definiu-se o conjunto mínimo básico de dados (CMBD) – em inglês, *minimum data set* (MDS)[32] – que possibilita a caracterização dos episódios de internação em função dos diagnósticos do paciente e dos procedimentos realizados. O CMBD resume as informações do paciente no processo de internação, coletando dados administrativos, clínicos e demográficos correspondentes a uma ideia consensual sobre os dados básicos mínimos do paciente internado que sejam úteis para os diferentes usuários (clínicos, gestores, planejadores, epidemiologistas).

Portanto, o CMBD é uma excelente ferramenta para quem faz parte da instituição hospitalar. Entre suas utilidades, destacam-se:

* Informa sobre a casuística hospitalar
* Proporciona conhecimento das características de morbidade introduzida nas instituições hospitalares, sua frequência e distribuição geográfica e por faixas etárias e sexo
* Pode produzir informações úteis para o financiamento, a organização e a distribuição dos recursos sanitários
* Serve de ponto de partida para a realização de estudos clínicos específicos
* Fornece informações muito próximas sobre o consumo de recursos por doença
* Coleta informações sobre a qualidade assistencial
* Possibilita a introdução de técnicas para o agrupamento de pacientes (DRG, PMC etc.) e, por essa razão, serve como base para identificar as linhas de produção dos hospitais
* Identifica os movimentos geográficos e o uso do hospital pela população
* Possibilita substituir e melhorar as informações obtidas por meio da pesquisa de morbidade hospitalar, ao criar uma base censitária de 100% das altas e separar as informações no âmbito hospitalar, em vez de estadual
* Melhora, ainda, as informações coletadas dos diagnósticos e dos procedimentos utilizados no hospital
* Possibilita obter informações uniformes e comparáveis entre diferentes hospitais, administrações e países. A composição do CMBD da Comunidade Valenciana foi aprovada por Decreto da *Consellería de Sanitat i Consum* e é apresentada na Tabela 18.10.

Tabela 18.10 Conjunto mínimo básico de dados da Comunidade Valenciana.

1. Identificação do hospital
2. Número de prontuário médico do centro
3. Número de atendimento
4. Data de nascimento
5. Sexo
6. Residência
7. Financiamento
8. Data de internação
9. Serviço de internação
10. Circunstâncias da internação
11. Diagnóstico principal
12. Outros diagnósticos
13. Código E*
14. Procedimentos cirúrgicos e obstétricos
15. Outros procedimentos
16. Data da cirurgia
17. Data de alta
18. Circunstâncias da alta
19. Serviço de alta
20. Peso ao nascer (internados < 28 dias de idade)
21. Sexo dos recém-nascidos

* Nota do revisor: código E é utilizado na Espanha para causas externas. No Brasil, utiliza-se a codificação existente na CID-10, Capítulo XX – Causas Externas de Morbidade e Mortalidade, subcapítulos V01 até Y98.

Descrição das variáveis do conjunto mínimo básico de dados

- Identificação do paciente: o paciente é identificado pelo número de prontuário médico (há um número único e exclusivo de prontuário médico para cada paciente) e pelo número de atendimento, que é um número em série fornecido a cada paciente atendido em regime de internação, de modo que um paciente internado várias vezes (p. ex., três) em um hospital terá, em todas elas, o mesmo número de prontuário e números de atendimento diferentes
- Sexo: é designado por um código numérico de um dígito: 1 (masculino), 2 (feminino), 3 (indeterminado) ou 4 (desconhecido), este último reservado apenas aos casos de pacientes com alterações que não possibilitem a designação do atributo sexo

- Residência: definida como o "local onde o indivíduo mora a maior parte do ano"; se esse critério não for suficiente, pode ser registrado o "local onde o indivíduo foi recenseado"
- Financiamento: as possibilidades a seguir são consideradas fontes imediatas de financiamento:
  - Seguridade social: serão incluídos nesse conceito todos os pacientes internados cujo financiamento seja responsabilidade dos serviços de saúde incluídos no sistema nacional de saúde*
  - Seguros de acidentes de trânsito: pacientes internados no hospital em decorrência de um acidente de trânsito, sem considerar se o paciente é ou não beneficiário da seguridade social
  - Seguros de acidentes de trabalho: pacientes internados no hospital em decorrência de um acidente de trabalho ou de uma doença ocupacional, cujas despesas de internação devem ser assumidas pelo seguro que a empresa optou para esse tipo de cobertura
  - Associações de socorro mútuo públicas: incluem os pacientes cujo financiamento seja responsabilidade de associações de socorro mútuo públicas
  - Particulares e outros pacientes cuja internação seja responsabilidade de entidades de seguro livres ou obrigatórias não contempladas nos itens anteriores (acidentes escolares, de férias e esportivos, de viagem, entidades colaboradoras da seguridade social etc.) ou do próprio paciente. Nesse conceito, também são incluídos os pacientes estrangeiros cuja assistência seja coberta por convênios internacionais
  - Desconhecido: quando não foi possível determinar o tipo de financiamento
- Data de internação: data em que o paciente foi admitido em uma unidade de especialidades
- Circunstâncias da internação: especifica se a admissão ao centro hospitalar ocorreu de modo programado ou urgente. As internações de neonatos sempre são consideradas urgentes
- Diagnóstico principal: diagnóstico principal é definido como "o processo que, após o estudo pertinente e a alta hospitalar, é

*Nota do revisor: corresponde, no Brasil, aos pacientes financiados pelo Sistema Único de Saúde.

considerado a causa da internação do paciente no hospital" (Decreto 6 de setembro de 1984, do Ministério de Saúde e Consumo da Espanha). Será codificado de acordo com a *Classificação Internacional de Doenças*, 9ª Revisão, Modificação Clínica (CID-9-MC). Vol. 1 Doenças: lista tabular, Vol. 2 Índice alfabético, Vol. 3 Procedimentos: lista tabular e índice alfabético. 3ª edição. Madri; 1996*
- Outros diagnósticos: são definidos como "processos patológicos que não são o principal, mas com ele coexistem no momento da internação ou se desenvolvem durante a permanência no hospital ou influenciam em sua duração ou no tratamento administrado. Devem ser excluídos os diagnósticos relacionados a um episódio anterior e que não têm relação com o que ocasionou a internação hospitalar atual". A codificação é feita de acordo com a CID-9-MC
- Código E (causa externa da internação): identifica a causa externa que provocou o diagnóstico principal ou os outros diagnósticos. Esse código sempre é usado como classificação complementar ao diagnóstico principal e aos demais diagnósticos. É necessário usá-lo em todos os diagnósticos incluídos no Capítulo 17 de "Lesões e envenenamentos" da CID-9-MC
- Procedimento cirúrgico/obstétrico: é o procedimento realizado em uma sala de cirurgia e/ou de partos. Caso mais de um procedimento seja realizado, neste item é registrado aquele que estiver mais relacionado ao diagnóstico principal, e os demais são codificados no item "Outros procedimentos". A codificação é feita de acordo com a CID-9-MC. O procedimento terapêutico é considerado mais importante que o diagnóstico**
- Outros procedimentos: são definidos como "procedimentos diagnósticos e/ou terapêuticos que exigem recursos materiais e humanos especializados e envolvem risco para o paciente". São registrados, no máximo, três procedimentos terapêuticos ou diagnósticos, devendo estes ser os mais relevantes do episódio. A codificação é feita com a CID-9-MC
- Data de alta: deve corresponder ao último dia do episódio de internação
- Circunstâncias da alta: incluem as seguintes possibilidades:
  - Destino à residência: esse item também abrange os pacientes cujo destino após a alta hospitalar seja uma residência social, se essa for sua residência habitual
  - Transferência para outro hospital: são incluídos os pacientes transferidos para outro hospital para serem submetidos a um procedimento que não pode ser realizado no hospital de origem
  - Transferência para residência social: esse conceito inclui todos os pacientes cujo destino após a alta seja um centro social que substitui sua casa
  - Alta a pedido: ocorre quando, por solicitação própria ou de seus familiares ou responsáveis, o paciente deixa o hospital sem indicação médica. Nesse item, são incluídas as fugas ou evasões de pacientes, bem como as altas por gravidade extrema
  - Óbito: são incluídos todos os pacientes hospitalizados cuja circunstância da alta seja a morte no centro
  - Internação domiciliar: abrange os pacientes cujo destino após a alta hospitalar seja uma das unidades de internação domiciliar constituídas formalmente
  - Desconhecida: altas sobre as quais não há informações para que possam ser classificadas em algum dos itens anteriores
- Identificação do serviço responsável pela internação: é o serviço responsável pelo episódio de hospitalização
- Identificação do serviço responsável pela alta: é o serviço responsável por assinar a alta hospitalar de um paciente.

Recentemente, na Espanha, foi aprovado o Decreto Real 69/2015, de 6 de fevereiro, que regula o Registro de Atividade de Atenção Sanitária Especializada com base no atual Conjunto Mínimo Básico de Dados (RAE-CMBD); da mesma maneira, estabelece sua estrutura e teor. Entrou em vigor nos centros públicos a partir de 1 de janeiro de 2016 e será incorporado aos centros privados e às diferentes modalidades de

---
*Nota do revisor: utiliza-se, no Brasil, a Classificação Estatística Internacional de Doenças e Problemas Relacionados com a Saúde, conhecida nacionalmente como Classificação Internacional de Doenças (CID 10).
**Nota do revisor: para efeitos de ressarcimento ao SUS, as operadoras de planos de saúde devem utilizar a Tabela Única Nacional de Equivalência de Procedimentos (TUNEP), adotada pela Agência Nacional de Saúde Suplementar ou, no caso de operadoras de planos de saúde, a Classificação Brasileira Hierarquizada de Procedimentos Médicos (CBHPM), da Associação Médica Brasileira.

atenção à saúde até 2020. Inclui mais itens de registro obrigatório, dentre os quais, merecem ser destacados:

- Identificação do paciente: registra o tipo de código de identificação pessoal, como *Código de Identificación Personal Autonómico* (CIPA), DNI*, passaporte etc.
- Data e hora de início e término do atendimento: que correspondem às informações registradas em admissão ou nos serviços assistenciais
- Data e hora da ordem de entrada para hospitalização (para emergências atendidas)
- Tipo de contato: internação, internação domiciliar, hospital-dia, cirurgia ambulatorial, procedimento ambulatorial e urgências e emergências
- Data e hora da intervenção: se ocorre durante o contato assistencial
- Internação na UTI: se ocorre durante o contato assistencial
- Procedimentos realizados em outros centros: diferentes dos procedimentos realizados onde o paciente recebeu a alta hospitalar e para os quais não tenha havido internação
- Marcadores POA1 e POA2: condições preexistentes do paciente antes da admissão
- Procedência: instituição que solicita o contato
- Dispositivo de continuidade assistencial: indica se é necessário um novo atendimento no mesmo centro em que o paciente foi atendido.

A codificação é feita com a CID-10. Os objetivos fundamentais são a homogeneização, a disponibilidade e o intercâmbio de informações de saúde.

Grupos de diagnósticos relacionados

Os grupos de diagnósticos relacionados (DRG) têm como vantagens o fato de serem concebidos com base no consumo de recursos, de ter importância clínica e de ser uma quantidade de grupos não excessivamente ampla.[33-35] Seu uso também foi adotado em vários países[36,37] e eles passaram a ser um sistema de avaliação do produto, embora intermediário, da atividade hospitalar, visto que o produto final é muito mais difícil de ser obtido do que os custos.

Para sua elaboração, o algoritmo de classificação dos pacientes inclui as seguintes etapas:[38]

- Classificação em categoria diagnóstica maior (CDM), de acordo com o diagnóstico principal. As CDM são compostas prioritariamente, ao contrário dos grandes grupos da Classificação Internacional de Doenças (CID-9-MC), por critérios de localização de sistemas ou órgãos; evitam critérios etiológicos e fisiopatológicos, por corresponder melhor ao tipo de organização atual dos hospitais
- Classificação em subgrupos clínicos ou cirúrgicos em cada CDM, de acordo com a presença ou ausência de procedimento cirúrgico
- Classificação de cada subclasse clínica ou cirúrgica
- O subgrupo cirúrgico se subclassifica de acordo com uma hierarquia cirúrgica preestabelecida em cada CDM, em função da intensidade do consumo de recursos
- O subgrupo clínico se subclassifica de acordo com o diagnóstico principal
- Cada uma das subclasses assim formadas se subclassifica posteriormente de acordo com a idade e a ausência ou a presença de complicações ou comorbidades, desde que essas variáveis tenham demonstrado ser capazes de reduzir a variância significativamente
- Designação do DRG.

Indicadores de segurança dos pacientes

Confiança, adequação, efetividade e segurança clínica são termos que foram introduzidos na linguagem habitual de clínicos, epidemiologistas e responsáveis pela gestão assistencial.

A segurança clínica, dimensão fundamental da qualidade assistencial, é o resultado de um conjunto de valores, atitudes, competências e ações de todos os profissionais e do sistema de saúde. Conscientes de sua importância e de que a atenção à saúde inevitavelmente envolve riscos, a segurança clínica começou a fazer parte da agenda de trabalho dos principais organismos nacionais e internacionais relacionados à organização da atividade assistencial, como a OMS, a *Joint Commission on Accreditation of Healthcare* e a Agencia de Calidad del Sistema Nacional de Salud. Neste sentido, deve-se destacar que a máxima segurança do paciente é obtida por meio do conhecimento adequado dos riscos assistenciais, da eliminação dos riscos evitáveis e da

---

*Nota do revisor: O *Código de Identificación Personal Autonómico* (CIPA) e o DNI são documentos de identidade próprios da Espanha.

prevenção e proteção contra os riscos que devem ser assumidos de modo inevitável.

A elaboração de um quadro de indicadores específicos sobre a segurança do paciente deve incluir complicações ou eventos adversos, mas também pode incorporar incidentes considerados graves, mas que não chegam a causar dano ao paciente[39-41], com base nos indicadores de segurança adaptados da *Agency for Healthcare Research and Quality* (AHRQ)[42,43] a partir do CMBD (Tabelas 18.11 a 18.17).

Eventos sentinela

Eventos sentinela (ES) são aqueles causados habitualmente por erros e que, com frequência, provocam consequências graves para o paciente. Os incidentes são erros graves, mas que não chegam a causar dano ao paciente, pois são detectados antes que isso ocorra.

Em cada unidade podem ocorrer diferentes tipos de ES e incidentes, os quais devem ser listados ou relacionados para que os funcionários possam conhecê-los e notificá-los[44,45] (Tabela 18.18).

Tabela 18.11 Mortalidade.

Mortalidade observada, esperada (ajustada) e razão observada/esperada em:
- Mortalidade em DRG clínico*
- Mortalidade em DRG cirúrgico
- Mortalidade em episódios urgentes
- Mortalidade em episódios programados

* Nota do revisor: no Brasil, poucos são os estabelecimentos de assistência em saúde que utilizam o DRG.

Tabela 18.12 Complicações cirúrgicas.

Deiscência da ferida operatória
Hemorragias ou hematomas após o procedimento
Complicações pós-operatórias relacionadas ao sistema nervoso central ou periférico
Distúrbios fisiológicos e metabólicos no pós-operatório
Septicemia, abscesso ou infecção da ferida no pós-operatório
Complicações pós-operatórias relacionadas à anatomia do trato urinário
Distúrbios cardíacos no pós-operatório, exceto infarto agudo do miocárdio
Complicações mecânicas causadas pelo dispositivo, implante ou enxerto, exceto transplante de órgão
Pneumonia pós-operatória
Estupor ou coma pós-operatório
Anafilaxia pós ou intraoperatória decorrente da anestesia
Infartos agudos do miocárdio no pós-operatório
Perfurações ou lacerações relacionadas ao procedimento
Complicações pulmonares pós-operatórias
Hemorragia gastrintestinal pós-operatória ou úlceras após cirurgia não gastrintestinal

Tabela 18.13 Complicações sentinela.

Reação de incompatibilidade ABO
Abscesso no sistema nervoso central
Gangrenas gasosas
Dano cerebral pós-broncoscópico
Embolia aérea com complicação clínica
Reação de incompatibilidade Rh
Reação aguda a corpo estranho deixado durante o procedimento

Tabela 18.14 Complicações hospitalares sobre total de episódios.

Pneumonia por aspiração
Complicações após o procedimento em outros sistemas orgânicos
Complicações relacionadas a agentes anestésicos e depressores do sistema nervoso central
Complicações diversas
Úlcera de decúbito
Trombose venosa e embolia pulmonar
Complicações medicamentosas

Tabela 18.15 Indicadores obstétricos.

Partos de alto risco: cesáreas com complicação
Partos de alto risco: parto vaginal com complicação
Partos de baixo risco: cesáreas sem complicação
Partos de baixo risco: parto vaginal sem complicação
Abortos complicados

Tabela 18.16 Indicadores neonatais.

Traumatismos neonatais
Hipoxia perinatal
Hemorragias cerebrais
Infecções neonatais

Tabela 18.17 Reinternações e readmissões.

Reinternações cirúrgicas urgentes em 30 dias
Reinternações clínicas urgentes em 30 dias
Reinternações cirúrgicas urgentes em 30 dias com a mesma CID
Reinternações clínicas urgentes em 30 dias com a mesma CID

Tabela 18.18 Eventos sentinela e incidentes.

Eventos sentinela
Morte inesperada ou perda de função permanente não relacionada à evolução da doença
Suicídio
Sequestro ou troca de família de uma criança
Reação hemolítica transfusional
Cirurgia de paciente ou sítio errado
Óbito de um paciente na sala de espera da emergência
Radiografia em uma gestante
Choque anafilático em um paciente internado
Queda de um paciente
Corpo estranho deixado em uma cirurgia
Embolia gasosa causando morte ou dano neurológico
Morte materna ou complicação grave no parto
Incidentes
Confusão da documentação de um paciente na sala de cirurgia ou em exames invasivos de risco
Erro grave de transcrição de medicação
Laudo anatomopatológico errado

Referências bibliográficas

1. Pineault R, Daveluy C. La planificación sanitaria. Conceptos, métodos y estrategias. Barcelona: SG, Masson; 1989.
2. Gómez LL, Aibar C, Rabanaque MJ. Planificación en salud pública. En: Piedrola G.Medicina preventiva y salud pública 10ª ed. Barcelona: Masson; 2001.
3. Gómez LL, Aibar C, Rabanaque MJ. Diseño de programas de salud. En: Piedrola G.Medicina preventiva y salud Pública. 10ª ed. Barcelona: Masson; 2001.
4. Aibar-Remón C, Aranaz-Andrés J, Giménez-Julvez T. Planificación y programación en atención a la salud. En: Hernández-Aguado I, Gil A, Delgado M, et al. Manual de epidemiología y salud pública para grados en ciencias de la salud. Madrid: Médica Panamericana; 2011.
5. Aranaz-Andrés J, Aibar-Remón C, Vitaller-Burillo J, et al. Gestión sanitaria. Calidad y seguridad de los pacientes. Madrid: Díaz de Santos; 2008.
6. Gómez de la Cámara A. Medicina basada en la evidencia. Aspectos controvertidos. FMC. 1998;5:185-96.
7. Guyatt G. User's guides to the medical literature. JAMA. 1996;276:1309-15.
8. Marión J, Peiró S, Márquez S, et al. Variaciones en la práctica médica: importancia, causas e implicaciones. Med Clin (Barc). 1998;110:382-90.
9. Aranaz JM. La calidad asistencial: una necesidad en la práctica clínica. En: Matías-Guiu J, Lainez JM. Gestión sanitaria y asistencia neurológica. Barcelona: J.R. Prous Editores; 1994.
10. Peiró S, Meneu R, Bernal E. Tres tristes tópicos sobre las variaciones en la práctica médica. Gest Clin Sanit.2005;7:47-51.
11. Antón P, Peiró S, Martínez M, et al. Efectividad de las intervenciones de revisión de la utilización inadecuada de la hospitalización. Una revisión sistemática. Rev Calid Asist. 2008;23:236-44.
12. Joint Commission on Acreditation of Healthcare Organizations. Estándares de acreditación de hospitales. Barcelona: Fundación Avedis Donabedian; 1997.
13. Joint Commission on Acreditation of Healthcare Organizations. Características de los indicadores clínicos. Rev Calid Asist.1991;6:65-74.
14. Owens WD. ASA phisycial status classification. Anesthesiology. 1978;49:239-43.
15. Last JM. Diccionario de epidemiología. Barcelona: Salvat; 1989.
16. Vianney JM. El estándar como instrumento para optimizar la eficiencia clínica. Hospital 2000. 1990;4:95-100.
17. Aranaz JM. La calidad en los servicios sanitarios. Una propuesta general para los servicios clínicos. Rev de Neurología (Barc). 1999;29:647-51.
18. Saturno PJ. Qué, cómo y cuándo monitorizar. Herramientas para la mejora de la calidad. En: Aranaz JM, Vitaller J. La calidad: un objetivo de la asistencia, una necesidad de la gestión sanitaria. Valencia: Conselleria de Sanidad; 2001.
19. Sociedad Española de Calidad Asistencial. Indicadores de calidad para hospitales del Sistema Nacional de Salud. SECA. Marzo 2012.
20. Aranaz JM, Bolumar F, Vitaller J. La calidad asistencial de la teoría a la práctica, en Aranaz J, Vitaller J. La calidad: un objetivo de la asistencia, una necesidad de la gestión sanitaria. Valencia: Conselleria de Sanidad; 2001.
21. Aranaz J, Zarco A, Ruiz J, et al. Conjunto mínimo de indicadores de calidad asistencial para la cirugía sin ingreso. Todo Hospital. 1999;159:555-60.
22. Haynes A, Weiser T, Berry W, et al. A surgical safety checklist to reduce morbidity and mortality in a global population. N Engl J Med. 2009;360:491-9.
23. España, Ministerio de Sanidad y Consumo. Manual Unidad de Cirugía Mayor Ambulatoria. Estándares y recomendaciones. Madrid: Ministerio de Sanidad y Consumo; 2008.
24. Alerany C, Campany D, Monterde J, et al. Impact of local guidelines and an integrated dispensing system on antibiotic prophylaxis quality in a surgical centre. J Hospital Infection. 2005;60:111-7.
25. Gea F, Jiménez J, Requena JL, et al. Aplicación del "bundle ventilador" en la unidad de críticos de un hospital universitario. Medicina Preventiva.2014;20:15-20.
26. Gispert R, De Aran Barés M, Puigdefàbregas A, et al. La mortalidad evitable: lista de consenso para la actualización del indicador en España. Gac Sanit.2006;20:184-93.
27. Aranaz JM, Mira JJ, Lorenzo S, et al. La valoración de los resultados generales de la actividad asistencial en los servicios de cirugía. Cirugía Española.1999;66:433-44.
28. Jiménez-Puente A, García-Alegría J, Gómez-Aracena J, et al. Readmission rate as an indicator of hospital performance: the case so Spain. Int J Technol Assess Health Care.2004;20:385-91.
29. España, Ministerio de Sanidad y Consumo. Clasificación Internacional de Enfermedades. 9ª Revisión. Modificación Clínica. 2ª Ed. Madrid: Ministerio de Sanidad y Consumo; 1994.
30. Casas M. Los grupos relacionados con el diagnóstico. Experiencia y perspectivas de utilización. Barcelona: Ed. Masson; 1991.
31. IASIST. Hospitalización de agudos 1996. Grupos Relacionados con el Diagnóstico. Barcelona, 1997.
32. Agency for Health Care Administration. Minimum Data Set [internet]. [citado 2015 feb. 26]. Disponible en: http://www.fdhc.state.fl.us/MCHQ/Field_Ops/Health_Standards/mds.shtml

33. Muñoz E, Goldstein J, Lory MH, et al. The DRG hospital payment system, surgical readmission and cost containment. Am Surg. 1990;56:683-7.
34. Evans RL, Hendricks RD, Bishop DS, et al. Prospective payment for rehabilitation: effects on hospital readmission, home care, and placement. Arch Phys Med Rehabil. 1990;71:291-4.
35. Epstein AM, Bogen J, Dreyer P, et al. Trends in length of stay and rates of readmission in Massachusets: implications for monitoring quality of care. Inquiry.1991;28:19-28.
36. Stene-Larsen G, Bergesen O, McFadden EB, et al. Diagnostic related groups, testing of the system in a medical department. Tidsskr Nor Laegeforen. 1990;110:2904-7.
37. Closon MC. Trends in the utilisation of DRGs in Belgium. Soz Praventivmed. 1989;34:167-74.
38. Casas M. GRD. Una guía práctica para médicos. Cuadernos de Gestión Clínica. IASSIST; 1995.
39. Leape LL. Reporting of adverse events. N Engl J Med. 2002;347:1633-8.
40. Zhan C, Arispe I, Kelley E, et al. Ambulatory care visits for treating adverse drug events in the United States 1995-2001. J Qual Patient Safety. 2005;31:7.
41. Thomas AN, Pilkington CE, Greer R. Critical incident reporting in UK intensive care units: a postal survey. J Eval Clin Practice. 2003;9:59-68.
42 Mattke S, Kelley E, Scherer P, et al. OECD health care quality indicators project initial indicators report. OECD Health Working Paper No. 22. Paris: OECD; 2006.
43. Kelley E, García-Armesto S, Gil Lapetra ML, et al. OECD health care quality indicators project. OECD 2006 data collection update report on indicators. Health Working Paper no. 27. Paris; OECD: 2007.
44. Millar J, Mattke S.Selecting indicators for patient's safety at the health systems level in OECD countries. OECD technical working paper No 18. October 2004.
45. Hermann R, Mattke S. Selecting indicators for the quality of mental health care at the health systems level in OECD countries. OECD technical working paper No 17. October 2004.

19 Gestão Hospitalar de Riscos

Jairo Reynales Londoño

Introdução

Desde a publicação do relatório *To Err is Human*, em 1999, a gestão de risco tem sido considerada um assunto prioritário na formulação das políticas de saúde. O conhecimento do volume e da gravidade dos eventos adversos relacionados à assistência à saúde despertou a atenção das seguintes entidades:

- Sociedade, que exige mais transparência em relação aos riscos aos quais está exposta, de maneira consciente ou inconsciente
- Prestadores de serviços de saúde, que se sentem cada vez mais obrigados a promover ações orientadas à gestão dos riscos inerentes a suas atividades
- Agências internacionais, que estão sendo obrigadas a formular e promover a adoção de políticas, objetivos, estratégias e ações voltadas à gestão de riscos.

No cenário descrito, os objetivos e as estratégias relacionados à gestão de riscos, bem como a reformulação da estrutura organizacional do hospital, devem estar orientados a promover, apoiar e assegurar que as ações destinadas a garantir o controle dos riscos sejam postas em prática.

A gestão integral de riscos ganhou espaço nos últimos anos, incentivando a elaboração de vários "modelos de gestão de riscos", entre eles, a norma ISO 31000 (ISO Guia 73:2009), publicada em 2009 pela Organização Internacional de Normalização (ISO). Nessa norma, o risco é definido como o efeito da incerteza sobre os objetivos.

A Norma Técnica de Calidad en la Gestión Pública (NTC GP) 1000:2004 define risco como "toda possibilidade de ocorrência de uma situação que possa prejudicar o desenvolvimento normal das funções da instituição, impedindo-a de alcançar seus objetivos".

A gestão de riscos considera todos os aspectos relacionados aos recursos humanos, físicos e financeiros; considera também os recursos tangíveis e intangíveis, além das fontes internas e externas que agregam valor.

A análise abrangente do risco permite:

- Agir antecipadamente diante de oportunidades e ameaças que possam surgir e colocar em risco o funcionamento regular do hospital
- Entender o significado da exposição ao risco, a fim de tomar decisões oportunas e acertadas para a sua respectiva gestão
- Exercer o autocontrole necessário para o cumprimento dos objetivos e das ações propostas
- Promover a participação e a colaboração dos membros da organização em diferentes áreas e processos do hospital
- Promover a criação de espaços para a participação e a discussão sobre os aspectos que precisam ser melhorados.

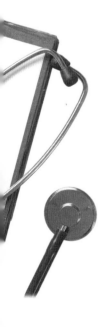

O objetivo geral da gestão de riscos é assegurar que todas as atividades do hospital sejam realizadas de acordo com as regulamentações em vigor, visando à prevenção, à redução e à minimização dos riscos inerentes ao seu funcionamento e ao contexto em que está inserido.

Aspectos gerais

Conceitos básicos relacionados ao risco

A possibilidade de ocorrência de algum evento que tenha impacto no cumprimento dos objetivos do hospital é expressa em termos de *probabilidade e consequências*.

Risco inerente é aquele ao qual o hospital está exposto quando não há ações para modificar sua probabilidade de ocorrência ou seu impacto.

Risco residual é o nível de risco que permanece após terem sido tomadas as medidas para seu tratamento.

Em sua percepção mais comum, o risco é considerado uma ameaça e, neste sentido, as ações tomadas pelo hospital visam a evitá-lo, transferi-lo, reduzi-lo ou minimizá-lo; entretanto, o risco também pode ser analisado como uma oportunidade.

Risco de corrupção é a possibilidade de que, em decorrência do mau uso do poder, dos recursos ou das informações, os interesses do hospital sejam prejudicados e alguém obtenha um benefício particular.

A gestão de riscos é responsabilidade da alta administração do hospital e de todos os colaboradores, que devem dirigir seus esforços para atingir os objetivos e as metas estabelecidas.

A abordagem de riscos não se alcança apenas com a aplicação da metodologia e das ferramentas que o hospital tem para esse fim, mas com as ações previstas para o monitoramento, a avaliação e o controle, convertidas em um aspecto natural e inerente ao processo de planejamento.

Compromisso da alta administração

Os colaboradores da alta administração são responsáveis por promover uma cultura orientada para a identificação e a prevenção de riscos, mas também por definir a respectiva política para sua gestão, que deve explicitar o nível de aceitação do risco e a definição da periodicidade do acompanhamento, da avaliação e do controle. Da mesma maneira, devem estabelecer os canais para difundir os mecanismos definidos e adotados pelo hospital para apoiar todas as ações empreendidas com essa finalidade.

É necessário designar um gestor de primeiro nível (que deve ser o responsável pelo desenvolvimento e pela manutenção do sistema de gestão da qualidade) para orientar e apoiar todo o processo de elaboração e implementação do sistema de gestão de riscos. Além disso, a alta administração deve garantir que haja todos os recursos necessários para sua implementação e manutenção.

Considerando a importância do tema, é necessário o esforço conjunto de todos os funcionários do hospital, para que se possa responder à gestão integral dos riscos inerentes a cada um dos processos e, principalmente, dos que fazem parte da cadeia de valor da instituição e tenham sido identificados como prioritários para o bom desempenho do hospital em relação à prestação de serviços de saúde.

No nível operacional, a gestão de riscos deve ser liderada pelos responsáveis por processos, que devem identificar os riscos nos procedimentos e atividades e adotar e executar as medidas de controle definidas e necessárias para tratá-los.

A auditoria independente da gestão de riscos cabe ao Departamento de Controle Interno e Gestão da Qualidade.

Formação de uma equipe multiprofissional

É indispensável formar uma equipe cujos integrantes sejam os responsáveis pelas atividades das diferentes áreas, pois conhecem bem o funcionamento do hospital e a dinâmica dos processos para a realização das tarefas diárias. Essa equipe deve proporcionar o desenvolvimento da metodologia, a aplicação das ferramentas e a elaboração dos mapas de riscos por processo e institucional, para orientar a gestão de riscos.

Conhecimento e análise do hospital

Um dos aspectos mais relevantes antes de iniciar o desenvolvimento da metodologia é a necessidade de conhecer e analisar a situação estrutural do hospital. É fundamental conhecer e analisar o contexto geral da instituição e seu entorno, a fim de identificar sua complexidade, metodologia de planejamento e processos, entre outros aspectos, para entendê-la e facilitar a determinação dos mecanismos para a análise dos riscos.

De acordo com o que foi aqui mencionado, é necessário conhecer o direcionamento estratégico do hospital considerando que, por meio dele, definem-se as políticas, a fundamentação, os planos traçados e os planos operacionais; além disso, são definidos os processos institucionais e operacionais e os mecanismos para monitoramento e avaliação do desempenho. Neste sentido, a gestão de risco não pode ser vista isoladamente.

O conhecimento da razão de ser do hospital permite identificar os objetivos estratégicos e os valores que devem ser conhecidos, compreendidos e compartilhados por todos os colaboradores da instituição.

O hospital é projetado em longo prazo por meio de sua *visão*, que traça seu rumo e a meta principal.

Os objetivos estratégicos identificam os esforços aos quais os recursos devem ser dirigidos; a concretização dos objetivos, por sua vez, torna-se possível quando são executados os planos de ação.

O modelo de gestão por processos orienta o funcionamento do hospital, porque integra as ações em um conjunto articulado de planos e programas fundamentais para o cumprimento da missão, da visão e dos objetivos estratégicos.

Objetivos da gestão de riscos

Quando a gestão de riscos é implementada e mantida, o hospital pode:

- Ter mais chance de alcançar os objetivos e dar à administração uma garantia razoável de que estes serão alcançados
- Envolver e comprometer todos os colaboradores do hospital na busca de ações voltadas à prevenção e gestão dos riscos
- Cumprir as exigências legais e regulamentares aplicáveis
- Melhorar a governabilidade no hospital
- Definir uma base para facilitar a tomada de decisões
- Melhorar a eficiência e a eficácia das ações do hospital
- Melhorar a aprendizagem e a flexibilidade organizacionais.

Abrangência

Para que o hospital seja competitivo e seguro, é necessário trabalhar de maneira proativa para evitar e detectar os riscos inerentes às suas atividades, os quais, uma vez identificados, analisados e avaliados, devem ser tratados para que não se repitam. Essa é uma responsabilidade de todos os funcionários do hospital, que deve se iniciar com a formulação e a implementação de uma política de gestão de riscos e terminar com o acompanhamento dos planos de melhoria que envolvem a aprendizagem organizacional para o estabelecimento de uma *cultura de gestão de riscos.*

Campo de aplicação

Os campos de aplicação da gestão de processos incluem:

- Projetos
- Planos
- Programas
- Processos.

Natureza do risco

A seguir, são apresentados os riscos aos quais um hospital está exposto com mais frequência.

- Riscos estratégicos: relacionados à definição de políticas claras e ao adequado cumprimento do direcionamento estratégico
- Riscos operacionais: relacionados ao funcionamento adequado e oportuno, mas também à capacidade operacional dos sistemas de informação, à definição dos processos e à estrutura do hospital
- Riscos financeiros: relacionados à gestão dos recursos financeiros do hospital
- Riscos jurídicos: relacionados ao cumprimento das normas vigentes, das relações contratuais, da ética pública e do compromisso com a comunidade
- Riscos tecnológicos: relacionados à capacidade tecnológica que o hospital tem para atender às necessidades atuais e futuras
- Riscos de imagem: relacionados à confiança e à percepção que a população tem do hospital.

Metodologia para a gestão de riscos

A metodologia para a gestão de riscos requer uma análise inicial – relacionada à situação atual da estrutura e da gestão de riscos na instituição –, o conhecimento dessa estrutura do ponto de vista estratégico, a aplicação de quatro etapas básicas para seu desenvolvimento, a definição e implantação de estratégias transversais para a comunicação, e também a consulta a todos os níveis da organização, para que sua eficácia possa ser evidenciada.

Na Figura 19.1, observam-se cada uma das etapas necessárias e as ações que compõem tais etapas.

É fundamental propiciar espaços para a capacitação dos integrantes da equipe na metodologia de gestão de riscos. Deve-se enfatizar a inter-relação desses integrantes com todos os aspectos do sistema de qualidade, para transformá-los em multiplicadores da metodologia em cada um dos processos dos quais participam. Eles devem se tornar capacitadores de outros colaboradores ou podem fazer o levantamento dos mapas de riscos de cada um dos processos. O Departamento de Controle Interno, ao desempenhar seu papel de assessoria e acompanhamento, é responsável pela capacitação dos membros da equipe sobre a metodologia.

Etapas para a consolidação da gestão de riscos

Uma vez conhecidos os aspectos relativos ao direcionamento estratégico do hospital (missão, visão, objetivos estratégicos e plano operacional) e aos processos (caracterização e objetivos dos projetos, planos e programas associados), é preciso desenvolver as seguintes etapas:

- Definir a política de gestão de riscos
- Identificar o risco
- Avaliar o risco
- Monitorar e avaliar.

Após desenvolver cada uma dessas etapas, é preciso definir o processo interativo para a comunicação e a troca de informações e opiniões sobre a natureza e a gestão do risco; do mesmo modo, deve-se prosseguir com o processo de

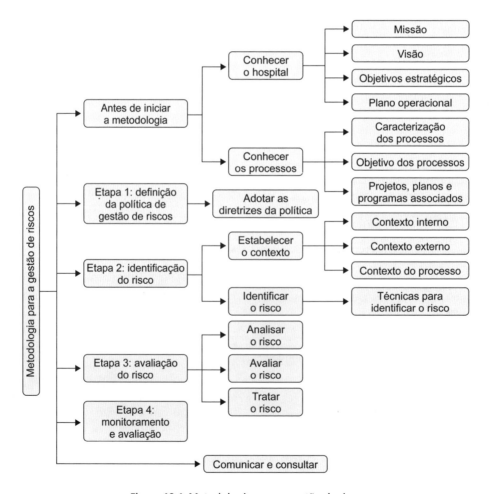

Figura 19.1 Metodologia para a gestão de riscos.

consulta para o *feedback* entre as partes envolvidas com a questão, antes de tomar uma decisão ou determinar uma direção específica.

Definição da política de gestão de riscos

Para estruturar o processo de gestão de riscos, é fundamental que o hospital defina a política de tal gestão. A política definida e adotada vai orientar e consolidar o desenvolvimento da metodologia proposta; para isso, os seguintes conceitos devem ser considerados:

- O que é a política? É a declaração de intenções gerais da alta administração do hospital em relação à gestão de riscos
- Quem a estabelece? É responsabilidade dos membros da alta administração do hospital e quem a comanda é o gerente ou o diretor-geral, com a participação ativa de toda a equipe gestora
- O que deve considerar? O direcionamento estratégico formulado para o hospital, os níveis de responsabilidade quanto aos riscos e os canais de comunicação usados para divulgar a política a todos os colaboradores do hospital
- O que deve conter? Objetivo: deve estar alinhado com os objetivos do direcionamento estratégico do hospital. Abrangência: a gestão de riscos deve ser aplicável a todos os processos, projetos, planos e programas do hospital. Níveis de aceitação do risco: decisão informada que permite aos responsáveis pelos processos, projetos, planos ou programas assumir um ou vários riscos determinados. Níveis de classificação do impacto: variam de acordo com as características e a complexidade de cada hospital. Tratamento do risco: representado pelos mecanismos adotados pelo hospital para modificar os riscos; implica a definição da periodicidade para o acompanhamento, o controle e a avaliação, considerando o nível de risco residual e os níveis de responsabilidade definidos para o acompanhamento e a avaliação dos riscos.

Uma vez definida a política de gestão de riscos, é indispensável comunicá-la e garantir que seja compreendida, adotada e aplicada por todos os colaboradores do hospital.

Identificação das fontes de risco

Nessa etapa, é necessário identificar as fontes de risco, os eventos e suas causas e consequências. A análise pode envolver dados históricos, análises teóricas, opiniões de especialistas e necessidades das partes envolvidas no processo, principalmente quanto ao risco identificado (NTC ISO 31000, item 2.1.5).

Os aspectos a seguir devem ser considerados para o desenvolvimento dessa etapa:

- Estabelecimento do contexto, que consiste em definir os parâmetros internos e externos que devem ser considerados para a gestão de riscos (NTC ISO 31000, item 2.9). Devem ser estabelecidos os contextos interno e externo do hospital e o contexto do processo; para isso, é possível utilizar algumas ferramentas técnicas
- Identificação do risco, que se baseia em determinar as causas, as fontes de risco e os eventos, com base na análise do contexto do hospital e do processo, que podem afetar a concretização dos objetivos.

Estabelecimento do contexto

Como já citado, baseia-se na definição dos parâmetros externos e internos que devem ser considerados para a gestão de riscos. A partir dessa definição, é possível estabelecer as causas dos riscos a ser identificados.

- Estabelecimento do contexto externo. São as características ou os aspectos essenciais do ambiente em que o hospital está inserido; devem ser considerados os seguintes aspectos:
  - Políticos (mudança de governo, de políticas públicas, de normas)
  - Socioculturais (demografia, responsabilidade social, ordem pública, crenças, costumes)
  - Jurídicos (regulamentação, nova legislação)
  - Tecnológicos (avanços tecnológicos, acesso a sistemas de informação externos)
  - Financeiros (política fiscal, mercado financeiro)
  - Econômicos (disponibilidade de capital, liquidez, concorrência)
  - Comunicativos (meios escritos, canais utilizados, fluxo de informações)
  - Ambientais (ecossistema)
- Estabelecimento do contexto interno. São as características ou os aspectos essenciais do ambiente no qual o hospital tenta alcançar seus objetivos; devem ser considerados os seguintes aspectos:
  - Estrutura organizacional (direcionamento estratégico, planejamento institucional, liderança, trabalho em equipe)

- Financeiros (orçamento de financiamento, recursos de investimento, caixa, contas a pagar)
- Pessoais (competências e disponibilidade dos funcionários, segurança e saúde ocupacional)
- Tecnológicos (integridade e disponibilidade dos dados, desenvolvimento, produção e manutenção do sistema de informação)
- Comunicação interna (canais utilizados e sua efetividade, fluxo de informações necessárias)
- Estabelecimento do contexto do processo. São as características ou os aspectos essenciais do processo e suas inter-relações; devem ser considerados os seguintes aspectos:
  - Definição do processo (clareza na descrição, abrangência e objetivo do processo)
  - Interações com outros processos (relação com outros processos no que diz respeito a insumos, fornecedores, produtos e usuários)
  - Procedimentos associados (pertinência dos procedimentos desenvolvidos nos processos)
  - Responsáveis pelo processo (grau de autoridade e de responsabilidade dos colaboradores que lideram o processo)
  - Comunicação entre os processos (efetividade dos fluxos de informação determinados na interação dos processos).

Identificação do risco

A identificação dos riscos é realizada determinando-se as causas e considerando-se os contextos externo, interno e do processo, já identificados e analisados no hospital e que podem afetar a concretização dos objetivos.

Algumas causas externas que não podem ser controladas pelo hospital poderão ser determinadas na revisão do contexto correspondente, para que sejam consideradas na análise e na avaliação do risco identificado.

Após a identificação das causas, deve-se identificar o risco, que está associado aos eventos que podem dificultar o adequado desenvolvimento dos objetivos do processo e, neste caso, é necessário referir-se a suas características gerais ou às maneiras como é evidenciado. É recomendável que o risco seja descrito brevemente na identificação. Em relação a esse aspecto em particular, cada hospital determina se ele será ou não incluído, de acordo com as necessidades de ampliar ou compreender o risco.

Avaliação do risco

Nessa etapa, deve-se identificar a probabilidade de ocorrência do risco e as consequências ou o impacto correspondentes, a fim de definir a zona de risco inicial (*risco inerente*).

Análise do risco

Nessa etapa, busca-se estabelecer a probabilidade de ocorrência do risco e suas consequências ou impacto, a fim de estimar a zona de risco inicial (risco inerente).

Na Figura 19.2, são apresentadas as principais etapas para a respectiva análise de risco. É fundamental considerar os seguintes recursos:

- Tabela para determinação da probabilidade
- Tabela para determinação do impacto ou das consequências
- Matriz de avaliação dos riscos.

Tabela de probabilidade

De acordo com o critério de probabilidade, o risco deve ser medido com base nas probabilidades explicadas na Tabela 19.1.

A análise de frequência deve adaptar-se à dinâmica do processo e à disponibilidade dos dados coletados relacionados ao evento ou ao risco identificado.

Caso não haja os dados históricos necessários, deve-se trabalhar de acordo com o conceito de viabilidade e com a experiência dos colaboradores responsáveis pelo processo e seus fatores internos e externos.

Tabela de impacto

Para identificar o impacto, o risco deve ser medido com base nas especificações contidas na tabela de impactos ou nas consequências definidas na política de riscos institucional (Tabela 19.2).

Os valores ou as porcentagens formulados para definição do impacto quantitativo em cada um dos níveis e os aspectos relacionados na Tabela 19.2 podem ser ajustados de acordo com a complexidade, o orçamento, os serviços e outros aspectos relevantes do hospital.

Para estimar o nível de risco inicial, os valores determinados para a probabilidade e o impacto ou as consequências devem ser cruzados na matriz de riscos apresentada na Figura 19.3, a fim de determinar a zona de risco na qual se situa o risco identificado.

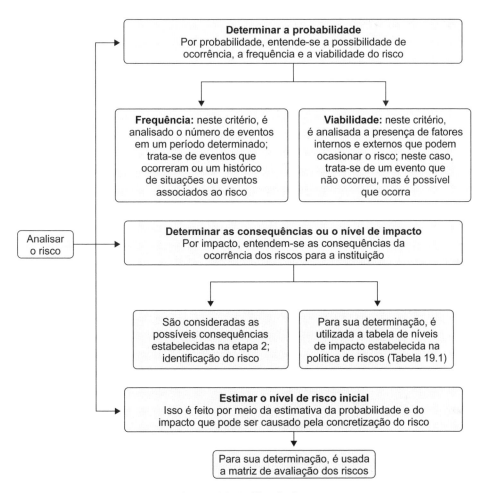

Figura 19.2 Análise do risco.

Tabela 19.1 Tabela de probabilidade.

Nível	Descritor	Descrição	Frequência
5	Quase certo	Espera-se que o evento ocorra na maioria das vezes	Mais de uma vez ao ano
4	Provável	É possível que o evento ocorra na maioria das vezes	Pelo menos uma vez durante o último ano
3	Possível	O evento pode ocorrer a qualquer momento	Pelo menos uma vez durante os últimos 2 anos
2	Improvável	O evento tem alguma chance de ocorrer a qualquer momento	Pelo menos uma vez durante os últimos 5 anos
1	Raro	O evento pode ocorrer apenas em circunstâncias excepcionais (pouco comuns ou anormais)	Não ocorreu nos últimos 5 anos

Fonte: ICONTEC HB141. Guía para la Financiación de Riesgo. Apéndice A. Bogotá, 2008.

Tabela 19.2 Níveis para classificação do impacto ou das consequências.

Níveis para classificação do impacto	Impacto ou consequência (quantitativo)	Impacto ou consequência (qualitativo)
Catastrófico	• Impacto na execução do orçamento em um valor ≤ 50% • Perda da cobertura na prestação de serviços em um valor ≤ 50% • Pagamento de sanções financeiras pela não conformidade com as regulamentações em um valor ≤ 50%	• Interrupção das atividades do hospital por mais de 5 dias • Perda de informações críticas para o hospital, que não podem ser recuperadas • Imagem institucional afetada no âmbito nacional ou regional por atos comprovados de corrupção
Significativo	• Impacto na execução do orçamento em um valor ≤ 25% • Perda da cobertura na prestação de serviços em um valor ≤ 25% • Pagamento de sanções financeiras pela não conformidade com as regulamentações em um valor ≤ 25%	• Interrupção das atividades do hospital por mais de 2 dias • Perda de informações críticas para o hospital, que podem ser recuperadas de maneira parcial ou incompleta • Imagem institucional afetada no âmbito nacional ou regional pela não conformidade na prestação de serviços
Moderado	• Impacto na execução do orçamento em um valor ≤ 5% • Perda da cobertura na prestação de serviços em um valor ≤ 10% • Pagamento de sanções financeiras pela não conformidade com as regulamentações em um valor ≤ 5%	• Interrupção das atividades do hospital por mais de 1 dia • Repetição das atividades e aumento da carga operacional • Imagem institucional afetada no âmbito nacional ou regional por atrasos na prestação de serviços
Menor	• Impacto na execução do orçamento em um valor ≤ 1% • Perda da cobertura na prestação de serviços em um valor ≤ 5% • Pagamento de sanções financeiras pela não conformidade com as regulamentações em um valor ≤ 1%	• Interrupção das atividades do hospital por algumas horas • Reclamações ou queixas dos usuários que envolvem investigações disciplinares • Imagem institucional afetada no âmbito local por atrasos na prestação de serviços
Insignificante	• Impacto na execução do orçamento em um valor ≤ 0,5% • Perda da cobertura na prestação de serviços em um valor ≤ 1% • Pagamento de sanções financeiras pela não conformidade com as regulamentações em um valor ≤ 0,5%	• Não há interrupções das atividades do hospital • Não há sanções financeiras ou administrativas • A imagem institucional não é significativamente afetada

Adaptada de Instituto de Auditores Internos. COSO ERM. Agosto de 2014.

Avaliação do risco

Trata-se de relacionar os resultados da análise de riscos inicial com os controles estabelecidos para determinar a zona de risco final (*risco residual*). Dentre as ações realizadas para avaliar o risco, é importante identificar:

- Os controles existentes
- O responsável por realizar o controle
- O objetivo do controle, ou seja, o que se pretende ao fazê-lo
- Os procedimentos pelos quais o controle é realizado
- Evidências da execução do controle
- Tipo de controle (manual ou automático)
- A periodicidade em que o controle é realizado.

Na Tabela 19.3, são apresentados alguns exemplos de tipos de controle existentes nos hospitais.

Os aspectos para determinar o risco são:

- Pontos de controle dos processos
- Pontos de controle dos procedimentos
- Políticas operacionais
- Acompanhamento por meio de indicadores
- Mecanismos de garantia da qualidade.

Análise e avaliação dos controles

A análise e a avaliação do risco exigem a revisão e a avaliação dos controles existentes no hospital. Para isso, é necessário:

- Identificar a natureza do controle – é preciso definir se o controle é preventivo ou corretivo

- Controle preventivo é aquele que evita que o evento ocorra
- Controle corretivo não prevê a concretização do evento, mas possibilita que ele seja tratado assim que ocorrer
• Identificar se os controles estão documentados – é fundamental saber como o controle é realizado, quem é o responsável por sua execução, qual a periodicidade dessa execução e quais evidências darão respaldo à execução
• Identificar se o controle a ser implementado é automático ou manual
  - O controle automático baseia-se no uso de ferramentas tecnológicas que facilitam o registro de senhas de acesso, ou no uso de mecanismos para controlar o acompanhamento das aprovações ou das atividades realizadas, por meio de um aplicativo concebido para este fim e da geração de relatórios, indicadores e de sistemas de segurança, entre outros
  - Os controles manuais são autorizações por meio de e-mail, arquivos físicos, sequências, listas de verificação etc.

• Identificar se os controles executados no momento da avaliação foram eficazes para o controle do risco.

Para realizar as respectivas análises, recomenda-se considerar os aspectos apresentados na Tabela 19.4, a fim de facilitar a análise objetiva dos controles e poder identificar o deslocamento do risco na sua matriz de avaliação. Os valores formulados para cada um dos aspectos devem ser usados do modo como foram apresentados: se a resposta for SIM, aplica-se o valor atribuído previamente a cada aspecto; se a resposta for NÃO, o valor aplicado é zero (0). É conveniente que não sejam atribuídos valores intermediários, para evitar a subjetividade da análise.

Para fazer a análise e a avaliação dos controles, recomenda-se a matriz de avaliação proposta (ver Tabela 19.4). Se o controle afeta a probabilidade, o risco deve ser deslocado para baixo; se afeta o impacto, deve ser deslocado para a esquerda.

Na Tabela 19.5, são propostos alguns intervalos de classificação dos controles.

A escolha dos controles envolve a análise dos custos e dos esforços exigidos para que sejam

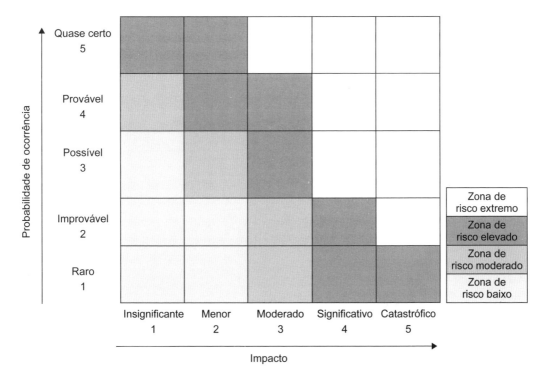

Figura 19.3 Mapa de riscos. Adaptada de Instituto de Auditores Internos. COSO ERM. Agosto de 2014.

Tabela 19.3 Tipos de controle.

Tipo de controle	Aspecto
Controles de gestão	Políticas claras e aplicadas
	Acompanhamento dos planos estratégico e operacional
	Indicadores de gestão
	Quadros de controle
	Acompanhamento de cronogramas
	Relatórios de gestão
Controles operacionais	Listas de verificação
	Registros controlados
	Políticas
	Garantia da qualidade
	Planos de melhoria
	Procedimentos formais aplicados
Controles jurídicos	Normas claras e aplicadas
	Controle de termos
	Monitoramento do surgimento de novas normas

Adaptada de Manual de Riesgos. Superintendencia Financiera. 2012.

Tabela 19.4 Análise e avaliação dos controles.

Descrição do controle	Critérios para a avaliação	Avaliação Sim	Avaliação Não	Observações
Descrever o controle determinado para o risco identificado	O controle evita a ocorrência do risco (afeta a probabilidade) ou permite enfrentar a situação em caso de ocorrência (afeta o impacto)?	N/A	N/A	Este critério não pontua; é importante determinar se o controle é preventivo (probabilidade) ou se permite enfrentar o evento em caso de ocorrência (impacto), para estabelecer o deslocamento na matriz de avaliação de riscos
	Existem manuais, instruções ou procedimentos para a gestão do controle?	15	0	–
	Foram definidos os responsáveis pela execução do controle e do acompanhamento?	5	0	–
	O controle é automático?	15	0	–
	O controle é manual?	10	0	–
	A frequência de execução do controle e do acompanhamento é adequada?	15	0	–
	Há evidências da execução e do acompanhamento do controle?	10	0	–
	No tempo gasto, a ferramenta demonstrou eficácia?	30	0	–
	Total	100	0	–

Adaptada de Lineamientos para la administración del riesgo. Guía versión 3. Presidencia de la República. Junho de 2011.

Tabela 19.5 Intervalos de classificação dos controles.

Intervalos de classificação dos controles	Quadrantes a diminuir
Entre 0 e 50	0
Entre 51 e 75	1
Entre 76 e 100	2

Adaptada de Manual de lineamientos para la administración del riesgo. Guía versión 3. Presidencia de la República. Junho de 2011.

implementados; da mesma maneira, é necessário determinar os benefícios finais e, para isso, é preciso considerar os seguintes aspectos:

- Viabilidade jurídica: os controles que serão implementados não devem ser contrários às regulamentações vigentes
- Viabilidade financeira: é necessário determinar o custo financeiro gerado pela implementação do controle
- Viabilidade técnica: estabelecer se o hospital tem capacidade para implantar e manter, no longo prazo, os mecanismos ou recursos necessários para a execução do controle.

Risco residual e elaboração dos mapas de risco

Após a execução das ações para a gestão de riscos, é necessário fazer uma nova avaliação para definir a zona de risco final, denominado *risco residual*.

A elaboração do mapa de riscos consiste na representação gráfica da probabilidade ou do impacto dos riscos identificados em todas as análises do processo, do programa ou de um projeto. Existem dois tipos de mapa:

- Mapa de riscos institucional: nele são representados, em escala estratégica, os riscos aos quais o hospital está exposto e são documentados os riscos residuais elevados e extremos dos processos
- Mapa de riscos por processo: nele são apresentados os riscos identificados para cada um dos processos.

O mapa de riscos pode ser apresentado como um quadro de resumo, onde consta, por exemplo, cada uma das etapas concluídas durante o levantamento das informações (Tabela 19.6) e pode ser acompanhado pela respectiva representação gráfica (Figura 19.4).

Tratamento do risco

Após a conclusão da análise, da quantificação dos riscos e da avaliação do impacto, deve-se observar qual o nível de oportunidade do hospital para assumir o tratamento desses riscos.

O processo de tratamento de riscos envolve a escolha e a execução das ações ou medidas mais pertinentes para modificar, minimizar ou eliminar o risco.

O processo de tratamento dos riscos deve garantir os seguintes aspectos:

- O funcionamento eficiente e eficaz do hospital
- O monitoramento e o controle efetivos
- A adoção das normas vigentes.

Desse modo, a Figura 19.5 propõe um guia para o tratamento dos riscos.

Monitoramento e avaliação

Com o monitoramento e a avaliação, deve-se garantir o cumprimento das ações propostas nos mapas de riscos; é fundamental monitorar permanentemente a implementação das ações definidas para o tratamento do risco. A revisão permite evidenciar as dificuldades que surgem durante o desenvolvimento das ações corretivas propostas, a fim de identificar a eficácia e a conveniência das estratégias escolhidas para tratar cada um dos riscos constatados e do respectivo plano de gestão (Figura 19.6).

O monitoramento é a ação sistemática de coletar, analisar e empregar os dados obtidos, a fim de conhecer o progresso das ações propostas que visam ao cumprimento dos objetivos previstos e para orientar a tomada de decisões.

Em geral, o monitoramento é orientado a projetos, planos, programas e processos, no que se refere a como, quando e onde são executadas as atividades, quem as executa e quantas pessoas são beneficiadas.

O monitoramento deve ser realizado assim que iniciar a execução do projeto, do programa, do plano e do processo e deve ser mantido durante todo o período de implementação (Figura 19.7). O monitoramento deve estar a cargo de:

- Responsáveis por projetos, planos, programas e processos. Todos eles são colaboradores encarregados de executar as ações relacionadas aos controles estabelecidos para cada um dos riscos identificados
- O Departamento de Controle Interno é encarregado de realizar o monitoramento dos riscos identificados na instituição. Além disso, deve analisar a elaboração e a adequação dos controles estabelecidos para determinar se são adequados ou não para o controle dos riscos.

Tabela 19.6 Mapa de riscos.

Processo: gestão dos serviços auxiliares de diagnóstico										
Objetivo: determinar, administrar e prestar os serviços de diagnóstico por imagem de que os usuários precisam										
Identificação			Risco inerente			Controles	Risco residual			Ações	Registros	Indicador
Risco	Causas	Consequências	Probabilidade	Impacto	Nível de risco || Probabilidade	Impacto	Nível de risco			
R1. Atrasos ou não realização dos serviços auxiliares de diagnóstico de que os usuários precisam	• Falta de insumos • Equipamentos danificados • Solicitações acumuladas	Imagem do hospital afetada pela falha na prestação do serviço	5	4 || • Elaboração do plano anual de compras • Elaboração do plano anual de manutenção • Elaboração de um plano de contingência	2	4 || • Execução e monitoramento do plano anual de compras • Execução e monitoramento do plano anual de manutenção • Execução e monitoramento do plano de contingência	• Plano anual de compras • Plano anual de manutenção • Plano de contingência	• Porcentagem do plano anual de compras executado • Porcentagem do plano anual de manutenção executado • Porcentagem do plano de contingência executado
R2.										

Fonte: Adaptada de Instituto de Auditores Internos. COSO ERM. Agosto de 2014.

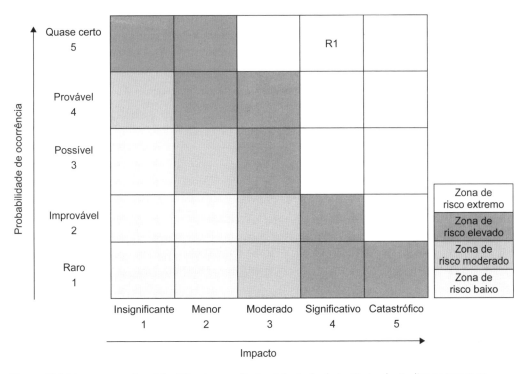

Figura 19.4 Mapa com o risco identificado e avaliado. Adaptada de Instituto de Auditores Internos. COSO ERM. Agosto de 2014.

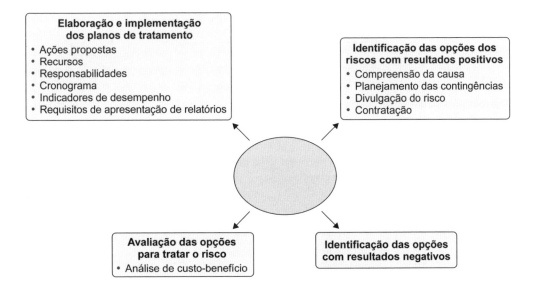

Figura 19.5 Tratamento do risco.

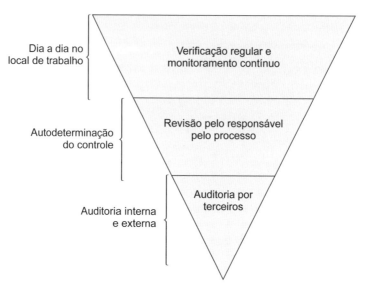

Figura 19.6 Monitoramento e avaliação.

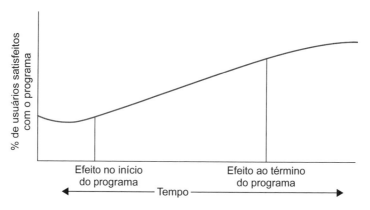

Figura 19.7 Resultados obtidos com o controle do programa.

O monitoramento é essencial para verificar se as ações estão sendo realizadas e avaliar as falhas em sua implementação por meio de revisões de seu andamento, visando a evidenciar todas as situações ou os fatores que possam estar influenciando a aplicação das ações preventivas.

Da mesma maneira, é indispensável avaliar a eficácia e a conveniência das estratégias para a implementação do tratamento dos riscos (Figura 19.8).

Considerando que a *avaliação* é a apreciação sistemática de um projeto, plano, programa ou processo, ela deve concentrar-se nas realizações esperadas e alcançadas, examinar a cadeia de resultados (insumos, atividades, produtos, resultados e impactos), de processos, de fatores contextuais e de causalidade, para compreender as realizações ou a ausência delas. A avaliação pretende determinar a relevância, o impacto, a eficácia, a eficiência e a sustentabilidade das intervenções e sua contribuição para a obtenção dos resultados.

Uma avaliação deve proporcionar informações baseadas em evidências plausíveis, confiáveis e úteis. Os dados de conclusões, recomendações e lições de uma avaliação devem ser usados nos processos futuros de tomada de decisões relacionados ao programa.

Comunicação e consulta

A comunicação e a consulta entre as partes envolvidas, tanto internas quanto externas, devem ocorrer durante todas as etapas do processo de gestão de riscos.

Essa análise deve garantir que sejam consideradas as necessidades dos usuários, de modo que os riscos identificados permitam distinguir pontos críticos para a melhoria da prestação de serviços.

Além disso, é preciso promover a participação dos colaboradores mais experientes, para que contribuam com seu conhecimento para identificar, analisar e avaliar o risco.

A comunicação é necessária, pois é fundamental garantir que os colaboradores responsáveis pela implementação das ações entendam os motivos pelos quais as decisões foram tomadas e por que tais ações são necessárias. O trabalho das equipes deve permitir:

- Um contexto estratégico adequado
- Que as necessidades das partes envolvidas sejam consideradas
- Que os riscos sejam adequadamente identificados
- Que todos os pontos de vista sejam considerados
- Que a gestão de riscos seja uma atividade inerente ao processo de planejamento estratégico.

É importante começar a entender o significado da comunicação e da consulta aplicadas ao contexto da gestão de riscos: comunicação é o processo que propicia a troca de informações por meio de uma mensagem, e consulta é o *feedback* feito para a tomada de decisões importantes quanto à gestão de riscos.

Nessa etapa, é necessário:

- Integrar todos os colaboradores do hospital, para que compreendam a base da gestão, seus planos e ações em relação ao risco
- Trocar informações confiáveis, pertinentes e precisas
- Conscientizar os colaboradores sobre a importância e a responsabilidade próprias da gestão de riscos no hospital
- Definir o tratamento que deve ser iniciado para a gestão dos riscos.

Com os objetivos da comunicação definidos, é necessário elaborar o plano para divulgar as ações a ser executadas em caso de ocorrência de uma situação que precise ser direcionada e difundida.

As etapas de comunicação e consulta no hospital dependem do objetivo definido (divulgar, informar, persuadir, consultar ou promover a compreensão da gestão de riscos) e devem ser atividades constantes e dinâmicas, mas, além disso, devem atingir todos os colaboradores do hospital.

Alguns aspectos necessários para o desenvolvimento do plano de comunicação e consulta incluem:

- Como o tema será abordado?
- Que objetivo se pretende alcançar com a comunicação?
- A quem se destina?
- Quais estratégias serão adotadas para a divulgação do plano?
- Que canais de divulgação serão utilizados?

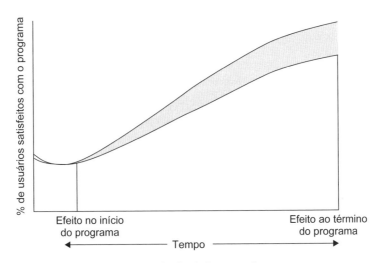

Figura 19.8 Resultado do impacto do programa.

- Quais assuntos devem ser incluídos nas atividades a desenvolver?
- Que canais de comunicação serão usados?
- Como será avaliado?

Por último, é preciso garantir, nesse ponto, que todas as atividades executadas possam ter sua rastreabilidade monitorada e que todas as decisões relacionadas aos riscos sejam registradas.

Resumo

O dinamismo atual dos hospitais colocou todos os aspectos relativos a eles sob revisão e redimensionamento permanentes, e um desses aspectos está relacionado à gestão de riscos. Neste sentido, é fundamental adotar esse método considerando a importância, cada vez maior para os hospitais, de se aplicar a gestão de riscos como elemento básico em seu planejamento estratégico.

A gestão de riscos contribui para o conhecimento e a melhoria da instituição. Além disso, contribui para o aumento da produtividade e a garantia da eficiência e eficácia dos processos institucionais, permitindo que sejam definidas estratégias de melhoria contínua e proporcionando uma gestão sistêmica da instituição.

É necessário que a gestão de riscos seja instituída nos hospitais como uma política de gestão da alta administração, com a participação e o apoio de todos os colaboradores. Isso será possível com a implementação da metodologia aqui apresentada, que possibilita determinar as diferentes ações voltadas para a identificação, a análise, a avaliação e o tratamento dos riscos aos quais estão constantemente expostos, podendo, assim, facilitar o cumprimento dos objetivos e das finalidades essenciais do hospital.

Bibliografia

Alexander Gómez R. Marco conceptual y legal sobre la gestión de riesgo em Colombia: Aportes para su implementación. Bogotá: Monitor estratégico; 2014

Almeida Filho N. Cadstiel LD, Ayres JR. Riesgo: Concepto básico de la epidemiología. Salud colectiva. 2009;5:323-44.

Casals & Associates Inc, Price Waterhouse Coopers, USAID. Documento Mapas de Riesgo, octubre, 2003.

Casals & Associates Inc USAID. Marco Conceptual, Programa Fortalecimiento de la Transparencia y la Rendición de Cuentas en Colombia. 2004.

Cepeda G. Auditoría y control interno. McGraw Hill; 1997. Colombia, Departamento Administrativo de la Función Pública. Guía para la administración del riesgo, V3. Bogotá: DAFP; 2014.

Colombia, Departamento Administrativo de la Función Pública. Guía para la administración del riesgo. Bogotá: DAFP; 2011.

Colombia, Departamento Administrativo de la Función Pública. Riesgos de corrupción en la Administración Pública. Bogotá: Tercer Mundo; 2000.

Colombia, Departamento Administrativo de la Función Pública. Guía básica de las Oficinas de Control Interno. Bogotá: DAFP; 1999.

Colombia, Instituto Colombiano de Normas Técnicas y Certificación (Icontec). HB 141 Guía para la Financiación del Riesgo. Bogotá: Icontec; 2008.

Colombia, Instituto Colombiano de Normas Técnicas y Certificación (Icontec). Norma Técnica Colombiana NTC-ISO31010. Bogotá: Icontec; 2013.

Colombia, Instituto Colombiano de Normas Técnicas y Certificación (Icontec). Norma Técnica Colombiana NTC-ISO31000. Bogotá: Icontec; 2011.

COSO. Norma Técnica C-5254. Efectos del riesgo dentro del proceso de auditoría interna [internet]. 2012 [citado 2015 oct. 22]. Disponible en: http://www.coso.org/ERM-IntegratedFramework.htm

Gil Galio PO. (Traducción). Administración del Riesgo Estándar. AS/NZ. 2001;4360:1999.

Glosario de evaluación de riesgo. (Comp. David McNamee). MC2. Management Consulting. WS. 2000.

Guerrero I. Assessing the economic value of public health programs based on risk. Value in health. 2010;13(5).

Gulliford M. Health services as determinants of population health. En: Oxford texboock of public health 5th edition. Oxford University Press; 2011.

México, Instituto Tecnológico de Hermosillo. Guías para llevar a cabo el proceso de auditoría [internet]. S. f. [citado 2015 oct. 22]. Disponible en: http://sistemas.ith.mx.

Ortiz JJ, Ortiz A. Auditoría Integral. Bogotá: Interfinco; 2000.

Price Water House Coopers. Administración de riesgos corporativos. 2005.

Salazar Vargas C. Las políticas públicas. Bogotá: Pontificia Universidad Javeriana; 1999.

20 Avaliações Econômicas nas Instituições Hospitalares

Javier Leonardo González Rodríguez • Olga Lucía Pinzón-Espitia

Introdução

A economia da saúde teve um avanço importante ao longo das últimas décadas, em especial a partir da década de 1960. Sobre esse tema, é relevante citar Arrow, um autor pioneiro no assunto e que, em seu artigo *Uncertainty and the Welfare Economics of Medical Care*[1], ressalta a tomada de decisões coletivas que, por si só, envolve um alto grau de complexidade e costuma ter contradições. O autor afirma que, por consequência, é preciso optar por decisões sociais racionais que, por sua vez, favoreçam decisões estáveis e precisas.

É interessante como Arrow[1] contribuiu para a geração de conhecimento nesse campo de uma perspectiva da economia do bem-estar, da alocação ideal dos recursos em tecnologia e da própria natureza do mercado. Do modelo proposto pelo autor, vale ressaltar as seguintes colocações: a utilidade das funções dos consumidores e das funções de transformação dos produtores, como aquelas dos produtos básicos bem definidos no sistema econômico, e a concorrência perfeita para obter a alocação ideal de recursos, com uma perspectiva indivisível e inadequada em um contexto de incerteza.

Falar de economia da saúde nos dias de hoje ainda é uma necessidade, no âmbito da própria incerteza causada pelos crescentes custos da prestação de serviços de atenção hospitalar. Tais custos são determinados pelas tecnologias modernas e caras existentes nas instituições hospitalares e pelo aumento da população coberta pelos sistemas de saúde. Não se pode deixar de lado, ainda, os problemas de escassez, associados ao processo de escolha dos indivíduos, além das necessidades, dos desejos e das possibilidades, guiados por princípios elementares da maximização do interesse pessoal.

No âmbito do sistema de saúde e das instituições hospitalares, é essencial destacar que o aumento da expectativa de vida da população, bem como o crescimento do grupo populacional classificado como classe média, permite caracterizar o perfil epidemiológico particular de uma população, que, por sua vez, envolve dois cenários: (1) um perfil característico de países em desenvolvimento, com prevalência de doenças infectocontagiosas, desnutrição e alto índice de violência decorrente de crimes comuns e do conflito armado interno (ou seja, doenças associadas à pobreza), que ocorrem concomitantemente com (2) doenças próprias de países mais desenvolvidos, como doenças crônicas não transmissíveis (ou seja, obesidade, diabetes e todas aquelas associadas ao alto risco cardiovascular, além do câncer) e as relacionadas a hábitos de vida e padrões de consumo típicos de alguns países ricos.

Com a perspectiva da administração em saúde, a economia da saúde fornece elementos econômico-financeiros que, associados à gestão hospitalar,

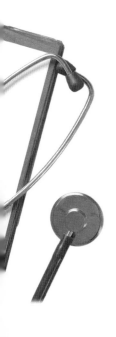

a problemas de política pública e a critérios médico-clínicos, proporcionam ao gestor ou administrador de serviços de saúde elementos objetivos para a tomada de decisões sobre a alocação de recursos para as intervenções sanitárias e variadas tecnologias.

A eficiência dos sistemas de saúde é um dos principais desafios da gestão hospitalar e deve considerar a influência de diversos fatores, desde a complexidade do financiamento da atenção à saúde até a pesquisa econômica sobre os efeitos do uso de determinadas tecnologias e o bem-estar da população.

Conceitos

É importante, no presente capítulo, descrever os diferentes conceitos e sua pertinência para a abordagem da economia da saúde: *economia, economia da saúde, avaliações econômicas em saúde, tecnologias em saúde* e *avaliação de tecnologias em saúde.*

- Economia: em geral, é definida como a ciência – ou, talvez, a arte – que estuda como os seres humanos resolvem o problema de satisfazer suas necessidades materiais ilimitadas diante da disponibilidade escassa de recursos. Por sua vez, a escassez pode ser definida como a deficiência, seja em quantidade ou em qualidade, de bens e serviços que podem ser adquiridos com os recursos disponíveis, em relação às quantidades que as pessoas desejam adquirir. É impossível satisfazer todos os desejos das pessoas, o que gera a necessidade de identificar prioridades de acordo com juízos de valor, para depois alocar os recursos em função delas. Economia também pode ser definida como "o estudo das economias, tanto dos indivíduos quanto da sociedade".[2] Por sua vez, Krugman, citando Marshall, define economia como "um estudo do gênero humano em suas ações comuns do cotidiano".[2]
- Economia da saúde: em virtude do que foi dito anteriormente, se a saúde é considerada parte das ações cotidianas, a economia da saúde é a ciência que estuda as consequências da escassez no sistema de saúde. Entende-se por sistema de saúde o modo como são organizadas as instituições que prestam, asseguram, regulam e supervisionam os serviços de saúde de um país. Um conceito muito importante da economia, com total aplicação no campo da economia da saúde, é o *custo de oportunidade*, definido como aquele ao qual se deve renunciar para conseguir algo.[2] A economia da saúde, assim como a economia geral, trabalha desenvolvendo modelos que não são nada além de representações da realidade com base em hipóteses formuladas a partir de informações conhecidas, visando a obter outras não conhecidas que se busca conhecer ou comprovar com o modelo proposto
- Avaliações econômicas em saúde: são metodologias cujo principal objetivo é fornecer informações para a formulação de políticas públicas relacionadas às tecnologias em saúde, sejam medicamentos, dispositivos, procedimentos médicos e cirúrgicos, exames diagnósticos e, inclusive, sistemas de organização e informação das instituições, que são usados para a promoção, a prevenção, o diagnóstico, o tratamento, a reabilitação ou a paliação das doenças. Um dos componentes das avaliações econômicas em saúde é a *avaliação econômica*, que consiste em uma comparação entre custos e benefícios, em termos de estado de saúde, de duas ou mais alternativas para um problema de saúde específico
- Tecnologias em saúde: "as tecnologias em saúde incluem desde uma lanterna até uma tomografia axial computadorizada e desde um comprimido de ácido acetilsalicílico até um inibidor do fator de necrose tumoral. Certamente, as tecnologias em saúde não são sinônimos de desenvolvimentos recentes, nem tampouco se limitam a medicamentos ou procedimentos curativos, excluindo intervenções preventivas".[3] Deve-se apresentar uma justificativa para as alternativas que serão avaliadas, principalmente para as tecnologias que serão a base de comparação, pois disso dependerá a estimativa da eficácia e dos custos da tecnologia objeto de avaliação. Por outro lado, uma avaliação econômica deve estabelecer a perspectiva ou o ponto de vista do estudo, ou seja, determinar quem é afetado pelas decisões e em nome de quem elas são tomadas. Por exemplo, um estudo com a perspectiva do paciente inclui alguns custos e desfechos que podem diferir daqueles incluídos em um estudo conduzido com uma perspectiva institucional, governamental ou social. Em contrapartida, uma avaliação econômica deve considerar um horizonte temporal amplo o bastante para abranger todos os desfechos relevantes, tanto clínicos como econômicos,

que possam ter influência na decisão. Por exemplo, em comparações de cirurgia aberta *versus* laparoscópica, ou em intervenções para a doença diarreica aguda, um horizonte de 1 ano (ou mesmo de alguns meses) pode ser adequado para fundamentar as decisões. Em caso de avaliações de medicamentos para o tratamento de câncer, artrite ou hipertensão arterial, seria necessário considerar um período de vários anos, ou até toda a expectativa de vida, pois muitas intervenções podem demorar algum tempo para manifestar seus efeitos ou mesmo exigir gastos adicionais posteriores à sua implementação

- Avaliação de tecnologias em saúde: são ações de caráter administrativo e econômico para avaliar, a partir de evidências clínicas, os resultados das intervenções sanitárias, para a obtenção de evidências que orientem o uso dos recursos de maneira adequada, em termos de eficiência, sem negligenciar a qualidade dos serviços. O objetivo geral é avaliar as tecnologias em saúde, com base em evidências científicas, e elaborar diretrizes e protocolos sobre medicamentos, dispositivos, procedimentos e tratamentos, a fim de recomendar às autoridades competentes as tecnologias que devem ser pagas com recursos públicos pelos sistemas de saúde.

Aplicação das avaliações econômicas nas instituições hospitalares

Em seu Relatório Mundial de Saúde 2000, a Organização Mundial da Saúde (OMS) destacou a importância de distinguir os níveis de equidade nas intervenções, os padrões de qualidade em saúde, a capacidade de resposta e a eficiência dos sistemas de saúde como fatores cruciais para a tomada de decisões e a distribuição equitativa e eficiente de recursos financeiros do sistema.[4]

As avaliações econômicas nas instituições hospitalares, que visam a otimizar a produção de acordo com altos padrões de qualidade, podem ser aplicadas a partir de duas perspectivas: como um processo sistemático de avaliação e inclusão de tecnologias, e como um processo orientado para a resolução de problemas relacionados à saúde, respaldado por um processo rigoroso de pesquisa.

Nas instituições sanitárias, o segredo para o sucesso desses processos consiste na participação de diferentes disciplinas fundamentais na gestão administrativa, na gestão clínica e nos estudos organizacionais.[5]

Para maximizar os benefícios de saúde, devem ser considerados os recursos disponíveis e a busca permanente pela garantia do acesso da população atendida a tecnologias eficazes, seguras e equitativas[6] nas instituições hospitalares.

O objetivo de atingir a eficiência nas organizações, incluindo a participação ativa dos hospitais na avaliação de suas tecnologias, implica uma perspectiva de inovação e mudança do papel dos gestores dos diferentes serviços ou processos oferecidos, de acordo com alguns parâmetros que gerem vantagens nos diferentes aspectos da mesogestão, as quais são descritas a seguir. As avaliações econômicas devem considerar as seguintes orientações:[6]

- Buscar evidências científicas para embasar a avaliação de tecnologias, melhorar o processo de inclusão de tecnologias e racionalizar o seu uso
- Apoiar o fortalecimento do ensino e da pesquisa no momento de gerir as tecnologias em saúde
- Sistematizar e difundir as informações
- Fortalecer as estruturas governamentais e fomentar a articulação político-institucional e intersetorial.

As vantagens de estabelecer um processo de avaliações econômicas[6-9] incluem:

- Apoiar o processo de tomada de decisões da organização
- Incentivar o desenvolvimento da avaliação de tecnologias em saúde que favoreçam a sustentabilidade da instituição
- Desenvolver as competências de pesquisa e análise do talento humano que participa do processo
- Estabelecer alianças estratégicas nacionais e internacionais para o desenvolvimento conjunto de avaliações.

A seguir, são descritos os elementos a considerar ao fazer uma avaliação econômica:

- Medida e identificação dos custos: é relevante quantificar o custo da utilização de uma tecnologia, seja em termos monetários ou de custo de oportunidade. O custo de oportunidade é assim definido: "o verdadeiro custo de um investimento não é o valor monetário que gastamos, mas os benefícios que deixa-

mos de obter mediante a melhor alternativa ao nosso alcance".[10] Os custos são classificados em: diretos, indiretos e intangíveis.[11] Na equipe, é preciso contar com pessoas capacitadas na estimativa de custos hospitalares, para saber com exatidão a relação entre as ações de saúde e seu custo, otimizar o uso dos recursos humanos, materiais e financeiros, favorecer a tomada de decisões oportunas e estabelecer políticas para obter maior eficiência da gestão hospitalar[11-13]
- Medida dos custos e dos efeitos sobre a saúde: a *qualidade de vida* é um conceito que inclui fatores econômicos, educativos e ambientais[14]; é mensurada em função dos anos de vida ajustados pela qualidade (AVAQ), os quais, por sua vez, são definidos como uma medida de resultados em saúde que permite fazer comparações entre tratamentos a fim de facilitar a escolha de uma tecnologia.[15] Hidalgo, Corugedo e del Llano Señaris[5], bem como outras publicações recentes[16-19], destacam três elementos fundamentais nos instrumentos utilizados para a medição da qualidade de vida:
  - Medição da capacidade funcional em três dimensões: física, mental e emocional
  - Medição do estado de saúde, estabelecida por valores aproximados
  - Estabelecimento de um valor ou *número de referência*, que representa a preferência pelo estado de saúde
- Medida do horizonte temporal: o conceito refere-se ao "período durante o qual a tecnologia em saúde avaliada apresenta custos e efeitos relevantes sobre a saúde".[5] O horizonte temporal reflete a evolução natural da doença e deve ser definido de maneira que permita capturar todos os eventos e os custos relacionados; se possível, deve-se empreender o esforço de medir os custos com base zero, aplicando a técnica de microcusteio[20]
- Medida de riscos e incertezas: risco é definido como a existência de diferentes estados que podem chegar a acontecer, com uma distribuição de probabilidades conhecida em relação à ocorrência dos eventos; por outro lado, incerteza significa que a distribuição das probabilidades é desconhecida.[21] Para a medição do risco, são usados modelos matemáticos das teorias da decisão e dos jogos, e para medir a incerteza, recorre-se a técnicas de simulação do tipo regressões não paramétricas, análise de *bootstrap* ou método de Monte Carlo[22-24]
- Tipos de avaliação econômica: custo-minimização, custo-benefício, custo-efetividade e custo-utilidade. Todos estão descritos na Tabela 20.1.

Tabela 20.1 Métodos de avaliação de tecnologias em saúde.

Tipo de análise	Aplicação[25]	Indicador dos efeitos
Custo-minimização	Quando a eficácia e a efetividade das opções de atenção em saúde contempladas são similares	Equivalência dos efeitos
Custo-benefício	Quando é preciso determinar se os benefícios obtidos de uma intervenção justificam seus custos	Unidades monetárias
Custo-efetividade	Quando é necessário comparar diferentes intervenções em saúde cujos custos são expressos em unidades monetárias e os efeitos em unidades clínico-epidemiológicas	Unidades clínicas
Custo-utilidade	Quando o custo de uma intervenção é comparado com a melhora do estado de saúde atribuível a ela	Qualidade de vida (AVAQ)

AVAQ: anos de vida ajustados pela qualidade.

Resumo
As avaliações econômicas nas instituições hospitalares são uma estratégia de gestão para orientar rigorosamente a avaliação e a inclusão de tecnologias e, dessa maneira, permitir a resolução dos problemas relacionados à saúde, a fim de obter eficiência na organização.
    As avaliações econômicas devem obedecer algumas diretrizes que favorecem o processo de análise e proporcionam vantagens para promover a sustentabilidade financeira das instituições hospitalares.
    Os elementos básicos das avaliações econômicas incluem: medida e identificação dos custos, medida dos custos e dos efeitos sobre a saúde, medida do horizonte temporal e medida de riscos e incertezas. Além disso, existem quatro tipos de avaliação econômica: análise de custo-minimização, análise de custo-benefício, análise de custo-efetividade e análise de custo-utilidade.

Referências bibliográficas

1. Arrow K. Economic welfare and the allocation of resources for invention. The rate and direction of inventive activity. En: Economic and social factors. Princeton: Princeton University Press; 1962. p. 609-26.
2. Krugman P, Olney ML, Wells R. Fundamentos de economía. Barcelona: Reverté; 2008.
3. Cubillos L. Evaluación de tecnologías en salud. Bogotá: Minsalud; 2007.
4. Murray C, Frenk J. World Health Report 2000: a step towards evidence-based health policy. Lancet. 2001;357:1698-700.
5. Hidalgo A, Corugedo I, del Llano Señaris JE. Economía de la salud. Madrid: Ediciones Pirámide; 2000.
6. Bueno R. A decisão de incorporação de tecnologias em saúde no SUS: a questão dos medicamentos [Tesis doctoral]. Porto Alegre: Universidade Federal do Rio Grande do Sul, Escola de Administração, 2010.
7. Castillo-Riquelme M, Espinoza MA. Evaluación de tecnologías sanitarias. Revista médica de Chile. 2014;142:4-5.
8. Espallargues M, Pons JM, Almazán C, et al. La evaluación de tecnologías sanitarias en intervenciones de salud pública: ¿más vale prevenir que curar? Gaceta Sanitaria. 2011;25:40-8.
9. Gálvez González AM, García Fariñas A, Portuondo Sánchez C, et al. Evaluación económica en salud y toma de decisiones en el contexto sanitario cubano. Rev Cubana Salud Pública. 2012;38:253-62.
10. Baly Gil A, Toledo ME, Rodríguez Jústiz F. La economia de la salud, la eficiencia y el costo de oportunidad. Rev Cubana Medicina General Integral. 2001;17:395-8.
11. González Ronquillo Y, Casas Rodríguez L, Acao Francois L, et al. Diagnóstico de costos y gestión de la calidad. Rev Arch Méd Camagüey. 2014;18:259-68.
12. Baraquiso Ramírez H. Dirección de hospitales. Um universo complejo. La Habana: Ministerio de Salud Pública. 2010:187-220.
13. Pardo IDV. Dirección y gestión hospitalaria de vanguardia. Barcelona: Ediciones Díaz de Santos; 2012.
14. Urzúa A, Caqueo-Urízar A. Calidad de vida: uma revisión teórica del concepto. Terapia psicológica. 2012;30:61-71.
15. Chicaíza L, García M, Romano G. Años de vida ajustados por calidad: evolución, fundamentos e implicaciones (Quality Adjusted Life Years: Evolution, Fundamentals and Implications). Documentos FCE-CID Escuela de Economía. 2013(47).
16. Tuesca Molina R. La calidad de vida, su importância y cómo medirla. Revista Científica Salud Uninorte. 2012;21.
17. Jiménez JRV, Jiménez AV, Vanegas LFF, et al. Comparación de las escalas EQ-5D y FACT-G em la evaluación de la calidad de vida en pacientes colombianos con cáncer. Avances en Psicología Latinoamericana. 2015;33(3).
18. Cardona-Arias JA, Higuita-Gutiérrez LF. Aplicaciones de un instrumento diseñado por la OMS para la evaluación de la calidad de vida. Rev Cubana Salud Pública. 2014;40:175-89.
19. Trapero-Bertrán M, Brosa Riestra M, Espín Balbino J, et al. Controversial Issues in Economic Evaluation (II): health Outcomes of Health Care Interventions. Rev Españ Salud Pública. 2015;89:125-35.
20. Vallejos C, Bustos L, de La Puente C, et al. Principales aspectos metodológicos en la evaluación de tecnologías sanitarias. Rev Méd Chile. 2014;142:16-21.
21. De las Cuevas IC, Vega AH, del Llano Señaris JE. Economía de la salud: Madrid: Ediciones Pirámide; 2000.
22. Mejía A, Mejía ME. Análisis bayesiano en evaluación económica en salud. Coyuntura Económica. Investigación Económica y Social [internet]. 2013 Dic [citado 2015 jul. 14]. Disponible en: http://www.repository.fedesarrollo.org.co/bitstream/11445/265/1/Co_Eco_Sem2_2013_Mejia.pdf
23. Álvarez JS. Estandarización en el diseño y realización de evaluaciones económicas: recomendaciones y guías existentes. Evaluación económica de medicamentos y tecnologías sanitarias. Springer; 2012. p. 21-36.
24. Álvarez JS. Diseño y realización de evaluaciones económicas a través de modelos analíticos de decisión. Evaluación económica de medicamentos y tecnologías sanitarias. Springer; 2012. p. 171-216.
25. CENETEC. Evaluación de tecnologías para la salud. México: Metodológico D; 2010.

21 Avaliação Integral dos Serviços de Saúde e Educação | Conceitualização do Modelo C-DOPRI

Ricardo Galán Morera

Introdução

O processo de avaliação integral nas áreas de saúde e educação é essencial nos dias de hoje, em que a evolução tecnológica e os avanços na medicina e no ensino das ciências da saúde obrigam os administradores a utilizar ferramentas que lhes permitam controlar, de modo adequado, os processos a eles delegados.

O modelo C-DOPRI resume uma série de esforços que visam a facilitar a avaliação das faculdades de medicina e de ciências de saúde, dos serviços de saúde e dos processos de integração docente-assistencial.

O modelo citado tem duas vertentes: uma de *avaliação assistencial* e outra *docente*. Ambas servem de respaldo para a reformulação dos serviços assistenciais e acadêmicos; neste sentido, o modelo também é um mecanismo de programação e reprogramação dos serviços assistenciais e de educação em saúde.

O modelo de avaliação integral C-DOPRI, de Galán *et al.*, apresenta uma estrutura composta por seis componentes: contexto, necessidade e demanda, oferta, processo, resultado ou produto e impacto ou efeito das ações educativas e assistenciais.

Contexto

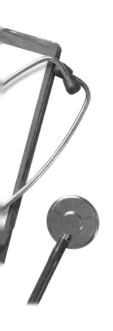

É definido como *todos os fenômenos, as circunstâncias e os elementos que constituem o entorno ou o ambiente do sistema de educação em saúde.*

Neste componente, as variáveis ou as características consideradas importantes levam em conta não apenas a análise dos sistemas educativos e de saúde existentes, mas também as características e a evolução dos serviços, o processo de desenvolvimento econômico e social dentro do sistema político vigente, a atitude comunitária com relação à saúde e à assistência, as políticas educativas e os princípios básicos do ensino, geralmente aceitos pelos governos mundiais, e os objetivos e as metas das instituições dos setores de educação e saúde que, concretamente, dirigem e orientam os programas dessas áreas.

Necessidade e demanda

O componente de necessidade e demanda inclui aspectos quantitativos e qualitativos da formação de recursos profissionais, técnicos, auxiliares e administrativos na área de ciências da saúde, bem como as necessidades e demandas da sociedade em termos de consulta ambulatorial, urgências e emergências, internação, cuidados críticos, doenças transmissíveis e ocupacionais, além da gravidade dos diagnósticos que chegam às instituições assistenciais.

Neste componente, são analisadas as características dos diferentes programas, em especial as que podem afetar positiva ou negativamente o desempenho acadêmico e o subsequente desempenho profissional.

Do ponto de vista assistencial, são avaliadas as características dos usuários dos serviços, sobretudo por meio dos problemas de saúde que são motivo de consulta e da gravidade dos próprios casos.

Oferta

Nos aspectos de educação e saúde, a oferta busca satisfazer às exigências estabelecidas pelo já mencionado componente de necessidade e demanda. Estabelece, em primeiro lugar, o que se denomina *perfil*, constituído basicamente pelo programa educativo ou plano de saúde vigente.

O componente de oferta estuda a organização e o funcionamento dos programas educativos essenciais e os diferentes insumos, recursos humanos, físicos e financeiros e serviços de atenção aos indivíduos e ao meio ambiente que são igualmente utilizados para o ensino de ciências da saúde.

Além disso, o componente inclui sistemas de informação vigentes em termos de conteúdo, frequência e níveis de agregação de dados, bem como as distintas fontes, seja da pesquisa em si ou dos registros sistemáticos estabelecidos.

Processo

Destina-se à avaliação do progresso dos programas de educação e assistência médica.

Estuda as características dos programas acadêmicos em termos dinâmicos e funcionais; além disso, estabelece medidas de produtividade e desempenho mediante o cotejo dos insumos próprios das atividades (tanto acadêmicas quanto assistenciais) e compara aquilo que foi programado com o que foi realizado.

Em suma, confronta os recursos humanos, físicos, tecnológicos e financeiros, de acordo com determinada organização, com as atividades intermediárias ou finais obtidas dos processos educativos e assistenciais.

Este componente se identifica plenamente com a *avaliação de monitoramento* e, portanto, permite o ajuste periódico dos programas de educação e de saúde preestabelecidos. O monitoramento e o controle são funções administrativas complementares e essenciais nas atividades diárias de um sistema de educação e saúde; o componente de processo inclui o acompanhamento permanente, a fim de identificar possíveis desvios das atividades programadas e executadas, de maneira que se possa instituir, quando necessário, a correção oportuna e precoce.

Resultado ou produto

Na parte educativa, analisa o volume em termos de qualidade e quantidade dos graduados e suas características em termos de conhecimentos, atitudes, valores e aptidões desenvolvidos ao longo de sua capacitação e formação.

Do ponto de vista assistencial, o componente avalia as atividades intermediárias e finais da assistência médica, como cirurgias, atendimento a partos e abortos, aviamento de receitas, exames laboratoriais e exames paraclínicos e, em síntese, o volume de altas, consultas e pacientes atendidos na emergência.

No campo preventivo, inclui aspectos de imunização, saneamento básico e educação em saúde geral e específica.

Neste componente, o modelo apresenta possibilidades de desenvolver estudos de custo-benefício, tanto no campo da educação quanto no da saúde.

Impacto ou efeito

Este componente de avaliação, no campo educativo, refere-se aos efeitos – medidos por meio do desempenho de profissionais, técnicos, auxiliares e administradores – relacionados às habilidades, aos conhecimentos e às atitudes destes, e aos efeitos que possam produzir no ambiente de trabalho.

No campo assistencial, este componente inclui aspectos como a modificação do risco de adoecer na população, incapacitar-se ou morrer, o cumprimento dos programas, das atividades ou das tarefas previstas pelo setor de saúde e as mudanças de atitude por parte dos usuários dos serviços.

O modelo permite fazer um contraste entre os perfis epidemiológicos ou a situação de saúde em um país, o perfil dos serviços de saúde e o perfil dos profissionais desses serviços. Também permite introduzir mudanças nos programas educativos e nos programas assistenciais.

O modelo presume que, se um sistema nacional de saúde ou de educação não obteve os produtos ou impactos esperados, deve ter ocorrido algum problema ou dificuldade:

- No "contexto", por exemplo, pelo não cumprimento da orientação política em saúde e educação do governo, ou
- Na "demanda", como pode acontecer no caso de má seleção de candidatos a um programa acadêmico ou de pacientes com alto grau de complexidade, ou
- Na "oferta" e nos programas assistenciais ou educativos, por falta ou carência de recursos, ou
- No próprio "processo", tanto de ensino-aprendizagem no campo educativo quanto no processo diagnóstico e terapêutico da atenção à saúde.

O modelo facilita, portanto, a detecção de falhas, lacunas ou brechas na adaptação, atualização ou nos aspectos corretivos das pessoas que participam das atividades de educação, seja em situações de dificuldade no campo assistencial ou na prestação de serviços de saúde. Consequentemente, permite orientar e efetuar ajustes, ou seja, a própria avaliação torna-se uma "melhoria contínua", por meio de ciclos permanentes e repetitivos de reprogramação educativa e de avaliação dos programas assistenciais com o passar do tempo.

Estrutura do modelo C-DOPRI

O Modelo de Avaliação Integral Docente-Assistencial (C-DOPRI) tem cinco componentes: demanda, oferta, processo, resultado e impacto. As características da demanda e da oferta constituem as entradas do sistema (*input*); o processo refere-se ao processador (*throughput*); e os resultados (*output*) e o impacto (*outcome*) das ações, tanto de saúde quanto de educação, são as saídas, as quais, por sua vez, retroalimentam o processo em si. Esses cinco componentes estão imersos no que se denomina contexto, que corresponde basicamente às normas políticas nacionais e internacionais vigentes em matéria de saúde e educação (Figura 21.1).

Considera-se que as políticas de saúde e educação e os princípios básicos na prestação de serviços e na educação médica são elementos que entram e saem do sistema sem sofrer qualquer modificação.

Esquematicamente e para fins práticos, o modelo é dividido em dois submodelos que, ao serem aplicados, proporcionam uma visão integral do processo de educação médica e de saúde, no âmbito da integração docente-assistencial. Esses submodelos, denominados *avaliação dos serviços de saúde* e *avaliação das faculdades de medicina*, são descritos a seguir, como primeira etapa para chegar à engrenagem de um modelo único para as duas áreas citadas.

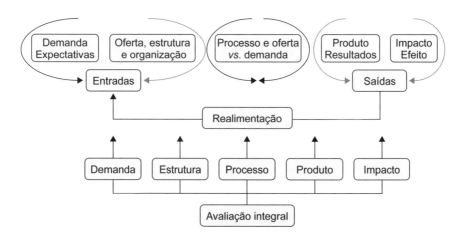

Figura 21.1 Avaliação sistemática.

Submodelo de avaliação dos serviços de saúde

Para elaborar este submodelo, foram considerados a organização e o funcionamento de um sistema de saúde e, em geral, de instituições de saúde ambulatoriais e hospitalares; para isso, foram identificados sete componentes avaliáveis.

O primeiro componente refere-se a *organização e funcionamento da instituição de saúde*, seja uma clínica, um hospital, um consultório externo, um ambulatório, uma unidade ou posto de saúde, na qual possam ser analisados, por exemplo, os níveis de autoridade, a complexidade da organização, as funções e os mecanismos de coordenação (Figura 21.2).

O segundo componente faz alusão aos *recursos humanos* vinculados à instituição; nele, podem ser explorados o volume e as características dos recursos humanos do hospital, o que permite fazer análises qualitativas e quantitativas dos diferentes profissionais, técnicos e auxiliares no cumprimento das funções a eles atribuídas.

O terceiro componente aborda os recursos correspondentes da entidade relacionados com as instalações e *recursos físicos*. Além disso, dentro dessas características, podem ser explorados tamanho, especialidade e nível de regionalização da instituição, bem como os recursos de consultórios e leitos disponíveis.

O quarto componente aborda os *recursos econômicos* oriundos do estudo dos orçamentos de funcionamento e de investimento da instituição, com possibilidade de avaliar os fluxos financeiros para determinar represamentos burocráticos ou administrativos que efetivamente diminuam os orçamentos designados para a promoção, a prevenção, a assistência e a reabilitação da saúde de uma determinada comunidade. Este componente também possibilita a determinação da proporção de unidades econômicas que entram no setor da saúde (principalmente em uma instituição de saúde) e que se transformam em realidades programáticas nos quatro aspectos já mencionados.

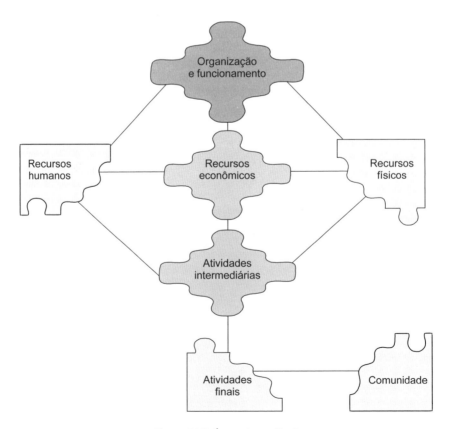

Figura 21.2 Áreas de avaliação.

O quinto componente está relacionado às *atividades intermediárias* realizadas pelas instituições de saúde, como cirurgias, partos, abortos, imunizações, exames radiológicos, exames laboratoriais etc.

O sexto componente indica as *atividades finais* realizadas por esses tipos de instituições que, basicamente, são: consultas externas, de emergência e odontológicas e altas hospitalares ocorridas ao longo de períodos anuais imediatamente anteriores.

Por fim, o sétimo e último componente está relacionado às características da própria *comunidade* receptora dos serviços, dentro da qual os estudos de necessidades e demandas têm ampla aplicação.

Organizando esses mesmos elementos com base em uma abordagem sistêmica, é possível afirmar que eles interagem de tal modo que, conforme apresentado na Figura 21.3, a demanda se opõe à oferta de serviços, desencadeando um processo que termina com a obtenção de resultados, que conduzem a impactos das ações de saúde no indivíduo, na família e na comunidade receptora.

Características da demanda

Aqui se inclui uma série de variáveis inerentes aos usuários dos serviços de saúde, dentre as quais: a demografia, a estrutura por idade, o sexo, a zona e a região; o crescimento ocorrido; a análise de indicadores de natalidade, de mortalidade e de migração; e os fatores condicionantes da estrutura e do crescimento demográficos. Da mesma maneira, podem ser exploradas as condições de saúde, medidas pelos indicadores tradicionais de morbidade, mortalidade e incapacidade e pelos fatores a eles relacionados. Também inclui o estudo ou a avaliação das necessidades biológicas e sociais e as demandas efetivas atendidas ou não pelas instituições de saúde, bem

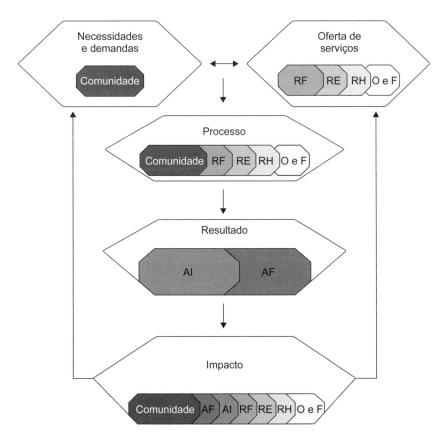

Figura 21.3 Áreas de avaliação. O e F: organização e funcionamento; RH: recursos humanos; RF: recursos físicos; RE: recursos econômicos; AI: atividades intermediárias; AF: atividades finais.

como os fatores associados às necessidades e às demandas (Figura 21.4).

Dentre esses fatores associados, vale mencionar os que funcionam como barreira de acesso aos serviços de saúde, como barreiras econômica, cultural, geográfica e jurídica.

Características da oferta

Este componente também é conhecido pelo termo *estrutura* e inclui a organização, os insumos e os sistemas de informação existentes.

O primeiro elemento da organização abrange sua complexidade, seus níveis de responsabilidade e de atenção médica e a regulamentação formal ou informal vigente.

Em relação aos recursos, devem-se analisar os recursos humanos, físicos e econômicos existentes; por último, dentro do sistema de informação, devem-se incluir o conteúdo, a frequência de fornecimento dos dados e os níveis de agregação propostos para a análise (Figura 21.5).

Processo

A avaliação do processo dos serviços de saúde é considerada um dos aspectos mais importantes e fundamentais, pois possibilita aos gestores efetuarem os ajustes periódicos dos programas por eles coordenados. Neste elemento, deve-se fazer uma abordagem dupla que propicie uma análise óptica bidimensional. A primeira análise está relacionada com a opinião dos que prestam os serviços de saúde e a segunda, com a das pessoas que recebem tais serviços.

Na primeira abordagem, é possível estudar a natureza e o conteúdo do atendimento prestado, seja ele ambulatorial ou hospitalar, e também a tecnologia utilizada e a combinação de recursos humanos e recursos físicos: a sequência dos procedimentos realizados, tanto diagnósticos quanto terapêuticos; a coordenação intrainstitucional, intrassetorial e intersetorial; e alguns indicadores gerais de desempenho, como a porcentagem de ocupação de leitos, o tempo médio de permanência em dias e o índice de renovação anual durante um período específico (Figura 21.6).

A segunda abordagem reflete a opinião de usuários quanto ao recebimento dos serviços, ao conteúdo do atendimento, à cobertura e à concentração, bem como à oportunidade de uso dos serviços pela comunidade beneficiária.

Resultado

Este elemento também é conhecido como o *produto* das ações de saúde e inclui as atividades finais (altas, consultas, visitas domiciliares etc.) e as intermediárias (exames radiológicos, cirurgias, exames laboratoriais, transfusões etc.). Por outro lado, é possível analisar a concentração dessas atividades *per capita*, além do uso e das despesas geradas pela atenção prestada (Figura 21.7).

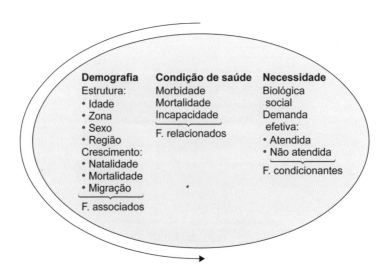

Figura 21.4 Fatores associados às necessidades e às demandas por serviços de saúde.

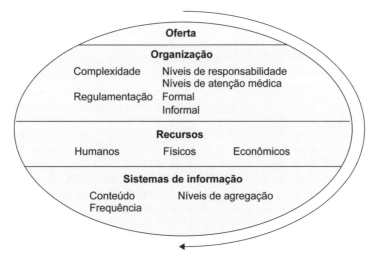

Figura 21.5 Características da oferta.

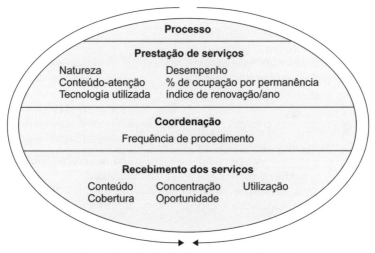

Figura 21.6 Avaliação dos processos de saúde.

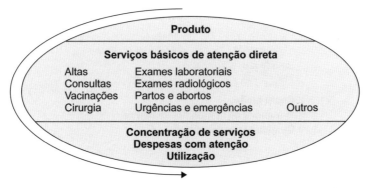

Figura 21.7 Análise das atividades *per capita* para avaliação de resultados.

Impacto

Também é conhecido como o *efeito obtido*, em termos de: redução do risco de doença ou de morte entre a população beneficiária; de mudanças de atitude dos usuários; de qualidade do atendimento prestado; de relação custo-efeito; e de satisfação da equipe de saúde e da comunidade receptora dos serviços (Figura 21.8).

Submodelo de avaliação das faculdades de medicina

Contexto

Contexto é definido como todos os fenômenos, as circunstâncias e os elementos situados no entorno ou no ambiente do sistema de educação médica.

As variáveis ou as características consideradas importantes são: políticas de saúde, políticas de educação, princípios básicos do ensino da medicina e das ciências da saúde aceitos em geral pelos governos das Américas; objetivos e metas das faculdades de medicina, que, associados aos princípios básicos e aos propósitos da faculdade, configuram o perfil profissional.

Características da demanda

No componente da demanda, são analisadas as necessidades de formação de profissionais de saúde (não apenas no âmbito regional), além das características dos estudantes, em termos de fatores que podem afetar positiva ou negativamente seu desempenho acadêmico, como distribuição etária, sexo, condições socioeconômicas e motivação para a carreira.

Também é analisado o perfil ou *imagem* profissional que a faculdade espera de seus futuros profissionais, que se reflete, como já mencionado, nos objetivos, nos propósitos e nos princípios básicos estabelecidos (Figura 21.9).

Características da oferta

A oferta estuda a organização e o funcionamento das faculdades de medicina e ciências da saúde, em particular os recursos humanos docentes em termos de quantidade, qualidade e dedicação; os recursos físicos quanto a instalações, recursos e equipamentos; e os recursos financeiros de funcionamento e de investimento disponíveis em curto, médio e longo prazos (Figura 21.10). Além disso, dentro deste componente, são estudados os serviços de atendimento às pessoas nos centros ambulatoriais ou hospitalares com os quais cada faculdade conta para o ensino da medicina e de ciências da saúde.

Processo

Este terceiro componente destina-se à avaliação do progresso dos programas. Estuda as características do currículo quanto a:

- Estrutura, sequência, intensidade, conteúdo e metodologia
- Técnicas internas de avaliação de programas, docentes e alunos

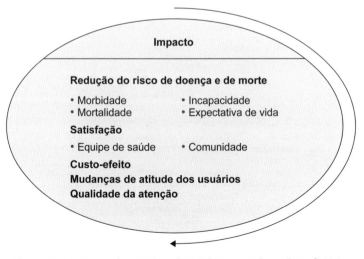

Figura 21.8 Impacto dos serviços de saúde na população beneficiária.

- Assuntos relacionados à produtividade em termos de matrículas no geral e por ciclos acadêmicos
- Custos dos programas de docentes e alunos
- Inter-relações em termos de integração e coordenação
- Qualidade do ensino e da aprendizagem (Figura 21.11).

Produto ou resultado

Este componente analisa o volume em relação à quantidade de egressos e suas características em termos de conhecimentos, atitudes e aptidões desenvolvidos ao longo de sua capacitação (Figura 21.12). Além disso, analisa a satisfação pessoal e as tendências à especialização.

Impacto ou efeito

O quinto e último componente refere-se ao impacto ou efeito, medido pelo desempenho do futuro profissional, relacionado a suas habilidades e atitudes e aos efeitos que possa produzir no ambiente de trabalho, quanto às modificações dos riscos de doença e de morte entre a população e às mudanças de atitude dos usuários dos serviços (Figura 21.13).

Em geral, considera-se que:

- A avaliação das características da demanda e da oferta pode ser feita em "cortes transversais" no tempo
- A avaliação do processo deve ser feita em "estudos prospectivos" e com informações frequentes (de preferência, mensais), que permitam aos gestores ajustar seus programas
- A avaliação dos produtos ou resultados pode ocorrer em "períodos anuais"
- O impacto ou efeito deve ser avaliado durante períodos mais longos, porque as mudanças na morbimortalidade são mais demoradas, podendo ser consideradas datas ou períodos-limite de 3, 5, 10 e 20 anos.

O componente mencionado pressupõe que, se uma faculdade de medicina ou ciências da saúde não conseguiu obter os produtos ou impactos desejados, pode ter ocorrido algum problema relacionado às características da demanda, por exemplo, a má seleção de candidatos: considerando que a matéria-prima que ingressa na faculdade é de má qualidade, impede, assim, que o produto seja adequado ao longo do processo.

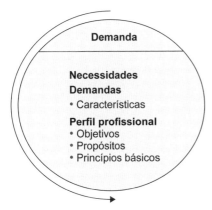

Figura 21.9 Características da demanda no submodelo de avaliação das faculdades de medicina.

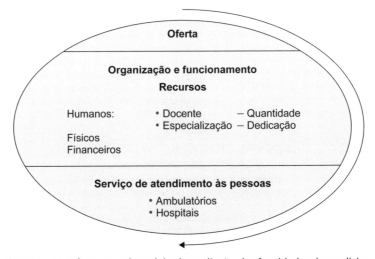

Figura 21.10 Oferta no submodelo de avaliação das faculdades de medicina.

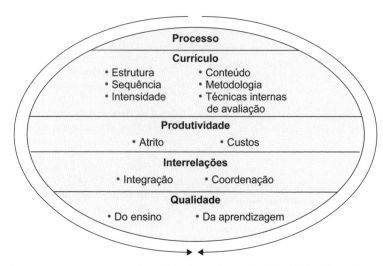

Figura 21.11 Processo no submodelo de avaliação das faculdades de medicina.

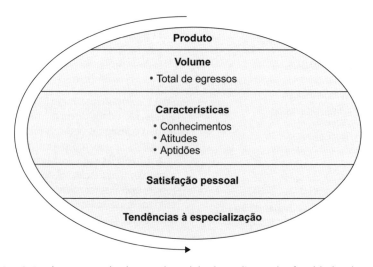

Figura 21.12 Produto ou resultado no submodelo de avaliação das faculdades de medicina.

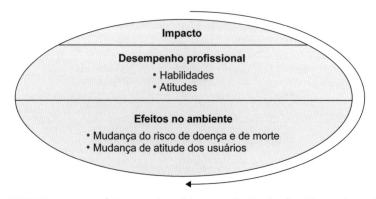

Figura 21.13 Impacto ou efeito no submodelo de avaliação das faculdades de medicina.

Além disso, podem ocorrer problemas na oferta de serviços, não apenas do ponto de vista da organização, mas também no que se refere ao funcionamento, à qualidade e à quantidade dos recursos humanos, físicos e econômicos envolvidos no plano. Da mesma maneira, podem surgir problemas relacionados ao processo de ensino-aprendizagem, levando os indivíduos dele participantes a não conseguirem, de fato, obter os benefícios da educação em termos de conhecimentos, habilidades e atitudes.

Desse modo, seria possível detectar falhas, lacunas ou brechas na formação em medicina e ciências da saúde que possibilitem orientar a educação continuada, caso essas falhas sejam consideradas remediáveis no curto prazo. Se não forem, os currículos correspondentes deveriam ser alterados.

Bibliografia

Barquín M. Dirección de hospitales. Sexta edición. México: Nueva Editorial Interamericana; 1992.

Colombia, Congreso de la República. Ley 10 de 1990, por la cual se reorganiza el Sistema Nacional de Salud y se dictan otras disposiciones. Bogotá: Diario Oficial 39137 de enero 10 de 1990.

Colombia, Congreso de la República. Ley 100 de 1993, por la cual se crea el sistema de seguridad social integral y se dictan otras disposiciones. Bogotá: Diario Oficial 41148 del 23 de diciembre de 1993.

Donabedian A. Prioridades para el proceso en la evaluación y monitoreo de la calidad de la atención. México: Universidad de Míchigan. Salud Pública; 1993.

Galán R, et al. Análisis de la demanda y la oferta médica y odontológica para Colombia. Bogotá: Minsalud; 1977.

Galán R. Integración docente-asistencial. Modelo de evaluación. Bogotá: SNS, Ascofame. OPS-OMS; 1986.

22 Monitoramento, Avaliação e Controle da Gestão Hospitalar

Jairo Reynales Londoño

Aspectos gerais

O controle da gestão consiste em revisar, verificar e comprovar se as ações previstas para o desempenho de uma organização são realizadas da maneira como foram programadas, de modo a assegurar o cumprimento dos objetivos e das metas. Inclui aspectos relacionados a auditoria, monitoramento, supervisão e avaliação, pois seu propósito é detectar os desvios ocorridos durante os processos para que as ações corretivas necessárias sejam adotadas. Neste sentido, o controle da gestão leva em consideração as políticas, os objetivos, as metas, as estratégias, os recursos e os resultados dos processos e das pessoas que, com seu desempenho, determinam o tipo de trabalho obtido.

A princípio, o controle foi implementado como um sistema de informação com ênfase na elaboração de análises, nas quais as variáveis estudadas eram basicamente econômicas e os aspectos normativos sempre eram monitorados. Desse modo, o controle destinava-se a constatar desvios para que as medidas corretivas fossem tomadas. Atualmente, o controle evoluiu e o surgimento de novos métodos para o planejamento permitiu que ele se tornasse um processo que se adapta com maior facilidade às necessidades da organização.

A gestão exercida no hospital e o controle da assistência médica exigem um conjunto articulado de procedimentos que visam a verificar se as ações executadas para o atendimento dos usuários são desenvolvidas em conformidade com os objetivos, os planos e a capacidade organizacionais da instituição prestadora de serviços.

O controle da gestão hospitalar pode dar alguma ênfase aos aspectos relacionados com a detecção de violações à conduta ou aos acordos contratuais, a atividade médica, o monitoramento das ações administrativas e sua relação com os recursos, e a qualificação dos funcionários ou a comparação dos resultados obtidos com os previstos. Em suma, o controle da gestão articula as atividades e visa a mantê-las para garantir a entrega dos produtos esperados de cada um dos processos.

Diariamente, o controle da gestão hospitalar é realizado de acordo com as seguintes etapas: a operação, o cumprimento das normas vigentes e a tomada de decisões que permitam corrigir os desvios detectados. Neste sentido, é necessária a existência de normas, políticas, objetivos, estratégias e indicadores que facilitem a obtenção de medições objetivas.

O controle no hospital é necessário porque permite ao gerente ou ao diretor saber se as políticas, os objetivos, as metas e as estratégias previstos são

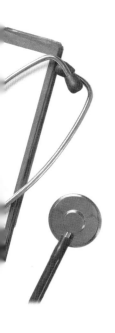

realmente cumpridos. O valor do controle está em poder ser associado ao planejamento, pois oferece informações úteis para a realimentação deste; ou seja, facilita a tomada de decisões.

O monitoramento faz parte do processo de controle da gestão no hospital e destina-se, particularmente, à observação e à vigilância sistemáticas das atividades previstas nos planos e à identificação dos inconvenientes que ocorrem durante a operação com a execução das estratégias.

A observação periódica e contínua das atividades ocorre por meio do monitoramento, que requer um planejamento com informações sistemáticas sobre os assuntos que devem ser monitorados; deve especificar se os recursos necessários para a execução das atividades estão sendo fornecidos de maneira adequada e oportuna e se os resultados esperados estão sendo obtidos. A identificação de situações críticas deve promover a elaboração e a implementação de planos de melhoria.

O monitoramento das atividades no hospital é um mecanismo que fornece argumentos para o melhor uso dos recursos, a garantia dos resultados e a satisfação dos usuários e dos colaboradores.

A supervisão é a parte do controle da gestão que ajuda a identificar os resultados obtidos e a qualidade do trabalho dos colaboradores que participam do desenvolvimento das ações previstas no hospital. Permite saber se o desempenho das equipes de trabalho está de acordo com as responsabilidades atribuídas a elas, identifica os colaboradores que se destacam por suas habilidades e aqueles que precisam receber capacitação. É uma oportunidade para identificar falhas e reorientar o trabalho a fim de alcançar os objetivos traçados.

A supervisão deve ter uma abordagem pedagógica, e não de fiscalização. Seu objetivo deve ser desenvolver o potencial dos colaboradores para que atinjam a eficiência, a eficácia, a efetividade e a qualidade dos serviços prestados no hospital. Identificar oportunamente as falhas de desempenho dos funcionários é indispensável, pois possibilita prever o surgimento de problemas e orienta as ações corretivas para os desvios que possam ocorrer na execução das atividades no hospital.

A avaliação é um conjunto de ações sistemáticas realizadas para identificar os resultados em relação aos objetivos estabelecidos no hospital. Avaliar representa emitir juízos de valor, obtidos ao comparar as particularidades observadas com um padrão de referência e analisar as diferenças ou coincidências que resultam da comparação.

A avaliação também ajuda a identificar os problemas e as barreiras, modificar as ações e evitar erros, para que se obtenham mais resultados positivos. Pode ser realizada em qualquer um dos níveis do processo produtivo do hospital, o que a torna uma atividade permanente no processo de gestão hospitalar. Os resultados obtidos facilitam a tomada de decisões relacionadas a tal processo e, se necessário, podem reforçá-lo ou eliminá-lo.

A avaliação exige informações úteis e oportunas para orientar as diferentes possibilidades de ação no hospital. Deve ter seus próprios objetivos, o estabelecimento de critérios que orientem a medição, a definição e a explicação dos níveis de sucesso e a formulação de recomendações para o futuro.

A avaliação do desempenho hospitalar pode ter diferentes abordagens; entretanto, atualmente, é dada muita ênfase à abordagem epidemiológica, que é complementada pela administrativa e a estatística. Isso é demonstrado por um esquema de avaliação apresentado na Figura 22.1.

Atualmente, a epidemiologia permite estudar os modelos de assistência médica, o acesso, a

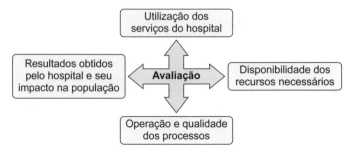

Figura 22.1 Esquema de avaliação do desempenho hospitalar.

organização, a disponibilidade de recursos e a capacitação dos colaboradores, entre outros fatores. A análise dos resultados em condições conhecidas possibilita esclarecer os aspectos envolvidos que determinam a qualidade da atenção aos usuários.

O resultado da avaliação hospitalar com uma abordagem epidemiológica ajuda a identificar critérios que levam a: priorizar os problemas, o modo como os serviços são organizados, as melhores estratégias para intervir na situação de saúde e na evolução dos indicadores de saúde; identificar a capacidade instalada e sua resolubilidade; e proporcionar uma abordagem populacional inclusiva e com distribuição equitativa dos recursos.

Na Tabela 22.1, são apresentadas as definições adotadas neste capítulo, que buscam diferenciar e situar o conjunto dos termos empregados.

Com o monitoramento, a supervisão e a avaliação, é indispensável empregar indicadores para obter medições quantitativas, e as características desses indicadores dependem do tempo e dos aspectos que se pretende conhecer.

Indicadores de gestão

Os indicadores são instrumentos que permitem estabelecer relações quantitativas entre duas grandezas ou variáveis passíveis de ser observadas e medidas, que estão associadas a determinados eventos, mas que, por si só, não expressam nada mais que o cumprimento de um padrão definido ou um desvio relacionado ao próprio padrão, e só se tornam relevantes quando comparadas com valores correspondentes a períodos anteriores.

Os indicadores fornecem resultados que se tornam insumos para a análise e a interpretação dos fenômenos relacionados às atividades hospitalares. São considerados expressões objetivas que permitem avaliar diferentes atividades realizadas no hospital, detectar desvios dos resultados esperados e tomar decisões sobre o tipo de ações destinadas a melhorar a qualidade do atendimento prestado nessas instituições.

No controle da gestão hospitalar, é preciso considerar não apenas a medição da produção dos serviços e seus resultados, mas também os processos de cada uma das unidades do hospital.

A situação ideal é comparar os resultados obtidos com os indicadores, por meio dos padrões nacionais ou internacionais estabelecidos para os diferentes aspectos (apesar das limitações existentes, pois as realidades dos países são muito distintas); entretanto, esses dados nem sempre estão disponíveis ou foram completamente definidos. Dessa maneira, a alternativa mais conveniente é comparar os resultados dos indicadores com eles mesmos, ou seja, observar e analisar as alterações que ocorreram com determinado indicador no hospital com o passar do tempo.

Definição

Expressão quantitativa do comportamento ou desempenho de uma organização, cuja magnitude, ao ser comparada a algum nível de referência, pode indicar um desvio, para o qual são tomadas medidas corretivas ou preventivas, conforme o caso.

Os indicadores de gestão são expressões quantitativas que permitem analisar se a organização está sendo bem administrada quanto ao uso de

Tabela 22.1 Aspectos diferenciais do monitoramento e da avaliação.

	Monitoramento	Avaliação
Objetivo	Observar periodicamente como são executadas as diferentes ações, para conhecer os aspectos críticos	Identificar o grau de desenvolvimento obtido com o cumprimento das atividades previstas
Objeto de análise	Estado de saúde, fatores condicionantes, serviços hospitalares, políticas, objetivos, estratégias, planos, programas e projetos	
Ação	Comparar o que foi constatado vs. o que foi planejado	
Instrumentos	Painéis de controle e indicadores	
Resultados	Análise e correção dos desvios identificados	Melhoria de equidade, eficiência, eficácia, efetividade e qualidade dos serviços
	Melhora da qualidade do atendimento	

recursos (eficiência), ao cumprimento das atividades programadas (eficácia), à redução das queixas dos usuários (efetividade) etc.

Características de um indicador

Não basta ter indicadores; também é fundamental que eles tenham certas características que lhes deem confiabilidade e justifiquem o custo para sua obtenção, armazenamento e análise. Tais características são:

- Validade: medir o que realmente deve ser medido
- Objetividade: obter o mesmo resultado quando a medição for feita por pessoas diferentes em circunstâncias semelhantes
- Pertinência: o registro e a análise do indicador devem ser úteis para a tomada de decisões
- Precisão: grau em que a medida obtida reflete a magnitude do evento que se quer analisar
- Outras características: também deve ser de fácil obtenção, oferecer simplicidade no cálculo, representatividade, estabilidade com o tempo, universalidade e compatibilidade, além de ser de clara interpretação.

Deve-se sempre considerar que a elaboração de indicadores é um processo contínuo e que o profissional de saúde do setor público pode e deve formular seus próprios indicadores se sua função de responsável assim exigir.

Operacionalização

Como foi mencionado, os indicadores por si só não dizem absolutamente nada. Para sua análise e correta utilização, é de suma importância ter pontos de referência que facilitem a avaliação, os quais podem incluir:

- Os objetivos dos planos, dos projetos e dos programas
- As características do processo de coleta de informações
- As responsabilidades dentro do procedimento de acompanhamento e avaliação
- As informações sobre os resultados e os meios que serão utilizados.

Componentes

Na elaboração de indicadores de gestão, é preciso considerar os seguintes elementos:

- O nome do indicador
- A definição operacional

- O padrão
- A periodicidade.

Sempre que for preciso estabelecer um novo indicador ou revisar os existentes, é necessário verificar os elementos mencionados anteriormente para garantir seu uso adequado.

Denominação

É a expressão matemática que quantifica o estado da característica ou do evento que se quer controlar. A denominação deve ser expressa da maneira mais específica possível, evitando incluir as causas e as soluções. A denominação deve contemplar apenas a característica ou o evento que será observado ou medido.

Propósito

O propósito deve expressar para que se quer gerar o indicador selecionado. Por exemplo: o propósito de conhecer o índice de satisfação do usuário deve ser melhorar as condições de oportunidade e acessibilidade e a satisfação do usuário com o tratamento recebido.

O propósito possibilita que se tenha clareza sobre o significado de manter um padrão em níveis de excelência e adequá-lo permanentemente diante das diversas mudanças, bem como propor novos desafios.

Usos e utilidade

Os indicadores detectam e mensuram a intensidade dos eventos. Referem-se a fenômenos e não oferecem explicações por si só; portanto, *não são a única alternativa de análise, mas um de seus instrumentos*. Não são neutros: têm intencionalidade em seu uso e são essenciais em qualquer tipo de estudo.

No setor de saúde, os indicadores são empregados, entre outras coisas, para:

- Avaliar a gestão dos programas de saúde
- Determinar a capacidade de resposta institucional
- Fazer o acompanhamento dos programas e projetos de saúde
- Medir o impacto sobre a população-alvo do serviço
- Analisar as mudanças e as tendências dos elementos e processos do sistema de saúde
- Servir como fonte de informações para a formulação de políticas setoriais
- Fazer o planejamento em saúde

- Monitorar e investigar sob a óptica da epidemiologia
- Definir as políticas gerais de saúde pública.

Como os indicadores devem ser utilizados para avaliar o comportamento de algumas circunstâncias, vale mencionar que, no âmbito de toda avaliação, deve-se considerar:

- As políticas, as normas, os objetivos e as metas da organização
- A situação da organização em épocas anteriores e atuais
- A situação das vantagens e desvantagens, ou pontos fortes e fracos, em relação a outras instituições do mesmo setor
- A utilidade dos indicadores; ela aumenta se seu uso for econômico e se a entrega pelos diferentes responsáveis do sistema de informação for oportuna, e também se essa entrega for determinada pelos benefícios na tomada de decisões e respaldada, por sua vez, pelos dados obtidos e fornecidos.

Em suma, os indicadores são utilizados para apoiar a elaboração de diagnósticos, planos e programas de saúde, e também para avaliar, controlar e fazer ajustes que propiciem, assim, a tomada das medidas corretivas ou das decisões necessárias para proporcionar os melhores benefícios à população-alvo do serviço de saúde.

Este capítulo apresenta um conjunto de indicadores selecionados para a avaliação hospitalar, divididos em duas partes. Na primeira, são propostos indicadores gerais para o monitoramento das unidades e dos processos assistenciais. Na segunda, são propostos indicadores para o monitoramento das unidades e dos processos administrativos e financeiros. Esses indicadores foram elaborados para aplicação prática (Tabela 22.2).

Tabela 22.2 Relação de indicadores mais empregados para o monitoramento e o controle das ações realizadas em cada um dos serviços relacionados.

Indicadores para o monitoramento das unidades assistenciais				
Unidade	Nome do indicador	Definição operacional	Padrão	Periodicidade
Consulta ambulatorial	% de usuários com consulta agendada antes de 24 h	$\dfrac{\text{N}^\text{o} \text{ de usuários com consulta agendada antes de 24 h em um período determinado}}{\text{N}^\text{o} \text{ de usuários que solicitaram consulta durante o mesmo período}} \times 100$	95%	Mensal
	% de usuários atendidos	$\dfrac{\text{N}^\text{o} \text{ de usuários atendidos em um período determinado}}{\text{N}^\text{o} \text{ de usuários agendados durante o mesmo período}} \times 100$	95%	Mensal
	% de usuários satisfeitos	$\dfrac{\text{N}^\text{o} \text{ de usuários satisfeitos em um período determinado}}{\text{N}^\text{o} \text{ de usuários entrevistados durante o mesmo período}} \times 100$	95%	Mensal
	Produtividade	$\dfrac{\text{N}^\text{o} \text{ de usuários atendidos em um período determinado}}{\text{N}^\text{o} \text{ de horas contratadas durante o mesmo período}} \times 100$	100%	Mensal
	Desempenho	$\dfrac{\text{N}^\text{o} \text{ de usuários atendidos em um período determinado}}{\text{N}^\text{o} \text{ de horas trabalhadas durante o mesmo período}} \times 100$	100%	Mensal
Consulta ambulatorial	% de usuários que precisaram ser encaminhados para médico especialista	$\dfrac{\text{N}^\text{o} \text{ de usuários que precisaram ser encaminhados para médico especialista em um período determinado}}{\text{N}^\text{o} \text{ de usuários atendidos durante o mesmo período}} \times 100$	Deve ser definido de acordo com a complexidade do hospital	Mensal

(continua)

Tabela 22.2 (*Continuação*) Relação de indicadores mais empregados para o monitoramento e o controle das ações realizadas em cada um dos serviços relacionados.

Unidade	Nome do indicador	Definição operacional	Padrão	Periodicidade
Urgência e emergência	% de usuários atendidos antes de 30 min	$\dfrac{\text{N}^{\underline{o}} \text{ de usuários atendidos antes de 30 min em um período}}{\text{N}^{\underline{o}} \text{ de usuários que solicitaram consulta no mesmo período}} \times 100$	95%	Mensal
	% de usuários atendidos	$\dfrac{\text{N}^{\underline{o}} \text{ de usuários atendidos em um período}}{\text{N}^{\underline{o}} \text{ de usuários que solicitaram atendimento no mesmo período}} \times 100$	95%	Mensal
	% de usuários satisfeitos	$\dfrac{\text{N}^{\underline{o}} \text{ de usuários satisfeitos em um período determinado}}{\text{N}^{\underline{o}} \text{ de usuários entrevistados durante o mesmo período}} \times 100$	95%	Mensal
	Produtividade	$\dfrac{\text{N}^{\underline{o}} \text{ de usuários atendidos em um período determinado}}{\text{N}^{\underline{o}} \text{ de horas contratadas durante o mesmo período}} \times 100$	100%	Mensal
	Desempenho	$\dfrac{\text{N}^{\underline{o}} \text{ de usuários atendidos em um período determinado}}{\text{N}^{\underline{o}} \text{ de horas trabalhadas durante o mesmo período}} \times 100$	100%	Mensal
	% de usuários que faleceram no serviço de urgência e emergência	$\dfrac{\text{N}^{\underline{o}} \text{ de usuários que faleceram no serviço de urgência e emergência em um período determinado}}{\text{N}^{\underline{o}} \text{ total de usuários atendidos durante o mesmo período}} \times 100$	Deve ser definido de acordo com a complexidade do hospital	Mensal
	% de usuários que precisaram ser encaminhados para médico especialista	$\dfrac{\text{N}^{\underline{o}} \text{ de usuários que precisaram ser encaminhados para médico especialista em um período determinado}}{\text{N}^{\underline{o}} \text{ de usuários atendidos durante o mesmo período}} \times 100$	Deve ser definido de acordo com a complexidade do hospital	Mensal
	% de usuários que precisaram ser internados	$\dfrac{\text{N}^{\underline{o}} \text{ de usuários que precisaram ser internados em um período determinado}}{\text{N}^{\underline{o}} \text{ de usuários atendidos durante o mesmo período}} \times 100$	Deve ser definido de acordo com a complexidade do hospital	Mensal
Internação	% de ocupação de leitos	$\dfrac{\text{N}^{\underline{o}} \text{ total de leitos-dia ocupados em um período determinado}}{\text{N}^{\underline{o}} \text{ total de leitos-dia disponíveis durante o mesmo período}} \times 100$	95%	Mensal
	Índice de renovação	$\dfrac{\text{N}^{\underline{o}} \text{ total de saídas em um período determinado}}{\text{N}^{\underline{o}} \text{ total de leitos disponíveis durante o mesmo período}} \times 100$	Deve ser definido de acordo com a complexidade do hospital	Mensal
	Média de permanência em dias	$\dfrac{\text{N}^{\underline{o}} \text{ total de dias de permanência dos egressos em um período determinado}}{\text{N}^{\underline{o}} \text{ total de saídas durante o mesmo período}} \times 100$	Deve ser definido de acordo com a complexidade do hospital	Mensal
	% de usuários satisfeitos	$\dfrac{\text{N}^{\underline{o}} \text{ de usuários satisfeitos em um período determinado}}{\text{N}^{\underline{o}} \text{ total de usuários internados durante o mesmo período}} \times 100$	95%	Mensal

(continua)

Tabela 22.2 (*Continuação*) Relação de indicadores mais empregados para o monitoramento e o controle das ações realizadas em cada um dos serviços relacionados.

Unidade	Nome do indicador	Definição operacional	Padrão	Periodicidade
Internação	Taxa de infecção intra-hospitalar	$\dfrac{\text{N}^\text{o}\text{ de usuários com infecção hospitalar em um período determinado}}{\text{N}^\text{o}\text{ de usuários entrevistados durante o mesmo período}} \times 100$	0%	Mensal
	% de óbitos no serviço de internação	$\dfrac{\text{N}^\text{o}\text{ total de saídas por óbito em um período determinado}}{\text{N}^\text{o}\text{ total de saídas durante o mesmo período}} \times 100$	Deve ser definido de acordo com a complexidade do hospital	Mensal
	% de terapias de acordo com os protocolos	$\dfrac{\text{N}^\text{o}\text{ total de terapias de acordo com os protocolos em um período}}{\text{N}^\text{o}\text{ total de terapias iniciadas durante o mesmo período}} \times 100$	5%	Mensal
Laboratório clínico	% de exames laboratoriais solicitados pelo serviço de internação	$\dfrac{\text{N}^\text{o}\text{ total de exames laboratoriais solicitados pelo serviço de internação em um período determinado}}{\text{N}^\text{o}\text{ total de exames solicitados durante o mesmo período}} \times 100$	95%	Mensal
	% de exames laboratoriais solicitados pelo serviço de consulta ambulatorial	$\dfrac{\text{N}^\text{o}\text{ total de exames laboratoriais solicitados pelo serviço de consulta ambulatorial em um período determinado}}{\text{N}^\text{o}\text{ total de exames solicitados durante o mesmo período}} \times 100$	Deve ser definido de acordo com a complexidade do hospital	Mensal
	Produtividade	$\dfrac{\text{N}^\text{o}\text{ total de exames realizados em um período determinado}}{\text{N}^\text{o}\text{ total de horas contratadas durante o mesmo período}} \times 100$	100%	Mensal
	Desempenho	$\dfrac{\text{N}^\text{o}\text{ total de exames realizados em um período determinado}}{\text{N}^\text{o}\text{ total de horas trabalhadas durante o mesmo período}} \times 100$	100%	Mensal
	% de usuários satisfeitos	$\dfrac{\text{N}^\text{o}\text{ de usuários satisfeitos em um período determinado}}{\text{N}^\text{o}\text{ total de usuários internados durante o mesmo período}} \times 100$	95%	Mensal
	% de resultados de exames entregues antes de 24 h	$\dfrac{\text{N}^\text{o}\text{ total de resultados de exames entregues antes de 24 h em um período determinado}}{\text{N}^\text{o}\text{ total de resultados de exames entregues durante o mesmo período}} \times 100$	Deve ser definido de acordo com a complexidade do hospital	Mensal
	% de amostras que não puderam ser processadas	$\dfrac{\text{N}^\text{o}\text{ total de amostras que não puderam ser processadas em um período determinado}}{\text{N}^\text{o}\text{ total de amostras coletadas durante o mesmo período}} \times 100$	5%	Mensal
Diagnóstico por imagem	% de exames de imagem solicitados pelo serviço de internação	$\dfrac{\text{N}^\text{o}\text{ total de exames de imagem solicitados pelo serviço de internação em um período determinado}}{\text{N}^\text{o}\text{ total de exames de imagem solicitados durante o mesmo período}} \times 100$	95%	Mensal

(*continua*)

Tabela 22.2 (*Continuação*) Relação de indicadores mais empregados para o monitoramento e o controle das ações realizadas em cada um dos serviços relacionados.

Unidade	Nome do indicador	Definição operacional	Padrão	Periodicidade
Diagnóstico por imagem	% de exames de imagem solicitados pelo serviço de consulta ambulatorial	$\dfrac{\text{N}^{\text{o}} \text{ total de exames de imagem solicitados pelo serviço de consulta ambulatorial em um período determinado}}{\text{N}^{\text{o}} \text{ total de exames de imagem solicitados durante o mesmo período}} \times 100$	95%	Mensal
	Produtividade	$\dfrac{\text{N}^{\text{o}} \text{ total de imagens processadas em um período determinado}}{\text{N}^{\text{o}} \text{ total de horas contratadas durante o mesmo período}} \times 100$	100%	Mensal
	Desempenho	$\dfrac{\text{N}^{\text{o}} \text{ total de imagens processadas em um período determinado}}{\text{N}^{\text{o}} \text{ de horas trabalhadas durante o mesmo período}} \times 100$	100%	Mensal
	% de usuários satisfeitos	$\dfrac{\text{N}^{\text{o}} \text{ de usuários satisfeitos em um período determinado}}{\text{N}^{\text{o}} \text{ total de usuários internados durante o mesmo período}} \times 100$	95%	Mensal
	% de laudos entregues antes de 24 h	$\dfrac{\text{N}^{\text{o}} \text{ total de laudos entregues antes de 24 h em um período determinado}}{\text{N}^{\text{o}} \text{ total de laudos entregues durante o mesmo período}} \times 100$	100%	Mensal
	% de imagens que não puderam ser processadas	$\dfrac{\text{N}^{\text{o}} \text{ total de imagens que não puderam ser processadas em um período determinado}}{\text{N}^{\text{o}} \text{ total de exames de imagem realizados durante o mesmo período}} \times 100$	5%	Mensal
Serviço de farmácia	% de medicamentos solicitados pelo serviço de internação	$\dfrac{\text{N}^{\text{o}} \text{ total de medicamentos solicitados pelo serviço de internação em um período determinado}}{\text{N}^{\text{o}} \text{ total de medicamentos solicitados durante o mesmo período}} \times 100$	100%	Mensal
	% de medicamentos solicitados pelo serviço de consulta ambulatorial	$\dfrac{\text{N}^{\text{o}} \text{ total de medicamentos solicitados pelo serviço de consulta ambulatorial em um período determinado}}{\text{N}^{\text{o}} \text{ total de medicamentos solicitados durante o mesmo período}} \times 100$	Deve ser definido de acordo com a complexidade do hospital	Mensal
	% de usuários satisfeitos	$\dfrac{\text{N}^{\text{o}} \text{ de usuários satisfeitos em um período determinado}}{\text{N}^{\text{o}} \text{ total de usuários internados durante o mesmo período}} \times 100$	95%	Mensal
	Produtividade	$\dfrac{\text{N}^{\text{o}} \text{ total de medicamentos dispensados em um período determinado}}{\text{N}^{\text{o}} \text{ total de horas contratadas durante o mesmo período}} \times 100$	100%	Mensal
	Desempenho	$\dfrac{\text{N}^{\text{o}} \text{ total de medicamentos dispensados em um período determinado}}{\text{N}^{\text{o}} \text{ de horas trabalhadas durante o mesmo período}} \times 100$	100%	Mensal

(*continua*)

Tabela 22.2 (*Continuação*) Relação de indicadores mais empregados para o monitoramento e o controle das ações realizadas em cada um dos serviços relacionados.

Unidade	Nome do indicador	Definição operacional	Padrão	Periodicidade
Serviço de farmácia	% de medicamentos entregues antes de 24 h	$\dfrac{\text{N}^\text{o} \text{ total de medicamentos entregues antes de 24 h em um período determinado}}{\text{N}^\text{o} \text{ total de medicamentos entregues durante o mesmo período}} \times 100$	100%	Mensal
	% de medicamentos que não puderam ser entregues	$\dfrac{\text{N}^\text{o} \text{ total de medicamentos que não puderam ser entregues em um período determinado}}{\text{N}^\text{o} \text{ total de medicamentos entregues durante o mesmo período}} \times 100$	5%	Mensal
Salas de cirurgia	% de cirurgias solicitadas pelo serviço de urgência e emergência	$\dfrac{\text{N}^\text{o} \text{ total de cirurgias solicitadas pelo serviço de urgência e emergência em um período determinado}}{\text{N}^\text{o} \text{ total de cirurgias solicitadas durante o mesmo período}} \times 100$	Deve ser definido de acordo com a complexidade do hospital	Mensal
	% de cirurgias eletivas solicitadas pelo serviço de consulta ambulatorial	$\dfrac{\text{N}^\text{o} \text{ total de cirurgias eletivas solicitadas pelo serviço de consulta ambulatorial em um período determinado}}{\text{N}^\text{o} \text{ total de cirurgias solicitadas durante o mesmo período}} \times 100$	Deve ser definido de acordo com a complexidade do hospital	Mensal
	% de usuários com eventos adversos	$\dfrac{\text{N}^\text{o} \text{ de usuários com eventos adversos em um período determinado}}{\text{N}^\text{o} \text{ total de usuários atendidos durante o mesmo período}} \times 100$	0%	Mensal
	% de usuários com intercorrências	$\dfrac{\text{N}^\text{o} \text{ de usuários com intercorrências em um período determinado}}{\text{N}^\text{o} \text{ total de usuários atendidos durante o mesmo período}} \times 100$	0%	Mensal
	% de cirurgias canceladas	$\dfrac{\text{N}^\text{o} \text{ total de cirurgias canceladas em um período determinado}}{\text{N}^\text{o} \text{ total de cirurgias eletivas durante o mesmo período}} \times 100$	5%	Mensal
	Produtividade	$\dfrac{\text{N}^\text{o} \text{ total de procedimentos cirúrgicos realizados em um período determinado}}{\text{N}^\text{o} \text{ total de horas contratadas durante o mesmo período}} \times 100$	100%	Mensal
	Desempenho	$\dfrac{\text{N}^\text{o} \text{ total de procedimentos cirúrgicos realizados em um período determinado}}{\text{N}^\text{o} \text{ de horas trabalhadas durante o mesmo período}} \times 100$	100%	Mensal
Unidade de terapia intensiva	% de ocupação de leitos	$\dfrac{\text{N}^\text{o} \text{ total de leitos-dia ocupados em um período determinado}}{\text{N}^\text{o} \text{ total de leitos-dia disponíveis durante o mesmo período}} \times 100$	95%	Mensal
	Índice de renovação	$\dfrac{\text{N}^\text{o} \text{ total de saídas em um período determinado}}{\text{N}^\text{o} \text{ total de leitos disponíveis durante o mesmo período}} \times 100$	Deve ser definido de acordo com a complexidade do hospital	Mensal

(*continua*)

Tabela 22.2 (*Continuação*) Relação de indicadores mais empregados para o monitoramento e o controle das ações realizadas em cada um dos serviços relacionados.

Unidade	Nome do indicador	Definição operacional	Padrão	Periodicidade
Unidade de terapia intensiva	Média de permanência em dias	$\dfrac{\text{Nº total de dias de permanência dos egressos em um período determinado}}{\text{Nº total de saídas durante o mesmo período}} \times 100$	100%	Mensal
	% de usuários com eventos adversos	$\dfrac{\text{Nº de usuários com eventos adversos em um período determinado}}{\text{Nº total de usuários atendidos durante o mesmo período}} \times 100$	0%	Mensal
	% de usuários com intercorrências	$\dfrac{\text{Nº de usuários com intercorrências em um período determinado}}{\text{Nº total de usuários atendidos durante o mesmo período}} \times 100$	0%	Mensal
	% de óbitos na unidade de terapia intensiva	$\dfrac{\text{Nº total de saídas por óbito em um período determinado}}{\text{Nº total de saídas durante o mesmo período}} \times 100$	Deve ser definido de acordo com a complexidade do hospital	Mensal
	% de terapias de acordo com os protocolos	$\dfrac{\text{Nº total de terapias de acordo com os protocolos em um período determinado}}{\text{Nº total de terapias iniciadas durante o mesmo período}} \times 100$	95%	Mensal

Indicadores para o monitoramento das unidades administrativa e financeira

Unidade	Nome do indicador	Definição operacional	Padrão	Periodicidade
Financeira	Ativo circulante disponível	$\dfrac{\text{Ativo circulante} - \text{estoques}}{\text{Passivo circulante}}$		Mensal
	Margem de rentabilidade operacional	$\dfrac{\text{Despesas operacionais}}{\text{Receitas}}$		Mensal
	Capacidade de endividamento no curto prazo	$\dfrac{\text{Passivo circulante}}{\text{Passivo total com terceiros}}$		Mensal
	Liquidez geral	$\dfrac{\text{Total do ativo}}{\text{Total do passivo}}$		Mensal
	Capacidade patrimonial	$\dfrac{\text{Total do passivo}}{\text{Total do ativo}}$		Mensal
	Capacidade de alavancagem	$\dfrac{\text{Total do passivo}}{\text{Patrimônio líquido}}$		Mensal
	Rotação de contas a receber	$\dfrac{\text{Receita média pela venda de serviços no período}}{\text{Média de contas a receber}}$		Mensal
	Variação na execução do orçamento de despesas	$\dfrac{\text{Variação na execução do orçamento de despesas} - \text{orçamento de despesas para o período}}{\text{Orçamento de receitas para o período}}$		Mensal
	Variação na execução do orçamento de receitas	$\dfrac{\text{Variação na execução do orçamento de receitas} - \text{orçamento de receitas para o período}}{\text{Orçamento de receitas para o período}}$		Mensal

(*continua*)

Tabela 22.2 (*Continuação*) Relação de indicadores mais empregados para o monitoramento e o controle das ações realizadas em cada um dos serviços relacionados.

Unidade	Nome do indicador	Definição operacional	Padrão	Periodicidade
Talento humano	% de colaboradores capacitados	$\dfrac{N^{\circ}\text{ total de colaboradores capacitados em um período determinado}}{N^{\circ}\text{ total de colaboradores no hospital durante o mesmo período}} \times 100$	95%	Mensal
	% de colaboradores com as competências para a função desempenhada	$\dfrac{N^{\circ}\text{ total de colaboradores com as competências para a função desempenhada em um período determinado}}{N^{\circ}\text{ total de colaboradores no hospital durante o mesmo período}} \times 100$	95%	Mensal
	% de colaboradores na área assistencial	$\dfrac{N^{\circ}\text{ total de colaboradores na área assistencial em um período determinado}}{N^{\circ}\text{ total de colaboradores no hospital durante o mesmo período}} \times 100$	Deve ser definido de acordo com a complexidade do hospital	Mensal
	% de colaboradores nas áreas administrativa e financeira	$\dfrac{N^{\circ}\text{ total de colaboradores nas áreas administrativa e financeira em um período determinado}}{N^{\circ}\text{ total de colaboradores no hospital durante o mesmo período}} \times 100$	Deve ser definido de acordo com a complexidade do hospital	Mensal
	% de colaboradores que se acidentam no trabalho	$\dfrac{N^{\circ}\text{ de colaboradores que se acidentam no trabalho em um período determinado}}{N^{\circ}\text{ total de colaboradores no hospital durante o mesmo período}} \times 100$	1%	Mensal
	% de colaboradores no quadro de funcionários do hospital	$\dfrac{N^{\circ}\text{ total de colaboradores no quadro de funcionários do hospital em um período determinado}}{N^{\circ}\text{ total de colaboradores no hospital durante o mesmo período}} \times 100$	Deve ser definido de acordo com a complexidade do hospital	Mensal
Recursos físicos	Estoques reais	$\dfrac{\text{Valor do estoque físico}}{\text{Valor do estoque em livros}}$		Mensal
	Desgaste do bem	$\dfrac{\text{Depreciação acumulada}}{\text{Valor do estoque em livros}}$		Mensal
	% de ordens de manutenção cumpridas	$\dfrac{N^{\circ}\text{ de ordens de manutenção cumpridas em um período}}{N^{\circ}\text{ de ordens de manutenção recebidas durante o mesmo período}} \times 100$		Mensal
	% de ordens de manutenção cumpridas antes de 24 h	$\dfrac{N^{\circ}\text{ de ordens de manutenção cumpridas antes de 24 h em um período determinado}}{N^{\circ}\text{ de ordens de manutenção cumpridas durante o mesmo período}} \times 100$		Mensal
	% de atividades executadas do plano de abastecimentos	$\dfrac{N^{\circ}\text{ de atividades executadas do plano de abastecimentos em um período determinado}}{N^{\circ}\text{ de atividades programadas durante o mesmo período}} \times 100$		Mensal
	% de execução do orçamento de compras	$\dfrac{\text{Valor das compras realizadas durante o período}}{\text{Valor das compras programadas durante o mesmo período}} \times 100$		Mensal

Resumo
Para o monitoramento, a supervisão e a avaliação, é indispensável empregar indicadores a fim de obter medições quantitativas. As características desses indicadores dependem do tempo e dos aspectos que se pretende conhecer. O controle da gestão hospitalar deve articular as atividades e mantê-las para garantir a entrega dos produtos esperados de cada um dos processos.

Os indicadores são um instrumento empregado para determinar o desempenho da organização como um todo ou em cada uma de suas áreas, para garantir a eficácia quanto ao cumprimento de metas e objetivos propostos, a eficiência no uso dos recursos com a otimização dos processos e a qualidade na prestação dos serviços de saúde quanto à satisfação das expectativas e das necessidades do usuário, considerando integralidade, continuidade, conteúdo, oportunidade e precisão técnica para avaliar a conformidade com um padrão. São quantitativos e podem ser usados na avaliação da estrutura, dos processos e dos resultados da atenção à saúde.

Os indicadores medem a capacidade de reação diante de mudanças no ambiente; determinam o aproveitamento de recursos em relação aos resultados (eficiência); demonstram o cumprimento ou o avanço de determinada atividade (eficácia); e servem para observar e medir as mudanças quantitativas (maiores ou menores) e qualitativas (positivas ou negativas) apresentadas, em determinado momento no tempo ou entre períodos, por alguma variável (efetividade).

O objetivo de disponibilizar este capítulo às pessoas relacionadas com a gestão hospitalar é contribuir para o processo de monitoramento, avaliação e controle e, portanto, para a tomada de decisões, com instrumentos que assim o permitam e sirvam de base para uma interpretação integral das atividades executadas no hospital.

Bibliografia

Beltrán JM. Indicadores de gestión. Herramientas para lograr la competitividad. Temas Gerenciales. 2da ed. Bogotá: 3R Editores; 2000.

Beltrán Sanz J, Carmona Calvo M, Carrasco R, et al. Guía para una gestión basada en procesos. Andalucía: Instituto Andaluz de Tecnología [internet]. 2002 [citado 2015 dic 28]. Disponible en: http://www.centrosdeexcelencia.com/dotnetnuke/Portals/0/guiagestionprocesos.pdf

Centro Latino Americano de Administración para el Desarrollo. Carta Iberoamericana de Calidad en la Gestión Pública, Adoptada por la XVIII Cumbre Iberoamericana. El Salvador [internet]. Octubre de 2008 [citado 2015 dic. 28]. Disponible en: www.clad.org/documentos/declaraciones/carta-iberoamericana-de-calidad-en-lagestion-pública

Colindres HA. Guía para la reorganización institucional. Modernizing health institutions in Latin America. Cambridge, MA: Management Sciences for Health; 2007.

Elola Somoza FJ, Buxaderas Juega L, Espinoza R, et al. La implantación del Modelo CORE en el Nuevo Hospital "El Milagro". 3ra ed. Salta (Argentina): Codeh Internacional; 2004.

Falconi V. Gestión de la rutina del trabajo del cotidiano. Brasil: INDG Tecnología y Servicios Ltda; 2004.

Honduras, Secretaría de Salud, Equipo Descentralización-Hospitales ULAT-2. Evaluación del reordenamiento de la gestión hospitalaria. Tegucigalpa: USAID-MSH; 2012.

Honduras, Secretaría de Salud. Política de calidad del sistema nacional de calidad de salud. Tegucigalpa, Gaceta Diario Oficial de la República de Honduras No. 32.574 del 22 de julio de 2011.

Honduras, ULAT-1, Proyecto Secretaría de Salud-USAID-MSH. Plan estratégico y características funcionales de los sistemas de información hospitalários para el sector público de Honduras. Guía general para el establecimiento de sistemas de información en los hospitales públicos de Honduras. Tegucigalpa: USAID-MSH; 2010.

Hondusalud (Colectivo de ONG). Modelo de salud de Honduras: Estrategia nacional de atención comunitaria. Tegucigalpa: Hondusalud; 2010.

Kaplan RS, Norton DP. Mapas estratégicos. Convirtiendo los activos intangibles en resultados tangibles. Barcelona: Planeta; 2004.

México, Secretaría de Salud. Innovaciones en gestión hospitalaria en México: el caso de los hospitales regionales de Alta Especialidad/HRAE. Ciudad de México; 2006.

Perú, Dirección de Servicios de Salud, Ministerio de Salud del Perú. Modelo de gestión hospitalaria. Documento de Trabajo-Técnico [internet]. 2009 [citado 2015 dic. 28]. Disponible en: http://www.inen.sld.pe/portal/documentos/pdf/gestionhospi/29102009_anteproyecto_2009.pdf.

Reynales LJ. La calidad en la información y la comunicación en las organizaciones en salud. En: G. Malagón, R. Galán, G. Pontón (eds.). Garantía de la Calidad en salud.: Bogotá: Editorial Médica Panamericana; 2006. p. 245-355.

Serna Gómez H. Gerencia Estratégica. Teoría, metodología, alineamiento, implementación, y mapas estratégicos e índices de gestión. 10ª ed. Bogotá: 3R editores; 2008.

Temes JL. (Ed.). Gestión hospitalaria. 3ra ed. Madrid: Editorial Mc Graw Hill. Interamericana; 2002.

Thomann B. Crear una unidad de gestión clínica en um servicio hospitalario es un desafío para todos sus profesionales porque implica adquirir una actitud de autoevaluación. Auditoría de la Gestión; 2009.

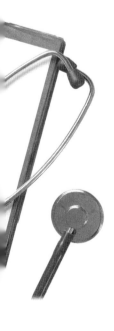

23 Fundamentos do Sistema de Controle Interno e da Auditoria no Hospital

Jairo Reynales Londoño

Introdução

O sistema de controle interno e a auditoria no hospital têm como objetivo melhorar a eficiência, a eficácia e a transparência de todas as responsabilidades que derivam de uma organização a serviço da comunidade, não importa se o hospital é uma instituição pública ou privada. Desse modo, o controle interno e a auditoria são processos que contribuem para garantir que a gestão administrativa dos hospitais possa cumprir o direcionamento estratégico formulado.

O controle interno e a auditoria são fundamentais no que se refere à avaliação independente e à sua qualidade de processos, assessores, avaliadores, integradores e facilitadores, com o objetivo de melhorar a cultura organizacional e, por consequência, contribuir para a produtividade e a efetividade da instituição.

As responsabilidades mais relevantes do controle interno e da auditoria são apresentadas na Figura 23.1.

Aspectos gerais

No hospital, o setor responsável pelo sistema de controle interno deve medir a eficiência, a eficácia e a efetividade de todos os demais controles adotados pela administração; é o sistema encarregado de assessorar a alta administração na continuidade do processo administrativo, na avaliação dos planos estabelecidos e na introdução das ações corretivas necessárias para o cumprimento das metas e dos objetivos previstos.

Neste sentido, esse sistema é responsável por regular todos os mecanismos de controle adotados na organização, considerando que, com sua função avaliadora, deve determinar a efetividade desses controles no hospital, a fim de

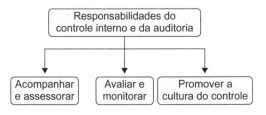

Figura 23.1 Responsabilidades do controle interno e da auditoria.

contribuir para a administração com a tomada de decisões que orientem as diferentes ações para a consecução dos objetivos previstos.

É evidente que a implementação, a manutenção e a execução dos controles estabelecidos são responsabilidade dos encarregados dos diferentes processos instituídos pelo hospital, e não do Departamento de Controle Interno (que é o setor responsável por racionalizar os processos de monitoramento e controle), ao qual cabe desenvolver um papel consultivo de avaliação e independente nos aspectos de sua competência. A função do Departamento de Controle Interno se concentra na assessoria e na avaliação, de acordo com uma dinâmica que retroalimente e facilite a melhoria contínua; desse modo, esse papel deve ser executado de maneira permanente e oportuna, pois o sucesso da administração está em tomar decisões assertivas no momento indicado.

Aspectos relevantes das regulamentações internacionais

Quanto aos temas relacionados ao Departamento de Controle Interno, o *Institute of Internal Auditors* (IIA) desenvolveu as normas internacionais para o exercício da auditoria interna, entendidas como o marco de referência à disposição dos encarregados do Departamento de Controle Interno para a prática profissional dessa atividade.

A auditoria interna é uma atividade independente e objetiva de avaliação e assessoria, concebida com o objetivo de agregar valor às diferentes atividades do hospital e de aprimorá-las para, assim, ajudar a instituição a cumprir seus objetivos e metas, sobretudo, realizando um trabalho sistemático e disciplinado para avaliar e melhorar a eficácia e a eficiência de todos os processos normalizados pela administração.

A avaliação inclui a análise e a verificação objetiva das evidências, executadas pelos responsáveis do Departamento de Controle Interno para proporcionar uma opinião ou uma conclusão independente sobre um processo ou outro assunto. A natureza e o alcance da atividade de avaliação são determinados pelo chefe do Departamento de Controle Interno e envolvem três agentes (Figura 23.2).

A natureza e o alcance da atividade de assessoria estão sujeitos ao acordo feito com a administração. Em geral, a assessoria é composta por duas partes:

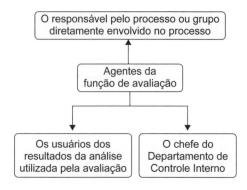

Figura 23.2 Agentes da função de avaliação.

- A pessoa ou o grupo que oferece aconselhamento, ou seja, o chefe do Departamento de Controle Interno
- A pessoa ou o grupo que busca e recebe o aconselhamento, ou seja, a administração do hospital.

O chefe do Departamento de Controle Interno, em nenhuma circunstância, deve perder a objetividade e assumir responsabilidades próprias da gestão. Em suma, o objetivo das normas internacionais se concretiza nos seguintes pontos:

- Definir os aspectos básicos que representam a prática da auditoria interna tal como deve ser
- Fornecer um marco de referência para o exercício e a promoção de uma série de atividades de auditoria interna que agreguem valor para o hospital
- Definir as bases para a avaliação de desempenho da auditoria interna
- Promover a melhoria dos processos do hospital.

Como é organizado e quais são as funções do Departamento de Controle Interno

O controle interno, como função independente e objetiva de avaliação e assessoria, deve agregar valor para a melhoria dos processos do hospital e orientá-lo. Oferece à administração (e, em geral, à organização) um conhecimento real das condições em que ela se encontra em um período determinado, de modo a facilitar a reorientação oportuna das ações para o cumprimento dos objetivos propostos.

Princípios do controle interno

O controle interno é um meio, e não um fim em si mesmo. É um processo desenvolvido pelos funcionários da organização que não pode ser considerado infalível: oferece apenas uma segurança razoável; entretanto, nesse processo, convém adotar os princípios apresentados na Figura 23.3.

Departamento de controle interno

O Departamento de Controle Interno é um setor que deve fazer parte da estrutura formal da instituição hospitalar, no nível de gestão, com funções específicas de assessoria e avaliação dos controles estabelecidos no hospital.

A prática e a concepção de métodos e procedimentos de controle interno no hospital são independentes da existência de um departamento de controle interno, de modo que, se não houver esse departamento no hospital, a alta administração não é isenta da responsabilidade que o cumprimento de objetivos e metas envolve.

Organização dos departamentos de controle interno

Considerando que o Departamento de Controle Interno deve ser composto por um grupo multidisciplinar de profissionais, cada hospital deve definir diretamente o tamanho e a composição desse setor, de acordo com os critérios de abrangência, conveniência e especialização das funções pertinentes. A escolha dos funcionários não necessariamente envolve o aumento do quadro de cargos existentes, pois, para a designação das pessoas que integrarão esse departamento, deve-se considerar a capacidade profissional e pessoal necessária para realizar observações, verificações e análises técnicas especializadas, entre outras atividades; por isso, a equipe deve ter conhecimentos e experiência específicos relacionados ao objetivo do hospital.

Funções dos departamentos de controle interno

O Departamento de Controle Interno é o setor responsável por medir e avaliar a eficiência, a eficácia e a efetividade dos demais controles; deve assessorar a administração na continuidade dos processos, na reavaliação dos planos estabelecidos e na aplicação das medidas corretivas necessárias para o cumprimento das metas e dos objetivos previstos (Figura 23.4).

Para a verificação e a avaliação realizadas com o controle interno, devem ser utilizadas as normas de auditoria geralmente aceitas e deve-se considerar a escolha de indicadores de desempenho, relatórios de gestão e qualquer outro mecanismo de controle necessário que envolva o uso de novas tecnologias. O papel a ser desempenhado pelos departamentos de controle interno no hospital inclui os seguintes aspectos: acompanhamento e assessoria, avaliação e monitoramento e promoção de uma cultura de controle.

O Departamento de Controle Interno deve considerar os seguintes aspectos para o desenvolvimento e o cumprimento de sua responsabilidade:

- Plano de ação que fará parte do programa anual de auditoria: esse plano deve proporcionar benefícios como direcionamento dos esforços, redução do trabalho improdutivo, eliminação dos esforços em ações desnecessárias, monitoramento e acompanhamento permanente do trabalho do Departamento de Controle Interno
- Execução: é fundamental que a função dos departamentos de controle interno seja executada de forma objetiva, abrangente e diligente; dessa maneira, é preciso que disponham dos instrumentos necessários para garantir resultados efetivos, além da tecnologia informática que agregue valor ao gerenciamento administrativo
- Comunicação de resultados: esse aspecto é indispensável, por ser o mecanismo utilizado para a administração conhecer os resultados do trabalho desenvolvido. Dessa maneira, é necessário estabelecer como os departamentos de controle interno devem comunicar os resultados de suas atividades para a administração; os

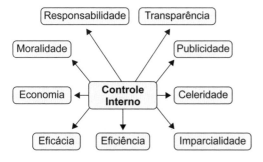

Figura 23.3 Princípios do controle interno.

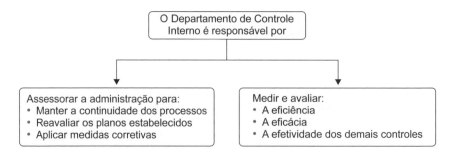

Figura 23.4 Funções do Departamento de Controle Interno.

atributos da comunicação são, principalmente, a oportunidade, a clareza, a objetividade, a exatidão, a confiabilidade e a integralidade. Além disso, é fundamental que os relatórios sejam redigidos de modo a propor uma *ação corretiva, e não uma defesa ineficaz*
- Elaboração dos relatórios: as oportunidades para divulgar o trabalho são múltiplas; entretanto, de acordo com seu teor, os relatórios podem ser classificados em:
  - Relatório final segundo a atividade realizada: cada ação realizada deve gerar um relatório que informe os resultados
  - Relatório executivo anual: relatório que deve ser apresentado à autoridade máxima do hospital, no qual devem constar a situação do sistema de controle interno e os resultados da avaliação de gestão, incluindo recomendações e sugestões
  - Relatório de gestão: relatório sobre o progresso do plano geral do Departamento de Controle Interno.

Função dos departamentos de controle interno e da auditoria

A função do Departamento de Controle Interno é a realimentação, porque deve contribuir para a melhoria contínua da administração do hospital. Por isso, é fundamental estabelecer quais são os aspectos e os papéis que definem o desempenho desses departamentos. Neste sentido, considera-se que há cinco funções essenciais: acompanhamento, assessoria, avaliação, monitoramento e promoção da cultura do controle. A seguir, cada uma dessas funções é descrita em detalhes.

Acompanhamento e assessoria

Um fator indispensável para que o acompanhamento e a assessoria sejam executados de maneira adequada é a comunicação eficaz entre os departamentos de controle interno e a administração do hospital.

Três aspectos, entre outros, correspondentes ao Departamento de Controle Interno são: assessorar a administração na continuidade do processo administrativo, reavaliar os planos estabelecidos e aplicar as medidas corretivas necessárias para o cumprimento dos objetivos e das metas.

Em nenhuma circunstância o responsável pelo Departamento de Controle Interno pode participar da administração dos recursos do hospital. A neutralidade é a virtude que possibilita informar sobre o desenvolvimento e a efetividade do sistema de controle interno e da gestão, sem favorecer ninguém no hospital. Os achados e as conclusões devem ser embasados por evidências documentais.

Os departamentos de controle interno devem entender que sua função de assessoria e acompanhamento consiste, principalmente, na orientação técnica e nas recomendações descritas na Figura 23.5.

A função de assessoria dos departamentos de controle interno desenvolve-se por meio dos seguintes mecanismos:

- Fornecer as informações solicitadas
- Fornecer soluções para os problemas identificados
- Orientar o diagnóstico que possa redefinir um problema
- Fornecer recomendações específicas e viáveis
- Obter o consenso e o comprometimento
- Facilitar a aprendizagem organizacional
- Melhorar a efetividade da gestão voltada para resultados.

Os princípios que podem ser consultados como referência para o desenvolvimento de trabalhos de assessoria são:

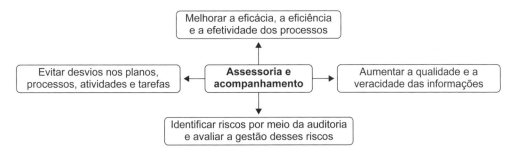

Figura 23.5 Função de assessoria e acompanhamento.

- Proposição de valor
- Atividades distintas da avaliação e da assessoria
- Inter-relações entre avaliação e assessoria
- Atividades de assessoria promovidas pela administração
- Pensamento objetivo
- Comunicação de informações relevantes.

Dentre todas, a melhor maneira de obter valor agregado das atividades de assessoria do Departamento de Controle Interno é aquela que considera o trabalho conjunto da administração do hospital e o referido departamento, para facilitar a identificação de necessidades e a formulação de soluções.

O sucesso de uma boa assessoria ocorre à medida que é possível a comunicação efetiva entre os diferentes responsáveis pela execução dos processos; isso facilita a geração de compromissos que levam ao adequado funcionamento da organização e à solução dos problemas, de maneira colaborativa e acordada.

Avaliação e monitoramento

A avaliação e o monitoramento são, talvez, as funções mais relevantes dentre as responsabilidades correspondentes aos departamentos de controle interno. A função independente e objetiva de avaliação e acompanhamento atribuída aos departamentos de controle interno é a que define com mais clareza a natureza destes dentro do hospital e a que indica com maior precisão a diferença entre eles e as demais áreas da instituição.

Ao desenvolver a avaliação e o acompanhamento, a neutralidade é a condição que permite emitir um julgamento sobre o desenvolvimento e a efetividade do sistema de controle interno e da gestão, sem favorecer nenhum colaborador ou área organizacional; a objetividade está relacionada à utilização de métodos que permitam observar os eventos do hospital e a gestão dos colaboradores, de maneira que os achados e as conclusões sejam embasados por evidências.

É necessário considerar que a função avaliadora não se limita à avaliação do sistema de controle interno e de qualidade, mas envolve também o acompanhamento e a análise dos seguintes aspectos da instituição:

- Gestão hospitalar
- Execução do orçamento
- Processos identificados
- Processos de contratação
- Legalidade dos atos administrativos expedidos pelo hospital
- Planos de melhoria dos departamentos de controle
- Fluidez e oportunidade nas inter-relações dentro do hospital
- Relatórios para a administração do hospital.

É preciso destacar que o Departamento de Controle Interno faz parte da estrutura do hospital e, neste sentido, procura atingir os objetivos por ele propostos; embora não participe da execução das ações que visam a alcançar tais objetivos, tem o dever, por meio de avaliação independente, objetiva e neutra, de fornecer ao hospital o *feedback* e as sugestões necessárias para que os objetivos propostos possam ser cumpridos.

Avaliação do sistema de controle interno

Dentre as funções do Departamento de Controle Interno, em relação à avaliação do sistema de controle interno, estão incluídas:

- Planejar, dirigir e organizar a verificação e a avaliação do sistema de controle interno
- Garantir que o sistema de controle interno seja estabelecido no hospital

- Assegurar que os controles definidos para os processos e as atividades do hospital sejam executados
- Garantir que os controles para todas as atividades do hospital sejam definidos de maneira adequada e permanentemente aprimorados.

O resultado do trabalho de avaliação deve fornecer as informações necessárias para que se possa verificar a efetividade dos controles adotados pelo Departamento de Controle Interno. Essa avaliação deve verificar, entre outros aspectos, se os responsáveis pelos processos, com o apoio da administração, adotaram os procedimentos para a administração e o controle do hospital e assegurar que eles sejam mantidos (Figura 23.6).

Auditoria interna

A auditoria interna representa o outro elemento da avaliação independente; neste sentido, é descrita como um elemento para o controle, que possibilita a realização de exames sistemáticos, objetivos e independentes dos diferentes processos, procedimentos, atividades e resultados do hospital. Além disso, permite que sejam emitidas opiniões baseadas em evidências sobre todos os aspectos da gestão e dos resultados obtidos.

A auditoria interna consiste em um instrumento para a realimentação do sistema de controle interno, que analisa os pontos fortes e fracos do controle, bem como o desvio dos objetivos e das metas propostos. Seu propósito é apresentar as recomendações necessárias para a melhoria dos processos.

A auditoria interna é o segundo momento da avaliação independente e constitui um instrumento para a realimentação do sistema de controle interno, que examina os pontos fortes e fracos do controle nas atividades do hospital.

Seu intuito é dar recomendações, com base em evidências, sobre o grau de cumprimento dos objetivos, das metas, dos planos, dos programas, dos projetos e dos processos, que os tornem operacionais, sobretudo o que está relacionado a desvios e erros detectados na operação do hospital, a fim de apoiar a administração na tomada de decisões que possibilitem a correção dos desvios, por meio dos planos de melhoria elaborados para tal fim. A auditoria interna deve ter alcance em três aspectos básicos de avaliação, explicados na Figura 23.7.

É responsabilidade do chefe do Departamento de Controle Interno estar atento às mudanças reais ou potenciais nas condições internas ou externas, que afetam ou colocam em risco as atividades do hospital.

Acompanhamento

A avaliação independente, composta pela análise do sistema de controle interno e a auditoria interna, requer uma etapa de acompanhamento, com o objetivo de verificar se as ações derivadas dessas avaliações foram implementadas de maneira eficiente e eficaz.

O acompanhamento é definido como um processo por meio do qual o Departamento de Controle Interno determina a adequação, a eficácia e a oportunidade das medidas tomadas pela alta administração quanto às observações e às recomendações dadas sobre o trabalho.

O chefe do Departamento de Controle Interno deve realizar o respectivo acompanhamento para que sejam adotadas as medidas corretivas, considerando os seguintes aspectos:

- Dirigir as observações e as recomendações aos responsáveis por realizar a ação corretiva
- Receber e avaliar as respostas da administração para as observações e as recomendações

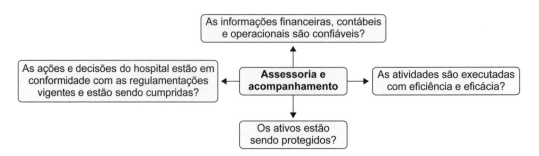

Figura 23.6 Aspectos que devem ser considerados na avaliação.

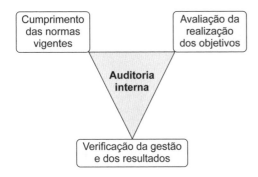

Figura 23.7 Aspectos básicos da avaliação.

- Receber atualizações periódicas da administração, a fim de avaliar os esforços empreendidos para corrigir os achados
- Receber e avaliar relatórios de outras áreas do hospital
- Informar aos responsáveis pelos processos e à administração sobre a situação das respostas para as observações e as recomendações de trabalho.

O Departamento de Controle Interno deve verificar se as medidas corretivas foram tomadas e assegurar que sejam eficazes na obtenção dos resultados; ou se, pelo contrário, a administração não adotou as medidas corretivas sobre as observações informadas.

É necessário que o Departamento de Controle Interno identifique se as ações executadas a respeito das observações e das recomendações sobre o trabalho solucionam os problemas subjacentes.

O chefe do Departamento de Controle Interno é responsável por agendar as atividades de acompanhamento. As ações de acompanhamento devem referir-se aos achados.

Promoção da cultura do controle

Para criar uma cultura do controle, é necessário elaborar critérios conceituais e metodológicos. Todos os colaboradores do hospital devem receber capacitação sobre o controle interno e a auditoria, buscando promover a cultura da melhoria contínua para o cumprimento do direcionamento estratégico, dos planos, das metas e dos objetivos previstos.

Atualmente, considera-se que a cultura tem diversas subculturas que correspondem às necessidades de organização e de significados específicos de cada grupo. Uma delas é a *cultura organizacional*, presente em empresas e que se constitui em um meio para atingir seus objetivos. Neste sentido, entende-se por cultura organizacional um conjunto de valores, tradições, crenças, hábitos, normas, atitudes e condutas que dão identidade, personalidade e destino a uma organização para a realização de seus objetivos econômicos e sociais.

Vale ressaltar que o ambiente organizacional é mediado pela linguagem, que cria e recria a realidade da organização; dessa maneira, é necessário fortalecer o princípio do autocontrole nos colaboradores, definido como a capacidade que cada um tem de considerar o controle como inerente e intrínseco a suas responsabilidades, ações, decisões, tarefas e atividades.

Para impulsionar a cultura do controle, é necessário e conveniente promover a conscientização, a capacitação e a disseminação, a fim de interiorizá-la e obter o comprometimento com ela. Associado a esse esforço, o hospital interessado na implementação de uma cultura do controle deve proporcionar espaços para a reflexão institucional, além de mecanismos de participação dos colaboradores na elaboração e na execução dos planos, a prática do controle por meio da autoavaliação e a geração de níveis de confiança aceitáveis nos mecanismos de controle.

Bibliografia

Arens A, Elder RJ, Beasley MS. Auditoría, un enfoque integral. México: Pearson Education; 2007.
Bermúdez H. Esbozo de la auditoría estatutaria y el control interno en las organizaciones privadas. Pontificia Universidad Javeriana, Cuad Contabilidad. 2000;1-7.
Cepeda GA. Auditoría y control interno. Bogotá: Mc-Graw-Hill; 1997.
Colombia, Departamento Administrativo de la Función Pública. Manual de implementación. Modelo estándar de Control Interno para el Estado Colombiano-MECI 1000:2005. Bogotá: DAFP; 2006.
Colombia, Congreso de la Republica. Ley 87 de 1993, por la cual se establecen normas para el ejercicio del control interno en las entidades y organismos del estado y se dictan otras disposiciones. Bogotá: Diario Oficial 41120 de 29 de noviembre de 1993.
Colombia, Escuela Superior de Administración Pública, Departamento Administrativo de la Función Pública. Bibliografía Rol de las oficinas de control interno, auditoría interna o quien haga sus veces. Bogotá: ESAP; 2005.
Colombia, Superintendencia Financiera. Circular Externa 038 de 2009, modificación a la circular externa 014 de 2009. Bogotá: Superfinanciera; 2009.
Facultad de Ciencias Contables Económicas y Administrativas, Unicauca [internet].2009 [citado

2013 oct. 22]. Disponible en: http://fccea.unicauca.edu.co/old/tgarf/tgarf.html#tgarfpa1.html

Malagón Londoño G, Pontón Laverde G, Reynales Londoño J. Auditoría en salud. Para una gestión eficiente. 3ra ed. Bogotá: Editorial Médica Panamericana; 2014.

Mantilla SA. Auditoría del control interno. Bogotá: Ecoe Ediciones; 2009.

Taipe MR. Auditoría Administrativa: Normas Internacionales para el ejercicio profesional de la Auditoría Interna. Lima: Universidad San Martín de Porres; 2008.

24   Gestão Hospitalar

Adriana Bareño Rodríguez • Carlos Arturo Álvarez Moreno

Introdução

Ao longo das últimas décadas, tem ocorrido uma mudança vertiginosa nos modelos de assistência hospitalar, não apenas relacionada aos custos da atenção em si, mas também ao objetivo de minimizar os riscos associados à própria assistência (p. ex., o risco de infecções relacionadas à assistência à saúde, de eventos adversos etc.) e à incorporação de novas tecnologias, que simplificam os procedimentos e as intervenções. Por exemplo, na Colômbia, a partir da reforma do sistema de saúde, em 1993, e com a posterior implementação do *Sistema Geral de Seguridad Social en Salud* (SGSSS), tem-se observado uma mudança nos modelos de garantia e prestação de serviços de saúde.[1]

Somando-se a isso a transição demográfica e o aumento da expectativa de vida, constata-se que a organização, os processos, as políticas, as gestões estratégicas e o funcionamento geral das instituições tiveram que se adaptar para prestar atendimento a idosos com comorbidades e gerar estratégias de inovação, desenvolvimento tecnológico e pesquisa, que, de acordo com um modelo de gestão regido por princípios de eficiência, eficácia e efetividade, promovam o crescimento das instituições, garantindo o atendimento de pacientes e tornando-as autossustentáveis, rentáveis e objetos de reconhecimento.[1,2]

Um *sistema de gestão* é definido como um conjunto de ações criadas para administrar e gerir os recursos disponíveis a fim de alcançar os objetivos, de modo a aumentar a eficácia na gestão dos serviços, possibilitando, assim, a redução dos tempos e o aumento da qualidade dos serviços. Além disso, visa a articular as atividades clínicas e administrativas em um sistema por processos voltado ao paciente e sua família, que corresponda às exigências de atenção em saúde e seja altamente competitivo, para o qual são adotados princípios de engenharia e administração.

Os objetivos de um sistema integrado de gestão hospitalar são:[2,3]

- Contribuir para que os diferentes profissionais reconheçam a interdependência entre as áreas, gerando uma rede clínico-administrativa para favorecer a realização dos objetivos institucionais, em que cada unidade tenha uma relação de cliente e fornecedor com outras unidades. Essa interdependência deve abranger a rede extrainstitucional (sobretudo a de atenção primária), para garantir a continuidade do atendimento e, por fim, a satisfação do usuário[2,3]
- Melhorar a qualidade dos serviços, tendo o paciente como o centro e o fim da existência das instituições e reconhecendo-o como um conjunto de órgãos, emoções e sentimentos, para o qual a qualidade é medida não apenas em relação à cura orgânica, mas também quanto à percepção da atenção recebida[2,3]
- Reduzir a variabilidade na prática clínica; a obrigatoriedade de elaborar, adotar ou adaptar as diretrizes de prática clínica (GPC) nas instituições padro-

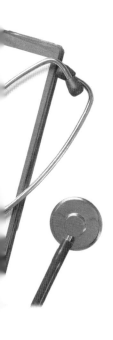

niza a execução do tratamento, oferecendo aos pacientes práticas seguras, com o melhor nível de evidência clínica[2,3]
- Estabelecer procedimentos de acompanhamento e controle dos processos e serviços, para garantir a qualidade das informações e facilitar a tomada de decisões.[2,3]

Por tudo isso, houve um progresso para uma estrutura de gestão por processos lineares e contínuos, o que possibilita setorizar e estabelecer os responsáveis de acordo com as necessidades dos usuários, com metas e indicadores claros, e organizar as atividades de gestão conforme as atividades clínicas. Como exemplo, apresenta-se um modelo na Figura 24.1.

Planejamento e gestão da admissão

É fundamental estabelecer portas de entrada específicas conforme as necessidades dos usuários e que, associadas à tecnologia correta, garantam o encaminhamento ágil e adequado, reduzindo, assim, os tempos de atendimento.[4-6]

Na indústria, a concorrência é focada em aumentar a oferta de valor para os usuários; na saúde, o valor é, definitivamente, a melhoria da qualidade, obtida por meio da experiência das equipes e da especialização em alguns serviços, de acordo com o planejamento estratégico de cada instituição, que, por sua vez, resulta na formação de centros de excelência e redução do leque de serviços.[4-6]

Nos últimos anos, e com as reformas da legislação em saúde, a demanda por serviços de emergência tem aumentado gradualmente, com a obrigação jurídica e de serviço de reduzir as barreiras, o que favorece os pacientes e seus familiares, mas gera uma grande pressão para as instituições, que devem não apenas obedecer à legislação vigente, mas também garantir a adequada prestação de serviços com altos padrões de qualidade. Dessa maneira, é cada vez mais difícil conciliar as expectativas dos pacientes com as altas taxas de ocupação.[4-6]

Todos os dias, a demanda por leitos hospitalares disponíveis é um dos principais conflitos enfrentados pelas áreas clínicas e a direção das instituições, cujos membros vivem o seguinte dilema: cancelar as internações (sejam cirúrgicas ou clínicas) ou contribuir para a superlotação nos serviços de urgência e emergência.[4-6]

A admissão, então, é o momento em que uma instituição pode controlar os pacientes que pode atender, dependendo do tipo de especialidade e

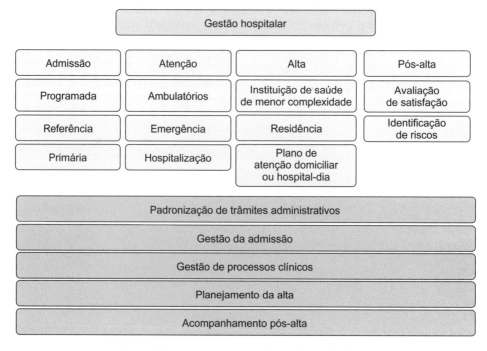

Figura 24.1 Processo organizacional da gestão clínica.

do interesse particular baseado em sua experiência e seus recursos: não seria lógico aceitar para internação um paciente com tumor cerebral que requer avaliação por um neurocirurgião se não houver esse especialista na instituição. Portanto, as centrais de admissões devem ser unidades de gestão de pacientes, mas também ser capazes de fazer o planejamento diário e de priorizar a designação de leitos, de modo que contribuam para alcançar os objetivos, gerindo os recursos disponíveis e colocando em primeiro lugar a humanização e a qualidade dos serviços aos usuários.[7]

Com essa perspectiva, a gestão do serviço de admissões tem vários objetivos, descritos a seguir.

Melhorar a organização das altas hospitalares durante o dia

Conseguir que as altas hospitalares ocorram durante a manhã é fundamental para melhorar o fluxo de pacientes. Em uma análise publicada pelo *The Advisory Board Company*[4], em mais de cem hospitais da América Latina, o pico de solicitação de admissões acontece antes da disponibilidade de leitos, quando ocorrem as saídas dos pacientes internados; as solicitações de internação pelos serviços de urgência e emergência ou pacientes programados se dão nas primeiras horas da manhã, enquanto as altas hospitalares efetivas ocorrem no meio da tarde. Sempre que um paciente estiver dentro da instituição, deve ser objeto de atenção por parte dos profissionais de saúde, portanto, pode haver sobrecarga de funções, congestionamento de pacientes e seus familiares nas unidades e, consequentemente, aumento do risco de incidentes ou eventos adversos e redução da qualidade dos serviços, com a inevitável insatisfação dos usuários e familiares (Figura 24.2).

Na prática profissional habitual, costuma-se priorizar o paciente mais complexo do ponto de vista clínico (que, em geral, não requer atendimento imediato), para ser avaliado em primeiro lugar, deixando por último os pacientes que já superaram a doença e estão em processo de alta. Uma mudança na rotina diária de priorização das atividades, quando possível, dando maior importância à alta dos pacientes, com a colaboração das equipes de saúde em cada um dos plantões, não apenas diminui os tempos de saída, mas também facilita a transferência de pacientes de outras áreas, melhorando a disponibilidade e reduzindo as aglomerações em áreas críticas, como salas de cirurgia e unidades de terapia intensiva (UTI). Neste contexto, aplica-se uma frase incluída entre as normas de cortesia e levada aos centros hospitalares pela *Sociedad Española de Directivos en Salud*: "para que alguém entre, é preciso que alguém saia".[6]

Com a priorização das atividades clínicas, também é necessário que a equipe administrativa esteja alinhada com esses objetivos, dando prioridade às altas hospitalares e organizando sua gestão para coberturas, faturamento e quitações das contas com prazos finais, de modo que as altas efetivas ocorram, principalmente, pela manhã.

Não é coerente que esse processo não ocorra de maneira integral; na gestão clínica, é inadmissível pacientes com alta pela equipe de saúde enfrentarem atrasos por barreiras admi-

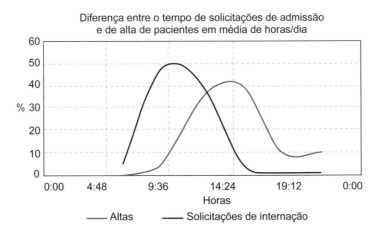

Figura 24.2 Diferença entre o tempo de solicitações de admissão e de altas hospitalares. Fonte: The Advisory Board Company. Disponível em: www.advisory.com/international.

nistrativas impostas pelo próprio centro hospitalar; por outro lado, também é inadmissível que os processos administrativos sejam agilizados e os de alta sejam demorados em razão de falhas nos modelos de assistência.

Fortalecer o sistema de informação

Para a coordenação satisfatória entre as equipes, é necessário haver um sistema de informação adequado; existem tarefas que podem ser desenvolvidas simultaneamente, de modo que, ao fazer a comunicação oportuna das possíveis altas clínicas, devam ser emitidos alertas para que cada área inicie suas tarefas. Nesse sistema, também deve haver a possibilidade de realimentação, para que os inconvenientes sejam solucionados de maneira oportuna e imediata.

O processo de alta envolve diferentes equipes: os médicos, com a decisão e o pedido em momentos adequados; a equipe de enfermagem, que deve garantir o cumprimento das ordens; a equipe de atendimento ao usuário e seu contato com o apoio familiar e as exigências externas; e a equipe administrativa, com fechamento da conta, alta de prontuário e faturamento.

Ao obter a informação de altas efetivas, é possível levantar a situação diária da clínica em tempo hábil, proporcionando a rápida tomada de decisões, como solicitações de transferência ou aceitação de pacientes e, inclusive, informações claras para o paciente e os familiares, mantendo o controle do processo.

Desenvolver o planejamento, a programação e a priorização na distribuição de leitos

Em paralelo à priorização das altas hospitalares, é preciso estabelecer a ordem na distribuição dos leitos disponíveis.

Em decorrência do déficit de leitos para o atendimento de pacientes, é necessário que esses sejam distribuídos da maneira mais objetiva possível, conciliando as necessidades clínicas com as condições próprias do paciente e seus familiares, estabelecendo, portanto, critérios de prioridade, dentre os quais:

- Descongestionar os serviços de alto impacto para a clínica, como UTI e salas de cirurgia: caso isso não ocorra, o fluxo de pacientes é alterado, gerando acúmulos e atrasos no programa cirúrgico, além do risco de falta de vagas nas unidades de cuidados especializados para pacientes de alta complexidade
- Fazer o planejamento estratégico da instituição: todos os processos devem estar em conformidade com o que foi definido pela direção quanto à formação de centros de excelência ou às especialidades e doenças nas quais se é especialista, o que se torna um benefício, por fim, para o paciente, garantindo a ele equipes treinadas para prestar a assistência
- Priorizar as necessidades do paciente: dentre elas, deve-se dar preferência às que são indispensáveis para a recuperação de sua saúde, como os isolamentos, a realização oportuna de tratamentos como a quimioterapia, a disponibilidade de serviços como o transplante de órgãos e o direito a uma morte digna para os pacientes terminais
- Criar rotas obrigatórias para atendimento rápido de populações consideradas vulneráveis por sua condição de idade ou de incapacidade e também de acordo com as regulamentações em vigor
- Lidar com complicações e eventos adversos: nenhuma instituição está isenta do risco de apresentar eventos, incidentes ou complicações, e os pacientes vítimas desses eventos devem receber atenção prioritária, a fim de atenuar o dano e minimizar as sequelas.

A ordem das prioridades deve ser estabelecida por um grupo multidisciplinar, composto por equipes assistenciais e administrativas, chefes de serviços e a direção da clínica, para que, por meio da coordenação entre os serviços, sejam satisfeitas as necessidades de acordo com um planejamento diário claro e socializado o suficiente para que a equipe operacional responsável pela gestão e a designação de leitos concentre seu trabalho no cumprimento da prioridade (Figura 24.3).

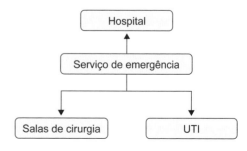

Figura 24.3 Fluxo institucional de pacientes.

Gestão de processos clínicos

Além de planejar as atividades diárias da clínica, a gestão hospitalar deve programar o atendimento, a fim de diminuir a variabilidade da prática clínica. Para isso, é necessária a existência de protocolos de prática clínica institucionais, que são os pilares para a padronização da assistência em conformidade com os padrões de qualidade esperados.

Na América Latina, é comum as instituições hospitalares operarem com 90% de sua capacidade e, em alguns casos, como na Colômbia, essa ocupação supera os 100% (principalmente nos serviços de urgência e emergência). As altas taxas de ocupação contribuem para a deterioração da qualidade na prestação de serviços, decorrente do aumento do tempo de espera e do risco de infecção; porém, os recursos do sistema de saúde não são suficientes para proporcionar o aumento e a disponibilização permanentes de leitos hospitalares.

De acordo com o *The Advisory Board Company*[5], a redução da média de permanência é o fator mais importante para o aumento da disponibilidade de leitos ou a diminuição da ocupação; dessa maneira, em uma instituição com 300 leitos, a redução de 1 dia na média de permanência equivale à disponibilidade de 49 leitos adicionais para hospitalização (Tabela 24.1).

Durante todo o processo de atenção, a qualquer momento é possível observar oportunidades de melhoria na redução dos tempos de permanência:

- No início do atendimento: tempo prolongado para o diagnóstico e demora na decisão sobre o melhor tratamento
- Durante a execução do tratamento: pouca adesão aos protocolos de tratamento baseados em evidências; falhas de comunicação entre os serviços e coordenação inadequada da conduta interdisciplinar; ocorrência de eventos não esperados; inadequação dos serviços internos (demora nos serviços auxiliares de diagnóstico, em encaminhamentos, na realização de procedimentos cirúrgicos etc.)
- Durante o processo de saída: problemas sociais e inadequação da rede de apoio; identificação incorreta das necessidades do paciente que recebeu alta; falta de coordenação entre prestadores para a continuidade do tratamento ambulatorial; falta de serviços ambulatoriais.

Portanto, a gestão hospitalar é transversal em relação a todos os serviços e deve ser o fio condutor que determina o caminho e o fluxo adequado de pacientes, com ferramentas inovadoras e criativas, para assim melhorar os tempos de permanência na clínica. Os eixos de trabalho e os objetivos dependem da realidade de cada instituição, e o estabelecimento destes caminha de mãos dadas com a análise dos seus indicadores. Para estabelecer as áreas de impacto, algumas estratégias são:

- Realização de inspeções multidisciplinares: as inspeções se consolidaram como uma das melhores práticas clínicas para a melhora da qualidade; incluem representantes de todas as áreas envolvidas no tratamento do paciente, possibilitam a avaliação permanente do plano de gestão e o estabelecimento de objetivos de tratamento. Além disso, são um meio eficaz de comunicação com o paciente e seus familiares
- Conselhos médicos: a discussão clínica oportuna dos casos difíceis a fim de chegar a um consenso sobre o plano de tratamento, além de reduzir os tempos de permanência, assegura

Tabela 24.1 Redução da média de permanência *vs.* leitos adicionais disponíveis.

Leitos disponibilizados diariamente com a redução do tempo de permanência em dias						
Redução da permanência	100 leitos	200 leitos	300 leitos	400 leitos	500 leitos	600 leitos
0,25 dia	4	8	12	16	20	25
0,50 dia	8	16	25	33	41	49
0,75 dia	12	25	37	49	61	74
1 dia	16	33	49	65	82	98
1,25 dia	20	41	61	82	102	123
1,50 dia	24	49	74	98	123	147

Fonte: The Advisory Board Company 2015.

a avaliação da relevância clínica e da relação risco-benefício adequada do tratamento proposto para a melhora dos resultados clínicos
- Previsão da data de alta hospitalar: para alguns diagnósticos e procedimentos, é possível prever, com uma boa margem de segurança, a data da alta médica, o que possibilita fornecer informações oportunas aos familiares e coordenar as ações necessárias para o plano de alta; essa estratégia é fácil de ser aplicada em cirurgias eletivas, cujos tempos de recuperação não sofrem uma ampla variabilidade. Além disso, ter uma data prevista de alta estabelece um objetivo claro para a equipe de trabalho. Entretanto, é preciso assegurar que tal objetivo não vá contra as necessidades do paciente e não gere altas antes do tempo adequado
- Identificação do risco: cada instituição tem uma população-alvo, que pode ser caracterizada para a identificação dos riscos e das necessidades. Uma vez detectados, podem ser implementados mecanismos para estabelecer as necessidades e os riscos dos pacientes, seja a possibilidade de apresentar complicações ou de uma longa permanência; é útil, também, para oferecer novos serviços ou melhorar alguns dos já existentes.

Diversas instituições, cientes da necessidade de melhorar os recursos, optaram por aplicar escalas destinadas a grupos vulneráveis, que incluem a quantificação de fatores sociais como a presença ou não de cuidadores, a cobertura ou não dos sistemas de saúde, problemas para retornar ao ambiente familiar pela necessidade de cuidados, dificuldades para se locomover ou a dependência dos pacientes.

Alternativas de continuidade do atendimento ambulatorial

Ter um amplo conhecimento da população-alvo possibilita reorientar as estratégias de atendimento e estabelecer parcerias ou acordos com terceiros que propiciem à instituição otimizar o tempo e os recursos. Nos últimos anos, a oferta de serviços domiciliares vem aumentando; na Colômbia, já foi regulamentada e tem demonstrado ser uma estratégia eficaz para reduzir a permanência no hospital e favorecer a recuperação do paciente no ambiente familiar. Embora os prestadores desses serviços possam ser terceiros alheios à instituição, o trabalho conjunto favo-rece as duas partes e garante a continuidade do atendimento ao paciente. É necessário estabelecer e melhorar continuamente os níveis de cuidados domiciliares, para garantir o tratamento agudo ou crônico e prestar o acompanhamento necessário para as famílias em todo o ciclo de vida, desde o nascimento até uma morte digna.

Planejamento e gestão da alta hospitalar

O *planejamento da alta* deve ser considerado como todas as atividades desenvolvidas desde o momento da admissão, para identificar e gerir as necessidades individuais de cada paciente e seus familiares. Considerando os diferentes pontos de vista da equipe assistencial, o plano de tratamento extra-hospitalar é organizado, gerido e coordenado com segurança e uso eficiente dos recursos disponíveis, para garantir a continuidade da assistência aos pacientes. O planejamento da alta hospitalar tem como objetivos:

- Reduzir o tempo de permanência hospitalar e evitar atrasos na alta causados pela má gestão das execuções das necessidades de cada paciente e seus familiares
- Garantir a continuidade do cuidado, da reabilitação, do tratamento paliativo e do acompanhamento do paciente
- Formular planos por equipe multiprofissional, com diferentes pontos de vista e considerando as necessidades do paciente e seus familiares, que incluam as exigências de serviços de saúde e seu contexto sociocultural e econômico
- Evitar demoras desnecessárias durante a alta do paciente, reduzindo o tempo efetivo de saída e o período de liberação do leito, maximizando os recursos
- Facilitar o processo de reabilitação e adaptação do paciente em seu ambiente
- Evitar reinternações não programadas na instituição
- Promover a transição não traumática do âmbito hospitalar para o ambiente habitual do paciente, por meio de treinamento e do ensino dos cuidados domiciliares, antes da alta da instituição.

O planejamento da alta pode ser dividido conforme as etapas identificadas por Marks[8] (Figura 24.4):

- Avaliação anterior à internação: no atendimento ambulatorial, é possível identificar

os riscos de cada paciente de acordo com os hábitos e a cultura da população a qual ele pertence. Na Colômbia, a seguradora é responsável por determinar os riscos populacionais que interferem na atenção primária em saúde. No âmbito hospitalar, a população-alvo da assistência também pode ser caracterizada para, assim, ajustar a oferta de serviços e otimizar os tratamentos clínicos. Algumas ferramentas disponíveis são a aplicação de escalas de avaliação para idosos ou a instituição de comitês de risco para os pacientes cirúrgicos
- Identificação durante a admissão: de acordo com a caracterização antes da internação na instituição, é necessário identificar riscos, como a idade, e estabelecer fluxos de entrada e de atenção
- Avaliação sistemática de pacientes hospitalizados e elaboração de um plano de alta com base nas necessidades individuais de cada paciente: essa avaliação deve considerar o estado de saúde física e mental do paciente, o ambiente familiar e o grau de necessidades sanitárias; de preferência, deve ser feita por uma equipe multidisciplinar, para incluir todas as dimensões do paciente. Esse plano deve ser complementado com entrevistas ao paciente e seus familiares, a fim de esclarecer dúvidas, identificar necessidades e ressaltar a importância de sua participação no autocuidado. Outra ferramenta útil para o desenvolvimento desse aspecto são os comitês de decisões para pacientes sob a responsabilidade de diversos serviços. De acordo com uma revisão sistemática feita em 2013 por Shepperd et al.[8,9], as evidências sugerem que o planejamento individualizado da alta gera uma redução do tempo de permanência hospitalar e da taxa de reinternação de idosos; entretanto, houve poucas evidências em relação ao impacto nos resultados de saúde e de custos
- Execução do plano de alta: do planejamento, deve-se prosseguir para a execução e a coordenação dos planos, elaborando a documentação necessária para o pedido oportuno, pertinente e coerente com o plano individualizado, considerando os serviços ofertados pelas seguradoras e a rede social do paciente. Ferramentas úteis para isso podem ser as listas de verificação para orientar os responsáveis pelo tratamento sobre os trâmites e os requisitos e avaliar o cumprimento das exigências sociais e familiares[8,9]
- Acompanhamento: durante todo o processo, são necessários acompanhamento e *feedback*. Os programas de acompanhamento pós-alta devem, então, incluir um sistema de informação e avaliação que possibilite determinar a qualidade e a efetividade dos planos de alta e identificar e propor oportunidades de aprimoramento por meio da melhoria contínua e da otimização dos processos. Para isso, é possível implementar acompanhamentos como entrevista telefônica, pesquisas de satisfação presenciais ou on-line, entrevistas via *Skype*, acompanhamento pelo serviço de ouvidoria e grupos focais, entre outros. O importante é que a instituição implemente um sistema que possibilite avaliar o encerramento do ciclo de atendimento e que, por fim, garanta a assistência integral aos pacientes.

O planejamento da alta requer da equipe encarregada a habilidade de prever necessidades e possíveis inconvenientes, o que acarreta algumas dificuldades:

- Identificar o destino correto para dar continuidade ao tratamento do paciente, de acordo com suas necessidades
- Gerar confiança nos prestadores de serviços de internação domiciliar e de apoio
- Criar canais de fácil comunicação com as seguradoras para a coordenação de serviços e o cumprimento do plano extra-hospitalar. As instituições devem estabelecer canais de comunicação eficazes para que possa conhecer os serviços prestados pelas seguradoras e compor uma coordenação oportuna dos serviços a prestar
- Envolver mais o paciente e seus familiares no processo de recuperação e reabilitação, implementando estratégias de capacitação

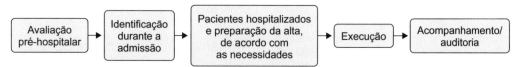

Figura 24.4 Etapas para o planejamento da alta. Fonte: Biblioteca Cochrane Plus 2010 Número 1.

e promovendo a segurança e a confiança no tratamento domiciliar do paciente
- Envolver os serviços responsáveis pelo tratamento na identificação de metas terapêuticas que ajudem a determinar uma data provável de alta, para promover o exercício conjunto e coordenado com a equipe de gestão hospitalar
- Consolidar o plano de alta hospitalar individualizado, para promovê-lo como um pacote de serviços que agregue valor.

Referência e contrarreferência[10,11]

As atividades diárias das instituições exigem a decisão, conforme a disponibilidade diária de serviços, sobre o número de pacientes que podem ser admitidos ou devem ser encaminhados; para isso, é necessário que o sistema de saúde disponha de uma adequada rede de serviços e de referência, de acordo com o perfil epidemiológico e sociodemográfico dos associados.

Existe na legislação colombiana um conjunto de normas e diretrizes técnicas que regulamentam o sistema de referência e contrarreferência, estabelecido para garantir que os usuários recebam oportunamente o atendimento médico de que precisam e conforme o grau de complexidade adequado.[10,11]

Um sistema de referência e contrarreferência requer uma perfeita articulação entre todos os níveis de complexidade de atenção e todos os agentes, incluindo as seguradoras, os prestadores e o apoio de traslados básicos e especiais, com um sistema de informação e comunicação eficiente, que responda com rapidez e garanta o cumprimento das características de qualidade na prestação de serviços de saúde: acessibilidade, oportunidade, pertinência, integralidade, suficiência, continuidade e segurança.

A primeira etapa do processo de referência e contrarreferência é a tomada de decisões; é necessário conscientizar as equipes sobre os serviços da instituição, não apenas sobre sua existência, mas também sobre sua disponibilidade e capacidade, de modo que o profissional que atende o paciente seja capaz de identificar as necessidades e tomar decisões oportunas de referência sem perda de tempo no tratamento do paciente. Essa decisão inclui ter clareza sobre o diagnóstico, para, assim, estabelecer o nível de atenção necessário e o tipo de transferência a ser solicitado. É responsabilidade do atendente preencher os formulários estabelecidos para tal fim, com informações suficientes para que a instituição receptora possa dar continuidade ao tratamento sem atrasos nem repetição de exames diagnósticos.

A segunda etapa é a padronização de trâmites e canais de comunicação. A instituição deve ter canais adequados para que, assim que a decisão assistencial seja tomada, inicie-se a sequência de trâmites e comunicações com a seguradora e as entidades receptoras, de modo que não haja perda de tempo com o uso de canais incorretos.

A terceira etapa, de pouco controle pela instituição hospitalar, é a suficiência de rede: os encarregados da seguradora devem garantir a disponibilidade de serviços para seus afiliados em todos os níveis de complexidade de atenção; não apenas a infraestrutura hospitalar deve ser assegurada, mas também a disponibilidade de serviços de apoio diagnóstico e terapia especializada.

A quarta etapa é a transferência do paciente. É obrigação da seguradora ter uma rede de serviço de transporte de pacientes que cumpra as diretrizes técnicas para seu funcionamento. Essas diretrizes incluem a capacidade mecânica, a disponibilidade de recursos, a tecnologia, os insumos e os medicamentos e, certamente, o acompanhamento especializado conforme o nível de complexidade; tudo isso deve garantir a segurança na assistência médica do paciente pela equipe técnica capacitada para a transferência e o trajeto efetivo no menor tempo possível. É importante considerar que a instituição que encaminha é a responsável pela transferência do paciente até sua admissão na instituição receptora; portanto, também é sua responsabilidade verificar as condições do transporte.

A quinta etapa é o *feedback*; em todo o sistema, o retorno da informação e a geração de alarmes são o mecanismo mais eficaz para identificar oportunidades de melhoria. Após a realização do atendimento clínico, as instituições devem estabelecer canais de comunicação para fazer o acompanhamento dos desfechos dos pacientes encaminhados. Assim que o paciente recebe atendimento de alta complexidade, todas as informações e os documentos de contrarreferência devem ser fornecidos, para que as instituições de menor complexidade possam dar seguimento ao tratamento; é responsabilidade da equipe de saúde evitar que as informações tornem-se um obstáculo para a continuidade da assistência.

Humanização nos serviços de saúde

Na medicina, a humanização é um componente necessário na relação entre o médico e o paciente, uma arte de palavras, sentimentos e atitudes. O médico a expressa por meio da compaixão, da cautela e da compreensão, o que, por sua vez, evoca no paciente otimismo, confiança, segurança e esperança. A desumanização pode ser atribuída à tecnologia, à especialização e ao aumento do conhecimento. Por isso, os profissionais de saúde, com o objetivo de prestar um tratamento mais humano, devem ter respeito pelas pessoas (cada ser é revestido de dignidade, é único e irreprodutível), entendimento do paciente e da dor humana (com a doença está o sofrimento), capacidade de servir e de compreender.[12]

O médico tem, na parte assistencial, características determinadas por empatia, autenticidade, compaixão, fidelidade, integridade, respeito, espiritualidade e virtude, as quais podem ser agrupadas nas seguintes categorias:

- Respeitar os pontos de vista do paciente e considerar suas opiniões na tomada de decisões
- Atender o bem-estar psicológico do paciente; lembrar que o paciente é único e individual
- Tratar o paciente de acordo com seu contexto familiar e seu ambiente social e físico
- Ter boas habilidades de comunicação e de escuta
- Proporcionar confidencialidade e confiança; demonstrar atenção, compaixão e empatia.[13]

A desumanização leva o paciente a não ser visto como uma pessoa, a se sentir impotente (sem autonomia), abandonado à sua própria sorte e ter suas últimas opções negadas; tudo isso transforma-o em um objeto e gera ausência de afeto na relação humana. Por tudo isso, algumas exigências da humanização nos serviços de saúde se concentram em compreender o paciente, tratá-lo como ser humano (não como um número ou um simples diagnóstico), dar a ele confiança e esperança, fornecer as informações pertinentes para ele e seus familiares, ter respeito por sua privacidade e autonomia e preservar seus direitos.[12]

Em um estudo para determinar o conceito de humanização segundo os profissionais e os usuários do sistema e identificar ações para a melhoria da humanização[14], constatou-se que os pacientes com falta de conhecimento sobre sua doença necessitam de informações e tratamento amigável; e que os familiares com problemas de ansiedade e desconhecimento da doença de seu parente necessitam de informações e de proximidade com ele. Constatou-se que cada um dos grupos analisados se preocupa com tudo aquilo que gera insatisfação: pacientes (informações e amabilidade), familiares (poder estar com seu parente doente e obter informações) e médicos (ter mais tempo para o atendimento e menos pressão assistencial).

Referências bibliográficas

1. Organización panamericana de la salud. La transformación de la gestión de hospitales en América Latina y el Caribe. Washington; 2001.
2. Artaza O. Modelo de gestión de establecimientos hospitalarios. Ministerio de salud. Gobierno de Chile; 2013.
3. Llamas H. Innovaciones en gestión hospitalaria en México: El caso de los hospitales regionales de alta especialidad/HRAE. Secretaría de salud de México; 2006.
4. Quesada E. Cantidad, uso y gestión de camas hospitalarias. Tendencias en el mundo y situación en Mendoza [internet]. Instituto de Salud Pública y Gestión Sanitaria; 2013. [citado 2015 oct. 15]. Disponible en: http://www.isg.org.ar/wp-content/uploads/2011/12/Gestion-camas-hospitalarias-ISG.pdf
5. Johnson K. Clockwork Efficency: Creating capacity by avoiding discharge delays. The Advisory Board Company: International Clinical Operations Board; 2014.
6. Dauga D. La gestión de camas hospitalarias y la importancia de "antes de entrar, dejar salir". [Internet]. España; 2013. [citado 2015 oct. 29]. Disponible en: http://sedisasigloxxi.es/spip.php?article89
7. Quirós G. Propuesta de un proceso de admisión hospitalaria. Gestión. 2006; 14:101-9.
8. Shepperd S, McClaran J, Phillips C, et al. Planificación del alta del hospital al domicilio. Revisión Cochrane traducida [Internet]. 2010 [citado 2015 oct. 27]. Disponible en: http://www.cochrane.org/es/CD000313/planificacion-del-alta-del-hospital-aldomicilio
9. Salazar A. Impacto de un modelo centralizado de priorización de las camas hospitalarias como instrumento válido de gestión asistencial. Rev Calidad Asistencial. 2008;23:248-52.
10. García C. Sistema de referencia y contrarreferencia ¿un viacrucis?. Médico legal. 2004;4:36-40.
11. Ministerio de la protección social. Guía práctica del sistema obligatorio de garantía de la calidad en salud. Colombia; 2011.
12. Arango P. ¿Qué es la humanización en salud? En: I Congreso Nacional de Bioética. Fundación Colombiana de Ética y Bioética. Memorias; 2011. p.82.
13. Oseguera J. El humanismo en la educación médica. Revista Educación. Universidad de Costa Rica. San Pedro, Montes de Oca. 2006; 30 (1): 51-63.
14. Ortega A. Humanización en atención urgente. ¿Entendemos lo mismo sanitarios, pacientes y familia? Emergencias. 2004;16:12-6.

Parte 3

Assistência, Docência e Pesquisa no Hospital

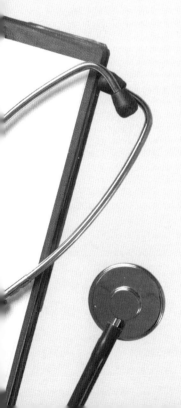

25 Diretrizes de Conduta Diagnóstica e Terapêutica | Abordagem por Síndromes

Ricardo Galán Morera • Gustavo Malagón-Londoño

Introdução

Em nível internacional, considera-se muito importante incentivar a elaboração de diretrizes e protocolos de conduta diagnóstica e terapêutica das principais síndromes clínicas que levam parte dos usuários institucionais e particulares a buscar atendimento em serviços de urgência e emergência, unidades de terapia intensiva (UTI), consultas ambulatoriais e internação.

É preciso considerar que, na formação dos médicos generalistas, especialistas e da equipe de saúde em geral, é necessário preencher o vazio existente entre o momento da chegada do paciente e o momento em que um diagnóstico definitivo é estabelecido, sugerindo, como diretriz ou protocolo, quais são as etapas do método clínico a ser seguidas. Esse método começa, logicamente, pela elaboração de uma ficha clínica completa, seguida pela identificação dos principais sinais e sintomas apresentados pelo paciente, o que possibilita, em uma primeira etapa, constituir uma síndrome clínica; após e com o uso de técnicas de auxílio ao diagnóstico – como exames laboratoriais clínicos, de imagem e anatomopatológicos, endoscopia, eletromedicina, procedimentos invasivos (cateterismo cardíaco), entre outros –, é possível estabelecer os diagnósticos diferenciais para poder confirmar, por fim, as hipóteses ou suposições teóricas por meio do diagnóstico definitivo, para proporcionar a conduta terapêutica adequada. É fundamental considerar dois períodos em especial:

- O primeiro abrange o tempo transcorrido entre o momento em que o paciente solicita o atendimento até o instante em que a equipe de saúde estabelece o diagnóstico definitivo
- O segundo é o tempo transcorrido entre o momento em que o diagnóstico definitivo é estabelecido até a conclusão do tratamento clínico ou cirúrgico necessário. Os livros impressos e disponíveis na internet são especialmente úteis para este segundo período, e as diretrizes ou protocolos de conduta diagnóstica e terapêutica são de grande utilidade para preencher a lacuna entre o motivo da consulta (síndrome clínica) e o estabelecimento dos diagnósticos diferenciais; é neles que, em geral, o médico generalista, o especialista e a equipe de saúde devem confirmar suas hipóteses diagnósticas.

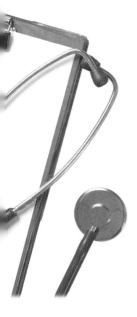

Para cada um dos diagnósticos principais que fazem parte da respectiva síndrome, essas diretrizes ou protocolos apresentam a conduta terapêutica a ser seguida e estabelecem normas que resultam do consenso total ou parcial do grupo de especialistas consultados por meio do método Delphi, os quais são definidos, assim, como verdadeiros "peritos".

A terceira consideração refere-se à responsabilidade e à ética médica, manifestadas ao controlar a atenção médico-assistencial dispensada em conformidade com o previsto em cada uma das diretrizes ou protocolos, possibilitando, portanto, avaliar e qualificar os procedimentos médico-cirúrgicos realizados em cada paciente.

Uma última consideração (e, talvez, fundamental) é a seguinte: as duas funções que caracterizam o médico (generalista ou especialista) no diagnóstico e no tratamento do paciente baseiam-se, em geral, na evolução do conceito de saúde-doença e nas etapas seguidas ao longo do tempo no ensino de medicina e ciências da saúde, reafirmadas nos últimos anos pela aplicação do método científico na atenção à saúde, com o uso de variantes clínica, epidemiológica, social e estatística.

Estas duas grandes abordagens – o conceito de saúde-doença e a evolução do ensino de ciências da saúde – são apresentadas a seguir.

Conceito de saúde-doença

O conceito de saúde-doença mudou radicalmente ao longo do tempo, apesar de haver resquícios dos primeiros conceitos em diferentes países, principalmente naqueles como a Colômbia.

A maioria dos autores concorda que as crenças iniciais giravam em torno do conceito mágico-religioso como causa da doença; posteriormente, os fatores humanos e o meio ambiente (etapa cósmica) surgiram como responsáveis por diversas patologias, até que, já no século XX, os epidemiologistas introduziram o conceito de saúde-doença, oriundo da inter-relação entre agente, hospedeiro e ambiente. Este último conceito evoluiu ainda mais e, justamente agora que a imunologia, a biotecnologia e a genética progrediram de modo tão significativo, a ecologia e as ciências sociais adquiriram maior relevância e a atenção à saúde alcançou níveis de destaque em ciência e tecnologia, quatro grandes componentes participam do processo saúde-doença:

- Hereditariedade (marcadores genéticos)
- Ambiente (físico, biológico, psicológico, econômico, social, cultural, emocional etc.)
- Comportamento, nos níveis individual, familiar e comunitário, que, por meio de interações com os dois fatores anteriores, condiciona o estado de saúde ou de doença
- Atenção à saúde, componente que pode modificar em vários níveis o estado ou a condição de saúde, do qual se originam a promoção da saúde, a prevenção de doenças, a assistência médica e odontológica e a reabilitação, em suas três dimensões: física, mental e social.

Estes são âmbitos dos determinantes da saúde:

- Geral (macrossocial)
- Grupal (populações)
- Individual (indivíduos).

Estes são processos que, nos âmbitos mencionados, determinam a relação saúde-doença:

- Geral: formulação das políticas de Estado; formação da estrutura econômica e da organização cultural
- Grupal: formação da organização; gestão do trabalho; promoção do consumo
- Individual: fenômenos individuais (fisiológicos e genéticos).

A qualidade de vida dos indivíduos e das comunidades se mantém exposta constantemente pela confluência de diversas forças opostas, que constituem fatores de proteção que conseguem evitar o risco de doença.

Evolução do ensino de ciências da saúde

O ensino das ciências da saúde evoluiu por meio de quatro grandes áreas ou etapas:

- Empírica
- Das ciências básicas
- Das ciências clínicas
- Das ciências da saúde.

Na primeira etapa, os métodos fundamentais do ensino da medicina eram a instrução autoritária e o exemplo; a pesquisa era basicamente histórica e se baseava no compartilhamento dos ensinamentos e das práticas dos antigos professores e, no caso das ciências comportamentais, essas ainda eram desconhecidas.

Na segunda etapa, a descoberta da célula animal e, em seguida, das bactérias, permitiu que se chegasse a uma explicação sobre as causas da doença e fez com que os "sinais" e os "sintomas" adquirissem uma nova importância como indicadores de processos patológicos subjacentes.

Na terceira etapa, demonstra a necessidade de orientar as pesquisas para o aprimoramento de índices e critérios aplicáveis à comunidade por meio de técnicas de desenvolvimento comunitário.

De acordo com essas afirmações, vale ressaltar que, igualmente, o método científico, baseado na observação, apresentação de hipóteses e comprovação ou negação delas, modifica-se com o passar do tempo e é respaldado ou fundamentado pelas etapas aqui descritas, dando origem aos métodos clínico, epidemiológico e social, todos apoiados e amparados pelo "método estatístico".

Portanto, considera-se que, no ensino das ciências da saúde, o método científico e suas variantes clínica, epidemiológica, social e estatística devem ser o eixo da formação médica atual e do futuro.

Brevemente, são revisadas as etapas do "método clínico" a serem seguidas; é necessário que os médicos generalistas e especialistas em formação lembrem-se dessas etapas e as sigam em ordem cronológica, pois, assim, levarão seus pacientes pelos caminhos adequados do diagnóstico e da conduta médico-cirúrgica.

A primeira delas é fazer uma "ficha clínica completa e minuciosa", registrando, em ordem sequencial, a anamnese, o interrogatório e o exame físico, por avaliação de sistemas ou aparelhos por meio da inspeção, palpação, percussão e ausculta (Figura 25.1).

Esses elementos básicos da observação do ato médico visam a identificar aspectos positi-

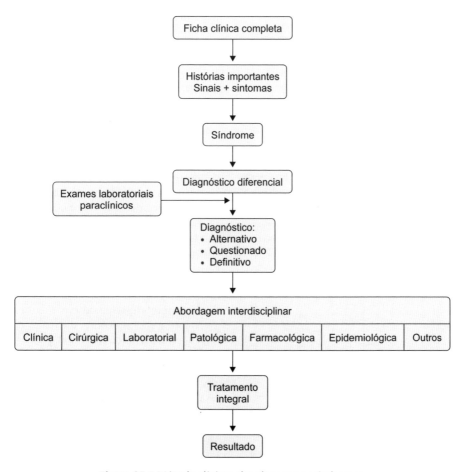

Figura 25.1 Método clínico: abordagem por síndromes.

vos, seja por meio dos sinais (achados do método) ou dos sintomas (descritos pelo paciente), em seus três níveis de frequência:

- Constantes: estão presentes em 100% dos casos (***)
- Frequentes: presentes em aproximadamente 50% dos casos (**)
- Ocasionais: ocorrem em menos de 10% dos casos (*).

Como é sabido, o conjunto de sinais e sintomas constitui o que, em medicina, é chamado de "síndrome" (Figura 25.2).

Sugere-se que, com a orientação de cada chefe de departamento médico ou cirúrgico, ou de outros departamentos do hospital, sejam selecionadas as principais síndromes clínicas, considerando a importância e a frequência delas, com o objetivo de elaborar diretrizes ou protocolos que reúnam os esquemas aqui propostos e determinem, assim, as normas de conduta diagnóstica e terapêutica a ser seguidas em cada uma das síndromes estabelecidas.

Abordagem por síndromes

Como exemplo, selecionam-se uma ou mais síndromes clínicas para a conduta diagnóstica e terapêutica do paciente em diferentes estados patológicos. As diretrizes ou os protocolos elaborados são considerados muito importantes para o cumprimento adequado das funções a ser desempenhadas pelos médicos generalistas e especialistas, que, desse modo, terão as bases normativas para facilitar e proteger o exercício de sua profissão; por outro lado, esse mecanismo facilita o tratamento apropriado do paciente, confrontando "a qualidade" da assistência médica, "a atenção adequada" e os "custos necessários".

Após estabelecer cada síndrome clínica, a próxima etapa é definir quais exames laboratoriais e paraclínicos devem ser realizados, quais devem ser solicitados para estabelecer de modo definitivo o diagnóstico e chegar, apenas em alguns casos, a diagnósticos alternativos ou questionados (Figura 25.3).

Neste sentido, foram selecionados seis tipos de procedimentos geralmente utilizados pelos médicos para confirmar ou descartar suspeitas, a saber:

- Exame laboratorial clínico
- Diagnóstico por imagem
- Endoscopia
- Eletromedicina
- Exame anatomopatológico
- Procedimentos invasivos.

Este esquema considera os exames solicitados como uma espécie de filtro que levam o médico a definir, em última análise, o diagnóstico.

Portanto, devem ser listados como principal prioridade os exames (ver Figura 25.3) considerados indispensáveis, isto é, aqueles que deveriam ser realizados em 100% dos casos; os importantes, entre 50 e 99% dos casos; os seletivos, para melhorar a qualidade do diagnóstico; e, por fim, os denominados opcionais, que garantiriam a realização de diagnósticos definitivos, possivelmente em mais de 90% dos casos estudados.

Recomenda-se, posteriormente, a realização de mesas-redondas e painéis que reúnam profissionais de diferentes disciplinas: clínicos, cirurgiões, técnicos de laboratório, patologistas, farmacologistas, radiologistas, epidemiologistas etc., para que comentem os avanços obtidos nos últimos 2 ou 3 anos para a síndrome ou a patologia derivada da análise, a fim de recomendar a conduta a ser seguida (que será, obviamente, integral) e que surge como fruto da abordagem interdisciplinar (ver Figura 25.1).

A Tabela 25.1 apresenta diferentes níveis de prevenção: a prevenção primária, para evitar riscos, a prevenção secundária, para evitar doenças, a prevenção terciária, para evitar sequelas, e a prevenção quaternária, relacionada com incapacidades físicas, mentais, sociais e ocupacionais.

A primeira coluna dessa tabela inclui uma lista dos fatores de risco que, supostamente, deveriam seguir a já mencionada classificação de Blum (hereditariedade, ambiente, comportamento e atenção à saúde).

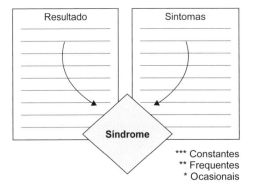

Figura 25.2 Aspectos semiológicos. Ficha clínica completa.

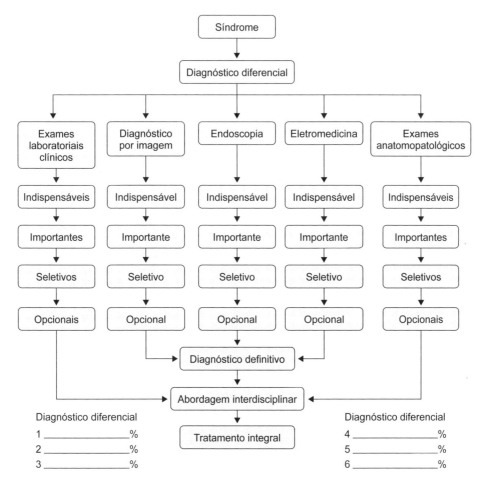

Figura 25.3 Diagnóstico.

Tabela 25.1 Conduta terapêutica.

Síndrome:		Diagnóstico definitivo:		
Fatores de risco	Período pré-patogênico	Período patogênico	Complicações	Prognóstico
		Precoce	Tardio		

Resultados

1. Curado ☐
2. Assintomático ☐
3. Com incapacidade leve ☐
4. Com incapacidade moderada ☐
5. Com incapacidade grave ☐
6. Inválido ☐
7. Morto ☐

Na segunda coluna, devem ser incluídas as recomendações a serem seguidas pelas pessoas durante o período pré-patogênico para evitar ou diminuir o problema e, assim, eliminar ou atenuar os fatores de risco e abrir caminho para a medicina preventiva integral, que tanto precisa ser fortalecida em nosso meio.

A terceira coluna, referente ao período patogênico, inclui o estado precoce (situações de emergência imediata e de urgência antes de 3 h) e o tardio (depois de 3 h). Nessa coluna, devem ser definidas as ações a serem desenvolvidas pelo médico responsável pelo tratamento, para conduzir da melhor maneira o tratamento adequado do paciente (suprimento de oxigênio, punção venosa, cateterismo vesical, sonda nasogástrica, exploração cirúrgica ou intervenções de qualquer tipo).

A tabela é completada com as possíveis complicações que podem ocorrer, o prognóstico e os resultados esperados. Estes últimos devem ser tabulados por períodos trimestrais, semestrais ou anuais, considerando as seguintes categorias:

- Curado
- Assintomático
- Com incapacidade leve (redução da capacidade para atividades de trabalho em menos de 25% do tempo)
- Com incapacidade moderada (redução da capacidade para atividades de trabalho em mais de 25% do tempo e, para atividades pessoais, em menos de 25%)
- Com incapacidade grave (redução da capacidade para atividades pessoais em mais de 25% do tempo)
- Inválido
- Morto.

Com base no exposto, é possível calcular as taxas de cura, melhora, incapacidade leve, moderada e grave e invalidez, além da letalidade para cada uma das síndromes clínicas e patologias específicas previamente definidas.

Por fim, a execução das etapas do método clínico, com o apoio da epidemiologia, das ciências sociais e da estatística e de acordo com o embasamento teórico do método científico (observação, apresentação de hipóteses e comprovação ou negação delas), proporciona o aprimoramento da formação dos médicos generalistas e especialistas e dos profissionais de saúde, em conformidade com as diretrizes da pesquisa avaliativa, que compara três importantes parâmetros: a tecnologia, a qualidade da assistência e os custos das ações e das atividades médicas.

Em última análise, essa abordagem não é nada além de um mecanismo de aproximação aos estudos de custo-efetividade exigidos pelos países latino-americanos.

Bibliografia

Hueso Montoro C. El padecimiento ante la enfermedad: Un enfoque desde la teoría de la representación social. Index Enferm. 2006;15:49-53.

Mejía VA, Pabón RA. Educación continua. Bogotá: Ascofame; 1989.

Vasco A. Enfermedad y sociedad. Medellín: Universidad de Antioquia; 1987.

26

Promoção de Saúde e Prevenção no Âmbito Hospitalar

Carlos Aibar Remón • Jesús María Aranaz Andrés • Rosa Mareca-Doñate • José Ignacio García-Montero

Promover e prevenir | Dois verbos que devem ser conjugados nos serviços de saúde

O *Diccionario de la Real Academia Española* define promover como a ação de iniciar ou incentivar alguma coisa ou um processo, buscando sua concretização, bem como o ato de tomar a iniciativa para realizar ou obter algo; já prevenir é definido, no mesmo dicionário, como a tarefa de preparar, organizar e providenciar com antecedência o necessário para cumprir um propósito, bem como a ação de precaver, evitar, dificultar ou impedir algo, organizar-se com antecedência e preparar-se de antemão.

Além de cuidar, aliviar e tratar a dor, o sofrimento e a doença, devem ser metas primordiais de qualquer hospital a promoção da saúde e a prevenção da doença e de outros problemas relacionados à saúde. Tratam-se de dois verbos de conjugação diária em todos os âmbitos da prática assistencial.

O alcance dessas metas depende, obviamente, da posição que o hospital ocupa na estrutura assistencial, dos recursos disponíveis e do modo como a atividade hospitalar está organizada.

Promoção da saúde

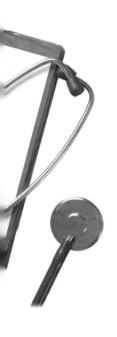

A promoção da saúde[1] é o processo pelo qual os indivíduos e as comunidades passam a ter condições de exercer maior controle sobre os determinantes da saúde e, deste modo, podem melhorar seu estado de saúde. A promoção da saúde consiste em uma estratégia que vincula as pessoas ao seu ambiente e combina a escolha pessoal com a responsabilidade social.

A promoção da saúde é uma estratégia-chave nos âmbitos da saúde e social. Por um lado, tal estratégia pode ser considerada política, por estar voltada à elaboração de planos de ação concretos; por outro lado, pode ser considerada uma abordagem de promoção da saúde, direcionada aos estilos de vida. Portanto, a promoção da saúde ocupa-se não apenas de promover o desenvolvimento das habilidades e da capacidade de uma pessoa para influenciar os fatores que determinam a saúde, mas também inclui a intervenção no entorno, tanto para reforçar os fatores que promovem estilos de vida saudáveis quanto para modificar aqueles que os impedem. Essa estratégia é ilustrada pela frase "tornar as opções mais saudáveis as mais fáceis de escolher".

Os princípios e as áreas de atuação da promoção da saúde foram delimitados há mais de 20 anos na Carta de Ottawa[2]: criar ambientes favoráveis; reorientar os serviços de saúde com base nos princípios de equidade, acessibilidade, efetividade e eficiência; reforçar a ação comunitária, fortalecendo redes e sistemas de participação na tomada de decisões; desenvolver habilidades pessoais por meio da informação e da educação; e implementar políticas públicas saudáveis. Desde então, a promoção da saúde já percorreu um longo caminho de contribuições e experiências bem-sucedidas.

Promoção da saúde no hospital

As escolas, as organizações e as associações de cidadãos, os locais de trabalho e o nível assistencial de menor complexidade são cenários prioritários na promoção da saúde. Entretanto, os hospitais podem dar uma contribuição importante para a promoção da saúde, sem que isso signifique o abandono ou a mudança de suas funções tradicionais. Pelo contrário, trata-se de incutir a cultura de que, no dia a dia, é possível trabalhar com o intuito de melhorar a saúde dos funcionários, dos pacientes e seus familiares e da comunidade em geral.[3]

Não é difícil justificar a implementação de atividades de promoção da saúde no hospital e partir dele, cujos objetivos são os pacientes e seus familiares, os profissionais e trabalhadores da área da saúde, a comunidade e seu entorno.[4]

A criação de ambientes saudáveis no setor da saúde é a base do projeto *Hospitais promotores da saúde*, da Organização Mundial da Saúde (OMS).[5,6] Esse projeto, promovido desde a década de 1990, criou a Rede Internacional de Hospitais Promotores da Saúde, que, além de oferecer assistência médica e de enfermagem de alta qualidade, busca desenvolver uma cultura, uma organização e um ambiente físico que promovam a saúde, com um papel ativo e participativo dos usuários e profissionais e sua comunidade de referência.

Promoção da saúde dos pacientes

Os pacientes são a razão de ser do sistema sanitário e, portanto, o centro dos esforços e das atividades assistenciais. Promover a saúde dos pacientes significa organizar a atenção à saúde pensando mais neles do que em quem a promove, e implica integrá-los, com seus familiares, em todos os aspectos dessa atenção.

A melhora da assistência sanitária contribuiu para que, a cada dia, fossem mais frequentes a participação, a capacitação e a educação do paciente em relação às doenças crônicas, visando a alcançar uma qualidade de vida mais aceitável.

Melhorar a comunicação e o diálogo, bem como assegurar a autonomia do paciente e seus familiares em questões como a nutrição, o controle da própria doença, o autocuidado, a utilização de recursos e dispositivos médicos e a participação na tomada de decisões que afetam sua saúde são fundamentais para a promoção da saúde dos pacientes no hospital. Embora haja pouca evidência empírica para avaliar o impacto dessas ações para a saúde, a aprendizagem baseada na experiência[7] pode, provavelmente, reforçar a promoção da saúde e facilitar a introdução de intervenções específicas.

Promoção da saúde dos profissionais e trabalhadores da área da saúde

Em todos os países, o sistema de saúde é um dos principais empregadores, podendo responder por 3 a 4% da força de trabalho. Além disso, uma instituição cuja finalidade é cuidar, curar e aliviar as doenças, a dor e o sofrimento dos pacientes atendidos não pode negligenciar a saúde de seus próprios funcionários e profissionais. Dessa maneira, as atividades dos serviços de saúde ocupacional voltadas à melhoria da saúde dos trabalhadores e à prevenção e ao controle dos riscos psicossociais, biológicos, físicos e químicos são tarefas importantes a ser desenvolvidas.

Promoção da saúde da comunidade e do ambiente

A missão e as atividades dos hospitais envolvidos com a promoção da saúde foram analisadas na chamada *Declaração de Budapeste*, de hospitais promotores da saúde.[8]

Em essência, os hospitais promotores da saúde devem assegurar, entre outras, questões como:

- A promoção da saúde deve fazer parte da responsabilidade social corporativa e ser um objetivo corporativo prioritário, para o qual sejam aplicados recursos concretos
- Proporcionar um ambiente saudável e favorável para os pacientes e os profissionais
- Promover a participação dos profissionais e dos pacientes na melhoria dos processos de atenção à saúde, por meio de procedimen-

tos sistemáticos que tornem suas opiniões e contribuições conhecidas
- Estimular e facilitar as relações com associações de pacientes e de voluntariado
- Colaborar com outros cenários em que a promoção da saúde seja uma atividade prioritária: autoridades de saúde pública, atenção primária etc.
- Fazer uso eficiente e rentável dos recursos e a gestão adequada dos resíduos. A consequência disso não pode ser outra senão a melhoria da qualidade e da segurança na assistência prestada.

Prevenção

O conceito de prevenção de doenças inclui todas as atividades cuja finalidade é reduzir a probabilidade do surgimento delas ou interromper ou reduzir sua progressão.

Classicamente, as atividades preventivas são classificadas em três grandes categorias ou níveis: prevenção primária, secundária e terciária.[9]

A prevenção primária precede o início da doença e tem como objetivos aumentar os fatores que melhoram a saúde e diminuir os fatores de risco, a fim de reduzir a incidência ou o surgimento de novos casos de doença. A melhoria da acessibilidade aos serviços de saúde, a imunização e o uso de nutrientes específicos são exemplos clássicos de prevenção primária.

A prevenção secundária, por sua vez, ocorre após o início da doença e tem como objetivos reduzir suas consequências e retardar seu desenvolvimento. São exemplos desta o diagnóstico e o tratamento precoce de doenças.

A prevenção terciária ocorre quando a doença já está estabelecida. Seus objetivos são reduzir as consequências da doença (incapacidade, dor, sofrimento e complicações), dificultar a recidiva e situar o indivíduo na sociedade. As opções de atividades nesse grau são reduzidas e concentram-se na aplicação de medidas legislativas e de reabilitação.

Ao contrário da promoção da saúde, cuja meta é melhorar ao máximo a saúde individual e coletiva e na qual a participação da população é fundamental, a prevenção é uma atividade essencialmente médica, destinada a indivíduos com algum risco específico ou à população em geral, com o objetivo de manter o estado de saúde. Nesse contexto, a promoção da saúde e a prevenção de doenças podem ser consideradas duas atividades distintas, mas complementares, que se sobrepõem em diversas situações e circunstâncias[10] (Figura 26.1).

Estratégias de prevenção

Existem duas grandes estratégias de prevenção: a populacional e a individual.[11] A primeira tem como objetivo reduzir o risco de doença de toda a população; complementarmente, a estratégia individual pretende identificar as pessoas com risco elevado e reduzir esse risco ao intervir especificamente sobre elas (Figura 26.2).

A estratégia populacional consiste, basicamente, em ações que modificam o ambiente

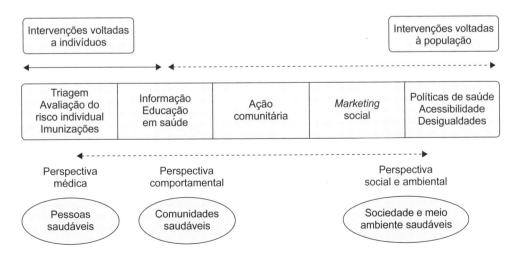

Figura 26.1 Estratégias, intervenções e orientação de prevenção.

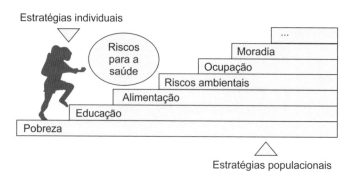

Figura 26.2 Estratégias individuais e populacionais de prevenção.

para torná-lo mais saudável. Inclui mudanças ambientais, modificações nas condições de trabalho, alterações legislativas, medidas políticas que visam a melhorar a equidade e a coesão social etc. A estratégia individual, em geral, desenvolve-se no âmbito clínico, com a aplicação de medidas preventivas, como imunizações, quimioprofilaxia, dicas de prevenção individual ou a detecção precoce de doenças. As vantagens e as limitações de ambas as estratégias estão resumidas na Tabela 26.1.

O desenvolvimento das estratégias citadas requer atividades em três grandes frentes:

- Vigilância e controle dos problemas de saúde, a fim de avaliar as mudanças e tendências do estado de saúde e dos fatores que o determinam, com a aplicação dos princípios e métodos da epidemiologia
- Intervenção por meio de programas e atividades próprios da medicina preventiva individual (imunizações, programas de triagem ou educação em saúde) e outras de caráter populacional (legislação, redução de desigualdades, melhora da acessibilidade ou inspeção e proteção do meio ambiente)
- Avaliação de eficácia, eficiência e utilidade dos diferentes programas e ações realizadas.

Prevenção no hospital | Objetivos, estratégias e atividades

O trabalho na área de prevenção no ambiente hospitalar requer estratégias definidas e o alinhamento de objetivos e atividades neste sentido. Os objetivos da prevenção estão voltados para os seguintes fins:

- Proporcionar o melhor atendimento possível aos pacientes e à comunidade

- Reduzir os riscos e os danos ocasionados pela assistência médica
- Melhorar a utilização dos recursos disponíveis
- Contribuir para a prestação de um atendimento eficaz e eficiente.

As estratégias para atingir tais fins no ambiente hospitalar são as seguintes:

- Monitoramento dos problemas de saúde próprios do hospital, a fim de avaliar as mudanças e tendências e os fatores que os determinam, com a aplicação dos princípios e métodos da epidemiologia
- Intervenção por meio de atividades próprias da medicina preventiva individual e outras de caráter genérico ou coletivo (elaboração de normas, diretrizes, protocolos e procedimentos)
- Promoção e proteção da saúde, destinadas a melhorar o estado de saúde e controlar os fatores que a determinam
- Avaliação de eficácia, eficiência e utilidade das diferentes ações realizadas.

As atividades de prevenção no ambiente hospitalar podem ser agrupadas nas seguintes categorias:

- Atividades relacionadas à vigilância e ao controle de doenças e problemas de saúde:
  - Vigilância e controle de infecções hospitalares (sistemas de vigilância com estimativas da incidência cumulativa e estudos transversais específicos)
  - Colaboração com as autoridades de saúde pública na vigilância e no controle de infecções de origem comunitária, com especial atenção às doenças de notificação compulsória e aos surtos epidêmicos
  - Vigilância e controle de outros eventos adversos da atenção à saúde, como erros

Tabela 26.1 Vantagens e limitações das estratégias preventivas.

Estratégia individual	Estratégia populacional
Vantagens	
• Os benefícios individuais são evidentes no curto prazo • Fácil integração com as atividades assistenciais clássicas • Motiva os envolvidos: pacientes, população vulnerável e profissionais	• Oferece benefícios evidentes para a população em geral e para o meio ambiente • Age sobre os fatores sociais e ambientais que favorecem a doença • Pode reduzir o risco em nível coletivo
Limitações	
• A prevenção é medicalizada • A contribuição de reduzir globalmente a carga da doença é menor • Pode haver pouca distinção entre os indivíduos de alto risco e os demais • Há uma tranquilização inadequada dos indivíduos não identificados como de alto risco • A intervenção preventiva pode produzir iatrogenia e efeitos colaterais	• É difícil conseguir motivar os indivíduos porque os benefícios individuais são escassos, difíceis de perceber e, com frequência, visíveis apenas em médio e longo prazos • É difícil motivar os profissionais de saúde porque a percepção de melhoria para os indivíduos é insignificante

de medicação, reações medicamentosas adversas, quedas e lesões por pressão nos pacientes acamados etc.
- Estudos de morbimortalidade hospitalar, incluindo tanto as tendências temporais quanto seus desvios
• Atividades relacionadas à gestão das informações clínicas e assistenciais:
  - Manutenção dos sistemas de informação hospitalar, como os indicadores de atenção à saúde e os grupos relacionados ao diagnóstico
  - Estudos ad hoc sobre o uso de serviços e a necessidade e a demanda de assistência médica: internações inadequadas, revisão do uso, avaliação de resultados etc.
  - Desenvolvimento do programa de qualidade do hospital: objetivos, indicadores, padrões e avaliação
• Atividades preventivas relacionadas aos pacientes:
  - Normas de precauções universais e específicas no tratamento de doenças transmissíveis para a prevenção dos diversos tipos de infecção hospitalar
  - Inspeção, controle e elaboração de normas sobre assepsia, antissepsia e esterilização
  - Aplicação de imunizações em pacientes de grupos específicos, como pacientes transplantados, hemodialisados ou imunocomprometidos
  - Trabalho transversal e interdisciplinar nas comissões clínicas de infecções e profilaxia antibiótica, mortalidade e qualidade assistencial

• Atividades de prevenção e proteção do ambiente hospitalar:
  - Inspeção, controle e elaboração de normas sobre limpeza e desinfecção, apropriadas às distintas áreas do hospital
  - Assessoria em questões de arquitetura, engenharia, obras e reformas relacionadas à manutenção da higiene ambiental
  - Elaboração de normas de biossegurança do ar, da água e dos alimentos
• Atividades preventivas para os profissionais de saúde:[12]
  - Desenvolvimento de programas de imunização para os profissionais de saúde em função do risco do posto de trabalho
  - Avaliação das condições dos funcionários com predisposição para contrair ou transmitir infecções
  - Triagem de tuberculose
  - Oferta de programas de imunização para os profissionais de saúde: gripe, hepatite B, tétano, varicela e rubéola
  - Avaliação de exposições acidentais e profilaxia pós-exposição a líquidos biológicos: relacionados ao vírus da imunodeficiência humana (HIV), vírus da hepatite B (HBV), vírus da hepatite C (HCV)
  - Situações de restrição laboral por causa infecciosa
  - Aplicação das medidas de controle de pacientes e dos funcionários da área da saúde com microrganismos multirresistentes e doenças infecciosas de alto risco (tuberculose, hepatites B e C, infecção pelo HIV etc.).

Segurança do paciente e prevenção de eventos adversos

Objetivo final da prevenção no último nível assistencial e dimensão fundamental da qualidade assistencial, a segurança do paciente pode ser definida como a ausência de acidentes, lesões ou complicações evitáveis que são decorrentes da atenção recebida.[13]

Mais que um objetivo, a segurança do paciente é consequência da interação e do equilíbrio permanentes de diversas atividades do sistema de saúde e seus profissionais. Não reside, especificamente, em um profissional, um dispositivo, uma tecnologia diagnóstica ou um departamento responsável por seu controle e melhoria. Melhorar a segurança do paciente exige atitudes determinadas e perseverantes em vários âmbitos:

- No plano profissional, inclui uma ampla gama de atividades e procedimentos que visam evitar e proteger os pacientes dos eventos adversos relacionados à assistência à saúde. Envolve a elaboração cuidadosa e a melhoria contínua dos processos de atenção visando a reduzir a probabilidade de ocorrência de erros de medicação, infecções hospitalares ou outro tipo de lesões e aumentar a probabilidade de detectá-los quando ocorrerem
- No plano institucional, requer que os cenários nos quais se desenvolve a atenção à saúde (neste caso, os hospitais) sejam concebidos e organizados de modo a reduzir os riscos para os pacientes atendidos, os funcionários que desenvolvem seu trabalho e os visitantes
- Por último, no plano político e social, é importante destacar que se trata de um tema incluído na agenda de diversas organizações, instituições e associações internacionais, supranacionais, nacionais, profissionais etc.[14] Nesse contexto, vale destacar, entre outros, a Aliança Mundial para a Segurança do Paciente da OMS[15], a União Europeia e o Conselho da Europa, a Joint Commission on Accreditation of Healthcare Organizations[16], a Agency for Healthcare Research and Quality[17], a Australian Patient Safety Foundation[18], a Haute Autorité de Santé[19] da França, a National Patient Safety Agency[20] do Reino Unido, o Plan de Calidad para el Sistema Nacional de Salud[21] da Espanha, o Instituto para el Uso Seguro de los Medicamentos[22], o Instituto de Investigaciones Epidemiológicas[23] da Argentina e diversas associações de pacientes, todas elas com o objetivo de promover mudanças no sistema de saúde voltadas, por sua vez, para a redução da probabilidade de que os pacientes sofram eventos adversos relacionados à assistência à saúde.

As estimativas de riscos de saúde divulgadas no relatório *To Err is Human*[24] do Institute of Medicine, no qual se afirma que entre 44.000 e 98.000 norte-americanos morrem anualmente em razão de falhas e erros cometidos no sistema de saúde dos EUA, foram o ponto de partida de mudanças importantes nos níveis nacional e internacional para melhorar a segurança do paciente e reduzir os riscos assistenciais, uma vez que esses valores eram superiores ao de problemas como tumores de mama, acidentes de trânsito ou infecção pelo HIV.[25]

Para o conhecimento da magnitude, do impacto econômico e social e da importância clínica e assistencial dos eventos adversos são necessárias, por um lado, fontes de dados adequadas e, por outro, uma apropriada combinação de métodos epidemiológicos e estudos individualizados desses eventos.

Eventos adversos relacionados à assistência à saúde | Um problema evitável

Um evento adverso é a última fase de um processo que começa com a interação de vários fatores e consiste na parte visível do *iceberg* dos problemas de segurança do paciente. Um *iceberg* que emerge em um mar caracterizado pela vulnerabilidade progressiva dos pacientes, pelas falhas do sistema sanitário e pelos erros dos profissionais de saúde.

A prevenção dos eventos adversos tem uma finalidade tripla:

- Diminuir o risco de que eles ocorram (prevenção primária)
- Abordá-los precocemente, para diminuir sua evolução e minimizar as consequências (prevenção secundária)
- Evitar sua recorrência e reduzir seu impacto (prevenção terciária).

Prevenção primária

A prevenção primária dos eventos adversos precede o surgimento desses eventos e visa a reduzir a incidência deles aumentando os fatores que melhoram a segurança do paciente e diminuindo os que contribuem para a ocorrência de erros e falhas latentes do sistema.

As atividades destacadas nessa etapa de prevenção são, entre outras:

- A promoção da cultura da segurança na organização
- O uso de técnicas proativas de gestão de riscos, como a análise de modo e efeito das falhas
- A formação e a capacitação dos profissionais em técnicas e procedimentos complexos
- Prevenção de procedimentos diagnósticos e terapêuticos desnecessários, sem evidências de valor para o paciente
- A erradicação de procedimentos diagnósticos e de tratamentos para os quais existam alternativas mais seguras
- A aplicação das melhores evidências disponíveis nas áreas de prevenção, diagnóstico, tratamento, cuidados e organização da atividade assistencial: práticas clínicas seguras, normas e diretrizes clínicas baseadas em evidências
- O estabelecimento de alertas clínicos destinados a evitar eventos adversos
- O uso de tecnologia segura e "à prova de erros" nos equipamentos médico-cirúrgicos, dispositivos médicos, sistemas de prescrição e dispensação de medicamentos
- O uso de tecnologias de informação e comunicação (TIC), prontuário médico eletrônico e outros sistemas de informação clínica
- A elaboração de processos que evitem o surgimento de falhas e de erros previsíveis em seu desenvolvimento (análise de modo e efeito das falhas)
- A incorporação de sistemas de identificação inequívoca de pacientes
- A melhora da higienização das mãos dos funcionários assistenciais.

Prevenção secundária

Sua finalidade é minimizar as consequências negativas para o paciente e para os serviços de saúde, por meio da detecção e da abordagem precoces dos eventos adversos. Inclui as seguintes atividades:

- Manutenção de sistemas de vigilância e notificação de incidentes e de alguns eventos adversos, como infecções hospitalares, quedas de pacientes, lesões por pressão, reações medicamentosas adversas etc. Além de facilitar a detecção precoce de incidentes e de eventos adversos, esses sistemas contribuem para a prevenção primária de outros eventos adversos, pois possibilita conhecer os fatores que influenciam em seu surgimento e estabelecer ações preventivas para evitá-los
- O exame de incidentes e de eventos adversos por meio de técnicas como a análise de causa raiz ou o Protocolo de Londres, a fim de analisar os fatores contribuintes e reduzir a probabilidade de que ocorram novamente
- Melhoria dos sistemas de comunicação entre grupos de profissionais e serviços, para detectar, o quanto antes, situações de risco e eventos adversos
- Ação proativa com o paciente, informando-o com antecedência sobre a ocorrência do evento adverso, bem como as ações a tomar para minimizar suas consequências e evitar que ocorra novamente.

Prevenção terciária

Quando os dois níveis anteriores fracassaram, o evento adverso já ocorreu e suas consequências clínicas são evidentes; o objetivo das ações a serem tomadas é duplo: reduzir o impacto e as consequências do evento adverso (incapacidade, dor, complicações clínicas, litígios) e evitar sua recorrência. Para essa finalidade, as atividades mais apropriadas são:

- A análise detalhada, profunda e pormenorizada das causas que contribuíram para a ocorrência do evento adverso, por meio da técnica de análise de causa raiz ou outras similares
- O diálogo (cuidadosamente planejado) com o paciente que sofreu o evento adverso e a cuidadosa atenção clínica e pessoal desse paciente
- A atuação de comitês de conciliação e negociação das consequentes indenizações.

Segurança do paciente | Ações em macrogestão

Na gestão do sistema de saúde, é necessária uma estratégia que estabeleça como prioridades a qualidade e a segurança da atenção à saúde. Neste sentido, podem ser de aplicação geral ações como as propostas pelo *National Steering Committee on Patient Safety* do Canadá, criado com o objetivo de aumentar a segurança do sistema de saúde desse país.[26] Entre as medidas mais relevantes propostas por diversas organizações, destacam-se as seguintes:

- Demonstração de evidências científicas para qualquer nova prática, tecnologia diagnóstica ou terapêutica e programas incluídos na prática clínica
- Eliminação de práticas clínicas de pouca utilidade ou de alto risco, como as iniciativas "*do not do*" (o que não fazer)[27] ou "*choosing wisely*" (escolher com sabedoria)[28]
- Disseminação de outras práticas clínicas que demonstraram os melhores resultados, como a iniciativa *Best Practices*[29]
- Aplicação das medidas que demonstraram eficácia na melhora da segurança dos pacientes (as chamadas *práticas seguras*)
- Introduzir a cultura de prestação de contas quanto à qualidade e à segurança da atenção à saúde
- Desenvolvimento de um ambiente não punitivo como mecanismo de melhora da qualidade em todos os níveis do sistema
- Execução de esforços em capacitação sobre a qualidade e a segurança
- Desenvolvimento e manutenção de indicadores e sistemas de notificação e registro de incidentes, eventos adversos e boas práticas.

Segurança clínica | Ações em mesogestão e gestão clínica

Quanto à gestão dos centros, dos serviços e das unidades assistenciais, há duas maneiras complementares de abordar as ações destinadas à redução dos riscos assistenciais: concentrando-as nas pessoas ou dirigindo-as para o sistema em que se desenvolve sua atividade.[30] A primeira caracteriza-se por prestar atenção especial ao fator humano. Desse modo, as ações devem concentrar-se na melhoria dos conhecimentos, das aptidões e das habilidades relacionadas à segurança e à prevenção, bem como na promoção de valores e atitudes positivas quanto a isso, mediante a formação e o incentivo profissionais.

Como complemento, tem-se a orientação concentrada no sistema, que assume as dificuldades de mudar a condição humana, dirige suas atividades para eliminar determinadas condições evidentes e modificar o ambiente de trabalho das pessoas, por meio da construção de barreiras destinadas a evitar a ocorrência de eventos adversos ou limitar suas consequências.

Entre as ações a ser consideradas nesse campo, destacam-se:

- Estabelecimento de sistemas de comunicação eficazes entre os profissionais e entre estes e os pacientes
- Definição precisa de postos de trabalho e dos requisitos necessários para acessá-los
- Supervisão de tarefas complexas por profissionais especializados e experientes
- Padronização de procedimentos e protocolização de atividades
- Desenvolvimento de sistemas automatizados em procedimentos diagnósticos e de prescrição de medicamentos
- Programas eficazes de manutenção de equipamentos e recursos
- Melhora das barreiras do sistema para minimizar a possibilidade de ocorrência de eventos adversos.

Cultura da segurança | Prevenção primordial de eventos adversos

A cultura é definida como o conjunto de valores, atitudes e comportamentos predominantes que caracterizam o funcionamento de um grupo ou uma instituição.[31] Em suma, a cultura de um determinado hospital, serviço ou centro de saúde é o modo como "as coisas" são sentidas e feitas nele.

Atualmente, a cultura predominante nos cenários em que a assistência médica é prestada caracteriza-se, entre outros aspectos, por:[32]

- A segurança costuma ser considerada uma propriedade acessória e secundária do sistema, e não uma qualidade inerente e prioritária a ser desenvolvida em todas as instâncias e grupos
- O silêncio e a omissão de falhas e erros são condutas habituais ocasionadas por receio de sanções e litígios e de perda de credibilidade e do prestígio profissional
- Prevalecem as ações reativas diante da ocorrência de eventos adversos sobre as destinadas a prevê-los e evitá-los
- Predomínio do individualismo sobre o trabalho em equipe. Persiste uma atitude artesanal da prática clínica que se expressa como uma notável variabilidade dela
- Prática de uma medicina defensiva que favorece os erros e os eventos adversos relacionados ao uso excessivo de tecnologias e intervenções
- Confiança excessiva em dispositivos e tecnologias médicas, que, às vezes, foram insuficientemente avaliados
- Despersonalização da assistência, acompanhada por uma atenção centrada mais no profissional e na tecnologia do que no paciente.

Mudar a cultura de omissão dos erros ou de simples reação diante dos eventos adversos por uma em que os erros não sejam considerados falhas pessoais, mas consequência da interação de diversos fatores e oportunidades para melhorar o sistema e evitar o dano, é o primeiro passo para a melhoria da segurança do paciente.[33,34]

O mais importante quando surge um problema não é perguntar quem o causou, mas sim: "o que ocorreu?", "como?", "quando?", "por quê?", "como poderia ter sido evitado?" e "o que pode ser feito para que não volte a ocorrer?". Essa abordagem supõe uma mudança cultural caracterizada pelos seguintes elementos (Tabela 26.2):

- Considerar a segurança como um componente essencial da qualidade assistencial e uma prioridade do sistema, de modo que executar bem seja "o natural"
- O desenvolvimento de um sistema de gestão do risco assistencial, com uma atitude e uma conduta proativas para detectar os problemas antes que se manifestem
- Trabalho em equipe, fomento de um clima de lealdade, comunicação aberta e confiança entre gestores, profissionais de saúde e pacientes, visando a obter como benefício a maior confiança dos pacientes no sistema e em seus profissionais e mais motivação e satisfação dos profissionais com seu trabalho
- Padronização de procedimentos com base no melhor conhecimento disponível, a fim de reduzir a variabilidade na prática clínica e melhorar sua eficiência e efetividade
- Atenção centrada no paciente, melhorando os aspectos de transparência da comunicação, o respeito e a participação dele na tomada de decisões.

A existência de uma cultura com tais características não é tarefa fácil[35] e consiste na prevenção primordial da ocorrência de eventos adversos relacionados à assistência e em um requisito indispensável para obter a qualidade e a sustentabilidade dos sistemas de saúde do século XXI.

Na tarefa de promover a segurança do paciente, devem estar envolvidos, além dos profissionais de saúde e da administração sanitária, outras partes ou grupos interessados, como organizações profissionais, de pacientes e de consumidores, além de sociedades científicas, agências, organizações internacionais e meios de comunicação.

Tabela 26.2 Cultura da segurança: mudanças necessárias.

De:	Para:
Segurança como propriedade acessória	Segurança como componente essencial
Conduta reativa	Atitude proativa
Autoritarismo	Colaboração e intercâmbio
Individualismo e atitude artesanal	Trabalho em equipe e padronização de práticas
Segredo e silêncio	Comunicação aberta e transparência
Atenção centrada no profissional	Atenção voltada ao paciente
Busca por culpados: Quê? Quem? Quando? Como?	Análise das causas: Quê? Quem? Quando? Como? Por quê? O que fazer para que não se repita?

Referências bibliográficas

1. Organización Mundial de la Salud. Promoción de la Salud. Glosario. Madrid: Ministerio de Sanidad y Consumo [internet]. 1998 [citado 2014 nov. 20]. Disponible en: http://www.msssi.gob.es/profesionales/saludPublica/prevPromocion/promocion/glosario/home.htm
2. Organización Mundial de la Salud. Carta de Ottawa para la promoción de la salud [internet]. 1986 [citado 2015 ene. 20]. Disponible en: http://www1.paho.org/spanish/HPP/OttawaCharterSp.pdf.
3. Groene O, Garcia-Barbero M. Health promotion in hospitals: Evidence and quality management. WHO Regional Office for Europe, 48-67 [internet]. 2005 [citado 2015 ene. 20]. Disponible en: 494 Sec c ión 3 Asistencia, docencia e investigación en el hospital http://www.hph-hc.cc/hph/evaluation-and-evidence.html
4. Sarría A, Villar F, (eds). Promoción de la salud en la comunidad. Madrid: Universidad Nacional de Educación a Distancia; 2014.
5. World Health Organization. Health Promoting Hospitals Network (HPH). Regional Office for Europe [internet]. [citado 2015 ene. 20]. Disponible en: http://www.euro.who.int/en/health-topics/Health-systems/public-health-services/activities/health-promoting-hospitals-network-hph
6. España, Ministerio de Sanidad y Consumo. La implantación de la promoción de la salud en los hospitales: manual y formularios de autoevaluación [internet]. 2007. [citado 2015 ene. 20]. Disponible en: http://www.msssi.gob.es/profesionales/saludPublica/prevPromocion/promocion/hospitalesSalud/docs/PromoSaludHospitales.pdf
7. España, UIPES. La evidencia de la eficacia de la promoción de la salud: Parte 2. Libro de eviden-

cia. Madrid: Ministerio de Sanidad y Consumo [internet]. 1999 [citado 2015 ene. 20]. Disponible en: http://www.msc.es/profesionales/saludPublica/prevPromocion/docs/Parte_2.pdf
8. World Health Organization. The Budapest Declaration on health promoting hospitals. Copenhagen: WHO Regional Office for Europe; 1991.
9. Hernández-Aguado I, Lumbreras B, García de la Hera M. Concepto y funciones de la salud pública. En: Hernández I, Bolumar F, Gil A, et al. Manual de epidemiología y salud pública. Madrid: Panamericana; 2005. p. 7-11.
10. Bensberg M. Framework for health promoting emergency departments. Health Prom Int. 2002;17:179-281.
11. Rose G. La estrategia de la medicina preventiva. Barcelona: Masson; 1994.
12. Friedman C, Barnette M, Buck AS, et al. Requirements for infrastructure and essential activities of infection control and epidemiology in out-of-hospital settings: a Consensus Panel report. Am J Infect Control. 1999;27:418-30.
13. Vincent C. Patient safety. London: Churchill-Livingstone; 2006.
14. World Alliance for Patient Safety. A year of living less dangerously. Geneva: WHO; 2005.
15. Organización Mundial de la Salud. Alianza mundial para la seguridad del paciente [internet]. 2004 [citado 2015 ene. 20]. Disponible en: http://www.who.int/patientsafety/es/.
16. JOINT COMMISSION ON ACCREDITATION OF HEALTHCARE ORGANIZATIONS. Patient Safety [internet]. s. f. [citado 2014 nov. 20]. Disponible en: http://www.jointcommission.org/topics/patient_safety.aspx
17. U.S. Department of Health & Human Services. Agency for health care research and quality [internet]. s. f. [citado 2015 ene. 20]. Disponible en: http://www.ahrq.gov/
18. Australian Patient Safety Foundation. Homepage [internet]. s. f. [citado 2014 nov. 20]. Disponible en: http://www.apsf.net.au.
19. Haute Autorité de Santé. Homepage [internet]. s. f. [citado 2015 ene. 20]. Disponible en: http://www.has-sante.fr/.
20. National Health Service, National Patient Safety Agency [internet]. 2012 [citado 2014 nov. 20]. Disponible en http://www.npsa.nhs.uk.
21. España, Ministerio de Sanidad, Servicios Sociales e Igualdad. Plan de Calidad para el Sistema Nacional de Salud [internet]. 2006 [citado 2015 ene. 20]. Disponible en: http://www.msssi.gob.es/organizacion/sns/planCalidadSNS/
22. España, Instituto para el Uso Seguro de los Medicamentos [internet]. s. f. [citado 2014 nov. 20]. Disponible en: http://www.ismp-espana.org/.
23. Argentina, Instituto de Investigaciones Epidemiológicas. Seguridad del paciente y error en medicina [internet]. s. f. [citado 2015 nov. 20]. Disponible en: http://www.errorenmedicina.anm.edu.ar/.
24. Kohn L, Corrigan J, Donaldson M. To err is human. Building a safer health system. Washington: National Academy Press; 1999.
25. Altman D, Clancy C, Blendon RJ. Improving patient safety-Five years after the IOM report. NEJM. 2004;351:2041-2.
26. Wade J, Baker GR, Bulman, et al. Building a Safer System: a national Integrated Strategy for Improving Patient Safety in Canadian Health Care [internet]. 2002 [citado 2015 ene. 20]. Disponible en: http://www.royalcollege.ca/portal/page/portal/rc/advocacy/policy/patient_safety.
27. NICE. "do not do" recommendations Database [internet]. s. f. [citado 2014 nov. 25]. Disponible en: https://www.nice.org.uk/guidance/cg137/resources/search-the-nice-do-not-do-recommendations-database
28. ABIM Foundation. Choosing Wisely [internet]. s. f. [citado 2015 ene. 20]. Disponible en: http://www.choosingwisely.org/
29. World Health Organization. Guide for Documenting and Sharing Best Practices Health Programmes [internet]. 2008 [citado 2014 nov. 25]. Disponible en: http://afrolib.afro.who.int/documents/2009/en/GuideBestPractice.pdf
30. Vincent C, Taylor-Adams S, Stanhope N. Framework for analysing risk and safety in clinical medicine. BMJ. 1998;316:1154-7.
31. Pronovost P, Sexton B. Assessing safety culture: guidelines and recommendations. Qual Saf Health Care. 2005;14;231-3.
32. Westrum R. A typology of organizational cultures. Qual Saf Health Care. 2004;13(Suppl II):ii22-ii27.
33. Woodward S. Seven steps to patient safety. Rev Calidad Asistencial. 2005;20:66-70.
34. Hudson P. Applying the lessons of high risk industries to health care. Qual Saf Health Care. 2003;12(Suppl 1):i7-i12.
35. Amalberti R, Auroy Y, Berwick D, et al. Five system barriers to achieving ultrasafe health care. Ann Int Med. 2005;142;9:756-64.

27 Medicina Familiar e Hospital | Assistência Médica Ambulatorial 75 anos após o Experimento de Peckham

Gustavo J. Villasmil Prieto

Introdução

A crise dos sistemas previdenciários da Ibero-América, associada à deterioração acentuada das instituições de assistência pública na maioria dos países, fez a responsabilidade pela assistência médica de muitos cidadãos recair, cada vez mais, sobre as famílias e suas economias domésticas. Essa situação ameaça tornar-se um fator adicional de aumento das desigualdades sociais tão características dessa região. Neste sentido, vale destacar o valor dos recursos que as famílias com pessoas doentes estão desembolsando para satisfazer as necessidades de assistência à saúde: no caso da Venezuela, os números oficiais indicam que, durante o período de 1999 a 2009 (últimos dados oficiais disponíveis), o gasto nacional[1] com saúde como porcentagem do produto interno bruto (PIB) foi de 6,3%, um dos mais baixos da região; pouco mais de 50% desses gastos correspondeu ao consumo particular, ou seja, ao chamado "gasto do próprio bolso", constituído pelas despesas diretamente custeadas pela renda das famílias (com frequência, as mais pobres e que têm menor participação no consumo mundial dos bens). Essa tendência costuma ser muito comum na região ibero-americana.[1] Estimativas mais recentes ratificam essa tendência tão negativa e indicam a Venezuela como o país com o mais alto "gasto do próprio bolso" da região, correspondente a 60% do gasto total em saúde.[2]

Qualquer política pública de saúde bem-sucedida nessa região deverá enfrentar, portanto, dois desafios principais: por um lado, a concepção de um mecanismo de financiamento consistente e equitativo para tais serviços; por outro, deverá dissipar as sérias dúvidas em relação à efetividade e à eficiência de suas próprias instituições prestadoras de serviços médicos, sejam estabelecimentos hospitalares ou ambulatoriais. No caso da Venezuela, que certamente pode ser aplicável a grande parte da região andina, o desempenho do sistema público de saúde foi identificado como um poderoso preditor do nível de saúde da população usuária[3]; portanto, se é técnica, política e eticamente obrigado a fazer a mais saudável das críticas aos respectivos sistemas, no melhor interesse de seus usuários.

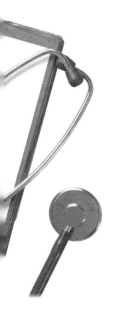

Mudança no foco das políticas de saúde | Da doença para a família

Desde a sua fundação, em 1936, sob a influência do pensamento positivista, o sistema de saúde pública da Venezuela (e, muito provavelmente, da Ibero-América em geral) concentrou seus esforços em dois sentidos muito bem definidos. A princípio, na doença, prioridade compreensível em países dizimados pela malária e outras endemias rurais. Depois, já na segunda metade do século XX, focou em grupos de risco específicos (p. ex., mãe e filho), como parte de uma política social voltada à redução da mortalidade infantil, que transformou em bandeiras sanitárias de primeira ordem a assistência profissional ao parto e o controle das doenças transmitidas pela água e evitáveis por vacina. O sucesso que as políticas de saúde assim definidas tiveram nessa época é hoje inegável. Contudo, após deixar para trás os obstáculos sanitários das doenças vetoriais e infectocontagiosas e reduzir a mortalidade infantil com as melhorias notáveis na assistência ao parto e neonatal, logo a Venezuela e região tiveram de encarar um novo drama: o das doenças pós-transição de evolução crônica e natureza degenerativa. Doenças que não deixam muito espaço para a cura, apenas para o "manejo", que visa a proporcionar qualidade de vida razoável para quem delas padece; tudo isso, com frequência, à custa de grandes pressões sobre as economias domésticas e nacionais.[4]

As perspectivas epidemiológicas disponíveis são contundentes a esse respeito. Em 2006, Mathers e Loncar traçaram o perfil epidemiológico mais provável no mundo ocidental para o ano de 2030, mostrando como a doença mais determinante de mortalidade no início deste século continuará neste patamar nas próximas três décadas, apesar dos "avanços" em seu diagnóstico e tratamento amplamente divulgados[5] (Tabela 27.1). No centro da estrutura de apoio aos doentes crônicos, da ajuda para suas despesas e até mesmo da prestação direta dos cuidados de que ele necessita, não são encontradas com mais frequência as grandes instituições de saúde públicas ou privadas, mas as famílias. A imagem diária em hospitais e ambulatórios é a de pais que procuram atendimento médico para seus filhos ou dos filhos que assistem pessoas e seus pais idosos.

Tabela 27.1 Perfil epidemiológico da população ocidental em 2030.

2002	2030
Cardiopatia isquêmica	Cardiopatia isquêmica
Doença cerebrovascular	Doença cerebrovascular
Infecção das vias respiratórias inferiores	HIV/AIDS
HIV/AIDS	Doença pulmonar obstrutiva crônica
Doença pulmonar obstrutiva crônica	Infecção das vias respiratórias inferiores
Afecções perinatais	Câncer de pulmão, traqueia e brônquios
Doenças diarreicas	Diabetes melito
Tuberculose	Acidentes de trânsito
Câncer de pulmão, traqueia e brônquios	Afecções perinatais
Acidentes de trânsito	Câncer de estômago
Diabetes melito	Cardiopatia hipertensiva
Malária	Lesões autoprovocadas
Cardiopatia hipertensiva	Nefrite e nefrose
Lesões autoprovocadas	Câncer de fígado
Câncer de estômago	Câncer colorretal

Fonte: Mathers e Loncar.[5]

Ideia original de Peckham

Em 1935, em Peckham, subúrbio de Londres, uma equipe médica liderada pelo escocês George Scott Williamson (1883-1953) deu origem a um conceito de atenção à saúde distinto do tradicional – o da consulta para doentes –, focado não na doença, mas na saúde, não no indivíduo isolado, mas na família. O chamado "experimento de Peckham" consistiu no agrupamento de famílias em torno de um centro prestador de ações destinadas a preservar a saúde. Para os teóricos de Peckham, era evidente – uma década antes da definição universal de saúde emitida pela Organização Mundial da Saúde (OMS) – que a condição saudável do indivíduo não se limitava à ausência de doença, mas também envolvia a mais "próspera e criativa mutualidade" entre esse indivíduo e seu ambiente, principalmente, o familiar.[6] Foi assim que, até 1939, ano do seu encerramento por causa da eclosão da Segunda Guerra Mundial (1939-1945), o *Pioneer Health Centre*, no bairro de Peckham, deu início a uma prática sanitária diferente, concentrada, em primeiro lugar, no bem-estar, não na doença e, depois, na família, em vez de no indivíduo isoladamente.*

O cuidado durante o crescimento e o desenvolvimento das crianças, inclusive a nutrição, as imunizações, o acompanhamento e os tratamentos indicados por prestadores especializados, e também a conduta de parto normal, foram o foco do experimento de Peckham que, não estranhamente, passou a ser objeto das mais duras críticas.**

Passados três quartos de século desde essa experiência e enfrentando hoje alguns dos mais prementes problemas de saúde pública – desnutrição infantil, gravidez precoce, doenças características do desamparo, como a tuberculose etc. –, não se pode deixar de concordar com a tese central de Williamson e com a equipe pioneira do célebre experimento de saúde, anterior à fundação do *National Health Service*:

> Em que unidade a Natureza constrói o mundo em que vivemos? [...] Postulamos que a unidade da vida não é mais o indivíduo, mas a família.[6]

O caso da Venezuela certamente não difere muito do da Ibero-América e convida a refletir nesse mesmo sentido. As evidências empíricas, baseadas na metodologia etnográfica, fornecidas pelos trabalhos exclusivos de Moreno Olmedo nos bairros informais de Caracas sobre a estrutura da, assim chamada pelo autor, "família popular venezuelana", não deixam dúvidas: a Venezuela é um país de famílias matriarcais,

_____
* Nota do autor: o "centro pioneiro" de Peckham, cuja planta física foi proposta e concretizada pelo célebre arquiteto inglês Owen Williams, não se tratava de simples improviso. Os espaços seguiam uma lógica integral muito distinta do antigo *dispensário britânico*, com piscina, salões de jogos e cafeterias. A ideia de se ter um local voltado para o bem-estar, em vez de cuidados estritamente médicos, chegou a provocar críticas de ordem política, sugerindo que, por trás da ideia de Williamson, havia uma espécie de utopia sanitária, similar às engenharias sociais marxistas e facistas.[7] Jamais se abonaria opinião tão injusta; pelo contrário, deve ser destacado o caráter pioneiro dessa experiência, anterior ao desenvolvimento da proposta do *National Health System* britânico sob a liderança do grande Aneurin Bevan, após o fim da guerra, em 1945.
**Nota do autor: referindo-se às atividades desenvolvidas no Centro de Saúde de Peckham, o estatístico Rock Carling, enviado do Ministério da Saúde britânico para avaliação de desempenho, afirmou: "Isso [Peckham] não é ciência tal qual eu conheço".[6]

organizadas em torno do cuidado e do afeto mútuos e da sobrevivência de seus membros.[8]

Pesquisas muito anteriores às de Moreno Olmedo, como as de Lewis, durante os anos 1960 em Nova York e Califórnia, sobre as famílias de imigrantes porto-riquenhos e mexicanos, respectivamente, obtiveram achados semelhantes.[9] O elemento familiar-relacional é fundamental na vida popular venezuelana e ibero-americana em geral. Separar essa realidade concreta em função das exigências da chamada "administração científica", que na organização de saúde estabelece sua oferta de serviços em consultas por especialidade, com horários rígidos e locais distintos, é um verdadeiro despropósito. Por isso, a unidade ambulatorial deve ser reformulada, não como a fechada e escura antessala do reino da doença, mas como uma casa aberta para a promoção da saúde e do bem-estar da família como um todo.

Unidade ambulatorial como cenário de excelência das ações em saúde

Tendo a família como centro da estrutura de prestação de cuidados médicos, uma nova lógica organizacional deve auxiliar: uma lógica não relacionada à doença, mas à família como um todo complexo, constituído a partir da individualidade de cada um de seus membros. Por isso, esse centro não poderá ser o hospital, mas a unidade ambulatorial. A doutrina sanitária venezuelana já destacou esse fato no devido momento, abordado por Gabaldón em sua obra "*Una política sanitaria*", de 1965:

> Para alcançar facilmente esse fim, considero que a Venezuela precisa agora agir de forma mais extensa do que profunda; ou seja, um ataque horizontal aos seus problemas de saúde e sociais, cobrindo a maior parte de nossa população e, portanto, produzindo um benefício maior do que o oferecido pela atenção a pequenos grupos com métodos mais refinados.[10]

O tempo que está por vir, como visto, não será o dos grandes hospitais, essas "máquinas de curar" concentradas na doença e que, no passado, foram alvo da crítica feroz de Foucault. Deficitários na Venezuela depois de mais de quatro décadas de investimento insuficiente, seguidas por quase duas de investimentos fracassados no setor da saúde, levaria muitos anos e recursos – hoje não disponíveis – para o país equiparar-se aos padrões clássicos aos quais em algum momento correspondeu. Pelo contrário, se voltará ao tempo vislumbrado por Gabaldón na década de 1960: o tempo do ambulatório comunitário, focado no atendimento das necessidades da unidade familiar em sua totalidade, como expressão e símbolo de uma nova compreensão do evento de saúde.

Não se quer aqui proclamar a centralidade da prática ambulatorial na saúde pública do futuro como política unânime e livre de qualquer obstáculo. Por mais óbvio que seja aos olhos de qualquer analista no campo das políticas públicas, há a consciência sobre a influência que as grandes instituições hospitalares exercem e exercerão para garantir o acesso privilegiado às fontes de recursos econômicos destinados à saúde, mesmo que em detrimento das alocações destinadas à atenção primária. Por isso, é necessário compreender o contexto econômico em que se propõe, como uma opção político-sanitária, o atendimento ambulatorial focado na família. Esse contexto é composto por três dimensões correlatas: a macroeconômica, a mesoeconômica e a microeconômica.

Dimensão macroeconômica

Apesar de todo o esforço técnico e de toda a vontade política demonstrada pelos governos latino-americanos em benefício da atenção primária após a Declaração de Alma-Ata de 1978, as evidências empíricas documentadas em países da Ibero-América revelam um fato real: a promessa de cuidados primários como estratégia principal para preencher as lacunas de saúde e a consequente materialização do desejo de "saúde para todos" estão muito longe de ser cumpridas. Há, pelo menos, três explicações para esse fato:

- Em muitos países da Ibero-América, os recursos aplicados no setor de saúde em termos do PIB estão muito longe dos desejáveis de acordo com os padrões internacionais
- A aplicação desse recurso em diversas agências com finalidades semelhantes (institutos de previdência social, hospitais sob a administração fiscal nacional ou agências de saúde sob a administração de entidades descentralizadas, estruturas de saúde exclusivas para determinados grupos populacionais, como a saúde militar) afeta negativamente sua eficiência, ao mesmo tempo em que produz incentivos perversos contra sua efetividade

- A percepção secular do público tende a privilegiar o hospital como instituição de saúde por excelência, em detrimento do estabelecimento de atenção primária, fenômeno relacionado a uma avaliação negativa dos serviços oferecidos por essa instituição.

Dimensão mesoeconômica

Mais contemporaneamente, tem sido postulado como um fator crítico para o fracasso dos sistemas de assistência médica a organização e a operação terem sido projetadas com a perspectiva da oferta, desconsiderando quase totalmente a demanda. Desse modo, a instituição médica se apropria, de maneira exclusiva, de tudo relacionado à cesta de serviços a serem oferecidos aos seus usuários e concentra, em suas mãos, todas as decisões relacionadas à modalidade de entrega desses serviços, reservando-se o direito de avaliar os impactos atribuíveis às ações em saúde por ela empreendidas.

Por outro lado, o nível primário de atenção médica centrado na família deve considerar seu funcionamento pela perspectiva da demanda e das necessidades medidas, mas também considerando suas expectativas. Dessa maneira, a facilidade de acesso às consultas, a redução dos tempos de espera, a integração de serviços relacionados no mesmo local (frequentemente, os de exames de imagem básicos, farmácia e laboratório) e a atenção a necessidades e consultas de menor importância por telefone fazem parte do valor agregado especialmente apreciado por grupos familiares, como aqueles atendidos na prática médica, cujos membros adultos participam, com frequência, da atividade econômica de sustento ou de cuidado de crianças e idosos. Isso supõe pensar a oferta com a perspectiva da demanda; ou seja, customizá-la de acordo com as necessidades de um grupo familiar que enfrenta condições muito adversas em nome de sua própria sobrevivência.*

Dimensão microeconômica

A superação dos padrões que caracterizam o que se poderia denominar "medicina de mínimos" deveria ser o problema central de muitas das

---

* Nota do autor: a "customização" (anglicismo derivado da palavra *customer* ou cliente) refere-se à prática de *marketing* em que as preferências do cliente, na qualidade de destinatário final do bem ou do serviço ofertado, influenciam o processo de concepção, produção e distribuição deste.

redes latino-americanas de assistência médica. Para isso, como já dito, é indispensável superar as limitações próprias da tradição, classicamente moldada de acordo com a perspectiva da oferta.

Em seguida, será fundamental pensar essa oferta de serviços do ponto de vista do usuário, a partir das necessidades, consideradas "objetivas", e de suas expectativas e valores. Para isso, é necessário abandonar antigos paradigmas médicos vigentes em outras épocas, mas absolutamente inviáveis atualmente, quando é necessário entender a si próprio dentro de um mercado real de serviços médicos que opera no âmbito das redes assistenciais complexas. Em seguida, critérios como eficiência, eficácia, satisfação do usuário, contenção de gastos e geração de valor a partir de alianças estratégicas bem definidas estabelecerão o padrão da interação complementar, mas não antagônica, que determinará a relação entre o hospital e a unidade de atenção primária; esta última, por sua vez, como o âmbito estratégico por excelência. No nível primário de assistência médica focado na família, a dimensão do "micro" é quase tudo; por essa razão, a atenção aos detalhes relacionados à operação é decisiva.

Um exemplo claro do que foi abordado é o caso da rede ambulatorial do norte de Caracas, onde a primeira opção considerada pelo usuário para atender a necessidade de serviços de saúde não costuma ser o ambulatório, mas o hospital.[11] Na avaliação das diferentes ofertas de serviços teoricamente disponíveis, o usuário comum levará em conta pelo menos três fatores:

- O custo de oportunidade relacionado à ação de consultar, que se refere ao valor que o usuário de um serviço médico atribui às ações que deve deixar de fazer para ter acesso à consulta (p. ex., a perda de 1 dia de trabalho)
- Os custos financeiros que serão gerados para ter acesso ao serviço ou para se beneficiar efetivamente dele (p. ex., as despesas de transporte e com a compra de medicamentos)
- Os custos de transação inerentes à ação de consultar (p. ex., o tempo de espera por consultas, andamento das consultas etc.).

Uma percepção útil | Valor agregado em saúde

Somada ao que foi dito anteriormente, está a percepção de que a oferta existente é formada com base no público. Assim, os estabelecimentos de atenção primária, dotados de certa capacidade diagnóstica e resolutiva quanto ao atendimento das diversas necessidades de assistência médica primária dos diversos segmentos de usuários, são, em geral, mais bem-sucedidos do que aqueles sem maiores recursos, em que toda a oferta de serviços recai sobre um tipo padrão de médico; um generalista sem pós-graduação.[12]

A experiência mencionada de Caracas sugere que o usuário comum dos serviços de atenção primária considera-os como serviços de custo de realização relativamente alto e de valor resolutivo escasso. Como é evidente, a equação do valor está invertida: o usuário investe recursos materiais e tempo para, por fim, obter um serviço que, de acordo com sua percepção, agrega pouco valor à sua saúde. Portanto, a decisão racional do usuário costuma não ser favorável à opção representada pela rede ambulatorial, mas, sim, pelo hospital: mesmo com seus ambientes lotados e pouco agradáveis, o usuário recebe os serviços – atendimento médico, serviço de laboratório, exames de imagem etc. – e os considera tecnicamente superiores. Isso explica por que os serviços de emergência dos grandes hospitais tendem a estar frequentemente lotados, como consequência de eventos que ocorrem "a montante": dificuldades de acesso a consultas de nível primário, insatisfação ou desconfiança do público usuário quanto à oferta técnica de serviços etc. Tudo isso leva o usuário, por fim, a optar por consultar o serviço de emergência do hospital.

Superar a percepção secular da unidade ambulatorial como instituição de escassa agregação e entrega de valor em saúde em relação aos serviços médicos significa, pelo menos, fazer um esforço em favor de uma abordagem ao problema com uma perspectiva moderna e transdisciplinar. Dessa maneira, por exemplo, é indispensável que o planejamento em saúde nos estabelecimentos médicos deixe para trás o velho dilema entre necessidades tecnicamente detectadas e aquelas percebidas pelo público usuário. Com certeza, o estudo das necessidades tecnicamente detectadas é fundamental para orientar a gestão da unidade ambulatorial, mas não pode prescindir da devida atenção aos sinais do mercado. O usuário, na qualidade de indivíduo, tem expectativas próprias, que espera satisfazer por meio do serviço a ele ofertado.

A capacidade de agregar valor a partir dos processos de assistência médica estabelecidos, programados e executados com a perspectiva da unidade ambulatorial, bem como a satisfação das expectativas naturalmente formadas por todo agente econômico diante de uma situação de mercado, são essenciais para a compreensão da maior ou menor aceitação da oferta de serviços. Essa capacidade parece depender de quatro elementos fundamentais:

- As estruturas de primeiro contato capacitam os gestores a identificar públicos usuários com necessidades específicas (segmentação do mercado). No caso de Caracas, os estudos citados identificaram, pelo menos, três públicos (segmentos de mercado) distintos: a população infantil (domínio do pediatra), a população adulta (domínio do clínico geral) e, dentro desta, a população feminina em idade fértil (domínio do ginecologista e obstetra). Cada um desses públicos caracteriza-se por necessidades e expectativas específicas que devem ser atendidas por qualquer estratégia de aproximação que espera ser bem-sucedida. Em países nos quais a prática da medicina familiar está consolidada, os ambulatórios podem deixar a oferta diferencial para cada um desses públicos a cargo de um médico especialista versátil e com grande poder de resolução. Caso contrário, as equipes policlínicas constituídas por pediatras, ginecologistas e obstetras e clínicos gerais deverão interagir para oferecer um serviço de alta qualidade, sem as lacunas características das clínicas de especialidades. De qualquer modo, a experiência documentada em Caracas demonstra o quão improvável é um médico generalista polivalente sem pós-graduação ser capaz, por si só, de garantir um conjunto de serviços de tamanha complexidade com padrões aceitáveis. Neste sentido, vale destacar a opinião sensata de Turabián, que, diante da ideia de confiar essa complexidade de serviços a um único profissional médico, não hesitou em afirmar, corretamente, que isso seria "um cardápio muito extenso para um só cozinheiro".[13] Para o *marketing*, a chamada estrutura de primeiro contato é a responsável pelo sucesso ou fracasso do sistema de prestação de um determinado serviço ao público usuário. Esse primeiro contato corresponde ao que, no jargão particular dessa disciplina, tem sido chamado de "a hora da verdade" (*the moment of truth*): aquele momento indescritível em que o usuário exprime sua aceitação à oferta recebida e confia o que tem de mais precioso: sua saúde e a de seus familiares.[14] A prestação de um serviço – entre eles, os de saúde – envolve a aceitação de uma promessa; por essa razão, a relação entre os envolvidos (serviços de saúde e usuários) deve ser definida no longo prazo. Entender essa troca tão particular em termos de uma relação "para toda a vida" é essencial para garantir seu sucesso. Dessa maneira, a unidade ambulatorial tem uma posição privilegiada em relação à do hospital, já que, enquanto o último concentra seus conhecimentos nos problemas específicos de seus usuários, abordando-os com a perspectiva clássica da abordagem por aparelhos, grupos de doenças ou técnicas diagnósticas ou terapêuticas, o clínico geral responsável pelo ambulatório emprega uma abordagem focada no usuário, enquanto pessoa única e dentro de sua circunstância muito particular. Por isso, os futuristas prenunciam desde já o fim das clínicas médicas de especialidades nos grandes hospitais e sua agregação definitiva em "linhas de produção" de inspiração tayloriana, que possibilitam oferecer, em níveis razoáveis, serviços de alto valor tecnológico agregado, deixando a responsabilidade pela conduta médica individual nas mãos dos médicos generalistas, baseados nas respectivas unidades ambulatoriais. Serão eles que, por fim, guiarão o usuário em sua viagem pelo cada vez mais complexo mundo das especialidades médicas.[15] Isso exigirá dos generalistas um grau de competência nitidamente mais elevado do que o comum. Como exemplo, a Tabela 27.2 lista as competências mínimas exigíveis de um clínico geral ao concluir a Faculdade de Medicina da Universidade Central da Venezuela há duas décadas, aspiração esta que não pode ser satisfeita sem a formação de pós-graduação adequada em programas acreditados de residência em medicina familiar, por exemplo[16]
- Premissa do desafio da qualidade: gerar valor agregado em saúde (VAS) e entregá-lo ao usuário envolve um grande desafio, pois se trata de criar uma oferta de serviços cujo valor, tanto em termos da percepção do usuário quanto do mercado, seja superior ao custo gerado pela administração de saúde para criá-la. O contrário de gerar valor seria "queimá-lo"; ou seja, incorrer em custos para criar uma oferta de serviços considerada

Tabela 27.2 Competências mínimas exigidas de um clínico geral em uma unidade de atenção primária.

- Ser capaz de diagnosticar e de tratar a doença mais frequente no país
- Ser capaz de diagnosticar ou suspeitar do diagnóstico e fornecer as medidas de cuidados iniciais para uma série de quadros patológicos e encaminhar o caso adequadamente para outros níveis de atenção, de acordo com as características do problema ou quando as condições do nível não possibilitarem que ele seja solucionado
- Ser capaz de realizar uma série de procedimentos diagnósticos e terapêuticos e de interpretar seus resultados. Conhecer suas indicações, contraindicações, complicações e manejo: anamnese; exame físico (incluindo acuidade visual, tonometria, rinoscopia anterior e posterior, laringoscopia indireta, exame ginecológico, citologia cervicovaginal, teste de Schiller, toque retal, anoscopia, retoscopia); avaliação sistemática do crescimento e do desenvolvimento e estado nutricional da criança em todas as fases de desenvolvimento; pressão venosa central, injeções IM, IV e SC, flebotomia, venóclise; aplicação de transfusões; coleta de amostras de sangue para esfregaço e coloração; tamponamento nasal anterior e posterior; eletrocardiograma; interpretação da telerradiografia simples de tórax, abdome, crânio e ossos longos; punção lombar; punção pleural; punção articular; punção arterial; paracentese diagnóstica e evacuadora; processamento adequado de amostragem, coleta, conservação, transporte, registro e interpretação de resultados; semeadura de líquidos e secreções para cultura; coloração de secreções ou líquidos; colorações fundamentais para estudos de rotina (Giemsa, Ziehl-Neelsen e identificação de BK); uso da lâmpada de Wood; testes intradérmicos; coleta de amostras para exames micológicos; microscopia de campo escuro; esfregaço por aposição e detecção de *Leishmania*; coleta de biopsia cutânea, retal e cervical; cateterismo vesical; irrigação vesical; liberação de aderências balanoprepuciais; intubação gástrica; lavagem gástrica; aplicação de enema de limpeza; intubação endotraqueal; manobras de reanimação (RCP); traqueotomia de emergência; drenagem de abscessos; sutura de feridas; imobilização de fraturas e luxações; colocação de gesso; anestesia local e troncular
- Estar capacitado para utilizar os resultados de uma série de procedimentos diagnósticos, assim como suas indicações, contraindicações e custos

IM: intramuscular; IV: intravenosa; SC: subcutânea.

ruim ou pela qual o mercado esteja disposto a pagar um valor inferior ao seu custo de produção. Nisso está certamente implícita a questão da qualidade, atributo muito difícil de definir, mas cuja intuição básica é fácil de entender a partir da expressão bem conhecida de Pirsig, segundo a qual:

> Qualidade [...] você sabe o que é, mas não consegue definir. Já que você não é capaz de definir a qualidade para fins teóricos, então terá que reconhecer que ela não existe. Mas para fins práticos, você certamente é capaz de aplicar o conceito de qualidade, visto que, com certeza, saberá que algumas coisas são melhores do que outras, é uma questão de "graus de excelência".[17]

Um caso meritório sobre esse tema é relatado por Atul Gawande em suas observações sobre a clínica ambulatorial para o tratamento de crianças com fibrose cística do Fairview University Children's Hospital, em Minnesota, cuja estatística de sobrevida é significativamente superior à de qualquer outro centro equivalente nos EUA.[18] O segredo por trás desses resultados é simples: seus gestores tornaram-se verdadeiros adeptos da "ciência do desempenho" em medicina. Um esforço que salva vidas identificando práticas simples e relativamente fáceis – funcionários responsáveis por um paciente devem lavar as mãos antes de manipular outro, ou o treinamento personalizado para que o paciente use a tosse produtiva para mobilizar secreções brônquicas, entre outras – e que, por fim, fazem grande diferença

- "Bastidores" da unidade ambulatorial: a qualidade dos suportes tecnológicos. A frequente ausência de suporte mínimo em termos de tecnologia médica nos ambulatórios (laboratório clínico básico, ultrassonografia, eletrocardiografia e farmácia) é uma variável crítica para explicar o fracasso da unidade ambulatorial em relação à produção e à prestação de serviços de assistência médica agregadores de valor do ponto de vista do usuário. A tecnologia médica disponível possibilita munir esses estabelecimentos de meios diagnósticos mais que mínimos a custos razoáveis; por outro lado, a possibilidade de concentrar no ambulatório a gestão de mecanismos de dispensação dos medicamentos prescritos com maior frequência por seus próprios médicos fornece a essa instituição um argumento poderoso de "venda" de seus serviços, em tempos em que as expectativas do público e os padrões de assistência médica de aceitação universal muitas vezes transcendem as possibilidades do discurso clínico e exigem complementos tecnológicos mínimos

- "Amenidades": diz respeito, de acordo com Donabedian, à instituição e suas atividades. Complementando a qualidade da assistência médica efetivamente prestada, deve-se dar a devida atenção a uma dimensão não poucas vezes esquecida: a qualidade do serviço prestado. A dimensão da qualidade dos serviços refere-se não aos atributos técnicos, mas às circunstâncias que a tornam especialmente notável por quem recebe os serviços. No caso do "centro pioneiro de Peckham", tais circunstâncias eram constituídas por piscina, salões de jogos, cafeteria e demais áreas de lazer e descanso de alta qualidade. É o caso da qualidade dos ambientes físicos, da atenção ao tratar o público, do cuidado com que suas necessidades são atendidas etc. Todas essas facetas são absolutamente fundamentais quando se trata, como já mencionado, de vender uma promessa para o futuro e de ganhar a confiança permanente dos usuários.

"Não solução" das necessidades de saúde da unidade familiar | Abuso dos serviços hospitalares de emergência

A imagem de uma sala de emergência lotada, com dezenas de pacientes à espera de um mínimo de atenção por causa de problemas muitas vezes secundários que, *stricto sensu*, nunca deveriam ter chegado ao nível terciário de atenção, é clássica não só nas capitais latino-americanas, mas também em importantes cidades europeias. Essa violação habitual das disposições da melhor teoria administrativo-sanitária é, no entanto, claramente fundamentada na racionalidade do usuário como tomador de decisão. Após calcular os custos de oportunidade, financeiros e de transação que ele terá para satisfazer uma necessidade de assistência médica, o usuário percebe que eles são inferiores ao consultar o setor de emergência do hospital, em relação aos da unidade ambulatorial. São diversas as razões que corroboram essa opção. Por exemplo, para um usuário de Caracas consultar diretamente o setor de emergência do hospital significa receber, ao mesmo tempo, atendimento médico especializado, serviços tecnológicos de alto valor (laboratório clínico, exames de imagem etc.) e, em geral, resposta imediata a suas necessidades de atenção, a custos (de oportunidade, financeiros e de transação) que ele estima ser inferiores comparados ao valor dos serviços aos quais está sujeito.

Como dito, esse fenômeno não é, de modo algum, exclusivo de Caracas nem das cidades latino-americanas. Em países europeus, como a Espanha, alguns trabalhos de pesquisa documentaram a mesma tendência, sendo que o problema das elevadas taxas de uso dos serviços de emergência assemelha-se aos sistemas de "caixas eletrônicos", que disponibilizam aos usuários dos bancos acesso a vários serviços a custos mínimos e em apenas um contato.[19] O trabalho do grupo de Tannebaum et al. em cidades do sul do Brasil documenta demoras na admissão definitiva do paciente de até 72 h, tempo durante o qual ele recebe uma série de serviços médicos complexos no setor de emergência, sob a responsabilidade da equipe desse setor.[20] O serviço de emergência torna-se, assim, um "hospital dentro do hospital", responsabilizando-se pelo que, talvez, seja o mais caro dos leitos hospitalares, embora eles não sejam, obrigatoriamente, estimados para fins de orçamentação. Entretanto, apenas uma pequena proporção dos problemas médicos dos muitos pacientes que lotam os serviços de emergência parece corresponder a condições que justificam o atendimento nesse serviço: na Espanha, de acordo com o estudo de Benayas Pagán et al., no principal hospital da província de Almería, a proporção de casos de pacientes atendidos pelos serviços de emergência que, claramente, evitam, por essa via, os mecanismos regulares de acesso aos serviços médicos eletivos (pedidos de agendamento de consultas, exames etc.) varia entre 50 e 60%.[21] Em síntese, os serviços de emergência nas cidades parecem enfrentar dois problemas de origens distintas: (1) "a montante", a demanda hiperbólica gerada por pacientes que abusam de seus benefícios, enquanto, (2) "a jusante", tais serviços são obrigados, necessariamente, a se adaptar à ineficiência de outras áreas do hospital (para onde os pacientes, consequentemente, são encaminhados, como serviços de internação, UTI etc.).

A alusão ao abuso dos serviços de emergência por muitos usuários não deve induzir a avaliações negativas. Conforme aponta o trabalho de Derlet et al., o problema da lotação desse tipo de serviço tem sido objeto de debate público nos EUA há mais de uma década e nada parece anunciar a sua resolução. Diversos fatores contribuem para esse fenômeno, que vão desde o crescimento vegetativo da população usuária até a tendência a simplificar os trâmites de acesso ao atendimento médico em ambulatórios, passando pela escassez de leitos hospitalares e de profissionais, atrasos na prestação de serviços laboratoriais e de diagnóstico por imagem etc.[22]

Uma alternativa interessante a ser considerada para aliviar a pressão imposta aos serviços de emergência é sua organização nas chamadas zonas de flexibilidade no cuidado médico aos pacientes internados no hospital. O caráter flexível dessas estruturas, no conceito clássico de Soto Rivera, alude à sua versatilidade quanto ao ajuste do tipo e da complexidade dos cuidados prestados ao paciente e das necessidades específicas dele em determinados momentos.[23] Zonas de flexibilidade por excelência são as unidades de dor torácica, anexas a alguns serviços de emergência, e as salas de internação equipadas com unidades de telemetria, estruturas capazes de admitir e dispensar com competência níveis crescentes de cuidados médicos adaptáveis a um amplo espectro clínico, que envolve desde processos relativamente simples (como a administração de uma transfusão de hemoderivados ou de um ciclo de quimioterapia antitumoral) até outros de maior complexidade (como monitorar um paciente com dor torácica atípica até decidir a conduta definitiva ou administrar medicação de resgate a um paciente com exacerbação aguda da asma). Esse tipo de estrutura, de equipamento e operação relativamente fáceis, propiciaria a pronta resolução de casos que, em geral, não justificam a internação no hospital, mas cujo tratamento ultrapassa as capacidades características dos típicos "boxes" do serviço de emergência. Adequadamente geridas, essas zonas de flexibilidade dentro do hospital tornam-se úteis para o alívio dos procedimentos que costumam ser realizados em leitos de internação, cuja gestão eficiente dependerá, por fim, de três elementos básicos: redução do tempo médio de permanência; redução do intervalo de substituição; e aumento da taxa de ocupação hospitalar.*

---

* Nota do autor: nossa experiência à frente das redes de assistência médica do governo do Estado de Miranda, na Venezuela, confirma essa afirmação. O sistema público estadual de atendimento a urgências e emergências, denominado pronto-socorro, foi constituído com base em projetos organizacionais de grande flexibilidade, que tornam possível a prestação de assistência médica a baixo custo a uma ampla gama de necessidades, incluindo desde a vacinação até a recepção, estabilização prévia e remoção de pacientes com traumas de alta complexidade, cardiopatas etc.

Problema da interface ambulatório-hospital

"A prática médica é de varejo", afirma Atul Gawande. Certamente, não há como "industrializá-la": cada paciente e seu caso devem ser analisados individualmente. Isso significa assumir que as frequências estatisticamente medidas quanto a desempenho, dificuldade e necessidade de recursos de auxílio ao diagnóstico tendem a se distribuir de modo gaussiano ou normal, como muitos fenômenos biológicos.[18] Assim, às vezes, depara-se com problemas que talvez nunca chegassem a ser uma demanda de serviços médicos (o caso típico de quem comparece a uma consulta em busca de apoio a um problema não médico) e, no outro extremo, com problemas de muita complexidade que exigem o encaminhamento do caso para o hospital. Caso ocorra a última hipótese, o ambulatório de orientação familiar deve estar atento.

A interação ambulatório-hospital, em geral percebida como problemática, talvez seja, no entanto, uma das mais brilhantes oportunidades disponíveis para aumentar a capacidade resolutiva do ambulatório e aliviar a pressão indevida de demanda de serviços exercida sobre o hospital. As inúmeras abordagens administrativo-sanitárias de aspecto normativo que foram propostas ao longo dos últimos anos nunca conseguiram explicar a tendência dos usuários de privilegiar a oferta de serviços hospitalar em vez da ambulatorial; por isso, se limitaram a culpá-la pela subutilização de alguns serviços e lotação de outros. A abordagem microeconômica na qual os autores deste capítulo se baseiam poupa avaliações tão superficiais, pois ela leva a compreender que a ordem de preferências do consumidor em qualquer situação de mercado tem fundamentação essencialmente racional, sem importar se essa racionalidade coincide ou não com aquela do planejador.

Apesar do que foi dito anteriormente, a gestão adequada da interface ambulatório-hospital pode contribuir para a reversão dessa tendência. A citada experiência de Peckham já contemplava isso, ao estabelecer um sistema de encaminhamento para especialidades médicas, caso fosse necessário, com a conseguinte "readmissão" supervisionada do paciente que recebeu alta do hospital ao centro, a fim de garantir sua melhor recuperação. Para essa tarefa ambiciosa, é fundamental que os sistemas de prestação de serviços médicos reúnam os elementos básicos descritos a seguir.

Comunicações

A unidade ambulatorial deve ser capaz de estabelecer a rápida comunicação com os hospitais de referência por meios radiofônicos, telefônicos ou de fibra ótica, de modo que seja possível a rápida transmissão de voz e de dados. Dessa maneira, o ambulatório pode ter acesso a níveis elevados de assessoria médica em função da gestão de seus casos, inclusive para encaminhá-los a esses hospitais, se necessário. Algumas cidades ibero-americanas contam com estruturas metropolitanas de coordenação de urgências e emergências geralmente baseadas na comunicação por rádio ou telefone, "de" e "para" os hospitais, com a intermediação de um centro de controle operado por bombeiros ou organizações de proteção civil. Embora essa estrutura seja valiosa, é insuficiente quando é preciso integrar verticalmente a rede ambulatorial com os hospitais de referência. Uma integração plena e competente neste sentido exigiria tecnologias mais avançadas, para propiciar o acesso direto do médico de plantão no ambulatório aos seus pares do hospital.

Padrões mínimos de comum acordo

Deve-se exigir dos ambulatórios a garantia de padrões mínimos quanto ao nível dos serviços prestados aos usuários. Assim, as evidências sugerem que o nível de atenção primária, em geral, não esgota todas as possibilidades diagnósticas e terapêuticas antes de transferir um paciente, o que ocasiona o encaminhamento prematuro dos casos atendidos para o hospital. Essa tendência decorre de diversos fatores, como a disponibilidade muitas vezes precária de tecnologia médica básica nos ambulatórios (eletrocardiografia, ultrassonografia, laboratório clínico básico), mas também devem-se reconhecer algumas limitações graves no nível de capacitação dos médicos de plantão. Esse aspecto exige de todos os envolvidos na gestão do nível primário – internos, clínicos gerais, médicos de família etc. – um esforço consistente em matéria de capacitação médica.

A exigência de padrões mínimos a serem cumpridos pelo ambulatório antes de recorrer ao nível hospitalar envolve a elaboração de protocolos de diagnóstico, tratamento e referência devidamente validados pelas instituições participantes do sistema e de consulta obrigatória para cada uma delas. Dessa maneira, seria possível garantir a continuidade e a progressividade do atendimento médico, exigidas pelo usuário, evitando atrasos, omissões e lacunas quanto às ações específicas exigidas pela condição clínica do caso. Além disso, o estabelecimento de protocolos de cuidados seria um instrumento fundamental contra a tendência comum e prejudicial de diluição de responsabilidades dentro das redes ambulatoriais e hospitalares.

Mecanismos rápidos de remoção e transferência

O ambulatório deve dispor de meios rápidos para a remoção dos casos que devem ser encaminhados ao hospital, principalmente as urgências ou as emergências, de modo que a distância física entre ele e o hospital não seja uma limitação para o acesso ao atendimento necessário. Em algumas cidades latino-americanas (p. ex., Curitiba, capital do Paraná), as administrações municipais disponibilizaram sistemas de transporte público específicos para os usuários dos diversos serviços médicos, estabelecendo rotas, horários e, inclusive, veículos especialmente adaptados às necessidades deles. Essas políticas minimizam o efeito das distâncias e possibilitam a integração física da rede de cuidados médicos.

A transferência de casos de urgência e emergência em ambulâncias merece considerações particulares. A ambulância é um veículo equipado, em termos de espaço, para o transporte seguro de pacientes do ou para o hospital, e seu projeto segue os padrões estabelecidos como norma em cada país. Nos EUA, as ambulâncias, em geral, são disponibilizadas a partir de serviços de emergências médicas ligados a organismos relativamente autônomos, geridos pelos condados. Esses sistemas, dirigidos por médicos capacitados em medicina de emergência, são operados por um controle central, acessível por um número telefônico exclusivo (911) e não incluem um médico a bordo de suas unidades, o que os diferencia bastante dos europeus, como o Servicio de Asistencia Municipal de Urgencia y Rescate (SAMUR) da Espanha, cujas unidades são medicalizadas. Além dessas diferenças, o elemento principal a destacar não é outro senão a sólida protocolização, que, tanto nos EUA como nos países da União Europeia, aplica-se à remoção de pacientes, tornando-se um apoio inestimável para as unidades ambulatoriais, ao mesmo tempo em que garante a segurança e a continuidade do atendimento dos pacientes sob sua responsabilidade, que são objeto da transferência.

Institucionalização do sistema de referência e contrarreferência

Antiga aspiração nunca concretizada plenamente, o sistema de referência e contrarreferência é o mecanismo por excelência para a mobilização conveniente e segura do paciente por toda a complexidade das redes médico-assistenciais, com garantia total de que ele sempre retornará à instituição que melhor o conhece: a unidade ambulatorial. O insucesso comum desse mecanismo fundamental deve-se a problemas relacionados à carência de uma correta formação médico-administrativa de muitos profissionais de saúde, tanto nos ambulatórios quanto nos hospitais, estimulada por incentivos perversos existentes no sistema de assistência médica, segundo os quais "livrar-se" do paciente costuma ser mais simples do que fazer o acompanhamento adequado. O paciente encontra-se à mercê de um complexo sistema médico, cuja oferta ele nem sempre consegue avaliar de modo crítico. Como resultado, vê-se a frequente lotação do setor ambulatorial dos grandes hospitais, com casos que poderiam receber melhor atendimento no nível primário. Ao mesmo tempo, as unidades ambulatoriais são subutilizadas e o paciente, muitas vezes, se sente abandonado por um sistema que ele não compreende, mas que também não o compreende como paciente. Dessa maneira, o sistema de referência e contrarreferência deve se tornar uma modalidade privilegiada de diálogo inter e intraorganizacional, em que os níveis mais básicos e os mais complexos do sistema interajam entre si, tendo o paciente e seus problemas como centro, e em que sejam definidos os "pagamentos" e "punições" para a instituição que não cumprir as exigências e os padrões impostos. Isso não apenas afetaria positivamente o desempenho técnico do sistema como um círculo de qualidade, mas também geraria uma percepção muito mais favorável entre seus usuários.

Resumo
Embora o hospital de especialidades disponha de recursos superiores aos da unidade ambulatorial em termos de serviços diagnósticos e terapêuticos, o ambulatório é o local adequado para acomodar o esforço diário para a compreensão do paciente e de suas necessidades e aspirações quanto à saúde. Nele reside a enorme capacidade de contrapeso que a medicina centrada no indivíduo, em sua família e suas circunstâncias pode e deve exercer em relação ao enorme poder da medicina superespecializada. O impacto de um sistema de saúde assim concebido e operado já era vislumbrado desde os tempos de Peckham e seus teóricos.
A experiência tem ensinado que algo tão simples, como a avaliação geral periódica (do indivíduo e sua família), em nível nacional, pode levar a uma aplicação racional das ciências médicas no controle e na eliminação das doenças.[6]
A medicina deve reencontrar-se com seu centro de gravidade, que não é outro senão o paciente no ambiente mais natural para ele: o familiar. Os grandes críticos da modernidade – entre eles, Ulrich Beck – não estão totalmente equivocados ao denunciar a medicina como um discurso tecnológico que, muitas vezes, descontextualiza o indivíduo em situação de doença.[24]

Referências bibliográficas

1. Salvato S, Añez E. Financiamiento a la salud. Integrar más que dividir. Ponencia presentada en el Encuentro de organizaciones Sociales [internet]. 2012 [citado 2015 jul. 25]. Disponible en: http://ovsalud.org/doc/financiamiento_de_la_salud.ppt
2. González M, Rincón EM. Encuesta de condiciones de vida (ENCOVI), Venezuela [internet]. 2014 [citado 2015 jul. 20]. Disponible en: http://www.rectorado.usb.ve/vida/sites/default/files/pdf/salud.pdf.
3. Jaén MH. El sistema de salud en Venezuela. Desafíos. Caracas: Ediciones del Instituto de Estudios Superiores de Administración; 2011.
4. Giusti R. Del mal que vas a morir: auge y caída de la salud en Venezuela. Entrevista a Gustavo Villasmil. Caracas: Editorial Libros Marcados; 2015.
5. Mathers CD, Loncar D. Projections of global mortality and burden of disease from 2002 to 2030. PLoS Med. 2006;3:e442.
6. Pearse IH, Crocker LH. The Peckham Experiment: a study of the living structure of society. Edimburgo, Londres: Scottish Academic Press; 1985.
7. Griffin R. Modernismo y fascismo: la sensación de comienzo bajo Mussolini. Madrid: Ediciones Akal; 2010.
8. Moreno Olmedo A. El aro y la trama. Episteme, modernidad y pueblo. Valencia: Ediciones del Centro de Estudios Populares, Universidad de Carabobo; 2005.
9. Lewis O. La vida: a Puerto Rican Family in the Culture of Poverty- San Juan and New York. Nueva York: Vintage Books; 1966.
10. Gabaldón A. Una política sanitaria (tomo I). Caracas: Ediciones del Ministerio de Sanidad y Asistencia Social; 1965.

11. Villasmil G. La atención médica ambulatoria em Caracas: ¿un servicio sin demanda? Med Metropol. 2000;1:14-9.
12. Villasmil G. Demanda y oferta de servicios de atención médica. Algunas consideraciones desde la perspectiva de la gestión. Hemos. 2002;3:5-8.
13. Turabián JL. Introducción a los principios de la medicina familiar. Madrid: Díaz de los Santos Editores; 1995.
14. Kotler P, Armstrong G. Fundamentos de Mercadotecnia. 4a. ed. México: Prentice-Hall; 1998.
15. Mundie C. Los consultorios médicos. En: Hoy están, mañana no. ¿Cuáles ideas, valores e instituciones podrían desaparecer en los próximos treinta y cinco años? Foreign Policy (edición en español) (septiembre-octubre); (2005) p. 150.
16. 16 Rodríguez de González M. Informe de la Comisión de Análisis y Rediseño de los planes de estudio de las escuelas de Medicina. En: Lecuna Torres V. Informe a la Asamblea de la Facultad de Medicina, gestión decanal 1981-1984. Caracas: Ediciones de la Facultad de Medicina, Universidad Central de Venezuela; 1984.
17. Pirsig R. Zen and the art of motorcycle maintenance. Nueva York: William Morrow; 1974.
18. Gawande AB. A surgeon's notes on performance. Nueva York: Picador; 2007.
19. Bertos Polo J. Utilización inadecuada de los servicios de urgencias hospitalarias. Justificación a uma consulta rápida. Todo Hospital. 1997;139:28-9.
20. Tannebaum R, Arnold J, Negri Filho A, et al. Emergency medicine in southern Brazil. Ann Emerg Med. 2001;37:223-8.
21. Benayas Pagán M, Aznar Lara JM, Montoya García M, et al. Evolución de la frecuentación en el servicio de urgencias del Hospital Torrecárdenas, S.A.S, Almería. Años 1990-1994. Emergencias. 1998;10:290-5.
22. Derlet RW, Richards J. Overcrowding in the nation's emergency departments: complex cases and disturbing effects. Ann Emerg Med. 2000;35:63-8.
23. Soto Rivera J. La unidad de cuidados intensivos. Algunas consideraciones administrativas. Técnica hospitalaria. 1968;XV:4.
24. Beck U. La sociedad del riesgo. Hacia una nueva modernidad. Barcelona: Paidós Surcos; 2006.

28 Papel do Profissional de Enfermagem no Hospital

María Iraidis Soto Soto

Introdução

A elaboração deste capítulo sobre o papel do profissional de enfermagem no hospital parte de premissas que incluem os cuidados de enfermagem, considerados como a razão de ser da profissão por reconhecidos teóricos sobre o assunto, e que sintetizam aspectos gerais do contexto do exercício da enfermagem. Este capítulo aborda os componentes específicos que fazem parte da administração e da prestação de serviços nos hospitais e fala sobre o papel do profissional de enfermagem na pesquisa. Para sua publicação na quarta edição do livro *Gestão Hospitalar*, foram consultados profissionais especialistas no tema e com experiência em instituições prestadoras de serviços de saúde (IPS), cujas contribuições enriqueceram e orientaram os textos aqui apresentados.

O processo gerencial se inter-relaciona permanentemente com os contextos político, social, econômico, cultural e legislativo, aspectos evidenciados no âmbito hospitalar, que se vê destinado a abordar e enfrentar as ameaças e oportunidades que se entrecruzam como resultado da interação de fenômenos locais, dos sistemas de saúde e das tendências mundiais. Como consequência, os serviços de saúde geridos são mercantilizados e suas condições de trabalho adversas desafiam os pontos fortes e fracos grupais e individuais dos enfermeiros, que são obrigados a desempenhar funções que não são próprias dos profissionais de enfermagem, sendo assim afastados da razão de ser da profissão.

Os compromissos e os deveres profissionais exigem a participação e a gestão na redefinição de estratégias para reconstruir e fortalecer o papel da enfermagem nos hospitais, em prol da melhor administração hospitalar, resultando na melhor qualidade do atendimento aos usuários. Tudo isso, a partir das possíveis oportunidades de diálogo com os órgãos que administram os sistemas de saúde, os sócios das empresas prestadoras de serviços de saúde, os administradores dos hospitais e os próprios profissionais de enfermagem, nos diversos campos de trabalho.

Cuidados de enfermagem

O cuidado, como razão de ser e finalidade da profissão de enfermagem, tem sido objeto de conceituação e análise por grupos reconhecidos de enfermeiros que lideram a construção do desenvolvimento educacional e profissional. Renomados docentes universitários e enfermeiros de instituições de serviços têm formado grupos acadêmicos de reflexão e pesquisa sobre o tema "cuidado"; por exemplo, o grupo de cuidado liderado pela Faculdade de Enfermagem da Universidade Nacional da Colômbia, além de outros grupos de pesquisa sobre o assunto, vem ganhando reconhecimento nacional e internacional.

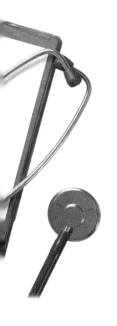

As publicações periódicas dos grupos de cuidado[1-5] divulgam revisões teóricas de grande interesse, trabalhos de pesquisa e reflexões, vivências e experiências da prática cotidiana da enfermagem em diversas instituições que cuidam da saúde e da vida dos seres humanos.

Os trabalhos de investigação dos teóricos que definem o cuidado de enfermagem materializam-se na produção bibliográfica dos líderes dos grupos de cuidado[1-5], inserida nas contribuições de teóricos internacionais da enfermagem, como Leininger, que afirma:[6] "aqueles atos de assistência e de suporte ou facilitadores dirigidos a outro ser humano ou grupo com necessidades reais ou potenciais, a fim de melhorar ou aliviar as condições de vida humana"; nas palavras de Watson:[6] "cuidado é o ideal moral da enfermagem, um esforço epistemológico, o ponto inicial da ação de enfermagem e uma relação única entre a enfermagem e o outro"; e segundo Mayeroff:[6] "o cuidado é ajudar alguém a alcançar o crescimento pessoal, fundamenta-se no afeto que se sente pela outra pessoa, promove a autorrealização do cuidador, na chamada certeza ou convicção básica".

Quem presta o cuidado determina a direção do crescimento daquele que o recebe, porque, para cuidar, é preciso conhecer as capacidades e as limitações, as necessidades e o que conduz ao crescimento do outro. De acordo com Noddings[6], "o cuidado baseia-se na receptividade; quem cuida se 'sente' com o outro e 'recebe o outro' totalmente; é um processo mais que cognitivo, emocional e requer mudanças na motivação e relação com o outro". A situação de cuidar não é abstrata: é concreta, atrelada a um contexto. Buber afirma:[7]

> Cuidar é uma forma de diálogo que surge da vontade de ser requisitado pelo outro, cuidar requer ir além das ações de observar e olhar, requer um nível de alerta e imersão na situação presente; cuidar é mais que uma ação, é uma forma de ser.

Por sua vez, Gadow o define como:[8]

> [O cuidado] é ajudar um indivíduo a interpretar sua própria realidade, cuidar é a essência da enfermagem, em sua colaboração com o paciente, na determinação do sentido único que para ele tem a saúde, a doença e a morte.

No contexto teórico descrito, é fundamental que os enfermeiros reconstruam e ressignifiquem o cuidado em seu cotidiano, pois só assim terão uma verdadeira expressão em seu trabalho, como sugerem renomados professores; entre eles, Edilma de Reales, que assinala que "a análise do nosso trabalho nos fará entender o que é a enfermagem e, dessa forma, ter um conceito claro sobre os cuidados de enfermagem emitido a partir da nossa própria perspectiva"[9]; e Natividad Pinto, que destaca:[7]

> O cuidado é um propósito e a mais alta dedicação ao paciente; o ato de maior cuidado pode ser a omissão, se isso for determinado pelo outro. Cuidar exige incorporação e entrega do profissional até o ponto de perceber a própria realidade do paciente. A verdade sobre o cuidado é contextual e envolve realidades objetivas e subjetivas em um todo coerente.

A Lei 911 de 2004[10], "que estabelece as disposições em matéria de responsabilidade deontológica para o exercício da profissão de enfermagem na Colômbia; estabelece o regime disciplinar correspondente e dá outras disposições", determina, em seu artigo 3, que "o ato de cuidado de enfermagem é o ser e a essência do exercício da profissão. Fundamenta-se em suas próprias teorias e tecnologias e nos conhecimentos atualizados das ciências biológicas, sociais e humanísticas. Ocorre a partir da comunicação e do relacionamento interpessoal humanizado entre o profissional de enfermagem e o ser humano sujeito do cuidado, a família ou grupo social, nas diferentes etapas da vida, situação de saúde e do ambiente".*

Os desenvolvimentos teóricos da enfermagem têm despertado grande interesse e sido objeto de estudo no plano internacional, conforme mostra a Tabela 28.1[11]; na Colômbia e em outros países da América Latina, tem ocorrido o mesmo, por meio da criação de grupos, como os já mencionados, com acesso a disciplinas de pós-graduação, além da oferta e do fortalecimento dos programas de doutorado, intercâmbios com teóricos nos próprios países e a aplicação de modelos e teorias, tanto na formação como na prática.

Tudo isso tem contribuído para a construção do autoconhecimento, a melhoria da prática profissional e da tomada de decisões, o reconhecimento das lacunas existentes, a concepção de

---

* Nota do revisor: no Brasil, a Resolução COFEN 0564/2017 estabelece o Código de Ética dos Profissionais de Enfermagem. Disponível em: www.cofen.gov.br/resolucao-cofen-no-5642017_59145.html. Acesso em 21/5/2018.

Tabela 28.1 Filosofias, modelos conceituais e teorias de enfermagem de maior aplicação na Colômbia.

Tipo	Autor	Nome da teoria ou do modelo conceitual
Modelo conceitual	Dorothea Orem	Teoria do déficit do autocuidado
	Martha Rogers	Seres humanos unitários
	Dorothy Johnson	Modelo de sistema comportamental
	Callista Roy	Modelo de adaptação
	Betty Neuman	Modelo de sistemas
	Nola Pender	Modelo conceitual de promoção da saúde
	Madeleine Leininger	Teoria da diversidade e universalidade do cuidado cultural
Teoria	Hildegard Peplau	Teoria das relações interpessoais
	Margaret Newman	Teoria da saúde como expansão da consciência
Filosofia	Virginia Henderson	Definição de enfermagem
	Jean Watson	Filosofia e ciência do cuidado
	Patricia Benner	Do novato ao especialista
Teoria de médio alcance	Good, M.	Teoria do controle da dor aguda
	Lenz, Elizabeth et al.	Teoria dos sintomas desagradáveis
	Martz Huth, Myra, Moore, Shirley	Teoria prescritiva do controle da dor aguda em lactentes e crianças
	Mishel, Merle	Teoria da incerteza na doença
	Dunn, Karen	Teoria da adaptação à dor crônica
	Meleis, Afaf Ibrahim et al.	Teoria das transições
	Eakes, Georgene et al.	Teoria da tristeza crônica
	Kolcaba, K	Teoria do conforto
	Polk, LV	Rumo a uma teoria da resiliência
	Wagnild, Gail, Young, Heather	Resiliência entre as mulheres idosas
	Olson, Joanne, Hanchett, Effie	Os enfermeiros expressam empatia

Adaptada com autorização de María Elisa Moreno Fergusson. Lineamientos básicos para la enseñanza del componente disciplinar de enfermería. Em: Directrices para la enseñanza de enfermería en la educación superior. Bogotá: Acofaen; 2006. p. 31-2.

formas de trabalho que proporcionam identidade institucional e profissional, entre outros. A gestão que articula os profissionais de enfermagem docentes e assistenciais, comprometidos em promover a visibilidade do papel da enfermagem, fortalece a prática profissional.

A pesquisa em enfermagem deve destacar a contribuição e o valor de sua participação no cuidado da vida e da saúde, na melhora da qualidade de vida dos pacientes, das famílias e das comunidades; além disso, deve tornar visível o valor agregado da intervenção de enfermagem e o grau de satisfação dos usuários com os cuidados de enfermagem. Por sua vez, as comunidades profissionais organizadas e as associações acadêmicas e profissionais de enfermagem devem facilitar a interação, o diálogo e a reflexão nos grupos de estudo, congressos, colóquios e simpósios, cujos espaços de compartilhamento dos desenvolvimentos teóricos e práticos, se usados corretamente, proporcionam enriquecimento para o direcionamento político e estratégico dos serviços de enfermagem. O mesmo efeito é obtido na educação por meio da elaboração de orientações, normas e diretrizes para o ensino de modelos e teorias de enfermagem; exemplo disso, é o resultado do trabalho de comunidades acadêmicas organizadas, como a Asociación Colombiana de Facultades de Enfermería (Acofaen)[12], na formulação das diretrizes para o ensino da enfermagem e de orientações de enfermagem em modelos e teorias.[13]

Os cuidados de enfermagem são avaliados socialmente de acordo com a qualidade do atendimento prestado pelos recursos humanos de enfermagem, que, com seus princípios, valores, costumes, formação e conceitualização da razão de ser da profissão, formam a cultura organizacional da instituição. E esses espaços, nos quais o papel da enfermagem é construído, evidenciado e dignificado no hospital, têm um peso relevante na formação dos profissionais. A articulação da prática, da docência e da pesquisa com uma missão transformadora se refletirá na formação de graduação e pós-graduação e na educação continuada do talento humano que privilegie o sentido da profissão, pois, como destaca Gómez[12], "são necessários profissionais que sejam capazes de obter as definições conceituais mais elaboradas sobre o cuidado da saúde e da vida e daí derivar as mais válidas teorias metodológicas e os procedimentos mais eficientes possíveis".

Contexto do exercício da enfermagem

Ao abordar o tema do papel da enfermagem no ambiente hospitalar, "considerando que o papel de uma pessoa é aquilo que se espera que ela faça especificamente dentro de determinada sociedade"[14], é imprescindível concentrar-se nos aspectos do contexto em que a profissão está se desenvolvendo e fazer uma análise crítica e permanente das transformações que, por sua vez, ocorrem na organização, no funcionamento, na direção, na administração, no financiamento e no controle dos diferentes sistemas de saúde que afetam diretamente o papel esperado (bastante heterogêneo) dos diferentes agentes das instituições.

Um ponto de partida são as referências internacionais de organismos como a Organização Mundial da Saúde (OMS) e a Organização Pan-Americana da Saúde (OPAS)[15], que afirmam que os serviços de enfermagem têm como missão prestar cuidados de saúde para os indivíduos, as famílias e as comunidades durante todas as etapas do ciclo de vida e também quanto aos aspectos relacionados à prevenção de doenças, à promoção da saúde, à recuperação e à reabilitação, com um enfoque holístico e interdisciplinar, para contribuir para o maior bem-estar da população. Destacam que as intervenções de enfermagem baseiam-se em princípios científicos, humanísticos e éticos, fundamentados no respeito à vida e na dignidade humana.

Essas referências internacionais estimulam permanentemente os governos, mediante acordos dos ministros da saúde reunidos nas assembleias periódicas, a fortalecer os recursos humanos de enfermagem e obstetrícia, por meio de resoluções (bem pouco conhecidas), cujo cumprimento poderia contribuir de maneira significativa para a prevenção ou a abordagem de crises identificadas na prática diária e refletidas nos diferentes estudos de acompanhamento e análise do exercício profissional. Entre elas, citam-se as resoluções WHA 42.27, WHA 45.5, WHA 49.1 e WHA 54.12*, que visam a fortalecer a enfermagem e a obstetrícia[16]; e também, as orientações estratégicas relacionadas aos serviços de enfermagem e obstetrícia adotadas no período de 2002 a 2008.[17]

Os serviços de enfermagem prestados em diferentes áreas, uma das quais é o hospital, têm suas particularidades em cada país e estas, por sua vez, nem sempre são as esperadas pelas próprias comunidades, situação a ser considerada ao fazer as análises específicas. Essas peculiaridades estão associadas e delimitadas, entre outros, por: características dos modelos de atenção à saúde ou de prestação de serviços de saúde; sistemas de qualidade dos serviços de saúde e seus princípios orientadores, características, atributos, modelos de medição de avaliação e da qualidade, coleta e processamento das informações e tomada de decisões; intencionalidade da legislação existente, bem como as regulamentações que regem essas aspirações; regulamentação específica do exercício profissional, suas possibilidades reais de aplicação, o conhecimento que os profissionais de enfermagem e a sociedade em geral têm sobre ela; conceituação de saúde e enfermagem; pressão econômica para gerar nas instituições não apenas sustentabilidade, mas também rentabilidade econômica, entre outros fatores.

Em relação ao que foi dito anteriormente, estudos como "*Regulación de la enfermería en América Latina*", publicado pela Unidade de Recursos Humanos para a Saúde da OPAS, ilustram a situação da regulamentação, tanto

---

* Nota do revisor: a sigla WHA (World Health Assembly) refere-se a resoluções advindas da Assembleia Mundial de Saúde, órgão supremo de decisão da Organização Mundial de Saúde, que se reúne, anualmente, em Genebra, Suíça, no mês de maio.

em relação à educação quanto aos serviços, em 20 países das Américas, com elementos descritivos e analíticos de grande interesse.[16]

Os elementos mencionados, somados às necessidades e expectativas da sociedade quanto aos serviços de saúde e aos mecanismos de acesso a esses serviços, bem como à imagem que foi concebida da profissão, influenciam, de maneira direta, o direcionamento estratégico e organizacional da instituição hospitalar e dos serviços de enfermagem. O talento humano toma para si todos os fatores do contexto e os traduz em seu sentimento de pertencimento à instituição, em suas possibilidades e sua disponibilidade para a interação com os pacientes e seus familiares, no desempenho de funções relacionadas ao cuidado direto, à educação, à pesquisa e à gestão, que constituem o perfil profissional. Dessa maneira, é estabelecida uma interação permanente entre o direcionamento estratégico e organizacional e a cultura, imersos no contexto do exercício profissional, que devem ser permanentemente analisados pelas equipes administrativas e assistenciais da instituição, incluindo as contribuições do enfermeiro a esse respeito.

Alguns dos fatores contextuais, como o econômico, cujas restrições orçamentárias exigem a contratação de menos enfermeiros que o necessário ou o deslocamento destes dos serviços de cuidado direto para exercer outras funções que não são próprias da enfermagem, geram grandes dificuldades para a adequada prestação dos serviços e desestabilizam a relação enfermeiro-paciente, levando a equipe a acreditar ser impossível exercer o papel para o qual ela é formada. Embora os enfermeiros possam se sentir capacitados para desempenhar outras funções e os administradores apreciem a competência desses profissionais para o exercício delas, geralmente eles são transferidos dos serviços de cuidado direto e não são substituídos. Essa tendência está sendo revertida em instituições hospitalares cujos gestores são visionários e reconhecem o papel da enfermagem, priorizando a qualidade dos serviços prestados pelos enfermeiros diretamente aos pacientes e seus familiares sobre as funções de auditoria e outros tipos de atividades especialmente destinadas a reduzir os custos hospitalares.

No contexto mundial, países que, por diversos fatores, não dispõem dos profissionais necessários oferecem oportunidades de trabalho em hospitais e centros de cuidados especializados a enfermeiros dedicados à assistência; entre esses fatores estão o abandono da carreira, a redução do número de candidatos, a pressão social sentida pelos jovens para exercer carreiras mais rentáveis, o tipo de pacientes a ser atendidos (p. ex., com doenças crônicas e, consequentemente, recuperação muito lenta e períodos de hospitalização longos). Além disso, alguns países devem "solucionar a falta de experiência dos enfermeiros. Para aliviar essa situação, diversos países, como EUA, Reino Unido e Arábia Saudita, conseguiram contratar enfermeiros de países com menos recursos e menor desenvolvimento, já que tais países costumam apresentar problemas econômicos e um ambiente de trabalho difícil para esses profissionais".[18]

Tal situação gera migrações em massa de profissionais e de auxiliares de países do Caribe e da América Latina para a América do Norte e a Europa, apoiadas, em alguns casos, pelos governos nacionais por meio de convênios para a prestação de serviços de seus cidadãos nesses países.

Os países latino-americanos começam a viver atualmente esses deslocamentos, que podem ser vistos como oportunidades, em alguns casos, para combater o desemprego e as difíceis condições de trabalho dos profissionais de saúde, e que, eventualmente, tornam-se fatores que incentivam a entrada na faculdade para a conclusão dos estudos de enfermagem com o objetivo de ter uma renda melhor, conhecer outros países e culturas; já para os governos, eles representam mais uma opção para aumentar as divisas resultantes das remessas. É fundamental que nossos países se comprometam a evitar a chegada da crise de recursos humanos em enfermagem, já vivida nos países da América do Norte e da Europa. O estudo publicado na série de recursos humanos para a saúde da OPAS ilustra a situação de dez países da América.[16]

O Conselho Internacional de Enfermeiros (International Council of Nurses – ICN) chama a atenção sobre a crise mundial de recursos humanos de enfermagem, caracterizada pela enorme escassez desses profissionais. O ICN indica que os motivos dessa escassez são diversos e complexos, mas os principais são os ambientes de trabalho insalubres, que dificultam os resultados ou afastam os enfermeiros e, muitas vezes, os afugenta de determinados contextos de trabalho ou da própria profissão de enfermagem.[19]

Apesar disso, alguns poderiam pensar que a situação descrita não é responsabilidade direta das instituições hospitalares; entretanto, é necessário que os gestores das instituições e dos serviços de enfermagem analisem a situação com uma visão prospectiva e assegurem ambientes de trabalho que atraiam e retenham os profissionais, oferecendo a eles melhores condições para que obtenham satisfação no trabalho, exercendo sua profissão com autonomia e reconhecimento; para isso, a estratégia de hospitais "magneto", ou hospitais modelo, é uma das alternativas para obter ambientes mais favoráveis ao trabalho, que gerem satisfação nos pacientes, em seus familiares e nos enfermeiros e que, como consequência, melhorem as qualidades do atendimento e de vida de funcionários e pacientes.

Esse panorama internacional foi comprovado pela OMS em 2002, em relação aos serviços de enfermagem e obstetrícia nos direcionamentos estratégicos de 2002-2008[15], ao considerar como áreas importantes que exigem intervenção: o planejamento de recursos humanos; a gestão de pessoas e das condições de trabalho; a prática baseada em evidências; a educação; e a assessoria. São propostas, entre outras, as seguintes estratégias: a presença da enfermagem em órgãos administrativos; o fortalecimento de serviços que proporcionem o desenvolvimento integral; e educação continuada adequada. As análises de contexto e os planos de desenvolvimento e fortalecimento da enfermagem devem sempre considerar a participação ativa de enfermeiros de instituições hospitalares, área de grande importância para a enfermagem.

De acordo com o ICN, em um estudo do Departamento de Saúde e Serviços Humanos, foram identificadas três estratégias aplicadas por hospitais que conseguiram reduzir a rotatividade de enfermeiros e os índices de cargos de enfermagem desocupados: o compromisso da administração com os enfermeiros e a enfermagem; uma forte liderança de enfermagem; e salários e benefícios competitivos.[19]

A qualidade da atenção à saúde deve estar presente em cada uma das etapas do processo administrativo, e as equipes gestoras, bem como os responsáveis pelo cuidado direto, terão a segurança do paciente como um de seus objetivos. Esta foi definida, de acordo com a Agency for Healthcare Research and Quality (AHRQ) dos EUA, como o conjunto de estruturas ou processos organizacionais que reduzem a probabilidade de eventos adversos resultantes da exposição ao sistema de assistência médica por meio de doenças e procedimentos. Grupos de pesquisa conhecidos formados por profissionais de docência e assistência publicaram textos interessantes e muito relevantes sobre a segurança do paciente e a garantia da qualidade dos serviços, cujas contribuições conceituais e metodológicas fornecem orientações para a criação de modelos de gestão da qualidade compatíveis com o direcionamento estratégico institucional.

Administração dos serviços de enfermagem

As teorias administrativas e gerenciais e os componentes do processo administrativo orientam, guiam e delimitam o papel do enfermeiro no exercício profissional, seja como administrador de um departamento de enfermagem em um hospital, como coordenador de um serviço ou como integrante de uma equipe de prestação direta de serviços. Por sua vez, os componentes básicos do perfil profissional do enfermeiro, como a atenção ou o cuidado direto, a pesquisa, a gestão de serviços e a educação, articulam-se permanentemente em seu papel no hospital.

Enquanto outros capítulos deste livro fazem ampla referência ao tema da administração, concentrando-se especialmente no hospital, a seguir será abordado o papel da enfermagem na administração dos serviços de enfermagem, considerando a existência de diferentes modos de organização desses serviços nos hospitais e que, em cada um, devem estar presentes a qualidade e a segurança no atendimento. No processo, são considerados o planejamento, a organização, o talento humano, a administração e o controle.

Planejamento

Todo processo de planejamento dos serviços de enfermagem deve partir de uma análise da situação que possibilite, de maneira participativa e, de preferência, consensual, ter um panorama o mais claro possível sobre as condições e as situações internas e externas; para isso, é muito útil a análise de forças, oportunidades, fraquezas e ameaças (FOFA*). O leitor encontrará, em outros capítulos, os instrumentos para aplicá-la, além de valiosos exemplos de uso. Assim, será chamada a atenção sobre as forças e as fraquezas do meio interno, que incluem a análise dos seguintes fatores, entre outros:

---

* Nota do revisor: FOFA é a sigla em português para a análise SWOT, que, em inglês, significa *strengths* (força), *weaknesses* (fraquezas), *opportunities* (oportunidades) e *threats* (ameaças).

- Os avanços, progressos ou retrocessos nos desenvolvimentos administrativos, analisando cuidadosamente as vantagens e as desvantagens constatadas com a transformação dos serviços de enfermagem, tomando cuidado para não subestimar as coisas boas do passado, mas sem cair no estereótipo de que "o tempo passado foi melhor" e, dessa maneira, fechar-se mentalmente às mudanças que possam ser favoráveis
- A formação dos funcionários e a educação continuada interna e externa, bem como formal e informal, devem ser consideradas permanentemente e, de modo especial, nos processos de habilitação (ou licenciamento, para alguns) e de acreditação ou certificação da qualidade nas instituições hospitalares.

Além disso, é considerada a experiência do pessoal clínico e administrativo, profissional e auxiliar, analisada à luz dos serviços prestados, dos riscos e das responsabilidades a enfrentar e das certificações de competências, atualmente em auge nos sistemas de qualidade dos diferentes países. Isso tem relação com:

- Disponibilidade de pessoal, abandono e absenteísmo no trabalho
- Condições, clima e satisfação no trabalho, bem como autonomia profissional
- Situação financeira institucional e por serviços
- Pesquisa desenvolvida sobre a enfermagem e o uso dos seus resultados; disponibilidade e uso de informações atualizadas para tomar decisões sobre os cuidados de enfermagem, bem como transferência da pesquisa para a prática clínica e administrativa
- Clareza sobre a alocação dos serviços de enfermagem na instituição; imagem profissional
- Resultados das avaliações de qualidade dos serviços; os planos e os resultados de políticas de segurança do paciente e de biossegurança etc.

Quanto às ameaças do meio externo, podem-se incluir:

- Condições de oferta de profissionais graduados e pós-graduados admitidos na instituição e se elas foram limitadas ou escassas para os anseios institucionais
- Queixas ou baixos níveis de satisfação dos pacientes e seus familiares em relação aos serviços
- Redução dos serviços do hospital contratados por outras instituições, redução de pacientes de acordo com os padrões institucionais e queda na demanda de serviços, que ameaça sua sustentabilidade
- Resultados das análises de *benchmarking* que mostram desajustes, mudanças na legislação e regulamentação (que afetam especialmente a qualidade do serviço e a segurança dos pacientes) ou, ainda, ausência de legislação sobre assuntos críticos para os serviços
- Perda de habilitação para prestar alguns serviços ofertados pela instituição antes da avaliação; perda de reconhecimento da qualidade, refletida nos processos de acreditação ou reacreditação etc.

Quanto às oportunidades do meio externo, vale mencionar:

- Contratação de profissionais de enfermagem, analisada com base na quantidade e na qualidade dos candidatos para a realização de processos de seleção adequados
- Disponibilidade de pessoal qualificado para corresponder a demandas adicionais dos serviços ou de emergências
- Existência de avanços tecnológicos que resultem na qualidade dos serviços
- Disponibilidade de ofertas variadas para o acesso à educação continuada e à qualificação dos profissionais.

A flexibilidade do trabalho merece uma análise particular, uma vez que, de acordo com um administrador que considere apenas as vantagens econômicas, poderia ser identificada como uma oportunidade para reduzir o encargo financeiro da instituição; não obstante, quem analisá-la com base nas consequências para a qualidade dos serviços, identificará argumentos sólidos para qualificar como ameaças da nova legislação a qualidade e a continuidade dos cuidados, a motivação, o incentivo e a satisfação no trabalho, que são motores internos para um bom desempenho e uma adequada interação com os pacientes e seus familiares.

Convém atualizar periodicamente as análises FOFA e contextualizá-las com as tendências e a situação da enfermagem na instituição, no país e no mundo.

Tomada de decisões

Para os gerentes de enfermagem, a tomada de decisões faz parte de suas atividades diárias e das responsabilidades do cargo; embora o direcionamento estratégico da instituição hospitalar ou dos serviços oriente o enfermeiro na abordagem de situações do dia a dia, é ainda mais relevante quando envolve a tomada de decisões complexas, que merecem uma reflexão mais aprofundada, por causa da importância de suas implicações éticas, jurídicas, pessoais etc. "A solução de problemas é uma atividade que deve e pode ser aprendida, de modo que sua prática pelos gestores é uma oportunidade de aprendizagem para os subordinados".[20]

No processo de tomada de decisões, recorre-se com frequência ao procedimento científico de solução de problemas, que envolve: determinação, reconhecimento ou identificação do problema; análise da situação e do contexto de sua ocorrência; análise e estudo das alternativas e das possíveis consequências, escolha das alternativas mais convenientes, implementação da decisão tomada e avaliação dos resultados. Em todas essas situações, deve-se incentivar a criatividade nos profissionais de enfermagem para que busquem ideias e respostas para novas situações.

A criatividade pode ser aplicada por meio de várias técnicas, incluindo: o pensamento convergente (o problema é dividido em partes cada vez menores, para encontrar uma perspectiva mais controlável); o pensamento divergente (expande-se a visão do problema para analisá-lo de diferentes maneiras); o *brainstorming*; e o método Delphi, entre outras. A tomada de decisões pela enfermagem está contida na definição do ato de cuidado da Lei 911:

> [...] implica um juízo de valor e um processo dinâmico e participativo para identificar e priorizar as necessidades e decidir sobre o plano de cuidados de enfermagem, a fim de promover a vida, prevenir doenças, intervir no tratamento e na reabilitação e prestar cuidados paliativos, com o objetivo de desenvolver, sempre que possível, as aptidões individuais e coletivas.[10]

As ferramentas para a tomada de decisões são estratégias que os líderes e os gerentes de enfermagem podem empregar para minimizar a incerteza em suas decisões. Entre outras, vale citar: a teoria da probabilidade; a simulação, modelos e jogos; o diagrama de Gantt; as árvores de decisão; a técnica de avaliação e revisão de programas (PERT). Também pode-se mencionar o método do caminho crítico (CPM), a teoria das filas e a programação linear, entre outros meios quantitativos aplicáveis a uma abordagem racional e sistemática para a solução de problemas. Entretanto, deve estar claro para o gerente de enfermagem que estas são ferramentas a ser consideradas como um apoio ao processo de análise mais complexa em um mundo que não é linear e que tem altos níveis de complexidade e incerteza.

Por outro lado, o modelo de Vroom e Yetton, que pode ser consultado em Ann Marriner-Tomey[20], considera a tomada de decisões como um processo social. Em seu modelo normativo, enfatiza a análise do modo como agem os gerentes, em vez de como deveriam agir, e inclui diferentes processos de decisão alternativos, como: autocrático, consultivo, colaborativo, primeira variante e segunda variante. São identificadas sete regras de decisão, três delas privilegiando a qualidade da decisão e as quatro restantes, sua aceitação.

Aspectos financeiros

É necessário ter em mente que o orçamento, os balanços, a análise de custos e todos os aspectos financeiros das instituições de enfermagem são elementos que devem ser considerados nos processos de planejamento. Recomenda-se aos gerentes de enfermagem que conheçam, ainda, os assuntos financeiros da instituição como um todo, observando, dentro deles, o que representam os serviços de enfermagem. Sabe-se que pouco progresso foi feito em relação ao custeio dos serviços e à compreensão, pelos administradores, do papel exercido pela enfermagem no cumprimento da missão institucional.

Conforme demonstrado por diferentes análises sobre a situação da enfermagem, "os sistemas de informação não refletem a atenção e o impacto prestado pelo pessoal porque somente as atividades classificadas como finais são registradas, e essas atividades são classificadas como médicas".[11]

Neste sentido, deve-se atentar para o esclarecimento e a relevância, em todas as áreas, das diretrizes políticas e estratégicas das instituições de serviços em que se evidenciam os cuidados de enfermagem independente, dependente e interdependente, com suas ações específicas e respectivo custo. Nos orçamentos, também devem ser priorizadas a disponibilidade e a capacitação do talento humano de qualidade, essenciais para a prestação de serviços.

Apoios tecnológicos

Nessa era de avanços tecnológicos, os hospitais têm ofertas interessantes para melhorar a qualidade da assistência de enfermagem e aprimorar o trabalho administrativo, com o auxílio de programas e equipamentos de tecnologia avançada. Vale destacar, entre eles, os sistemas e os programas que facilitam o processo de alocação de pessoal, os prontuários eletrônicos, os equipamentos para a dispensação de diferentes terapias e os bancos de dados para o acesso a informações atualizadas. No planejamento, é muito importante prever o custo-benefício da aquisição de tecnologia e as condições necessárias para seu uso. Além disso, há diversos aplicativos, mecanismos e estratégias virtuais para manter a interação com a equipe e com o público.

Finalidade ou estabelecimento da missão

As organizações existem em função de um propósito específico. Esclarecer esse propósito é a principal prioridade do planejamento. As instituições, cuja missão é prestar serviços de alta qualidade, defendem sua razão de ser por meio da educação e da pesquisa, e isso deve estar muito claro para os administradores dos serviços. O propósito está articulado com a filosofia e os objetivos, que se influenciam mutuamente; como consequência, devem ser submetidos a revisões permanentes. O planejamento inclui, então, o estabelecimento da missão institucional e da missão do serviço de enfermagem, o estabelecimento de metas e objetivos da organização, o planejamento de estratégias para alcançar os objetivos e, posteriormente, a preparação dos recursos necessários para determinar as prioridades, os prazos e as responsabilidades.

Ao determinar a missão, a visão, as políticas, os objetivos, as estratégias e o controle dos serviços de enfermagem nos hospitais, é preciso ter como fundamento os marcos referenciais dos teóricos de administração e gestão da qualidade e, necessariamente, as teorias e os modelos de enfermagem. Quanto aos primeiros, destacam-se Deming, com o controle de qualidade e o PDCA (planejamento, execução, verificação e ação, ou ciclo de Deming); Juran, com o controle total da qualidade; Crosby, com seu sistema de prevenção de erros, em vez da avaliação; Shewhart, com o estabelecimento dos gráficos de controle sigma; Ishikawa, com o controle total da qualidade e seu diagrama de Ishikawa, também conhecido como diagrama de causa e efeito ou, decorrente de seu formato, apelidado de "diagrama espinha de peixe"[21]. Da mesma maneira, nesse *continuum* intrínseco à administração, Pareto contribui significativamente para a tomada de decisões, buscando identificar os fatores causais mais importantes pela consequência ou força que têm sobre os efeitos; o diagrama de Pareto incorpora o princípio de poucos vitais e muitos triviais. O setor de saúde, especificamente, recebeu excelentes contribuições do médico em saúde pública Donabedian, fundador do estudo da qualidade da atenção à saúde.

É preciso avançar no estudo, na análise e no uso de um tratado teórico de enfermagem sobre a realização do direcionamento estratégico dos serviços, pois "as teorias tentam criar um pensamento compartilhado entre os profissionais e os ajudam a identificar, com maior clareza, qual a sua contribuição em uma equipe interdisciplinar de saúde".[20]

Da mesma maneira, os princípios, as teorias e os ensinamentos reforçados no ensino superior devem ser colocados em prática. "A desarticulação entre as competências profissionais e laborais é um problema para a disciplina. Nós profissionais devemos ter sempre em mente que o componente disciplinar orienta o exercício profissional, e o profissional coloca em prática e torna válido o exercício".[17]

O estabelecimento da finalidade e dos objetivos determina as ações que devem ser realizadas para cumprir o propósito e a filosofia institucional ou do serviço, que, como já foi dito, devem conter referências disciplinares; mas, para ir além das boas intenções, devem ser traduzidas em metas explícitas e realizadas nas ações de cuidado prestadas.

A partir deste ponto de vista, a participação do superior imediato e do pessoal das unidades ou dos serviços na definição de metas e objetivos aumenta o compromisso de transformar as metas em situações reais de cuidado.

Organização

Como já mencionado, as etapas do processo administrativo se inter-relacionam na prática, e essa interação permanente contribui para a modificação, o enriquecimento e a realimentação dos demais processos; não obstante, conservar um esquema mental e operacional será sempre a melhor opção. A seguir, será abordada a organização, que, como seu nome indica, consiste em organizar o trabalho de maneira que as equipes possam colocar os planos em prática com eficiência e eficácia.

A organização envolve a determinação de uma estrutura formal (embora, na prática, as estruturas informais também funcionem), que proporcione a coordenação dos recursos necessários para o cumprimento dos objetivos, o estabelecimento das políticas e dos procedimentos e a determinação das qualificações e das responsabilidades das diferentes funções. Suas duas formas básicas são: o modelo hierárquico ou burocrático e o modelo adaptável ou *orgânico*.

A estrutura organizacional reflete-se em um organograma que determina as relações, descreve as posições e define o âmbito de responsabilidades, relações e autoridade. Mediante a análise laboral, os estudos da carga de trabalho, a avaliação e o planejamento, definem-se as qualificações, os perfis e as competências das pessoas em cada posição no organograma, que apresenta a estrutura formal dentro da qual ocorre o processo de liderança. Os serviços de enfermagem apresentam diferentes estruturas, tanto formais quanto informais. Das estruturas formais, espera-se que conduzam a um sistema de trabalho eficaz, uma rede de comunicações e uma identidade para os indivíduos e a organização, e que, como consequência, promovam o senso de pertencimento, a satisfação e o bom clima no trabalho. As informais concentram-se nas relações sociais e pessoais que não estão presentes no organograma. É preciso conhecer essas relações, analisar seu funcionamento e esclarecer suas intenções, buscando sinergias para alcançar os objetivos do serviço de enfermagem.

Como já se mencionou, a prática da enfermagem deve estar claramente definida e sua contribuição para a instituição deve ser observada nessa prática. À medida que a enfermagem se descentraliza, torna-se mais importante a criação de uma rede de serviços, em vez de uma pirâmide. A tendência de suprimir as estruturas organizadas de enfermagem e substituí-las por unidades de negócios tem gerado uma grande controvérsia entre os administradores das instituições e os enfermeiros, situação que requer mais estudos que demonstrem as evidências de seus resultados.

Por enquanto, existem instituições conhecidas que modificaram suas decisões, criando novos departamentos de enfermagem que unem as equipes, direcionando-as estrategicamente a buscar a qualidade, de acordo com as diretrizes disciplinares, e alcançar a sinergia em relação aos objetivos institucionais.

Por outro lado, o tipo de organização e suas estruturas verticais ou horizontais (com as vantagens e desvantagens que cada uma tem, assim como a descentralização ou a centralização na tomada de decisões) refletem, basicamente, as relações formais, as responsabilidades (nas áreas e perante os responsáveis) e os canais de comunicação institucionais.

> Participar da tomada de decisões os faz sentir mais importantes e dispostos a contribuir. Esse aumento da motivação proporciona uma sensação de individualidade e liberdade que estimula a criatividade e envolve as pessoas no sucesso das realizações.[22]

A esse respeito, e revisado o tema em relação às implicações para a autonomia, Seago destaca que Aiken et al., aplicando o modelo de Kramer com o questionário modificado *Nurse Work Index Revise* (NWI-R), "identificaram uma clara relação entre os aspectos da autonomia e os resultados positivos dos pacientes. Os principais aspectos da autonomia considerados nesse modelo foram: a colaboração com os clínicos gerais, o controle sobre a prática e a tomada de decisões".[23] "Não convém apenas avaliar a acreditação como hospital Magneto, [...] mas também a continuidade dos bons resultados. O conceito de hospital Magneto evoluiu para hospital excelente e hoje lhe são atribuídas características como liderança, autonomia, participação na tomada de decisões, relações de equipe harmoniosas, recursos".[24]

A organização de alguns departamentos ou serviços de enfermagem é hierárquica, com linhas verticais de comunicação e tomada de decisões que limitam as oportunidades para atingir o desenvolvimento e obter o benefício das habilidades de liderança dos profissionais e dos auxiliares que integram a equipe de trabalho.[25]

Na organização, ao elaborar e revisar os padrões, diretrizes, protocolos e manuais de procedimentos de enfermagem, deve-se ter em mente os avanços demonstrados na prática de enfermagem baseada em evidências (EBE), considerando sempre a individualidade do paciente e sua situação particular e, certamente, sem desconsiderar a experiência dos profissionais nem os valores dos pacientes. Na América Latina, esse assunto começou a ser abordado a partir de 1998, ano em que se iniciaram as experiências com a elaboração de diretrizes de EBE, pela Acofaen e pelo atual Instituto de Seguros Sociais (ISS) da Colômbia; e continua sendo tratado em instituições hospitalares e universidades reconhecidas, como a Fundación Santa Fe, de Bogotá, a Fundación Cardioinfantil, a Universidade Nacional da Colômbia, a

Universidade Pedagógica e Tecnológica da Colômbia, a Universidade Industrial de Santander, a Universidade de la Sabana, a Fundación Universitaria Ciencias de la Salud, entre outras. As diretrizes de EBE são o ponto de partida para a elaboração de protocolos; não obstante, continua sendo aplicada a elaboração baseada em consensos e em grupos de especialistas, principalmente quando não há fortes evidências provenientes das pesquisas sobre alguns temas.

Recursos humanos

> A equipe não deve ser "administrada". A tarefa deve ser liderar a equipe. E a meta é tornar produtivos os conhecimentos e atributos específicos de cada indivíduo.
> Peter Drucker, *Los desafíos para la gerencia del siglo XXI*[24]

Liderar bem a equipe é um dos assuntos mais críticos e complexos do papel do profissional de enfermagem no hospital. Faz parte do conceito que se tem do ser humano, como detentor de um potencial cujo desenvolvimento contribui para a realização das metas de qualidade nos cuidados. A liderança da equipe reflete-se na maneira como a instituição aprecia o talento humano e sua qualidade de vida. Em instituições de serviço, quem mais contribui para o cumprimento da missão e dos objetivos institucionais são as pessoas que ali trabalham; entretanto, as pressões para gerar rentabilidade econômica ou as dificuldades financeiras enfrentadas pelos serviços de saúde muitas vezes não possibilitam a remuneração adequada nem a capacitação fundamental e, consequentemente, também não favorecem o bem-estar dos funcionários (em muitos casos, como resultado de um modelo neoliberal presente nas reformas ocorridas em nossos países).[19]

Como sugere Romero, "não podemos nos esquecer de que a sensação de bem-estar é multidimensional, em que o político, o econômico, o ambiental, o social, o ético e o cultural têm papel transversal na compreensão da equidade e da igualdade social como direitos vitais do ser".[25]

A definição dos perfis dos funcionários que vão trabalhar na instituição e os requisitos que os candidatos devem cumprir são etapas dos processos de seleção que, certamente, fazem parte das políticas institucionais e da cultura organizacional e devem incluir procedimentos específicos que, por um lado, propiciem ao candidato mostrar seus talentos e limitações e, por outro, que a instituição os reconheça.

Deve haver um período especial para a orientação e a integração da equipe de enfermagem e deve-se definir especificamente quem são os responsáveis por essas tarefas, para garantir que eles tenham o tempo e os recursos necessários e, além disso, que o cumprimento de outras metas não seja afetado.

Esse processo, anterior à designação das responsabilidades do cargo, deve possibilitar ao novo funcionário conhecer a instituição, sua filosofia, seus princípios e valores, sua missão, além das referências teóricas ou modelo de enfermagem que orientam o atendimento das normas, das diretrizes e dos protocolos de cuidados e das regulamentações de biossegurança, entre outros. Podem ser muito úteis à elaboração e ao uso de materiais audiovisuais, sobretudo vídeos.

Sistemas de designação

As diretrizes de enfermagem são o planejamento e a organização de todos os requisitos para uma adequada prestação de cuidados de enfermagem, com segurança para paciente e profissionais. Com o intuito de contribuir com a reflexão sobre os métodos utilizados para o cálculo de equipe, a Tabela 28.2 apresenta um resumo dos métodos usados historicamente. O ICN relata: "Há evidências de que índices baixos entre enfermeiros e pacientes resultam em complicações e em resultados piores para os pacientes".[19] Outras variáveis que afetam a cobertura dos pacientes e a prestação de cuidados seguros incluem a carga e o ambiente de trabalho, a eficiência e a eficácia dos custos, a complexidade dos pacientes, o nível de competência dos profissionais de enfermagem e a coordenação desses funcionários.[26,27] O ICN propõe elementos interessantes a serem considerados ao definir os coeficientes de paciente e enfermeiro e indica uma matriz para a tomada de decisões sobre a equipe, com base nos pacientes, na intensidade da unidade, no contexto e nas competências profissionais. Além disso, destaca as vantagens e desvantagens de definir alguns coeficientes e levantar os aspectos que devem ser monitorados e avaliados permanentemente após a definição e a implementação deles.[28]

Tabela 28.2 Contagem de métodos usados para o cálculo de equipe.

Autora	Definição	Proposta
María de la Luz Balderas	Operação realizada com o objetivo de estabelecer, de maneira quantitativa, o número de pessoas necessárias para exercer determinadas funções	Parâmetros para determinar o cálculo de equipe: • Média de pacientes por dia em cada serviço • Taxa média de atenção direta proposta ou definida para esse serviço • Jornada de trabalho estabelecida pela instituição para cada pessoa Propõe a aplicação de uma fórmula matemática para determinar os funcionários necessários por dia
Patricia Deiman	O planejamento da equipe de enfermagem leva à determinação das necessidades de cuidados de enfermagem do usuário e à identificação das necessidades para cada ambiente, de acordo com suas características sociais, políticas e econômicas	Classificar os pacientes conforme as necessidades de cuidados de enfermagem
Clara Arndt	–	Analisar as exigências de cuidados de enfermagem de acordo com as necessidades dos pacientes, que, para isso, devem ser classificados; esse método é uma mudança em relação ao tradicional, que consiste simplesmente em contar a quantidade de leitos ocupados
Métodos modernos	Incluem o número de atividades e ações de enfermagem exigidas pelo usuário e as atividades realizadas pela equipe de enfermagem em seu próprio benefício, mas que não exigem a interação com o usuário	É preciso aplicar métodos diferentes para calcular a equipe de enfermagem dos níveis hospitalar e comunitário, do setor e da educação, entre outros; portanto, o método deve estar relacionado às características do cargo

Adaptada de Clara Inés Giraldo Molina. Las necesidades del cuidado de enfermería: criterios para definir requerimientos de personal de enfermería. Investigación y educación en enfermería. 2000;18(1).

É dever dos profissionais alertar os encarregados, gestores ou superiores quando as condições de designação de equipe e provisão de insumos e implementos colocarem em risco a saúde e a segurança dos pacientes e funcionários, além de evitar os eventos adversos. "Evento adverso pode ser definido como dano ou lesão causado pelo tratamento de uma doença ou condição do paciente pelos profissionais de saúde, e não decorrente da própria doença ou condições subjacentes".[29] O ICN indica que, como norma para "aumentar a segurança dos pacientes, seja determinada uma série de ações para recrutamento, treinamento e retenção dos profissionais de saúde, e também seja necessário melhorar os resultados, a segurança do ambiente e a gestão de riscos, bem como o controle de infecções, o uso seguro de medicamentos, a segurança das equipes, a segurança da prática clínica e do ambiente de cuidados".[23]

Na atribuição de funções e na alocação dos profissionais nos serviços de enfermagem quando há funcionários novos, necessariamente os demais terão de assumir uma carga de trabalho maior até que o novo funcionário atinja um rendimento aceitável. É preciso buscar a cooperação nos serviços para proporcionar um ambiente favorável à adaptação dos novos profissionais e para facilitar a transição de "novato a especialista". Da mesma maneira, deve-se buscar a cooperação em casos como a capacitação de pessoal, incapacidade por doença, licenças (p. ex., licença-maternidade e período de amamentação), entre outros.

Desenvolvimento dos recursos humanos

O potencial dos recursos humanos no hospital e seu ambiente de trabalho devem ser continuamente favorecidos por um direcionamento estratégico que interaja com a cultura da organização e promova as melhores práticas, para contribuir, além disso, para a retenção dos funcionários e, consequentemente, a redução dos custos, o favorecimento da coesão nas equipes de trabalho, a continuidade do atendimento e a garantia da qualidade dos cuidados.

Retomar a análise FOFA proporciona informações para a tomada de decisões adequada em relação às condições de trabalho, que devem incluir os momentos de fadiga, o estresse, as condições de biossegurança, as horas extras trabalhadas pelos funcionários sem o devido reconhecimento e o grau de satisfação com o trabalho.

Além disso, as diretrizes de enfermagem devem analisar e considerar os relatórios, as avaliações e as opiniões das equipes de trabalho.

Tudo isso é de grande utilidade para a tomada de decisões que favoreçam o desenvolvimento dos funcionários e promovam ou contribuam para o estabelecimento de estratégias pessoais e institucionais com o intuito de evitar e/ou enfrentar situações de estresse e para solucionar conflitos nas equipes de trabalho, dilemas éticos, sentimentos de frustração, limitações ou incapacidade de tomar decisões em assuntos próprios da função, falhas ou dificuldades de comunicação com os pacientes, familiares e equipes de trabalho, dificuldades para lidar com novas tecnologias e impossibilidade ou limitações para atender razoavelmente às demandas do cargo. Também é de suma importância evitar os riscos gerados para os pacientes pelas pressões do tempo, prescrições e instruções confusas ou contraditórias, interrupções e deficiências nas competências profissionais.

A Tabela 28.3 ilustra outros aspectos a ser considerados para determinar as necessidades de equipe de enfermagem; são elementos adicionais ao tempo necessário de assistência de enfermagem para o cuidado direto ou indireto dos pacientes, que depende, por sua vez, da classificação dos usuários, de acordo com as necessidades de cuidados de enfermagem. Entretanto, Giraldo chama a atenção sobre a importância do "critério associado à dimensão da relação interpessoal (equipe de enfermagem-paciente)"[26]; para isso, recomenda-se "investigar as expectativas do usuário quanto à atenção à saúde, cujos resultados complementariam os elementos para definir a quantidade e a qualificação do pessoal de enfermagem".[30]

A Tabela 28.4 apresenta estudos sobre a combinação de pessoal e sua influência nos resultados obtidos para o paciente, os quais sugerem que, quanto mais elevadas sejam a formação e a condição profissional dos enfermeiros, melhores são os resultados para os pacientes. Da mesma maneira, no conjunto de instrumentos do ICN intitulado *Personal fiable, vidas salvadas* (em tradução livre: pessoal confiável, vidas salvas) há informações valiosas com estratégias para promover uma dotação segura de pessoal.[31]

Direção

Para alcançar as metas da instituição, é fundamental direcionar a equipe; ou, como alguns diriam, liderar a equipe e suas atividades. Isso inclui, entre outras ações, lidar com conflitos, motivar talentos humanos, ter boa comunicação e conduta assertiva. É importante estar ciente do estilo de liderança, da filosofia de gestão, das fontes de poder e autoridade e das estratégias políticas. O líder deve resolver conflitos, motivar, promover e exigir disciplina.

Diferentes teorias da liderança podem moldar o trabalho de enfermeiros para reduzir o ambiente autocrático, os conflitos da função desempenhada e desenvolver maior adaptação a diferentes situações. Um líder deve promover confiança e credibilidade no outro e cooperar e envolver a equipe na melhoria contínua da cultura organizacional.

Ao propiciar e ajudar no desenvolvimento de líderes de enfermagem, "estaremos dando autonomia a cada um dos profissionais de enfermagem para que ele aplique as habilidades de liderança que tem na organização; assim, estaremos contribuindo para o desenvolvimento da profissão e a melhoria da qualidade do atendimento e dos serviços de saúde prestados à sociedade e alcançando níveis de excelência no ensino e na pesquisa".[32]

Cuidados diretos

Ao retomar o tema dos cuidados de enfermagem no exercício profissional sem que este se torne exaustivo, é importante determinar algumas das funções e dos papéis ideais no desempenho da enfermagem no hospital. Entre eles, mencionam-se: a comunicação e a interação permanentes com o paciente, a família e a equipe de saúde; os procedimentos de recepção e entrada de pacientes; a avaliação completa do paciente, bem como a coleta e a interpretação de informações de diferentes fontes primárias; o planejamento individualizado dos cuidados de enfermagem do paciente, além da tomada de decisões sobre os procedimentos de enfermagem, a elaboração de relatórios técnicos e a realimentação de processos institucionais; a tramitação de registros e a atualização das informações; a aplicação de protocolos ou orientações estabelecidas para o atendimento do paciente e a execução de procedimentos de acordo com as necessidades, bem como a realização de rotinas relacionadas à terapia (como a

Tabela 28.3 Outros aspectos que determinam as necessidades da equipe de enfermagem.

Aspectos	Descrição
Tipo de unidade de saúde	É importante conhecer o nível de atenção e a capacidade de resolver problemas de saúde da instituição em estudo, pois a quantidade e o nível de treinamento exigidos para a equipe de enfermagem de um hospital local de nível primário de atenção não são os mesmos que os exigidos em um hospital universitário de alta complexidade, cuja capacidade de resolução de problemas de saúde corresponde a um nível de atenção terciário
Características da planta física da instituição	Um hospital com um bloco pode exigir menos funcionários de enfermagem que um hospital de mesmo nível de atenção cuja planta física seja constituída por várias edificações. Um serviço de internação que acomoda os pacientes em apenas uma sala também pode exigir menos funcionários de enfermagem que outro no qual os pacientes são distribuídos em quartos individuais
Materiais e equipamentos	Seu armazenamento ou localização também afetam as necessidades de pessoal de enfermagem. Em muitas instituições de saúde, que não dispõem de quantidade e qualidade suficientes, a equipe de enfermagem investe tempo para solucionar essas deficiências, aumentando as necessidades de pessoal
Políticas de trabalho da instituição	Férias, períodos de descanso, atribuições, serviços e licenças. Convém conhecer o índice de absenteísmo, a idade e a formação básica, vocacional e profissional, pois são informações necessárias para a realização dos cálculos que correspondam à realidade concreta. As informações que podem ser obtidas sobre as políticas de saúde, a legislação de enfermagem, as funções atribuídas a cada categoria de funcionários, a disponibilidade, a capacitação não universitária e de graduação e pós-graduação e as políticas de enfermagem definidas para a região, o país e a própria instituição são muito valiosas
Características do paciente	Tempo de assistência de enfermagem direta ou indireta, idade, complexidade dos cuidados, nível cultural e educacional, acompanhamento por familiares, grau de dependência do cuidado
Dimensão do relacionamento interpessoal (equipe de enfermagem-paciente)	Para isso, recomenda-se investigar as expectativas do usuário quanto à atenção à saúde, cujos resultados complementariam os elementos para definir a quantidade e a qualificação do pessoal de enfermagem

Adaptada de Clara Inés Giraldo Molina. Las necesidades del cuidado de enfermería: criterios para definir requerimientos de personal de enfermería. Investigación y educación en enfermería. 2000;18(1).

Tabela 28.4 Dotação de enfermeiros especialistas e resultados para os pacientes.

Pesquisadores	Resultados
Blegen, Goode e Reed (1998)	A combinação de enfermeiros especialistas superiores correspondia a uma menor incidência de erros de medicação, menos lesões por pressão e maior satisfação dos pacientes
Sovie e Jawad (2001)	A maior quantidade de horas do enfermeiro especialista dedicadas aos pacientes estava relacionada ao menor número de quedas e à maior satisfação no controle da dor
Needleman, Buerhaus, Mattke, Stewart e Zelevinsky (2002)	Uma proporção maior de horas de cuidados de enfermagem e mais horas/dia de cuidados dispensados por enfermeiros especialistas estavam relacionados a melhores resultados dos cuidados prestados aos pacientes hospitalizados
Person et al. (2004)	Os pacientes com infarto agudo do miocárdio apresentavam menor probabilidade de morrer nos hospitais, porque contavam com um maior número de enfermeiros especialistas
Tourangeau, Giovannetti, Tu e Wood (2002)	Em relação aos pacientes diagnosticados com infarto agudo do miocárdio, acidente vascular cerebral, pneumonia ou septicemia, verificou-se que uma taxa de mortalidade menor nos 30 dias seguintes estava relacionada a uma melhor combinação das competências dos enfermeiros especialistas com mais anos de experiência em uma unidade clínica
Aiken, Clarke, Cheung, Sloane e Silber (2003)	Também há evidências de que a melhor qualificação dos enfermeiros especialistas em sua formação está relacionada a melhores resultados para os pacientes

Fonte: Consejo Internacional de Enfermeras. Problemas de satisfacción en el trabajo, dotación de personal y seguridad. Em: Entornos de práctica favorables. Ginebra: CIE; 2007, p. 14.

administração de medicamentos, os curativos, a passagem de sondas, a obtenção de acessos vasculares, a remoção de dispositivos de vários tipos e outras atividades características e exclusivas, de acordo com a área de atuação do profissional de enfermagem, como atividades próprias e especializadas em setores como unidade de terapia intensiva [UTI], maternidade, neonatal, emergência, transplantes etc.); procedimentos de transferências; encaminhamento ou alta de pacientes; procedimentos e trâmites relacionados a óbitos; participação ativa em revista médica e durante reuniões dos diferentes comitês e grupos; avaliação dos cuidados de enfermagem e da tomada de decisões.

Outras atividades e funções relacionadas ao bem-estar físico e psicológico e ao ambiente habitual do usuário, em que a contribuição dos profissionais de enfermagem é realmente importante e significativa, se relaciona com a educação a pacientes e seus familiares, fornecendo-lhes informações sobre suas atividades, seu estado de saúde, seus direitos e obrigações e sobre as normas institucionais. Além disso, dar apoio emocional e trabalhar em conjunto na elaboração e na aplicação de processos educacionais voltados para a melhoria das condições de vida, bem como para a alta do paciente e o desenvolvimento de programas de acompanhamento telefônico ou domiciliar para apoiar e orientar o paciente e os cuidadores. Essas são, entre outras, funções que devem fazer parte dos desenvolvimentos teóricos e de pesquisa da profissão.

Controle

A rigor, é a última etapa no processo de gestão. Recordando o ciclo de Deming (PDCA), para a equipe, trabalhar em busca da qualidade do cuidado implica: planejamento, execução, verificação e ação. O controle visa a garantir o progresso em direção às metas estabelecidas no planejamento e envolve o estabelecimento de modelos, a medição dos resultados com base nesses modelos, a informação de resultados, a tomada de ações corretivas e a recompensa das ações dignas de merecimento.

As ferramentas e os mecanismos de controle aplicáveis a situações específicas devem fornecer informações oportunas sobre os desvios reais ou potenciais, para que, consequentemente, sejam executadas as ações corretivas efetivas e gerados os planos de melhoria realmente eficazes. Embora o termo controle faça parte da linguagem cotidiana e das ações do enfermeiro, com expressões frequentes como "controle de sinais vitais", "controle do efeito da medicação", e, embora evidentemente esteja associado aos registros clínicos apropriados e precisos, é fundamental aplicá-lo ao longo do processo de gestão e nos mecanismos de comunicação entre as equipes de atenção, para que sejam conduzidas às melhores decisões no cuidado aos pacientes.

A padronização é a atividade sistemática de formalização, documentação e implementação dos processos, a fim de atingir os resultados esperados. Os padrões de qualidade são os níveis ideais de qualidade esperados pela instituição e devem ser elaborados pelas pessoas que atuam nos processos.[33] Para que sejam úteis, seu andamento deve ser supervisionado e alguns limites e variações de não conformidade devem ser estabelecidos, quando possível. São exemplos de padrões necessários em enfermagem: a normalização e a protocolização da manipulação, preparo, reconstituição e administração dos medicamentos nos hospitais. Se houver um farmacêutico químico no hospital, esses protocolos podem ser desenvolvidos em conjunto com o departamento de enfermagem; se ainda não houver esse recurso, é aconselhável consultar farmacêuticos químicos com experiência reconhecida em farmácias hospitalares.

Os registros do atendimento, além de ser um dever, são um desafio para os enfermeiros quanto à contribuição dada para tornar mais evidente o desempenho de suas funções no cuidado prestado aos pacientes, por meio da sistematização de seu trabalho.

Considerando que os serviços de enfermagem caracterizam-se pelo grande número de procedimentos que exigem tempo e dedicação e que os registros devem ser oportunos e apropriados, é necessário criar mecanismos para facilitar e agilizar sua elaboração. Desse modo, não apenas os riscos para o paciente serão reduzidos, mas também serão evitadas omissões no registro das tarefas, com consequências para o reconhecimento da enfermagem.

Avaliação da equipe

Em busca da qualidade do atendimento, a avaliação da equipe deve ocorrer de maneira periódica, com diferentes mecanismos e ferramentas, mas também, e sobretudo, promovendo a autoavaliação, para o reconhecimento dos pontos fortes e fracos, visando à melhoria contínua. Com a incursão das competências nos espaços educativos e de trabalho, são iniciados os processos de certificação de profissionais por normas de competência. Diante disso, é necessário que a enfermagem mantenha como referência as competências profissionais contempladas em sua legislação. As avaliações de pessoal fazem sentido quando, por trás delas, está o espírito de melhoria, de educação continuada, de superação das limitações e de crescimento pessoal em geral.

Hoje em dia, a avaliação de desempenho é uma atividade de controle institucionalizada em algumas empresas privadas e no setor público, uma ação promovida pela gerência e pelo departamento de pessoal ou de gestão de pessoas, com programas que visam a melhorar a eficiência e a eficácia dos recursos humanos na realização dos planos e das metas propostas. Desse modo, para seu desenvolvimento e execução, são estabelecidos mecanismos de observação sobre como os funcionários estão desempenhando suas atividades, de acordo com a descrição do cargo já estabelecida e conhecida previamente pelo funcionário. Essa descrição estabelece as áreas de desenvolvimento das funções e tarefas e define quem é o responsável pela atividade, para gerar, conforme os resultados, ações motivadoras ou, se necessário, ações corretivas ou planos de melhoria para otimizar o desempenho do funcionário, detectar necessidades de planejamento, capacitação e treinamento ou realocações, promover a eficiência e a eficácia no desenvolvimento das tarefas e gerar espaços de discussão para proporcionar ideias para a melhoria do serviço.

Papel na pesquisa no hospital

A parceria na área da pesquisa científica gera grupos ou unidades organizacionais funcionais, que são espaços que promovem climas científicos propícios para a interação dos indivíduos pertencentes ao grupo, com objetivos acadêmicos e científicos definidos, aos quais se orientam a pesquisa ou o trabalho em equipe.

Os profissionais de enfermagem recebem, durante a formação universitária, os fundamentos do método científico e as ferramentas metodológicas que lhes possibilitam projetar e desenvolver projetos de pesquisa. Graças a isso, podem: fazer parte de equipes interdisciplinares de pesquisa; compartilhar experiências de pesquisas; participar das redes nacionais e internacionais de pesquisa. Somado a isso, os países, por meio das organizações profissionais e acadêmicas e das instituições de saúde e de educação, promovem espaços de socialização de experiências e resultados de pesquisas. Da mesma maneira, cada vez mais, observa-se o fortalecimento de revistas lideradas por organismos de enfermagem ou a eles pertencentes.

O avanço vertiginoso do conhecimento, as novas tecnologias, as estruturas cada vez mais complexas dos sistemas de saúde, com sérios problemas de cobertura e de financiamento, e as dificuldades características da profissão são desafios para as pesquisas realizadas por enfermeiros. Embora os processos de formação incluam o componente de pesquisa, ainda falta muito para que a produção dela oriunda tenha o avanço e as respostas para muitos problemas da prática, para os quais a investigação científica é a melhor ferramenta. Por isso, é necessário unir esforços entre os setores de educação e de prestação de serviços, a fim de desenvolver pesquisas conjuntas e acelerar a transferência de seus resultados para a prática.

A prática nas diferentes profissões da área da saúde é cada vez mais complexa e requer o embasamento de suas decisões em resultados de pesquisa de alta qualidade, sejam eles quantitativos ou qualitativos, de acordo com a indagação ou o problema a resolver e com o paradigma do pesquisador.

A busca permanente pela qualidade do atendimento, a tomada de melhores decisões e opiniões clínicas, o acesso cada dia maior às informações e o acúmulo de informações no mundo exigem que os profissionais tenham habilidades para a análise crítica da literatura e, consequentemente, tomem decisões bem fundamentadas para adaptar as melhores práticas ao exercício de sua profissão. Para isso, não basta a formação de grupos de estudo e análise da literatura nos hospitais e universidades, mas também é necessário que o acesso a bases de dados reconhecidas e sérias, nas quais o questionamento possa ser fundamentado, seja facilitado, de maneira que o profissional possa encontrar contribuições sólidas, válidas e confiáveis para enriquecer sua experiência profissional e para que sejam articuladas aos valores e interesses do paciente, a fim de que as melhores decisões sobre os cuidados sejam tomadas.

Na conferência sobre liderança em EBE, organizada em Bogotá pela Acofaen e a Universidade do Estado do Arizona, foram apresentados resultados de uma pesquisa para determinar, entre outras coisas, as vantagens da EBE e as limitações enfrentadas pelos profissionais de países latino-americanos em sua aplicação. Os resultados demonstraram que a EBE contribui para a unificação das práticas, a promoção de iniciativas para a realização de trabalhos de pesquisa, o reconhecimento do valor da pesquisa para a tomada de decisões, o favorecimento e o estímulo da atualização profissional em novas práticas e a visibilidade dos cuidados de EBE.

Também foram investigadas as barreiras para a transferência da pesquisa para a prática e para o acesso à EBE. Como principais motivos para essas barreiras, constataram-se: falta de apoio político nas instituições; modalidades de contratação de recursos humanos que não propiciam a continuidade nem o desenvolvimento do senso de pertencimento às instituições; inexistência de grupos de pesquisa na prática; falta de incentivos para a pesquisa e de motivação e capacitação em EBE.[32] Os desafios de realizar pesquisas sobre o exercício profissional, desenvolver mais atividades de pesquisa e transferir seus resultados para a prática justificam um plano articulado entre a docência e a assistência, em que os elementos do processo de liderança possam ser aplicados para atingir as metas propostas.

As regulamentações para a qualidade na prestação de serviços privilegiam as diretrizes e os protocolos de cuidados baseados em evidências científicas mais categóricas. Por isso, apesar dos obstáculos e das barreiras ainda existentes (sobretudo para a realização de pesquisas nos serviços de saúde), é necessária a unificação dos objetivos das equipes interinstitucionais de docência e assistência, para fortalecer a prática da EBE.

Resumo
O presente capítulo apresenta o processo administrativo nas atividades dos profissionais de enfermagem no hospital, partindo da apresentação dos teóricos que trataram o tema fundamental dos cuidados de enfermagem e a importância de sua ressignificação. Além disso, fornece elementos de análise e referência para as instituições, relacionados ao contexto da prática da enfermagem e às opiniões ou reflexões que surgem no plano internacional. O processo administrativo é abordado quanto ao planejamento, à organização, ao talento humano, à liderança e ao controle, chamando a atenção sobre assuntos que, na prática diária, algumas vezes, são adversos. Tais assuntos devem ser considerados para a abordagem e a geração de soluções, de modo que, nas diferentes etapas do processo administrativo, seja identificado em que medida as situações do contexto afetam a interação com os pacientes, seus familiares, outros profissionais e a equipe de saúde no dia a dia do exercício profissional, a fim de superar as crises causadas por essas situações.

Referências bibliográficas

1. Universidad Nacional de Colombia. Grupo de Cuidado, facultad de Enfermería. Dimensiones del Cuidado. Bogotá: Unibiblos; 1998.
2. Universidad Nacional de Colombia. Grupo de Cuidado, facultad de Enfermería. Cuidado y Práctica de Enfermería. Bogotá: Unibiblos; 2000.
3. Universidad Nacional de Colombia. Grupo de Cuidado, facultad de Enfermería. El arte y la ciencia del cuidado. Bogotá: Unibiblos; 2002.
4. Universidad Nacional de Colombia. Grupo de Cuidado, facultad de Enfermería. La Investigación y el Cuidado en América Latina; Bogotá: UNAL; 2005.
5. Universidad Nacional de Colombia. Grupo de Cuidado, Facultad de Enfermería. El cuidado de la vida. Cátedra, Manuel Ancízar. Bogotá: Unibiblos; 2006.
6. Pinto, Natividad (2002). El cuidado como objeto del conocimiento de enfermería. Avances en enfermería. Vol 20. Núm 1.
7. Pinto AN. Indicadores de cuidado. Actualizac Enf. 2001;4:13-19
8. Gadow, Sally. 2000. I felt an island rising. Nursing Inquiry.
9. De Reales E. Rasgos del cuidado de enfermería. en: Dimensiones del cuidado. Bogotá: Unibiblos; 1998.
10. Colombia, Congreso de la República. Ley 911 de 2004, Por la cual se dictan disposiciones en materia de responsabilidad deontológica para el ejercicio de la profesión de Enfermería Colombia, se establece el régimen disciplinario correspondiente y se dictan otras disposiciones. Bogotá: Diario Oficial no. 45693.
11. Moreno ME. Lineamientos básicos para la enseñanza del componente disciplinar de enfermería. En: Directrices para la Enseñanza de Enfermería en la Educación Superior. Bogotá: ACOFAEN; 2006. p. 31-2.
12. Gómez C. Cómo prepararnos para cuidar en la adversidad. En: La investigación y el cuidado em América Latina. Bogotá: UNAL; 2005.
13. OPS. La enfermera en la región de las Américas. Serie 16 Organización y Gestión de los servicios de salud. 1999. P 45.
14. Organización Panamericana de la Salud. Homepage [internet]. 2007 [citado 2015. dic. 12]. Disponible en: www.paho.org.
15. Organización Mundial de la Salud. Nursing and midwifery services; strategic directions 2002-2008. Ginebra: OMS; 2002.
16. Organización Panamericana de la Salud. Área de Fortalecimiento de Sistemas de Salud. Unidad de Recursos Humanos para la Salud "Regulación de la Enfermería en América Latina". Washington: OPS; 2011.
17. Seago A. Autonomía: una meta realista para la práctica hospitalaria de enfermería. Aquichan. 2006;6.

18. Organización Panamericana de la Salud, Área de Sistemas y Servicios de Salud. Migración de Enfermeras en América Latina. Washington: OPS; 2011.
19. Consejo Internacional de Enfermeras. Entornos de práctica favorables: lugares de trabajo de calidad=atención de calidad al paciente. Ginebra: CIE; 2007.
20. Marriner-Tomey A. Administración y liderazgo em enfermería, 5 ed. España: Elsevier; 1996.
21. Ishikaua K. Qué es el control total de calidad. Bogotá: Ed. Norma; 1994.
22. Evidencia para determinar el impacto de la designación de hospital imán sobre la práctica em enfermería y los resultados de los pacientes. Best Practice Information Sheet. 2010;14:1-4
23. Garzón N. Reflexiones sobre el liderazgo en la práctica de enfermería, a nivel institucional y regional. En: El arte y la ciencia del cuidado. Grupo de cuidado de la facultad de enfermería de la Universidad Nacional. Bogotá: Unibiblos; 2005.
24. Drucker P. Los desafíos de la gerencia para el siglo XXI. Bogotá: Ed. Norma; 1999.
25. Romero MN. De frustrante y desvalorizada. Ver Panam Enferm. FEPPEN. 2012;8:37-40.
26. Giraldo CI. Las necesidades del cuidado de enfermería, criterios para definir requerimentos de personal de enfermería. Invest educ enferm. 2000;XVIII:xx -xx.
27. La enfermería importa. Coeficientes de pacientes por enfermera [internet]. s. f. [citado 2015 ago. 18]. Disponible en: http://www.icn.ch/images/stories/documents/publications/fact_sheets/9c_FS-Coeficientes_pacientes_enfermeras-Sp.pdf
28. FIP. Seguridad de los pacientes [internet] s. f. [citado 2015 ago. 18]. Disponible en: http://www.icn.ch/images/stories/documents/publications/fact_sheets/20b_FS-Seguridad_pacientes-Sp.pdf
29. Consejo Internacional de Enfermeras. Homepage [internet]. 2015 [citado 2015 ago. 18]. Disponible en: www.inc.ch
30. La enfermería importa. Coeficientes de pacientes por enfermera [internet]. s. f. [citado 2015 ago. 18]. Disponible en: http://www.icn.ch/images/stories/documents/publications/fact_sheets/9c_FS-Coeficientes_pacientes_enfermeras-Sp.pdf
31. Consejo Internacional de Enfermeras. Personal Fiable, Vidas Salvadas. Carpeta de herramienta de información y acción. Ginebra: CIE; 2006.
32. Soto MI, Valdivieso MI. Resultados de la encuesta a enfermeras sobre EBE. Mimeografiado. Presentado en Bogotá, mayo 29 de 2007.
33. Paz MI. Validación del Formato Proceso de Atención de Enfermería. Actualizac Enf. 2006;9:13-19. [citado 2015 dic. 12]. Disponible en: http://encolombia.com/medicina/revistas-medicas/enfermeria/ve-93/enfermeria9306validacion/

29 Infecção Hospitalar

Carlos Arturo Álvarez Moreno • Adriana Bareño Rodríguez

> "O requisito primordial de um hospital consiste no dever de não prejudicar o paciente" – F. Nightingale (1859).

História e introdução

Já se passaram mais de 15 anos desde que um relatório do Instituto de Medicina dos EUA divulgou que, nos hospitais, ocorriam anualmente 98.000 mortes por erros associados à assistência a saúde, muitas delas relacionadas a infecções evitáveis. O impacto desse relatório propiciou o desenvolvimento de políticas mundiais relacionadas à melhoria da segurança do paciente, incluindo, sobretudo, políticas associadas à prevenção de infecções. Entretanto, essa preocupação não é nova e, provavelmente, desde o surgimento dos hospitais, tenta-se implementar estratégias para minimizar o impacto das infecções hospitalares. A seguir, serão resumidamente descritos alguns aspectos históricos importantes, não sem antes esclarecer algumas definições úteis para o entendimento, sobretudo, das análises epidemiológicas sobre o tema.

O termo *infecção nosocomial* (do grego *nosokomos* e do latim *nosocomialis*), adquirida no hospital, originou-se durante a primeira metade do século XVIII, mas, com o tempo, sua definição mudou pela evolução do conceito de hospital ao longo da história. Classicamente, pode-se dizer que a infecção nosocomial é aquela adquirida no hospital por transmissão cruzada; porém, aprofundando-se um pouco mais, essa definição evoluiu para infecção hospitalar, durante a década de 1970. Esta última, por sua vez, define-se como a infecção que não estava presente ou em período de incubação no momento da admissão, que foi adquirida durante a hospitalização e se manifestou no hospital ou após a alta do paciente.

Recentemente, esse conceito mudou novamente para infecção relacionada à assistência a saúde (IRAS), considerando que, muitas vezes, os indivíduos podem adquirir um processo infeccioso durante o atendimento ambulatorial e, assim, não atenderiam aos critérios epidemiológicos definidos anteriormente (p. ex., infecções do sítio cirúrgico de cirurgias ambulatoriais, complicações infecciosas associadas aos serviços de emergência, entre outras).

Neste capítulo, a abordagem será, de modo geral, a IRAS; no entanto, é preciso considerar que as análises epidemiológicas, principalmente as descritas há mais de 10 anos, referem-se a outras definições e, embora o conceito também envolva infecções adquiridas por profissionais de saúde, aqui o foco serão as relacionadas aos pacientes.

Como foi descrito, embora a definição de infecção nosocomial date do século XVIII, isso não significa que a preocupação quanto a infecções adquiridas no hospital tenha surgido nessa época; pelo contrário, surgiu quase simultaneamente ao início da construção dos hospitais, inclusive com estratégias para sua prevenção. Nos primeiros hospitais, construídos 500 anos antes de

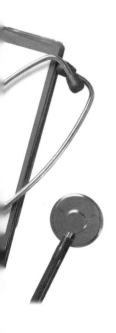

Cristo na Índia, Egito, Palestina ou Grécia, era clara a importância que as construções dedicadas ao atendimento de pessoas doentes davam não apenas à necessidade de pureza do ar (com construções bem ventiladas), mas também à higiene das mãos e das vestimentas e à eliminação de fômites, entre outros. Muitas dessas recomendações baseavam-se em preceitos religiosos da época. Essa mesma tradição foi seguida e melhorada na projeção e na construção dos hospitais romanos; principalmente dos militares (valetudinário), em que se destaca a organização dos quartos dos pacientes, incluindo quartos individuais e, aparentemente, o conceito de esterilização por calor.

Infelizmente, ao menos no que hoje se chama de mundo ocidental, após a queda do Império Romano, houve um retrocesso nas práticas de controle de infecções nos hospitais, não só em relação ao projeto, mas também ao modo como os pacientes eram atendidos. Ao longo da era medieval, do Renascimento e dos três séculos seguintes, o atendimento nos hospitais foi caracterizado por ocorrer em condições favoráveis à transmissão cruzada entre os pacientes, com superlotação (até seis pacientes no mesmo leito), medidas de higiene inadequadas, procedimentos cirúrgicos sem o uso de técnicas assépticas etc., como pode ser evidenciado em vários escritos e pinturas da época.

Entre as exceções à regra dessa época, havia algumas experiências isoladas, como a de Theodorico de Lucca, no século XIII, que recomendava a limpeza do pus e a suturação das feridas para evitar a contaminação do ar e melhorar a cicatrização. Hoje em dia, esse conceito é bastante óbvio, mas, naquela época, Theodorico passou a ser perseguido como herege por causa disso. Também se destaca no século XVI o trabalho do médico Ambroise Paré, que, entre suas muitas realizações, estabeleceu o desbridamento para a cicatrização de feridas, além do uso de ataduras limpas, e eliminou o uso de ferro ou óleo quente para seu tratamento, obtendo um êxito significativo na diminuição de infecções.

Finalmente, no século XVIII, simultaneamente em Paris e Edimburgo, começou-se a falar das vantagens de atender os pacientes em leitos individuais. Outro caso excepcional foram as contribuições dos médicos escoceses John Pringle e James Lind. O primeiro, com a introdução dos conceitos básicos de prevenção de infecções (ventilação adequada, redução da superlotação e uso de antissépticos), conseguiu diminuir, nos hospitais militares britânicos e de Edimburgo, os casos de diarreia infecciosa, sarna e febre maculosa (tifo) adquirida no hospital entre seus pacientes. Esta última doença já havia sido descrita pelo próprio Pringle como "a febre das cadeias, dos acampamentos ou dos barcos". Por sua vez, Lind introduziu o conceito de coortização dos pacientes de acordo com a doença, para evitar a transmissão cruzada, e a importância de filtrar a água e desinfetar roupas e fômites.

No fim do século XVIII, ocorreram mudanças significativas no atendimento hospitalar, não apenas por causa do crescimento das principais cidades, que exigiu a construção de novos hospitais com preceitos diferentes dos da era medieval, mas porque os hospitais foram objeto de escrutínio pelo público em geral. Alanson (1782), Tenon (1788) e Howard (1789) publicaram as condições de insalubridade e os demais problemas do atendimento nas unidades cirúrgicas e médicas dos hospitais europeus e, por sua vez, fizeram recomendações para a melhora dessas condições. Na publicação de Alanson, podem-se destacar a introdução do conceito de infecções importadas para o hospital e a importância de reconhecê-las e isolá-las, para evitar a transmissão cruzada. Fruto dessas publicações, o Conselho de Saúde Francês publicou, em 1795, as primeiras instruções para prevenção das infecções hospitalares.

Essas recomendações concentravam-se no saneamento do ar e na desinfecção de alguns artigos dos hospitais, mas, apesar de sua introdução, o controle das infecções estava longe de ser alcançado.

Provavelmente, as contribuições importantes para o conhecimento das infecções hospitalares foram as que ocorreram no campo da obstetrícia; vale ressaltar que antes de 1700 não existiam alas de obstetrícia e, portanto, os casos de febre puerperal não eram um problema hospitalar, mas comunitário. Em 1795, Alexander Gordon, um médico escocês, não apenas descreveu, de modo pioneiro, um surto de febre puerperal em Aberdeen, ocorrido em meio à prática domiciliar, mas também enfatizou sua transmissão pelas mãos e vestimentas dos enfermeiros e médicos responsáveis pelo atendimento, além de descrever a maneira de evitá-la.

O destino de Gordon foi semelhante ao vivenciado posteriormente por Semmelweis, ao envolver os profissionais de saúde como fonte das infecções: o ceticismo total da comunidade científica. Não obstante, apenas em 1843, com a publicação de Oliver Holmes, *On the contagiousness of puerperal fever*, na qual são reafirmados os conceitos de Gordon, e a de Semmelweis, em 1847, em que ele descreve o sucesso no controle da infecção, com a redução significativa do número de mortes por febre puerperal, foi possível incutir na equipe médica a prática da lavagem das mãos com solução de cloreto de cálcio. Apesar dessa evidência científica, seus preceitos não foram aceitos por seus colegas na Áustria; diante disso, ele retornou para sua terra natal, a Hungria, onde repetiu sua experiência, obtendo os mesmos resultados, tanto em termos de redução da infecção quanto em relação à rejeição de seus colegas.

Paralelamente a esses achados em obstetrícia, o médico escocês James Simpson, mais reconhecido por suas contribuições sobre o uso do clorofórmio como anestésico, também introduziu os conceitos de transmissão cruzada pelas feridas cirúrgicas, limpeza da ferida com soluções de cloro e importância da realização da cirurgia no menor tempo possível após a admissão do paciente no hospital, para evitar sua contaminação pelo ambiente hospitalar. Sua recomendação fundamentava-se na maior mortalidade por infecção observada nos casos de amputações realizadas nos hospitais, em comparação às realizadas na casa do paciente (20 a 60% *vs.* 10%, respectivamente); além disso, determinou que o aumento da mortalidade estava associado ao tamanho do hospital e à superlotação.

A segunda metade do século XIX foi fundamental para o conhecimento e as práticas para o controle da infecção hospitalar, não apenas pela confirmação da teoria dos germes, impulsionada pelos achados de Pasteur e de Koch, mas também pela disseminação dos conceitos de Gordon, Simpson e Semmelweis sobre a transmissão cruzada e a importância do meio ambiente e dos fômites para a transmissão da infecção hospitalar, associados aos novos conceitos sobre a relevância do ar na transmissão, descritos por Nepveu, Cornet e Flügge. Além disso, durante esse período, destacam-se os achados pragmáticos de Joseph Lister, com o uso do ácido carbólico como antisséptico para redução das infecções cirúrgicas, e as recomendações de Florence Nightingale para a melhoria do saneamento nos hospitais britânicos civis e militares, com base em suas experiências e realizações quanto à redução da mortalidade para um terço dos casos no atendimento a militares durante a Guerra da Crimeia, cujas vítimas morriam mais em decorrência das infecções adquiridas nos hospitais do que pelos ferimentos de guerra. Vale ressaltar que essas recomendações arquitetônicas, de gestão e administrativas foram introduzidas no Reino Unido. O final do século XIX foi marcado pela mudança de paradigma para a construção de hospitais, com a publicação de Galton em 1893, e graças à qual tanto o controle da infecção como a higiene tornaram-se ciências exatas.

O otimismo do início do século XX, com os novos conhecimentos sobre o controle das infecções hospitalares e sua diminuição nas alas de obstetrícia e de cirurgia, diminuiu rapidamente com a persistência de infecções cruzadas nas alas médicas, sobretudo pela prevalência de escarlatina, difteria, coqueluche, varicela e sarampo, entre outras.

Durante a primeira metade do século mencionado, o papel do estreptococo nas infecções cruzadas foi elucidado, e a importância dos portadores assintomáticos, do ar e das gotículas na transmissão de agentes infecciosos, principalmente estreptococo, meningococo e *Bordetella pertussis*, foi compreendida. Também foram estabelecidas medidas de controle para diminuir a transmissão de microrganismos pelo ar, que, associadas à descoberta das sulfonamidas e da penicilina, conseguiram reduzir as epidemias hospitalares de *Streptococcus pyogenes* e *B. pertussis*, mas não as de infecções virais (sarampo e varicela).

Embora o desenvolvimento de resistência às sulfonamidas e, posteriormente, às tetraciclinas e à eritromicina tenha representado um retrocesso no controle das infecções hospitalares por estreptococos, a partir da Segunda Guerra Mundial o microrganismo que surgiu como o principal agente envolvido na transmissão cruzada foi o *Staphylococcus aureus* (*S. aureus*). As infecções cruzadas por *S. aureus* têm evoluído com o desenvolvimento da resistência (inicialmente, à penicilina e, posteriormente, à meticilina [SAMR]) desde a década de 1960 até os dias atuais.

Não obstante, mesmo com o uso de antimicrobianos e de desinfetantes, o surgimento cada vez mais frequente de hospedeiros imunocomprometidos e de procedimentos cada vez mais invasivos permitiu a seleção e o predomínio dos bacilos Gram-negativos (*Pseudomonas* spp., *Escherichia coli*, *Proteus* spp., *Klebsiella* spp., entre outros) como os agentes causadores das infecções hospitalares desde a década de 1960.

Nos últimos anos do século XX, o impacto das infecções virais adquiridas nos hospitais também foi compreendido e quantificado, visto que, previamente, elas eram desconhecidas ou algumas passaram a existir com a implementação de novas práticas, como as transfusões de hemoderivados (infecções causadas pelos vírus da hepatite B e C, vírus da imunodeficiência humana [HIV] e citomegalovírus, entre outros). Na Tabela 29.1, é descrita a evolução dos desafios representados pelas infecções hospitalares ao longo do tempo.

À medida que os processos infecciosos hospitalares eram mais bem compreendidos, também eram elaboradas estratégias para sua prevenção e controle. Dessa maneira, ao longo dos últimos 50 anos, foi desenvolvida uma série de recomendações e políticas com o intuito de minimizar o impacto dessas infecções; sobre isso, vale destacar, como será descrito posteriormente, o impacto da vigilância epidemiológica como uma medida eficaz para a redução das infecções hospitalares. Entretanto, os desafios foram mudando e, atualmente, são maiores, não apenas pela persistência dos microrganismos já descritos, como o *S. aureus* e as enterobactérias (agora, com perfis de multirresistência, produtoras de carbapenemases, betalactamases etc.), pelo desenvolvimento de outros agentes, como os anaeróbios (*Clostridium difficile*) e dos fungos oportunistas (*Aspergillus fumigatus*, *Candida* spp.), mas também porque as expectativas da população geral e da sociedade quanto ao desenvolvimento desses tipos de infecções são cada vez maiores. Os sistemas de saúde, os pacientes e seus familiares monitoram cada vez mais os resultados associados ao atendimento em um centro hospitalar, e a presença de IRAS (especialmente as evitáveis) é considerada um fator determinante no momento de avaliar a qualidade da assistência.

Impacto das IRAS

Como já foi descrito, as IRAS são infecções adquiridas pelos pacientes durante um tratamento ou procedimento diagnóstico, seja médico

Tabela 29.1 Desafios para o controle das infecções adquiridas no hospital ao longo do tempo.

Data	Infecções predominantes	Agente causador
Até 1800	• Tifo (febre maculosa) • Diarreia infecciosa • Sarna	• *Rickettsia prowazekii* • *Shiguella* • *Sarcoptes scabiei*
De 1750 a 1940	• Febre puerperal • Febre cirúrgica • Erisipela • Gangrena cirúrgica	• *Streptococcus pyogenes* • *Streptococcus* spp. e organismos anaeróbios
A partir de 1940	• Sepse por estafilococo	• *Staphylococcus aureus* • *S. epidermidis*
A partir de 1955	Infecções por microrganismos Gram-negativos	• *Pseudomonas* spp. • Enterobactérias (*Klebsiella* spp., *E. coli*, *Proteus* spp.)
A partir de 1965	Infecções virais	Vírus das hepatites B e C
A partir de 1970	Infecções por organismos anaeróbios	• *C. difficile* • *Bacterioides* spp.
A partir de 1980	Infecções por microrganismos oportunistas em hospedeiros imunocomprometidos	• *Nocardia* spp. • *Fumigatus* • *Candida* spp. • *Criptosporidium parvum* • *S. epidermidis*
A partir de 1990	Infecções por microrganismos tipo enterobactérias multirresistentes	• Enterobactérias produtoras de betalactamases de espectro ampliado • *P. aeruginosa* pan-resistente • *Baumanii* pan-resistente
A partir de 2000	Infecções por microrganismos multirresistentes	• *Klebsiella pneumoniae* produtora de carbapenemase • *E. coli* produtora de NMD-1 • *S. aureus* resistente à meticilina adquirido na comunidade • *M. tuberculosis* multirresistente

ou cirúrgico. De acordo com o protocolo para a segurança do paciente *Patient Safety Component Manual,* elaborado pelo *Centers for Disease Control and Prevention* (CDC) dos EUA, por intermédio da *National Healthcare Safety Network* (NHSN), as IRAS são definidas como uma condição localizada ou sistêmica resultante de uma reação adversa à presença de um agente infeccioso ou suas toxinas, adquirida em um ambiente hospitalar durante um tratamento para outra condição médica.

Nesse contexto, as IRAS podem ocorrer em todos os níveis de atenção, inclusive nos ambulatórios ou centros de reabilitação e nos programas de atendimento domiciliar, entre outros; atualmente, além dos fatores clássicos (transmissão cruzada, práticas de higiene deficientes, superlotação, excesso de trabalho dos profissionais de saúde), elas estão associadas, sobretudo, ao uso de dispositivos médicos invasivos (respiradores, cateteres vasculares), a procedimentos cirúrgicos e ao uso excessivo de antimicrobianos.

As taxas de IRAS são mais elevadas entre os pacientes com maior suscetibilidade decorrente da idade (os muito jovens e as pessoas com idade avançada); além disso, estão associadas à gravidade da doença subjacente, ao uso de instrumentos e procedimentos invasivos ou procedimentos que debilitam o sistema imunológico (p. ex., quimioterapia ou transplantes). Os tipos mais comuns de IRAS incluem as infecções do sítio cirúrgico, da corrente sanguínea, do trato urinário e das vias respiratórias inferiores. No sistema de vigilância epidemiológica dos EUA, esses quatro tipos de infecções correspondem a cerca de 80% do total de IRAS.

As IRAS representam um importante problema de saúde pública, decorrente da frequência com que ocorrem, da morbimortalidade que provocam e da grande carga por elas imposta não só aos pacientes e profissionais de saúde, mas também aos sistemas de saúde. As IRAS ocorrem em todo o mundo e afetam todos os países, independentemente do grau de desenvolvimento, mas com uma variação importante em sua prevalência, essa sim, dependente do desenvolvimento.

Em geral, nos países desenvolvidos, as taxas de infecção são de 5 a 7% entre os pacientes hospitalizados; por exemplo, em 2002, nos EUA, foram registrados 1,7 milhão de casos de IRAS, com 99.000 mortes associadas. Por sua vez, os estudos realizados em países em desenvolvimento demonstram uma prevalência pelo menos duas vezes maior que a dos países desenvolvidos. Em uma metanálise publicada por Allegranzi em 2011, foi demonstrada uma prevalência de 15,5%; já Rosenthal observou, em diferentes publicações, que as taxas de IRAS associadas ao uso de dispositivos (bacteriemia relacionada ao cateter, pneumonia associada à ventilação mecânica, infecção do trato urinário relacionada ao cateter) são três vezes maiores que as registradas pelo sistema de vigilância da NHSN nos EUA (Tabela 29.2).

Tabela 29.2 Comparação das taxas de IRAS relacionadas ao uso de dispositivos em UTI do INICC (2007-2012) e da NHSN (2012).

IRAS relacionadas a dispositivos por tipo em UTI	INICC (IC 95%)	NHSN (IC 95%)
UTI coronariana: • Bacteriemia relacionada ao cateter • Infecção do trato urinário relacionada ao cateter • Pneumonia associada à ventilação mecânica	3,5 (3,1 a 3,9) 5,9 (5,4 a 6,4) 11,5 (10,5 a 12,5)	1,1 (1 a 1,1) 2,2 (2 a 2,3) 1 (0,8 a 1,1)
UTI clínica e cirúrgica: • Bacteriemia relacionada ao cateter • Infecção do trato urinário relacionada ao cateter • Pneumonia associada à ventilação mecânica	4,9 (3,1 a 3,9) 5,3 (5,2 a 5,8) 16,5 (16,1 a 16,8)	0,9 (0,9 a 1) 1,2 (1,2 a 1,3) 1,1 (1 a 1,2)
UTI pediátrica: • Bacteriemia relacionada ao cateter • Infecção do trato urinário relacionada ao cateter • Pneumonia associada à ventilação mecânica	6,1 (5,7 a 6,5) 5,6 (5,1 a 6,1) 1,9 (7,4 a 8,4)	1,4 (1 a 1,1) 2,7 (2,5 a 3) 0,8 (0,6 a 0,9)
UTI neonatal: • Bacteriemia relacionada ao cateter • Pneumonia associada à ventilação mecânica	11,5	–

INICC: International Nosocomial Infection Control Consortium; NHSN: National Healthcare Safety Network.
Adaptada de Rosenthal *et al.* (2014).

Os motivos para essas diferenças são a infraestrutura deficiente e a precariedade dos elementos básicos de controle, as condições de higiene inadequadas, o maior descumprimento das medidas de prevenção, a superlotação, a falta de conhecimento sobre o controle das infecções, o uso prolongado de dispositivos médicos, a reutilização inadequada de insumos, a inexistência de políticas locais sobre prevenção etc.

Além do custo em vidas e sofrimento causado pelas IRAS, elas estão associadas ao aumento dos custos para os sistemas de saúde, cujo impacto econômico representa, para alguns países, um custo anual que varia de US$ 6 bilhões a US$ 29 bilhões. Em um estudo publicado por Roberts et al. em 2010, foi demonstrado que os custos totais atribuíveis a uma IRAS variaram entre US$ 9.310 e US$ 21.013, com custos variáveis entre US$ 1.581 e US$ 6.824, aumento do tempo de permanência hospitalar entre 5,9 e 9,6 dias e mortalidade atribuível de 6,1%. Esses mesmos resultados, com algumas variações de acordo com a metodologia, repetem-se em diferentes publicações. A Tabela 29.3 apresenta o resumo dos custos sociais das IRAS, e a Tabela 29.4, o resumo dos custos consolidados de acordo com o tipo de IRAS nos EUA.

Além disso, a literatura também demonstra que o custo das IRAS nos países em desenvolvimento gera um aumento significativo não só da morbidade e da mortalidade, mas dos custos ligados à assistência à saúde que, inclusive, ao ser comparado com o descrito nos países desenvolvidos, pode ser proporcionalmente maior; por exemplo, em um estudo publicado pela Organização Pan-Americana da Saúde (OPS) em 2003, os custos adicionais associados à pneumonia hospitalar na Guatemala representavam até 160 vezes o salário mínimo mensal desse país.

Embora os custos relacionados às IRAS na América Latina sejam variáveis, todas as publicações demonstram um impacto significativo sobre o custo. Em um estudo de Schmunis et al., que avaliou as despesas diárias por leito atribuídas às IRAS nas unidades de terapia intensiva (UTI) de oito hospitais, constatou-se um aumento anual de $ 123.375 e $ 1.741.872 na Argentina; de $ 40.500, $ 51.678 e $ 147.600 no Equador; de $ 1.090.255 na Guatemala; de $ 443.300 no Paraguai; e de $ 607.200 no Uruguai.

O mesmo estudo descreve que a perda anual da renda familiar dos pacientes ou dos cuidadores foi de $ 353.722, e o custo de oportunidade pela perda de produção anual da economia,

Tabela 29.3 Custos sociais das IRAS.

Custos diretos do hospital	Custos fixos: • Construção • Serviços públicos • Equipamentos/tecnologia • Administração Custos variáveis: • Medicamentos • Alimentação • Consultas • Tratamentos • Procedimentos • Equipamentos • Laboratórios e diagnóstico por imagem • Insumos
Custos indiretos	• Perda em salários • Diminuição da produtividade do funcionário • Morbidade em curto e longo prazos • Mortalidade • Perda da renda familiar • Perda do tempo para lazer • Tempo e gasto do próprio bolso de familiares e amigos (visitas hospitalares, despesas de transporte, visitas em centros de atenção ambulatorial etc.)
Custos intangíveis	• Custos psicológicos (ansiedade, ausência no trabalho, incapacidade) • Dor e sofrimento • Alterações no funcionamento social e nas atividades diárias

Adaptada de Haddix AC et al. (1996).

Tabela 29.4 Custos relacionados às IRAS, de acordo com o tipo de infecção.

Tipo de infecção	Número estimado de infecções	Faixa dos custos atribuíveis por tipo de IRAS* (dólares)	Custo hospitalar total anual associado (em bilhões de dólares)
Infecção do sítio cirúrgico	290.485	11.087 a 29.443	322 a 855
Infecções da corrente sanguínea relacionadas ao cateter central	92.011	6.461 a 25.849	59 a 238
Pneumonia (infecção pulmonar) associada à ventilação mecânica	52.543	14.806 a 27.520	78 a 145
Infecções do trato urinário relacionadas ao cateter	449.334	749 a 832	34 a 37
Infecção por C. difficile	178.000	5.682 a 8.090	101 a 144

* Valor ajustado de acordo com o índice de preços ao consumidor para 2007 nos EUA.
Adaptada de Scott (2009).

em razão dos dias nos quais os pacientes com IRAS ou seus familiares deixam de produzir, foi de $ 723.002.

Nas Tabelas 29.5 e 29.6, são descritos alguns dos estudos publicados na América Latina sobre o impacto na mortalidade e nos custos adicionais da assistência médica, o que possibilita identificar a magnitude do problema nessa região.

Outro aspecto – que ultrapassa o escopo deste capítulo – é o dano ambiental causado às instituições de saúde em que ocorrem as IRAS relacionadas a microrganismos multirresistentes, que aumenta não apenas a mortalidade e os custos assistenciais (antimicrobianos mais caros, medidas de isolamento com maior consumo de insumos e restrição no uso de leitos, entre outros), mas também a possibilidade de enviar pacientes a outras instituições, ou para a comunidade, já colonizados com tais microrganismos. Ressalta-se que esse problema de IRAS relacionadas a microrganismos multirresistentes ocorre com mais frequência em centros hospitalares de países em desenvolvimento.

Por último, um custo cada vez mais frequente para uma instituição de saúde é o relacionado à perda de reputação, que ocorre quando há um surto de IRAS ou mesmo um único caso com repercussão nos meios de comunicação e, consequentemente, na comunidade. É cada vez mais frequente ler em jornais locais ou nacionais, ou mesmo ouvir na televisão, a notícia de uma complicação dentro de algum hospital por uma infecção adquirida internamente (algumas vezes, sem explicar o motivo ou com nuances de sensacionalismo), que rapidamente causa impacto na opinião pública pelo temor geral que existe em relação a processos infecciosos. Alguns desses danos na reputação provocaram resultados catastróficos para as instituições, causando seu fechamento definitivo ou gerando gastos elevados em processos judiciais.

Impacto das IRAS:
Pneumonia associada à ventilação mecânica: aumento do período de internação de 6 dias e aumento nos custos de US$ 4.947
Bacteriemias: aumento do período de internação estimado é de 7 a 21 dias; da mortalidade atribuível, de 16 a 35%; e dos custos, de mais de US$ 5.000
Infecção do sítio cirúrgico: aumento do período de internação de 7 a 8 dias e aumento dos custos variando entre US$ 690 e US$ 2.790
Infecções do trato urinário: aumento do período de internação em pelo menos 1 dia, com aumento nos custos de US$ 593 a US$ 700

Organização de um programa de controle eficaz

Considerando o panorama descrito até agora, é responsabilidade do gerente de uma instituição de saúde priorizar, durante sua gestão, as estratégias que possibilitem o desenvolvimento de um programa eficaz de controle de infecções. Não é por acaso que os diferentes sistemas de acreditação e de qualidade nacionais e internacionais incluem entre seus indicadores de qualidade de avaliação e acompanhamento os relacionados à prevenção e à minimização das IRAS. Como foi descrito no componente histórico, quando o conhecimento científico sobre as doenças infecciosas foi integrado às estratégias de controle durante o século XX, foi observada uma diminuição acentuada das IRAS; porém, novas ameaças foram surgindo, exigindo novas estratégias para identificar as IRAS e também para evitá-las. Entre essas estratégias, provavelmente, uma que tem sido muito bem-sucedida desde seu surgimento é a criação dos programas de controle de infecções e sistemas de vigilância epidemiológica.

Os primeiros programas destinados ao controle das infecções hospitalares foram criados na Inglaterra em 1950, após a ocorrência de surtos de infecção por S. aureus, e, em 1958, houve uma forte recomendação de que a vigilância epidemiológica das IRAS devia ser considerada uma atividade de rotina nos diversos centros de atenção hospitalar. Durante a década de 1970, foi desenvolvido, nos EUA, o estudo SENIC (*Study on the Efficacy of Nosocomial*

Tabela 29.5 Custos excessivos de diferentes tipos de IRAS na América Latina (expressos em dólares).

País	Tipo de hospital	Pneumonia hospitalar (dólares)	Bacteriemia relacionada ao cateter (dólares)	Infecção do trato urinário relacionada ao cateter (dólares)
Argentina	Geral; pediátrico	2.050	2.619	1.970
	Geral	2.252	4.888	–
Bolívia	Geral; pediátrico	2.743	5.506	–
	Geral	8.109	–	–
Chile	Geral	–	20.620	–
Equador	Geral	–	603	536
	Geral	439	1.349	–
El Salvador	Pediátrico	7.185 a 8.953	3.654	–
Guatemala	Pediátrico	804 a 1139	–	–
	Geral	1.758	1.375	1.221
Nicarágua	Pediátrico	1.545 a 1.948	–	–
Paraguai	Geral	13.928	–	13.676
	Geral	8.727	–	5.343
Peru	Geral	2.020	–	–
México	Geral	–	11.590	–
Colômbia	Geral	1.211	15.855	5.573

Adaptada de Castro (2010).

Tabela 29.6 Mortalidade adicional por IRAS em hospitais da América Latina, relacionada sobretudo ao uso de dispositivos.

País	Mortalidade adicional (%)	Ano de publicação
Argentina	23,2 a 34,2	2003
Brasil	15,3 a 27,8	2008
Colômbia	10,5 a 26,4	2006; 2015
Cuba	10 a 48	2008
Costa Rica	15	2009
México	20	2007
Peru	4,2 a 24,5	2008
Relatório do INICC (43 países, 2007 a 2012; inclui dados de 87 hospitais na América Latina). Módulo de infecções relacionadas a dispositivos	6,2 a 24,9	2014

Adaptada de Castro (2010).

Infection Control), cujos resultados, publicados em 1985, demonstraram que as instituições de saúde que desenvolviam programas de controle de infecções (comissões de controle de infecções) conseguiam reduzir os custos gerados pelo desenvolvimento de IRAS em até 32%. Além disso, em 1970, a *Joint Commission on Accreditation of Healthcare Organizations* estabeleceu as atividades relacionadas ao controle das IRAS a serem desenvolvidas nas clínicas e nos hospitais para a obtenção de acreditação. Com a adoção dessa medida, em 6 anos, a porcentagem de hospitais com programas de controle de infecções nos EUA passou de menos de 10% para mais de 50%.

Mais adiante, em 1998, foi estabelecido um consenso, vigente até hoje, a respeito dos requisitos mínimos de infraestrutura necessários para a adequação de uma área destinada à vigilância e ao controle das IRAS. Além disso, foram feitas algumas recomendações sobre as funções das pessoas envolvidas nas atividades de vigilância epidemiológica nas diversas comissões de controle de infecções, entre outros aspectos.

Por fim, em 2008, a Organização Mundial da Saúde (OMS) convocou uma reunião de um grupo de especialistas em controle de infecções para determinar os componentes essenciais dos programas nacionais de prevenção e controle de IRAS e desses mesmos programas nos serviços de saúde. A conclusão do grupo sobre os respectivos componentes fundamentais se resume em:

- Organização: entendida como a estrutura responsável por políticas, objetivos, estratégias, base jurídica e técnica e acompanhamento
- Diretrizes técnicas: incluem a elaboração, a difusão e a aplicação de diretrizes técnicas baseadas em dados objetivos para a prevenção de riscos ou infecções relevantes, com a adaptação às condições locais
- Recursos humanos: referem-se à capacitação de todos os profissionais de saúde em aspectos relacionados ao programa de controle de infecções, e também à equipe suficiente responsável pelas iniciativas do programa, ao estudo dos riscos biológicos, à aplicação de medidas preventivas, à vigilância epidemiológica de infecções e à avaliação do cumprimento das práticas do programa de controle de infecções
- Laboratório de microbiologia: normalização das técnicas de laboratório de microbiologia. Além disso, promoção da interação entre as atividades da comissão de controle de infecções e do laboratório de microbiologia e acompanhamento das normas de biossegurança
- Meio físico: água limpa, ventilação, possibilidade de lavar as mãos, precauções para a localização e o isolamento de pacientes; armazenamento de material estéril; condições adequadas de construção ou reformas
- Acompanhamento e avaliação de programas: acompanhamento periódico, avaliação e notificação de resultados
- Vínculos com os serviços de saúde e outros: gestão ambiental, biossegurança, farmácia, vínculos com os pacientes ou organizações de pacientes, qualidade e saúde ocupacional.

A Tabela 29.7 descreve como os componentes citados devem ser articulados entre as instituições de saúde (centros assistenciais) e as autoridades nacionais ou regionais. Neste sentido, a situação atual dos países da América Latina é diversa: enquanto há países que já estabeleceram, há muito tempo, políticas e programas nacionais de controle das IRAS, outros estão em processo de regulamentação e implementação dessas políticas e programas, e há ainda os que não iniciaram essa atividade. Igualmente, no plano institucional, há centros assistenciais com programas de controle de infecções muito bem desenvolvidos em alguns lugares, enquanto em outros, esses programas não existem, estão apenas no papel ou não se dispõe de recursos nem de treinamento adequado. Acosta-Gnas *et al.*, Álvarez *et al.* e Maldonado *et al.* avaliaram, individualmente, a qualidade das comissões de controle de infecções em diferentes países da América Latina e observaram dificuldades em sua estrutura, na unificação de seus critérios de vigilância, na qualidade das informações obtidas e na implementação de medidas de controle.

Os programas de controle de infecções hospitalares são eficazes quando são integrais e contam com a representação da alta administração, da equipe médica dos serviços e de representantes das áreas de microbiologia, farmácia, manutenção e limpeza, entre outras, e também quando envolvem atividades de vigilância, prevenção e capacitação dos funcionários e têm o apoio eficaz e a integração nos âmbitos local e regional. Para que o programa de uma instituição funcione, é importante que haja um compromisso gerencial, não apenas com a gestão dos recursos necessários, mas também com participação ativa e liderança.

Tabela 29.7 Componentes básicos: resumo das medidas que devem ser aplicadas pelas autoridades nacionais e pelos centros de assistência médica.

Componente básico	Medida – Autoridade nacional	Medida – Centro assistencial
Organização de programas de prevenção e controle de infecções	• Estabelecer um departamento nacional com pessoas qualificadas, com cargos e funções definidos e o orçamento necessário • Zelar pela elaboração e a coordenação dos elementos de prevenção e controle de doenças transmissíveis	• Atribuir liderança e autoridade ao programa de prevenção e controle de infecções e dotá-lo de funcionários qualificados, com dedicação exclusiva, além de definir suas tarefas e funções e destinar um orçamento suficiente • Instaurar os procedimentos necessários para a preparação e a resposta a emergências causadas por doenças transmissíveis
Diretrizes técnicas	• Elaborar e divulgar diretrizes baseadas em evidências científicas para a prevenção e o tratamento das infecções	• Adaptar as diretrizes às condições locais e aplicá-las
Recursos humanos	• Elaborar material didático para os programas de capacitação de todos os profissionais de saúde e dos especialistas em prevenção e controle de infecções • Definir as normas para a designação de funcionários suficientes • Definir medidas preventivas para proteção dos funcionários contra riscos biológicos	• Oferecer capacitação básica a todos os profissionais de saúde • Oferecer capacitação especializada aos profissionais dedicados à prevenção e ao controle de infecções • Conseguir a atribuição suficiente e adequada de funcionários (quantidade, habilidades e capacitação) • Aplicar medidas de proteção dos funcionários contra riscos biológicos
Vigilância e avaliação do cumprimento das práticas de prevenção e controle de infecções	• Coordenar, reunir e verificar os dados sobre infecções relacionadas à assistência à saúde em escala nacional e informá-los às partes interessadas • Normalizar as definições de caso e os métodos de vigilância • Promover a avaliação das práticas de prevenção e controle de infecções e outros processos relevantes, em um ambiente institucional que evite a atitude de apontar culpados	• Avaliar o contexto local e definir objetivos, prioridades e métodos de vigilância adequados • Realizar a vigilância adequada, de acordo com as necessidades locais e os objetivos nacionais, e informar às autoridades competentes • Supervisionar o cumprimento das práticas de prevenção e controle de infecções, em um ambiente institucional que evite a atitude de apontar culpados
Laboratório de microbiologia	• Normalizar as técnicas de laboratório • Promover a interação entre as atividades de prevenção e controle de infecções e as dos laboratórios • Definir as normas de biossegurança	• Contar com serviços laboratoriais e microbiológicos de boa qualidade • Estabelecer comunicações e vincular as atividades de prevenção e controle de infecções às do laboratório de microbiologia • Aplicar as normas de biossegurança
Ambiente	• Definir os "requisitos mínimos" para os objetivos da prevenção e do controle de infecções	• Determinar os riscos de infecção no ambiente e aplicar as intervenções apropriadas
Acompanhamento e avaliação dos programas	• Estabelecer mecanismos de acompanhamento e apresentação de relatórios dos programas de prevenção e controle de infecções nos centros de atenção à saúde • Promover a avaliação em um ambiente que não seja punitivo	• Realizar acompanhamentos periódicos • Enviar relatórios periódicos sobre os processos, os resultados e o estado atual do programa local de prevenção e controle de infecções • Promover a avaliação de desempenho em um ambiente que não seja punitivo
Vínculos com a saúde pública e outros serviços	• Definir os procedimentos para o estabelecimento de vínculos e canais de comunicação com os serviços de saúde pública	• Estabelecer vínculos com as atividades de saúde pública e representar o programa de prevenção e controle de infecções perante outros serviços do centro

Adaptada de OMS (2008).

As orientações descritas na Tabela 29.7 são a base para o estabelecimento de um programa de controle de infecções. Entretanto, em alguns países, há normas já estabelecidas sobre a formação e a estrutura das comissões de controle de infecções, algumas vezes integradas aos programas de uso racional de antimicrobianos. Contudo, serão aqui apresentadas algumas recomendações específicas que devem ser consideradas a partir da gerência da instituição, no momento de constituir uma comissão de controle de infecções, observando as recomendações da OMS:

- Recursos humanos dedicados exclusivamente à comissão de controle de infecções. Embora a formação varie de acordo com o tipo de instituição e dos serviços prestados (cuidados intensivos, hematologia, urgências e emergências etc.), em termos gerais, considera-se a inclusão de pelo menos um enfermeiro capacitado no controle de infecções a cada 160 leitos gerais. Se a instituição tiver UTI, o tempo para avaliar cada paciente varia entre 20 e 30 min, e a avaliação deve ocorrer pelo menos 2 vezes/semana. Além disso, é preciso ter em mente que a equipe exclusiva não deve se concentrar apenas em atividades de vigilância, mas também precisa dedicar tempo a atividades de educação e de implementação de medidas
- Ao determinar o tipo de infecções a ser priorizado para a vigilância epidemiológica, é fundamental que a comissão de controle de infecções utilize as definições padronizadas em nível nacional ou internacional, pois isso propicia a comparação com outras instituições. As definições aceitas mundialmente podem ser encontradas no site do CDC (www.cdc.gov/nhsn/PDFs/pscManual/17pscNosInfDef_current.pdf)
- Contar com os insumos necessários e com profissionais de saúde adequados para desenvolver as medidas de controle de infecções. Algumas instituições não priorizam o fluxo adequado de alguns insumos indispensáveis (p. ex., dispensadores de sabão ou de álcool suficientes e máscaras de alta eficiência); embora pareça óbvio, isso é o que muitas vezes se torna uma boa desculpa para negligenciar a observância dos protocolos estabelecidos. Não se pode esquecer de que sempre é mais rentável evitar do que curar
- Dar um *status* para as atividades de controle de infecções. Quando programas de controle de infecções são comparados entre as instituições, algumas vezes a diferença entre as que obtêm bons resultados e as que não é o grau de comprometimento da gerência ou direção científica com as atividades de capacitação, prevenção, divulgação dos programas de higienização das mãos, profilaxia antimicrobiana e uso racional de antimicrobianos, entre outras. Com certeza, a observância da higienização das mãos é maior nas instituições em que o gerente a inclui entre suas atividades de gestão e fortalece a comissão de controle de infecções com sua participação ativa
- Estabelecer as atividades prioritárias que devem ser implementadas na instituição para evitar a ocorrência de surtos e minimizar as IRAS, tendo em vista que até 70% delas são consideradas evitáveis. Vale lembrar que algumas estratégias estabelecidas podem ter um impacto financeiro significativo, como as políticas de isolamento, as compras de antimicrobianos ou as novas tecnologias para facilitar o diagnóstico ou a detecção de microrganismos multirresistentes, entre outras. Em geral, recomenda-se a implementação de medidas com relação de custo-efetividade comprovada e, além disso, com maior evidência científica. Autorizar a compra de um novo cateter impregnado com antimicrobianos não resolve o problema das bacteriemias relacionadas ao cateter se a equipe médica não cumprir as medidas básicas de higiene no momento de sua colocação
- Avaliar o impacto do programa com os indicadores selecionados, sempre dando o respectivo *feedback* para o grupo assistencial e promovendo, como determina a OMS, um ambiente que não seja punitivo
- Envolver o paciente e seus familiares. Uma etapa importante na consolidação dos programas de controle de infecções é instruir o paciente e seus familiares sobre a prevenção e também o monitoramento do cumprimento das normas básicas de controle de infecções. Embora essa medida seja inicialmente rejeitada, de certa maneira, pela equipe assistencial, quando esta observa as vantagens da participação da família, obtém-se o benefício esperado: o melhor desempenho na prevenção das IRAS
- Envolver o público em geral. O sucesso dessa estratégia é obtido quando o acesso às informações sobre as IRAS é livre; isso, inclusive, pode ser um indicador diferencial para a

escolha da instituição pelo paciente. É cada vez mais frequente que sites ou folhetos institucionais descrevam os principais indicadores de qualidade da instituição, inclusive os relacionados às IRAS (p. ex., observância da higienização das mãos, porcentagem de S. aureus resistente à meticilina e porcentagem de bacteriemia relacionada ao cateter).

Indicadores de gestão em um programa de controle de infecções

Os indicadores que orientam o funcionamento adequado de um programa de controle de infecções podem variar de acordo com o tipo de instituição e sua situação particular. Embora, tradicionalmente, seja utilizada a taxa global de IRAS (porcentagem de infecções), esse indicador tem caído em desuso, pois, em geral, é um indicador superficial da situação de uma instituição. Com essa taxa, não é fácil estabelecer a comparação com outras instituições, já que ela é afetada por diferentes variáveis, como o grau de complexidade da instituição, o tipo de serviços prestados, a população atendida etc.

Além disso, é recomendável fazer o acompanhamento rigoroso das IRAS que podem ser evitadas ou minimizadas, pois algumas são dificilmente evitáveis. Por exemplo, se um indivíduo com mais de 80 anos, com doença pulmonar obstrutiva crônica (DPOC) grave e leucemia aguda em tratamento com quimioterapia requer tratamento prolongado com antibióticos por causa de uma infecção cutânea e de tecidos moles, ele poderia apresentar, como complicação durante a internação, uma fungemia, considerada uma IRAS; no entanto, pouco se pode fazer para modificar os principais fatores de risco relacionados a essa doença, ou seja, para evitar a infecção.

Atualmente, os especialistas recomendam 17 indicadores potenciais que podem ser associados às políticas de prevenção de uma instituição ou a um programa de controle de infecção regional. Esses indicadores incluem o processo e as medidas de resultado e abrangem as seis principais categorias das IRAS. Entretanto, para uma instituição de nível III, podem ser reduzidos a sete indicadores, e vários deles já estão de acordo com os padrões de quartos e acreditação de qualidade, mas ainda precisam ser adaptados às necessidades específicas. Por exemplo, em uma instituição com UTI e atendimento assíduo de pacientes com doenças pulmonares crônicas, deve-se incluir a vigilância da pneumonia associada à ventilação mecânica. A Tabela 29.8 resume a métrica dos principais indicadores, tanto de processo quanto de resultado, que podem ser implementados.

Os dois primeiros indicadores permitem avaliar e fazer o acompanhamento de um subgrupo de IRAS (bacteriemia relacionada ao cateter), que pode ser eliminado com a implementação de medidas rentáveis. Na literatura, há diversas recomendações com um bom nível de evidência que podem ser implementadas conforme as necessidades e os recursos de cada instituição, para evitar não apenas as infecções relacionadas aos cateteres centrais, mas também as associadas aos dispositivos invasivos usados com maior frequência (cateteres vesicais e respiradores).

O impacto da implementação de algumas dessas medidas na redução das IRAS relacionadas a dispositivos foi claramente demonstrado em várias publicações, não apenas em relação à mortalidade e à morbidade, mas também quanto aos custos associados a elas, como será descrito mais adiante.

O indicador de taxa de incidência de SARM deve ser adaptado à realidade da instituição e estar de acordo com seu perfil epidemiológico e de resistência bacteriana. Em algumas instituições, por exemplo, pode ser mais importante fazer o monitoramento das infecções causadas por *C. difficile*, *Klebsiella* produtora de carbapenemase (KPC), *Acinetobacter baumanii* panresistente ou *P. aeruginosa* panresistente.

Quanto aos indicadores de infecções do sítio cirúrgico, deve-se, inclusive, reorientar e priorizar a vigilância de um subgrupo de procedimentos cirúrgicos conforme cada instituição, de acordo com a frequência ou o impacto na morbidade ou mortalidade (p. ex., procedimentos de cirurgia cardiovascular, neurocirurgia, artroplastia). Com relação à observância das medidas de prevenção, devem ser priorizadas as descritas nos diferentes protocolos de prevenção do sítio cirúrgico que demonstraram eficácia após sua implementação (p. ex., profilaxia antibiótica antes da incisão cirúrgica, escolha de antibióticos profiláticos adequados, suspensão no momento oportuno, controle adequado da glicemia e da normotermia, eliminação da tricotomia, lavagem correta da pele da área cirúrgica, entre outras).

Por fim, o foco das medidas de prevenção é a higienização das mãos, razão pela qual a avaliação e o monitoramento são fundamentais para a melhoria dos programas de controle de infecções.

Tabela 29.8 Métrica dos principais indicadores a ser implementados em um programa de controle de infecções.

Nome do indicador	Sistema de medição	Comparador de referência	Meta
Taxa de incidência de infecções da corrente sanguínea relacionadas ao cateter central por 1.000 dias de uso do dispositivo na UTI e outros locais (ICSRC)	• Numerador: número de infecções da corrente sanguínea relacionadas ao cateter central multiplicado por 1.000 • Denominador: número de dias de uso de cateter central durante o período	• CDC NHSN, INICC • Padrões nacionais	Manter-se abaixo do percentil 25; ter em mente que algumas instituições o mantêm em 0
Porcentagem de cumprimento dos pacotes de medidas (bundles)* para a colocação e a manutenção dos cateteres centrais	• Numerador: número de procedimentos que cumprem os pacotes de medidas (verificáveis com o acompanhamento das listas de verificação e supervisão direta) por 100 • Denominador: número de listas de verificação ou de supervisões realizadas durante o período	• CDC NHSN, INICC • Padrões nacionais	100% de cumprimento do pacote de medidas; ter em mente que, para esse indicador, o não cumprimento de uma das 5 a 7 medidas do pacote é considerado não conformidade
Taxa de incidência de infecções do trato urinário associadas ao cateter vesical por 1.000 dias na UTI e outros locais (ITU-AC)	• Numerador: número de infecções do trato urinário associadas ao cateter por 1.000 • Denominador: número de dias de uso de cateter vesical durante o período	• CDC NHSN, INICC • Padrões nacionais	Redução de 25% no número de ITU
Taxa de incidência de IRAS invasivas causadas por SARM a cada 1.000 dias de internação	• Numerador: número de IRAS classificadas como invasivas e causadas por SARM por 1.000 • Denominador: dias de permanência durante o período	• CDC NHSN, INICC • Padrões nacionais	Redução de 50% da taxa de incidência de infecções invasivas por SARM relacionadas à assistência à saúde
Taxa de infecção do sítio cirúrgico (incisional profunda e de órgão/cavidade) por procedimento ou órgão	• Numerador: número de infecções do sítio cirúrgico incisionais profundas ou de órgão/cavidade do procedimento cirúrgico selecionado por 100 • Denominador: número de procedimentos cirúrgicos realizados durante o período	• CDC NHSN, INICC • Padrões nacionais	Para cada procedimento ou grupo de risco: taxa de infecção associada à incisão profunda abaixo da mediana e abaixo do percentil baixo para infecções de órgão/cavidade
Porcentagem de adesão (observância) às medidas padronizadas para reduzir a infecção do sítio cirúrgico	• Numerador: número de procedimentos com cumprimento dos pacotes de medidas (verificáveis com o acompanhamento das listas de verificação e supervisão direta) por 100 • Denominador: número de listas de verificação ou de supervisões realizadas durante o período	• CDC NHSN, INICC • Padrões nacionais	95% de adesão (observância) às taxas publicadas para cada procedimento
Porcentagem de adesão (observância) à higienização das mãos de acordo com as recomendações da OMS	• Numerador: número de observações com cumprimento da higienização das mãos de acordo com as recomendações da OMS, das listas de verificação e da supervisão direta por 100 • Denominador: número de supervisões realizadas durante o período	• CDC NHSN, INICC, OMS • Padrões nacionais	Mais de 95% de adesão (observância)

*Os pacotes de medidas referem-se às medidas preventivas que demonstraram ser rentáveis para a redução da infecção. Em geral, variam de 5 a 7, mas cada instituição pode implementá-las de acordo com seus recursos e necessidades.
SARM: *Staphylococcus aureus* resistente à meticilina.

Impacto e desafios do controle das IRAS

Embora os motivos para o estabelecimento de um programa de controle de infecções já tenham sido mencionados, é importante ressaltar que, quando ele é implementado, é possível reduzir de maneira significativa o número de IRAS, além de outros aspectos envolvidos (menor mortalidade, menor morbidade, menos custos adicionais da assistência à saúde, entre outros). Isso não é evidente apenas nos países desenvolvidos; seu impacto pode ser maior nos países em desenvolvimento, pois quanto mais alta é a taxa de IRAS, maior é o impacto da intervenção. Por exemplo, na Tabela 29.9 são descritos os resultados da implementação do pacote de medidas de prevenção nos países da América Latina, que possibilitam visualizar as vantagens de apoiar, desde a administração da instituição, esse tipo de atividades. Várias dessas publicações foram feitas pelo *International Nosocomial Infection Control Consortium* (INICC), ao estimular, em um grupo de hospitais latino-americanos, o estudo e o monitoramento de processos e resultados na vigilância e no controle de rotina de IRAS (www.inicc.org/).

Em relação aos desafios das IRAS (principalmente nos países em desenvolvimento), além de implementar e fazer o acompanhamento dos aspectos que já foram descritos – ou seja, que os esforços de algumas instituições não sejam exceção, mas que realmente se tornem políticas nacionais e regionais, conforme previsto nos documentos técnicos da OPS – é importante mencionar alguns pontos adicionais que devem ser considerados nos próximos anos:

- É necessário continuar implementando a vigilância e a prevenção de outras IRAS que, embora não sejam as mais importantes ou ainda não tenham sido bem estudadas, implicam uma morbidade importante na população (p. ex., as relacionadas a asilos de idosos, serviços de emergência, procedimentos diagnósticos, como endoscopias, colonoscopias, biopsias de próstata)
- Embora o impacto da prevenção das IRAS seja óbvio nos modelos de contratação de alguns países, isso nem sempre é evidente; ou seja, muitas vezes é contratada a instituição que oferece o menor preço, mas não necessariamente a que presta o melhor serviço. É necessário incluir os indicadores e os padrões de qualidade na prevenção das IRAS

Tabela 29.9 Redução significativa das taxas de infecção relacionadas ao uso de dispositivos com a implementação ou a melhoria das estratégias de prevenção e controle nos hospitais da América Latina.

País	Redução da taxa de ICSRC RR (IC 95%)[+]	Redução da taxa de PAV RR (IC 95%)	Redução da taxa de ITU-AC RR (IC 95%)	Anos
Argentina	0,25 (0,17 a 0,36)	0,69 (0,49 a 0,98)	–	2003, 2006
Argentina	0,21 (0,12 a 0,35)	–	0,58 (0,39 a 0,86)	2004
Colômbia	0,11 (0,01 a 0,98) 0,45	0,36 (0,18 a 0,70) 0,66 (0,45 a 0,95)	–	2005, 2007, 2009, 2013
México	0,42 (0,27 a 0,66)	–	–	2005
	0,44 (0,27 a 0,72)	–	–	2003
	0,25 (0,08 a 0,84)	–	–	2005
	0,43 (0,32 a 0,58)	–	–	2009
Cuba	–	0,21 (0,06 a 0,77) 0,3 (0,12 a 0,7)	–	2008, 2013
Global de 12 países: Argentina, Brasil, Colômbia, Cuba, El Salvador, Índia, Macedônia, México, Marrocos, Peru, Filipinas e Turquia	0,74 (0,66 a 0,82) 0,46 (0,33 a 0,63)	–	0,85 (0,73 a 0,98) 0,63 (0,55 a 0,72) 0,43 (0,21 a 1)	2008, 2010, 2012

* ICSRC: infecção da corrente sanguínea relacionada ao uso de cateter vascular central; PAV: pneumonia associada à ventilação mecânica; ITU-AC: infecção do trato urinário associada ao uso de cateter vesical; + RR (IC 95%): risco relativo e intervalo de confiança de 95% (IC 95%).

como um valor fundamental no momento da contratação, que devem ser um benefício diferencial entre as instituições. Persistem os desafios relacionados à alocação de recursos e considera-se que, à medida que as IRAS são reduzidas, o custo da detecção de um novo evento se torne cada vez mais elevado. Além disso, a aplicação das intervenções concebidas para alcançar o objetivo de reduzir as IRAS exige recursos adicionais. É importante limitar a carga da coleta de dados adicionais sobre os funcionários (tanto quanto possível) e garantir que o enfoque dos profissionais se destine à aplicação das intervenções de prevenção impactantes, seguidas pelas atividades de vigilância e educação
- Evitar o uso potencial de objetivos destinados ao incentivo com indicadores de desempenho que não tenham um desenvolvimento científico adequado para a prevenção das IRAS ou cuja viabilidade de implementação não seja clara. Em alguns países desenvolvidos, como os EUA, a inclusão de alguns incentivos econômicos ligados à prevenção de IRAS foi mal interpretada, gerando problemas adicionais, em vez de uma melhoria no tratamento das IRAS. Nos países em desenvolvimento, com programas menos fortalecidos, poderia ocorrer o mesmo
- Persistem os desafios relacionados à formação dos profissionais de saúde e, inclusive, daqueles que fazem parte dos programas de controle das IRAS. Um dos aspectos a ser contemplado no direcionamento estratégico deve ser o fortalecimento das atividades de educação continuada na área de controle das IRAS, mas priorizando as atividades educativas que demonstraram ser eficazes; as palestras de especialistas podem contribuir para a socialização, mas seu impacto nas mudanças de comportamento nos profissionais de saúde é muito pequeno. As estratégias educativas vão além do objetivo deste capítulo, mas é fundamental aprofundar-se nesse aspecto
- É importante que os indicadores estabelecidos na organização sejam validados e possibilitem a comparação com outras instituições. Esse aspecto contribui para a avaliação da instituição, além de ser uma etapa fundamental para demonstrar e publicar seus resultados
- Em alguns países, uma IRAS é considerada o resultado de um ato negligente e, portanto, passível de ação judicial. É evidente que, nos organismos governamentais de cada país, as normas devem ser estabelecidas de acordo com o risco real de ocorrência das IRAS, ou seja, que possa ser objetiva a tarefa de reconhecer as IRAS que realmente ocorrem por negligência da instituição e diferenciá-las das que se sucedem, apesar do cumprimento das medidas de prevenção cientificamente reconhecidas
- Por último, o principal desafio é integrar as atividades de prevenção e controle das IRAS a dois programas que tornem a instituição realmente bem-sucedida nessa área: o programa de uso racional de antimicrobianos e o programa de controle da resistência bacteriana. As instituições que integraram esses três componentes reduziram sobremaneira os custos não apenas em antimicrobianos, mas nos perfis de resistência antimicrobiana local; isso, somado a políticas eficazes de controle das IRAS, diminui o tempo de permanência hospitalar e os casos de pacientes submetidos a isolamento.

Bibliografia

Alianza Mundial para la Seguridad del Paciente. Guidelines on hand hygiene in health care (advanced draft): a summary. Ginebra: Organización Mundial de la Salud [internet]. 2005 [citado 2015 sep. 14]. Disponible en: http://www.who.int/patientsafety/events/05/HH_en.pdf

Allegranzi B, Bagheri Nejad S, Combescure C, et al. Burden of endemic health-care-associated infection in developing countries: systematic review and meta-analysis. Lancet. 2011;377:228-41.

American Hospital Association. Prevention and Control of Staphylococcus infections in hospitals, in US Public Health Service-Communicable Disease Center and National Academy of Sciences-National Research Council. Proceedings of the National Conference on Hospital Hospital Acquired Staphylococcal Disease. Atlanta, GA: Communicable Disease Center; 1958.

Álvarez-Moreno CA, Rosenthal VD, Olarte N, et al. Device-associated infection rate and mortality in intensive care units of 9 Colombian hospitals: findings of the international nosocomial infection control consortium. Infect Control Hosp Epidemiol. 2006;27:349-56.

Carrillo P, Álvarez CA, Arboleda D, et al. Estado actual de los comités de Infecciones en cinco ciudades de Colombia. Rev Méd Sanitas. 2010;13:34-9.

Castro JS. Costos de las infecciones en América Latina. En: Malagón-Londoño G, Álvarez Moreno CA. Enfermedades Infecciosas, 3ra ed. Bogotá: Editorial Médica Panamericana; 2010.

Comisión Europea. DG salud y protección del consumidor. Patient security: Making it happen. Luxemburgo [internet]. 5 de abril 2005 [citado 2015 sep. 14]. Disponible en: http://cpme.dyndns.org:591/database/Luxembourg%20Declaration%20on%20Patient%20Safety%2005042005.pdf

Grupo Panamericano de Evaluación de la Infección Hospitalaria. Evaluación de la infección hospitalaria en siete países latinoamericanos. Rev Panam Infectol. 2008;10(4 Supl 1):S112-22.

Haddix AC, Shaffer PA. Cost/efectiveness analysis. En: Prevention Effectiveness: A Guide to Decision Analysis and economic evaluation. Oxford: University Press; 1996.

Haley WJ, Culver DH, White JW, et al. The efficacy of infection surveillance and control programs in preventing Nosocomial infections in U.S. hospitals. Am J Epidemiol. 1985;121:182-205.

Joint Commission on Accreditation of Hospitals. Accreditation Manual for Hospitals. Chicago: Joint Commission on Accreditation of Hospitals; 1976.

Kohn LT, Corrigan JM, Donaldson MS (Eds.). To err is human: building a safer health system. Washington: National Academy Press, Institute of Medicine; 1999.

Organización Mundial de la Salud. Componentes básicos para los programas de prevención y control de infecciones. Informe de la Segunda Reunión de la Red Oficiosa de Prevención y Control de Infecciones en la Atención Sanitaria [internet]. Ginebra, 26 y 27 de junio de 2008 [citado 2015 sep. 14]. Disponible en: http://www.who.int/csr/resources/publications/WHO_HSE_EPR_2009_1/es/index.html

Organización Mundial de la Salud. Clean care is safer care. Alianza mundial para la seguridad del paciente. Directrices de la OMS sobre higiene de manos en la atención sanitaria (Borrador avanzado). Unas manos limpias son manos más seguras [internet]. 2010 [citado 2010 mar. 9]. Disponible en: http://formacion.seguridaddelpaciente.es/doc/Spanish_HH_Guidelines.pdf

Organización Panamericana de la Salud. Infecciones hospitalarias. Legislación en América Latina. Documento Técnico HDM/CD/A/500-07 [internet]. 2007 [citado 2015 sep. 14]. Disponible en: http://www1.paho.org/hq/dmdocuments/2010/Legislacion_Salud_Infecciones_Hospitalarias_AL.pdf

Organización Panamericana de la Salud, Organización Mundial de la Salud. Legislación sobre antibióticos en América Latina. Washington: OPS/OMS; 2004.

Roberts RR, Scott RD 2nd, Cordell R, et al. The use of economic modeling to determine the hospital costs associated with nosocomial infections. Clin Infect Dis. 2003;36:1424-32.

Roberts RR, Scott RD 2nd, Hota B, et al. Costs attributable to healthcare-acquired infection in hospitalized adults and a comparison of economic methods. Med Care. 2010;48:1026-35.

Rosenthal VD. Health-care-associated infections in developing countries. Lancet. 2011;377:186-8.

Rosenthal VD, Rodrigues C, Álvarez-Moreno C, et al. International Nosocomial Infection Control Consortium Investigators. Effectiveness of a multidimensional approach for prevention of ventilator-associated pneumonia in adult intensive care units from 14 developing countries of four continents: Findings of the International Nosocomial Infection Control Consortium. Crit Care Med. 2012;40:3121-8.

Rosenthal VD, Maki DG, Mehta Y. et al. International Nosocomial Infection Control Consortium. International Nosocomial Infection Control Consortium (INICC) report, data summary of 43 countries for 2007-2012.Device-associated module. Am J Infect Control. 2014;42):942-56.

Salvatierra-González R, (Ed.). Costo de la infección nosocomial en nueve países de América Latina. Documento OPS/DPC/CD/271/03. Washington: Organización Panamericana de la Salud; 2003.

Scheckler WE, Brimhall D, Buck AS, et al. Requirements for infrastructure and essential activities of infection control and epidemiology in hospitals: a consensus panel report. Society for Healthcare Epidemiology. Infect Control Hosp Epidemiol. 1998;19:114-24.

Schmunis GA, Gordillo A, Acosta-Gnass S, et al. Costo de la infección nosocomial en unidades de cuidados intensivos de cinco países de América Latina: llamada de atención para el personal de salud. Rev Panam Infectol. 2008;10(4 Supl 1):S70-7.

Scott RD. The direct medical costs of health care associated infections in U.S. hospitals and the benefits of the prevention. Division of Health care Quality Promotion National Center for Preparedness, Detection, and Control of Infectious Diseases. Centers for Diseases Control and Prevention [internet]. 2009 [citado 2015 sep. 14]. Disponible en: http://www.cdc.gov/HAI/pdfs/hai/Scott_CostPaper.pdf

Stone P, Braccia D, Larson E. Systematic review of economic analyses of health care-associated infections, Am J Infect Control. 2005;33:501-9.

World Health Organization. World Health Assembly (fifty-first). Emerging and other communicable diseases: antimicrobial resistance. Ginebra: WHO; 1998.

World Health Organization. World Alliance for Patient Safety: Forward Programme 2008-2009 [internet]. 2010 [citado 2010 jul. 21]. Disponible en: http://www.who.int/patientsafety/information_centre/reports/Alliance_Forward_Programme_2008.pdf

World Health Organization. Clean care is safer care. WHO Guidelines on Hand Hygiene in Health Care. First global patient safety challenge clean care is safer care [internet]. 2010 [citado 2010 feb. 18]. Disponible en: http://whqlibdoc.who.int/publications/2009/9789241597906_eng.pdf

World Health Organization. Infecciones asociadas al cuidado de la salud [internet]. 2009 [citado 2010 feb.

18]. Disponible en: http://www.who.int/patientsafety/events/07/Mexico_ Fact%20sheet_Infection.pdf

Yokoe D, Anderson DJ, Berenholtz Sean M, et al. Introduction to "A Compendium of Strategies to Prevent Healthcare-Associated Infections in Acute Care Hospitals: 2014 Updates". Infection Control & Hospital Epidemiology. 2014;35:455-9.

Yomayusa N, Gaitán H, Suárez I, et al. Validating prognostic surgical site infection indices from hospitals in Colombia. Rev Salud Pública. 2008;10:744-55.

Sites recomendados

Asociación Colombiana de Infectología (ACIN) http://www.acin.org

Asociación de Profesionales en Epidemiologia y Control de la Infección http://www.apic.org/ (APIC)

Centros europeos para la prevención y el control de las enfermedades. http://ecdc.europa.eu/en/publications/surveillance_reports/Pages/index.aspx

Centros para la prevención y el control de las enfermedades, Division of Healthcare Quality Promotion (DHQP) y National Healthcare Safety Network (NHSN). http://www.cdc.gov/nhsn/

Estudio de Prevalencia de las Infecciones Nosocomiales en España http://hws.vhebron.net/epine/

Federación Internacional de Control de Infección (IFIC) http://theific.org/

Nosobase® Base documental sobre infecciones nosocomiales (législation, recommandations, etc.). http://nosobase.chu-lyon.fr

Programa de la OMS para la higiene de las manos http://www.who.int/gpsc/en/.

Sociedad Americana de Enfermedades Infecciosas (IDSA) http://www.idsociety.org/Index.aspx

Sociedad Americana de Epidemiologia Hospitalaria (SHEA) http://www.shea-online.org/

Sociedad Americana de Microbiología (ASM) http://www.asm.org/

Sociedad Americana para la Calidad. http://www.ahrq.gov/research/findings/factsheets/errors-safety/haiflyer/index.html

Sociedad de Infección Hospitalaria. http://www.his.org.uk/

30 Riscos Ocupacionais no Hospital

María Isabel Sanint Jaramillo •
Martha Cecilia Yepes Calderón

Introdução

De acordo com a Organização Internacional do Trabalho (OIT), a saúde no trabalho tem como finalidade promover e manter o mais alto nível de bem-estar físico, mental e social dos trabalhadores em todas as profissões e adequar o trabalho ao trabalhador e cada trabalhador à sua função. Esse conceito coincide com a abordagem atual da Organização Mundial da Saúde (OMS) e com as novas tendências holísticas, que consideram a saúde como um equilíbrio integral do bem-estar biopsicossocial.

Para que haja segurança e saúde no ambiente de trabalho, é preciso um empenho coordenado entre a administradora de riscos ocupacionais (ARL)*, a empresa e, certamente, o trabalhador, que deve ser o protagonista, pois a única maneira de fazer as políticas e as normas de segurança e saúde no trabalho serem cumpridas é incutir em cada funcionário a cultura do autocuidado, ou seja, a responsabilidade de cuidar de si mesmo.

Há até uma década, o estilo de prevenção era protecionista, razão pela qual as empresas designavam um funcionário como "encarregado da saúde ocupacional" para gerenciar a segurança e a saúde, como se a gestão da prevenção pudesse estar a cargo de uma única pessoa. Atualmente, deve-se dar autonomia aos funcionários de todos os níveis para que cada um cuide de si mesmo, com base nas políticas, normas e recomendações preventivas provenientes do recém-denominado Sistema de Gestão da Segurança e Saúde no Trabalho (SGSST) colombiano, de acordo com a Lei 1562 de 2012, que descreve e regulamenta a responsabilidade, da ARL e da própria empresa, de informar, divulgar e capacitar permanentemente todos seus funcionários para que promovam uma verdadeira cultura de prevenção de riscos, ou perigos, conforme denominado na nova regulamentação colombiana.

De fato, o plano nacional de saúde ocupacional de muitos países (entre eles, a Colômbia) tem como principal objetivo fortalecer a promoção da segurança e da saúde no trabalho e fomentar uma cultura do autocuidado e da prevenção dos riscos ocupacionais. Ao explicar o alcance desse objetivo, o Ministério da Saúde da Colômbia, no Plano Nacional de Saúde Ocupacional 2003-2007, afirma: "A coexistência de padrões de qualidade de vida a partir dos lares, da escola, do lazer até o trabalho, possibilitam o desenvolvimento integral e saudável do ser humano". Além disso, confirma:

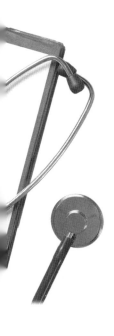

---
*Nota do tradutor: as administradoras de riscos ocupacionais são entidades ligadas ao *Sistema General de Riesgos Laborales da Colômbia* que visam a prevenir e proteger os trabalhadores de danos ocasionados por acidentes de trabalho e doenças ocupacionais.

"O conhecimento da existência de riscos inerentes às atividades cotidianas, as ações seguras nas áreas de desempenho e o surgimento de ambientes seguros são estratégias para minimizar a ocorrência de contingências que afetem o estado de saúde".

Ao abordar o tema de riscos nas instituições de saúde, é importante mencionar alguns dados estatísticos. A OIT calcula que o custo total dos acidentes de trabalho e dos problemas de saúde em todo o mundo equivalem a, aproximadamente, 4% do produto interno bruto (PIB) mundial, um valor 20 vezes maior que o do auxílio oficial para o desenvolvimento. Na América Latina, embora não existam dados globais, estima-se que o custo dos acidentes de trabalho e das doenças ocupacionais represente um gasto de 3 a 10% do PIB dos países.

A OIT também estimou que, na América Latina e no Caribe, ocorrem 36 acidentes de trabalho por minuto e que, aproximadamente, 300 trabalhadores morrem a cada dia em decorrência desses acidentes. Além disso, registra cerca de 5 milhões de acidentes de trabalho anuais, dos quais, 90.000 são fatais. Na Colômbia, o Ministério do Trabalho informa em seu site os seguintes dados estatísticos referentes a 2013:

- 755 pessoas morreram na Colômbia por causa de acidentes de trabalho
- Cerca de 8,5 milhões de colombianos e 623 mil empresas estão no Sistema Geral de Riscos Ocupacionais*
- Em média, a cada 11,5 h, morreu uma pessoa em decorrência de um acidente de trabalho
- Das 938 mortes relatadas, 755 foram qualificadas como ocupacionais, ou seja, foi plenamente estabelecido que as pessoas perderam a vida como resultado das tarefas de trabalho desenvolvidas; outras 375 mortes por acidente de trabalho foram registradas em 2011 e 528 em 2012
- A média de acidentes de trabalho na Colômbia foi de 62 por hora, ou seja, 1.487 ao dia, o que significa 543.079 acidentes de trabalho qualificados ocorridos no país em 2013. Entretanto, os acidentes relatados foram 656.817

- No caso das doenças ocupacionais, ocorreram duas mortes em decorrência delas em 2013, de acordo com os processos qualificados. Entretanto, foram notificadas 51 mortes.

Considera-se especialmente relevante recomendar às instituições de saúde a implementação efetiva de um modelo de gestão de controle de riscos ocupacionais, que as auxilie a atingir um nível de bem-estar e de saúde integral para seus funcionários igual ou superior ao oferecido aos clientes externos, de acordo com sua missão; ou seja, para proporcionar a saúde de modo conveniente, coerente e consistente, que é o seu objetivo e seu produto, as instituições devem primeiro promover aos seus clientes internos um estilo de empresa com recursos humanos saudáveis. De fato, para que os pacientes comprem a ideia de estilos de vida saudáveis, devem, entre outras coisas, observar o exemplo dos profissionais que os assistem.

Desde as políticas da alta administração das instituições de saúde, é preciso ter consciência de que, para alcançar os resultados e obter a participação em um mercado globalizado, a segurança, a saúde e a proteção do meio ambiente devem fazer parte da produtividade.

Para que haja segurança e saúde no trabalho, as empresas devem criar um sistema de gestão que inclua quatro ações básicas:

- Cumprimento das normas e das responsabilidades jurídicas
- Funcionamento do Comitê Paritário de Segurança e Saúde no Trabalho (Copasst)**
- Elaboração, implementação e atualização permanentes do sistema de gestão de segurança e saúde no trabalho, das normas de higiene e segurança industrial, da matriz de riscos e perigos à saúde ocupacional e do plano de emergências
- Desenvolvimento de atividades para identificação, avaliação e análise dos riscos.

Os trabalhadores da área da saúde estão expostos a qualquer tipo de risco ou perigo ocupacional. É importante, então, levá-los a reconhecer e evitar tais riscos, adotando medidas preventivas. Para isso, a estratégia educativa é indispensável. Dessa maneira, os profissionais de saúde que, como parte do seu trabalho diário, en-

---

*Nota do tradutor: conjunto de entidades públicas e privadas, normas e procedimentos para evitar, proteger e assistir os trabalhadores contra os efeitos de doenças e acidentes que podem ocorrer durante ou como resultado do trabalho realizado.

**Nota do tradutor: o Copasst é um organismo de promoção e vigilância das normas e regulamentações de segurança e saúde no trabalho dentro das empresas.

sinam como promover a saúde e evitar as doenças, tornam-se aprendizes de especialistas e dos responsáveis pelo Sistema de Segurança e Saúde no Trabalho e tomam consciência de como aplicar estilos de vida e de trabalho que lhes possibilitem evitar acidentes e/ou doenças comuns e ocupacionais.

Quando se tem em mente que o objetivo da educação em adultos não é ensiná-los temas que não conhecem, mas levá-los a se comportar de maneira diferente a partir da experiência educativa, o impacto e o sucesso da estratégia educacional para a prevenção serão, por fim, observados nas mudanças de comportamento dos funcionários; ou seja, ocorre o que, em segurança do trabalho, chama-se diminuição de "atos inseguros", que são a causa de 80% dos acidentes, em média. Os outros 20% ocorrem por causa das chamadas "condições inseguras" do ambiente. Na análise da origem ou causa das condições inseguras, exceto as desencadeadas por fenômenos da natureza, também se constata a interferência de um ato inseguro de um trabalhador, que deve ser o responsável pelo controle ou eliminação desse fator para que não crie nenhum tipo de contingência.

Em uma instituição prestadora de serviços de saúde (IPS), ocorre uma rotina de trabalho na qual convergem distintos processos que envolvem os pacientes, os visitantes, a equipe médica, os enfermeiros, os técnicos de laboratório e outros profissionais de saúde, como nutricionistas, fonoaudiólogos, assistentes sociais, farmacêuticos e estagiários, e todos eles estão expostos, de modo permanente, aos riscos característicos das instituições de saúde.

Contudo, não são apenas os funcionários em contato direto com os pacientes que enfrentam esses riscos específicos, mas também todos aqueles que trabalham em uma IPS (p. ex., administrativos, de manutenção, serviços gerais, de cozinha, limpeza etc.) estão expostos aos riscos hospitalares.

As normas vigentes na Colômbia, conforme o Decreto 1.443 de 2014 e o Decreto 1.072 de 2015, estabelecem que o SGSST consiste no desenvolvimento de um processo lógico e por etapas, baseado na melhoria contínua, que inclui a política, a organização, o planejamento, a aplicação, a avaliação, a auditoria e as ações de melhoria, a fim de prever, reconhecer, avaliar e controlar os riscos que possam afetar a segurança e a saúde no trabalho. Como consequência, agora considera-se que um fator de risco (ou perigo) pode ser eliminado, modificado ou minimizado por meio de controles de engenharia, controles administrativos, auditorias, oportunidades de melhoria e uso de equipamentos de proteção individual (EPI). Em suma, é importante aplicar permanentemente todas as fases do ciclo de planejamento, execução, verificação e ação, de acordo com a recomendação da Norma Técnica Colombiana GTC 45.

O controle de engenharia começa na etapa de projeto arquitetônico do edifício em que o hospital vai funcionar; nas cidades onde existe um planejamento territorial urbano, deve-se consultar previamente quais são os locais ideais e permitidos para a escolha de um terreno em local estratégico e adequado quanto a localização, vias de acesso, vizinhança e outros aspectos.

Após selecionar o terreno e fazer o projeto, também é preciso analisar e minimizar os riscos; felizmente, o avanço e a subespecialização tecnológica permitiram o desenvolvimento de muitos recursos, equipamentos e materiais que compõem a infraestrutura de hospitais cada vez mais seguros.

Controle de riscos

Biológico

Estudos recentes com trabalhadores da área da saúde da Colômbia evidenciam que 42,6% deles sofreram acidentes por exposição a contaminantes biológicos e agentes infecciosos; esses incidentes, por sua vez, correspondem a mais de 60% do total de acidentes de trabalho ocorridos nos hospitais. Dentre eles, de 65 a 70% se dão com profissionais de enfermagem, seguidos de 10 a 15% que ocorrem com funcionários do laboratório. Os locais onde esses acidentes acontecem com mais frequência são: o quarto do paciente, a unidade de terapia intensiva (UTI) e as salas de emergência, de cirurgia e de parto. Outras áreas críticas para o risco biológico são: os laboratórios clínicos e patológicos, os bancos de sangue, o serviço de odontologia, a lavanderia, o serviço de limpeza, os incineradores e as cozinhas.

As consequências ou os efeitos causados pelos fatores de risco biológico incluem a transmissão de doenças infectocontagiosas de origem viral, bacteriana, parasitária e micótica para os funcionários dos hospitais; essas patologias podem ser controláveis, como a causada pelo vírus da influenza, ou até mesmo fatais no curto prazo, como a gangrena gasosa, e no longo prazo, como a AIDS.

A descoberta das consequências da contaminação por microrganismos tão devastadores como o vírus da imunodeficiência humana (HIV) fez do risco biológico o principal perigo dentro dos hospitais; entretanto, o conceito de prevenção relacionado a outras doenças ocupacionais (principalmente a conscientização sobre a prevenção do risco biológico) tem referências e evidências históricas tão antigas quanto a legislação da época dos faraós, no Egito, onde os embalsamadores recebiam todo o tipo de compensação financeira e em horas de trabalho, considerando o alto risco de serem infectados em decorrência do trabalho com fluidos de cadáveres.

A evolução científica e tecnológica possibilitou o desenvolvimento de vacinas e a implementação de medidas de precaução universais (ou seja, para todos os pacientes), como o uso de EPI, anteriormente reservado apenas para alguns pacientes e procedimentos considerados de alto risco. Esses avanços causaram variações na incidência e na prevalência de doenças como a hepatite B, que, até há pouco tempo, era a doença infecciosa ocupacional mais importante entre os profissionais de saúde. De fato, em instituições hospitalares de Bogotá, relata-se que o maior risco não é mais o biológico, graças ao desenvolvimento tecnológico e ao cumprimento de protocolos e da legislação de biossegurança em vigor.

As principais recomendações gerais para o controle do risco biológico são:

- Elaboração e implementação de um manual de biossegurança com protocolos que se tornem padrões de trabalho seguro para todos os funcionários, os procedimentos e os serviços
- Adoção da lavagem das mãos como a principal estratégia para o controle de infecções no ambiente hospitalar
- Estabelecimento de políticas de isolamento hospitalar de acordo com o quadro clínico do paciente
- Protocolos para o manejo seguro de material perfurocortante, o principal causador de acidentes de trabalho com materiais biológicos
- Desenvolvimento de um plano de gerenciamento integral dos resíduos hospitalares, de acordo com a legislação vigente
- Fornecimento de EPI e capacitação para seu uso
- Vigilância epidemiológica pelas comissões de controle de infecções
- Programa de integração inicial e, em seguida, programas permanentes de reintegração e educação para todos os funcionários
- Implementação do uso de dispositivos médicos de biossegurança, como cateteres e bisturis retráteis, equipamentos sem agulha e de sistema fechado para a coleta de amostras
- Exames admissionais e periódicos para os funcionários
- Realocação de funcionários que precisem ser transferidos por motivos de risco pessoal
- Campanhas de vacinação permanentes
- Renovação do ar e condições microclimáticas
- Controle de vetores, roedores e insetos.

Biomecânico

Os principais fatores de risco biomecânico que afetam as pessoas que trabalham nos hospitais são:

- Levantamento, movimentação e transporte de pacientes, que atingem, sobretudo, a equipe de enfermagem e os maqueiros
- Posturas prolongadas e forçadas durante a jornada de trabalho, que afetam principalmente as equipes administrativa, de cirurgia e de emergência
- Vibrações e movimentos repetitivos, que atingem principalmente a equipe administrativa e os dentistas
- Levantamento, movimentação e transporte de cargas por pessoas de outras áreas, como farmácia, manutenção, central de esterilização e depósito.

As consequências e os efeitos mais frequentes causados por esses fatores de risco são: dorsalgia (especialmente, lombalgia); desvios e discopatias da coluna; fadiga e trauma cumulativo nas grandes articulações; síndrome do túnel do carpo; síndrome do manguito rotador; e varizes nas extremidades inferiores.

Estudos epidemiológicos feitos em diversos países demonstram uma prevalência anual de dorsalgia entre profissionais de saúde de 30 a 50% e, novamente, a equipe de enfermagem é a mais afetada. Um estudo inglês do *Health Service Advisory Committee*, realizado em um asilo de idosos britânico, demonstrou que dois enfermeiros, durante 1 h de trabalho, haviam levantado o peso equivalente a 2,5 toneladas.

As principais recomendações gerais para o controle do risco ergonômico nos hospitais são:

- Treinamento teórico-prático em educação postural para todos os funcionários. É evidente que os vícios posturais podem ocorrer também na casa dos profissionais, principalmente pelo uso de colchões, travesseiros e móveis inadequados
- Treinamento teórico-prático em levantamento adequado de cargas
- Uso de equipamentos mecânicos para o transporte de cargas, como guinchos de transferência e transferidor tipo *skate*, para os pacientes, e carros de transporte e elevadores monta-cargas, para os objetos
- Organização dos processos de trabalho em protocolos que propiciem a minimização de movimentos e esforços e o incentivo do trabalho em equipe
- Organização de plantões com jornadas de trabalho menos prolongadas
- Implementação de programas de pausas ativas durante a jornada de trabalho
- Implementação de programas de estilos de vida saudáveis, como práticas diárias de exercício físico sob supervisão profissional
- Fornecimento de mobiliário e equipamentos ajustáveis à altura de cada funcionário
- Mecanização, automação e *design* ergonômico dos equipamentos
- Fornecimento de vestuário de trabalho adequado: jalecos, calçados e meias
- Organização adequada dos postos de trabalho para evitar movimentos de flexão e extensão forçados da coluna vertebral
- Fornecimento de EPI ergonômico, como apoio de punho para teclado e apoio para os pés para os funcionários administrativos.

Psicossocial ou psicolaboral

O risco psicossocial é o único que afeta 100% dos trabalhadores de todas as atividades econômicas. Os trabalhadores da área da saúde do mundo inteiro são considerados um dos grupos de mais alto risco psicossocial, que é causado por diversos fatores (analisados a seguir), principalmente, em virtude da alta responsabilidade sobre o bem ou valor mais precioso e indispensável para a sociedade e para cada pessoa, que é a saúde. Além disso, ao longo das últimas décadas, a globalização levou a maioria dos países à socialização da saúde, reivindicando seu conceito como um direito de todas as pessoas e tornando a grande responsabilidade social dos profissionais de saúde também um assunto jurídico e, por isso, facilmente exigível pelos usuários.

Por outro lado, embora a abordagem de prevenção e promoção da saúde pública faça com que, dentro dos hospitais, os trabalhadores atendam clientes saudáveis, a maior parte do tempo eles enfrentam situações estressantes, como a dor e, com frequência, a morte, às vezes interpretadas como uma falha do sistema de saúde, que provocam sentimentos de culpa e frustração nos profissionais e, possivelmente, causam problemas jurídicos. Portanto, o fator de risco por atendimento ao público no setor da saúde é mais alto que em outros setores, dadas as circunstâncias especiais relacionadas ao cliente e seus familiares, que os tornam mais exigentes.

Outro fator de estresse é o risco biológico que, como já analisado, torna o trabalho nos hospitais altamente perigoso, ao ponto de, diante da descoberta das novas e silenciosas infecções virais ao longo das últimas décadas, ser observado um aumento do abandono do emprego nas profissões mais expostas, como a enfermagem.

Os hospitais funcionam 24 h por dia, 365 dias por ano; portanto, a organização do trabalho em plantões (muitas vezes prolongados, noturnos ou em feriados) torna-se um fator de estresse que afeta o ritmo biológico e a interação familiar e social dos profissionais de saúde. Soma-se isso à disponibilidade quase permanente que alguns profissionais devem ter: por exemplo, os médicos, mesmo quando estão fora do hospital. Além do estresse, esse trabalho em plantões gera consequências negativas sobre o sono, a nutrição e o descanso e desencadeia efeitos como ansiedade, aumento do consumo de substâncias psicoativas (álcool, cigarro e substâncias ilícitas), deterioração das relações afetivas e sexuais, monotonia, isolamento familiar e social, envelhecimento precoce e, nos casos mais graves, doenças gastrintestinais e cardiovasculares, entre outras.

Por último, todos os fatores estressantes mencionados associam-se e afetam todos os profissionais, dificultando os estilos de liderança, as relações pessoais e de trabalho entre eles e prejudicando o clima organizacional; tudo isso pode se tornar um círculo vicioso que, novamente, gera mais estresse. De fato, na nova classificação de doenças ocupacionais da Colômbia, foram incluídas várias doenças derivadas do estresse. O estresse é tão prejudicial que, atualmente, a Secretaria de Saúde de Bogotá (SDS), por exemplo, incluiu nos padrões necessários para a habilitação de instituições prestadoras de serviços de saúde o chamado *pacote instrutivo*, para evitar que, em decorrência do cansaço, ocorram acidentes de trabalho e eventos adversos com os pacientes.

As principais recomendações para reduzir o risco psicossocial são:

- Escolha adequada dos perfis necessários para os funcionários, de modo que apresentem características de personalidade que facilitem o controle adequado do estresse
- Programa de integração inicial e, em seguida, programas permanentes de reintegração e educação para os funcionários
- Organização cuidadosa dos plantões, se possível, evitando jornadas muito longas e alternando equitativamente os plantões noturnos e em feriados
- Implementação e divulgação de programas de qualidade que estabeleçam funções e protocolos claros para todos os procedimentos
- Exigência de que as férias sejam gozadas anualmente
- Remunerações adequadas, que evitem, sempre que possível, o acúmulo de empregos
- Treinamentos periódicos para todos os funcionários sobre temas de desenvolvimento humano e aperfeiçoamento pessoal
- Promoção de atividades recreativas, culturais, esportivas, artísticas e lúdicas
- Campanhas que promovam estilos de vida saudáveis e adequados para todos os funcionários: hábitos alimentares, de descanso, de relaxamento etc.
- Implementação de programas de pausas ativas durante a jornada de trabalho
- Implementação dos requisitos exigidos na legislação vigente sobre risco psicossocial e assédio moral no trabalho; por exemplo, formação, reuniões periódicas e gestão permanente dos comitês de convivência, de acordo com o estabelecido nas resoluções 652 e 1356 de 2012 do Ministério do Trabalho da Colômbia
- Implementação de uma política de prevenção do consumo de substâncias psicoativas, considerando o disposto na legislação pertinente em vigor na Colômbia, principalmente a Lei 1566 de 2012
- Implementação dos requisitos normativos incluídos na nova lei colombiana sobre prevenção do risco psicossocial.

Químico

Em várias áreas e processos dos hospitais, são utilizadas substâncias químicas em estado gasoso ou líquido que, por suas características de volatilidade, produzem gases e vapores altamente tóxicos para o organismo. Além disso, são usados agentes anestésicos, agentes esterilizantes, medicamentos, citostáticos e reagentes de laboratório. Todos esses elementos químicos podem causar uma grande variedade de efeitos irritantes alérgicos, tóxicos e, inclusive, cancerígenos. Por isso, deve haver um plano de higiene química e um manual de segurança química. O plano de higiene química deve incluir trabalhos, normas e o desenvolvimento específico dos seguintes temas:

- Responsabilidades
- Inventário de substâncias químicas
- Procedimentos operacionais para o uso de substâncias químicas
- Monitoramento ambiental
- Exames médicos
- EPI
- Derramamentos de substâncias químicas perigosas e gestão de acidentes
- Educação e treinamento
- Direito à informação, ou seja, ter um manual de segurança química, que é uma compilação das fichas de informações de segurança de produto químico (FISPQ), para todos os produtos. Nessas fichas de informações de segurança, por sua vez, devem estar detalhados:
  - Características físicas
  - Características da rotulagem
  - Tipos de armazenamento e transporte
  - Recomendações do local de aplicação
  - Instruções de uso do produto
  - Descrição dos EPI que devem ser usados
  - Procedimento em casos de derramamentos, vazamentos, emergências ou incêndios
  - Primeiros socorros em eventos por ingestão, inalação ou contato
  - Modo de descarte do produto
  - Dados do fabricante.

Os profissionais que trabalham nas salas de cirurgia e recuperação estão expostos aos anestésicos.

Em 1893, Hewitt destacou pela primeira vez a possibilidade de *risco ocupacional* entre os anestesistas. No período de 1940 a 1950, alguns estudiosos mencionaram os efeitos nocivos da anestesia, com evidências como a asma sofrida por um dos pioneiros dessa especialidade, o Dr. Gwathmey, em seus últimos anos de vida.

Em 1967, um estudo realizado por Vaisman, anestesista russo, despertou definitivamente o sinal de alerta. Nessa pesquisa, concluiu-se que a exposição aos anestésicos estava associada a cefaleias, aumento da irritabilidade, distúrbios do sono, perda de apetite e diminuição da tolerância alcoólica, com o consequente aumento do alcoolismo e de abortos espontâneos.

Outros estudos posteriores mencionaram danos hepáticos e renais, malformações congênitas nos filhos de mulheres anestesistas ou esposas de anestesistas, causadas por espermatogênese defeituosa.

Além disso, em decorrência de vários fatores (entre eles, os relacionados a mudanças no comportamento e no temperamento), registra-se um aumento na taxa de suicídios entre os anestesistas. Esse último efeito é tão significativo que foi mencionado pela Sociedade Americana de Anestesiologistas (ASA) como o maior problema de saúde entre os anestesistas com menos de 55 anos de idade.

As principais recomendações de controle do risco químico por anestésicos são:

- Uso de substâncias com a menor toxicidade possível; por exemplo – e sempre que possível – substituir produtos à base de hipoclorito por outros menos tóxicos, como os de quaternários de amônio (essa observação é geral; não corresponde ao tema "anestésicos", do qual estávamos falando)
- Fornecimento e exigência do uso de máscaras de proteção para os profissionais expostos
- Programas de integração e reintegração para conscientização e educação sobre os riscos para os profissionais expostos
- Exames clínicos e laboratoriais periódicos para os profissionais expostos
- Uso de dosímetros e de monitores infravermelhos de óxido nítrico para medir sua concentração e nível de exposição (nos EUA, o nível máximo permitido é de 25 ppm)
- Vigilância epidemiológica, por meio de estudos dos problemas de saúde apresentados pelos profissionais expostos
- Revisões, procura de vazamentos e manutenção periódica dos equipamentos de anestesia; limpeza ou troca de filtros
- Ventilação adequada das salas; no mínimo, 20 trocas de ar/h
- Uso de sistemas de eliminação de gases residuais.

Nos laboratórios clínicos e de patologia e nos bancos de sangue, são utilizadas muitas substâncias químicas que podem provocar toxicidade, alergias e queimaduras ao serem manipuladas de maneira inadequada, podendo penetrar no organismo por via respiratória, cutânea ou digestiva.

As principais recomendações para o controle de riscos químicos nos laboratórios são:

- Sistemas de ventilação e de renovação contínua do ar
- Capelas de exaustão para trabalhos com gases tóxicos ou que produzam fumaça, poeira ou vapores tóxicos
- Chuveiros de segurança e lava-olhos de emergência
- Estabelecimento de um sistema de sinalização e identificação de frascos e recipientes de substâncias químicas
- Manual de segurança para o manuseio de substâncias químicas, com as respectivas fichas de informação toxicológica de cada produto ou de cada substância armazenada
- Sistemas especializados de eliminação de resíduos tóxicos
- Programas de integração e reintegração para conscientização e educação sobre os riscos para os profissionais expostos
- Uso permanente de roupa protetora em material hidrorrepelente
- Uso permanente de proteção ocular com óculos de segurança
- Uso permanente de luvas especiais para cada tipo de substância, resistentes a materiais corrosivos, ao calor, ao frio etc.
- Uso permanente de máscaras com filtros especiais para proteção respiratória
- Calçado confortável e com solado antiderrapante
- Protocolos de segurança, plano de emergências específico e fornecimento de *kits* de primeiros socorros
- Procedimento adequado para a lavagem das mãos como um hábito frequente
- Proibições gerais: não comer, beber ou fumar.

Vale mencionar a importância do controle dos riscos químicos para as equipes de limpeza e manutenção dos hospitais, que estão permanentemente expostas aos efeitos de substâncias desinfetantes de ação e concentração mais fortes do que aquelas usadas em outros tipos de empresas. Além disso, outras circunstâncias –

como a alta rotatividade, o fato de, na maioria das vezes, desempenharem suas funções em horários em que não há supervisão de um profissional e o acesso que têm a todas as áreas de alto risco químico e biológico, como os laboratórios – tornam os funcionários dessas equipes um grupo crítico, mas nem sempre se tem consciência do alto risco químico ao qual estão submetidos. Apesar disso, a tecnologia, mais uma vez, tem feito contribuições importantes para o desenvolvimento de fórmulas mais eficazes e menos tóxicas para os desinfetantes, como é o caso dos quaternários de amônio.

Outra área de especial importância quanto ao controle do risco químico é o serviço de esterilização, pelos efeitos nocivos de sustâncias como o glutaraldeído e o óxido de etileno. As consequências do manuseio inadequado do glutaraldeído incluem irritação, dificuldade respiratória e bronquite por inalação; pelo contato com a pele, podem ocorrer queimaduras, dermatite de contato alérgica e absorção cutânea de quantidades perigosas; nos olhos, também pode causar danos à córnea. Por conseguinte, a principal recomendação para minimizar tais riscos é o uso de EPI, como luvas, óculos de proteção e máscaras.

O óxido de etileno pode provocar efeitos por intoxicação aguda e crônica; ao contato com a pele, pode causar queimaduras e alergias; com os olhos, danos à córnea e catarata; e a nível sistêmico, alterações digestivas, neurológicas, respiratórias, hematológicas e anafiláticas. No longo prazo, pode ocasionar abortos e partos prematuros, efeitos mutagênicos e câncer. As principais medidas preventivas para os efeitos do óxido de etileno se resumem em:

- Reduzir seu uso ao mínimo nos casos em que possa ser substituído por outros métodos
- Cumprimento de padrões para o armazenamento de seus recipientes
- Sistemas adequados para a eliminação de resíduos do gás
- Sistemas de renovação contínua do ar (no mínimo, 10 trocas/h)
- Instalação de detectores com alarme para aumento da concentração do gás no ambiente e dosímetros individuais
- Conscientização dos funcionários sobre a importância do uso permanente de máscaras, luvas, óculos de proteção e dosímetros individuais.

Controle de fatores de risco

Físicos

Os fatores de risco físicos, como o próprio nome indica, correspondem aos riscos relacionados a fenômenos físicos, como ruído, iluminação, temperaturas extremas, umidade, vibrações e radiações ionizantes e não ionizantes.

No hospital, há setores e processos que geram altos níveis de ruído, com os consequentes efeitos nocivos para os funcionários: diminuição da acuidade auditiva, trauma acústico, perda auditiva ocupacional, cefaleias e estresse. As áreas críticas quanto ao ruído são: lavanderias, caldeiras, odontologia, oficinas de manutenção, incineradores e consoles de radiocomunicadores.

As principais recomendações de controle do risco por ruído são:

- Programas de vigilância epidemiológica
- Medições ambientais de ruído, como sonometria e dosimetria
- Manutenção periódica do maquinário
- Substituição, sempre que possível, de máquinas obsoletas por equipamentos menos ruidosos
- Isolamento da fonte de ruído
- Aumento da distância entre o funcionário e a fonte de ruído
- Conscientização dos funcionários sobre a importância do uso de protetores auriculares
- Controles audiométricos anuais para os profissionais expostos
- Pausas ativas durante a jornada de trabalho, com deslocamento do posto de trabalho para outro local com menos ruído.

As vibrações produzidas por certos equipamentos (principalmente os usados em odontologia) também representam um risco físico, cuja principal consequência é o estreitamento do túnel do carpo, com a consequente compressão dos nervos, ligamentos e vasos sanguíneos que passam por essa estrutura.

As principais recomendações para evitar ou diminuir os efeitos nocivos das vibrações são:

- Jornadas de trabalho de, no máximo, 8 h diárias
- Pausas ativas durante a jornada de trabalho, realizando exercícios de alongamento e exercitando as principais articulações móveis do corpo (no caso dos dentistas), principalmente exercícios com os punhos e os dedos para fortalecer os ligamentos e estimular a circulação sanguínea.

Outro risco físico que pode ocorrer em qualquer área do hospital é o relacionado à iluminação, por excesso ou insuficiência, com os consequentes danos, como diminuição da acuidade visual, ofuscação e fadiga visual.

As principais recomendações para reduzir o risco por iluminação são:

- Fazer medições higiênicas de iluminação
- Fazer a limpeza de luminárias e a manutenção periódica do sistema de iluminação do hospital
- Utilizar ao máximo a luz natural
- Instalar filtros protetores em telas de computadores e áreas com excesso de luz
- Usar, na medida do possível, cores claras para paredes, pisos e tetos
- Fazer um exame anual de acuidade visual em todos os funcionários expostos.

As temperaturas extremas também são outro fator de risco físico presente nos hospitais, que podem causar, entre outros efeitos, o desconforto térmico, seja por excesso de calor ou de frio. As principais recomendações para evitar ou diminuir as consequências das temperaturas extremas são:

- Instalar e manter um sistema adequado de climatização do ar em todas as áreas, com as respectivas medidas assépticas nos filtros de ar, para evitar o risco biológico
- Fornecer aos funcionários uniformes adequados para as diferentes temperaturas
- Instalar bebedouros ou dispensadores de água e fazer campanhas entre os funcionários para que mantenham uma hidratação adequada.

Para finalizar o tema sobre o risco físico, é importante recordar o fator das radiações ionizantes e não ionizantes. Os principais efeitos nocivos da radiação ionizante sobre o organismo humano ocorrem no sistema hematopoético, nos olhos, na pele, nas gônadas, nos embriões e nos fetos.

As principais recomendações para evitar ou diminuir o risco por radiação ionizante são:

- Estabelecer um manual de proteção radiológica adequado aos serviços prestados pela instituição e aos equipamentos emissores de radiação
- Situar os serviços de diagnóstico e tratamento à base de raios X, alfa e gama nas áreas mais afastadas dos demais serviços do hospital
- Incluir na construção materiais isolantes, como blindagens físicas e paredes de chumbo
- Sinalizar adequadamente, de acordo com os códigos internacionais, as áreas de risco por radiação
- Fazer a manutenção periódica e os controles de qualidade dos equipamentos que emitem radiação
- Exigir que todos os funcionários dos serviços que lidem com radiação ionizante cumpram estritamente os protocolos e as normas especiais
- Fornecer aos funcionários os sistemas de controle, como dosímetros, e o isolamento, como EPI de chumbo
- Fazer revisão periódica das leituras dos dosímetros
- Submeter os funcionários expostos à radiação ionizante a exames médicos e diagnósticos periódicos.

As radiações não ionizantes são geradas nos hospitais principalmente por raios ultravioletas e infravermelhos, por exemplo, na fototerapia em berçários. A exposição prolongada pode causar danos à pele e aos olhos.

Os aparelhos a laser e os sistemas de micro-ondas e de radiofrequência também emitem radiação não ionizante, cujos efeitos não são significativamente nocivos para a saúde humana.

Locativo ou arquitetônico

Como já se mencionou, o controle dos fatores de risco locativo começa no projeto de construção do hospital e na escolha de materiais seguros para o acabamento de pisos, escadas, bancadas, janelas etc.

Os principais fatores que causam risco locativo são os pisos lisos e as escadas. A consequência mais provável da falta de controle desses fatores de risco são as quedas, que, por sua vez, podem causar desde pequenas lesões até a morte.

O risco de quedas é mais importante em um hospital porque as técnicas de assepsia permanentes deixam o piso úmido muitas vezes ao dia, por mais que ele seja de superfície antiderrapante, como o solado dos sapatos dos funcionários. As consequências podem ser ainda mais graves se a queda ocorrer em um laboratório, onde, além de cair, a pessoa pode se cortar e se contaminar com material biológico (p. ex., ao transportar um tubo de ensaio).

Vale destacar o risco de quedas relacionado ao trabalho em altura para os funcionários de manutenção local e de limpeza, pois a maioria dos edifícios das instituições de saúde tem tetos e muros muito altos e, em geral, tem vários níveis ou andares, condição que favorece a circulação permanente de pessoas, mas torna necessária a limpeza frequente das escadas.

As principais medidas de controle dos fatores de risco locativo são:

- Iluminação adequada e permanente em todos os lugares, sobretudo em escadas e rampas
- Implementação permanente de campanhas para incentivar o autocuidado e a precaução ao circular pelas escadas
- Instalação e manutenção adequadas de fitas antiderrapantes em escadas e rampas
- Escolha de mobiliário e adaptação de bancadas com cantos arredondados
- Isolamento e sinalização das áreas onde estão sendo realizados procedimentos de assepsia dos pisos
- Escolha adequada de detergentes, desinfetantes e cera para piso antiderrapante
- Uso permanente de calçados com solado antiderrapante e salto baixo
- Promoção da cultura de notificação de condições de risco e incidentes.

Controle de fatores de risco de segurança

Risco tecnológico

O sistema de gestão de segurança e saúde no trabalho deve identificar as especificações relativas a compras ou aquisições de produtos ou serviços; isso inclui a avaliação de riscos decorrentes do uso de novas tecnologias.

Esses avanços tecnológicos e a implementação de novas técnicas e novos tratamentos para os pacientes podem interferir de maneira positiva no controle dos riscos ou perigos, mas também podem gerar novos riscos, que devem ser avaliados e abordados.

A implementação da cirurgia robótica, o uso de diferentes tipos de *laser* em procedimentos cirúrgicos, a aplicação de quimioterapia intraperitoneal hipertérmica, o uso de novos equipamentos emissores de radiação ionizante, as novas tecnologias para a análise e o processamento de amostras e tecidos são todos exemplos de avanços tecnológicos que têm de ser avaliados antes de sua utilização. Devem ser previstos os novos riscos ou modificados os já existentes; é preciso capacitar os profissionais e estabelecer as condições necessárias para a operação desses equipamentos ou a realização de novos procedimentos com segurança, tanto para o paciente quanto para o profissional de saúde.

Risco elétrico

No hospital, como nos lugares onde há muitos equipamentos elétricos, o risco ocasionado pelo contato direto ou indireto, por possíveis sobrecargas e por fiações expostas, é muito alto. Os efeitos nocivos desses fatores de risco são incêndios e acidentes, que podem até mesmo ser fatais, em razão do contato com a corrente elétrica, pois ela causa eletrocussão e queimaduras nas pessoas expostas.

Há locais especialmente perigosos em decorrência da eletricidade estática gerada, como as UTI e as salas de cirurgia, onde esse tipo de eletricidade pode produzir faíscas que reagem com os gases anestésicos ou os produzidos por desinfetantes inflamáveis e, assim, provocar incêndios e/ou explosões.

As principais recomendações para evitar o risco elétrico são:

- Estabelecer um plano de emergências internas que, por meio de uma análise de vulnerabilidade, determine os procedimentos a ser seguidos diante de todas as contingências possíveis
- Fazer e/ou adequar as instalações elétricas de acordo com as normas técnicas de segurança relacionadas à quantidade e à qualidade
- Sinalizar todas as instalações, os quadros de distribuição e as estações elétricas
- Fazer a manutenção periódica de todos os equipamentos e instalações elétricas
- Isolar, canalizar e assegurar todos os cabos elétricos
- Instalar piso antiestático nos locais de maior risco elétrico
- Manter o controle da concentração de gases anestésicos no ar das salas de cirurgia
- Fazer o aterramento de todos os aparelhos elétricos e mantê-lo funcional
- Instalar os interruptores e as tomadas elétricas das salas de cirurgia na parte superior das paredes, a fim de evitar curtos-circuitos e explosões pelo possível vazamento e acúmulo de oxigênio nos níveis inferiores
- Capacitar permanentemente os funcionários sobre o uso adequado e as precauções com os sistemas e aparelhos elétricos

- Fornecer aos funcionários roupas e calçados fabricados em materiais que proporcionem segurança para o controle do risco elétrico.

Risco mecânico

O principal fator de risco mecânico no hospital é aquele gerado pelo uso permanente de material perfurocortante, como instrumental cirúrgico, agulhas, objetos de vidro e outros materiais observados em muitas áreas: salas de emergência, de partos, UTI, de recuperação e cirurgia, de vacinação, odontologia, laboratórios, quartos dos pacientes etc. As consequências desse fator de risco vão desde uma perfuração, cujo maior risco é o biológico, já analisado, até lesões consideráveis, com risco de hemorragia intensa e/ou amputação.

As principais recomendações para evitar o risco mecânico por manuseio de objetos perfurocortantes são:

- Manter os objetos perfurocortantes reutilizáveis em boas condições de funcionamento, sobretudo, com bom corte
- Armazenar os objetos perfurocortantes em um local especialmente identificado e separado de outros objetos
- Manter os recipientes ou coletores rígidos para descarte adequado ao alcance dos funcionários que usam objetos perfurocortantes para não expor a cortes as pessoas responsáveis pela coleta do lixo
- Colocar os objetos perfurocortantes sempre com o corte para baixo e nunca cobri-los com outros objetos que impeçam sua visualização
- Fornecer luvas de proteção especial aos funcionários responsáveis pela manutenção de objetos perfurocortantes e exigir o seu uso
- Capacitar permanentemente sobre o manuseio de objetos perfurocortantes, incluindo as seguintes recomendações:
  - Manter concentração durante o manuseio; 99% dos acidentes ocorrem por descuido
  - Evitar o excesso de confiança durante o manuseio; um objeto perfurocortante não admite erros
  - Não quebrar objetos perfurocortantes antes de descartá-los; por exemplo, lâminas de bisturi
  - Sempre descartar os objetos perfurocortantes em recipientes ou coletores rígidos
  - Não reencapar as agulhas antes de descartá-las
  - Não manusear objetos perfurocortantes com as mãos lubrificadas
  - Não se deslocar levando objetos perfurocortantes nas mãos, mas em bandejas.

Incêndios

Por diversos fatores, os hospitais envolvem um alto risco de incêndio e explosões. Novamente, enfatiza-se que a proteção integral começa no projeto: a altura de um hospital – que não deve exceder nove andares –, além da escolha de materiais de construção, as vias de evacuação adaptadas para macas e cadeiras de rodas, os sistemas de ventilação suficientes para diminuir a concentração de fumaça e gases e a instalação inicial e, em seguida, a manutenção permanente de equipamentos e sistemas especializados de combate a incêndios.

Tudo isso é complementado com a implementação de um plano de emergências, que deve ser elaborado pelo departamento de segurança e executado pela brigada de atendimento a emergências.

As áreas mais críticas quanto ao risco de incêndio e explosão são: cozinhas, lavanderias, caldeiras, salas de cirurgia, salas de esterilização, laboratórios, armazéns, depósitos de gases medicinais, corredores, escadas (que funcionam como chaminés em qualquer edifício) e depósito de lixo (porque contém grande quantidade de material impregnado de álcool e outras substâncias inflamáveis).

As principais medidas de controle para reduzir o risco de incêndio e explosão são:

- Proibição de fumar em todo o hospital
- Sinalização de vias de evacuação, mapas de evacuação, saídas de emergência, pontos de encontro, painéis de distribuição de energia e localização de sistemas de combate a incêndios
- Locais independentes, exclusivos, resistentes ao fogo e ventilados para o armazenamento de líquidos inflamáveis; armazenar os cilindros de gases medicinais devidamente presos à parede
- Instalação e sinalização de hidrantes no exterior do hospital
- Alarmes detectores de fumaça conectados a sistemas de combate a incêndios de ativação automática
- Rondas de inspeção permanentes da equipe de segurança por todas as áreas
- Sistema frequente de eliminação de resíduos e lixos

- Manutenção periódica, com relatórios por escrito, das máquinas e dos equipamentos de maior risco, como caldeiras, lavanderias, cozinhas, autoclaves e outros
- Autorização expressa para realizar trabalhos a quente, como soldagens
- Instalação de sistemas de iluminação de emergência em todas as áreas do hospital
- Instalação de uma linha de comunicação direta com os bombeiros da região
- Capacitação permanente para a brigada de emergências sobre temas como procedimentos e protocolos de ação para diferentes tipos de emergência, funções da brigada, prevenção de emergências, evacuação, primeiros socorros e combate a incêndios
- Inclusão das recomendações gerais sobre o plano de emergência nos programas de integração e reintegração permanentes dos funcionários
- Realização de simulações de evacuação, pelo menos 1 vez/ano
- Atualização da matriz de vulnerabilidade, que deve incluir, assim como o plano de emergências, instruções e medidas preventivas para os riscos de outros desastres naturais, como terremotos.

Resumo

Neste capítulo, foram enumerados, descritos e analisados os riscos ocupacionais inerentes ao trabalho multidisciplinar de profissionais, técnicos e funcionários de apoio que trabalham nas instituições prestadoras de serviços de saúde (IPS). A legislação colombiana contempla nove classes de riscos ocupacionais e, no setor de saúde, os trabalhadores estão expostos a todas elas. Até há pouco tempo, o risco mais significativo aos profissionais desse setor era o biológico; atualmente, foram desenvolvidas várias técnicas e procedimentos que o minimizam.

Nesse sentido, é de vital importância conhecer e detectar de forma constante esses riscos e entender que, desde a administração hospitalar, devem ser igualmente priorizadas as medidas para evitar, minimizar ou eliminar o perigo de todos os outros riscos, incluindo o psicossocial e o biomecânico (anteriormente denominado ergonômico), a fim de reduzir a incidência de acidentes de trabalho e doenças ocupacionais, ambos muito comuns entre os trabalhadores desse setor.

Bibliografia

Colombia, Ministerio de la Protección Social. Plan Nacional de Salud Ocupacional 2003-2007. Bogotá: Minprotección; 2004.

Colombia, Ministerio de la Protección Social. Promoción y Prevención en Riesgos Profesionales, de lo conceptual a los procesos de gestión. Bogotá: Minprotección; 2007.

Colombia, Mintrabajo. La protección en riesgos laborales, más que una obligación una necesidad [internet]. 2014 [citado 2015 dic. 30]. Disponible en: http://www.mintrabajo.gov.co/febrero-2014/3065-la-proteccion-en-riesgos-laborales-mas-que-unaobligacion-una-necesidad.html

Gestal JJ. Riesgos del trabajo del personal sanitario. Madrid: Editorial Interamericana McGraw-Hill; 1996.

NIOSH. Occupational Exposure to Waste Anasthesic Gases and Vapors. DHEW (NIOSH) PUB 77-140,USA; 1977.

Richez JP. Pour repartir d´un bon pied. Travail et Securité. 1988;4:232-7.

Tabares Serna AR. Caracterización de los accidentes de trabajo calificados del periodo 2009-2010 en el departamento de Cundinamarca, excluyendo la ciudad de Bogotá, D. C. [tesis de maestría], [Bogotá]: Universidad Nacional, 2011.

31 Segurança do Paciente no Sistema de Saúde

Jesús María Aranaz Andrés • Nieves López Fresneña •
María Teresa Gea Velázquez de Castro • Carlos Aibar Remón

Segurança do paciente | Inovação e tradição

O primeiro dos objetivos da medicina é não prejudicar e, embora essa máxima tenha sido preconizada pelo grego Hipócrates há mais de 2 mil anos, pelo princípio da não maleficência ou *primum non nocere* ("em primeiro lugar, não prejudicar"), continua tendo total validade nos dias atuais. Em consequência, a preocupação pela segurança do paciente sempre fez parte da prática clínica. A literatura científica explora bastante esse assunto desde a Antiguidade até os dias atuais, de Hamurabi a Hipócrates, de Nightingale a Codman.[1] *A priori,* pode parecer que esse conceito não é inovador nem altera a prática clínica atual; porém, nos últimos anos, tem-se observado nas instituições de saúde o ressurgimento global de um movimento que está apenas começando, mas tem um futuro promissor em curto e médio prazos. A principal causa da atualização de um conceito tão clássico baseia-se, fundamentalmente, no fato de que a segurança sofreu uma transformação de um compromisso exclusivo estabelecido entre o profissional e o paciente para uma mudança cultural de toda a instituição de saúde, que abrange todos os profissionais envolvidos na assistência a saúde (inclusive os gestores da instituição e do sistema sanitário), os processos e o planejamento do trabalho, os equipamentos e a tecnologia sanitária e, certamente, os pacientes e seus familiares.

A segurança do paciente consiste na redução, a um mínimo aceitável, do risco de dano desnecessário associado à assistência a saúde. É a estratégia geral desenvolvida pelas instituições de saúde com o objetivo principal de minimizar o dano inerente à prestação da assistência médica causado aos pacientes. Inclui todas as atividades de identificação e análise de problemas de segurança na prática clínica habitual, bem como a implementação de medidas preventivas para evitar o erro humano ou a falha dos sistemas ou, se necessário, para minimizar seu impacto sobre o paciente.

A Organização Mundial da Saúde (OMS), ciente dessa realidade, estabeleceu, em 2005, a Aliança Mundial para Segurança do Paciente, de acordo com a antiga máxima hipocrática "em primeiro lugar, não prejudicar", com seis programas de ação. O primeiro programa aborda a minimização das infecções hospitalares; o segundo, a participação do paciente; o terceiro, a taxonomia sobre a segurança do paciente; o quarto, a pesquisa; o quinto, a efetividade das medidas de segurança; e o sexto, os sistemas de notificação e o aprendizado a partir dos erros e das falhas.

A OMS define a segurança do paciente[2] como a redução, a um mínimo aceitável, do risco de dano desnecessário associado à assistência à saúde; em

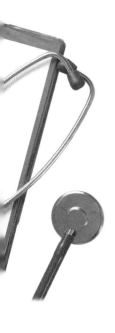

suma, a prevenção dos chamados *eventos adversos* (EA). Tais eventos incluem os erros, os desvios e os acidentes. A segurança surge da interação entre os componentes do sistema; não está em uma pessoa, um dispositivo ou um departamento. A melhoria da segurança depende de aprender como ela surge das interações entre os componentes. Outras definições de segurança do paciente são:

- Ações empreendidas por indivíduos e organizações para impedir que os usuários de serviços de saúde sejam prejudicados pelos efeitos dos serviços prestados
- Identificação, análise e gestão de riscos e incidentes relacionados aos pacientes, a fim de melhorar a segurança da assistência prestada e reduzir ao mínimo os danos que eles possam sofrer
- Redução e atenuação das ações perigosas dentro do sistema de saúde e aplicação das melhores práticas que, comprovadamente, oferecem resultados satisfatórios para o paciente.

O extraordinário desenvolvimento científico e tecnológico das últimas cinco décadas melhorou de maneira significativa os resultados em saúde, mas também aumentou a complexidade da prática assistencial; essa situação, associada ao maior envelhecimento da população atendida e à melhora da sobrevida dos pacientes com doenças crônicas, converte o processo de assistência à saúde em uma rede de profissionais, técnicas, medicamentos e procedimentos que favorecem a possibilidade de erro.

Nesse ambiente complexo, é imprescindível adotar práticas condizentes com as melhores evidências científicas disponíveis, bem como padronizar os procedimentos de trabalho para reduzir a variabilidade e minimizar o erro. A crescente complexidade dos sistemas sanitários e do ambiente da prática clínica neste terceiro milênio representa um novo cenário para o exercício das ciências da saúde: "A medicina, que no passado costumava ser simples, pouco eficaz e relativamente segura, na atualidade, tornou-se complexa, eficaz, mas potencialmente perigosa".[3]

A segurança do paciente é um conceito intimamente ligado à qualidade assistencial; é uma das dimensões da qualidade, ao lado de eficácia, efetividade, acessibilidade, eficiência, equidade e satisfação dos usuários e dos profissionais. Sem segurança, não há qualidade possível; sua ausência ofusca as demais dimensões, que se apoiam sobre ela e com as quais ela interage de maneira transversal. Em pleno terceiro milênio, a preocupação de melhorar ainda mais a qualidade assistencial concentra-se em uma de suas dimensões primordiais: a segurança do paciente[4,5], um tema de interesse real para a saúde, ao qual as principais organizações internacionais de saúde dedicam sua atenção.[6]

A segurança do paciente é também um componente fundamental da bioética e da ética médica. Evitar erros e EA relacionados à assistência e implantar medidas de melhoria para que não se repitam é o melhor meio de proteger os pacientes e seus familiares, além de buscar um diagnóstico, o tratamento e os cuidados necessários.

Prioridade da segurança do paciente | O relatório "Errar é Humano"

A origem do recente interesse pela segurança do paciente está na chamada década de negligência, que, nos EUA, instaurou-se na estrutura da sociedade na década de 1970. As pessoas observavam, passíveis, o crescimento anual dos custos dessa "negligência" (aproximadamente 11,6%), o que colocava em risco a viabilidade do sistema de saúde. E, embora a raiz do problema fosse um desequilíbrio subjacente nas relações entre pacientes, profissionais e instituições de saúde, era necessário conhecer as circunstâncias associadas à negligência médica para reverter essa tendência. Assim nasceu, a princípio, o *Harvard Medical Practice Study*[7], o maior estudo da história da medicina sobre EA relacionados à hospitalização. Desde então, foram desenvolvidas diferentes pesquisas no mundo, que fornecem embasamento à OMS para afirmar que 1 a cada 10 pacientes sofre algum tipo de dano durante a internação, efeito corroborado na Espanha pelo estudo ENEAS.[8-11]

Portanto, não se pode dizer que se trata de uma epidemia silenciosa, pois houve um grande efeito midiático em todo o mundo (principalmente após a publicação do relatório *To err is human: building a safer health system*)[12-17]; pelo contrário, trata-se de um grande problema de saúde pública, por sua frequência, seus efeitos, seu impacto e sua tendência. Foram publicados estudos epidemiológicos no ambiente hospitalar sobre a frequência dos EA, seu efeito nos pacientes e potencial impacto nos sistemas de saúde, mas não nos hospitais de pacientes crônicos e de longa permanência ou nos de atenção primária, onde a segurança do paciente ainda é uma tarefa a ser desenvolvida.

Nos EUA, as mortes inesperadas de pacientes ocorridas nos hospitais em meados da década de 1990 levaram o governo a ordenar a criação de um comitê, *The Task Force: quality interagency coordination*, que estabelecia os seguintes objetivos:

- Criar um fundo nacional para a liderança em segurança do paciente e para fazer pesquisas prospectivas nas áreas relacionadas
- Identificar os erros e aprender com eles por meio da criação de um sistema obrigatório de notificação
- Implantar práticas seguras nas instituições de saúde
- Estabelecer padrões de segurança nas instituições de saúde, acordados entre seguradoras, profissionais e empresas prestadoras de serviços.

Como já comentado, no início dos anos de 2000 (Quadro 31.1), o *Institute of Medicine* dos EUA publicou o relatório *To err is human*, com o resultado da pesquisa realizada sobre os erros médicos ocorridos nos hospitais. Os dados demonstraram que entre 44.000 e 98.000 pessoas morriam ao ano nos hospitais dos EUA em decorrência de erros ocorridos durante a assistência à saúde. Dessas mortes, 7.000 estavam relacionadas a erros de administração de medicamentos.[18] A mortalidade por erros médicos ficou em oitavo lugar, acima dos acidentes de trânsito, do câncer de mama ou da AIDS.

Esse relatório colocou em dúvida o sistema de saúde e marcou o início da segurança do paciente como se conhece hoje em dia.

Terminologia

Com o objetivo de unificar critérios, a OMS publicou, em 2009, a Estrutura Conceitual da Classificação Internacional de Segurança do Paciente. A seguir, serão mostrados alguns dos conceitos fundamentais. De acordo com a taxonomia desenvolvida pela OMS[19] (Figura 31.1), podem-se identificar os elementos que interferem na segurança do paciente:

- Dano associado ao cuidado de saúde é aquele oriundo dos planos ou das medidas adotadas durante a prestação de algum tipo de assistência médica, ou a eles associado; não é o dano decorrente de uma doença ou uma lesão subjacente
- Incidente relacionado à segurança do paciente é um evento ou uma circunstância que poderia ter resultado, ou resultou, em dano desnecessário ao paciente. O uso do adjetivo "desnecessário" nessa definição reconhece o fato de que, na assistência médica, ocorrem erros, violações, casos de maus-tratos ao

Quadro 31.1 História recente da segurança do paciente.

Século V a.C. *Primum non nocere*. Juramento hipocrático
1852 O *New York Times* publica um evento adverso com resultado de morte no Hospital Geral de Massachussetts
1863 Florence Nightingale: "Parecerá, talvez, um estranho princípio enunciar que o primordial requisito de um hospital consiste no dever de não prejudicar o paciente"
1911 O cirurgião Ernest Codman publica seus resultados e, entre eles, seus erros, para aprender com eles
1918 O Colégio Americano de Cirurgiões implanta o primeiro programa de inspeção e certificação dos hospitais
1951 É criada a *Joint Commission of Healthcare Organizations* (JCAHO)
1964 Elihu Schimmel (Yale) constata 20% de eventos adversos em pacientes internados
1980 É criada a *The Anesthesia Patient Safety Foundation*, a primeira das especialidades comprometidas com a segurança do paciente
1988 É criada a *Australian Patient Safety Foundation*
1990 "Nova teoria do erro" é publicada por James Reason em *Human errors*
1999 Relatório *To err is human* publicado pelo *Institute of Medicine* dos EUA. Começa o movimento mundial de segurança do paciente
2000 O *National Health Service* no Reino Unido publica o relatório *An organisation with memory*
2001 Criação da *National Patient Safety Agency* (NPSA), no Reino Unido
2002 Na Pensilvânia, é estabelecida a obrigatoriedade de notificação dos eventos adversos aos pacientes
2004 A OMS cria a Aliança Mundial para Segurança do Paciente
2005 O *Institute of Healthcare Improvement* (IHI) inicia a "Campanha 100.000 Vidas" por meio de estratégias básicas de redução do dano
2005 É publicado na Espanha o primeiro estudo epidemiológico multicêntrico sobre eventos adversos, o estudo ENEAS
2006 Os pacientes são envolvidos em sua própria segurança: "Declaração de Londres"
2008 A OMS publica o relatório sobre pesquisa em segurança do paciente
2008 É criada a *European Network for Patient Safety* (EuNetPaS)
2012 É criada a *European Union Network for Patient Safety and Quality of Care* (PaSQ *Joint Action*)

Adaptado de Wachter R. *Understanding patient safety*. McGraw Hill; 2007. p. 280-1.

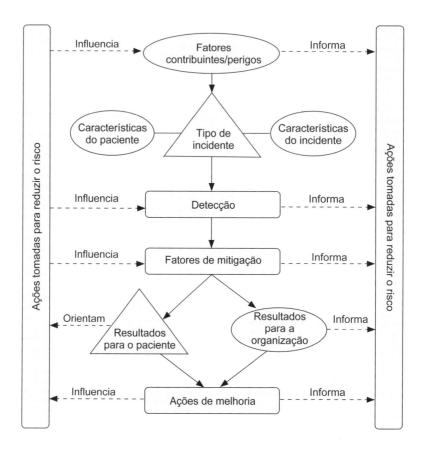

Figura 31.1 Estrutura conceitual da Classificação Internacional de Segurança do Paciente. Fonte: OMS.[2]

paciente e atos deliberadamente inseguros, considerados *incidentes*. Por outro lado, certos tipos de lesão, como a oriunda de uma laparotomia, são necessárias, portanto, não se enquadram como incidentes. Os incidentes podem ser decorrentes de atos intencionais ou não intencionais. Os erros são, por definição, não intencionais, enquanto as violações costumam ser intencionais, embora raramente maliciosas, e podem se tornar rotineiras ou automáticas em certos contextos
- Erro é a falha em executar uma ação prevista conforme planejado ou a aplicação de um plano incorreto. Os erros podem ocorrer ao fazer algo errado (erro de ação) ou ao não fazer o correto (erro de omissão), seja na fase de planejamento ou na fase de execução. Assim, por exemplo, se o rastreamento do câncer de cólon consiste em determinar periodicamente a presença de sangue oculto nas fezes, fazer uma colonoscopia de rastreamento sem antes obter um exame de sangue oculto significa um erro de ação (a aplicação de um plano incorreto), enquanto o fato de não solicitar esse exame constitui um erro de omissão

- Violação é um desvio deliberado das normas, regras ou procedimentos operacionais. Tanto os erros quanto as violações aumentam o risco, mesmo que não ocorra um incidente
- Risco é a probabilidade de ocorrência de um incidente, que pode ser uma circunstância notificável, um quase erro (*near miss*), um incidente sem dano ou um com dano (EA)
  - Circunstância notificável é uma circunstância em que houve potencial significativo para o dano, mas em que o incidente não ocorreu (p. ex., sobrecarga assistencial com proporção de profissionais muito baixa)
  - *Near miss* é um incidente que não atingiu o paciente (p. ex., conectar uma unidade de sangue à via de infusão intravenosa do paciente errado, mas detectar o erro antes de iniciar a transfusão)
  - Incidente sem dano é um incidente em que o evento atingiu o paciente, mas não causou dano discernível (p. ex., a unidade de sangue foi transfundida, mas o sangue não era incompatível)
  - Incidente com dano (EA) é um incidente que causa dano ao paciente (p. ex., a unidade de sangue errada é transfundida e o paciente morre em decorrência de uma reação hemolítica).

Propõe-se a *classificação de dez classes principais*, que integram a estrutura conceitual da Classificação Internacional de Segurança do Paciente. Essa estrutura visa a oferecer uma compreensão geral sobre o tema, e seu objetivo é representar um ciclo contínuo de aprendizagem e melhoria, com ênfase especial na identificação de riscos, na prevenção, na detecção e na redução dos incidentes e na resiliência do sistema. A classificação de dez classes principais é:

- Tipo de incidente – o incidente pode estar relacionado a:
  - Administração clínica
  - Processos e procedimentos clínicos
  - Documentação
  - Infecções relacionadas à assistência à saúde
  - Medicações/líquidos para administração por via intravenosa
  - Sangue e hemoderivados
  - Nutrição
  - Oxigênio, gases e vapores
  - Equipamentos e dispositivos médicos
  - Comportamento
  - Acidentes do paciente
  - Infraestrutura/local/instalações
  - Recursos e gestão da instituição
- Resultados para o paciente – são as consequências para o paciente total ou parcialmente atribuíveis a um incidente. Quando ocorre um dano, o grau atribuído envolve a gravidade, a duração e as consequências terapêuticas do dano resultante de um incidente. O grau do dano é classificado como:
  - Nenhum – o resultado para o paciente é assintomático ou sem sintomas detectados e não é necessário tratamento
  - Leve – o resultado para o paciente é sintomático; os sintomas são leves, a perda funcional ou o dano é mínimo ou moderado e de curta duração, e não é preciso nenhuma intervenção ou uma mínima (p. ex., observação mais rigorosa, solicitação de exames, realização de um exame ou administração de um tratamento pouco significativo)
  - Moderado – o resultado para o paciente é sintomático e exige intervenção (p. ex., uma nova intervenção cirúrgica, um tratamento complementar), prolongamento da internação, causa um dano ou uma perda funcional permanente ou no longo prazo
  - Grave – o resultado para o paciente é sintomático e exige intervenção para salvar sua vida ou uma intervenção clínica ou cirúrgica de grande porte; reduz a expectativa de vida ou causa um dano ou uma perda funcional importante e permanente ou no longo prazo
  - Óbito – de acordo com as probabilidades, no curto prazo, o evento causou ou acelerou a morte
- Características do paciente – determinados atributos de um paciente, como seus dados demográficos ou o motivo da consulta
- Características do incidente – determinados atributos de um incidente, como o ambiente assistencial, a etapa do atendimento, as especialidades envolvidas ou a data e a hora do incidente
- Fatores contribuintes/perigos – circunstâncias, ações ou influências (p. ex., a má distribuição dos plantões ou designação de tarefas) que desempenham um papel na origem ou no desenvolvimento de um incidente ou no aumento do risco de ocorrência de um incidente. Os fatores contribuintes podem ser *externos* (ou seja, fora do controle de um serviço ou uma organização), *organizacionais* (p. ex., a inexistência de protocolos aceitos), *relacionados aos profissionais* (uma falha cognitiva ou comportamental de um indivíduo, trabalho em equipe deficiente ou comunicação ina-

dequada) ou *relacionados ao paciente* (p. ex., falta de adesão). Um fator contribuinte pode ser um precursor necessário de um incidente e ser ou não suficiente para causá-lo
- Resultados para a organização – são as consequências para a organização total ou parcialmente atribuíveis a um incidente (p. ex., a publicidade negativa ou a necessidade de usar mais recursos)
- Detecção – é uma ação ou circunstância que permite a descoberta de um incidente. Por exemplo, um incidente pode ser detectado por uma alteração no estado do paciente ou por um monitor, um alarme, uma auditoria, um exame ou uma avaliação de riscos. Os mecanismos de detecção podem estar incorporados ao sistema, como barreiras oficiais, ou ser estabelecidos de maneira não estruturada
- Fatores de mitigação – são ações ou circunstâncias que previnem ou moderam a progressão de um incidente para a ocorrência de um dano ao paciente. Servem para reduzir todo o dano possível após a ocorrência do erro e a instauração de mecanismos de controle do dano. Juntas, a detecção e a mitigação podem impedir que a progressão de um incidente atinja ou prejudique o paciente. Se o incidente causar dano, as ações de melhoria podem ser adotadas
- Ações de melhoria – são ações adotadas ou circunstâncias alteradas para melhorar ou compensar o dano depois de um incidente. São aplicadas ao paciente (tratamento clínico de uma lesão, pedido de desculpas) e à organização (reunião informativa com os funcionários, mudanças de cultura, gestão de reclamações)
- Ações tomadas para reduzir o risco – concentram-se em disposições para evitar a repetição do mesmo incidente ou de um incidente parecido relacionado à segurança do paciente e em melhorias da resiliência do sistema. São medidas para reduzir, gerenciar ou controlar o dano ou a probabilidade de dano associado a um incidente. Podem ser orientadas ao paciente (prestação de um atendimento adequado, apoio à tomada de decisões), aos funcionários (formação, disponibilidade de políticas e protocolos), à instituição (melhoria da liderança ou orientação, avaliação proativa do risco) e aos agentes e dispositivos terapêuticos (auditorias regulares, sistemas à prova de erros). A detecção, os fatores de mitigação e as ações de melhoria influenciam as ações tomadas para reduzir o risco e as orientam.

Epidemiologia e impacto

A OMS estima que, em todo o mundo, milhões de pacientes sofrem lesões incapacitantes ou morrem em consequência de práticas ou cuidados médicos inseguros a cada ano. Quase 1 em cada 10 pacientes sofre algum dano ao receber cuidados de saúde em hospitais bem financiados e tecnologicamente avançados. Muito menos se sabe sobre a frequência da assistência insegura em ambientes diferentes dos hospitais, onde a maioria dos serviços de assistência médica no mundo é prestada. É importante notar que muito pouco se conhece sobre a magnitude das lesões causadas pela assistência insegura nos países em desenvolvimento, e que ela pode ser superior a de países desenvolvidos em decorrência de limitações de infraestrutura, tecnologia e recursos humanos.

A carga econômica gerada pela atenção à saúde prestada sem as precauções de segurança suficientes também é avassaladora. A assistência insegura gera gastos médicos e de internação, infecções relacionadas à assistência à saúde, perda de receitas, incapacidades e ações judiciais, que, em alguns países, geram custos entre US$ 6 bilhões e US$ 29 bilhões por ano. A falta de segurança para o paciente é um problema de saúde pública mundial, que afeta os países em qualquer grau de desenvolvimento.

A pesquisa epidemiológica em EA é relativamente recente e sofre de problemas decorrentes do desenho epidemiológico escolhido para o estudo. Os desenhos que fornecem mais evidências científicas são os *estudos clínicos*, que, certamente, não podem ser realizados por motivos éticos. Além deles, há os estudos de coortes, que permitem obter a incidência do problema. Por último, há os estudos de prevalência, ou transversais, que são mais simples e menos caros de realizar, embora forneçam um grau de evidência menor.

Na Tabela 31.1, são apresentados os principais estudos epidemiológicos relacionados à segurança do paciente. O primeiro deles foi o *Harvard Medical Practice Study*, sobre a natureza dos EA em pacientes internados, publicado nos EUA em 1984. Em uma amostra de 30.195 prontuários médicos, foram identificados 1.133 pacientes (3,7%) com danos ocasionados por algum EA. Os erros de medicação foram os mais frequentes (19%), seguidos pelas infecções de feridas (14%) e as complicações técnicas (13%). Destes últimos, quase metade dos EA (48%) estava relacionada a um procedimento cirúrgico. A causa dos EA relacionados à cirurgia correspondeu a uma negligência em 17% dos casos, enquanto os erros não cirúrgicos corresponderam a 37%.

Os outros estudos epidemiológicos mostram uma margem de ocorrência de EA de 2,9 a 16,6%. Essa variabilidade é explicada pelas diferentes metodologias utilizadas (Tabela 31.2).

Na Espanha, o *Estudo nacional sobre os eventos adversos relacionados à internação* (ENEAS) foi realizado em 2005 e demonstrou que 9,3% dos pacientes internados sofrem algum EA relacionado à assistência à saúde. As três causas principais são: erros de medicação (37,4% dos EA detectados), infecções relacionadas à assistência à saúde de qualquer tipo (25,3%) e EA relacionados a problemas técnicos durante a reali-

Tabela 31.1 Epidemiologia dos eventos adversos.

Estudo	Autor, ano	Perspectiva	Pacientes	EA (%)	Evitável (%)
EUA	Schimmel (1964)	Qualidade	1.014	23,6	–
EUA	Brennann (1984)	Médico-jurídica	30.195	3,7	27,6
EUA	Andrews (1989)	Qualidade	1.047	45,8	–
EUA	Thomas (1992)	Médico-jurídica	14.564	2,9	27,4/32,6
Austrália	Wilson (1992)	Qualidade	14.179	16,6	51,2
Nova Zelândia	Davis (1998)	Qualidade	6.579	11,3	37
Reino Unido	Vincent (1999)	Qualidade	1.014	10,8	48
Reino Unido	Healey (2000-2001)	Qualidade	4.743	31,5	48,6
Dinamarca	Shioler (2002)	Qualidade	1.097	9	40,4
Canadá	Baker (2002)	Qualidade	3.720	7,5	41,6
Canadá	Foster (2002)	Qualidade	502	12,7	38
Canadá	Ross (2004)	Qualidade	3.745	7,5	36,9
França	Michel (2005)	Qualidade	8.754	5,1	35
Espanha	Aranaz (2005)	Qualidade	5.624	9,3	46
Holanda	Zegers (2009)	Qualidade	8.400	5,7	40
Suécia	Soop (2009)	Qualidade	1.967	12,3	–
Tunísia	Letaief (2010)	Qualidade	602	10	–
Brasil	Mendes (2009)	Qualidade	1.103	7,6	–
América Latina – IBEAS	Aranaz (2011)	Qualidade	11.379	10,5	–

Tabela 31.2 Tipos de estudos epidemiológicos para a pesquisa de eventos adversos.

Estudo	Vantagens	Inconvenientes
Transversal	• Mais barato • Rápido e reprodutível • Suficiente para identificar áreas de ação prioritárias • Permite detectar situações de alerta	• Não permite o acompanhamento • Insuficiente para avaliar os programas de redução do risco
Prospectivo	• Quantifica a incidência • Determina a magnitude e a relevância • Eficaz para avaliar a evitabilidade e detectar sinais de alerta • Útil para avaliar os programas de redução do risco	• Consome muito tempo e recursos • Carga de trabalho elevada para os avaliadores e a equipe assistencial
Retrospectivo	• Adaptação à dinâmica habitual de trabalho • Determina a relevância • Menor carga de trabalho para a equipe assistencial	• Qualidade do prontuário médico • Viés de perda de informações • Subestimação dos eventos

zação de um procedimento (25%). Desse último grupo, 55,6% foram decorrentes de uma intervenção cirúrgica. Além disso, de acordo com os critérios predefinidos no estudo, 42,8% dos EA foram considerados evitáveis.

O relatório ENEAS também revela que 63,3% do total de EA ocorreram com novos procedimentos (p. ex., exames de radiodiagnóstico) e 69,9%, com tratamentos adicionais (p. ex., medicação, reabilitação ou cirurgia). Portanto, os EA geram um maior gasto relacionado à saúde, em decorrência das internações hospitalares diretamente relacionadas ao EA, mais dias de permanência, além de exames e tratamentos que poderiam ter sido evitados em quase metade dos casos.

O principal estudo sobre a prevalência de EA na América Latina é o *Estudo Ibero-Americano de Eventos Adversos* (IBEAS)[20-22], realizado em 2007 em 58 hospitais de Argentina, Colômbia, Costa Rica, México e Peru. Foram incluídos 11.379 pacientes no estudo e detectaram-se 1.191 EA, que correspondem a uma prevalência de 10,5% (IC 95% 9,91 a 11,04). Dentre os EA detectados, mais de 28% causaram incapacidade e 6% estavam associados à morte do paciente. Quase 60% dos EA detectados foram considerados evitáveis.

Os eventos adversos mais frequentes estavam ligados à infecção relacionada à assistência à saúde em 37,1%; a procedimentos cirúrgicos em 28,5%; a cuidados de enfermagem em 13,4%; a erros de medicação em 8,2%; e a erros de diagnóstico em 6,1%.

Modelos de erro humano e cultura de segurança

Comumente conhecido como *erro médico*, o erro em medicina engloba todos os profissionais de saúde envolvidos no cuidado do paciente. Suas causas são variadas e os modelos psicológicos que o abordam podem ser divididos claramente em dois:

- O modelo focado na *pessoa*, em que a origem do erro médico é o profissional que deixa de cumprir sua função por distração, execução incorreta, falha de comunicação etc. Esse modelo não contempla a complexa rede psicológica dos indivíduos e limita as causas do erro à falta de motivação, ao esquecimento ou à negligência. A resposta do profissional a um erro é a sua ocultação por vergonha e sentimento de culpa. A resposta da instituição ao erro é punitiva: litígios ou medidas disciplinares
- O modelo focado no *sistema*, que explora as causas do erro dentro do sistema como um todo e considera que as medidas corretivas devem afetar toda a instituição. Seu principal fundamento é que os seres humanos cometem erros, muitos deles esperados, mesmo nas melhores organizações. A prevenção do erro destina-se à análise detalhada de todo o processo, na qual se estabelecem os pontos críticos que necessitam de barreiras de defesa para minimizar a possibilidade de cometer o erro. Os erros são vistos como consequências, não como causas. A ideia central desse modelo é a de que, quando ocorre um dano ao paciente, houve falha das defesas (escudos) do sistema. Quando um EA ocorre, o importante não é descobrir quem errou, mas como e por que as defesas falharam.

Um exemplo desse modelo é o proposto por James Reason, também chamado de "modelo do queijo suíço", baseado na distinção entre o erro provocado por uma pessoa e o erro do sistema. As fatias de queijo representam as defesas do sistema para evitar o erro, e o vetor que atravessa as falhas das barreiras (os buracos do queijo) são as tarefas dos profissionais que geram um EA (Figura 31.2). O erro individual manifesta-se por meio de falhas ativas, situações que dão origem a uma ação que não é realizada corretamente (cansaço, sobrecarga de trabalho, interrupções etc.).

O erro relacionado ao sistema baseia-se no fato de que, considerando que o ser humano é falível, existem fatores da instituição onde o profissional exerce suas atividades que favorecem a ocorrência do erro. Essas são as falhas latentes do sistema e, quando elas se alinham aos erros individuais, podem ocorrer EA.

Ferramentas de gestão de riscos

Destinam-se a sistematizar a análise dos erros para evitar que eles ocorram (análise proativa) ou se repitam (análise reativa).

Análise proativa

Esse tipo de análise é feito antes da ocorrência do incidente. Seu objetivo é identificar, por meio de uma análise sistemática, as falhas ocultas no sistema que possam dar origem a incidentes e EA. A *análise do modo e efeito das falhas* (FMEA) é a mais conhecida.

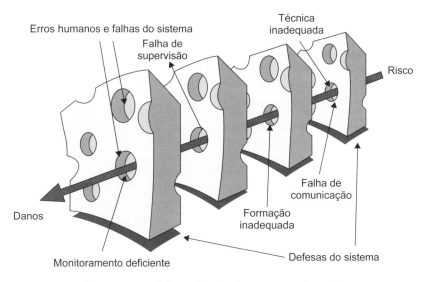

Figura 31.2 Modelo explicativo da segurança do paciente.

É um método prospectivo e sistemático para a identificação e a prevenção de problemas nos processos antes que eles ocorram.

As etapas da FMEA são:

- Definir o processo a ser analisado
- Constituir a equipe de trabalho, que deve ser multidisciplinar e incluir especialistas no processo a ser analisado e um assessor
- Descrever graficamente o processo
- Realizar a análise de riscos:
  - Enumerar os possíveis modos de falha de cada etapa do processo
  - Definir os possíveis efeitos de cada modo de falha
  - Identificar as causas que poderiam provocar essas falhas
  - Especificar a gravidade do efeito, a probabilidade de ocorrência da causa que origina a falha e a possibilidade de detectá-la antes que ela ocorra. Com essas informações, calcula-se o índice de prioridade do risco
  - Ordenar as causas de acordo com o índice de prioridade do risco obtido
- Definir as ações e os indicadores de resultado:
  - Determinar se a causa será eliminada, controlada ou aceita
  - Identificar as medidas a serem tomadas, os responsáveis e os prazos
  - Identificar os indicadores de resultado que serão utilizados para avaliar a eficácia.

Análise reativa

Esse tipo de análise é feito após a ocorrência do EA. Uma das ferramentas mais usadas é a *análise* da causa raiz, em que são analisados todos os fatores que poderiam ter contribuído para a ocorrência do EA.

A National Patient Safety Agency (NPSA), do National Health Service (NHS), propõe a seguinte estrutura de análise:

- Fatores do paciente: fatores sociais, culturais, econômicos, de incapacidade
- Fatores individuais: são os aspectos exclusivos e específicos de cada pessoa envolvida no EA. Incluem aspectos psicológicos e familiares, bem como relações de trabalho
- Fatores da função: referem-se aos fatores relacionados ao desenvolvimento dos procedimentos de saúde e à maneira de desempenhar as atividades. Envolve a realização de técnicas, procedimentos e práticas
- Fatores sociais e da equipe: contemplam a organização da equipe de trabalho e o modo como seus membros se relacionam
- Fatores de formação e capacitação: referem-se ao desempenho de competências dos profissionais e sua capacitação para o desenvolvimento das funções e atividades
- Fatores de equipamento e recursos: disponibilidade de recursos adequados, bem como o funcionamento correto, a conservação e a manutenção desses recursos

- Condições de trabalho: ambiente ou contexto em que se desenvolve o trabalho; inclui iluminação, temperatura, ruído, plantões, sobrecarga assistencial
- Fatores organizacionais e estratégicos: gestão da instituição
- Fatores de comunicação: a falta de comunicação entre diferentes profissionais ou serviços sobre aspectos relevantes da assistência ao paciente favorece a ocorrência de eventos adversos.

Com base nos fatores mencionados, são determinadas as áreas de melhoria; elas são priorizadas para que se implementem as que tenham maior impacto e sejam mais factíveis.

Cultura da segurança

No âmbito de uma saúde cada vez mais globalizada, enfrenta-se o desafio de oferecer uma assistência à saúde mais segura, em que a comunicação efetiva entre os profissionais e entre estes e os pacientes para aprender com os erros se impõe como uma ferramenta fundamental de melhoria.[23] Não é de surpreender que as falhas de comunicação entre os profissionais são a principal causa dos eventos sentinela, e as falhas de comunicação com os pacientes favorecem a ocorrência de EA e a maior frequência de reclamações e litígios. Os pacientes que conseguem expressar suas dúvidas ou preocupações ao médico relatam até 8 vezes menos efeitos indesejáveis ou inesperados do tratamento ([OR = 8,52; IC 95% 6,43 a 11,29] $p < 0,0001$)[24] que os que não conseguem.[25]

Além disso, independentemente da medida corretiva merecida pelo paciente que sofre um EA e as ações para evitar sua ocorrência no futuro, não se pode esquecer que os EA também têm consequências negativas para os profissionais neles envolvidos, que são suas segundas vítimas.[26] Entretanto, os programas de segundas vítimas atualmente estão em uma fase de desenvolvimento muito incipiente, embora se saiba que as consequências pessoais dos EA para as segundas vítimas são significativas e se caracterizam por uma resposta de ansiedade, sintomas emocionais e preocupação patológica com o próprio desempenho, limitando a capacidade profissional e até mesmo afetando a tomada de decisões clínicas;[27-29] por isso, sua abordagem é urgente.[30]

- A *cultura* é definida como o conjunto de valores, atitudes e comportamentos predominantes que caracterizam o funcionamento de um grupo ou uma organização.[31] Em suma, é o modo como "as coisas" são sentidas e feitas em determinado contexto
- *Cultura de segurança*, por sua vez, é o resultado de valores, atitudes, percepções, competências e normas de conduta dos indivíduos e grupos que desempenham suas atividades em determinado hospital, unidade de saúde, serviço clínico etc.

A cultura de segurança predominante nos diferentes cenários em que a assistência médica é prestada caracteriza-se por aspectos como:[32,33]

- A segurança, às vezes, é uma propriedade acessória e secundária do sistema; em hipótese alguma, é uma qualidade inerente e prioritária. O silêncio e a omissão de falhas e erros que são cometidos podem ser condutas habituais, por receio de sanções, litígios e perda de credibilidade e de prestígio
- Em alguns casos, é reativa aos problemas de segurança do paciente, manifestando-se diante da ocorrência de um EA, em vez de prevê-lo
- Persistência de uma atitude artesanal da prática clínica, que se expressa como uma notável variabilidade dela e condiciona o individualismo na prática clínica
- Prática de uma medicina defensiva que favorece os erros e as falhas relacionadas ao uso excessivo
- Confiança excessiva em dispositivos e tecnologias médicas que, às vezes, foram insuficientemente avaliados
- Despersonalização da assistência, acompanhada por uma atenção centrada mais no profissional e na tecnologia do que no paciente.

Mudar a cultura de omissão dos erros ou de simples reação diante dos EA, por uma em que os erros não sejam considerados falhas pessoais, mas consequência da interação de diversos fatores e oportunidades para melhorar o sistema e evitar o dano, é o primeiro passo para a melhoria da segurança do paciente.[34,35]

O mais importante quando ocorre um problema não é identificar "quem" é o responsável, mas "o que", "como", "quando" e "por que" ele ocorreu, "como poderia ter sido evitado" e "o que pode ser feito para que não volte a ocorrer". Essa abordagem supõe uma mudança radical.

A existência de uma cultura com tais características consiste na prevenção primordial da ocorrência de EA relacionados à assistência e é um requisito indispensável para obter a qualidade e a sustentabilidade dos sistemas de saúde do século XXI, que deveriam ser caracterizados, de acordo com o relatório *Crossing the quality chasm*, pelas seguintes regras:[36]

- Ter como base relações de continuidade. Além das consultas presenciais tradicionais, o sistema desenvolverá outras fórmulas de atendimento via internet, telefone e outros meios
- Que a assistência médica esteja de acordo com as necessidades e os valores do paciente
- Que as decisões sejam compartilhadas com o paciente, que deve receber as informações necessárias e adequadas para que possa tomar decisões relacionadas à sua própria saúde
- Que os profissionais de saúde e os pacientes se comuniquem de maneira efetiva, compartilhando informações
- Que a tomada de decisões clínicas seja baseada no melhor conhecimento disponível, de modo que os cuidados não variem sem razão justificada
- A segurança deve ser uma propriedade inerente ao sistema. Os pacientes devem estar a salvo de lesões e acidentes decorrentes da atenção recebida. Reduzir os riscos e assegurar a qualidade exige grande atenção dos sistemas, a fim de evitar os erros e minimizar suas consequências
- A transparência é necessária e obrigatória. O sistema deve fornecer aos pacientes e a seus familiares informações que os ajudem a tomar decisões esclarecidas para a escolha de centros, médicos ou tratamentos alternativos. As informações devem incluir dados sobre o funcionamento do sistema em termos de segurança, prática baseada em evidências e satisfação dos pacientes
- O sistema deve prever as necessidades dos pacientes. Deve ser proativo, *e não reativo, aos problemas*
- O sistema não deve minimizar as perdas de recursos e de tempo
- A colaboração entre os profissionais de saúde é uma prioridade. Os médicos e as instituições devem cooperar ativamente e se comunicar para garantir a coordenação e a troca adequada de informações.

A importância da cultura de segurança tem se destacado entre os países da União Europeia, por meio da *Declaração de Luxemburgo*, aprovada em 2005.[37] Ela reconhece que o acesso a uma assistência médica de qualidade é um direito humano fundamental, e que a melhoria contínua da qualidade assistencial é um objetivo primordial para a segurança dos pacientes e para a gestão eficiente dos sistemas de saúde, que exige das autoridades nacionais dos diferentes países a criação de uma cultura centrada na aprendizagem a partir dos EA, em contraposição à culpa, à reprovação e à punição correspondente.

Futuras linhas de pesquisa

Em seu relatório de 2008, *A pesquisa em segurança do paciente,* a OMS estabeleceu que é necessário realizar estudos nas seguintes áreas:[38]

- Infecções relacionadas à assistência à saúde: entre 5 e 10% dos pacientes (e em alguns países em desenvolvimento, até 25% deles) podem contrair alguma infecção relacionada à assistência à saúde. Com o aumento mundial acentuado da resistência aos antimicrobianos, é fundamental que as pesquisas também se concentrem na redução da resistência aos medicamentos e da propagação de microrganismos multirresistentes
- EA relacionados aos medicamentos: em hospitais de alta complexidade, entre 7 e 10% dos pacientes sofrem algum EA relacionado aos medicamentos. Dentre eles, aproximadamente 28 a 56% são evitáveis. São necessárias mais pesquisas nos países em desenvolvimento, nos quais, como se suspeita, as taxas de EA relacionados aos medicamentos são ainda maiores que nos países desenvolvidos
- Cirurgia e anestesia: a prestação desses serviços está entre as mais complexas e caras dos sistemas de saúde. Os dados procedentes de países desenvolvidos indicam que os EA registrados em centros cirúrgicos representam, no mínimo, 50% do total de EA registrados entre pacientes cirúrgicos. Nos países em desenvolvimento, a atenção cirúrgica depara-se com limitações decorrentes de deficiências nos serviços e nas instalações, falta de profissionais capacitados, tecnologia insuficiente e fornecimento deficitário de medicamentos e materiais. São necessárias pesquisas para explorar os motivos das diferenças geográficas observadas na incidência de erros cirúrgicos e anestesiológicos
- Administração de injeções sem precauções de segurança: os dados demonstram que, no mundo, até 40% das injeções são aplicadas com seringas e agulhas reutilizadas, sem sequer uma esterilização prévia, e que em alguns países essa proporção é superior a 70%. A ad-

ministração de injeções sem precauções de segurança causa, aproximadamente, 1,3 milhões de mortes ao ano no mundo, o que equivale a uma perda de 26 milhões de anos de vida e uma carga anual de US$ 535 milhões em custos médicos diretos. No futuro, as pesquisas deveriam se concentrar na avaliação dos efeitos das práticas de injeção sobre a carga de morbidade gerada por injeções inseguras
- Hemoderivados inseguros: aproximadamente, entre 5 e 15% das infecções pelo vírus da imunodeficiência humana (HIV) em países em desenvolvimento são provocadas por transfusão de sangue contaminado. Um estudo da OMS demonstrou que 60 países não tinham condições de analisar sistematicamente todo o sangue doado para detectar a presença de agentes infecciosos de transmissão sanguínea (entre eles, o HIV). São necessárias, com urgência, pesquisas sobre a segurança na gestão dos hemoderivados em relação a aspectos como a eficácia das estratégias de segurança do sangue e fatores de risco comportamentais dos doadores (principalmente, nos países em desenvolvimento)
- EA relacionados a dispositivos médicos: nos EUA, a cada ano, mais de 1 milhão de pacientes sofrem danos ocasionados por dispositivos médicos. Em alguns países em desenvolvimento, até metade dos dispositivos médicos disponíveis são inutilizáveis ou apenas parcialmente utilizáveis. São necessárias pesquisas para determinar os tipos de EA relacionados a isso, sua frequência e os contextos clínicos em que ocorrem.

Objetivos de segurança da *Joint Commission*

A seguir, são apresentadas as metas nacionais dos EUA quanto à segurança do paciente para 2015, estabelecidas pela *Joint Commission*:[39]

- Identificar os pacientes de maneira segura:
  - Utilizar pelo menos dois métodos para a identificação dos pacientes, por exemplo, o nome e a data de nascimento. O objetivo é garantir que cada paciente receba o tratamento médico adequado
  - Garantir a transfusão do sangue correto no paciente correto
- Melhorar a comunicação entre os profissionais:
  - Comunicar oportunamente os resultados relevantes de exames aos profissionais
- Usar medicamentos com segurança:
  - Etiquetar toda a medicação antes de um procedimento (seringas, bandejas etc.). Rotular o recipiente no local de preparação da medicação
  - Ser extremamente cuidadoso ao prestar assistência a pacientes que recebem medicação anticoagulante ou antiagregante
  - Registrar e informar corretamente a medicação do paciente. Comparar a nova medicação prescrita com a habitual do paciente. No momento da alta, garantir que ele compreenda a receita prescrita e a maneira correta de tomar os medicamentos em casa. Lembrar ao paciente a importância de informar ao médico da família as mudanças de medicação
- Utilizar alarmes seguros:
  - Fazer melhorias para garantir que os alarmes sejam ouvidos corretamente e a ação ocorra de forma oportuna
- Evitar infecções:
  - Fazer a higienização das mãos de acordo com as diretrizes da OMS e do *Centers for Disease Control and Prevention* (CDC)
  - Utilizar diretrizes de prevenção das infecções difíceis de tratar
  - Utilizar diretrizes de prevenção de bacteriemias relacionadas ao cateter
  - Utilizar diretrizes de prevenção das infecções cirúrgicas
  - Utilizar diretrizes de prevenção de infecção do trato urinário associada ao uso de cateter vesical
- Identificar os pacientes com risco de suicídio
- Evitar erros em cirurgias:
  - Garantir a realização do procedimento cirúrgico correto no sítio anatômico correto
  - Marcar o sítio cirúrgico correto antes da intervenção
  - Fazer uma pausa antes da cirurgia, para evitar erros

Referências bibliográficas

1. Aranaz-Andrés JM, Agra-Varela Y. La cultura de seguridad del paciente: del pasado al futuro en cuatro tiempos. Med Clín (Barc). 2010;135(Supl 1):1-2.
2. OMS. Más que palabras: Marco Conceptual de la Clasificación Internacional para la Seguridad del Paciente. Informe Técnico Definitivo [internet]. 2009 [citado 2015 mar. 3]. Disponible en: http://www.who.int/patientsafety/implementation/icps/icps_full_report_es.pdf.

3. Chantler C. The role and education of doctors in the delivery of health care. Lancet. 1999;353:1178-81.
4. Institute of Medicine. Crossing the Quality Chasm: a new health system for the 21st Century. Washington: National Academy Press; 2001.
5. Muir Gray JA. Atención sanitaria basada en la evidencia. Philadelphia: Churchill-Livingstone; 1997.
6. Aranaz JM, Moya C. Seguridad del paciente y calidad asistencial. Rev Calid Asist. 2011;26:331-2.
7. Brennan TA, Leape LL, Laird NM, et al. Incidence of adverse events and negligence in hospitalized patients. Results of the Harvard Medical Practice Study I. N Engl J Med. 1991;324:370-7.
8. Aranaz JM, Aibar C, Vitaller J, et al. Estudio nacional sobre los efectos adversos ligados a la hospitalización. ENEAS 2005. Madrid: Ministerio de Sanidad y Consumo; 2006.
9. Aranaz-Andrés JM, Aibar-Remón C, Vitaller-Burillo J, et al. Incidence of adverse events (AEs) related to health care in Spain. Results of the Spanish National Study of Adverse Events (ENEAS). J Epidemiol Community Health. 2008;62:1022-9.
10. Aranaz-Andrés JM, Aibar-Remón C, Vitaller-Burillo J, et al. Impact and preventability of adverse events in Spanish public hospitals. Results of the Spanish National Study of adverse events (ENEAS). Int J Quality Health Care. 2009;21:408-14.
11. Aranaz-Andrés JM, Limón R, Mira JJ, et al. What makes hospitalized patients more vulnerable and increases their risk of experiencing an adverse event?. Int J Quality Health Care. 2011;23:705-12.
12. Kohn LH, Corrigan JM, Donaldson MS (eds.). To err is human: building a safer health system. Washington: National Academy press; 1999.
13. Kohn LT, Corrigan J, Donaldson MS. To err is human: building a safer health system. J Clin Pharmacol. 2000;40:1075-8.
14. Stelfox HT, Palmisani S, Scurlock C, et al. The "To Err is Human" report and patient safety literature. Qual Saf Health Care. 2006;15:174-8.
15. Lilford R, Stirling S, Maillard N. Citation classics in patient safety research: an invitation to contribute to an online bibliography. Qual Saf Health Care. 2006;15:311-13.
16. Aranaz J, Aibar C, Gea MT, et al. Efectos adversos en la asistencia hospitalaria. Una revisión crítica. Med Clin (Barc). 2004;123:21-5.
17. Poblete Umanzor R, Conejeros Fritz S, Corrales Fernández MJ, et al. Revisión sistemática de la literatura acerca de la seguridad de los pacientes hospitalizados en servicios médicos. Rev Calid Asist. 2011;26:359-66.
18. Thomas EJ, Studdert DM, Burstin HR, et al. Incidence and types of adverse events and negligent care in Utah and Colorado. Med Care. 2000;38:261-71.
19. CISP. Informe de los resultados de la encuesta Delfos sobre la introducción a la Clasificación Internacional para la Seguridad del Paciente [internet]. 8 de junio de 2007 [citado 2015 mar. 3]. Disponible en http://www.who.int/patientsafety/taxonomy/web_modified_delphi_survey_overview_es.pdf
20. Aranaz JM, Aibar C. Estudio IBEAS. Prevalencia de efectos adversos en hospitales de Latinoamérica. Madrid: Ministerio de Sanidad, Política Social e igualdad; 2010.
21. Aranaz-Andrés JM, Aibar-Remón C, Limón-Ramírez R, et al. Prevalence of adverse events in the hospitals of five Latin American countries: results of the "Iberoamerican study of adverse events" (IBEAS). BMJ Qual Saf. 2011;20:1043-51.
22. Aranaz-Andrés JM, Aibar-Remón C, Limón-Ramírez R, et al. Diseño del estudio IBEAS: prevalencia de efectos adversos en hospitales de Latinoamérica. Rev Calid Asist. 2011;26:194-200.
23. Aranaz-Andrés JM, Gea-Velázquez de Castro MT, Robustillo-Rodela A, et al. La cultura de seguridad aplicada al control de la infección relacionada con la asistencia sanitaria. En: Álvarez-Lerma F. Resistencia Zero (RZ) en UCI. ¿Mito o realidad? Madrid: SEMICYUC - Ed. Enttheos; 2014.
24. Mira JJ, Aranaz JM, Vitaller J, et al. Percepción de seguridad clínica tras el alta hospitalaria. Med Clín (Barc). 2008;131:12-7.
25. Mira JJ, Navarro IM, Guilabert M, et al. Estudio de frecuencia de errores de los pacientes con su medicación. Rev Panam Salud Pública. 2012;31:95-101.
26. Wu AW. Medical error: the second victim. BMJ. 2000;320:726-7.
27. Scott S, Hirschinger L, Cox K, et al. The natural history of recovery for the healthcare provider "second victim" after adverse patient events. Qual Saf Health Care. 2009;18:325-30.
28. Fallowfield L. Communication with patients after errors. J Health Serv ResPolicy. 2010;15(Suppl 1):56-9.
29. Schwappach D, Boluarte TA. The emotional impact of medical error involvement on physicians: a call for leadership and organisational accountability. Swiss Medical Weekly. 2008:1-7.
30. Aranaz JM, Mira JJ, Guilabert M, et al. Repercusión de los eventos adversos en los profesionales sanitarios. Estudio sobre las segundas víctimas. Trauma Fund MAPFRE. 2013;24:54-60.
31. Pronovost P, Sexton B. Assessing safety culture: guidelines and recommendations. Qual Saf Health Care. 2005;14:231-3.
32. Westrum R. A typology of organisational cultures. Qual Saf Health Care. 2004;13(Suppl II):ii22–ii27.
33. Amalberti R, Auroy Y, Berwick D, et al. Five system barriers to achieving ultrasafe health care. Ann Int Med. 2005;142:756-64.
34. Woodward S. Seven steps to patient safety. Rev Calid Asist. 2005;20:66-70.

35. Hudson P. Applying the lessons of high risk industries to health care. Qual Saf Health Care. 2003;12(Suppl 1):i7-i12.
36. Crossing the Quality Chasm. A New Health System for the 21 Century. Washington: National Academy Press; 2001.
37. Luxembourg Declaration on Patient Safety [internet]. 2005 [citado 2015 mar. 3]. Disponible en: http://ec.europa.eu/health/ph_overview/Documents/ev_20050405_rd01_en.pdf.
38. OMS. La investigación en seguridad del paciente. Mayor conocimiento para una investigación más segura [internet]. 2008 [citado 2015 mar. 3]. Disponible en: http://www.who.int/patientsafety/information_centre/documents/ps_research_brochure_es.pdf
39. Joint Commission on Accreditation of Heathcare Organizations. Patient Safety [internet]. 2015 [citado 2015 mar. 3]. Disponible en: http://www.jointcommission.org/assets/1/6/2015_NPSG_HAP.pdf

32 | Educação Continuada no Hospital | Um Dever Moral para Garantia da Qualidade do Serviço

Gustavo Malagón-Londoño

"Os recursos humanos qualificados e capacitados serão o principal ativo de uma nação". Robert Reich

Atualmente, a população mundial apresenta uma tendência muito evidente de exigência da qualidade relacionada aos bens e serviços que recebe. Esse desejo natural é resultado das informações constantes que chegam às pessoas pela internet e por todos os meios eletrônicos ao alcance delas. Surgiu o que Marcelo Alonso, filósofo e pesquisador conhecido mundialmente, chama de "terceira cultura", isto é, o conhecimento proveniente da mídia cibernética, com o valor adicional de ser capaz de exigir, considerando os dados recebidos como base para demandar uma atenção no mesmo nível.

A globalização transmite as informações em todas as direções, e a cibernética coleta essas informações e as coloca a serviço de quem estiver interessado. Hoje em dia, quem chega a um consultório em busca de um procedimento terapêutico comenta com o médico o quanto já ouviu falar ou conhece a respeito do que é feito nos centros científicos mais refinados do mundo, e o profissional de saúde deve aceitar de bom grado a sugestão ou, pelo menos, reconhecer a veracidade das informações fornecidas.

Na verdade, quem procura um serviço pede e espera que ele seja prestado de acordo com os padrões de qualidade mais rigorosos; isso, obviamente, é um direito natural e indiscutível e pressupõe que o fornecedor tem a melhor competência profissional para prestá-lo. A imagem de um profissional mergulhado na rotina do trabalho, sem ter tempo para atualizar seus conhecimentos, não se enquadra na realidade dos dias atuais, em que a população, em todos os níveis, espera serviços qualificados, exigindo-os imperiosamente.

Essa busca pela qualidade na prestação de serviços significa, ao mesmo tempo, uma responsabilidade moral do profissional, que, em nenhuma circunstância, deve abusar da boa-fé do paciente com recomendações ou procedimentos desatualizados e, muitas vezes, perigosos ou arriscados.

Nos últimos 50 anos, o conceito de *garantia da qualidade* se desenvolveu consideravelmente, com diversas publicações a respeito, as quais mencionam como fatores determinantes todos os tipos de recursos físicos e instalações, mas, sobretudo, o talento humano capacitado e disposto: "A verdadeira riqueza de uma nação é seu capital humano" (Bronowski).

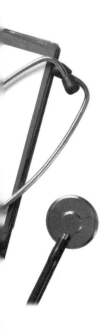

Os profissionais de qualquer área, conscientes de seu papel na sociedade moderna, fazem parte de uma equipe de capital humano e, portanto, deve ser inevitável que se insiram na cultura da qualidade. Esta é definida como o conjunto de valores, hábitos, práticas, costumes e crenças de uma pessoa, que, associados ao uso de conceitos, procedimentos e técnicas de qualidade no fazer diário, possibilitam que os profissionais colaborem com a instituição para que ela cumpra sua missão e sua visão.

Para concretizar o objetivo de alcançar a qualidade na prestação de serviços, recomenda-se como estratégia óbvia e mais viável a disciplina moral de atualização profissional, com manifestações claras desse objetivo ecoadas pela *Asociación Colombiana de Universidades* (Ascun), entidade que propõe, por intermédio da unidade de Bogotá para extensão universitária, o estabelecimento de redes com responsáveis pela educação continuada.

Há uma preocupação em relação à garantia da qualidade nos serviços profissionais para atender dignamente as necessidades dos usuários e, assim, satisfazer as expectativas da comunidade. Foram estabelecidas normas governamentais, acadêmicas e profissionais que, na verdade, apontam para um fator determinante da qualidade assistencial, identificado universalmente como a educação continuada, que deve ser praticada por especialistas, profissionais em geral, técnicos e tecnólogos, e por aqueles que tenham a missão de prestar serviços em todos os níveis.

Em algum momento, quando se falava de educação continuada no hospital, era aceitável que apenas a equipe médica deveria recebê-la; mais tarde, o conceito foi estendido à enfermagem e aos funcionários do laboratório e do banco de sangue, mas sem que fosse proposto abertamente; não foram considerados outros profissionais comprometidos com a atenção à saúde, embora, em contrapartida, muitos tecnólogos e funcionários das áreas de diagnóstico, laboratório, manutenção e farmácia exijam a educação continuada de modo imperioso, como membros fundamentais de uma equipe comprometida com a qualidade e, certamente, em nome da instituição.

Alguns países têm demonstrado preocupação quanto ao tema e, por iniciativa de universidades, associações e academias, promovem ações que visam à educação continuada dos profissionais como um mecanismo indiscutível para preservar a qualidade, aspecto de especial relevância nas instituições hospitalares.

Nos hospitais, a educação continuada é obrigatória não apenas para os profissionais, mas também, em geral, para todos aqueles que participam da prestação de serviços, não importando a qual nível hierárquico pertençam. Uma característica dos hospitais, precisamente, é a participação de todos os funcionários para atingir um objetivo geral, que nada mais é do que a plena satisfação do usuário.

Atualmente, é de grande relevância que a atividade educativa seja contínua, para afastar-se do conceito de prática acidental ou circunstancial. A instituição de saúde deve ter um departamento de educação continuada para assegurar disciplinas obrigatórias em todas as áreas: desde as relacionadas a atividades de serviços gerais até as mais elevadas na escala de prestação de serviços. Por meio de diferentes atividades, anunciadas como "educação para o aprimoramento profissional", "educação profissional continuada" e "educação continuada do talento humano", são implantados programas, muitos deles abrangendo circunstancialmente grupos de profissionais, em atividades ocasionais de congressos, fóruns ou seminários, ou funcionários em geral, em atividades organizadas sob a responsabilidade dos departamentos.

Recentemente, a Comissão Internacional sobre Educação para o século XXI destacou em seu relatório para a UNESCO: "Perante os múltiplos desafios suscitados pelo futuro, a educação surge como um trunfo indispensável para que a humanidade tenha a possibilidade de progredir na consolidação dos ideais da paz, da liberdade e da justiça social". Esta é considerada uma reflexão importante e é o ponto de partida para incentivar os governos e as instituições acadêmicas a promoverem atividades educacionais variadas, que fomentem disciplinas de conhecimento atualizado; assim, uns e outros vão assumindo essa responsabilidade e, a bem da verdade, observa-se um entusiasmo por estimular eventos, embora nem sempre planejados de modo conveniente ou divulgados de maneira adequada, o que significa que os usuários desses benefícios estão limitados a um pequeno grupo de compatriotas.

Sem dúvida, o desenvolvimento social e econômico dos países está baseado no talento humano que possuem; e a produção desse talento humano depende, por sua vez, das oportunidades de crescimento intelectual oferecidas à população desses países.

"O conhecimento é uma forma de capital, considerando que é uma forma de riqueza para produzir mais riqueza", dizia Richard Crawford.

Por outro lado, o hospital, por sua própria natureza e como depositário da máxima responsabilidade (que nada mais é do que zelar pela preservação da saúde e oferecer condições de vida a seus usuários), tem o compromisso moral e social de assegurar, por meio da competência de seus funcionários, a garantia absoluta da qualidade, de modo que seja confiável para aqueles que o procuram em busca de seus serviços. O progresso de um hospital depende de seu prestígio; por isso, pode competir e tornar-se um centro de referência ideal em seu ramo.

É indiscutível o impacto exercido pelas sociedades do conhecimento sobre o desenvolvimento cultural, econômico e social. As sociedades do conhecimento são geradoras de ciência e tecnologia e interferem nas dimensões sociais da economia, política, comunidade, saúde, educação, legislação, bem-estar e seguridade social.

Atualmente, os convênios de docência e serviço têm ganhado força como estratégia para a melhor formação de recursos profissionais; esses convênios ajudam a consolidar as competências dos educandos e a fortalecer o desempenho dos profissionais do hospital, que, na condição de docentes, assumem uma imensa responsabilidade com o aluno, ávido por conhecimento e ansioso por reproduzir as atitudes dos professores.

Ainda é preciso avançar nas disciplinas acadêmicas que deem solidez às competências profissionais que, por sua vez, possibilitem desempenhos flexíveis, criativos e competitivos e incentivem a melhoria contínua do ser, saber e saber fazer. O binômio hospital-universidade tem a responsabilidade de consolidar essas competências por meio das seguintes características:

- Científicas: para definir, utilizar e avaliar os métodos de análise, formular hipóteses, propor soluções e embasar as decisões
- Cidadãs: para ter conhecimentos, atitudes e habilidades cognitivas, emocionais e comunicativas que possibilitem o desempenho profissional em uma sociedade democrática
- Laborais: para ter conhecimentos, habilidades e atitudes para um ambiente produtivo e desempenho construtivo.

É indiscutível a avidez com que o profissional recém-formado pretende adquirir as ferramentas para facilitar o desempenho das atividades complexas que a prática médica exige. Essa circunstância leva ao desejo de adquirir conhecimentos e, principalmente, atitudes para uma prática profissional competente. Daí a responsabilidade do hospital de fornecer as ferramentas que permitam o desempenho adequado dos profissionais.

Sabe-se que os recém-formados na faculdade são confrontados por uma das seguintes alternativas: optar pelo ensino e a pesquisa ou pelo setor privado; já no caso dos profissionais de saúde, buscam o hospital como meta para a realização profissional. Ao chegar ao hospital, cabe ao profissional se perguntar se tem as competências ideais para a função ou se deve adquiri-las criteriosamente e no menor tempo possível, para que suas atitudes com o paciente não sejam desarmônicas e representem um risco inadmissível. Sem dúvida, novas competências profissionais devem ser obtidas, diferentes daquelas aprendidas na faculdade.

O *Projeto Tuning*, em resposta à Declaração de Bolonha e ao Comunicado de Praga, com a participação de 164 universidades europeias e 1.112 instituições, com graduados, empregadores e acadêmicos europeus em assuntos como geologia, ciências da educação, história, matemática, física e química, alcançou resultados importantes após um trabalho de pesquisa significativo.

Os graduados e os empregadores consideraram as seguintes competências como as mais importantes:

- Capacidade de análise e de síntese
- Capacidade de aprendizado contínuo
- Capacidade de resolver problemas
- Capacidade de aplicar os conhecimentos na prática
- Capacidade para adaptar-se a novas situações
- Preocupação pela qualidade
- Habilidade de gestão da informação
- Capacidade para o trabalho individual e em equipe.

O Projeto Tuning foi estendido para a América Latina e o Caribe por intermédio do Espaço Comum de Ensino Superior da União Europeia, América Latina e o Caribe (UEALC), com 62 universidades, 150 graduados, 30 empregadores, 30 acadêmicos e 150 estudantes.

O UEALC tentou analisar seis profissões: administração, engenharia eletrônica ou similar, medicina, química, história e matemática; além disso, estudou aspectos de competências profissionais, créditos acadêmicos, avaliação e acreditação e formação para a pesquisa e a inovação.

Os projetos *Cheers* e *Reflex* demonstraram que as competências acadêmicas não coincidiam em todos os aspectos com as competências profissionais, surgindo daí a necessidade de uma reformulação imediata, para obter a articulação de umas com as outras. Nesse momento, as universidades estão fazendo essa reformulação, para a qual os convênios entre elas e os hospitais qualificados podem ser extraordinariamente enriquecedores.

No caso específico dos países pan-americanos, são promovidas diversas atividades para repensar as competências acadêmicas e direcioná-las ao que o graduado deve ser, saber aprender e saber fazer.

Os programas de educação continuada, devidamente estruturados e direcionados, significam um maior incentivo para a qualidade na prática profissional e, por isso, são determinantes para a satisfação dos usuários de bens ou serviços, além de ser a base para qualquer desenvolvimento na instituição onde o profissional de saúde trabalha.

Os programas podem ser produto da universidade ou do hospital-centro de docência e são classificados como:

- Formais: pós-graduações, especializações
- Informais: graduação, oficinas, fóruns, seminários, programas virtuais, discussão de casos.

Também podem ser programas das associações, academias e sociedades científicas, como congressos, cursos, publicações e programas virtuais.

Em termos gerais, a educação continuada é voluntária e resulta do interesse pessoal e do desejo de superação do profissional, que deve arcar com o custo para ter a participação adequada. Os hospitais, em parceria com universidades, organizam atividades permanentes; os departamentos do hospital promovem e implementam programas frequentes; as associações organizam eventos e convidam os afiliados e a população em geral; e os participantes assumem os custos diretos e indiretos do programa.

Os hospitais devem organizar os programas para manter atualizados os funcionários de todos os níveis, como um compromisso inevitável perante a exigência de qualidade.

O profissional atualizado por meio desses mecanismos, sem dúvida, está mais bem capacitado para a prática, e isso, certamente, é o principal benefício para ele. Com exceção de alguns benefícios para a inscrição ou subsídios para viagem em casos excepcionais, não há mecanismos vigentes de incentivos para quem participa dessas atividades de atualização. Os custos que cada um deve assumir podem ser o fator determinante para que a maioria dos integrantes de cada área de conhecimento permaneça distante dessas disciplinas acadêmicas, privando a população do benefício de receber serviços qualificados. Na atualidade, o compromisso do hospital leva à necessidade de criar estratégias que facilitem a participação de todos os integrantes dos recursos humanos a seu serviço. Os benefícios oferecidos aos funcionários podem se transformar no melhor estímulo para o trabalho.

> "A ciência e a tecnologia geram bem-estar; se não investirmos nessas áreas, viveremos um retrocesso social e seremos não um país em desenvolvimento, mas em risco de extinção."
> Luis Castro Ramírez, ONU 2003.

Certamente, os programas de educação continuada devem reunir características metodológicas indispensáveis para garantir sua efetividade. Devem ser:

- Adequados
- Coerentes
- Oportunos
- Atualizados
- Atrativos.

Resumo

Perante os inúmeros desafios do mundo atual, a educação continuada é um instrumento indispensável para a manutenção dos conhecimentos necessários e para a projeção daqueles que possam ser implementados para a melhoria da instituição e do serviço de qualidade para o usuário.

Os hospitais devem organizar os programas para manter os funcionários de todos os níveis atualizados, tendo isso como um compromisso perante a exigência de qualidade.

Os programas de educação continuada devem ter características metodológicas indispensáveis para garantir sua efetividade. Em consequência, devem ser adequados, coerentes, oportunos, atualizados e atrativos. Para garantir a permanência dos programas de educação continuada, os seguintes requisitos devem ser cumpridos:

- Planejamento
- Programação
- Execução
- Supervisão
- Avaliação
- Realimentação.

Não investir nas áreas de ciência e tecnologia representa um risco de retrocesso social.

A educação continuada para os trabalhadores que se ocupam das atividades de serviços gerais tem maior necessidade, se for considerado que, em geral, eles entram na instituição ignorando completamente o significado da atividade que vão desenvolver e também de outras práticas exigidas pela instituição, visto que esta deve concorrer em um meio cada vez mais exigente.

A melhoria contínua da qualidade é uma obrigação diante da oferta de serviços e da demanda dos usuários, que pretendem ter acesso ao melhor para garantir sua própria saúde.

Bibliografia

Castro Ramírez LF. Desalentador futuro para Colombia. Cali: Aupec; 2003.

Castro Ramírez L. Programa Naciones Unidas para el Desarrollo. Info ONU; 2003.

Colombia, Ministerio de Educación Nacional. Educación Superior, Boletín Info. # 5; 2005.

Colombia, Ministerio de Educación Nacional. Educación Superior, Boletín Info # 4; 2005.

Crawford R. The era of human capital. Nueva York: Harper Business; 1991.

Crosby BP. Reflexiones sobre la calidad. México: McGraw Hill; 1996.

Ginés Mora J. Resultados encuesta Cheers. Documento Proyectos Alfa. Comisión Europea; 2004.

Malagón-Londoño G. Garantía de calidad en la educación superior. En: Malagón-Londoño G, Patiño-Restrepo JF. La educación superior en Colombia. Bogotá: Academia Nacional de Medicina; 2002.

Malagón-Londoño G. La recertificación en Colombia. Documento. Bogotá: Academia Nacional de Medicina; 2005.

Malagón-Londoño G. Reseña general sobre la calidad. En: Malagón-Londoño G, Galán Morera R, Pontón Laverde G. Garantía de calidad en salud, 2da ed. Bogotá: Editorial Médica Panamericana; 2006.

Patiño Restrepo JF. Importantes reformas en la educación superior. En: La educación superior en Colombia. Bogotá: Academia Nacional de Medicina; 2002.

Rodríguez Lalinde C. Competencias científicas, ciudadanas, laborales. Medellín: Universidad de Antioquia; 2004.

UNESCO. Informe sobre la ciencia. Madrid: Santillana; 1998.

33 Ensino no Hospital

Gustavo Malagón-Londoño

Introdução

Talvez não exista outro cenário onde o ensino tenha maior relevância do que o hospital. Ele é e deve ser o templo do ensino em todas as suas formas e áreas. A cada dia, os gestores estão mais conscientes de que o ensino sistemático e permanente é um fator de estímulo para os trabalhadores da área da saúde e uma prova de garantia para o usuário. A antiga crença de que apenas os estudantes de graduação e pós-graduação em ciências da saúde tinham acesso ao ensino foi substituída na prática moderna pela evidência sobre a necessidade de ampliá-lo a todas as áreas e a todos os trabalhadores, com a mesma importância para todos os níveis hierárquicos e de responsabilidade. As instituições, conscientes da mensagem de que o ensino melhora a eficiência e, consequentemente, também a imagem institucional, fortaleceram os programas educacionais e deram a eles estabilidade na estrutura organizacional; embora o custo inicial dessa medida tenha sido uma preocupação, posteriormente foi comprovado que era um excelente investimento, pelos saldos positivos obtidos e, sobretudo, pela boa imagem projetada à comunidade.

Os sistemas tradicionais de vinculação ao hospital estabelecem requisitos mínimos para o candidato que, ao ser admitido apenas pelo reconhecimento desses requisitos e por exercer suas funções com base neles, sem uma instrução prévia consistente, tem, em geral, um mau desempenho no trabalho; e se a função do chefe se limitar a simplesmente identificar o mau desempenho e repreender ou punir o funcionário, sem dar a ele a possibilidade de capacitação, nem sempre se obterá um melhor serviço, podendo gerar uma imagem de pouca efetividade, que, consequentemente, será vista de maneira negativa pelo usuário.

Os funcionários costumam chegar dispostos a trabalhar na atividade a eles designada e, muitas vezes, cumprem suas tarefas como robôs, tentando imitar os colegas de trabalho ou por própria iniciativa. Quando um funcionário que teve o trabalho avaliado como inadequado consegue melhorar seu desempenho, pode ter sido pela obrigação imposta sob ameaça ou por uma instrução momentânea. Os parâmetros gerais para seu desempenho foram as atividades desenvolvidas por funcionários do mesmo nível hierárquico ou a prática de seu próprio bom senso. Muitos funcionários se comportaram por tanto tempo como robôs que se tornaram, inconscientemente, fatores de fracasso para a instituição.

Isso pode parecer um relato do que acontece com funcionários de limpeza, manutenção, serviços gerais ou outras atividades semelhantes, mas o mesmo ocorre em níveis mais elevados, inclusive com profissionais mais qualificados academicamente. É comprovado que o desempenho medíocre ocorre em todos os setores, tanto nos científicos quanto nos administrativos, se o ingrediente da educação continuada não for acrescentado como disciplina fundamental e estímulo necessário para a geração de uma concorrência sadia e do desejo de superação.

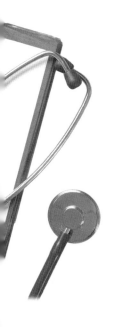

Nos níveis hierárquicos baixos e intermediários e em algumas áreas, como a administrativa, os programas de educação continuada apresentam menor formalidade que nos níveis assistenciais elevados; não obstante, atualmente, em todos os hospitais, há uma tendência acentuada de superar qualquer tipo de obstáculo, incluindo a resistência natural muitas vezes oferecida pelo próprio funcionário.

Para fins práticos, o hospital desenvolve a tarefa de ensino em quatro diferentes áreas de pessoal: níveis baixo e intermediário, compostos por funcionários não profissionais em áreas da saúde; profissionais; estudantes de graduação e pós-graduação; comunidade.

Em um programa educacional destinado a funcionários do hospital, é imprescindível o planejamento adequado para torná-lo uma ação efetiva, e não um simples evento ocasional. Esse planejamento deve estar de acordo com os diferentes níveis hierárquicos, com os principais problemas e programas, bem como com as atividades que devem ser desenvolvidas.

Deve haver um planejamento para atividades em curto e médio prazos, mas sempre com o critério de atividades permanentes da instituição. O planejamento dos programas deve ser oficializado pela direção para que seja assumido como uma atividade obrigatória, e ela deve fornecer os instrumentos para avaliar tais programas.

A educação permanente, escalonada e em cascata, de modo que os níveis superiores instruam os de sua área de influência, e estes, os níveis inferiores com os quais tenham algum tipo de relação direta, poderia se tornar o programa ideal para a capacitação de todos os funcionários em relação a procedimentos, atitudes e cumprimento das normas, obtendo, assim, uma grande cobertura e consolidação no que se refere ao desempenho em cada caso.

Esse tipo de educação envolve uma comunicação aberta entre todos os funcionários e, certamente, a ausência de egoísmo daqueles que detêm os maiores conhecimentos. Este tipo de educação possibilita ao médico do consultório, por exemplo, por meio do diálogo amigável e da comunicação generosa e construtiva, instruir um enfermeiro, e este, por sua vez, comunicar as normas e orientar os auxiliares; ou propicia que aquele com mais autoridade transmita as normas para o recepcionista e, a partir daí, elas cheguem ao menor nível, em uma atividade gratificante, pois evita reclamações desnecessárias entre os funcionários, o mal-estar por atitudes relutantes de subalternos, queixas de usuários por maus-tratos ou atendimento inadequado. Em outras palavras, esse tipo de educação facilita o trabalho em equipe, em que todas as peças-chave funcionam de maneira sincronizada, sem atritos, traumas ou desconforto entre os componentes, nem insatisfação ou prevenção entre os pacientes.

Com muita frequência, os hospitais recebem grupos de estudantes de medicina em práticas de internato ou mais avançados: em programas de especialização, enfermagem, terapias de reabilitação ou práticas em laboratórios. Essa população estudantil tenta aprender a prática não ouvindo a exposição do profissional experiente, mas observando seu desempenho e o modo como ele atende os usuários. Isso significa um grande compromisso e uma grande responsabilidade, pois as atitudes do docente são um livro aberto, com as quais seus observadores aprendem permanentemente.

A experiência tem demonstrado que, nas instituições onde cada funcionário dos serviços atua de maneira autônoma e sem orientação, são inúmeras as queixas por parte da própria equipe e dos usuários. O desempenho e a efetividade são insatisfatórios e é grande a desaprovação da comunidade, que se sente mal atendida ou maltratada e, além de demonstrar seu descontentamento abertamente, encarrega-se de promover uma imagem ruim do hospital.

Um aspecto fundamental, que deve ser a base dos programas educacionais do hospital, é o conhecimento que todos os funcionários devem ter sobre os objetivos da instituição, as normas, as funções gerais de cada departamento, os meios de comunicação internos e externos, o plano de emergência e a formação da diretoria. Essas informações devem ser adequadas a cada grau de escolaridade para que sejam compreensíveis, principalmente para os funcionários dos níveis mais baixos. A partir dessas informações, virão aquelas sobre as funções e as normas específicas relacionadas ao cargo.

Educação para níveis hierárquicos baixos e intermediários

Os programas educativos para os níveis hierárquicos baixos e intermediários devem ser planejados adequadamente por profissionais capacitados e iniciar com a integração logo no início da atividade, para familiarizar o funcionário com o ambiente, os equipamentos e os instrumentos de trabalho, os demais funcionários e as normas e regulamentações da instituição.

Deve-se enfatizar, conforme recomendação dos organismos de saúde ocupacional, os aspectos de biossegurança, sobre os quais devem ser instruídos especialmente os trabalhadores dos chamados serviços gerais, para evitar que caiam na rotina de sua atividade e descuidem das normas fundamentais de proteção e autocuidado. Por terem baixo nível cultural, a insistência deve ser maior e a supervisão de seu desempenho deve ser permanente, o que gera uma reação em cadeia positiva. Desde as normas mais básicas de limpeza, desinfecção e proteção até procedimentos específicos relacionados à atividade que cada funcionário deve desempenhar, é necessário instruir com cuidado especial.

As instruções devem ser transmitidas da mais geral a mais específica, relacionada à atividade que deve ser realizada e à maneira mais adequada de utilizar e conservar os materiais e os equipamentos de trabalho; em seguida, devem ser dadas as informações sobre a razão de ser da função e as consequências dos erros ou das omissões, bem como da eficiência. Daí em diante, deve haver a recordação permanente da aplicação de normas e procedimentos, com a realização de reuniões e oficinas que propiciem a livre expressão de preocupações, favoreçam o *feedback* sobre as técnicas e os procedimentos e incentivem a autoavaliação do desempenho. Os manuais de instruções e de normas e procedimentos são um complemento fundamental; quando a instituição dispõe de tais documentos, eles constituem o material de trabalho mais importante nas oficinas e seminários educativos realizados.

As pessoas responsáveis por conduzir essas reuniões e oficinas devem ter as condições metodológicas que as levem a utilizar a linguagem adequada ao nível do grupo. Devem ter capacidade de liderança e poder motivacional para, ao mesmo tempo, fomentar a liderança entre os funcionários ouvintes; isso significa que a tarefa de ensino não pode ser improvisada e muito menos delegada precipitadamente a qualquer funcionário da instituição.

Esses programas devem ser desenvolvidos com grupos homogêneos, de acordo com as funções desempenhadas no hospital. Algumas instituições relutam em colocar em prática esse tipo de programa, por temer os custos que terão com os educadores, embora eles possam e devam, na maioria das vezes, desempenhar a atividade de ensino durante o tempo em que estão disponíveis no trabalho. Mesmo diante da possibilidade de que, pelo tamanho da instituição, devam exercer com exclusividade a tarefa educacional, o custo desse programa é compensado com acréscimo pelo alto desempenho e eficiência obtidos dos colaboradores.

Os funcionários devem ser permanentemente estimulados quanto aos programas educativos, os quais devem ser considerados não como uma atividade árdua, desagradável ou hostil, mas como uma disciplina agradável, necessária para melhorar o próprio grau de preparação, visando a propiciar um melhor conhecimento da instituição e integrar os funcionários a ela no que concerne a seus propósitos e objetivos.

Esses funcionários, em decorrência de sua atividade, relacionam-se de maneira direta com os usuários e o público em geral e, com muita frequência, são o primeiro contato deles na instituição; daí a importância de mantê-los sempre motivados em relação ao bom tratamento que devem oferecer a todas as pessoas, mas, acima de tudo, em relação à ajuda que devem prestar para orientá-las, conduzi-las ou informá-las, com a certeza de que, no momento em que alguém solicita seu serviço, faz isso por considerá-los a pessoa certa para prestá-lo.

O funcionário deve ter consciência de que, ao chegar ao hospital, o usuário nem sempre está calmo ou tranquilo, mas, muitas vezes, irritado por algum problema pessoal de saúde ou pela angústia originada pelo estado de algum familiar ou amigo. As pessoas com nível cultural mais baixo têm mais dificuldade para entender essa situação; é precisamente por isso que o trabalho do educador deve ser mais positivo e objetivo; ele deve, com paciência, orientar como se adequar a essas situações, entendê-las e não perder a compostura quando ocorrerem.

Os programas devem ser avaliados quanto ao processo em si, seus resultados e, principalmente, o impacto produzido.

Educação para os profissionais do hospital

A educação continuada para os profissionais da instituição significa uma importante responsabilidade para o diretor, pois a eficiência, a resposta às expectativas da comunidade e a boa imagem geral dependem, em grande parte, desses profissionais. Além da integração, realizada como padrão com todos os funcionários que são admitidos pela primeira vez na instituição, os programas envolvem reuniões, oficinas, seminários e outros tipos de atividades programadas. Se esse trabalho educacional não segue uma programação formal, mas é relegado a atividades ocasionais, corre-se o risco de os profissionais entrarem na rotina, o que, em geral, expõe a instituição a resultados ruins, prejudicando a credibilidade do usuário e transformando as oportunidades em causas de demandas e de sanções criminais dispendiosas.

Os hospitais de hoje, diante das novas modalidades dos sistemas de saúde, movimentam-se, necessariamente, na órbita da concorrência, que pode ser favorável apenas se todos os funcionários, com os profissionais à frente, estiverem cientes da necessidade da atualização constante de conhecimentos, que se reflete na confiança e na satisfação plena do usuário pelos serviços prestados.

A organização dos serviços médicos prevê o desenvolvimento de cinco tipos de atividades: assistencial propriamente dita, que inclui a consulta ambulatorial, a cirurgia e a visita a pacientes hospitalizados; científica, voltada à discussão de casos clínicos, auditoria médica e avaliação de procedimentos; de pesquisa, em sua forma básica ou clínica; docente, relacionada às várias formas de educação; e administrativa, relacionada aos aspectos logísticos e organizacionais do serviço.

As atividades devem ser coordenadas pelo departamento de educação, de acordo com os programas propostos por cada serviço. Ao realizar essas atividades, conforme os programas, o *feedback* frequente e o uso de recursos audiovisuais adequados, além do incentivo de uma boa dinâmica de grupo, são fundamentais para evitar sua decaída ou rotinização.

Conseguir uma boa participação de todos os integrantes do serviço nessas atividades torna os programas um meio interessante de incentivar o esforço pessoal e o desejo de superação; além disso, fortalece a instituição no caminho para a qualidade total.

Dentro da disciplina educativa dos profissionais, destacam-se as atividades de avaliação dos resultados obtidos no tratamento dos pacientes hospitalizados; também, as atividades de análise de técnicas utilizadas para diagnóstico ou tratamento, inclusive procedimentos cirúrgicos. Além disso, deve haver um estudo dos fatores de morbidade e mortalidade no hospital e uma avaliação das causas de internação de pacientes, em um importante e construtivo trabalho de pesquisa epidemiológica.

O conteúdo relacionado a técnicas utilizadas e a protocolos de conduta deve ser permanentemente revisado e atualizado por meio de atividades de oficinas ou seminários; igualmente, os padrões para todos os tipos de procedimentos devem ser uniformizados em reuniões conjuntas. Tudo isso evita erros, como a aplicação, por algum dos membros do serviço, de procedimentos desconhecidos pelos demais e que, em última análise, não sejam tidos como os mais adequados.

Os protocolos de avaliação devem ser aplicados rigorosamente no que se refere à educação continuada dos profissionais.

É louvável e sempre proveitoso para a instituição incentivar e facilitar a participação dos profissionais em atividades diversas de atualização, como cursos e congressos científicos. O importante disso é que o profissional compartilhe com os colegas de trabalho tudo o que observou e aprendeu nessas reuniões e que isso possa servir para melhorar a qualidade do atendimento.

É extremamente útil para a instituição que seus profissionais se destaquem nos congressos e nos fóruns científicos; para tanto, a participação deles deve ser estimulada com a necessária assistência logística. Sem dúvida, o profissional participante deve representar o hospital e fazê-lo se destacar no respectivo evento científico, o que coloca a instituição em um nível elevado.

Para a instituição, um programa de educação continuada devidamente organizado, conduzido e avaliado torna-se um ponto forte que projeta uma boa imagem dela para a comunidade e proporciona uma excelente segurança aos usuários.

Graduação

Os programas de graduação desenvolvidos nos hospitais para estudantes de medicina, a partir de convênios com universidades, representam uma responsabilidade institucional cada vez maior, se for considerado que significam uma etapa fundamental na formação do futuro médico.

Se os hospitais elaboram programas educacionais para sua própria equipe e trabalham com seriedade para obter a qualidade de seus serviços, serão capazes de desenvolver programas de graduação. Esses programas são produzidos com base em planos acadêmicos elaborados conjuntamente pelo hospital e a universidade; têm como objetivo buscar a integração dos conhecimentos médicos do estudante e aplicá-los à prática relacionada aos problemas de saúde mais frequentes.

Essa etapa de conclusão da formação é de grande importância: é quando o estudante desenvolve aptidões e habilidades para seu desempenho como médico geralista; mas é também no internato que ele recebe as bases administrativas que lhe permitirão organizar um serviço, com ênfase na atividade educacional a ser desenvolvida com os subordinados com os quais deve trabalhar em uma equipe organizada e permanentemente atualizada para obter ótimos resultados. Ele também adquire informações complementares sobre o sistema nacional de saúde e as obrigações e responsabilidades para a prática profissional. É nessa mesma fase que se fomenta no estudante o espírito de pesquisa e se promove a atitude de educação contínua; também se enfatiza a necessidade, de cada médico, de educar sua comunidade quanto a aspectos relacionados à promoção da saúde e à prevenção de doenças.

Quanto aos aspectos de formação do futuro médico, há considerações que são especialmente relevantes na fase de graduação, na qual o estudante desenvolve atividades diretas com os pacientes, com supervisão do professor.

A realidade de vários países comprometidos com os sistemas de seguridade social levou à reformulação dos programas educativos das faculdades de medicina, que devem formar médicos de acordo com o cenário atual, capazes de agir de maneira eficiente, em conformidade com uma prática profissional integral, ajustada às modernas tendências mundiais. O indivíduo doente deixou de ser o único e tradicional objeto de estudo, e a promoção e a prevenção da saúde no indivíduo saudável e nas comunidades passaram a ser abordadas. Os vínculos entre a assistência e a docência foram fortalecidos, de modo que se considera que uma parte fundamental da missão das instituições prestadoras de serviços de saúde* (IPS) é a formação de recursos humanos, como também é importante que as instituições formadoras assumam a atenção à saúde como missão.

O movimento característico de meados e fim do século XX – período em que se promoveu o médico técnico e reducionista: eficiente, mas quase que exclusivamente organicista – teve de ser reavaliado e complementado, de modo que, mantendo o espírito organicista, com toda sua alta capacidade para diagnosticar e tratar as doenças, fosse acrescido à alta formação humanista e holística, além da compreensão necessária do indivíduo saudável e da comunidade em que ele vive, com todas as circunstâncias genéticas, sociopolíticas, culturais e ambientais.

Atualmente, é fundamental preparar o médico para educar os pacientes e a comunidade a fim de mudar o estilo de vida e, por conseguinte, reduzir a incidência de doenças; esses programas educacionais revelam-se muito eficazes e, à medida que são adaptados à atividade diária dos médicos, melhoram as condições de saúde da população usuária, aumentando a confiança mútua. A maioria dos sistemas de seguridade social promove a saúde familiar e encaminha as comunidades correspondentes aos centros de atenção, nos quais se desenvolvem os programas de promoção e prevenção; desse modo, os objetivos da atenção integral estão sendo cumpridos.

Na Conferência Mundial de Educação Médica, realizada em Bogotá em outubro de 1995, emitiu-se uma importante declaração que, por sua relevância para as mudanças educacionais na graduação, é transcrita a seguir:

- A conferência reconhece:
    - O impacto que as transformações e os ajustes dos sistemas de prestação de serviços de saúde têm na formação e na prática de médicos e outros profissionais de saúde, e a necessidade de que tais mudanças sejam orientadas essencialmente para a obtenção de melhores condições de vida para a população
    - A necessidade, a conveniência e a pertinência de realizar, em curto e médio prazos, mudanças no desenvolvimento dos recursos humanos em saúde, incluindo a educação e a prática médica, à luz dos avanços das ciências biológicas e das novas realidades sociais, organizacionais, pedagógicas e tecnológicas, de acordo com as necessidades de saúde da população e com a busca de saúde para todos
    - A vontade expressa dos países para realizar essas transformações, envolvendo todos os agentes relevantes
    - A necessidade de articular as políticas e as ações dos sistemas estaduais de presta-

---

* Nota do revisor: no Brasil, o termo genérico para essas instituições é Estabelecimentos Assistenciais de Saúde (EAS).

ção de serviços de saúde e as políticas de formação de recursos humanos em saúde das universidades, a fim de garantir a melhor assistência médica para a população
- A necessidade de articular as mudanças na educação médica com o currículo de outras profissões da área da saúde, bem como a conveniência de fazer acordos para o planejamento e a promoção da educação de maneira integral
- A preocupação pelo crescimento desproporcional do número de escolas (faculdades) de medicina na América Latina, muitas delas carentes de recursos adequados para a devida formação dos médicos e que não correspondem, em todos os casos, às necessidades de saúde da população
- A importância de promover a formação dos profissionais em espaços comunitários, futuros cenários para a prática médica, nos quais deveria haver uma integração real com os sistemas de saúde e com a comunidade
- Como consequência, aponta:
  - A necessidade de intensificar os esforços nacionais para a realização dos compromissos assumidos nas conferências mundiais de educação médica realizadas em Edimburgo em 1988 e 1993, no Encontro Continental de Educação Médica realizado em Punta del Este em 1994, na resolução aprovada como ponto 18.2 da agenda da 48ª Assembleia Mundial de Saúde, cujo título é Reorientación de la enseñanza y del ejercicio de la medicina en pro de la salud para todos, e nas conclusões e recomendações dessa conferência mundial
  - A necessidade de que as universidades e as escolas (faculdades) de medicina, como parte de sua responsabilidade social, participem do desenvolvimento e da avaliação permanente dos sistemas e serviços de saúde
  - A necessidade de ter profissionais de saúde com formação científica, social, humanista e ética integral, para satisfazer com êxito as crescentes demandas da comunidade, possibilitando, por sua vez, que eles obtenham, no exercício da profissão, a indispensável responsabilidade social de suas ações
  - A importância da coordenação e cooperação nacional, internacional e interinstitucional para a implementação e a conclusão dos processos de transformação na educação médica no contexto das políticas de reforma do setor de saúde
- Para esses fins, a conferência *recomenda:*
  - Promover a participação ativa das universidades, com o Estado e suas instituições e a sociedade civil, nos processos de transformação do setor de saúde, destinados à obtenção da equidade e da qualidade como bases fundamentais para o desenvolvimento humano
  - Assumir os princípios de qualidade e responsabilidade social como base e eixo das mudanças e adaptações curriculares e os sistemas de avaliação e acreditação como pressupostos indispensáveis de todo o processo
  - Fortalecer o trabalho de cooperação com o Estado e suas instituições para definir as normas para a acreditação de instituições de ensino em ciências da saúde
  - Fortalecer a ação conjunta das instituições de educação e as de serviços de saúde, para adequar a formação de recursos humanos às necessidades prioritárias de saúde da população
  - Colaborar, por meio da pesquisa, da docência e da prática, para o desenvolvimento de modelos de atenção, que cumpram os princípios de equidade, qualidade e relevância social
  - Estabelecer, sem demora, as metas nacionais em curto e médio prazos para dar efeito a essa declaração
  - Fortalecer as ações de cooperação nacional e internacional para esses fins.

A declaração enfatiza um ponto de grande importância: dispor de profissionais com formação social, científica, humanista e ética integral, que possibilite a prática profissional adequada às circunstâncias modernas e uma grande responsabilidade social. Isso significa que a formação em suas etapas (especialmente nas de conclusão da carreira) deve oferecer programas de ensino e metodologia adequados para garantir o profissional ideal.

A formação social é um aspecto importante, uma vez que o conhecimento das condições de vida, costumes, tradições, padrão econômico, nutrição, educação, situação geopolítica e recursos de comunicação da comunidade e de todos os outros aspectos relacionados ao seu ambiente interfere nas condições de saúde. Isso significa que o futuro profissional não pode considerar a situação específica de um indivíduo de maneira isolada, mas deve articulá-la a diversos fatores de ordem social que influenciam, sem dúvida, as doenças.

Além disso, o futuro profissional deve ser capaz de se concentrar nos aspectos diretos de cada paciente, como suas relações familiares e de trabalho e o meio onde vive e circula para realizar suas atividades, além de fatores relacionados a sua renda econômica, aspectos nutricionais, recursos de transporte, moradia, entre outros, que possam interferir psicológica ou fisicamente em uma determinada situação. Essa visão clara da abordagem social que o médico deve aplicar na prática profissional é obtida pela motivação persistente; talvez, mais objetiva e prática ao longo da última etapa da graduação.

A formação científica e a humanista se entrelaçam para formar o perfil da prática diária da medicina e definem a atitude de "ciência e consciência" que deve ser demonstrada permanentemente pelo médico. A gestão dos conhecimentos e sua aplicação na prática permanente representam um maior esforço de integração, mas esse processo não será tão difícil se, desde o início da carreira, o estudante for capaz de aplicar tudo o que está aprendendo e souber inter-relacionar um conhecimento com o outro.

A formação humanista mostra o profissional com alta sensibilidade social, com disposição para entender a situação de angústia do paciente e para lidar, da melhor maneira possível, com a preocupação de seus familiares. Isso o leva a compreender o problema e a tornar-se um verdadeiro amigo e, talvez, confidente do paciente. Proporciona o tratamento amigável e a atitude afetuosa do médico; abre as portas para o diálogo franco e simples; propicia que a família e a sociedade encontrem no médico um aliado insubstituível.

A formação ética, incutida durante toda a formação, adquire especial importância na fase da graduação hospitalar, pois nela o futuro profissional mantém contato real e objetivo com o paciente, levando-o a ter consciência da verdadeira dimensão da sua responsabilidade e da obrigação de aplicar os mais rigorosos princípios morais em todas as suas atitudes.

O estudante de graduação nutrirá sua formação com o exemplo do docente, cujas características do desempenho ele observará, para assimilá-las para sua própria conduta, mas também observará o desenvolvimento do processo administrativo geral e aprenderá a aplicá-lo em cada situação; observará a gestão da pesquisa; terá a oportunidade de avaliar o comportamento da auditoria médica; e testemunhará de perto o modo como todos os tipos de conflitos são dirimidos. Também terá a oportunidade de observar o comportamento de trabalho de seus colegas, subordinados e superiores, do qual certamente tirará exemplos para suas atitudes futuras. Nessa fase, o estudante de graduação esclarecerá muitas dúvidas sobre a atitude que deve tomar em diversas situações da prática e se preparará para assumir a posição adequada em todos os tipos de conflito que surgirão em sua carreira.

Como o estudante de graduação ainda não tem o título legal que o respalde para o exercício da profissão, não poderão ser delegadas a ele responsabilidades a serem assumidas individualmente; estas serão divididas com o docente, que, durante esse período de formação, mais que em qualquer outro da carreira, deve dar ao estudante orientação permanente, avaliar suas ações e oferecer-lhe a possibilidade de *feedback* sobre todos os aspectos de sua atividade diária.

Em nenhum momento, a presença do estudante de graduação no hospital deve ser considerada como vínculo trabalhista de um funcionário recém-contratado, mas como uma nova responsabilidade de ensino, a serviço da qual devam estar todos os colaboradores da instituição.

Pós-graduação

Os estudantes de pós-graduação residentes são médicos graduados (na maioria dos casos, com experiência profissional como médico generalista), que chegam ao hospital para participar de programas de capacitação em uma especialidade ou subespecialidade das oficialmente reconhecidas pelos convênios com as universidades. Em muitos países, os estudantes de pós-graduação têm vínculo empregatício com as instituições, de acordo com o regime de benefícios sociais válido para os demais funcionários.

Qualquer que seja o vínculo com a instituição, são atribuídas responsabilidades assistenciais aos residentes como médicos generalistas ou na respectiva especialidade, conforme o nível de competência adquirido no programa do qual participam.

Os estudantes de pós-graduação (residentes) são admitidos por meio de processo seletivo aberto, em parceria com o hospital e a universidade com a qual o convênio foi firmado. Os candidatos são selecionados não apenas pelos resultados na prova de conhecimentos, mas por outros fatores quantificáveis, como o desempenho acadêmico durante a formação, a experiência de pós-graduação, a ética profissional e a moral demonstradas na prática e na entrevista pessoal.

Em geral, após realizar as provas do processo seletivo, os estudantes são submetidos a um exame de aptidão psicofísica. Uma vez aprovados, eles iniciam o programa, cujas diretrizes devem ser acordadas entre a universidade e o hospital. Esse programa busca, basicamente, moldar o perfil de um especialista ideal; para isso, são determinados como objetivos intermediários: promover competências; estimular atitudes; desenvolver aptidões e habilidades; incentivar a disciplina de educação continuada; e despertar o espírito de pesquisa. Tudo isso de acordo com parâmetros de estrita ética, que devem ser incutidos como norma permanente da prática profissional.

Considera-se importante estimular a própria iniciativa do estudante de pós-graduação e incentivar o autoaprendizado, sem descartar em hipótese alguma a permanente e assídua orientação do docente, que deve ser solícito ao esclarecer as dúvidas a qualquer momento, além de observar todas as atitudes do aluno, com quem deve manter um diálogo aberto e permanente, que proporcione a realimentação de conceitos e a melhoria de procedimentos. Demonstrou-se que a atitude comunicativa do docente e a confiança que pode ser gerada no aluno foram mais positivas no processo educativo de pós-graduação do que os rígidos sistemas de avaliação ou o estabelecimento de tarefas rigorosas. Isso não descarta a necessidade de avaliações que mantenham vivas as atividades de estudo e pesquisa.

De fato, o estudante de pós-graduação aprende basicamente ao lado do professor, observando sua atuação na consulta, na visita ao paciente internado, no centro cirúrgico, no comitê de auditoria, na associação científica, na atividade administrativa, nas relações interpessoais com os pacientes, a comunidade e os colegas de trabalho; enfim, observa no espelho, que é o docente, a imagem do profissional que deve ser na prática. Daí a importância de que o corpo docente nunca perca de vista a responsabilidade de suas próprias atitudes, não apenas científicas, mas também humanas. Em outras palavras, que ensine por meio do exemplo.

Melhor livro para o ensino na pós-graduação: o exemplo do docente

O estudante de pós-graduação contribui para o programa com: os conhecimentos gerais da profissão, adquiridos durante a formação; a experiência como médico generalista; o desejo de progredir; a mentalidade aberta e positiva para o estudo e a pesquisa; a disposição para o trabalho assistencial; a obediência às normas e às regulamentações do hospital; a ética e a moral demonstradas. O programa, por sua vez, deve oferecer ao estudante: a atitude positiva do hospital (especialmente a motivação dos profissionais de saúde a serviço do ensino por meio da assistência); todos os tipos de recursos que permitam o cumprimento do objetivo; um plano completo e bem estruturado, que possibilite visualizar, desde o primeiro momento, a complexidade crescente do processo de ensino-aprendizagem.

O plano de ensino de pós-graduação coloca em evidência a capacidade real da instituição para cumprir o compromisso de plena preparação do candidato a especialista e deve incluir: os recursos humanos para a docência; a quantidade adequada de pacientes; a quantidade adequada de leitos hospitalares; a organização e o volume de consultas ambulatoriais; a programação adequada de procedimentos; a organização de plantões de emergência; a programação de reuniões administrativas, científicas, de tomada de decisões e de avaliação de procedimentos; a disponibilidade de tempo para o estudo e a pesquisa; os mecanismos de avaliação do aluno e de autoavaliação e realimentação do programa.

A participação ativa de alunos e professores, somada à boa infraestrutura administrativa, possibilita um bom desempenho do programa, com configuração ideal do perfil que satisfaça às expectativas criadas. As boas relações entre o hospital e a universidade são um elemento fundamental e não devem ser interrompidas em momento algum.

Educação para a comunidade

A concepção moderna da saúde integral – amplamente divulgada na atualidade e que determina os pilares básicos de promoção, prevenção, recuperação e reabilitação, além de definir como eixo fundamental para esses pilares a família e a comunidade, que devem estar necessariamente incluídas no processo – levou as faculdades de formação de recursos humanos para a saúde a incluir em seus programas acadêmicos o ensino da metodologia a ser usada pelos futuros profissionais com o objetivo de ensinar a comunidade com a qual devem trabalhar desde os primeiros estágios da formação, por meio de práticas supervisionadas e devidamente avaliadas dentro da grade curricular.

Esses programas se consolidam na graduação hospitalar, por meio da prática supervisionada, e se realizam em sua máxima expressão durante a prática profissional, a partir da etapa de serviço social obrigatório.

O hospital, aberto ao serviço à comunidade de qualquer natureza, deve desenvolver esses programas educacionais com três objetivos fundamentais: que a comunidade saiba utilizar os serviços de maneira adequada; que o aluno esteja disposto a conservar e melhorar o hospital; e que aprenda os princípios gerais de promoção da saúde e prevenção de doenças.

Esses programas, quando desenvolvidos adequadamente, representam um grande benefício tanto para o hospital quanto para a comunidade. Por meio de um plano educacional eficaz, desenvolvido de maneira contínua e com *feedback* conveniente, o hospital instrui os pacientes e os familiares sobre o tipo de serviços e o modo como são prestados. Além disso, fornece normas de promoção da saúde e orientações permanentes de prevenção e controle.

Para esses programas, o hospital designa uma equipe especial, que os elabora e aplica por meio de impressos ou recursos audiovisuais. Contudo, um meio que oferece os melhores resultados é a comunicação direta, clara e didática que os profissionais de saúde utilizam com os pacientes e os familiares quando surge uma oportunidade de serviço. Com esse mecanismo, o profissional de qualquer área da instituição faz recomendações sobre o uso dos recursos sanitários, para a melhoria das condições de saúde, a promoção de ações de prevenção de qualquer natureza, o consumo adequado de alimentos e bebidas, a aplicação de meios de imunização, o planejamento familiar, sobre condições de moradia e de trabalho, exigências de vestuário, cuidados especiais para animais domésticos, a adequação dos hábitos de vida, primeiros socorros em caso de emergência e a importância de comunicar essas mensagens com um efeito multiplicador. Deste modo, o profissional demonstra a importância necessária à prevenção e envolve, de maneira lógica, a comunidade na prática do autocuidado da saúde, atualmente considerado uma estratégia fundamental para a melhoria das condições gerais da população e a redução dos custos da atenção.

Hoje em dia, não sem razão, considera-se que, se todos os profissionais de saúde, no ambiente do exercício profissional, desenvolverem na prática essa ação educativa, haverá uma redução notável das doenças e uma melhoria das condições gerais de vida e, consequentemente, um benefício incalculável para a produtividade econômica.

Integração da comunidade

Uma das estratégias mais positivas do início do século no campo da saúde talvez seja a integração da comunidade. Aparentemente simples em sua concepção geral, essa integração é uma tarefa de grandes proporções, uma vez que os costumes ancestrais da maioria dos países mantinham as comunidades em um distanciamento incompreensível, dando preferência aos sistemas de planejamento unilateral dos serviços e à imposição forçada de regimes de prestação, sem dar ao usuário a oportunidade de fazer sugestões de qualquer natureza. Na prática, isso levou ao descontentamento ou à desconfiança das comunidades e, muitas vezes, ao planejamento irreal dos serviços, que eram estruturados com base em suposições ou esquemas rígidos obtidos de escolas de formação, sem consultar as verdadeiras necessidades ou expectativas da população.

Os esforços para essa integração têm sido cada vez mais positivos e, atualmente, por meio de instituições solidárias de saúde* ou dos sistemas locais vigentes em muitos países, com a assessoria frutífera da Organização Mundial da Saúde (OMS) ou por meio de políticas de descentralização administrativa, as comunidades, cada vez mais abertas, começaram a participar ativamente do planejamento, da estruturação e da execução dos serviços, até o ponto de se tornarem elementos vitais para o funcionamento dos programas de saúde.

Ao longo do tempo e com base em uma boa motivação, essas comunidades têm participado ativamente de programas de pesquisa sobre a condição de saúde em sua localidade e sobre as necessidades básicas para a preservação da saúde e de programas de educação sexual e de planejamento familiar. Além disso, conscientes da necessidade de fortalecer os núcleos de atenção, envidaram esforços de todos os tipos para melhorar a infraestrutura dos serviços.

Representantes da comunidade participam dos conselhos das instituições prestadoras de serviços de saúde (IPS), o que facilitou programas

---

* Nota do tradutor: *empresas solidarias de salud* (ESS) são programas do Ministério da Saúde da Colômbia para melhorar a cobertura e o acesso a serviços de saúde.

educacionais de promoção e prevenção, proporcionando o uso mais racional dos recursos, e estimulou a ação dos funcionários dessas instituições, exercendo, muitas vezes, ações positivas de auditoria e fiscalização. Entretanto, o ponto fundamental talvez seja que as dúvidas infundadas das autoridades de saúde estão sendo dirimidas, levando, na prática, à formação de equipes de trabalho eficazes e produtivas.

Parte essencial dessa integração tem sido a progressiva conscientização da comunidade sobre a importância das ações de autocuidado, que proporcionou melhor conhecimento sobre as bases fundamentais da saúde, o uso racional dos mecanismos de proteção e defesa do organismo, a necessidade do esforço solidário e a compreensão sobre a importância de que os demais membros da comunidade também estejam saudáveis.

Resumo
O hospital recebe da universidade a missão de complementar e de levar os alunos a colocarem em prática os ensinamentos infundidos no meio universitário.

O estudante universitário, ávido por saber, absorve os conhecimentos utilizados pelo docente na prática assistencial e os assimila como um guia para a futura prática profissional.

Bibliografia

Abbatt FR, Mejía A. Educación continua para personal de la Salud. Traducido en: Ascofame. Bogotá: OMS; 1988.
Agudelo C, Sánchez C, Robledo R. Modelo Académico del hospital universitario. Bogotá: Universidad Nacional de Colombia; 2008.
Álvarez-Peñalosa E, Salazar-López R. Hospitales Universitarios y sus implicaciones en la educación médica. Medicina Ac. Col. 2013;35:243-63.
Areskog NH. The need for multiprofessional health education in undergraduate studies. Medical Education. 1988;22:251-62.
Bajaj JS. Evaluation in education. In J Med Educat. 1991;30(13).
Bandres F, Bañares A. La enseñanza de la medicina en el siglo XXI. Noticias Médicas Anuario. 2005:96-8.
Bozón E. Reflexiones Curriculares. Rev Colomb Cirugía. 1987;2(3).
Brockett R. El aprendizaje autodirigido en la educación de adultos. Barcelona: Edit. Paidós; 1993.
Carretero M. Constructivismo y educación. Buenos Aires: Edit. Luis Vives; 1993.
Conferencia Mundial de Educación Médica. Memorias. Ascofame. Bogotá, 1995.
Frisse M. Medical Informatics. Edit. Academic Medicine. 1995;70(7).
Glowniak J. Medical resources on the internet. Ann Intern Med. 1995;123:123-31.
Goic A. Descripción y análisis crítico del sistema de educación superior en Chile. An Instit Chile. Santiago de Chile, 2005.
Guedes V. Educación y proyecto histórico pedagógico. Caracas: Kapeluz; 1987.
Juran JM, Grina FM. Análisis y planeación de la calidad. Bogotá: McGraw Hill, 1995.
Kisil M, Chaves M. Linking the university with the community and its health system. Med Educat. 1994;28:343-9.
Malagón-Londoño G. La calidad en la educación superior. Bogotá: Academia Nacional de Medicina; 2010.
Malagón-Londoño G. Los recursos humanos para la salud. Bogotá: Academia Nacional de Medicina; 2010.
Malagón-Londoño G. Programa para la formación del médico del futuro. Anales de la XVII Reunión de Alanam. Bogotá, febrero 2006.
Novaez MH. Calidad Total. Nuevo recurso para los hospitales de América Latina: El Ingeniero Gerencial. Educación Médica y Salud. 1994;28(4).
OMS. Una formación profesional más adecuada del personal sanitario. Serie de informes técnicos 838. Ginebra, 1993.
OPS. Ministerio de la PS. Modelo de Evaluación de la relación decencia servicio. Bogotá, 2004.
Organización Panamericana de la Salud. Evaluación de calidad en los programas de reorientación de la educación médica. Washington: OPS; 1994.
Patiño Restrepo JF. Educación médica para el año 2000. Fepafem, Conferencia Andina de Educación Médica. Cartagena, 1993.
Patiño-Restrepo JF, Malagón-Londoño G. Propuesta de reforma de la educación superior en Colombia. Documento de propuesta. Bogotá: Academia Nacional de Medicina; 2010.
Patiño-Restrepo JF. Propuesta de reforma curricular en medicina. Bogotá: Academia Nacional de Medicina; 1999.
Patiño-Restrepo JF. El cambiante panorama de la educación superior. Bogotá: Academia Nacional de Medicina; 1999.
Rey NB. La renovación curricular. Bogotá: Ascofame; 1991.
Rozental M. Tendencias actuales en la educación médica y orientación propuesta para la educación médica en América Latina. Washington: OPS; 1992.
Stehouse L. Investigación y desarrollo del currículum. Madrid: Editorial Morata; 1991.
Tuning. Educational Structures in Europe. Bilbao: Univ. Deusto; 2003.
World Federation for Medical Education. Recommendation of the Eastern Mediterranean Regional Conference. Medical Education. 1995;29(Suppl).
World Federation for Medical Education. Report of the Conference on Medical Education. Edinburgh: Lancet, 464; 1988.

34 Acreditação de Estabelecimentos de Saúde

Carlos Édgar Rodríguez Hernández

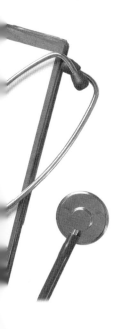

História

É possível afirmar que, desde o início da medicina, tem havido tentativas de avaliar as ações e os resultados da prática médica. Os esforços neste sentido podem ser divididos em duas frentes de atuação: interna (dos próprios profissionais de saúde) e externa (de outras áreas ou da própria comunidade). Em geral, essas abordagens, baseadas em diferentes argumentos técnicos, científicos, administrativos ou políticos, têm como principal objetivo melhorar a qualidade e o trabalho dos profissionais dedicados à saúde e beneficiar os envolvidos diretamente no resultado: os pacientes.

Vale recordar a aplicação do código de Hamurabi na atenção à saúde e as implicações para os curandeiros quando seus procedimentos falhavam, pois eram punidos com a conhecida pena de "olho por olho e dente por dente", com alguns ajustes prévios relacionados à ascendência do paciente afetado, que podiam agravá-la para o desafortunado curandeiro, caso ele fosse um homem livre, ou atenuá-la, se fosse um escravo. Também vale lembrar a medicina tradicional chinesa e a prática de colocar lanternas na entrada das casas dos médicos com algum caso de mortalidade, como um aviso à comunidade em geral sobre os riscos que se corria ao ser atendido por determinado colega, em um esquema primitivo, mas muito eficiente, de auditoria, controle e sanção social que, apesar de ser somente uma crendice, ilustra bem as preocupações quanto à qualidade do desempenho dos profissionais de saúde.

Diversas variantes de métodos de avaliação e das consequentes sanções (entre elas, a execução do indivíduo que realizava o tratamento) abundam na história da medicina; entretanto, os primeiros relatórios formais de avaliação da qualidade no cuidado da saúde são relativamente recentes, pois datam do século XIX.

É comum destacar, como antecedente-chave desses relatórios, os estudos de redução da mortalidade entre os feridos da Guerra da Crimeia no Barrack Hospital, com o uso dos protocolos de desinfecção elaborados pela enfermeira Florence Nightingale. Nesses estudos, ela analisou as estatísticas de mortalidade para cada tipo de doença e demonstrou que as melhorias na higiene, nos cuidados e nas condições sanitárias nas quais os pacientes eram atendidos melhoravam os resultados, e desenvolveu o que poderia ser entendido como os primeiros padrões de prática de enfermagem, em sua publicação *Notes on Nursing*[1], que se referem às condições estruturais em que o atendimento é prestado.

Esse trabalho faz lembrar também da obra de Semmelweis e suas descobertas sobre a causa da mortalidade por febre puerperal e a simples recomendação de lavagem das mãos com solução clorada, para evitar a morte das mães infectadas pelos estudantes de medicina, que passavam dos estudos anatômicos no necrotério para as salas de parto: um marco na história da análise empírica e de aplicação rudimentar da ciência epidemiológica e, também, certamente, um marco na história da rejeição por parte de seus colegas a uma medida necessária, urgente e salvadora, a lavagem das mãos, que ainda hoje é uma referência para a ação e um padrão de qualidade, insuperável por sua simplicidade e efetividade.

No início do século XX, houve ao menos dois acontecimentos importantes na história da qualidade da atenção à saúde. Abraham Flexner publicou, em 1910, seu relatório final sobre a educação médica nos EUA e no Canadá[2], depois de visitar 155 faculdades de medicina. Suas recomendações propunham a inclusão do ensino prático da medicina nos hospitais, a criação de laboratórios, o desenvolvimento de pesquisas, o fortalecimento tecnológico, a dedicação exclusiva dos professores, a estruturação do currículo médico (incluindo ciências básicas, pré-clínicas e clínicas) e, em geral, uma série de parâmetros de qualidade para garantir a formação adequada dos médicos; tudo isso constitui, entre outras coisas, um antecedente fundamental dos processos de acreditação educacional e um desafio ainda existente na América Latina, ao considerar a necessidade de integrar a qualidade do hospital com a qualidade das faculdades de medicina.

Quase ao mesmo tempo, um cirurgião ortopedista, Ernest Codman[3], propõe sua "teoria do resultado final" como uma análise dos resultados obtidos dos pacientes, visando à detecção de erros, a análise de suas causas e o estabelecimento de ações para evitá-los. Em 1916, Codman divulgou 123 erros no atendimento de 337 pacientes internados entre 1911 e 1916, e agrupou os erros por: falta de conhecimento ou de habilidade, falha no julgamento cirúrgico, falta de cuidado ou de equipamento e falta de habilidade diagnóstica. Em 1917, desenvolveu o primeiro "conjunto de padrões mínimos para os hospitais", que continha cinco requisitos: cada hospital deve ter sua própria equipe médica; os membros da equipe devem ser selecionados entre os graduados de uma faculdade de medicina, por meio de avaliação de competências e caráter; devem ocorrer reuniões regulares para a revisão de casos; deve ser feito o registro médico de todos os casos; e cada hospital deve ter um laboratório de análises clínicas com uma seção de radiologia.

Em 1918, o Colégio Americano de Cirurgiões, do qual Codman foi cofundador uns anos antes, aplicou a primeira avaliação utilizando o conjunto de padrões mínimos em 692 hospitais, dos quais apenas 89 atenderam aos cinco critérios. Essa avaliação considera a gênese dos modelos de acreditação em saúde em todo o mundo. É importante lembrar que, de modo parecido ao caso de Semmelweis, Codman foi duramente criticado por seus colegas, seus relatórios foram considerados agressões contra a profissão médica e ele foi obrigado a renunciar a seu cargo. Suas frases são famosas e totalmente atuais, como "Cada hospital deveria acompanhar cada paciente durante o tempo necessário para estabelecer se o tratamento foi bem-sucedido e, caso não tenha sido, se perguntar 'por que não?' com a perspectiva de evitar erros semelhantes no futuro"; ou esta, de 1917: "Então, sou chamado de excêntrico por dizer em público que os hospitais, se quiserem se certificar de sua melhoria, devem estabelecer seus resultados, analisá-los para identificar pontos fortes e fracos, compará-los com os de outros hospitais e aceitar a divulgação, não apenas de seus êxitos, mas também de seus erros".[3] Os elementos considerados nessas frases curtas constituem uma síntese da filosofia que ainda hoje orienta a acreditação em saúde: acompanhamento do paciente, análise de resultados, comparação etc.

O trabalho de Codman reuniu novas e crescentes associações médicas dos EUA e do Canadá para instituir o Programa de Padronização Hospitalar, que, ao longo das décadas seguintes, estabeleceu as bases para a acreditação em saúde, incluindo, entre outros, padrões mais precisos e o desenvolvimento de métodos avaliativos. Em 1951, esse programa foi integrado em um único órgão para os dois países (EUA e Canadá), dando origem à Joint Commission on Accreditation of Hospitals [atualmente, The Joint Commission (TJC)]. Em 1958, a Canadian Medical Association deixou a comissão para formar o Canadian Council on Health Facilities Accreditation. A comissão de acreditação conjunta iniciou seu trabalho com instituições hospitalares de longa permanência e, em 1965, expandiu seu alcance para instituições ambulatoriais.

A história da avaliação da qualidade da atenção à saúde tem um novo salto qualitativo com a contribuição de Avedis Donabedian, que, em 1966[4], introduziu o conceito de avaliação da qualidade, a partir da concepção sistêmica de estrutura, processos e resultados, e a definição de uma série de atributos ou características da qualidade assistencial que devem ser estudados e melhorados. Além disso, introduziu elementos humanísticos na visão avaliativa e, em geral, nos cuidados de saúde. Suas contribuições formam a base teórica dos modelos atuais de avaliação da qualidade da atenção à saúde.

A partir dessas bases, começaram a ser desenvolvidos modelos de avaliação da qualidade em diferentes partes do mundo. Em 1970, o Instituto do Coração da Universidade de São Paulo estabeleceu o programa de garantia da qualidade. Em 1973, a Austrália estabeleceu o Australian Council on Healthcare Standards e, em 1981, Catalunha iniciou o programa geral de acreditação hospitalar. Em 1986, a comissão de acreditação hospitalar dos EUA desenvolveu a *Agenda for Change*, um valioso esquema de revisão da abordagem da avaliação dos hospitais, passando a dar maior relevância à avaliação de processos e de resultados.

Na mesma época (1985), foi criada na Europa a International Society for Quality in Healthcare (ISQua), que deu maior dinamismo aos programas de avaliação da qualidade hospitalar ao introduzir parâmetros e padrões para as organizações avaliadoras, ao organizar conferências anuais sobre o tema em diferentes partes do mundo e ao publicar uma revista especializada em assuntos de qualidade em saúde. A ISQua desenvolveu posteriormente o denominado programa Agenda for Leadership in Programs for Healthcare Accreditation (ALPHA), adaptado em 2000, passando a se chamar International Accreditation Programme (IAP). O programa inclui os princípios para a acreditação de padrões de qualidade da atenção à saúde e os padrões para a acreditação internacional de organismos de avaliação externa de acreditação em saúde.

A ISQua é uma organização sem fins lucrativos, administrada por um conselho de administração, que afilia instituições acreditadoras em saúde de diferentes países, agrega valor aos sistemas avaliativos (ao estabelecer diretrizes internacionais) e confere reconhecimento internacional aos selos concedidos pelos organismos de acreditação. A especificidade dos padrões destinados ao setor de saúde diferencia o modelo de acreditação em saúde de outros modelos genéricos de avaliação da qualidade, como as normas ISO ou os prêmios de qualidade, embora seja evidente que os requisitos administrativos da acreditação em saúde são semelhantes aos das normas genéricas. A partir dessa evolução, a década de 1990 foi marcada pelo surgimento de diversos programas de acreditação em diferentes países europeus e por progressos semelhantes em outros continentes, especialmente na Ásia.

Na América Latina, há dois acontecimentos valiosos no começo dessa mesma década: o documento Garantia de qualidade: acreditação de hospitais para América Latina e o Caribe, publicado pela Organização Pan-Americana da Saúde (OPAS) em 1992[5], como referencial teórico para a implementação de sistemas de acreditação na região; algumas das definições apresentadas neste capítulo, retiradas da terceira edição deste texto, são provenientes da fonte mencionada; e o documento *Estándares e Indicadores para la Acreditación de Hospitales en América Latina y el Caribe*[6], de 1994, surgido de um acordo de cooperação técnica entre a OPAS e a Federação Latino-Americana de Hospitais, para a redação de um manual de acreditação adequado à realidade dos hospitais da região, que serviu de base para praticamente todos os países da região, como um guia para a concepção e a elaboração de padrões.

A partir desses documentos, vários países da região decidiram desenvolver seus próprios modelos de acreditação em saúde. Alguns avanços em países da região são mencionados a seguir, mas vale esclarecer que, por motivos de espaço, apenas alguns exemplos foram incluídos. Assim, por exemplo, a Argentina fundou, em 1994, o Instituto Técnico para la Acreditación de Establecimientos de Salud (ITAES) e, em 1995, a Comisión Interinstitucional para el Desarrollo de la Calidad de la Atención Médica (CIDCAM), financiada pelo Ministério da Saúde, que agrupa diferentes associações hospitalares e científicas e visa, entre outras coisas, a melhorar a eficiência dos estabelecimentos de saúde e a promover padrões de qualidade. Além desses, há o Centro Especializado para la Normalización y Acreditación en Salud (CENAS), que oferece serviços de acreditação em saúde desde 2000. Outro órgão de interesse é a Sociedad Argentina para la Calidad en la Atención de la Salud (SACAS), que funciona como uma sociedade científica para o tema da qualidade em saúde e lidera o Programa de Indicadores de Calidad de Atención en Establecimientos Asistenciales (PICAM).

No Brasil, a Organização Nacional de Acreditação (ONA) foi fundada em 1999 e coordena o sistema brasileiro de acreditação em saúde. É constituída por diferentes associações hospitalares e sociedades científicas e concede credenciais a instituições acreditadoras em saúde que cumprem seus parâmetros e adotam os padrões por ela definidos. Dessa maneira, o modelo brasileiro de acreditação em saúde tem vários organismos de acreditação regidos por um único órgão, a ONA. Entre outras instituições acreditadoras que fazem parte desse sistema, podem-se citar: a DNV GL Business Assurance Avaliações e Certificações Brasil Ltda., a Fundação Carlos Alberto Vanzolini (FCAV), o Instituto Brasileiro para Excelência em Saúde (IBES), o Instituto de Acreditação Hospitalar e Certificação em Saúde (IAHCS), o Instituto Qualisa de Gestão (IQG) e o Instituto de Planejamento e Pesquisa para Acreditação em Serviços de Saúde (IPASS). Por outro lado, o Consórcio Brasileiro de Acreditação (CBA) é um órgão independente que concede acreditações em saúde em parceria com a Joint Commission International (JCI), entidade delegada para acreditação em outros países da The Joint Commission dos EUA.

O Chile, por sua vez, iniciou o programa de acreditação de instituições de saúde nos anos de 1990, com seu próprio programa de acreditação em controle de infecções hospitalares e, entre 2000 e 2004, implementou o *Programa de Evaluación de la Calidad de la Atención Hospitalaria* (PECAH), dirigido pela Superintendencia de Salud, que estabelece padrões e exigências para diferentes tipos de instituições de saúde, define os requisitos e registra as instituições acreditadoras.

No caso da Colômbia, o modelo de acreditação em saúde foi definido pela Lei n. 100 de 1993 e por sucessivos decretos expedidos pelo Ministério da Saúde, dentre eles, n. 1.918 (de 1994), n. 2.174 (de 1996), n. 2.309 (de 2002), n. 1.011 (de 2006) e n. 903 (de 2014), assim como por diferentes resoluções normativas, como a n. 1.474 (de 2002), n. 1.445 (de 2006) e n. 2.082 (de 2014). O sistema único de acreditação em saúde da Colômbia baseia-se em padrões e em um modelo exclusivo de operação e, desde 2004, é dirigido pelo Instituto Colombiano de Normas *Técnicas y Certificación* (Icontec). Um avanço importante do sistema foi a obtenção da acreditação internacional da ISQua em 2009 e em 2013. Até o momento, a ISQua credenciou 32 instituições de acreditação em todo o mundo, 16 programas de formação de avaliadores e 58 modelos de padrões.[7]

É importante mencionar que a maioria dos países da região desenvolveu, com maior ou menor êxito, modelos de acreditação hospitalar; três desses modelos têm a acreditação da ISQua e é possível que, no futuro imediato, outros sejam acreditados. A possibilidade de contar com informações sobre os avanços em outros países, o caráter comum, a importância dos temas abordados e o impacto sobre a saúde e a vida das pessoas são direcionadores notórios desses modelos. Por sua vez, os principais obstáculos são: o desconhecimento ou o desinteresse dos governos (especialmente, dos órgãos administrativos); as dificuldades para chegar a um consenso sobre os requisitos de entrada; a definição de padrões; os mecanismos de avaliação e os responsáveis por aplicá-la; os mecanismos de financiamento; e a neutralidade e a transparência nas decisões.

As análises comparativas dos modelos de acreditação em saúde de diferentes países possibilitam agrupar algumas tendências de organização e especular teoricamente sobre os aspectos de implementação. Entre outras, as seguintes questões podem ser consideradas:

- O sistema de acreditação em saúde deve depender do governo, liderado por instituições como ministérios ou superintendências? Ou, antes, cabe aos governos definir diretrizes gerais e permitir que organizações não governamentais (ONG) operem o sistema?
- Deve existir um único órgão de avaliação ou é necessário contar com várias alternativas?
- Quais são os mecanismos para diferenciar a acreditação em saúde do cumprimento de requisitos legais básicos? Como estabelecer as diferenças entre um sistema e outro?
- Que importância deve ser dada à avaliação de estruturas, processos e resultados?
- Como as exigências graduais podem ser implementadas?
- Quais ferramentas de avaliação devem ser utilizadas?
- Que tipos de incentivo devem ser implementados?
- Que tipos de mecanismos de articulação devem existir entre a acreditação em saúde e os modelos de prestação de serviços do país?
- Que tipos de instituições devem ser objeto de acreditação? Como envolver as seguradoras? Como envolver os órgãos de saúde territoriais?
- Quais benefícios são obtidos com a implementação da acreditação em saúde?

É evidente que as respostas a essas e outras perguntas semelhantes transcendem o escopo deste texto e devem ser respondidas de acordo com a lógica dos sistemas de saúde de cada país e as decisões políticas de seus dirigentes, porém, são propostas a seguir algumas ideias gerais, que podem ajudar o desenvolvimento local nesse campo.

Neste sentido, é importante que os governos participem ativamente no desenvolvimento de sistemas de acreditação em saúde e os conduzam por intermédio de agências relacionadas, como ministérios ou superintendências. É possível que o governo decida que a acreditação deva ser um requisito para fornecer certos tipos de serviços ou que determinados tipos de instituição tenham que ser acreditados (p. ex., os hospitais universitários), dada a importância que têm para a transmissão da cultura da qualidade às novas gerações de profissionais.

É evidente que existem modelos distintos em cada país: uns, de caráter plenamente governamental e que podem ser objeto de críticas relacionadas à objetividade das avaliações (principalmente se, por sua vez, forem responsáveis pela acreditação de hospitais públicos); e outros que funcionam de maneira autônoma e independente, como agências não governamentais, às vezes com diretrizes gerais ou normas do governo, enquanto outras atuam com total independência. Por um lado, há países com vários órgãos de avaliação e, por outro, países com modelo único, mas, em cada caso, há vantagens e desvantagens. Nos modelos de vários avaliadores, o principal desafio é a unificação dos critérios de avaliação entre os diferentes órgãos; nos modelos únicos, os riscos próprios do caráter monopolista são muitas vezes criticados.

A resposta à pergunta sobre se deve existir um ou mais órgãos de acreditação dependerá, em parte, do volume de possíveis instituições a serem acreditadas, pois, sem dúvida, instituir órgãos de avaliação, especializar-se na função, obter acreditação internacional, além de outras funções relacionadas a avaliações de alto nível, são ações de alto custo que devem ser comparadas com as taxas e o volume de serviços possíveis. Uma pergunta válida é aquela relacionada ao tipo de financiamento e possíveis subsídios do Estado para a implantação ou a manutenção dos modelos de avaliação.

Um desafio importante consiste em estabelecer as diferenças entre o cumprimento dos requisitos legais (licenciamento) e a acreditação. Normalmente, apela-se para as diferenças de ênfase de avaliação, de acordo com as quais, o licenciamento concentra-se em requisitos de estrutura e a acreditação, em processos e resultados, uma vez que os requisitos de estrutura já foram cumpridos (pelo menos, quanto aos principais aspectos de segurança). As exigências graduais são desafios complexos em questões políticas, pois dependem do estabelecimento ou não de linhas de base para o cumprimento de condições estruturais, organização dos serviços, desenvolvimento de processos e, à medida que se avança, a avaliação de indicadores e de resultados clínicos.

Definições

Um aspecto fundamental para o desenvolvimento de um modelo de acreditação em saúde é a clareza da definição dos conceitos, de maneira que a diferença entre licenciamento, acreditação e categorização seja de grande interesse. Para efeitos práticos, foram mantidos nesta parte os conceitos já apresentados em edições anteriores deste texto, com base nas publicações citadas previamente. Certa estabilidade de conceitos é fundamental para compartilhar a ideologia, ter critérios homogêneos e explicar os conceitos de maneira adequada e simples aos tomadores de decisões políticas.

Licenciamento

É a definição, o estabelecimento e o procedimento de verificação do cumprimento de exigências legais de funcionamento de estabelecimentos de saúde, aplicados pela autoridade sanitária. Normalmente, define condições de infraestrutura e baseia-se na abordagem de risco.

Acreditação em saúde

Os itens a seguir são elementos comuns nas definições de acreditação em saúde:

- É um procedimento de avaliação sistêmica das instituições de saúde, que avalia estruturas, processos e resultados em maior ou menor proporção
- É o reconhecimento das realizações em termos de qualidade de uma instituição de saúde; acreditar é dar fé
- Tem caráter voluntário, periódico e confidencial
- É uma ferramenta específica de avaliação da qualidade da atenção à saúde, o que a diferencia de outras ferramentas de caráter genérico
- Baseia-se no cumprimento de padrões concretos e viáveis, previamente conhecidos pelas instituições avaliadas

- Parte do cumprimento de requisitos legais mínimos e procura superá-los em termos de exigência
- É possível estabelecer níveis graduais de conformidade
- É um meio para a melhoria da qualidade e não pode ser considerada um fim em si mesma
- Enfatiza os aspectos técnicos fundamentais da prestação do serviço; em especial, a segurança e a humanização do atendimento
- Embora haja variações, é comum que seu escopo se refira a toda à organização, e não a partes dela
- O sucesso da operação depende do estabelecimento claro dos requisitos que devem ser cumpridos e da aplicação de princípios rigorosos de neutralidade, independência e transparência, tanto no processo de avaliação quanto nas decisões sobre a concessão ou a negação do reconhecimento
- Respeita as características específicas das instituições.

Hospital

As definições do que se considera um hospital mudaram por causa de mudanças tecnológicas, da interdependência dos serviços e da possibilidade de oferecer serviços localizados em áreas físicas distantes da sede principal de uma instituição de saúde, por meio da telemedicina, dos serviços terceirizados, das múltiplas sedes etc. Uma definição clássica de hospital, útil para os fins pedagógicos deste texto, é: "Considera-se hospital todo estabelecimento – independentemente de sua denominação – dedicado à assistência médica, em nível ambulatorial ou de internação, seja uma instituição pública, privada ou de seguridade social; de alta ou baixa complexidade; com ou sem fins lucrativos, declarados em seus objetivos institucionais; aberto a toda a comunidade de sua área de abrangência ou limitado ao atendimento de um setor da comunidade".[5]

Padrão

As definições de padrão também são controversas, visto que conceitos como "ótimo" ou "viável" são difíceis de definir em termos práticos e sua aplicação varia de modo evidente entre um país e outro, inclusive, de uma região a outra dentro de um mesmo país. É comum que os padrões sejam propostos como metas de cumprimento de condições mínimas de qualidade (licenciamento) ou de condições de qualidade superior (acreditação).

No primeiro caso (licenciamento), os padrões se referem a requisitos essenciais definidos, em geral, com base na concepção de risco, entendendo que um requisito é essencial se sua ausência determina a ocorrência de um evento que poderia ter sido evitado caso ele existisse. Em relação à acreditação, os padrões são cumprimentos superiores à linha de base legal, embora não necessariamente signifiquem condições de qualidade superior. Neste sentido, os padrões de acreditação são propostos com uma intenção e uma abordagem que consideram, entre outros aspectos, a visão sistêmica e o atendimento focado nos pacientes; devem ter foco no risco e contribuir para a melhoria contínua e a busca pela excelência.

Outras características incluem: os padrões devem definir principalmente "o que" deve ser cumprido e, assim, possibilitar que as instituições desenvolvam maneiras diferentes de "como" cumpri-lo; o mecanismo de avaliação deve ser claro, baseado em elementos mensuráveis focados no resultado. Às vezes, a definição de padrões inclui um ou mais critérios, relacionados a condições particulares que devem ser consideradas para atender ao padrão. A seguinte definição é proposta: "Os padrões expressam a situação ideal esperada de uma função da instituição, de acordo com o nível de desenvolvimento do país. Sua inclusão no processo de avaliação é determinada por consensos baseados nas informações científicas disponíveis, nas normas vigentes sobre o assunto e na opinião de especialistas. Os padrões incluídos representam aspectos relevantes na perspectiva do que é fundamental para obter uma visão do nível de qualidade da instituição. Não são uma análise detalhada de todos os processos ou de toda atenção".[8]

Categorização

Um aspecto fundamental a ser definido nos modelos de acreditação está relacionado à categoria das instituições de saúde que serão avaliadas. Tais categorias devem ser provenientes de definições técnicas, com base no que cada país define como oferta de serviços de saúde, e devem considerar a infraestrutura, a tecnologia, os recursos humanos, os recursos financeiros, a organização e, em geral, todos os elementos estruturais e os processos existentes para atender as necessidades da população.

Um aspecto fundamental da categorização é a capacidade resolutiva, que inclui aspectos de quantidade (tamanho, suficiência) e de qualidade (tecnologia, nível de especialidade, capacidade resolutiva etc.). Neste sentido, podem ser estabelecidos conceitos como níveis de atenção, relacionados à organização dos serviços para atender as necessidades da população, e graus de complexidade, relacionados ao desenvolvimento tecnológico, à especialização e à capacidade dos recursos humanos para resolver problemas de saúde de maior ou menor complexidade. Uma abordagem comum da categorização de hospitais é classificar as instituições de acordo com a capacidade que têm de evitar riscos. Os critérios usados com maior frequência para a categorização de instituições de saúde são:

- Tipo de risco (morbidade ou doença a ser tratada; vocação institucional definida)
- Equipe de profissionais, técnica, administrativa, de auxiliares etc., que presta os serviços, bem como sua proporção e distribuição
- Capacidade instalada em leitos; interdependência e complementaridade dos serviços (p. ex., disponibilidade de laboratório clínico, de diagnóstico por imagem, de banco de sangue, de serviço de patologia etc.)
- Instalações físicas: por exemplo, número e estado das edificações, número de sedes, de áreas verdes, de locais de estacionamento etc.
- Tecnologia biomédica empregada: por exemplo, tipos de dispositivos médicos utilizados, uso de dispositivos, insumos ou medicamentos de alto risco etc.
- *Hardware* e *software* disponíveis: por exemplo, prontuário eletrônico, quantidade de terminais de computador etc.

É importante ter em mente que a organização da oferta de serviços de saúde difere de país para país quanto à categorização e, assim, as agências de acreditação com frequência utilizam seus próprios esquemas de categorização com base nas variáveis anteriores ou em outras previamente definidas.

Uma atividade importante de caráter autoavaliativo que pode ajudar a conhecer melhor uma instituição de saúde é saber se ela conta com a organização estrutural e funcional que seu nível e complexidade exigem. Essa visão estrutural (e, de certa maneira, funcional) foi apresentada na terceira edição deste texto, com escalas que variam do cumprimento da existência de uma divisão ou área até a inexistência de determinada unidade. No exemplo apresentado na ocasião, eram descritas as áreas e os serviços de uma instituição hospitalar de alta complexidade, em forma de listas de verificação, que propiciam um balanço geral daquilo que é exigido de uma instituição em termos de estrutura, embora a abrangência dos processos no interior de cada área ou serviço deva ser definida por padrões mais específicos, como os de acreditação. As necessidades gerais apresentadas nesse modelo estão resumidas a seguir, com algumas modificações, de acordo com a evolução dos serviços.[9]

Alta administração

A alta administração pode ser composta por:

- Conselho de administração; direção ou gerência; subdireções científica e administrativa
- Órgãos de coordenação interna; comissões técnico-científica, de docência-assistência, infecções, prontuários médicos, mortalidade, epidemiologia, transplantes, auditoria médica, compras, ética hospitalar, ética em pesquisa, entre outras, que devem ser organizadas de acordo com as normas que as definem e que variam quanto composição, funções e responsabilidades
- Escritórios de apoio, assessoria e controle: jurídico, de planejamento, informática, controle interno, controle de gestão, relações públicas
- Departamentos ou divisões: médico, de educação médica, de pesquisas, financeiro, pessoal, de serviços gerais, de abastecimento, de engenharia e manutenção etc.
- Departamentos clínicos: clínica médica, cirurgia, ginecologia e obstetrícia, pediatria, saúde mental, terapia intensiva, traumatologia, reabilitação, serviços de apoio ao diagnóstico, serviços ambulatoriais, enfermagem.

Por sua vez, cada departamento pode contar com diferentes serviços, como:

- Departamento de medicina: clínica médica, neurologia, pneumologia, cardiologia, gastrenterologia, endocrinologia, nefrologia, dermatologia, reumatologia, oncologia, hematologia, medicina transfusional, infectologia, genética, geriatria, imunoalergologia, nutrição e dietética
- Departamento de cirurgia: cirurgia geral, cardiovascular e de tórax; do sistema vascular periférico; ortopédica; otorrinolaringológica;

oftalmológica; pediátrica; urológica; plástica; maxilofacial; coloproctológica; neurocirurgia; de cabeça e pescoço; anestesiologia
- Departamento de ginecologia e obstetrícia: ginecologia, obstetrícia, fertilidade, medicina fetal
- Departamento de pediatria: pediatria, neonatologia, neurologia pediátrica, pneumologia pediátrica, cardiologia pediátrica, gastrenterologia pediátrica, endocrinologia pediátrica, nefrologia pediátrica, hemato-oncologia pediátrica, infectologia pediátrica, medicina do adolescente (hebiatria)
- Departamento de saúde mental: psiquiatria, psicologia, serviço social, terapias individuais e em grupo
- Departamento de terapia intensiva: unidade de terapia intensiva (UTI) neonatal, pediátrica e de adultos; UTI coronariana, neurológica, renal, pós-cirúrgica e de pacientes queimados; unidade de cuidados intermediários
- Departamento de ortopedia e traumatologia: ortopedia, neurocirurgia, cirurgia plástica e reconstrutiva, cirurgia maxilofacial, otorrinolaringologia
- Departamento de reabilitação: reabilitação física, da linguagem, ocupacional, respiratória, cardiológica, neurológica
- Departamento de serviços auxiliares de diagnóstico e complementação terapêutica: laboratório clínico (hematologia, parasitologia, virologia, microbiologia, imunologia, bioquímica sanguínea); diagnóstico por imagem (radiologia geral, invasiva e terapêutica; ultrassonografia; medicina nuclear; escanografia; ressonância magnética nuclear; emissão de pósitrons e de prótons); patologia (necropsias, citologia e biopsias; exame intraoperatório ou por congelamento; microscopia eletrônica); eletromedicina (eletrocardiograma, eletromiografia, teste ergométrico, eletroencefalograma, impedanciometria, potencial evocado); endoscopia (fundoscopia, rinoscopia, otoscopia, laringoscopia, endoscopia digestiva, colposcopia, cistoscopia e vias urinárias, laparoscopia, broncoscopia, mediastinoscopia, endoscopia cirúrgica, artroscopia)
- Departamento de serviços ambulatoriais: consulta ambulatorial geral e especializada, emergências, odontologia, farmácia, pequena cirurgia, serviços domiciliares
- Departamento de enfermagem: subespecialidades, especialidades, enfermeiros gerais, auxiliares.

Por motivos de espaço, são omitidas as distribuições de serviços de apoio, entre os quais se podem mencionar as áreas financeiras (orçamento, contabilidade, tesouraria, faturamento, contas a receber etc.), de recursos humanos (seleção, contratação, folha de pagamento, credenciais e prerrogativas, bem-estar e capacitação etc.), de serviços gerais (alimentação, cafeteria, lavanderia, vestiário, vigilância etc.), abastecimento (depósito, compras), manutenção (mecânica, caldeiras, redes hidráulicas, elétricas, eletrônicas, construções e reformas etc.).

Como se pode observar, a distribuição por departamentos proposta pode servir de guia para a organização da estrutura organizacional da instituição, ajuda a compreender os requisitos de infraestrutura e de pessoal, de acordo com o tipo de serviço que se pretende prestar, e possibilita entender a complexidade das instituições de saúde, a interdependência dos serviços e as necessidades de recursos. Entretanto, é importante esclarecer que a acreditação em saúde não é apenas a acreditação de condições estruturais, visto que é possível que um hospital tenha vários serviços, departamentos, especialidades etc., mas seu atendimento não tenha a qualidade exigida. Às vezes, uma revisão cuidadosa do trabalho institucional e da vocação de serviços pode levar a reformulações do portfólio de serviços para oferecer os que atinjam o nível de qualidade exigido e deixar para outras instituições aqueles nos quais não se pode ser eficaz.

Além da estrutura, os modelos de qualidade orientam o desenvolvimento de mapas de processo, que devem especificar o fluxo de atendimento de um paciente dentro de uma instituição. A maioria dos modelos de acreditação baseia-se na definição de padrões para cada etapa do processo de atenção, visto que a estrutura para a prestação de serviços é uma condição necessária, mas não suficiente; é preciso haver coordenação entre as diferentes áreas e serviços oferecidos para garantir um atendimento de qualidade. A definição dos padrões é transversal a cada uma das etapas, de modo que todas as áreas, serviços e departamentos contribuam para o melhor atendimento possível. Esse esquema limita a possibilidade de que apenas um determinado serviço seja objeto de acreditação, pois a integralidade do atendimento não permite que um serviço seja de alta qualidade e outros não.

A Figura 34.1 apresenta o fluxo de etapas do processo de atendimento, desde antes da entrada do paciente até depois da sua saída, com o qual é possível definir um modelo de assistência integral, que envolva todas as fases da atenção à saúde, desde a promoção de ações saudáveis até a reabilitação. Para cada etapa, é possível estabelecer requisitos de qualidade com base nos atributos de qualidade priorizados. Além de estabelecer as etapas do processo de atenção à saúde e os padrões específicos da qualidade esperada em cada etapa, é necessário definir os padrões para as principais funções administrativas, como direcionamento, gerenciamento, gestão de recursos humanos, ambiente físico, gestão da informação e gestão da tecnologia. Nos modelos genéricos de gestão da qualidade, esses padrões incluem considerações gerais de qualidade; no caso dos padrões de acreditação em saúde, são definidos requisitos de qualidade específicos para instituições do setor de saúde.

Além de definir o fluxo de atendimento, a elaboração de padrões deve ter em mente os atributos de qualidade prioritários. A maioria dos modelos de acreditação inclui atributos fundamentais, como: segurança, eficiência, acessibilidade, oportunidade, pertinência, continuidade, competência profissional, coordenação e efetividade.

Ao mesmo tempo, a maioria dos modelos define um referencial filosófico que possibilita entender com facilidade os objetivos e as pretensões da acreditação e do modelo de avaliação, de modo que seja fácil explicar a diferentes públicos a base conceitual do modelo. Na Colômbia, a orientação geral do sistema foi ilustrada em um diagrama (Figura 34.2)[9]; a seguir, há uma breve síntese de cada componente.

- Segurança: a segurança deve ser entendida como um assunto multidimensional. Do ponto de vista geral, inclui o grau de proteção contra riscos, perdas e danos, bem como a segurança das instalações, entre outros aspectos; em termos específicos, envolve a segurança direta das pessoas; em relação aos serviços de saúde, é a proteção contra o risco de dano direto aos pacientes, associada à prestação de serviços, ou aos próprios trabalhadores da área da saúde, por riscos relacionados ao trabalho. As diretrizes da Organização Mundial da Saúde (OMS) na Aliança Mundial para Segurança do Paciente (2004) e na iniciativa global Hospitais Seguros frente a Desastres (2005) são ferramentas que devem ser consideradas na implementação de modelos de avaliação da qualidade, como a acreditação. As exigências quanto a aspectos críticos, como a definição de uma política de segurança do atendimento, a definição dos eventos adversos, a implementação de

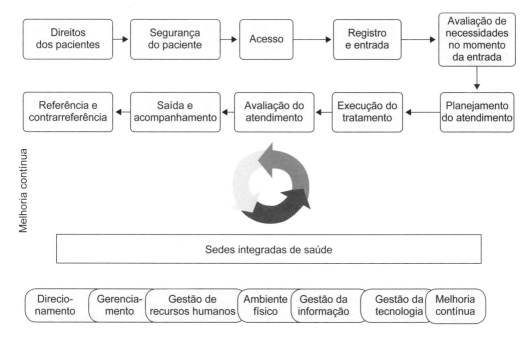

Figura 34.1 Etapas do processo de atendimento.

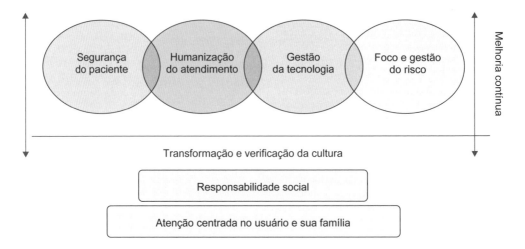

Figura 34.2 Eixos da acreditação em saúde na Colômbia.

ferramentas para a análise de problemas de segurança e dos mecanismos definidos para evitar sua ocorrência, o desenvolvimento de listas de verificação e de barreiras de segurança, a intervenção da infraestrutura e a capacitação dos funcionários, entre outros, são elementos imprescindíveis da avaliação

- Humanização: a humanização deve ser entendida como um assunto bidimensional tanto para os usuários dos serviços e seus familiares quanto para os trabalhadores da área da saúde. São diversos os requisitos que podem ser estabelecidos quanto à humanização, incluindo informações aos usuários sobre seus direitos e deveres, as possibilidades de escolha, o consentimento livre e esclarecido, o respeito à sua privacidade, a confidencialidade de suas informações e, ainda, detalhes mais específicos, como horários de visitas convenientes, abordagem integral da dor, respeito a suas tradições e crenças e apoio emocional e espiritual. Também é necessário incluir elementos de humanização em relação aos funcionários; por exemplo, condições de trabalho adequadas que considerem as consequências de jornadas de trabalho prolongadas, equipamentos de proteção contra riscos, assistência à família do funcionário etc.
- Gestão da tecnologia: nesse eixo, propõe-se que os processos institucionais (especialmente os de atendimento ao paciente) tenham o respaldo de uma gestão tecnológica eficiente, efetiva, segura e em conformidade com as necessidades dos usuários e dos trabalhadores que a utilizam. É comum que ela inclua a gestão integral de dispositivos médicos, das tecnologias da informação e das tecnologias de apoio. Requisitos mais complexos incluem realizar análises de custo-efetividade, fazer uso conveniente da tecnologia e evitar a distanásia, entre outros aspectos
- Gestão de riscos: inclui a abordagem de todos os riscos (tanto os assistenciais quanto os estratégicos e administrativos) em um esquema de identificação oportuna, priorização, ponderação, avaliação, prevenção, intervenção e análise de impacto. Uma abordagem integral do risco implica compreender o papel das instituições de saúde além do espaço físico em que atuam e incluir elementos que contribuam para que os usuários entendam o autocuidado como parte de suas responsabilidades; promover informações adequadas para que a população conheça os riscos; desenvolver estratégias para a promoção de uma vida e um ambiente saudáveis; e que a instituição de saúde faça parte de um ambiente em que sejam tomadas ações em prol da vida
- Atenção focada no usuário e sua família: implica a coordenação e a articulação de todas as atividades de atenção à saúde pela instituição, de modo a transcender o escopo do atendimento por departamentos e a garantir uma assistência interdisciplinar, contínua, oportuna, humanizada e liderada por uma equipe comprometida e que se comunica adequadamente. Nesse esquema, o trabalho em equipe considera o paciente de maneira sistêmica, envolve sua família e seus cuida-

dores, analisa com cuidado suas necessidades e expectativas e propõe abordagens integrais com a mais alta qualidade possível, de acordo com os recursos disponíveis
- Melhoria contínua da qualidade: a melhoria contínua deve ser entendida como uma filosofia, um estilo, uma atitude cultural, de acordo com a qual todos os funcionários e a organização como um todo avançam permanentemente em busca de mecanismos para identificar e superar as necessidades e as expectativas dos usuários. Isso inclui dispor de ferramentas para a coleta das necessidades, a promoção de soluções e a verificação dos resultados das ações, envolvendo todos os funcionários de qualquer nível hierárquico. Os modelos de acreditação devem propor metas de melhoria e avaliar se a melhoria ocorreu e se faz parte da cultura institucional. A definição de padrões para avaliar a estrutura, os processos e os resultados da melhoria contínua é fundamental para os sistemas de acreditação, para que a instituição desenvolva processos de qualidade e obtenha resultados para o paciente e, tanto no nível técnico quanto interpessoal, produza aprendizagem organizacional e transforme a cultura
- Transformação cultural: quando os elementos de mudança propostos nos padrões de acreditação e na filosofia do sistema se tornam o modo habitual de trabalho daqueles que fazem parte de uma instituição de saúde, diz-se que ocorreu um processo de transformação, expresso como cultura da organização em seus rituais e modos de fazer, que ultrapassa o escopo instrumental e produz transformação naqueles que entram em contato com ela. A transformação cultural é uma das metas mais ambiciosas dos sistemas de acreditação, visto que deve incluir meios de autogestão para permanecer em contínua transformação
- Responsabilidade social: uma abordagem integral da gestão da qualidade deve incluir questões sobre a responsabilidade das instituições perante os diferentes grupos de interesse, o ambiente, as populações vulneráveis e a sociedade em geral. Uma abordagem mais profunda do assunto leva as instituições e seus funcionários a entenderem que as ações de qualidade são ações de responsabilidade. Esse conceito dá outra dinâmica ao cumprimento dos padrões de acreditação: por exemplo, as exigências quanto ao controle de infecções e o uso racional de antibióticos vão além da ação concreta de atendimento a um paciente, pois devem ser pensadas considerando o risco para a comunidade ou mesmo para a espécie. A responsabilidade no manejo de resíduos hospitalares vai além do efeito de contaminação local e ultrapassa até mesmo o âmbito de sua disposição final e seu impacto em comunidades distantes. A acreditação em si é um modo de explicitar a responsabilidade perante a comunidade na qual a instituição exerce suas atividades.

Etapas do processo de acreditação em saúde

O ciclo de preparação (Figura 34.3) começa com a decisão, por parte dos dirigentes de uma instituição, de abordar a ferramenta de acreditação em saúde como um meio para a melhoria contínua da qualidade. Envolve o estudo e a análise detalhada de cada padrão e a comparação do desempenho da instituição com esses padrões. Em alguns modelos, a concepção de foco (compreensão do padrão), implementação (aplicação aos clientes internos e externos) e resultados (medições, tendências etc.) é usada para a comparação com os padrões, o que implica, por sua vez, modelos graduais de conformidade. Também podem ser aplicados os modelos binomiais de conformidade (tem ou não tem).

Esse exercício de comparação, conhecido como autoavaliação, oferece à instituição um diagnóstico dos aspectos críticos que devem ser priorizados nas ações de melhoria. Para a autoavaliação, é necessário formar grupos de trabalho com caráter interdisciplinar e de diferentes áreas, como um elemento fundamental para a construção da visão sistêmica. Com base nessa perspectiva, todas as unidades ou áreas funcionais contribuem para o bom atendimento; assim, a articulação proposta na acreditação é uma contribuição fundamental para a gestão clínica. Os processos de autoavaliação devem gerar planos de melhoria e novas autoavaliações, até a instituição considerar que avançou o suficiente em um tempo que depende do seu tamanho e complexidade e dos recursos disponíveis para implementar as melhorias necessárias.

Caminho crítico (ou ciclo de solicitação)

Inicia quando a instituição decide se candidatar ao processo formal de avaliação para a acreditação, pois os resultados de sua autoavaliação

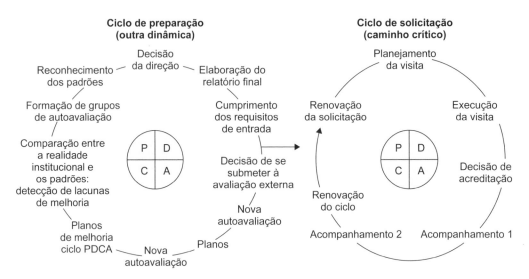

Figura 34.3 Etapas do processo de acreditação em saúde. P: planejar; D: desenvolver; C: conferir; A: agir.

indicam que ela atingiu um nível de conformidade com os padrões que lhe possibilita estimar uma probabilidade razoável de obter o resultado esperado. A disciplina na execução das autoavaliações e os progressos quantitativos são preditores do resultado final. As instituições devem realizar quantas autoavaliações considerar necessárias para monitorar com clareza o progresso, preencher as lacunas e melhorar a conformidade com os padrões. O caminho crítico inclui a preparação e a realização de uma visita inicial pelo órgão de avaliação, denominada visita de concessão, e dois acompanhamentos, em um ciclo que tem a duração de 3 a 4 anos, dependendo do modelo de avaliação (ver Figura 34.3).

Os modelos de acreditação também incluem requisitos de entrada, que servem, em geral, para garantir a conformidade com os requisitos legais básicos. No caso da Colômbia, os requisitos de entrada incluem diretrizes institucionais gerais, como códigos de ética e boa governança; políticas explícitas sobre segurança do paciente, humanização do atendimento, segurança e saúde no trabalho; exigências técnicas de qualidade do atendimento ao usuário; indicadores de qualidade; programa de auditoria; protocolos de tratamento, tecnovigilância e farmacovigilância; funcionamento dos comitês clínicos e administrativos; documentos de autoavaliação; planos de melhoria; certificação de conformidade com os requisitos de licenciamento expedidos pela autoridade competente, entre outros aspectos que visam a garantir que a instituição tenha cumprido os aspectos legais gerais de sua competência no âmbito de sua atividade.

Método de avaliação

O método avaliativo de acreditação inclui protocolos mais ou menos padronizados de visitas de avaliação, propostos pela ISQua, que devem ser adaptados às realidades locais da instituição que se pretende avaliar. Alguns aspectos importantes para garantir um bom nível avaliativo são a realização de um processo cuidadoso de escolha dos avaliadores e o desenvolvimento de um processo adequado de elaboração e unificação de critérios avaliativos, de modo que os conceitos de neutralidade, precisão técnica e justiça sejam aplicados adequadamente. Além disso, é preciso estabelecer um esquema de diálogo e de crescimento de ambas as partes durante a avaliação e evitar ao máximo a tensão natural causada pelas avaliações.

A garantia de sucesso está na preparação da visita, que depende, por sua vez, do estudo detalhado do caso a ser avaliado e da elaboração conjunta de uma agenda de visita eficiente, que tem muitas formalidades e inclui atividades imprescindíveis, como: a reunião de abertura explicativa para as partes; as visitas institucionais; entrevistas individuais e de grupos de autoavaliação; entrevistas aos usuários e seus familiares, aos membros dos órgãos administrativos, aos fornecedores e às associações de usuários;

aplicação de pesquisas e de outras ferramentas avaliativas específicas, como rastreamento de pacientes, verificação de documentos e de prontuários, análise das causas de eventos adversos, entre outras.

As reuniões de encerramento são momentos de enorme importância para a cultura organizacional, que devem ser aproveitados para compartilhar aprendizados e promover o aprimoramento institucional. Todos esses elementos são consolidados em relatórios entregues às instituições avaliadas. Em geral, os órgãos de acreditação contam com grupos de especialistas que analisam os casos e se encarregam de tomar as decisões sobre a concessão ou a negação da acreditação. Os relatórios em si devem ser fontes de informações valiosas para o reconhecimento de pontos fortes e oportunidades de melhoria. Se a instituição obtiver a acreditação, as visitas de acompanhamento estipuladas no caminho crítico contribuirão para que o nível atingido seja mantido e a instituição mantenha seu processo de melhoria contínua.

Benefícios da acreditação em saúde

Os principais benefícios são os obtidos pelo paciente, que recebe um atendimento confiável, seguro, humanizado e com o melhor custo efetivo possível. Embora fique claro na verificação estatística e econômica dos benefícios que ainda há muito caminho a percorrer, é preciso entender que um único caso de mortalidade evitável, a diminuição da incidência e da gravidade dos possíveis eventos adversos, a proteção contra os riscos ao próprio profissional de saúde e a redução da frequência de demandas por negligência justificam plenamente os investimentos que devem ser feitos para a implementação das exigências de melhoria contidas nos modelos de acreditação.

Outros benefícios incluem: melhoria da imagem e da credibilidade das instituições perante seus clientes, fornecedores e a comunidade em geral; melhoria da capacidade de negociação em mercados cada vez mais competitivos; e transformação da cultura no longo prazo. As possibilidades de aprender com os métodos de comparação (principalmente se forem baseados em indicadores e constituírem verdadeiras comunidades de conhecimento que geram aprendizados transversais pelo compartilhamento das melhores práticas) são um benefício claro, que deveria incentivar os modelos da América Latina a trabalhar em conjunto.

É evidente que a acreditação deve ser o princípio para o desenvolvimento de modelos de qualidade superior, concebidos com base em cuidados especializados de alto nível para patologias: por exemplo, centros de excelência, que têm grande importância para quem deseja ser rentável em sistemas de saúde pressionados pela demanda e com recursos escassos. Além disso, de fato, a acreditação envolve benefícios intangíveis, como a geração de compromisso e de senso de pertencimento, o comprometimento de todos os integrantes da organização em busca de objetivos comuns concretos e claros, o orgulho institucional e a fidelização de clientes e das partes interessadas, além de maiores benefícios na construção de capital cultural (sem dúvida, o mais valioso de todos os benefícios).

Incentivos para a acreditação

O desenvolvimento de incentivos para as instituições que conseguem obter a acreditação é, com frequência, motivo de debate. Há quem considere que as instituições têm a obrigação, perante a sociedade, de atuar da melhor maneira possível e, assim, os incentivos são desnecessários e poderiam deturpar as motivações, ao ponto de fazer as instituições trabalharem mais pelo incentivo do que pela melhoria e, assim, a acreditação torna-se um fim em vez de um meio. Outros consideram que, assim como a sociedade pune aqueles que agem de maneira incorreta, também deve premiar, reconhecer e estimular os que agem corretamente e se destacam da média. É importante ter em mente que se os sistemas de saúde não oferecem incentivos claros para a qualidade, estão involuntariamente fazendo os sistemas tenderem à mediocridade, sobretudo se aqueles que pagam pelos serviços não dão importância à qualidade como elemento diferenciador e contratam apenas com base no preço. Como ocorre em geral, a resposta pode ser o meio-termo.

Alguns incentivos claros incluem o prestígio, o acesso a créditos subsidiados, a isenção de impostos (p. ex., a redução das tarifas de importação de equipamentos médicos), o incentivo à exportação de serviços, a redução de transações para o pagamento de serviços (baseada na confiança), a redução das exigências quanto a vigilância e controle etc.

Em uma revisão recente[10], é proposta a seguinte classificação dos incentivos:

- Éticos: desenvolvimento dos funcionários; responsabilidades relacionadas à formação; responsabilidade social e compromisso com a comunidade; prestação de contas. Propõe-se aqui a premissa de voluntariedade da acreditação como um compromisso ético
- Comerciais: vantagens de acesso ao financiamento público; vantagens na contratação de serviços de seguro de saúde; indicações ao mercado de preferência pelos melhores
- Regulatórios: redução da carga de vigilância; inspeção e controle de exigências legais; definição dos requisitos de atenção à saúde, dos quais a acreditação pode fazer parte: por exemplo, acreditação obrigatória de hospitais universitários, contratação de assistência de maior complexidade apenas com instituições credenciadas etc.
- Internacionais: acesso ao atendimento de pacientes de outros países com o reconhecimento de selos de qualidade; referenciamento internacional, proximidade com partes interessadas de outros países, maior competitividade etc.

Articulação entre docência e assistência

Considerando que os programas de formação de futuros profissionais de saúde incluem, obrigatoriamente, a existência de centros para a prática, os modelos de acreditação devem promover as condições adequadas nesses centros para que a formação dos estudantes seja conveniente e ocorra em condições de segurança, ambientes humanizados e em conformidade com padrões de qualidade assistencial e acadêmica, de modo a contribuir para a formação de um indivíduo cuja cultura de trabalho esteja de acordo com os parâmetros que a atenção à saúde requer atualmente. Ao mesmo tempo, devem ser coordenadas ações com os órgãos encarregados de avaliar a qualidade educacional, principalmente a acreditação das faculdades de medicina, de enfermagem etc.

Neste sentido, foram desenvolvidos padrões para avaliar os convênios de docência-assistência, que definem claramente os mecanismos de coordenação, as responsabilidades das partes, os recursos disponíveis, os mecanismos de supervisão, a avaliação de alunos e professores, os custos etc.

Deve-se notar que, durante muito tempo, as competências profissionais dos médicos e de outras pessoas que trabalham em hospitais que são centros de formação indicavam que um bom profissional certamente seria um bom professor. Hoje em dia, na prática, essas competências devem ser devidamente avaliadas, em benefício dos alunos. Da mesma maneira, é necessário avaliar aspectos concretos, como o tempo destinado a atividades de formação, as credenciais, as prerrogativas e as autorizações de atividades para pessoas em processo de formação (p. ex., o acesso a prontuários de pacientes e a realização de procedimentos, entre outros) e, em geral, avançar para um contexto mais amplo sobre o significado de um centro de prática.

Ao mesmo tempo, as instituições hospitalares que têm responsabilidades relacionadas à formação devem incluir, entre seus objetivos, a sua natureza e suas funções, bem como o desenvolvimento de pesquisa básica ou aplicada; para isso, também devem cumprir com a criação de órgãos para a análise ética das pesquisas, a definição de responsabilidades dos pesquisadores, a formação de grupos e a promoção de resultados em benefício dos pacientes e da comunidade. Os padrões de acreditação investigarão os progressos nessa área.

Considerações finais

Embora seja evidente que os modelos de acreditação em saúde em diferentes países da América Latina evoluíram nas duas últimas décadas, também é evidente que é necessário avançar na elaboração de modelos adaptados à realidade dos países. Com frequência, os modelos de avaliação da qualidade entram em conflito com a realidade operacional das instituições de saúde, saturadas em seus serviços (especialmente as emergências), com a sobrecarga de trabalho para os funcionários, a pressão para reduzir os gastos e os problemas relacionados ao financiamento. É previsível que a situação econômica e social da região tenda a se deteriorar após passar a bonança da venda de matérias-primas para a China e a queda de preços do petróleo. Dessa maneira, hoje em dia, mais do que em qualquer outro momento, é imprescindível discutir o tema da qualidade nos serviços, buscando aumentar a efetividade, mas sem cair na armadilha da eficiência a todo custo, sem considerar os resultados clínicos nem a humanização nos serviços. A acreditação pode ser uma ferramenta de enorme importância para esse fim.

Em alguns casos, os países devem fazer a distinção entre os requisitos legais e os de acreditação e definir termos e conceitos para que o público tenha uma concepção clara sobre o significado da acreditação. Esses limites podem ser importantes ao comparar os sistemas e os resultados.

Uma visão excessivamente assistencialista nos modelos de avaliação da qualidade pode ocasionar a perda de atenção a aspectos importantes que merecem ser abordados, por exemplo, a qualidade das ações de promoção e prevenção. As agências de avaliação da qualidade devem se articular com os governos, as seguradoras, as agências reguladoras e os órgãos administrativos para analisar as contribuições que podem ser feitas para a sustentabilidade dos sistemas de saúde. De fato, o desenvolvimento de modelos de acreditação para a atenção primária em saúde é um aspecto fundamental de sustentabilidade dos sistemas de saúde. A acreditação não pode ser uma exclusividade de hospitais complexos.

Além disso, a acreditação não pode ser entendida como um assunto relacionado a hospitais; todos os agentes de um determinado sistema de saúde devem acreditar que serão avaliados com requisitos explícitos, por agências neutras e independentes. É necessário que os governos destinem recursos para o incentivo da qualidade e a promoção da acreditação como uma meta comum e que outros agentes do sistema (p. ex., seguradoras, secretarias de saúde, administradoras de riscos ocupacionais etc.) participem ativamente do modelo e se submetam a avaliações externas de sua evolução.

Há diferentes modelos de acreditação: únicos ou múltiplos, governamentais ou não governamentais; em todos os casos, é preciso que o governo de cada país entenda adequadamente a importância que querem dar ao sistema, além de ser necessário definir como promover a sua sustentabilidade no longo prazo.

É fundamental que sejam desenvolvidas estratégias de participação comunitária e de difusão das vantagens dos modelos de acreditação para as associações de usuários, os profissionais de saúde, as universidades, os empresários, o público em geral – de modo que os usuários reconheçam e exijam a qualidade. Por sua vez, a acreditação pode contribuir para a divulgação dos conceitos de corresponsabilidade e autocuidado como parte de seus requisitos.

As avaliações devem evoluir gradualmente de exigências quanto a estrutura e processos para exigências quanto a resultados, sobretudo, resultados clínicos verificados por indicadores homogêneos de referência internacional. O uso de ferramentas de agrupamento de diagnósticos é particularmente importante para a comparação de instituições.

Os modelos de acreditação partem de lógicas voluntárias; entretanto, é possível evoluir para a execução obrigatória de uma ou de todas as etapas, por exemplo, o cumprimento de requisitos de entrada, a acreditação obrigatória para instituições universitárias etc. Os modelos serão mais úteis quanto mais contribuírem para a transformação cultural no longo prazo. As instituições com responsabilidades quanto à formação devem estar cientes de que a acreditação não é uma opção voluntária, mas um ato de responsabilidade dos trabalhadores da área da saúde e dos pacientes para com as gerações futuras.

Referências bibliográficas

1. Nightingale F. Notes on nursing; what it is and what is not. New York (1860); D. Appleton en Bull. M. Quality Assurance: Professional Accountability Continuous Quality Improvement. Meisenheimer CG. Improving Quality: A guide to effective programs. Maryland 1992.
2. Flexner A. Medical education in the United States and Canada. A Report to the Carnegie Foundation for the Advancement of Teaching. Bulletin Number Four. Nueva York: The Carnegie Foundation for Advancement of Teaching; . 1910.
3. Codman E. A study in hospital efficiency. Boston: s. d.; 1916.
4. Donabedian A. Evaluating the quality of medical care [Milbank Mem. Found. 1966]. Milbank Q. 2005;83:691-729.
5. Paganini JM, De Moraes Novaes H. La garantía de la calidad: acreditación de hospitales para América Latina y el Caribe. San José, CR: OPS/OMS, Federación Latinoamericana de Hospitales FLH; 1992.
6. De Moraes Novaes H, Paganini JM. Estándares e indicadores para la acreditación de hospitales em América Latina y el Caribe. Washington: OPS; 1994.
7. The International Society for Quality in Health Care [internet]. 2015 [citado 2015 oct. 15]. Disponible en: www.ISQua .org
8. Malagón Londoño G, Galán Morera R, Pontón Laverde G. Administración Hospitalaria. 3ra ed. Bogotá: Médica Panamericana; 2008.
9. Rodríguez HCE. Acreditación en salud, diez años de avances. Bogotá: Icontec; 2013.
10. Shaw Charles D, Braithwaite J, Moldovan M, et al. Profiling Health-Care Accreditation Organizations: an international survey. Int J Quality Health Care. 2013;25:222-31.

35 Pesquisa em Hospitais e Serviços de Saúde

Juan Luis Gerardo Durán Arenas •
Malaquías López Cervantes • Adriana Zubieta Zavala

Introdução

A pesquisa no ambiente hospitalar evoluiu ao longo da era moderna do hospital, de maneira muita parecida com a visão de Flexner sobre a medicina. Desse modo, ao longo do século XX, a pesquisa em saúde foi dedicada principalmente a investigações básicas e, portanto, não é surpreendente que uma grande porcentagem da pesquisa histórica tenha sido coberta por essa abordagem.

Apesar disso, a pesquisa clínica, por consequência, recebeu um grande impulso, de modo que atualmente é um dos campos mais férteis. Há diversas razões para isso; entre elas, vale destacar o grande interesse de empresas produtoras de tecnologia para a saúde em ter seus equipamentos, medicamentos e insumos testados e aprovados pelos clínicos para inclusão na prática médica, seja no setor público ou no privado.

Um terceiro tipo de pesquisa, aquela voltada para serviços de saúde, foi desenvolvido nos últimos 40 anos. Essa abordagem, ao contrário das anteriores, surgiu como uma estratégia não para consolidar a medicina como tal, mas para obter o uso adequado das intervenções efetivas em saúde, ao mesmo tempo em que pretendia evitar que os custos associados à medicina impedissem o acesso aos serviços de saúde e, inclusive, provocassem a incapacidade do sistema de saúde de absorver esses custos crescentes.

Neste capítulo, em primeiro lugar, será avaliada a situação atual da pesquisa hospitalar, especialmente no México. Em segundo lugar, o foco será discutir, de maneira particular, a terceira abordagem de pesquisa: em serviços de saúde. Por último, será feita uma revisão sobre o campo da avaliação de tecnologias como uma ponte entre a geração de conhecimentos derivados dos resultados das pesquisas e a aplicação efetiva e eficiente desses serviços nos hospitais.

Situação atual da pesquisa hospitalar

A medicina (como saber e como prática social) passou a ser uma ciência por volta dos séculos XVII e XVIII, com o desenvolvimento da clínica sistematizada, por Sydenham, e da anatomia patológica, inaugurada por Bichat. Não há dúvidas de que esse desenvolvimento influenciou – e ao mesmo tempo, foi influenciado – pela transformação da organização hospitalar ocorrida a partir de 1750, em especial quanto ao registro médico. Somente quando milhares de observações sobre pacientes aparentemente diferentes tornaram-se disponíveis, foi possível propor a sistematização efetiva dos eventos clínicos (sinais e sintomas) e dos danos observados nos cadáveres.

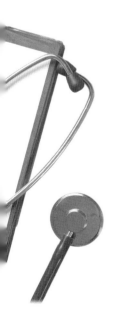

Embora seja dada pouca atenção a esse fenômeno, a maior disponibilidade de informações hospitalares e a necessidade de administrá-las adequadamente causaram um impacto semelhante na evolução da pesquisa em saúde. O desenvolvimento da *medicina de Estado*, surgida na Alemanha no início do século XVIII, acabou impulsionando essa evolução. De acordo com Foucault[1], o nascimento dela era um resultado esperado, se for considerado que esse país foi o primeiro a desenvolver uma ciência do Estado. As características mais importantes desse fenômeno sanitário são as seguintes:

- Com a política médica, proposta por Frank ao governo prussiano-alemão, o uso de registros de saúde, que até então se limitavam às tabelas de natalidade e mortalidade utilizadas pelos ingleses desde o século XVII, foi generalizado em nível nacional. Essa ação pode ser considerada o nascimento formal das estatísticas sanitárias
- Como parte da reforma universitária promovida por Humboldt, destaca-se a normalização da prática e do saber médicos (a decisão sobre a educação e a concessão de diplomas recaiu sobre a própria comunidade médica); primeira profissão a ser normalizada
- Foram criados funcionários médicos nomeados pelo Governo para assumir responsabilidades sanitárias em regiões com 35.000 a 50.000 habitantes. Nesse momento, o médico tornou-se um administrador da saúde
- Como consequência da transformação do médico em um administrador de saúde, foram criados órgãos dentro do Estado para coordenar ações sanitárias (que logo passaram a ser uma responsabilidade fundamental do Estado) e para controlar a atividade dos médicos. A administração sanitária, portanto, foi confiada a ministérios especializados que expediam regulamentações baseadas em informações especializadas e centralizadas.

Uma autoridade sanitária não é propriamente uma autoridade médica (inclusive, às vezes, não é um médico), mas sim uma autoridade social capaz de emitir normas, formular leis e tomar decisões relacionadas a um campo que transcende o corpo do paciente e é de extraordinária importância. A partir do surgimento da medicina de Estado, as ações de saúde, nas palavras de Foucault[2], "não terão exterior", já que passam a envolver, formalmente, todos os espaços que antes eram restritos. Os campos de intervenção médica agora são muito mais do que aqueles próprios das doenças: a autoridade sanitária tem responsabilidade sobre o ar, a água, as construções, o trabalho etc.

Paralelamente, o hospital desenvolve-se como um equipamento de medicalização coletiva, que agora deixa de ser apenas um local de assistência para pobres e moribundos. A introdução de mecanismos de administração médica, como o registro de dados e o estabelecimento de estatísticas, passa a modificar toda a prática médica e sanitária. Com a medicina de Estado, em poucas palavras, inaugura-se a medicina moderna.

Uma das consequências mais importantes desse fenômeno foi seu efeito sobre a saúde pública nos EUA, quando, em 1916, foram selecionados os conteúdos do que seria a primeira escola de saúde pública na América e uma das primeiras no mundo. Naquele ano, a Fundação Rockefeller emitiu um chamado para propostas para a promoção da saúde pública, que foi atendido pelas universidades de Harvard, Columbia e Johns Hopkins. A primeira apresentou uma proposta que defendia o desenvolvimento de um curso com predomínio da engenharia sanitária, higiene industrial, educação e promoção da saúde infantil e escolar. A Universidade de Columbia, por sua vez, propôs um curso que enfatizasse a importância das ciências sociais e da economia política e designasse um papel secundário aos aspectos estritamente médicos. A Universidade Johns Hopkins optou por uma abordagem biomédica com ênfase em bacteriologia, estatística e epidemiologia, com períodos para a formação e a pesquisa hospitalar.

A decisão, que por fim favoreceu a Universidade Johns Hopkins, foi adotada por Abraham Flexner, que, tendo como modelo essa mesma universidade, 5 anos antes havia aprovado uma formação médica orientada para o atendimento hospitalar e a assistência individualizada do paciente. Por essa decisão, a saúde pública foi legitimada como a disciplina ligada ao modelo biomédico que predominaria ao longo de todo o século XX. Com essa orientação conceitual, foi desenvolvida a maioria das escolas e dos ministérios de saúde pública fundados posteriormente.

Neste trabalho, pretende-se ir mais além das críticas "tradicionais" ao modelo de sistema de saúde implantado na maioria dos países. Para começar, vale debater a opinião de aceitar como verdade que os sistemas de saúde existentes nos diferentes países são efetivos. Portanto, declarações como a de "reformar sem deformar" (ou seja, a estratégia por trás do modelo geral de reforma dos sistemas de saúde durante os últimos 15 anos) não podem ser aceitas sem antes analisar as deformidades resultantes da relação entre as necessidades, a demanda e a oferta de serviços dos sistemas de saúde existentes e a falta de ajuste entre elas. Existe, portanto, uma situação paradoxal nos esforços de reforma dos sistemas de saúde, ou seja, prestar à população serviços que são pouco ou questionavelmente efetivos, mas, sem dúvida, baratos.

Desta maneira, os sistemas de saúde atuais estão deformados em sua origem. Seu início e desenvolvimento correspondem mais aos interesses dos prestadores e de importantes partes interessadas do que às necessidades de saúde das populações.

Para ilustrar o papel da pesquisa nos sistemas de saúde, é importante analisar a condição atual e as deformidades do sistema de saúde; em especial, por que a relação entre necessidades, demanda e oferta de serviços de saúde, bem como os desequilíbrios resultantes, devem ser o objeto de estudo desse tipo de pesquisa e por que, como ocorre com a estrutura dos sistemas de saúde, há um desequilíbrio na pesquisa hospitalar, visto que se dá maior relevância às pesquisas básica e clínica do que àquela em serviços de saúde, fundamental para o bom planejamento e a boa gestão dos hospitais e dos serviços de saúde.[3]

Deformidades dos sistemas de saúde

Apesar de existir uma importante tradição na análise epidemiológica das necessidades de saúde, também tem sido um tema recorrente a esse respeito a falta de medições e sua distribuição entre diferentes grupos populacionais. De fato, atualmente as necessidades são estimadas com base na mortalidade ou em medidas cada vez mais sofisticadas, cujo principal componente ainda é a mortalidade, ajustada com estimativas de acordo com pesquisas de morbidade e com medidas de incapacidade ainda mais questionáveis (como anos de vida perdidos ajustados por incapacidade [DALY]).

Relação entre necessidades, demanda e oferta de serviços

Além dos problemas já mencionados, a relação entre a necessidade, a demanda e a oferta de serviços é, evidentemente, desequilibrada. Como mostra a Figura 35.1, historicamente, a demanda sempre correspondeu mais às necessidades dos prestadores do que às da população. Desse modo, há uma demanda que reflete quase perfeitamente a oferta de serviços, mas, de fato, pode haver uma maneira inversa para a necessidade, o que, por sua vez, deixa as seguintes questões: em que medida a demanda é o produto da indução dos prestadores de serviços de saúde? Em que grau a demanda reflete as necessidades da população?

Em relação à primeira pergunta, é possível definir três formas gerais de como a demanda pode ser induzida: estrutural; de processo ou operacional; e programática.

A primeira delas, a de tipo estrutural, corresponde ao aumento da demanda ajustada ao aumento da oferta em áreas ou regiões de maior acesso aos prestadores e que têm os maiores recursos gerais da sociedade. Ou seja, a oferta

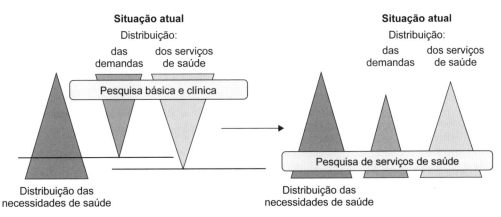

Figura 35.1 A pesquisa replica a forma geral dos sistemas de saúde.

tende a se concentrar em áreas mais desenvolvidas e urbanas e em hospitais. Esse tipo de indução era o mesmo referido por Ivan Illich em sua tese, na parte sobre a medicalização da sociedade, e é também aquele que foi amplamente criticado pelo movimento de saúde pública durante os anos de 1970, por se concentrar na medicina curativa e na atenção hospitalar.

A segunda forma, chamada de geral, de processo ou operacional, corresponde ao que os economistas da saúde definem como demanda induzida pelo prestador ou, em particular, pelo médico. Essa é a demanda gerada pelos prestadores para garantir certo nível de uso ou, antes, de consumo. Corresponde, em geral, aos grandes temas de uso adequado de tecnologia diagnóstica e terapêutica e é um dos grandes desafios para a contenção de custos e a busca por tornar os serviços de saúde mais eficientes.

Por último, a forma programática corresponde a todas as ações que, sem ser demandadas, são oferecidas pelos serviços de saúde (principalmente por instituições públicas). De acordo com os economistas da saúde, corresponde a bens públicos cujas externalidades são positivas e devem ser desenvolvidas para a proteção geral da sociedade, mesmo quando não é fácil identificar o benefício para cada indivíduo. Esse é o caso de medidas de saúde pública, como a vacinação, e, em grande parte, das ações de saúde pública relacionadas ao controle e à prevenção de doenças. Na Figura 35.1, essa forma corresponde à área em que a oferta excede a demanda.

Em relação à segunda pergunta (em que grau a demanda reflete as necessidades da população?), na Figura 35.1 pressupõe-se, precisamente, que não reflete; na verdade, a relação resultante é de uma grande desigualdade, uma vez que a maioria das necessidades permanece sem solução. Já foi discutido, ainda que brevemente, que parte disso se deve a problemas para definir e medir a necessidade, e que o processo histórico de desenvolvimento dos serviços de saúde foi condicionado pela indução da demanda de serviços pela oferta, e não pela necessidade. Dessa maneira, o que resta agora é o verdadeiro desafio da reforma; se o desequilíbrio entre a necessidade, a demanda e a oferta causa deformidades no sistema de saúde, a reforma deveria resolver os desajustes e conduzir ao ideal representado à direita da Figura 35.1; ou seja, o equilíbrio entre a necessidade, a demanda e a oferta de serviços de saúde.

O que aconteceu nos últimos 5 anos reflete a falta de progresso na América Latina. Por exemplo, na Colômbia e no México, apesar do aprofundamento na reforma com base nos mercados de saúde, em geral, a situação permanece em desequilíbrio. Essa condição é mais evidente no México, onde todas as deficiências estruturais do sistema de saúde e seus hospitais foram identificadas como problemas de qualidade. Isso coloca o sistema de saúde em uma encruzilhada; as melhorias no financiamento dos sistemas de saúde revelaram uma série infindável de problemas na prestação de serviços de saúde e, embora tenha se passado mais de 20 anos, na Colômbia, e 10 anos, no México, desde o início da reforma, a privatização dos serviços continua sendo apresentada como a única opção.

O que falta é pesquisa sobre a efetividade das intervenções de reforma e outras possíveis opções para comparação. Por exemplo, apesar de tudo, a maioria dos países não consegue oferecer a cobertura universal, grande parte da população vive na pobreza e é pressionada por órgãos multilaterais a aceitar a privatização como uma solução para a falta de capacidade de produzir serviços, as barreiras ao acesso e, por fim, a qualidade do atendimento. Que evidências respaldam essas políticas?

Para fechar o círculo com a pesquisa, esses mesmos desequilíbrios motivaram a pesquisa hospitalar a ser congruente com essas deformidades; levando-se isso ao extremo, em países de renda média, como o México, seria injustificável que a maior parte dos esforços de pesquisa hospitalar se concentrasse em aspectos básicos e clínicos, enquanto se dedica mínima atenção à pesquisa em serviços de saúde.

A Tabela 35.1 apresenta uma análise da pesquisa hospitalar declarada nos institutos nacionais de saúde do México durante 2007. É possível observar que apenas um dos dez institutos tem uma agenda de pesquisa em serviços de saúde, e é justamente um que não oferece serviços de saúde diretos para a população.

Pesquisa em serviços de saúde

Conceito de sistema de saúde

Antes de abordar os elementos específicos da Pesquisa em Serviços de Saúde (PSS), é preciso definir o conceito de sistema de saúde. Para isso, será feito um breve resumo das principais teses de Julio Frenk[4], autor que aponta como primeiro passo para desvendar sua complexi-

Tabela 35.1 Pesquisa hospitalar em Institutos Nacionais de Saúde (México).

Instituto Nacional de Pediatria: pesquisa científica (básica, clínica e epidemiológica). Abordagem básica da pesquisa vs. abordagem social e epidemiológica, que competem com a pesquisa clínica. Baixa alocação de recursos federais para a pesquisa. A pesquisa em economia e sistemas de saúde é mencionada em apenas um projeto (custo-benefício da organização hospitalar por processos de atendimento). Tem uma direção de pesquisa e duas subdireções: de medicina experimental e de pesquisa médica

Instituto Nacional de Reabilitação: atualmente, tem uma equipe de pesquisadores que desenvolve pesquisa básica de ponta, pesquisa clínica, epidemiológica, sociomédica e desenvolvimento tecnológico nas diferentes especialidades médicas e outros campos relacionados. Sem projetos atuais sobre sistemas e serviços de saúde

Instituto Nacional de Cardiologia: pesquisa clínica, pesquisa básica, desenvolvimento tecnológico e pesquisa sociomédica. Sem projetos atuais sobre sistemas e serviços de saúde

Instituto Nacional de Ciências Médicas e Nutrição: entre seus diversos departamentos médicos e de pesquisa[36], apenas um é dedicado à epidemiologia hospitalar e qualidade da assistência médica. Os outros se dividem entre pesquisa clínica e básica

Instituto Nacional de Neurologia e Neurocirurgia: tem nove departamentos de pesquisa e 19 laboratórios (18 clínicos e de pesquisa básica e 1 de pesquisa sociomédica)

Instituto Nacional de Perinatologia: tem uma direção de pesquisa e três subdireções – de pesquisa clínica, de pesquisa biomédica e de pesquisa em saúde pública. Sem projetos atuais sobre sistemas e serviços de saúde

Instituto Nacional de Psiquiatria: tem uma direção de pesquisa e três subdireções – de pesquisa em neurociências, de pesquisa clínica e de pesquisa epidemiológica e psicossocial. Sem projetos atuais sobre sistemas e serviços de saúde

Instituto Nacional de Doenças Respiratórias: tem uma direção de pesquisa médica e duas subdireções – de pesquisa biomédica e de pesquisa clínica. Sem projetos atuais sobre sistemas e serviços de saúde

Instituto Nacional de Cancerologia: tem uma direção de pesquisa e duas subdireções – de pesquisa clínica e de pesquisa básica. Sem projetos atuais sobre sistemas e serviços de saúde

Instituto Nacional de Medicina Genômica: tem uma direção de pesquisa. Sem projetos atuais sobre sistemas e serviços de saúde

Instituto Nacional de Saúde Pública: tem cinco centros de pesquisa, um deles de pesquisa em sistemas de saúde

dade que "a análise dos sistemas de saúde deve especificar sua arquitetura e suas funções". A arquitetura, segundo ele, refere-se ao conjunto de elementos componentes e à estrutura das relações desses elementos entre si e com o ambiente. Com relação às funções, o sistema de saúde pode ser visto como o "veículo da resposta social organizada às condições de saúde de uma população" e compreende o conjunto de instrumentos sociais (legislação, organizações e tecnologias) que se transformam em serviços de saúde, guiados por políticas sobre as necessidades de saúde e por informações sobre o desempenho do próprio sistema. Para Frenk, todo sistema de saúde envolve a interação entre os prestadores de serviços e os membros de uma população. Entre as características dessa interação, destacam-se: em primeiro lugar, o fato de que nem os prestadores de serviços nem os membros da população atuam de maneira isolada; em segundo lugar, que nem os prestadores de serviços nem as populações são categorias homogêneas; e, por último, que a relação entre os prestadores e a população não é direta.[4]

A relação do Estado com a população e suas organizações, de acordo com Frenk, baseia-se nos princípios que o próprio Estado determina para regular o acesso de distintos grupos sociais aos serviços de saúde. Historicamente, destacam-se quatro princípios da relação do Estado com a população e suas organizações: o poder de compra, a pobreza, a prioridade socialmente percebida e a cidadania. Essa situação deu ao Estado, atualmente, o papel de protagonista, espalhando-se para todos os países e todos os sistemas políticos a tal ponto que se fala de uma universalidade da intervenção estatal na saúde. As características dessa intervenção, entretanto, variam entre os diversos países e momentos históricos. As principais diferenças estão na abrangência da população, no tipo de benefício obtido pela população e no grau de controle estatal sobre a produção dos serviços de saúde.[4]

As considerações anteriores levaram Frenk a sugerir a necessidade de racionalizar a intervenção do Estado na atenção à saúde. Dentro dos limites da racionalidade, existe um alto grau de variação das formas concretas adotadas por essa intervenção. Delas derivam as diferentes modalidades que surgiram para organizar a atenção à saúde. É necessário, portanto, estudar essas modalidades, bem como os princípios políticos e éticos subjacentes a cada uma delas.[4]

Ao estabelecer a modalidade de organização dos sistemas de saúde, Frenk propõe uma classificação em que a intervenção do Estado representa uma forma de mediação entre os prestadores de serviços e a população. O resultado é uma tipologia baseada em duas dimensões fundamentais. A primeira (o grau de controle sobre a produção dos serviços de saúde) reflete a relação do Estado com os prestadores. A segunda (os princípios de acesso) indica a relação do Estado com os usuários reais ou potenciais.[4]

Pesquisa em sistemas de saúde

Em cada país, é possível verificar que o funcionamento de seu sistema de saúde corresponde às etapas de desenvolvimento social pelas quais passou. Nas fases em que as transformações políticas e sociais são profundas, como ocorre atualmente, é natural que esses sistemas passem por períodos de ajuste que, conforme sua magnitude, são chamados de crises ou reformas.

Nesse processo de transformação, a PSS parece ter um papel fundamental para a concepção das opções de mudança mais apropriadas, ao trazer para o campo da pesquisa sanitária instrumentos científicos modernos de administração, informática e teoria organizacional; a sociologia do comportamento aplicada à compreensão e à resolução de problemas relacionados a doenças; a interpretação dos efeitos da educação sobre a conduta das populações; o papel dos sistemas de saúde na redistribuição equitativa de opções sociais e riqueza material; a avaliação macroeconômica das ações sanitárias; e a análise das estruturas de poder em relação à distribuição diferencial da doença.

Segundo alguns debates recentes sobre o papel da PSS, entre seus principais desafios estão a análise do impacto de alguns fatores sobre a saúde, como: a globalização do mercado e o custo crescente da assistência médica; o papel das novas relações entre Estado e sociedade na organização dos sistemas sanitários; a reorganização dos blocos tecnológicos e o desenvolvimento crescente da informática no campo da saúde populacional; e a influência do desenvolvimento avassalador da educação sobre os níveis de saúde. Certamente, o estudo dos processos de reforma dos sistemas de saúde continuará ocupando um lugar relevante no desenvolvimento da PSS.

Entre as pesquisas capazes de proporcionar informações relevantes sobre os elementos que explicam o vínculo entre a sociedade e seus sistemas de saúde também se destacam as seguintes, já clássicas:

- Estudo dos perfis epidemiológicos nacionais, suas características, tendências e particularidades de grupo e de região
- Estudo das relações entre as necessidades de saúde populacionais e as formas de funcionamento dos sistemas de saúde
- Estudo das relações entre os sistemas de saúde nacionais e os demais setores envolvidos na formação de espaços políticos, econômicos, tecnológicos e culturais nos quais os riscos para a saúde são gerados ou eliminados.

Em todos esses espaços, situados dentro das atividades da saúde pública, encontra-se especificamente a atividade que há várias décadas denomina-se pesquisa em sistemas de saúde.

As tendências da PSS, como toda disciplina em seu surgimento, são conflitantes e, em alguns casos, até mesmo antagônicas. Não obstante, será o próprio desenvolvimento do campo que decidirá para onde ela se orienta, afinal. O que quer que aconteça, aceitando-se que as mudanças fundamentais na saúde da população têm origem nas transformações gerais da sociedade e se expressam não apenas nos perfis epidemiológicos dos países, mas também nas maneiras gerais como os sistemas de saúde funcionam, a PSS surge como uma atividade fundamental para o próximo século.

Natureza da pesquisa atual dos sistemas de saúde

Como já foi observado, embora o estudo dos sistemas sociais não possa ocorrer a partir de seus subsistemas, ele pode ser feito a partir das interpretações fornecidas pelas diferentes ciências que os investigam. Considerando-se que os sistemas de saúde são sistemas sociais – pois têm componentes e relações que expressam como os seres humanos se organizam para reagir socialmente às doenças –, então é possível concluir que, para abordá-los, é necessário criar modelos interpretativos.

Os sistemas de saúde, naturalmente, não são simples nem puros: abrangem componentes relativamente complexos e relações de determinação com outros sistemas sociais, razão pela qual devem ser considerados abertos. Além disso, sua natureza multifacetada e seus vários produtos possibilitam estudá-los de acordo com as ferramentas próprias de diversas disciplinas. Consequentemente, os sistemas de saúde podem ser objeto de: pesquisa epidemiológica (se seus produtos forem interpretados como componentes do perfil de saúde de um país); pesquisa econômica (se seus produtos forem interpretados como parte dos processos de troca comercial); pesquisa administrativa (se seus componentes forem interpretados como organizações); pesquisa política (se forem interpretados como expressões parciais do sistema político de um país ou como veículos da política social); pesquisa sociológica (se forem interpretados como instituições formais e informais que relacionam os membros de um grupo social); e pesquisa antropológica (se forem interpretados como veículos de intercâmbio cultural entre diferentes grupos humanos).

A pesquisa sobre os componentes, as relações, as funções e a arquitetura do que se considera um sistema de saúde é o que se pode chamar de pesquisa em sistemas de saúde, atividade que, como já dito, faz parte da saúde pública moderna.

Relação entre o custo e a efetividade dos serviços

O estudo da relação entre o custo e a efetividade dos serviços tem sido tema da pesquisa de sistemas e serviços de saúde desde o início desse campo. Entretanto, apesar do desenvolvimento metodológico alcançado e, ainda, da existência da metodologia para estimar a relação de custo-efetividade das ações de saúde, não foi atingido o sucesso esperado com o uso desse tipo de medidas para o planejamento dos sistemas e serviços de saúde. De fato, essa falta de racionalidade é uma das forças motrizes da reforma dos serviços de saúde.

Agora, o que se sabe sobre a efetividade das ações dos serviços de saúde? O que se sabe sobre os custos das ações dos serviços de saúde? E, por último, qual é a relação entre a efetividade e os custos das ações e intervenções de saúde?

Efetividade das ações de saúde

Desde a década de 1970, Cochrane definia, em seu trabalho clássico *Effectiveness and Efficiency: Random Reflections on Health Services*, que, como os recursos são sempre limitados, deveriam ser usados para fornecer com equidade as formas de atenção à saúde cuja efetividade tenha sido comprovada em avaliações corretamente elaboradas. Como é bem sabido, esse autor enfatizava a importância do uso de ensaios clínicos controlados randomizados, pois as evidências resultantes desses estudos têm maior probabilidade de oferecer informações confiáveis do que outras fontes de evidência.

Embora as propostas de Cochrane tenham sido rapidamente aceitas pelo público em geral e pelos profissionais de saúde, seu impacto em aspectos específicos foi relativamente lento.

Apesar dos progressos vivenciados no campo da saúde, da pesquisa e do desenvolvimento dos sistemas de saúde, o desafio atual dos serviços parece ser o mesmo apontado por Cochrane há mais de 20 anos: a saúde das gerações atuais e futuras depende da capacidade da sociedade para identificar e aplicar intervenções de saúde que produzam mais bem do que mal.

Esses aspectos não serão aprofundados neste capítulo, mas a partir da preocupação despertada pelo trabalho de Cochrane, foi dada, em nível internacional, uma grande atenção ao uso de ensaios clínicos controlados randomizados para avaliar a efetividade das ações de saúde, incluindo toda a gama de possíveis intervenções, desde o nível celular ao individual e das sociedades.[5]

Embora alguns otimistas considerem que as práticas médicas e de saúde são cada vez mais baseadas em evidências científicas, a maioria dos pesquisadores e gestores no campo dos serviços de saúde são testemunhas dos efeitos da autoridade baseada na experiência e no consenso de líderes profissionais. Entretanto, vale reconhecer que existe um movimento mundial para aproximar os resultados de avaliações de eficácia e efetividade das ações de saúde dos tomadores de decisão e reguladores da prática médica e dos corredores e das salas de instituições de saúde. Esse esforço é conhecido como a Colaboração Cochrane, constituída por um grupo importante de prestadores de serviços de saúde, consumidores e cientistas, cujo objetivo é elaborar, manter e divulgar revisões sistemáticas por especialidade de todos os ensaios clínicos controlados randomizados para avaliar as ações de saúde.

Apesar das realizações em geral da avaliação de intervenções de saúde por meio de ensaios clínicos randomizados controlados, existe uma lacuna entre a ação de avaliar uma intervenção em condições ideais e avaliá-la em condições reais de prestação de serviços.

Em geral, são feitos dois tipos de avaliação das intervenções em condições reais: a dos processos de atendimento e sua implementação, e dos resultados esperados dos programas.

De acordo com o exposto anteriormente, são enfrentados dois problemas relacionados à validade da avaliação: o primeiro surge quando são avaliados os resultados dos programas, e a dúvida a esse respeito baseia-se na validade atributiva desses resultados, como consequência da aplicação das intervenções dos programas (processos); o segundo é avaliar a validade causal quando o que se avalia são os resultados (em geral, no nível populacional); nesse caso, os resultados são consequência da implementação dos processos.

Essas duas questões são fundamentais. Por exemplo, fornecer suplementos alimentares melhora a dieta das crianças? Não basta ter evidências de que as pessoas receberam o suplemento; é necessário avaliar se o suplemento foi consumido e se seu consumo teve alguma consequência sobre a nutrição das pessoas ou da população-alvo.

Essa transição da pesquisa da efetividade para uma avaliação integral de processos e resultados é uma grande necessidade da PSS e hospitais. Por outro lado, é importante mencionar novos conceitos ou abordagens, como a pesquisa comparativa da efetividade (CER, *comparative effectiveness research*), que foi desenvolvida e promovida pelo fortalecimento das decisões baseadas em evidências e dos gastos feitos em pesquisa, principalmente nos EUA. Esse conceito trata, basicamente, da tomada de decisões baseada em todas as evidências disponíveis em relação a uma ação de saúde, considerando qualquer tipo de estudo (não só os clínicos). De acordo com Weissman, 90% dos entrevistados em seu estudo consideram que esse modo de tomar decisões levaria a uma melhor decisão clínica. Entretanto, há diferentes barreiras a essa abordagem: a percepção de má qualidade, a pesquisa limitada, normas legislativas restritivas, a falta de recomendações de impacto orçamentário, entre outros, são os principais obstáculos ao uso da CER citados por Weissman.[6]

Custos da atenção à saúde

Quanto aos custos da atenção, há uma concentração muito maior dos esforços de pesquisadores no campo dos serviços de saúde. Para começar, é relativamente fácil fazer o custeio das ações de saúde; entretanto, os estudos disponíveis nos países da América Latina refletem o atraso dos sistemas de informação e de contabilidade dos sistemas públicos de atenção à saúde. Com as informações financeiras gerais e específicas dos custos atualmente gerados nos sistemas de saúde desses países, não é possível gerar indicadores confiáveis.

Um sistema de custeio é uma metodologia para calcular o valor de todos os recursos necessários para produzir um bem ou prestar um serviço e agrupá-los em bases predefinidas, a fim de conhecer a proporção correspondente a cada bem ou serviço gerado.[7] Quando se conta com os sistemas adequados, o custeio se torna um exercício estatístico, para o qual existem diversas opções e metodologias sistematizadas; cada uma tem seus objetivos particulares, mas é possível mencionar alguns: os custeios por protocolos[8], por paciente/doença[9] e pela técnica de Programas, Ações, Atividades, Tarefas e Insumos (PAATI), desenvolvida pelos autores deste capítulo.[10]

Relação entre custo e efetividade

Na literatura, é possível encontrar uma infinidade de estudos farmacoeconômicos relacionados ao custo como unidade de renda e os resultados apresentados, seja como unidades naturais ou de utilidade (p. ex., custo-benefício, custo-efetividade e custo-utilidade). O uso da farmacoeconomia fundamenta-se na otimização dos recursos[11], bem como no papel da distribuição e comercialização dos medicamentos; entretanto, é fundamental observar o papel da relação de custo-efetividade nas intervenções de saúde. Para poder analisar essa relação, serão utilizadas partes do estudo do Banco Mundial sobre a relação de custo-efetividade de intervenções de saúde.[12]

Supondo que a medição da efetividade e dos custos esteja correta e completa, seria possível classificar as intervenções de saúde dentro dessas duas dimensões. Conforme apresentado na Figura 35.2, é possível classificar as intervenções em quatro grupos: de alta efetividade e baixo custo; de alta efetividade e alto custo; de baixa efetividade e baixo custo; e de baixa efetividade e alto custo. Em geral, seria necessário apontar para as intervenções que dão o maior resultado pelos recursos investidos; entretanto, é possível notar, na Figura 35.1, que isso não é o que se observa.

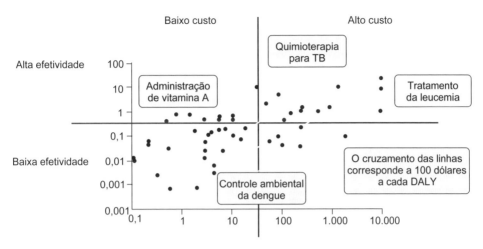

Figura 35.2 Custo-efetividade de intervenções de saúde selecionadas. TB: tuberculose. Fonte: World Bank Report, 1993.

Ao utilizar como ponto de corte as intervenções que correspondem a um custo de US$ 100 por anos de vida perdidos ajustados por incapacidade (DALY), observa-se que a grande maioria das intervenções se enquadra nas áreas do gráfico menos desejáveis; de fato, as ações propostas para os pacotes básicos nos termos da reforma dos sistemas de saúde tendem a cair na área de baixa efetividade e baixo custo. Isso significa que é possível cometer o erro de oferecer serviços muito baratos a várias pessoas, mas pouco efetivos.

Por fim, essas informações sistemáticas podem ajudar a desenvolver um sistema reformado que oriente as ações para que se obtenha o máximo benefício para as populações. Com base na análise anterior, seria possível estruturar uma matriz de tomada de decisões que permitisse caminhar nessa direção. A Figura 35.3 apresenta um modelo de análise que combina, novamente, as informações sobre efetividade e custos.

Nesse modelo, são apresentadas as diversas alternativas de ação para o tomador de decisão, de acordo com diferentes combinações de custo e efetividade. Como já foi discutido, se a efetividade das intervenções é alta e os custos são baixos, o apoio às mudanças do sistema de saúde deve ser imediata; se a efetividade é alta e os custos também, essas intervenções devem ser dirigidas a grupos populacionais de alto risco; se a efetividade das intervenções ou das mudanças propostas e os custos são baixos, a melhor decisão seria permanecer na situação atual; por último, se a efetividade é baixa e os custos são altos, deveria haver um maior esforço para evitar que essas intervenções fossem generalizadas nos serviços de saúde.

	Custo	
Efetividade	**Baixo**	**Alto**
Alta	Devem ser tomadas imediatamente	A mudança é necessária, mas voltada a grupos populacionais bem definidos
Baixa	Continuar com a situação atual	Opor-se à mudança

Figura 35.3 Modelo para a tomada de decisões.

Embora se reconheçam os avanços obtidos na tomada de decisões em serviços de saúde nos últimos 30 anos, ainda há grandes desafios compartilhados pelos países em desenvolvimento:

- Os serviços disponíveis não são geograficamente adequados às necessidades da população; portanto, não há correspondência entre a necessidade e a demanda de diferentes grupos sociais e a oferta e a distribuição de recursos e serviços de saúde a essas populações (Figura 35.4)
- Há importantes problemas de acesso, mesmo em áreas com maior desenvolvimento social e econômico, onde, talvez, não existam barreiras geográficas, mas culturais, econômicas e organizacionais, ao uso dos serviços
- Os serviços oferecidos não atingem os benefícios esperados, por falta de efetividade, falhas estruturais ou problemas no processo

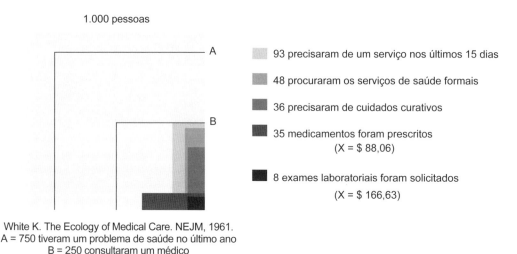

Figura 35.4 Demanda, utilização e custos dos serviços de saúde em áreas rurais. Fonte: *Encuesta de diagnóstico basal para el PAC*, 1996.

de assistência médica. A qualidade, certamente, é um dos grandes problemas
- Existe uma grande necessidade de racionalizar e otimizar o uso dos recursos destinados aos serviços. Há evidências de subutilização das unidades de atendimento em algumas regiões do país, enquanto em outras, relata-se a falta de unidades
- Faltam recursos financeiros adequados para resolver os problemas prioritários de saúde, mas, ao mesmo tempo, recursos significativos são destinados a problemas não prioritários e tecnologias de alto custo e efetividade questionável.

Dessa maneira, as políticas sanitárias atuais têm como objetivo racionalizar os custos dos serviços de saúde e, ao mesmo tempo, manter ou melhorar a qualidade desses serviços e o acesso a eles. Por isso, um aspecto fundamental dessas políticas de saúde é a necessidade de aprimorar a eficiência e a efetividade dos serviços prestados pelos hospitais do setor. Para que essas instituições desenvolvam estratégias de melhoria na qualidade de seus serviços, é necessário que tenham informações oportunas e válidas, a fim de que possam planejar, organizar e avaliar a pertinência das estratégias propostas.

As relações complexas existentes dentro dos hospitais, entre custos, qualidade e resultados dos programas, tornam necessário que legisladores, administradores e médicos tenham acesso a informações relevantes disponíveis sobre o desempenho do hospital para tomar decisões efetivas. O acesso a informações confiáveis, válidas e comparáveis quanto a diferentes indicadores de desempenho entre os hospitais tornaria o processo de tomada de decisões em saúde mais racional.

Avaliação de desempenho dos hospitais

Como avaliar as organizações? O que é uma organização satisfatória? O que é uma organização que funciona satisfatoriamente? Essas três perguntas indicam que a avaliação de desempenho tem sido muito heterogênea na literatura. Em qualquer caso, o importante é definir os critérios que devem ser utilizados para fazer as avaliações, já que este é o aspecto central do desempenho organizacional e o foco de atenção das teorias das organizações.

A definição de desempenho, embora fundamental e inevitável, pode ser uma das mais difíceis de identificar na teoria das organizações. Excelentes dissertações sobre esse tema podem ser encontradas na literatura.[13-15] Certamente, a definição de desempenho organizacional está intimamente relacionada com a conceituação das organizações, e a variedade de conceitos leva, por sua vez, a uma variedade de modelos de desempenho organizacional.[13] Além disso, o termo desempenho organizacional é necessariamente uma construção teórica.[13,15,16] As construções teóricas nas ciências sociais são abstrações, e o fato de o significado total do fenômeno que descrevem nunca poder ser totalmente descrito é inerente à definição de construção teórica. Por tudo isso, pode não ser possível chegar a um acordo sobre quais conceitos devem ser incluídos em uma construção teórica altamente abstrata, como definições de desempenho, saúde ou qualidade.

Diferentes autores já propuseram uma variedade de modelos, argumentando que eles incluem o significado total de desempenho.[13] Nenhum desses modelos, entretanto, abrange toda a construção teórica nem a definição completa. Os autores que tentaram sintetizar e integrar a literatura escrita sobre desempenho sugeriram que três ou quatro modelos abarcariam quase todos os critérios propostos sobre o tema.

Tradicionalmente, o modelo de metas tem sido o modelo de fato, usado implicitamente pela maioria dos estudiosos das organizações. Tal modelo corresponde à teoria funcionalista sobre a conceituação de organizações, que foi, e ainda é, uma das correntes dominantes no estudo das organizações. De acordo com esse modelo[17], uma organização existe para alcançar uma quantidade de objetivos específicos. A avaliação do seu desempenho requer a verificação do grau em que esses objetivos foram alcançados pela produção da organização, derivada do uso dos recursos que ela tem disponíveis. Em outras palavras, a avaliação consiste em analisar empiricamente a solidez das relações entre os recursos e os resultados da organização.

Essas relações podem ser esquematizadas em três componentes:[18] a relação entre recursos e resultados (produção, atividades), que pode ser denominada produtividade; a relação entre resultados e realizações (metas cumpridas e outros efeitos), que pode ser denominada efetividade; e a relação entre recursos e realizações, que pode ser denominada eficiência.

A evolução na conceituação das organizações, bem como a dificuldade para definir e medir os resultados e as realizações, provocou diversas críticas ao modelo de metas e ocasionou a elaboração de esquemas alternativos de desempenho. O modelo de relações humanas deriva de uma visão orgânica ou natural das organizações. Elas são percebidas como arenas políticas, onde diversos atores e coalizões interagem; por isso, a ênfase recai sobre a satisfação das necessidades e sobre as atividades desenvolvidas pelas partes interessadas para que a organização continue funcionando. Dessa maneira, o desempenho é definido em termos de saúde interna[19], utilizando construções como a moral, o ambiente, a coesão e o conflito, e, em última análise, de sobrevivência da organização.

Quando as organizações são concebidas como sistemas abertos e a ênfase recai sobre as relações entre as organizações e o meio, um dos processos organizacionais fundamentais é a aquisição e a manutenção do acesso adequado aos recursos. Assim, como propõem Yuchtman e Seashore[20] e, posteriormente, Benson[21], para os administradores, isso se torna a definição operacional dos objetivos da organização. Consequentemente, os critérios de desempenho mais valorizados são: o sucesso na obtenção de recursos (materiais, como o dinheiro, ou simbólicos, como a autoridade); o crescimento por meio da flexibilidade; a adaptação e o apoio externo.

Outro modelo considerado nas avaliações de desempenho é de processos internos e decisões. De acordo com esse modelo, uma organização de alto desempenho é aquela que funciona harmoniosamente e sem tensões internas desnecessárias. Desse modo, as funções mais valorizadas são a estabilidade, a previsibilidade e o controle. Igualmente, as informações administrativas, a comunicação e a otimização da tomada de decisões são aspectos fundamentais no processo de funcionamento organizacional. O costume atual de qualidade total e a excelência derivam, claramente, dessa conceituação de desempenho.

Um dos estudos mais interessantes e convincentes para integrar a literatura sobre desempenho é o realizado por Quinn e Rohrbaugh.[16] Esses autores iniciaram com uma compilação exaustiva dos critérios de efetividade propostos por Campbell[14], a partir de uma revisão da literatura mais significativa sobre o tema. Essa lista, de 30 índices, foi fornecida a dois painéis de especialistas, com publicações no campo da teoria e efetividade organizacional, e eles tiveram que avaliar a semelhança entre cada dois critérios possíveis. Foi utilizada uma escala multidimensional para identificar as dimensões de desempenho organizacional subjacentes à comparação dos dois critérios escolhidos pelos participantes.

As diversas construções de desempenho elaboradas foram mapeadas no que os autores chamaram de "modelo espacial de efetividade organizacional". Esse modelo espacial propiciou a identificação de quatro abordagens de médio alcance da análise organizacional, cada uma delas correspondente aos modelos já descritos: o de metas, o do processo interno, o de relações humanas e o de sistema aberto. Quinn e Rohrbaugh[16] sugeriram que os resultados indicavam uma concorrência de abordagens baseadas em valores, que refletia um modelo competitivo de referencial teórico, dependendo dos aspectos enfatizados: os meios, os resultados, os valores administrativos ou as preferências estruturais.

Como isso ocorre com modelos com a mesma validade, é possível apoiar a conclusão de que não pode haver um modelo universal de desempenho organizacional, e que o desempenho envolve trocas e também lidar com paradoxos.[13,22] Os problemas de critérios discrepantes são precisamente aqueles que o modelo de valores de desempenho concorrentes ajuda a esclarecer. Uma das vantagens desse modelo é que ele ajuda os analistas a pensar em critérios concorrentes, em vez de critérios compatíveis e congruentes.

Esse tipo de pensamento ressalta um atributo do desempenho importante que ajuda a explicar por que a literatura sobre esse assunto permanece tão caótica e confusa quanto à definição de efetividade e como medi-la: o desempenho organizacional é paradoxal por definição. Para funcionar de maneira apropriada, uma organização deve ter atributos que sejam simultaneamente contraditórios e, até mesmo, mutuamente excludentes.[22]

Recentemente, alguns autores[23] tentaram criar um modelo de desempenho organizacional (com base nos trabalhos de Cameron[13]), a partir de uma visão total do funcionamento organizacional. Esses autores baseiam-se na teoria da ação social, desenvolvida por Parson.[24-27] Quinn e Rohrbaugh[16], por sua vez, enfatizaram a convergência entre seu modelo espacial de critérios de desempenho e os quatro subsistemas funcionais de Parsons, que são o pré-requisito para qualquer sistema de ação. Esses quatro subsistemas funcionais e suas inter-relações são a base para o modelo conceitual do desempenho organizacional em instituições de saúde.

A perspectiva parsoniana concentra-se nas quatro funções que uma organização deve atingir para sobreviver: adaptação ao ambiente, realização dos seus objetivos e metas, produção e cultura e valores. Essas funções estão interligadas em pares (intercambiáveis) e são interpretadas como contendo significância funcional. Parsons concebe cada sistema de ação como uma zona de interação e relativamente autossuficiente, com relações contingentes entre si. Enquanto esses subsistemas formam um ambiente entre cada um deles, o intercâmbio de suas relações é regulado. O desempenho organizacional é o resultado de um equilíbrio dinâmico contínuo em busca dos quatro subsistemas e suas inter-relações.

A relevância do referencial teórico parsoniano está em sua capacidade de ligar diferentes perspectivas de análise organizacional e diversos conceitos (dimensões) de desempenho organizacional. O modelo parsoniano é utilizado aqui como uma referência teórica holística para entender todo o campo de desempenho organizacional, tanto em sua totalidade como em suas especificidades. Em outras palavras, esse referencial teórico torna possível a avaliação simultânea de diversos modelos de desempenho organizacional que, frequentemente, são considerados e analisados de maneira isolada.

O primeiro modelo de Parsons, denominado interno-externo, representa a relação entre um sistema aberto e seu ambiente ou ambientes. Os sistemas abertos têm intercâmbios contínuos de entradas e saídas com seus ambientes. O segundo eixo, denominado meios-fins, representa o equilíbrio entre a entrada de recursos (materiais e simbólicos), seu processamento até o ponto de ser utilizáveis, seu consumo e os resultados obtidos. Os quatro subsistemas funcionais estão posicionados de acordo com sua relativa autossuficiência. Todos eles costumam ter relações contingentes entre si.

Esses subsistemas formam o ambiente para cada um deles, mas em razão de seus intercâmbios, são regulados internamente. As instituições de saúde têm a possibilidade de mudar seu desempenho com a modificação desses intercâmbios. Assim como ocorre com os subsistemas funcionais, os seis intercâmbios estão associados aos eixos interno-externo e ao de meios-fins. O eixo interno-externo inclui os intercâmbios relacionados à atração e à retenção de pessoas (adaptação à cultura e aos valores: alinhamento contextual) e à vinculação necessária entre a estrutura organizacional/processos de trabalho e as metas organizacionais (produção de serviço para atingir as metas: alinhamento tático).

O eixo de meios-fins enfatiza a importância dos valores organizacionais e do acesso a recursos do ambiente como um meio para atingir as metas desejadas. Os intercâmbios mais importantes que ocorrem entre os valores profissionais-organizacionais e a função de produção de serviços mobilizam os valores para a prestação de serviços (cultura e valores para a prestação de serviços: alinhamento estratégico). Os intercâmbios diagonais são interativos e atuam combinando e conectando as funções separadas em um único sistema, onde os valores organizacionais proporcionam informações sobre opções estratégicas (cultura e valores para atingir as metas: alinhamento legitimador) e, idealmente, para os serviços de atenção à saúde (produção de serviços para a adaptação: alinhamento de prestação).

Em síntese, foi mostrado que:

- Não há consenso sobre o que é o desempenho organizacional
- Diversos modelos de desempenho, que refletem diferentes abordagens para a análise organizacional, foram propostos
- É necessário superar a fragmentação de abordagens que emanam inerentemente de um único modelo, pois o desempenho é paradoxal, de modo que uma organização que tem um desempenho elevado, de acordo com certos critérios, também apresenta determinados atributos que fazem com que seu desempenho não seja tão bom, de acordo com outros critérios; e diferentes dimensões de desempenho podem ser legitimamente avaliadas de modo diferente por diversas partes interessadas de uma organização
- A teoria do sistema de ação social de Parsons pode ser utilizada para compor um referencial teórico holístico para a elaboração do desempenho organizacional.

Nos últimos anos, a literatura sobre o desempenho hospitalar se concentrou em três aspectos importantes: a concorrência e o desempenho; a liderança médica e o desempenho; e a implementação de programas de melhoria da qualidade e do desempenho.

Concorrência e desempenho

A assistência médica mundial é mantida com uma alta participação nos gastos públicos. Por exemplo, no Reino Unido entre 2009 e 2014, houve um aumento nos gastos públicos em saúde, em termos reais, de quase £ 5 bilhões. Isso se observa ao mesmo tempo em que há evidências de pesquisa sobre a ampla variação no desempenho, medida com uma ampla gama de indicadores. Nesse contexto, uma maneira de obter uma melhor relação de custo-efetividade é melhorando as práticas de gestão nos hospitais.

Em um estudo do Reino Unido, uma entrevista foi aplicada a médicos com atuação clínica e gerencial em uma amostra de 100 hospitais públicos, para avaliar o desempenho dos hospitais do National Health Service. Os principais achados demonstram que a concorrência entre os hospitais é útil para melhorar as práticas gerenciais e os resultados na atenção à saúde; mais concorrência entre os hospitais leva a melhorias em termos de qualidade, produtividade e satisfação da equipe médica; a qualidade gerencial está ligada a melhorias nos indicadores de qualidade clínica, nas taxas de mortalidade e de rotatividade da equipe médica (recrutamento e perda de profissionais médicos); e os hospitais com as qualificações mais altas em sua gestão apresentaram tempos de espera menores, taxas de infecção hospitalar mais baixas e, ainda, melhorias em sua situação financeira.[28]

Os hospitais públicos ingleses competem por pacientes, uma vez que são pagos por meio de um sistema prospectivo de casos, em que o financiamento acompanha o paciente. Os hospitais buscam obter o encaminhamento de pacientes dos médicos generalistas, pois isso lhes garante mais fluxo de dinheiro para implementar ações no hospital, como melhores condições de pagamento para seus funcionários, e garante o trabalho dos gerentes.

A concorrência também foi introduzida em outros países, como Holanda, Bélgica, Alemanha, Noruega e Austrália, como um mecanismo para melhorar a produtividade na atenção à saúde. No entanto, há muito debate sobre se ela melhora ou não a assistência médica hospitalar.

Liderança médica e desempenho

Nos países desenvolvidos, a participação do médico na gestão dos serviços hospitalares é muito menor do que nos países da América Latina. Nestes países, a dúvida é se a participação dos médicos em cargos de liderança é um fator de valor para o desempenho hospitalar. Pela falta de documentação nos países da América Latina, decidiu-se selecionar um estudo transversal em 100 hospitais nos EUA para explorar essa questão.[29]

Foram coletados, em 2009, dados de 100 hospitais selecionados com base em três especialidades: câncer, distúrbios digestivos e cirurgia cardíaca. Foram coletadas as histórias pessoais de 300 diretores desses hospitais. Os diretores foram classificados como médicos e não médicos.

A análise de desempenho dos hospitais estava forte e positivamente relacionada ao fato de o diretor ser ou não um médico ($p < 0,001$). Isso é evidência de que os diretores com formação médica têm melhor desempenho que os gerentes não médicos. Entretanto, dada a natureza do estudo (transversal), trata-se mais de um alerta para que sejam feitas mais pesquisas nesse campo.

Programas de melhoria da qualidade e do desempenho

Por último, há ampla evidência de que a implementação de programas de melhoria da qualidade impacta positivamente o desempenho hospitalar. Para essa revisão, foi escolhido um artigo de Weiner que fornece evidências sobre o assunto. Nesse artigo, o autor revisa a associação entre a implementação de programas de melhoria da qualidade (QI, *quality improvement*) e o desempenho hospitalar, usando um grupo seleto de indicadores de qualidade clínica. Os dados foram coletados de pesquisas e registros de associações de hospitais nos EUA. O projeto foi estruturado como um estudo transversal de 1.784 hospitais comunitários.

Os principais resultados indicam que quanto mais funcionários do hospital (enfermeiros e equipe de apoio) e mais gerentes de alto nível participam da implementação dos programas, maior o nível atingido nas qualificações dos indicadores de qualidade clínica; a participação de médicos não está associada a altos níveis dos indicadores de qualidade clínica; e quanto mais unidades do hospital participam de projetos específicos de melhoria, piores valores nos indicadores de qualidade clínica são observados.

Embora, em geral, existam evidências de impacto no desempenho com indicadores de qualidade clínica, há uma grande variabilidade a esse respeito, bem como a necessidade de continuar estudando esses esforços.

Como se pode observar nos três exemplos apresentados, a pesquisa (mesmo em países desenvolvidos) ainda é limitada e é necessário conduzir e promover mais estudos sobre o desempenho hospitalar.

Fatores na identificação de partes interessadas críticas

As partes interessadas (ou *stakeholders*) são definidas como "pessoas ou grupos que têm ou reivindicam ter diretos de propriedade ou interesses na organização e suas atividades passadas, presentes ou futuras".[30] Donaldson e Preston[31] propuseram que sejam incluídos entre elas os fornecedores, os acionistas, os consumidores e os funcionários, que fazem parte do modelo organizacional de entradas-saídas. Da mesma maneira, governos, grupos políticos e associações comerciais e comunitárias podem ser consideradas partes interessadas com interesses legítimos na organização. Clarkson[30], por outro lado, dividiu as partes interessadas em duas classes: primárias e secundárias. Além disso, sugeriu a existência de um alto grau de interdependência entre as partes interessadas primárias e a organização.

Tal é a importância dessa relação que, sem a participação das partes interessadas primárias, a organização não poderia sobreviver. As partes interessadas primárias incluem funcionários, fornecedores, clientes e governos. As partes interessadas secundárias foram definidas como os grupos que podem influenciar a organização ou ser influenciados por ela, mas não constituem um elemento crítico para sua sobrevivência.

As partes interessadas secundárias são aquelas constituídas pela mídia ou outros grupos. Blair e Fotter[32] caracterizaram as partes interessadas como: internas (que atuam dentro das organizações); de interface (que funcionam como elo entre o grupo interno e seu ambiente); e externas (que podem fornecer para a organização, concorrer com a organização ou ter interesses especiais nela, mas que atuam externamente). As partes interessadas de interface, como a equipe médica e os membros da direção, são consideradas aquelas mais poderosas dentro de um hospital[32], enquanto as partes interessadas externas podem não apoiar o hospital ou, até mesmo, ser abertamente hostis em relação à organização.[32]

Em uma pesquisa aplicada a administradores de hospitais[32] para saber quais eram as partes interessadas para o hospital, constatou-se que, de acordo com os entrevistados, estas eram, por ordem de importância, a equipe médica, os escritórios corporativos, a equipe não profissional, os fornecedores, os representantes eleitos, os grupos de pressão política, o comércio e a indústria locais, as agências credenciadas, as autoridades de escolas médicas, outros hospitais, a imprensa e os grupos sindicais. Essas partes interessadas não necessariamente têm os mesmos interesses em relação à organização.

A perspectiva de diferentes partes interessadas sobre o desempenho dos hospitais do México é bem pouco conhecida. Qualquer sistema de indicadores de desempenho criado para um hospital deve, necessariamente, incorporar as necessidades de informação e avaliação de diferentes partes interessadas.

Fatores necessários para a elaboração de um sistema de indicadores de desempenho

Como já observado, a análise das perspectivas das partes interessadas sobre diferentes dimensões do desempenho de um hospital (principal objetivo deste trabalho) resulta na elaboração de um sistema flexível e holístico de indicadores de desempenho que possa ser adaptado às necessidades de informações específicas dessas partes. Recentemente, a literatura sobre os sistemas de indicadores de desempenho desenvolvidos para o Canadá, os EUA, o Reino Unido e a Austrália foi revisada.[33] Nenhum sistema atualmente em operação que abrangesse uma ampla gama de dimensões de desempenho foi identificado. Além disso, a revisão identificou dois fatores principais (medidas com parcimônia e participação dos líderes) que devem ser considerados ao elaborar um sistema de indicadores de desempenho.

Em primeiro lugar, há um consenso importante de que as medidas necessárias para obter diferentes perspectivas de desempenho organizacional devem ser tão parcimoniosas quanto possível.[34] Existe certa tensão dinâmica entre os fatores das medidas com parcimônia e a participação dos líderes. Embora seja necessária uma variedade de dimensões e indicadores para caracterizar a complexidade da organização, os líderes mais antigos só conseguem prestar a devida atenção a um número limitado de medidas. Uma diversidade de indicadores possibilita aos administradores conhecer as interações entre diferentes dimensões de desempenho. Por exemplo, os esforços destinados a reduzir custos na prestação de serviços podem provocar tempos de espera, diminuindo a satisfação tanto do cliente quanto do médico. Um grupo de indicadores que apresente perspectivas diferentes pode ajudar o administrador a iniciar discussões, baseadas em fatos objetivos, sobre o que deve ser feito quando importantes metas de desempenho estão em conflito. Contudo, a criação de medidas a partir de diferentes perspectivas pode levar à elaboração de indicadores com importância limitada.

Com o exposto, a ênfase deve recair sobre a elaboração de um grupo de indicadores parcimonioso, que adapte a necessidade de várias medidas à escolha das que são realmente essenciais para o monitoramento e o ajuste das atividades da organização. O sistema deve assegurar que seja dada ênfase ao que realmente é importante; no caso da atenção à saúde, devem ser priorizados indicadores de desempenho críticos em relação à qualidade (incluindo indicadores de resultado), aos custos e aos serviços.

Em segundo lugar, também há um grande consenso de que o processo de desenvolvimento deve incluir os líderes.[34] Os sistemas que dependem exclusivamente de estratégias baseadas em informações não mudam as condutas. Divulgar os resultados dos indicadores de desempenho é necessário, mas não suficiente, para mudar a conduta organizacional.[35,36] Os valores e as atitudes dos que utilizam os indicadores de desempenho também precisam ser incorporados às estratégias baseadas em informações.

Os funcionários do hospital e outros grupos são afetados por influências sociais, como grupos de referência, tradições, valores e atitudes. Cornwell e Jewkes[37] apontaram que a efetividade das iniciativas de planejamento e pesquisa poderia ser melhorada com a participação das pessoas a quem essas iniciativas eram direcionadas. Estudos do desempenho organizacional utilizando a abordagem de partes interessadas demonstraram que a adesão aos princípios e às práticas dessas partes ajuda a atingir os objetivos de desempenho organizacional de modo semelhante à de outras abordagens, ou mesmo melhor.[31] Por isso, é necessário envolver grupos de referência significativos, como líderes corporativos ou formadores de opinião, na avaliação dos sistemas de desempenho.

Sistemas de indicadores de desempenho

Em países como Austrália e Canadá, houve esforços para a criação de sistemas de indicadores de desempenho nacionais. No caso da Austrália, o Australian Institute of Health Innovation (AIHI) da Universidade de New South Wales relatou os resultados da revisão de indicadores de desempenho usados internacionalmente para a avaliação de hospitais. O projeto tinha dois objetivos: identificar indicadores de desempenho internacionais e consultar as autoridades mundiais sobre os indicadores de desempenho hospitalar para avaliar especificidade, sensibilidade e utilidade desses indicadores.[38]

O resultado principal do estudo indica que contar com uma estrutura ou um sistema de indicadores de desempenho traz benefícios tangíveis para os hospitais, principalmente se essa estrutura alinhava as metas e as prioridades estratégicas mais abrangentes do sistema de saúde com os vários domínios do desempenho hospitalar que precisam ser avaliados.

Especificamente, podem-se enfatizar dois aspectos:

- Conter os domínios de efetividade, eficiência, segurança, acesso e experiência dos pacientes era fundamental para a avaliação integral do desempenho
- A estrutura do sistema de indicadores de desempenho deve ter critérios de seleção explícitos desses mesmos indicadores.

Esse é um campo pouco desenvolvido nos países da América Latina, mas teria um amplo raio de aplicação neles, dadas as semelhanças entre esses países.

Produção de pesquisas destinadas a resolver os problemas nos serviços de saúde

Nas instituições de saúde, enfrenta-se o desafio de fortalecer e consolidar o trabalho de pesquisa; ao mesmo tempo, é preciso satisfazer as necessidades da produção de serviços de saúde para a população. Esse desafio foi enfrentado há quase 30 anos pelos países desenvolvidos, onde houve um debate entre o que representava a pesquisa voltada a problemas dos serviços e a pesquisa destinada a gerar conhecimentos universais. Depois de quase três décadas, o debate deixou de ser uma prioridade; por outro lado, nos países da América Latina, ainda continua muito presente.

Apesar dos esforços empreendidos nos anos de 1990 no México, há um grande atraso no campo da PSS, principalmente quando comparado com o importante avanço ocorrido nos países desenvolvidos. A PSS não apenas tem sido o foco da atenção de diferentes disciplinas, mas também favorecido o desenvolvimento de outras, como a economia da saúde, a farmacoeconomia, a epidemiologia aplicada aos serviços de saúde etc. Entretanto, pela característica de ser aplicada, esse tipo de pesquisa é menos desenvolvido no México do que em outros países, como Reino Unido, Canadá e EUA.

Nos países desenvolvidos, a definição das prioridades de pesquisa para ambos os campos é muito clara. Por exemplo, o Centro de Avaliação de Tecnologia do Reino Unido destina anualmente £ 40 milhões à pesquisa financiada para avaliação de novas tecnologias médicas, um dos principais campos de pesquisa em serviços de saúde.

Para demonstrar a situação do México no contexto internacional, foram analisados os recursos destinados à pesquisa em saúde no Instituto Mexicano del Seguro Social (IMSS) e no Fondo Sectorial de Investigación en Salud y Seguridad Social do Consejo Nacional de Ciencia y Tecnología (CONACYT) em 2005. Na Figura 35.1, é possível observar que, apesar dos esforços para promover a PSS, em ambos os casos, ela está em terceiro lugar em termos de quantidade de projetos financiados, mesmo com a criação de um fundo setorial com base na definição de uma série de áreas prioritárias de pesquisa, correspondentes às necessidades das instituições do setor da saúde.

Uma análise realizada sugere que é necessário fazer um esforço maior para destinar os financiamentos para o desenvolvimento de pesquisas que correspondam às necessidades dos serviços de saúde e forneçam evidências para a tomada de decisões nas instituições de saúde do México. Esse é o grande desafio da pesquisa em nível internacional.

Transferência de conhecimento derivado da pesquisa para aplicação em serviços de saúde

Um aspecto de importância central para enfrentar o desafio do desenvolvimento da PSS é a transferência do conhecimento derivado da pesquisa para aplicação nos serviços. Para avaliar essa situação, dois aspectos foram analisados: como ocorre a transferência do global para o local, e como os resultados de eficácia das intervenções de saúde são transferidos para a efetividade dessas intervenções nos serviços em condições reais.

Transferência do global para o local

No primeiro caso, durante uma conferência recente nos EUA, Lomas apresentou dois modelos sobre como ocorre o processo de transferência: o competitivo e o conciliador.

O modelo competitivo busca que as evidências sejam impostas ao mundo das políticas de saúde, pois seus defensores acreditam que, consequentemente, elas triunfarão diante das formas menores de conhecimento (não derivado da pesquisa científica).

O modelo conciliador visa ao acolhimento das evidências no mundo das políticas de saúde; em outras palavras, a evidência tem que se adequar a outras formas de conhecimento. Em uma extensão desse segundo modelo, Lomas propõe que, para possibilitar a ocorrência desse processo, é necessária a existência de um intermediário (*broker* ou agente), que facilite o aprendizado e a transferência dos conhecimentos globais desenvolvidos na pesquisa para o contexto local dos trabalhadores de níveis operacionais e dos tomadores de decisão. Lomas chama essa proposta de modelo de aprendizagem por intermediários.

Por outro lado, Foster propõe o desenvolvimento do chamado modelo de aprendizagem da esfera pública. Nesse modelo, há um ciclo do qual participam os pesquisadores, os tomadores de decisão, as autoridades públicas e o público. De maneira iterativa, ocorre transferência do conhecimento global para o local e, por fim, o tomador de decisão terá uma visão total que lhe permitirá escolher o caminho ideal a seguir.

Atualmente, podem-se identificar diferentes abordagens da saúde mundial: a saúde internacional, considerada uma subespecialidade que relaciona as práticas, as políticas e os sistemas de saúde, embora se concentre mais nas diferenças entre os países do que em suas semelhanças[39]; e a já mencionada tendência de integrar o conhecimento e transferi-lo do global para a local.

Da eficácia para a efetividade

O uso dos diferentes modelos revisados neste capítulo é relevante, porque mesmo que as contribuições locais à PSS sejam limitadas, as contribuições das pesquisas em serviços de saúde de outros países foram diversas. Entretanto, precisam ser submetidas a um processo de análise do contexto local, para propiciar uma transição da eficácia (resultado obtido em condições ideais) para a efetividade (ou seja, os efeitos das intervenções em condições reais). Neste sentido, Lomas destaca:

> É preciso destinar tempo e recursos para a realização de um período de negociação local e de adaptação das evidências adequadas provenientes da pesquisa, com base no entendimento cuidadoso do contexto local, em que a influência dos formadores de opinião é um componente importante do processo de mudança bem gerenciado e, de preferência, bem integrado.[40]

Ao mesmo tempo em que se considera o contexto local, é importante que as instituições de saúde desenvolvam um processo de autoavaliação organizacional para que analisem sua capacidade de incorporar e aplicar os resultados das pesquisas em sistemas e serviços de saúde. Essa autoavaliação deve incluir a capacidade de:

- Acessar as evidências da pesquisa
- Avaliar as evidências da pesquisa
- Adaptar as evidências da pesquisa
- Aplicar as evidências da pesquisa à tomada de decisões e operação dos serviços.

Nas palavras de Figueras[41],

> [...] para ser efetivo na aplicação dos resultados das pesquisas em sistemas e serviços de saúde, é necessário que a transferência do conhecimento derivado da pesquisa leve às melhores práticas, em contraposição à transferência inapropriada, desinformada ou incompleta, que nos leva ao erro.

Avaliação de tecnologia para a saúde

Por último, busca-se enfatizar a relevância do campo da avaliação de tecnologia para a saúde, não sem antes lembrar as palavras de Donabedian*, que, ao discutir o tema da qualidade da atenção à saúde, alertava sobre a tendência que os especialistas de determinado campo tinham de englobar nele todas as ações de um campo maior.

A avaliação da tecnologia dentro da PSS tem sido um campo fértil, no âmbito internacional, para a integração da definição de prioridades quanto às necessidades de aquisição de medicamentos, equipamentos médicos e procedimentos que são constantemente oferecidos aos sistemas de saúde. Nesses trabalhos, a vinculação de grupos de pesquisa para o desenvolvimento de avaliações que integrem diferentes abordagens disciplinares (como epidemiologia, ciências sociais e, em especial, dentro das ciências sociais, a economia) é indispensável.

---

* Nota do autor: comunicação pessoal entre Avedis Donabedian e Luis Durán Arenas. Outono de 1985. O Dr. Donabedian é um especialista mundial no campo da qualidade e foi professor de Luis Durán Arenas, coautor deste capítulo.

Dessa maneira, no caso da tecnologia médica, a transferência dos resultados da pesquisa para a aplicação possibilita, em escala macro, estabelecer políticas de incorporação, uso e eliminação de tecnologia. Em escala intermediária, possibilita o desenvolvimento de uma gestão tecnológica adequada, que garanta o uso eficaz dos medicamentos, equipamentos e procedimentos. Em escala micro, possibilita a incorporação das melhores experiências por meio de diretrizes de boas práticas clínicas (BPC).

Em nível internacional, estão sendo empreendidos grandes esforços em 46 agências de 23 países para a cooperação visando a conseguir o uso cada vez mais efetivo e eficiente da tecnologia na saúde. Para enfatizar esse aspecto, compartilha-se um pensamento de Greer sobre a difusão de novas tecnologias:

> Em todas as comunidades, os resultados que a maioria está buscando não estão nos distantes e confusos achados da literatura científica, mas são aqueles que acontecem localmente. Portanto, é necessário desenvolver uma estratégia que permita coordenar os diferentes esforços do setor de saúde para oferecer informações mais completas para a definição de novos modelos de incorporação e uso adequado de tecnologias médicas.[42]

Propostas para o desenvolvimento da avaliação e da gestão tecnológicas

Neste capítulo, propõe-se que a avaliação e a gestão da tecnologia médica sejam a ponte entre a pesquisa e a aplicação dos seus resultados na prática dos serviços de saúde. O esquema de avaliação tecnológica deve identificar três tipos de atores: os tomadores de decisão, que exercem a gestão tecnológica; os analistas, que realizam a coleta, a síntese e a divulgação dos resultados dos estudos de avaliação tecnológica; e os pesquisadores, que conduzem os estudos de pesquisa para avaliação da nova tecnologia. Esses três atores estão presentes em quase todas as instituições do setor e, por essa razão, o modelo pode ser muito útil no contexto nacional.

Em termos gerais, o modelo funciona da seguinte maneira:

- É estabelecido um mecanismo para priorizar os pedidos de incorporação de nova tecnologia, que funciona uma vez por ano e, em um curto período (três meses), define as prioridades para o desenvolvimento de estudos de avaliação tecnológica
- Essas prioridades são usadas para a convocação de grupos de pesquisa para trabalharem em estudos que avaliem a efetividade e a eficiência das novas tecnologias selecionadas. Em geral, esses estudos não duram mais que 1 ano, mas todas as tecnologias priorizadas são financiadas (no caso do Reino Unido, são financiados aproximadamente 60 projetos por ano, e os recursos usados para o financiamento chegam anualmente a £ 6 milhões)
- O grupo de análise dá seguimento à pesquisa de avaliação de tecnologia, enquanto elabora documentos de resumo das pesquisas desenvolvidas internacionalmente e nas 46 agências internacionais de avaliação de tecnologia para a saúde. Esses resumos, bem como os resultados da pesquisa, são divulgados aos tomadores de decisão em relatórios específicos por tecnologia ou em um boletim eletrônico e impresso, para que eles façam a gestão da tecnologia (o processo desde a incorporação até a obsolescência da tecnologia).

Vale mencionar que a tecnologia para a saúde inclui desde equipamentos, medicamentos e outros insumos até procedimentos assistenciais e organizacionais. Um exemplo de um estudo de avaliação tecnológica é a proposta de avaliar a substituição do exame de Papanicolaou pelo uso de detecções usando a reação em cadeia da polimerase (PCR) ou outro sistema com base em antígenos para detectar o vírus do papiloma humano (HPV) e evitar ou detectar oportunamente lesões de câncer do colo do útero.

Justiça social em saúde

Além das ações dentro do sistema de saúde, os fatores sociais têm uma influência poderosa sobre a saúde e a longevidade dos indivíduos. Entretanto, as dimensões sociais da saúde são muitas vezes obscurecidas nas discussões públicas, em virtude do foco na assistência médica, na pesquisa clínica sobre fatores de risco individuais e na mudança das condutas pessoais. Da mesma maneira, nas abordagens filosóficas sobre a saúde e a justiça social, os debates se concentram em problemas de racionamento e na responsabilidade pessoal.

Apesar disso, o interesse pela saúde e pelos fatores sociais tem sido despertado de modo mais amplo nas duas últimas décadas. Eventos como a recente escassez de alimento e a experiência mundial com o vírus da imunodeficiência humana (HIV) e a AIDS iniciaram uma discussão necessária sobre a relação entre esses fatores sociais e o sistema de saúde como um determinante social intermediário.

Neste sentido, o trabalho de Venkatapuram[43] é um exemplo do tipo de pesquisa que é necessário abordar. Reconhecendo as bases sociais da saúde e da longevidade e considerando a abordagem das capacidades de Amartya Sen e de Nussbaum dentro dos domínios da saúde e das ciências da saúde, Sridhar estabelece um argumento interdisciplinar que vincula as ciências naturais e sociais, bem como o debate sobre a justiça social, para considerar que cada ser humano tem o direito moral à capacidade de ser saudável. Esse é um assunto que deverá estender-se à atenção hospitalar e aos serviços de saúde em geral.

Considerações finais

A discussão sobre a pesquisa aplicada segue um processo de debate ininterrupto desde a década de 1970. No momento atual, o debate se concentra em uma vertente de práticas baseadas em evidências objetivas (presumivelmente, de caráter mais racional), que levarão a condições de maior equidade e qualidade nos sistemas de saúde (medicina baseada em evidências). Um aspecto de particular importância é dar a dimensão correta às transformações que se está testemunhando no campo da avaliação de tecnologia para a saúde, as quais, sem dúvida, são produto de uma participação sem precedentes do público em geral, dos prestadores de serviços e dos meios de comunicação. A avaliação de tecnologia pode ser a ponte entre a pesquisa e os serviços de saúde.

Todavia, além das boas razões e intenções referentes à busca de uma prática baseada na efetividade, também estão presentes motivos de caráter econômico, que, com a perspectiva do setor privado (produtores das tecnologias e prestadores de serviços de saúde) e dos órgãos governamentais (orientados à contenção de gastos), buscam o equilíbrio e a viabilidade financeira das instituições de saúde, no âmbito das grandes reformas atualmente em andamento.

A indústria médica está em um desenvolvimento acelerado de tecnologias em saúde, cujas aplicações exigem uma análise das suas repercussões nos serviços de saúde. Em um futuro próximo, os prestadores de serviços e a sociedade em geral enfrentarão fortes pressões para identificar a utilidade de descobertas cada vez mais impressionantes; esse fenômeno diminuirá as fases de aplicação e, consequentemente, precipitará a obsolescência das técnicas e dos dispositivos tecnológicos.

Pelos motivos enunciados, é importante contar com instituições que apoiem a difusão, a incorporação e o uso racional dos resultados de pesquisas nos serviços de saúde. Não se trata de desenvolver uma prática tradicional de regulamentação, mas de propiciar condições para o desenvolvimento adequado dos serviços tecnológicos do sistema de saúde. Dessa maneira, busca-se um equilíbrio, em que os benefícios da tecnologia superem seus riscos nas dimensões clínica, econômica e social.

Como os benefícios de muitas das novas tecnologias médicas são desconhecidos, são necessários estudos para avaliar o uso dessas tecnologias na prática clínica e, com base nos resultados, promover a aplicação daquelas mais úteis e eliminar as de valor duvidoso. Para que esses estudos sejam realizados, é preciso uma definição da tecnologia médica que considere não apenas a grande variedade de equipamentos, dispositivos, medicamentos e procedimentos usados na assistência de pacientes, além do investimento de capital e da organização dos recursos humanos, mas também seu verdadeiro impacto nas condições de saúde dos indivíduos e das populações às quais está dirigida.

Embora, hoje em dia, a aquisição, a adoção e a apropriação de tecnologia no México não sigam um processo estritamente racional, baseado em sua eficiência e efetividade clínica, existem as condições e os recursos para aproveitar a experiência obtida internacionalmente sobre o uso irracional da tecnologia e para que isso sirva de ponto de partida para fazer o sistema de saúde se beneficiar do uso mais adequado da tecnologia para a saúde.

Referências bibliográficas

1. Foucault M. La crisis de la medicina o la crisis de la antimedicina. En: La vida de los hombres infames. Madrid: Ediciones La Piqueta; 1990.
2. Foucault M. Historia de la medicalización. En: La vida de los hombres infames. Madrid: Ediciones La Piqueta; 1990.
3. Durán L, Muñoz O. La traducción del Conocimiento: del resultado de la investigación a la aplicación en los servicios de salud. Instituto Mexicano del Seguro Social. 2006.

4. Frenk J. La salud de la población: hacia una nueva salud pública. México: Ed. SEP/FCE, Colección La ciencia desde México; 1996.
5. Stallones RA. To advance epidemiology. Ann Rev Public Health. 1980;1:69-82.
6. Weissman JS, Westrich K, Lee J, et al. Translating comparative effectiveness research in to Medicaid payment policy : views from medical and pharmacy directors. J Comparat Effectiveness Res. 2015;4:79-88.
7. Ortega Pérez de León A. Contabilidad de Costos. México: Limusa; 1997.
8. Duque Roldán MI, Gómez Montoya LF, Osorio AJ. Análisis de los sistemas de costos utilizados en las entidades del sector salud en Colombia y su utilidade para la toma de decisiones. Rev Instituto Internacional de Costos. 2009;5.
9. Montico E, Velarde M. Una propuesta de costos para las instituciones de asistencia médica colectiva: costos por pacientes y patología. Uruguay: Asociación Uruguaya de Costos; 2003.
10. Betanzos Reyes AF, Rodríguez Henry M, Durán Arenas LG, et al. Comparative analysis of two alternative models for epidemiological surveillance in the Mexican Malaria Control Program. Health Policy. 2007:465-82.
11. De San Vicente-Celis Z, Salazar JC, Pineda-Tamayo R, et al. Sobre la necesidad de la farmacoeconomía. Comenzar por los principios. Rev Colomb Reumatol. 2011;18:187-202.
12. World Bank. World Development Report 1993: Investing in Health. Oxford University Press;1993.
13. Cameron KS, Whetten D. Perceptions of organizational effectiveness over organizational life cycles. Administrative Science Quarterly. 1981;26:525-44.
14. Campbell JP. On the nature of organizational effectiveness. En: Goodman PS, Pennings JM. (eds.). New perspectives in organizational effectiveness. San Francisco: Jossey-Bass; 1977. p. 13-55.
15. Steers RM. Problems in the measurement of organizational effectiveness. Administrative Science Quarterly. 1975;20:546-58.
16. Quinn RE, Rohrbaugh J. A spatial model of effectiveness criteria: Towards a competing values approach to organizational analysis. Manag Sci. 1983;29:363-77.
17. Price JL. The study of organizational effectiveness. Sociolog Quart. 1972;13:3-15.
18. Champagne F. A health care evaluation framework. Health Manage Forum. 1986;7:57-65.
19. Bennis WG. Changing Organizations. New York: McGraw-Hill; 1966.
20. Yuchtman E, Seashore ES. A system resource approach to organizational effectiveness. American Sociological Review. 1967;32:891-903.
21. Benson JK. Organizations: A dialectical view. Administrative Science Quarterly. 1977;22:1-21.
22. Cameron KS. Organizational Effectiveness: A comparison of multiple models. New York: Academic Press; 1986.
23. Sicotte C, Champagne F, Contandriopoulos AP. La performance organisationnelle des organismes publics de santé. Rev Transdiscip Santé. 1999:6:34-6.
24. Parsons T. The social system. Glencoe, Ill: Free Press; 1951.
25. Parsons T, Smelser NJ. Economy and society. New York: Free Press; 1956.
26. Parsons T. On building social system theory: A personal history. En: Social systems and the evolution of action theory. New York: Free Press; 1977. p. 22-76.
27. Parsons T, Platt G. The American University. Cambridge, MA: Harvard University Press; 1973.
28. Bloom N, Propper C, Seiler S, et al. The impact of competition on management quality: Evidence from public hospitals. Rev Econ Studies. 2015;0:1-33.
29. Goodall AH. Physician-leaders and hospital performance: is there an association? SocSci Med. 2011;73:535-9.
30. Clarkson MBE. A stakeholder framework for analyzing and evaluating Corporate Social Performance. Acad Manag Rev. 1995;20:92-117.
31. Donaldson T, Preston LE. The stakeholder theory of the corporation: concepts, evidence and implications. Acad Manag Rev. 1995;20:65-91.
32. Blair JD, Fotter MD. Challenges in health care management: Strategic perspectives for managing key stakeholders. San Francisco: Jossey-Bass Publishers; 1990.
33. Leggat SG, Narine L, Lemieux-Charles L, et al. A review of organizational performance assessment in health care. Health Serv Manage Res. 1998;11:3-18.
34. Luttman RJ, Siren PB y Laffel GL. Assessing organizational performance. Qual Manag Health Care. 1994;2:44-53.
35. Lomas C. The long good-bye: the great transformation of the British Columbia Hospital System. Health Serv Res. 1989;24:435-59.
36. Mittman BS, Tonesk X, Jacobson PD. Implementing clinical practice guidelines: social influence strategies and practitioner behaviour change. QRB Qual Rev Bull. 1992;18:413-22.
37. Cornwall A, Jewkes R. What is participatory research? Soc Sci Med. 1995;41:1667-76.
38. Hibbert P, Hannaford N, Long J, et al. Final Report: Performance indicators used internationally to report publicly on health care organisations and local health systems. Australian Institute of Health Innovation, University of South Wales; 2013.

39. Consorcio de Educación en Salud Global [internet]. s. f. [citado 2015 ago. 25]. Disponible en: http://www.pitt.edu/~super1/lecture/lec10931/index.htm
40. Lomas J. Globalization of evidence and localization of decisions. Documento presentado en 5th International Conference on the Scientific Basis of Health Services. Philadelphia, 2004.
41. Figueras J. Themigration of health policy reform in Europe. European observatory on health care systems. Presentation at the Panamerican Health Care Organization, Washington, 2003.
42. Greer AL. The state of the art versus the state of the science: The diffusion of new medical technologies in to practice. Int J Tech Assess Health Care. 1988;4:12.
43. Venkatapuram S. Health justice: An argument from the capabilities approach. Cambridge, UK: Polity Press; 2011.

36 Responsabilidade Médica nos Campos Penal, Civil, Contratual e Extracontratual no Hospital

Freddy Alberto Altamar Ospino

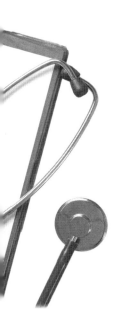

Introdução

O modelo médico passou por uma evolução vertiginosa – sobretudo durante os séculos XIX e XX –, determinada basicamente por dois fatores: a transição da medicina artesanal para a medicina científica e a transformação da prática individual em assistência social, produto da chamada "sociedade de massa". Essa concepção implica a necessidade de identificar se a responsabilidade que pode surgir da prática médica pode, por sua vez, ser imposta à pessoa jurídica; ou seja, decidir se cabe a quem exerce a arte/ciência ou à instituição para a qual essa pessoa presta seus serviços profissionais, ou ainda às duas categorias de provedores de serviços; e, neste último caso, em que medida.

O título deste capítulo sugere a análise jurídica das consequências do ato médico em seu local natural de atuação: o hospital. Entretanto, trata-se de elaborar uma análise panorâmica das consequências dos atos médicos perante a lei, o que implica confrontar esses atos frente às diferentes áreas do direito com as quais a profissão está relacionada.

A presente exposição visa a estabelecer os fundamentos sobre os tipos de responsabilidade aplicáveis ao médico no exercício profissional liberal ou a serviço de instituições de saúde. Este trabalho é apenas um convite a uma abordagem interdisciplinar da problemática complexa resultante do exercício da medicina e, em geral, das profissões da área da saúde, do ponto de vista da responsabilidade. Não esgota nenhum dos temas aqui tratados e, em razão de seu objetivo, deixa de fora, sem sequer mencionar, outros tantos de igual ou maior importância. Na Figura 36.1, é possível observar as diferentes relações existentes entre os profissionais da saúde e o direito.

Responsabilidade médica no direito civil

- Apresentação
- Tipologia
  - Responsabilidade civil contratual (RCC)
    - Contratos na área da saúde

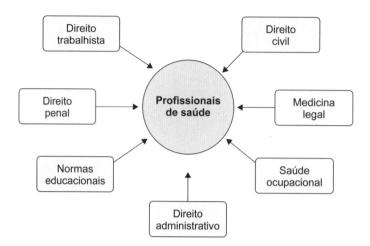

Figura 36.1 Relações entre as profissões da área da saúde e o direito.

- ○ Formas de inadimplência contratual
- ○ Consequências da inadimplência contratual
- ○ Causas excludentes da responsabilidade contratual
- Responsabilidade civil extracontratual (RCE)
  - ○ Elementos constitutivos da RCE
  - ○ Fontes da RCE
  - ○ Causas excludentes da RCE
- Consequências práticas da tipologia
  - Responsabilidade médica no direito administrativo
    - ○ Apresentação do problema
    - ○ Noção de serviço público
    - ○ Elementos constitutivos
  - Responsabilidade médica no direito penal
    - ○ Apresentação do problema
    - ○ Conceito de "bem jurídico"
    - ○ Estrutura do crime.

De acordo com um princípio tradicional do direito, todo aquele que causa dano a outrem fica obrigado a repará-lo. Essa obrigação, conhecida como "princípio da reparação integral do dano", traduz-se no conceito de responsabilidade do agente, que por sua vez, é dividido em: responsabilidade penal, quando o objeto da compensação é a consequência de um crime, cujo principal lesado é a sociedade, e responsabilidade civil, quando o objeto da compensação é a pessoa especificamente lesada, e não a sociedade. Deve-se ter em mente que a responsabilidade penal é eminentemente subjetiva e pessoal e aplica-se apenas à pessoa jurídica que cometeu o ato ilícito. Suas consequências podem ser punitivas e indenizatórias, enquanto, na responsabilidade civil, são apenas indenizatórias.

Fala-se de responsabilidade da administração pública quando há um dano atribuído à prestação de serviço assistencial pelo Estado e, em qualquer caso, de caráter indenizatório, visto que as pessoas jurídicas não podem ser objeto de sanções que restringem a liberdade.

Na sociedade, as pessoas físicas e jurídicas assumem um papel cujo desempenho garante a evolução social. Assim como o construtor evolui em sua arte e ciência para oferecer soluções de habitação, estradas, edifícios inteligentes etc., o físico progride no conhecimento de novas e poderosas formas de energia, e o bioquímico, o biólogo e o geneticista avançam na construção do conhecimento sobre as origens e explicações moleculares da vida, o médico consegue desenvolver tecnologias que promovem a cura e o adiamento da morte.

O desempenho de cada um dos papéis mencionados significa o avanço social. Todos eles geram benefícios, mas também podem causar danos, surgindo daí a necessidade social de compensá-los. Nem a medicina nem o médico estão sujeitos a qualquer regulamentação de privilégio que os exima de responsabilidade. Embora hoje seja diferente, durante milênios, desde o rastro histórico da medicina no século XVIII a.C., a atividade desses profissionais não era questionada porque constituía a relação médico-paciente, um tipo de relação desigual em que o primeiro, como sacerdote, encarnava a vontade dos deuses, e o segundo, o papel de inferioridade, no qual o efeito final de cura ou morte era expressão de que seu sacrifício havia agradado ou não a divindade.

A partir do século XIX, por intermédio da física e da química, o nascimento das ciências testemunhou a consolidação da medicina como uma delas. Bastaram 50 anos de evolução da ciência médica, na segunda metade do século XIX, para superar o culto aos paradigmas galênicos dos primeiros séculos dessa era, que se mantiveram inalterados durante toda a Idade Média. A adoção do método científico e a evolução impressionante da medicina durante o século XX desmistificaram o poder da medicina mágica e dogmática, oferecendo, em seu lugar, uma medicina racional. Isso, junto com a abordagem interdisciplinar do saber e o acesso à informação, trouxe como resultado um usuário de serviços mais exigente quanto à qualidade; além disso, a exigência da qualidade foi elevada à categoria de princípio jurídico.

A partir de diretrizes da Assembleia Geral da ONU, contidas no Pacto Internacional sobre Direitos Econômicos, Sociais e Culturais de 1966, na Carta Social Europeia de 1961, na Carta Africana dos Direitos Humanos e dos Povos de 1981 e no Protocolo de San Salvador de 1988, o direito à saúde tornou-se um direito fundamental nos países, a fim de garantir a convivência e o desenvolvimento harmonioso das sociedades.* Nos sistemas jurídicos nacionais, a relação médico-paciente costuma ser entendida como um vínculo contratual, em que predominam a igualdade das partes e a aceitação bilateral das obrigações decorrentes desse vínculo. Na Figura 36.2, é possível observar a sequência operacional do princípio geral do dano e da reparação.

Apresentação

O médico será obrigado a reparar o dano quando for comprovado que este é consequência de seu desempenho profissional; em razão disso, deverá arcar com as consequências patrimoniais de suas ações. A vítima, que recorre às autoridades judiciais para obter o ressarcimento, o faz investida da titularidade de uma ação prevista na legislação civil, da qual decorre a opção de mover uma ação de responsabilidade civil pelos danos causados.

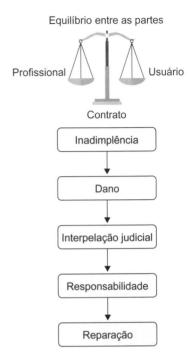

Figura 36.2 Princípio geral do dano e da reparação.

O precedente determina que os elementos estruturantes da responsabilidade civil são o desempenho de comportamento por um indivíduo e o dano causado aos interesses de outro. Se o "comportamento" mencionado for um ato médico, trata-se do tema de responsabilidade civil médica. O título, embora seja adequado para efeitos expositivos, não constitui, de modo algum, um capítulo à parte da responsabilidade tratada de maneira geral pelos diferentes sistemas jurídicos nacionais.

A responsabilidade civil sempre envolve uma relação entre duas partes: uma que causa o dano e outra que o sofre. A responsabilidade civil é a consequência necessária dessa relação: o autor do dano é obrigado a repará-lo. Não obstante, a concepção jurídica de "responsabilidade" envolve a manifestação da autoridade judicial, que, por meio de uma sentença, obriga a parte que causou o dano a ressarcir a vítima.

Se não houver essa manifestação judicial, a obrigação de reparar corresponde mais ao campo da moral do que do direito. Portanto, é responsável o indivíduo que fica obrigado, por sentença judicial, a ressarcir o dano causado a outrem; e não é responsável quem, apesar de

---

* Nota do revisor: no Brasil, esse direito é assegurado pela Constituição da República Federativa do Brasil de 1988.

ter causado dano a outrem, não foi legalmente obrigado a repará-lo.

Conclui-se, então, que a materialização do conceito de responsabilidade está ligada ao exercício de uma ação civil mediante um processo, por meio do qual a autoridade judicial quantifica os valores da obrigação de ressarcimento.

Tipologia da responsabilidade civil

Quando houver um contrato prévio entre a parte que causou o dano e a que sofreu o dano, toda violação desse acordo contratual origina prejuízos; portanto, entende-se que todo contrato impõe uma prestação útil para cada parte, em termos de equilíbrio das obrigações bilaterais assumidas. Esse princípio é chamado de acordo bilateral de vontades. A inadimplência por qualquer uma das partes fere o benefício que a outra espera usufruir. Esse princípio, naturalmente, é aplicável aos contratos de prestação de serviços médicos, pois, como já se afirmou, eles não constituem uma forma excepcional de contrato. A inadimplência contratual origina um dano e este, por sua vez, uma responsabilidade civil contratual.

Por outro lado, quando não há um acordo contratual prévio entre quem causa o dano e quem o sofre, como no caso frequente das colisões de automóveis, em que não há um contrato para que ocorram, considera-se um caso de responsabilidade civil extracontratual.

Os dois tipos de responsabilidade têm como diferença fundamental a titularidade do requerente, uma vez que a contratual recai apenas sobre aqueles que participaram do acordo contratual, enquanto a extracontratual pode envolver terceiros, desde que tenham sofrido dano pessoal.

Responsabilidade civil contratual

Etimologicamente, a palavra contratual provém do latim *contractus*, que significa entender-se com o outro, entrar em acordo com o outro. "Contrato ou convenção é um ato pelo qual uma parte se obriga, com outra, a dar, fazer ou não algo. Cada parte pode ser composta por uma ou muitas pessoas" (RAE).

Essa definição legal demonstra o quanto esse conceito é elementar; basta o acordo entre as partes para que surja o contrato na vida jurídica, de maneira que, ao contrário do que em geral se acredita, o contrato e o acordo têm a mesma capacidade vinculante e geram a mesma responsabilidade civil, embora alguns estudiosos insistam na diferença entre ambos, que visa a estabelecer que o contrato constitui o nascimento de obrigações, enquanto o acordo poderia modificar ou extinguir obrigações já criadas. Além disso, não se deve confundir o contrato com o documento que o contém. O contrato escrito é exceção à regra geral de sua consensualidade e tem importância apenas como meio comprobatório, salvo nos contratos denominados "solenes" pela lei, que obrigatoriamente devem ser escritos; por exemplo, o contrato de compra e venda de imóveis é um contrato solene. A solenidade consiste em que a vontade das partes se eleva a escritura pública, que deve ser registrado em repartições públicas para comprovar sua propriedade.

Os contratos que surgem da prática médica são consensuais. Quando uma pessoa vai a um consultório médico em busca dos conhecimentos e da experiência de um profissional e as partes entram em acordo quanto aos benefícios e as obrigações recíprocos, surge o contrato de prestação de serviços médicos. Em alguns países, é obrigatório que os contratos com as empresas de medicina pré-paga sejam escritos, assim como o registro do prontuário médico. Embora sejam exigências legais, isso não as torna solenes. Essa classificação é importante ao estabelecer a robustez probatória dos documentos em processos judiciais.

Com base no Direito Romano, o artigo 1502 do Código Civil da Colômbia prevê que:

> Para que uma pessoa se vincule a outra por um ato ou declaração de vontade, é necessário: 1º que seja legalmente capaz, 2º que consinta com tal ato ou declaração e seu consentimento não padeça de vício, 3º que recaia sobre um objeto lícito, 4º que tenha uma causa lícita. A capacidade jurídica de uma pessoa consiste em poder vincular-se por si própria, sem o ministério ou a autorização de outrem.

Daí surge a classificação dos elementos do contrato: capacidade, consentimento, objeto e causa. A seguir, será abordada a análise individual de cada elemento.

Capacidade

"A capacidade jurídica de uma pessoa consiste em poder vincular-se por si própria, sem o envolvimento ou a autorização de outrem" e

"Toda pessoa é legalmente capaz, exceto aquelas que a lei declara incapazes"; dessa maneira, é estabelecida a presunção de capacidade por regra geral, da qual a incapacidade é exceção.

As normas jurídicas nos países da América Latina, entre eles o Código Civil colombiano, artigo 1504, determinam que: "São absolutamente incapazes os insanos, os impúberes e os surdos-mudos que não podem compreender por escrito". São relativamente incapazes, entre outros, os pródigos interditados e adultos menores, isto é, homens entre 14 e 18 anos e mulheres entre 12 e 18 anos.* A diferença entre os absolutamente incapazes e os relativamente incapazes é que os atos destes últimos podem ter valor em certas circunstâncias e sob certas condições definidas por lei.

A incapacidade dos insanos e dos impúberes tem como justificativa a carência de vontade reflexiva e idônea para vincular-se e comprometer seu patrimônio. Não é suficiente que uma pessoa esteja privada de suas faculdades mentais para que seja considerada absolutamente incapaz. A sanidade mental das pessoas é presumida desde que não seja objeto de interdição judicial.

Em relação ao contrato de serviços de saúde, é necessário analisar a capacidade do ponto de vista das partes nele envolvidas: o usuário e o prestador. A capacidade do paciente divide-se em duas faculdades: a livre escolha e a rescisão unilateral. A classificação é estabelecida por normas, entre elas, a Lei 23 de 1981, artigo 4, da Colômbia, ao determinar que:

> A assistência médica será fundamentada na livre escolha do médico, por parte do paciente. No trabalho institucional, o direito de livre escolha do médico por parte do paciente estará sujeito às possibilidades oferecidas por cada instituição.

---

* Nota do revisor: pelo Código Civil brasileiro vigente, artigo 3º da Lei n. 10.406/2002, são considerados absolutamente incapazes: os menores de 16 anos; os que, por enfermidade ou deficiência mental, não tiverem o necessário discernimento para a prática dos atos da vida civil; e os que, mesmo por causa transitória, não puderem exprimir sua vontade. Pelo mesmo Código e Lei, em seu artigo 4º, as pessoas relativamente incapazes são aquelas que deverão exercer os atos da vida civil, com a devida assistência: os maiores de 16 e menores de 18 anos; ébrios habituais, viciados em tóxicos e doentes mentais, com o discernimento reduzido, excepcionais sem o desenvolvimento completo, e os pródigos (aqueles que dissipam seu patrimônio).

De acordo com o exposto, a Lei de Seguridade Social colombiana consagra a livre escolha como um dos fundamentos do serviço público de saúde, embora com as restrições impostas pela capacidade instalada e o conceito de rede de serviços. Do ponto de vista do profissional médico, a capacidade é restrita; o artigo 3 da já mencionada Lei 23 de 1981 exige que "O médico dispensará os benefícios da medicina para qualquer pessoa que necessite, sem quaisquer limitações além das expressamente dispostas na lei"; essas limitações são, em geral, previstas pelos artigos 6 e 7 da mesma lei:

> Quando os atos para os quais é convocado sejam contrários à moral; quando existem condições que interfiram no livre e correto exercício da profissão; se o caso não corresponder a sua especialidade; se o paciente receber atendimento de outro profissional que exclua o seu; e se o paciente se recusar a cumprir as indicações prescritas.

Consentimento

É definido genericamente como a manifestação de vontade expressa por uma pessoa como aceitação de obrigações recíprocas. Para que produza efeitos jurídicos, deve ser livre e espontâneo, sem qualquer tipo de coação. É composto por dois atos sucessivos e complementares: a oferta e a aceitação.

Embora seja lógico pensar que quem expressa seu consentimento o faz por ter recebido informações suficientes sobre o teor das obrigações que está aceitando, essa circunstância nem sempre é tão óbvia; por isso, para a existência geral do contrato, a lei exige que tal consentimento seja isento de vícios. No caso de serviços médicos, a exigência é muito maior, pois o consentimento deve ser precedido do conhecimento ilustrado.

O consentimento só gera consequências jurídicas se estiver isento de erro, coação e dolo. Esses três são denominados vícios do consentimento.

Erro

É o conceito equivocado ou julgamento falso sobre um objeto ou fato da realidade externa. A diferença entre a apreensão mental e as características reais do objeto ou fato em exame constitui o erro. No campo jurídico, é classificado como erro de direito e erro de fato. Desses, apenas o erro de fato é um vício do consentimento.

- Erro de direito: ocorre quando uma pessoa não entende, não compreende ou desconhece a existência ou vigência de uma norma dentro do sistema normativo imperante. Essa situação não serve como desculpa para que a pessoa proponha um vício em seu consentimento. "Eximir da obediência da lei quem a ignora equivale a estabelecer um privilégio a seu favor, violando a igualdade constitucional e gerando caos jurídico". A segurança jurídica é a razão para excluir o erro de direito como vício do consentimento, ao estabelecer princípios como "o desconhecimento da lei não serve de escusa" e "não se pode alegar ignorância da lei para escusar-se de cumpri-la", de acordo com o expresso pelo Supremo Tribunal de Justiça da Colômbia na sentença de 30 de março de 1978
- Erro de fato: ao contrário do que foi dito no tópico anterior, o erro de fato pode ser um vício do consentimento, desde que recaia sobre a natureza, o ato ou o contrato celebrado, sobre a identidade do objeto específico de que se trata (quando a substância ou a característica essencial do objeto sobre o qual versa o ato ou o contrato é diferente daquilo que se acredita ser) ou quando há um erro em relação à pessoa com quem se tem a intenção de celebrar o contrato, se a consideração dessa pessoa for a causa principal do contrato.

Coação

Em geral, é definida como a pressão física ou moral injusta exercida sobre uma pessoa para induzi-la a celebrar um ato jurídico. Na realidade, trata-se de um fato externo que tem como contraparte interna o sujeito violentado; é o temor ou medo que o coloca diante do dilema de concretizar o ato que lhe é proposto ou de sofrer o mal que já está sendo infligido ou ameaçado, o que resulta em uma limitação da vontade espontânea e livre exigida pela lei. "A coação deve ser capaz de produzir uma impressão forte em uma pessoa de juízo perfeito, considerando sua idade, sexo ou condição. O simples medo de desagradar as pessoas a quem se deve submissão e respeito não é suficiente para viciar o consentimento", conforme expresso no artigo 1513 do Código Civil da Colômbia.

Dolo

De acordo com o direito latino, o dolo é definido como qualquer astúcia, mentira ou conspiração usada para envolver, enganar ou defraudar outra pessoa. Modernamente, é entendido como uma conduta ilícita de uma das partes do contrato com o intuito de induzir o outro ao erro, para que expresse seu consentimento e conclua um negócio jurídico.

Existe uma classificação clássica do dolo que só é válida em matéria civil: o dolo principal, essencial ou contraditório, que é o que induz à celebração real do ato ou contrato, e o dolo acidental, que não tem essa virtualidade compulsiva, apenas influencia as condições de um negócio que a vítima já estava disposta a concluir. Este último corresponde ao costume, aceito comercialmente, de exagerar as virtudes de um objeto, sem que com isso se pretenda enganar o contratante.

O consentimento, além de estar isento de vícios, deve ser suficientemente esclarecido. Todo acordo de vontades deve ser precedido do conhecimento abrangente das obrigações bilaterais, seja qual for o tipo de contrato: de locação, de compra e venda etc. A exigência é maior quando se trata de serviços médicos. Neste caso, o paciente deve ter clareza e certeza, adequadas ao seu nível de escolaridade, sobre o diagnóstico, o prognóstico, o tratamento e as consequências de qualquer ação que será tomada. As regulamentações, em geral, estabelecem a figura denominada advertência do risco previsto, que consiste no "aviso prudente" que o médico deve dar aos "pacientes ou familiares ou pessoas próximas deles, sobre os efeitos adversos que, em sua opinião, no campo da prática médica, podem ocorrer como consequência do tratamento ou procedimento médico". A mesma norma estabelece as exceções a tal princípio: quando "o estado mental do paciente e a ausência de parentes ou pessoas próximas impedirem" e "quando houver urgência ou emergência para a realização do tratamento ou procedimento médico". Essas informações devem ser registradas no prontuário médico, conforme previsto nos artigos 10, 11 e 12 do Decreto 3380 de 1981, da Colômbia.

Objeto

É constituído pelas prestações recíprocas às quais se obrigam as partes contratantes. Em geral, considera-se que são de dar, de fazer ou de não fazer. Em relação aos serviços médicos, as obrigações do paciente geralmente se traduzem em obrigações de "dar" os valores econômicos inerentes à prestação, embora também tenha obrigações de "fazer" os procedimentos ou as condutas que lhe forem prescritas em benefício de sua saúde. As obrigações do médico, em geral, são de "fazer", ou seja, prestar os serviços de assistência médica com base em seus conhecimentos, capacidades, habilidades e capacitação.

Causa

É o interesse ou a motivação final pretendido por cada uma das partes com a celebração do contrato. Em expressão da legislação civil colombiana, é o motivo que induz o ato ou o contrato. A causa deve ser lícita, ou seja, não pode ser proibida por lei, ou contrária aos bons costumes ou à ordem pública. Não é necessário expressá-la no momento de celebrar o contrato. Os motivos do paciente, como recuperar sua saúde para desfrutar sua vida em família, ou do médico, como dedicar seus conhecimentos à sociedade ou melhorar sua renda, são expressão de uma causa lícita.

Contratos na área da saúde

Até agora, foram expostos os princípios gerais sobre o tipo de contrato entre um prestador de serviços médicos individual e um paciente. Como visto, a realidade atual mostra que o contrato individual de serviços profissionais tende a ser substituído por serviços institucionalizados, desenvolvidos por instituições públicas ou privadas, e mais recentemente, dentro do contexto da seguridade social.

É conveniente esclarecer que o uso das denominações de hospital ou clínica na Colômbia tinha o objetivo de diferenciar as instituições públicas, chamadas geralmente de hospitais, das privadas, que prefeririam a denominação de clínicas. O "hospital" baseava suas finanças em recursos públicos de ordem nacional ou territorial e oferecia um tipo de serviço baseado no conceito de "assistência pública", esquema originário dos serviços de "caridade".

Os hospitais não vendiam serviços e constituíam o chamado "setor oficial direto", prestando assistência aos grupos populacionais menos favorecidos, que, por suas características, de fato, não tinham meios jurídicos para fazer uma reclamação em caso de dano. As clínicas, ao contrário, basearam a força de sua economia, sobretudo, em recursos privados, e uma de suas frentes era a venda de serviços. Dessa maneira, os centros assistenciais privados celebram diferentes tipos de contratos com os pacientes que procuram suas instalações, de acordo com a concepção genérica de contratos de serviços médicos que, no entanto, merece os esclarecimentos a seguir.

Foi genericamente denominado contrato de serviços médicos a relação estabelecida entre um indivíduo com uma necessidade de saúde e um prestador de serviços profissionais de saúde. Pode ser de vários tipos:

- Entre um paciente e um médico sem necessidade do uso de qualquer instituição
- A originada quando o médico consultado sugere os serviços de um centro assistencial específico, por considerá-lo o local que pode oferecer as melhores garantias ao paciente. Os profissionais que utilizam essa modalidade são conhecidos tradicionalmente pelo nome de credenciados; não têm qualquer relação trabalhista com o centro assistencial, que possibilita o uso de suas instalações, uma vez aprovados os requisitos curriculares por ele estabelecidos
- A consolidada quando o paciente procura uma instituição de saúde privada, que dispõe de profissionais para atendimento específico. Neste caso, para o paciente, não importa por qual médico será atendido: ele confia ao centro assistencial sua saúde e bem-estar. Os profissionais, neste caso, têm vínculo contratual, seja civil ou trabalhista, com a instituição e, assim, têm o poder de representar o centro assistencial e, por conseguinte, a possibilidade de gerar responsabilidade para ele.

No segundo caso, observa-se a presença de dois contratos independentes e coexistentes: um com o médico que prestará o atendimento e outro com a instituição que prestará os serviços paramédicos, de internação e de alimentação. Este último foi chamado de contrato de serviços hospitalares. No terceiro caso, torna-se evidente que os contratos são incorporados em um só, razão pela qual tal situação é chamada de contrato integral.

No contrato integral, é evidente que, caso ocorra o descumprimento total ou parcial das obrigações e isso afete o paciente, configura-se responsabilidade civil do centro assistencial na modalidade contratual. É evidente que tanto os médicos como os demais funcionários (enfermeiros, maqueiros, ajudantes de cozinha etc.) são empregados da instituição e suas ações ou omissões geram responsabilidade civil para ela que, assim, incorre em descumprimento de suas obrigações.

Por outro lado, quando o paciente celebra dois contratos independentes, será preciso distinguir qual das duas partes contratantes foi o agente do dano, a fim de estabelecer, ao menos em princípio, qual delas é responsável por indenizar o paciente, ou se a responsabilidade é das duas.

A doutrina impôs às instituições de saúde a obrigação chamada de segurança do paciente, que corresponde à obrigação de tomar medidas necessárias para que o paciente não sofra qualquer tipo de acidente por causa ou por ocasião do cumprimento do contrato. Além dessa responsabilidade, a instituição pode ser responsabilizada pelos recursos utilizados para a execução das obrigações contratuais. A instituição é obrigada a manter seus equipamentos e instrumental em perfeitas condições técnica e de higiene. Caso ocorra algum tipo de dano pelo uso de material defeituoso, a instituição é responsabilizada pela violação do dever de segurança do paciente.

Quanto ao profissional que utilizou o equipamento danificado (p. ex., um aparelho de anestesia), o juiz determinará a responsabilidade dessa pessoa de acordo com o dano causado por defeitos ocultos ou evidentes ou, em outras palavras, conforme o fato de o erro ter sido evitável ou inevitável. O dever de segurança do paciente atribuível ao médico corresponde à obrigação de verificar previamente o funcionamento correto do equipamento.

Formas de inadimplência contratual

- Inexecução do contrato: o devedor que não cumpre sua obrigação compromete sua responsabilidade. A lei determina que a culpa do devedor é estabelecida automaticamente pelo fato de ele não ter cumprido sua obrigação; não é necessário analisar a conduta, somente se analisa se não houve o cumprimento, o que implica culpa. A responsabilidade contratual é entendida como uma responsabilidade objetiva que se baseia na falta de prudência por parte de uma pessoa ao calcular as possibilidades de executar a prestação acordada
- Cumprimento defeituoso do contrato: a lei determina que é dever do devedor cumprir a prestação conforme foi acordado e que o credor não pode ser obrigado a receber outra coisa, mesmo que seja de maior valor. O mesmo se aplica para serviços médicos, e o devedor deve ser responsabilizado quando o resultado da prestação for diferente do acordado originalmente
- Cumprimento tardio das obrigações contratuais: a demora no cumprimento está sujeita a duas modalidades, dependendo de o contrato ter um prazo determinado ou não. No primeiro caso, a mora ocorre quando a obrigação não foi cumprida dentro do prazo estipulado. No segundo caso, para que o devedor incorra em mora, é necessário que seja feita uma intimação, que é um ato formal em que o credor solicita ao juiz que peça ao devedor para cumprir sua obrigação. A partir do momento em que é declarada a mora do devedor, ele deve responder pelos danos sofridos pelo credor.

Consequências da inadimplência contratual

O prejuízo ou dano é o elemento essencial da responsabilidade civil. Tal responsabilidade só ocorre se o devedor causar prejuízo ao credor; portanto, o dano deve ter as seguintes características:

- Deve ser verdadeiro: não deve se tratar de mera especulação ou expectativa
- Deve ser pessoal, posto que a titularidade da ação recai sobre a vítima do dano
- Deve existir nexo de causalidade entre a inadimplência e o dano e ser de tal magnitude que se estabeleça que, sem a existência da culpa, o dano não teria ocorrido.

Causas excludentes da responsabilidade contratual

Somente as seguintes situações são capazes de quebrar o nexo de causalidade previsto:

- Força maior ou caso fortuito: entendidos legalmente como um acontecimento imprevisto que não pode ser evitado
- Culpa exclusiva da vítima: este caso pressupõe que o beneficiário da prestação se interpôs à obtenção do melhor resultado. Em alguns casos, a culpa exclusiva da vítima pode ser a causa do evento danoso, mas, em outros, é uma causa concorrente; por isso, é necessário estabelecer se a ação do credor incidiu de maneira determinante na materialização do prejuízo, o que excluiria o nexo de causalidade e, assim, o credor não poderia exigir qualquer indenização por um

dano que ele mesmo causou. No entanto, se a conduta do credor concorre com a do devedor, ocorre uma compensação de culpas que reduz os valores indenizatórios
- Fato de terceiro: este caso pressupõe que a causa do dano provém de uma pessoa alheia à relação contratual. Para que ocorra a exclusão da responsabilidade, é imprescindível que o fato de terceiro seja a causa exclusiva do dano. Não pode concorrer com fatos do devedor. Deve ser esclarecido que o termo "terceiros" não inclui pessoas por quem o devedor é civilmente responsável
- Cláusulas de não indenizar: as partes pactuam formas de eximir-se das obrigações que normalmente devem ser cumpridas, a priori válidas, em conformidade com o princípio da autonomia da vontade. Entretanto, é evidente que as partes não têm prerrogativa de anular normas que alteram a natureza das obrigações recíprocas.

Responsabilidade civil extracontratual

Os princípios gerais do direito determinam que "A pessoa que cometeu um crime ou culpa, que causou dano a outrem, é obrigada a indenizá-la, sem prejuízo da pena principal imposta pela lei pela culpa ou crime cometido", conforme estabelecido no artigo 2341 do Código Civil colombiano. Como se pode observar, não há uma definição legal de responsabilidade extracontratual, apenas que sua estruturação recai sobre a existência de um crime ou culpa.

Sua origem se concentra em um tipo de responsabilidade objetiva; cada pessoa é responsável porque vive-se em sociedade e, para isso, os direitos e os deveres de cada membro são cuidadosamente harmonizados, de modo que, quando um direito, um bem ou uma pessoa sofre um dano, suas consequências devem ser assumidas, ou seja, deve haver a reparação.

A doutrina sintetizou em três os elementos estruturantes da responsabilidade civil extracontratual:

- Dolo ou culpa: analisado anteriormente, estão relacionados à intenção de causar dano ou de agir sem a devida precaução ou cuidado, respectivamente
- Dano: o detrimento, o prejuízo ou a deterioração causado à integridade física ou ao patrimônio de uma pessoa; este dano deve ser indenizável

- Relação de causalidade: o dano deve ser consequência direta do ato ou da falha.

Fontes da responsabilidade civil extracontratual

De acordo com o Código Civil colombiano, a responsabilidade sem vínculo prévio ou extracontratual tem diferentes espécies. Em primeiro lugar, há a responsabilidade pelo ato em si, que repousa sobre o tripé composto pela intenção ou culpa da pessoa direta e pessoalmente chamada a responder, o dano ou prejuízo sofrido pela vítima que se torna credora da indenização e a relação de causalidade entre os dois primeiros; todos esses elementos devem ser devidamente comprovados no processo. Em primeiro lugar, há a responsabilidade pelo ato em si, que é montado em um tripé integrado pela intenção ou culpa da pessoa direta e pessoalmente chamada a responder, um prejuízo sofrido pela vítima que se torna o credor da compensação e uma relação de causalidade entre todos, os quais devem ser devidamente comprovados no processo. Em segundo lugar, a responsabilidade que recai sobre uma pessoa não por ato próprio, mas por aquele realizado por outra pessoa sob seu controle ou dependência, denominada responsabilidade por ato de outrem. Em terceiro, está a responsabilidade que recai sobre o guardião jurídico das coisas cuja causa ou razão provocou o dano. Essa terceira espécie tem, por sua vez, duas variantes, dependendo se a coisa é inanimada ou animada, que, respectivamente, têm fundamento jurídico nos artigos 2353 e 2354 para a primeira e nos artigos 2350, 2351, 2355 e 2356 para a segunda.

Causas excludentes da responsabilidade civil extracontratual

Quando o dano provém de um fato que não é imputável a dolo ou culpa do agente, ocorre a extinção do nexo de causalidade e, portanto, configura-se uma causa excludente da responsabilidade. Essa condição ocorre nos seguintes casos:

- Caso fortuito ou força maior, examinado anteriormente
- Fato de terceiro, desde que não seja uma pessoa por cujos atos responda o demandado e que o fato constitua a causa do dano e se estabeleça o nexo de causalidade entre ele e o dano

- Culpa exclusiva da vítima, desde que seja a causa exclusiva do dano
- Cláusulas de não indenizar, pactuadas conforme previsto para a responsabilidade contratual.

Consequências práticas da diferenciação

Em relação a estabelecer a quem cabe a comprovação dos fatos (tema denominado ônus da prova)

Em termos de responsabilidade contratual, o credor deve comprovar apenas a existência da obrigação. O descumprimento das obrigações contratuais presume a culpa. Cabe ao devedor provar sua diligência. Na responsabilidade extracontratual, a princípio, cabe à vítima do dano provar o fato doloso ou culpável.

O princípio aqui disposto não é totalmente absoluto. A doutrina e a jurisprudência reconhecem a distinção entre obrigações de meio e obrigações de resultado. Em relação às primeiras, o devedor somente se compromete a colocar a serviço do credor os meios e a diligência necessários para a plena execução do contrato. Não se compromete a atingir uma meta determinada, mas em tentar alcançá-la, de modo que sua obrigação se limita a agir com diligência. Cabe à vítima provar o ato doloso ou culpável.

Em relação às obrigações de resultado, entende-se que o devedor se compromete a obter para o credor um resultado determinado e preciso. O devedor de uma obrigação de resultado é condenado a indenizar se o fato prometido não se cumpre. Nesse tipo de obrigação, o devedor se eximirá da responsabilidade apenas se demonstrar a mediação de uma força maior ou caso fortuito, fato de terceiro ou culpa exclusiva da vítima.

A prova da diligência ou cuidado cabe a quem deveria tê-lo empregado, e a do caso fortuito, a quem o alega; a posição jurisprudencial mudou ao considerar que o esforço probatório é praticamente impossível para a vítima, que não tem a formação científica do médico ou, como ocorre em muitos casos, está sob efeito de agentes anestésicos. No contexto da livre apreciação da prova, o adjudicador avalia a atitude diligente do profissional no processo, buscando o necessário para um julgamento equitativo contra uma atitude negligente e impeditiva.

Quanto à coexistência de culpas em relação ao mesmo fato

A responsabilidade contratual e a extracontratual não devem ser combinadas. Nem a lei nem a doutrina autorizam a prática dessa ação híbrida, porque o acúmulo de ambas as espécies diferenciadas é impossível: equivaleria a considerar as partes contratantes ao mesmo tempo como terceiros, situação inconcebível do ponto de vista jurídico. A jurisprudência afirma que "a vítima não está capacitada para obter ao mesmo tempo ou sucessivamente a indenização de acordo com os dois conceitos, porque poderia receber uma reparação dupla pelo mesmo fato, o que contrariaria os princípios jurídicos e de equidade", conforme o exposto na alínea "d" da sentença da Sala de Cassação Civil do Supremo Tribunal de Justiça da Colômbia, em 14 de outubro de 1959. Não obstante, não se pode ignorar que um mesmo fato pode gerar os dois tipos de responsabilidade. A inadimplência contratual pode gerar prejuízos a terceiros. É, por exemplo, o caso do herdeiro de um passageiro que morre por causa do descumprimento do contrato de transporte: pode mover uma ação contratual como herdeiro da vítima, ou extracontratual, como vítima de dano direto causado pelo falecimento do referido passageiro.

Responsabilidade médica no direito administrativo

Hoje parece óbvio que, assim como se configura a responsabilidade por dano causado por particulares, o Estado também é responsável por indenizar a vítima pelos danos causados por suas ações. Entretanto, essa conclusão é consequência de uma evolução. A princípio, até a segunda metade do século XIX, considerava-se que o Estado não era responsável pelos danos causados em decorrência de suas atividades, pois considerava-se que a ação estatal era consequência da "soberania", que consistia em impor-se a todos sem qualquer compensação. Foi apenas em 1873 que o Tribunal de Conflitos da França consagrou a responsabilidade do Estado, fundamentada na noção recém-surgida de serviço público. A partir de então, desenvolveu-se um critério de responsabilidade crescente, caracterizado por regras para determinar a indenização a favor dos prejudicados; inclusive, pode haver o acúmulo de responsabilidades do funcionário responsável e da administração pública.

Noção de serviço público

É necessário abordar o conceito de serviço público porque a prestação de serviços de saúde por parte do Estado é definida como um serviço dessa natureza. No início do século XX, e diante da crise da justificação do direito administrativo mediante atos de poder e autoridade do Estado, concluiu-se que a noção predominante era a de serviço público, caracterizada pela busca do interesse geral. Embora o desenvolvimento do conceito não tenha se esgotado, o direito administrativo está em busca de um critério mais flexível, que possibilite entender certas maneiras de agir da administração pública que não se diferenciam claramente da ação dos indivíduos.

Tradicionalmente, serviço público foi definido como qualquer atividade de uma pessoa ou órgão público que visa a satisfazer uma necessidade de interesse geral. Para que se caracterize o serviço público, é necessário que essa atividade busque atender às necessidades coletivas. Esse conceito foi sendo generalizado até o ponto em que a satisfação de interesses públicos não fosse exclusivamente monopólio do Estado, mas também de particulares, que concorrem para garantir o cumprimento dos seus objetivos. Esse critério dá origem às chamadas entidades de utilidade pública, como as fundações e as associações.

Também é necessário que o Estado participe de algum modo dessa atividade. Em tempos do monopólio estatal, tal critério era suficiente para definir o serviço público. Atualmente, essa participação pode ser direta ou indireta, dependendo se o próprio Estado presta o serviço ou se presta por meio de particulares.

Esses esclarecimentos são importantes ao delimitar as áreas da seguridade social e da saúde, elevadas à categoria de serviço público em diversas constituições da América e da Europa.

Elementos constitutivos da responsabilidade administrativa

Tradicionalmente, os elementos estruturantes da responsabilidade administrativa se resumem a três: culpa, falta ou falha do serviço; dano ou prejuízo; e nexo de causalidade.

- Culpa, falta ou falha do serviço: como no caso das pessoas físicas, para que uma instituição pública possa ser considerada responsável, deve ter ocorrido uma ação que seja imputável a ela; em outras palavras, deve ter ocorrido uma ação da administração pública que, além disso, seja classificada como irregular. Essa ação irregular é o que se denomina culpa, falta ou falha da administração e ocorre quando o serviço público não funcionou ou funcionou de maneira inadequada ou tardia
- Dano ou prejuízo: o dano em matéria administrativa deve reunir as seguintes características: deve ser certo e real, ou seja, comensurável, e não uma mera expectativa; deve afetar o indivíduo em particular, e não uma coletividade; deve ter lesionado, sem qualquer justificativa, um bem jurídico tutelado
- Nexo de causalidade: deve ser demonstrada a relação de causa e efeito entre a ação da administração e o dano causado, ou seja, a ação deve ser determinante do dano, em termos de capacidade. Neste caso, também se aplicam as causas excludentes do dano já abordadas na responsabilidade civil.

Responsabilidade médica no direito penal

O princípio da reparação de danos também se aplica ao campo do direito penal. De fato, os mesmos elementos estruturantes de dano em matéria civil poderiam se enquadrar em alguma das condutas descritas como crime de acordo com a legislação penal. Em matéria de responsabilidade médica, uma conduta profissional que cause dano a uma pessoa em sua integridade anatômica ou fisiológica poderia enquadrar-se ao previsto para os crimes de homicídio ou lesões pessoais e, assim, gerar uma responsabilidade penal, com as consequências cabíveis. Além disso, os crimes de eutanásia e aborto, que sofreram alterações pelo Tribunal Constitucional, atribuem um papel principal ao médico.

Muito se tem discutido sobre essa unidade de estruturação da culpa civil e criminal, em razão da possível unidade dos fatos. Na prática, surgem diferenças relacionadas, principalmente, com o ônus da prova. No processo criminal, a procuradoria é responsável pela coleta, enquanto no processo civil, o papel principal corresponde às partes.

De modo geral, é possível afirmar que o mundo externo é constituído por uma sucessão de fatos: alguns, de origem natural; outros, produzidos pelo homem. Desta última classe, os fatos humanos podem ou não interessar ao mundo do direito. No primeiro caso, são chamados de jurídicos e, no segundo, extrajurídicos. Os fatos jurídicos, por sua vez, podem ser involuntários (p. ex., nascer) ou voluntários (aqueles em que há intervenção da esfera voluntária do sujeito e que podem dar origem a atos lícitos, como contrato, e atos ilícitos, como crime).

Conceito de "bem jurídico"

O objetivo final do Estado é assegurar a convivência harmoniosa entre seus membros. Dessa maneira, o legislador escolhe os valores sociais que considera essenciais para atingir esse objetivo e os protege utilizando a legislação penal. Nesse contexto, pode-se considerar crime o comportamento humano que, a critério do Estado, compromete as condições de existência e desenvolvimento da comunidade e exige, portanto, uma sanção que compense os danos a essa comunidade. A vida e a integridade pessoal são valores fundamentais ou valores sociais, e o Estado assegura sua invulnerabilidade utilizando uma ferramenta grave, que é a norma penal, para reprimir condutas consideradas especialmente lesivas de tais valores fundamentais. Esses valores são chamados de bens jurídicos.

O primeiro dos direitos fundamentais é o direito à vida. É um direito inerente ao indivíduo, o que resulta no fato de que basta existir para ser titular desse direito. Consequentemente, a vida é um pressuposto para o exercício dos demais direitos. Sem entrar em definições absolutas ou definitivas sobre o objeto do direito mencionado – a própria vida, cujos conteúdos essenciais são inalcançáveis para a consciência atual do homem, sob a lógica do direito, que é uma expressão da consciência média da sociedade –, a vida é a "ausência de morte". O direito à vida é a garantia para o indivíduo de que ninguém pode causar sua morte como um ato de expressão da vontade. Com o desenvolvimento das obrigações sociais do Estado, o direito à vida aumenta seu espectro garantidor, de modo que os denominados "direitos assistenciais" visem justamente a assegurar essa expressão ampliada do direito à vida.

No que se refere à atividade médica, convém advertir que as ações profissionais em que há o fator "falha" são consideradas crimes contra a vida e a integridade física na legislação penal. O homicídio está previsto nas legislações penais com fórmulas gerais como quem matar alguém está sujeito a pena de reclusão. Por sua vez, é matéria de qualificações pela mesma via, relacionadas às circunstâncias agravantes e atenuantes, bem como modalidades culposas. Em contrapartida, as lesões corporais são definidas, de modo genérico, como: quem ofender a integridade corporal ou a saúde de outrem estará sujeito a uma sanção. Como se pode observar, de maneira genérica, um ato médico defeituoso que resulte na morte ou na lesão do paciente poderia enquadrar-se em qualquer uma das condutas descritas.

Estrutura do crime

Em cumprimento de um dos objetivos do Estado, como a garantia de segurança jurídica da comunidade, os códigos penais definem a conduta punível como um fato típico, antijurídico e culpável.

A descrição precisa e geral das condutas humanas que atentam contra a sociedade e a sanção à qual devem ser submetidas são responsabilidade do Estado, que atua neste sentido por meio do legislador. Cada descrição é chamada de tipo penal, e sua abordagem acadêmica e metodológica é conhecida como tipicidade penal.

A tipicidade constitui garantia e segurança jurídica para os membros do Estado, visto que estabelece limitações a possíveis arbitrariedades por parte dos detentores de poder. A partir do reconhecimento de condutas humanas como tipos penais (ou seja, elevadas à categoria de crimes) é que o Estado pode perseguir quem realiza as atividades assim descritas e aplicar a pena prevista. Tal é a importância da tipicidade que o juiz não poderá ajuizar como ilícitos, sob pena de incorrer em abuso de autoridade, os comportamentos que não correspondam ao tipo legal, mesmo que pareçam claramente injustos; por exemplo, no caso de adultério, conduta não considerada "típica" de acordo com a legislação penal do país. Embora essa conduta gere rejeição social, ninguém pode ser processado penalmente por adultério.

No entanto, para a aplicação da justiça, não basta apenas que o fato seja descrito como crime pela lei; além disso, deve ser antijurídico. É preciso que tal conduta lesione ou coloque efetivamente em risco, sem justa causa, o bem tutelado pela legislação penal. A lesão provocada nessas condições é considerada antijurídica, condição que é um requisito essencial da estrutura do crime. Se a juridicidade do Estado é a defesa do valor fundamental, uma ação contrária será antijurídica.

Esse conceito possibilita diferenciar, a título de exemplo, a quarentena do sequestro. Em ambos os casos, um bem jurídico tutelado é restringido (a liberdade); mas enquanto o primeiro caso ocorre por motivos de saúde pública e por exigência das autoridades sanitárias, no segundo, consolida-se o conceito de lesão sem justa causa. O mesmo ocorre quando um indivíduo é despojado de um bem. O bem tutelado pelo Estado é a propriedade, o patrimônio. Se o despojamento ocorreu por um ato violento de outrem, com intimidação e força, trata-se de uma ação antijurídica, totalmente contrária ao cumprimento de uma decisão judicial.

Outro exemplo que esclarece o conceito é o das atividades esportivas. No ringue, um dos boxeadores perece por causa dos golpes recebidos por seu adversário. Embora seja certo que houve uma lesão definitiva do bem tutelado, o fato ocorreu dentro da juridicidade de um Estado que aceita o boxe como um esporte. Por isso, algumas nações declararam essa prática ilegal.

Esses mecanismos que transformam em jurídicas condutas que, de outra maneira, seriam contrárias ao direito, são chamadas causas excludentes da antijuridicidade. Também são chamadas de causas de justificação, talvez porque seu objetivo seja justificar comportamentos aparentemente injustos.

Um último aspecto integrante do crime é a culpabilidade, considerada pela doutrina como a execução do fato típico e antijurídico por alguém que o fez como resultado de uma operação de sua própria mente, na qual intervieram aspectos individuais de sua personalidade, como inteligência, afetos e vontade.

Em matéria penal, a culpabilidade se manifesta, basicamente, de duas maneiras: dolo e culpa, figuras já mencionadas na responsabilidade civil, dentre as quais, por sua vez, existem diferenças importantes; por exemplo, o dolo penal, em todos os casos, traduz o fator intencional para causar o dano. A culpa consiste na omissão voluntária da diligência necessária para prever e evitar um resultado antijurídico, possível, previsível e evitável.

Em relação à culpa médica e seu vínculo com a estrutura do crime, a culpa é considerada um descumprimento do dever de cuidado, que deriva do exercício de uma atividade mais ou menos perigosa, que pode causar um dano.

A culpa pode originar-se de negligência, imprudência ou imperícia do agente do dano ou do descumprimento de normas jurídicas ou regulamentares. Certamente, as definições correspondentes ultrapassam o objetivo deste trabalho.

As legislações nacionais (entre elas, a colombiana) estabelecem a figura da posição de fiador. A sentença de segunda instância do Supremo Tribunal de Justiça da Colômbia estabelece que "Qualquer pessoa que tenha o dever jurídico de impedir um resultado correspondente a uma descrição típica e assim não o fizer, mesmo tendo a possibilidade de fazê-lo, estará sujeita à pena contemplada na respectiva norma penal". Algum ramo da doutrina se pergunta se o médico é responsável por uma obrigação genérica que o torna um fiador da vida e da saúde dos membros do Estado. Dito de outra maneira: até que ponto o médico é responsável, quando, podendo evitar um resultado danoso para a saúde, a vida ou a integridade de um paciente, não o faz?

Em relação a essa questão, convém dar algumas explicações. A posição de fiador provém de uma relação jurídica especial, da qual surge, em suma, o dever de evitar o resultado; ou seja, tal relação deve emanar de uma norma específica. No caso da legislação colombiana, não apenas foi atribuída ao médico a obrigação de agir prestando todos os benefícios da medicina a qualquer pessoa que necessite, em todos os casos de emergência, mas também as normas da polícia impõem o dever de socorro com maior exigência "se o contraventor for um médico, farmacêutico ou praticante da medicina ou agente da autoridade".

De maneira genérica, a legislação colombiana estabeleceu uma posição de fiador, em geral, para o médico, ao prever no Decreto 522 de 1971, no artigo 45, que:

> "aquele que deixar de prestar ajuda a uma pessoa ferida ou em risco de morte ou de dano grave à sua integridade física estará sujeito a reclusão de 1 a 6 meses. Se a falta de auxílio for seguida de morte, a sanção será aumentada na metade do tempo. Se o contraventor for um médico, farmacêutico ou praticante da medicina, ou agente da autoridade, a pena também será aumentada."

Bibliografia

Angulo González R. Medicina forense y criminalística. Bogotá: Ediciones Doctrina y Ley; 2002.
Barros Bourie E. Tratado de responsabilidad extracontractual. Santiago: Editorial Jurídica de Chile; 2009.
Brandariz García J. Responsabilidad penal del personal sanitario. La Coruña: Biblio; 2006.
Código Civil Colombiano. Bogotá: Legis; [1870] 2012.
Colombia, Congreso de la República. Ley 23 de 1981, por la cual se dictan normas en materia de

ética médica. Bogotá: Diario Oficial No. 35.711, del 27 de febrero de 1981.

Colombia, Corte Suprema de Justicia, Sala de Casación Civil. Sentencia del 14 de octubre de 1959 [internet]. [citado 2015 sep. 16]. Disponible en: http://hipertexto-obligaciones.uniandes.edu.co/lib/exe/fetch.php?media=14_octubre_1959_resp_contractual.pdf

Colombia, Corte Suprema de Justicia. Sentencia 10 del 30 de marzo de 1978. Bogotá: CSJ; 1978.

Colombia, Corte Suprema de Justicia. Sentencia de segunda instancia No. 25536 del 27 de julio de 2006 [internet]. [citado 2015 sep. 15]. Disponible en: http://gavillan5.blogspot.com.co/2006/08/posicion-de-garante.html

Colombia, Presidencia de la República. Decreto 3380 de 1981, por el cual se reglamenta la Ley 23 de 1981. Bogotá: Diario Oficial No 35.924 de diciembre 30 de 1981.

Colombia, Presidencia de la República. Decreto 522 de 1971, por el cual se definen algunos artículos del Código Penal y se dictan otras disposiciones. Bogotá: Diario Oficial No. 33.300, de 29 de abril de 1971.

Chacón Pinzón A. Fundamentos de responsabilidad jurídica. Bogotá: Ediciones Jurídicas Ibáñez; 2004.

De Ángel Yaguez R. Responsabilidad civil por actos médicos. Madrid: Civitas; 1999.

Dominguez Luelmo A. Derecho sanitario y responsabilidade médica. Valladolid: Lex Nova; 2003.

Fernández Hierro J. Sistema de responsabilidad médica. Granada: Comares; 2000.

Gaceta Internacional de Ciencias Forenses. Buenos Aires; 2012.

García Andrade J. Reflexiones sobre la responsabilidade médica. Madrid: Edersa; 2004.

Gómez Pavón P. Tratamientos médicos: su responsabilidade penal y civil. España: Bosch; 2004.

Gracia D. Ética en la práctica clínica. Fundación de Ciencias de la Salud. Madrid: Editorial Triacastela; 2004.

Guzmán Mora F. Derecho médico colombiano. Medellín: Biblioteca Jurídica Diké; 2004.

Molina Arrubla C. Responsabilidad penal en el ejercicio de la actividad médica. Medellín: Biblioteca Jurídica Diké; 1998.

Parra Guzmán M. Carga de la prueba en la responsabilidade médica. Bogotá: Ediciones Doctrina y Ley; 2010.

Romero Coloma A. La medicina ante los derechos del paciente. Madrid: Montecorvo; 2002.

Ruíz Orejuela W. Responsabilidad médica estatal. Bogotá: Librería Jurídica Sánchez; 2004.

Soto Nieto F. Error diagnóstico, su valoración penal. Madrid: La Ley; 2001.

Tamayo Jaramillo J. Tratado de responsabilidad civil. 2º ed. Bogotá: Ed. Legis; 2007.

Valencia Zea A. Derecho Civil. Tomo III. Bogotá: Temis. Villacampa Estiarte R. Responsabilidad penal del personal sanitario. Navarra: Thomson Aranzadi; 2003.

Weingarten C. Responsabilidad de los establecimientos asistenciales públicos y privados, causados por infecciones intrahospitalarias.

Índice Alfabético

A

Abordagem
– por síndromes, 434
– positiva da disciplina, 98
Acreditação em saúde, 541
– benefícios, 549
– de estabelecimentos de saúde, 537
– etapas do processo de, 547
Administração
– da assistência médica, 18
– da docência e da pesquisa, 20
– dos recursos humanos, 15, 79
– dos serviços de enfermagem, 464
– finanças e, 20
– pessoas e, 42
Agressividade, 112
Alimentos, 135, 186
All Patient Diagnosis Related Groups (AP-DRG), 356
Alocação (registro) dos custos, 279
Alta administração, 543
Ambiente, 232
– de trabalho, 91
– de uma organização, 57
– hospitalar, 131
Ambulatory Visitors Groups (AVG), 356
Ameaças, 57
– de incêndio, 306
American National Standards Institute, 205
American Society for Healthcare Engineering, 205
American Society for Testing and Materials, 207
American Society of Heating, Refrigerating, and Air-Conditioning Engineering, 206
American Society of Mechanical Engineers, 206
American Society of Plumbing Engineers, 207
Amianto, 178
Analisador
– de óxido de etileno, 260
– de pH, gases no sangue, 259
– de segurança elétrica, 260
Análise
– abrangente do risco, 365
– ambiental, 57
– da organização
– – externa, 57
– – interna, 56
– das informações, 332
– das origens e aplicações de recursos, 272
– de tendências, 275

– de valores baixos, 342
– do meio, 57
– do risco, 370
– dos resultados
– – da atenção hospitalar, 350
– – escolha e, 88
– e avaliação dos controles, 372
– proativa, 514
– reativa, 515
Anatomia patológica, 75
Apoio(s)
– ao paciente, 250
– tecnológicos, 466
Apresentação
– das informações, 342
– gráfica, 342
Aquisição das tecnologias médicas, 211
Arbitragem dos conflitos, 114, 116
Área(s)
– básicas de atendimento, 73
– de ambulatórios, 128
– de cuidados
– – críticos, 246
– – gerais, 246
– de internação, 126
– de laboratório, 257
– úmidas, 246
Artroscópio, 259
Aspectos financeiros, 466
Assessoria competente, 40
Assistência técnica, 158
Associações ou alianças de usuários, 33
Association for the Advancement of Medical Instrumentation, 204
Atendimento
– ambulatorial, 75
– aos pacientes e trato com os familiares, 20
– hospitalar, 353, 354
– médico, níveis de, 73
Atividade(s)
– ambulatorial, 353
– com a comunidade da área de influência, 15
– do operário do equipamento, 251
– específicas da manutenção preventiva, 251
– externas ao hospital, 13
– internas do hospital, 15
– para a operação do sistema de informação, 331
– permanentes do gestor hospitalar, 22
Auditoria, 414
– de enfermagem, 19
– interna, 416
– médica, 47, 48

Autoestima, 110
Autoridade sanitária, 554
Avaliação(ões), 13, 83, 236
– da equipe, 473
– de desempenho, 93
– – dos hospitais, 562
– – etapas do processo, 94
– de monitoramento, 388
– de tecnologia para a saúde, 383, 569
– do risco, 370, 372
– do sistema de controle interno, 415
– econômicas em saúde, 381, 382, 383, 384
– integral dos serviços de saúde e educação, 387

B

Bacteriemia, 144
Balanço patrimonial, 267, 271
"Bem jurídico", 586
Bem segurável, 316
Benchmarking, 30
Bifenilas policloradas (PCB), 178
Bioengenharia, 157, 199
Bioética, 35
Biomateriais, 201
Biossegurança, 143
Biossensores, 201
Biotecnologia, 201
Bioterrorismo, 309

C

Calendários de atividades, 165
Câmaras frias, 315
Caminho crítico, 547
Capacidade
– competitiva e de mercados, 56
– de reação, 335
– do talento humano, 57
– financeira, 57
– gerencial organizacional, 56
– jurídica, 578
– tecnológica, 57
Capacitação de "grupos de líderes", 31
Cargos, definição dos, 80
Casa de saúde, 42
Catalogação, 302, 303
Centrais de tratamento de esgotos, 315
Centro(s)
– de custos, 278, 279
– – de serviços intermediários, 279
– – finais (atividade-fim), 279
– de saúde A, 76
– de saúde B, 76
– educacionais universitários, 32

Chefe de departamento
– administrativo, 66, 160
– de atenção à saúde, 65
– de atenção ao meio ambiente, 65
Choques elétricos, 243
Ciclo
– da gestão tecnológica na saúde, 218
– de solicitação, 547
– de vida das tecnologias médicas, 216
Ciências biomédicas, 199
Cirurgia, 74
Classificação
– ASHE, 248
– da atenção médica, 75
– de riscos dos equipamentos médicos, 241
– FDA, 249
Cláusulas de não indenizar, 583
Cliente, 30, 55
– externo, 30
– interno, 30
Comando, 17
– de incêndio, 306
Comissão Conjunta de Acreditação de Organizações de Saúde (JCAHO), 204
Comitê
– de aquisições e abastecimento, 66, 67
– de controle de qualidade de pesquisas, 67
– de educação, 70
– de ética, 66, 67
– – do hospital, 43
– – em pesquisa, 44
– de infecções, 70
– de participação comunitária, 66, 67
– de qualidade e pesquisas, 68
– de revisão de prontuários, 67, 68
– de segurança, 305
– de serviços, 67, 68
– de suporte nutricional, 70
– técnico, 67
– técnico-institucional, 66
Competitividade, 82
Componentes do serviço, 328
Compras, 175, 189, 295
Compromisso, 54
– da alta administração, 366
Comunicação, 13, 33, 39, 92, 378, 456
– de resultados, 413
Concorrência
– desempenho e, 565
– por recursos escassos, 109
Condições
– de saúde da comunidade, 62
– traçadoras (*tracers*), 352
Configuração dos comitês, 66
Conflito(s), 104
– arbitragem, 114, 116
– concepções sobre os, 105
– construtivos, 110
– de atenção médica, 106
– de interesse, 105
– dentro da instituição, 108
– destrutivo, 111
– externos, 112
– internos, 111
– interpessoal, 112
– organizacionais, 113
– pessoais, 111
Conhecimento e análise do hospital, 366

Conjunto mínimo básico de dados, 357
Consciência ética, 44
Conselho(s), 64
– de administração, 543
– deliberativo, 63
– médicos, 423
Consentimento, 579, 580
– informado, 44, 47
Conservação de energia elétrica, 175
Construção da matriz SWOT, 58
Contabilidade, 267
Contaminação, 135
– causada pelos alimentos, 136
– do ambiente por microrganismos, 135
Contratação de serviços, 299
Contratos na área da saúde, 581
Controle(s), 266, 294, 473
– automático, 373
– corretivo, 373
– da assistência médica, 399
– da gestão, 399
– de custos, 225
– de estoques, 300, 302
– de gestão, 374
– de insetos e roedores, 137
– de inventário, 224
– – segundo o risco, 229
– de problemas, 17
– do planejamento, 264
– interno, 413, 414
– jurídicos, 374
– manuais, 373
– operacionais, 374
– preventivo, 373
Convenções da sociedade, 38
Convicção(ões), 15
– pessoais, 38
Coordenador do hospital, 22
Cópia
– da ordem de compra, 301
– das especificações, 301
Correlação
– múltipla, 277
– simples, 277
Corrupção, 312
Crime, 586
Critério(s), 346
– de comparação, 298
– do projeto, 139
– para aquisição de tecnologias médicas, 212
Cuidado(s)
– de enfermagem, 459, 462
– diretos, 471
– intensivo, 46
Culpa, 583
– exclusiva da vítima, 582
– falta ou falha do serviço, 585
Cultura
– da segurança, 444, 514, 516
– do controle, 417
Cumprimento
– das normas estabelecidas, 17
– defeituoso do contrato, 582
– tardio das obrigações contratuais, 582
Custo
– efetividade e, 559, 560
– médio, 278

Custos, 269, 277
– adicionais, 298
– da atenção à saúde, 560
– de aquisição, 214
– diretos, 482
– e despesas não subdivididos, 279
– evitáveis, 298
– fixos, 278
– indiretos, 482
– intangíveis, 482
– semivariáveis, 278
– variáveis, 278

D

Dano, 511, 583, 585
– leve, 511
– grave, 511
– moderado, 511
Deformidades dos sistemas de saúde, 555
Degermação, 146
Demografia, 62
Departamento
– administrativo, 128
– de cirurgia, 543
– de compras, 285, 286
– de controle interno, 412
– de enfermagem, 544
– de engenharia clínica e manutenção, 224
– de ginecologia e obstetrícia, 544
– de manutenção, 159
– de medicina, 543
– de ortopedia e traumatologia, 544
– de pediatria, 544
– de reabilitação, 544
– de saúde mental, 544
– de serviços
– – ambulatoriais, 544
– – auxiliares de diagnóstico, 544
– de terapia intensiva, 544
Dependência, 228
– entre grupos ou pessoas, 109
Depósito da manutenção, 162
Desastres, 307
– artificiais, 309
– naturais, 308
Descrição
– das variáveis do conjunto mínimo básico de dados, 358
– de prioridades, 242
– do cargo, 81
Desempenho
– concorrência e, 565
– definição de, 562
– liderança médica e, 565
Desenvolvimento
– de recursos humanos, 225, 470
– e difusão da tecnologia médica, 218
– empresarial hospitalar, 27
Desinfecção, 146
Despesas, 265, 269
– com pessoal, 265
– de investimento, 265
– gerais, 265
Desumanização, 427
Detritos, 136
Diagnóstico, 250, 322
– por imagem, 201
Diagrama de dispersão, 276

Dimensão
- macroeconômica, 450
- mesoeconômica, 450
- microeconômica, 450
- potencialidades humanas e, 29
Direcionamento estratégico, 55
Direito(s)
- a uma morte digna, 46
- de morrer dignamente, 46
- do paciente, 45
Diretor
- hospitalar, 11, 12
- de nível I, 65
Disciplina, 17, 95, 154
- negativa, 99
- positiva, 99
- radiação e, 138
Distanásia, 46
Distribuição
- de recursos, 42
- perimetral dos leitos, 127
Divisão
- do trabalho, 61
- médica, 70
Dolo, 580, 583
Dosímetro individual, 154

E

Economia da saúde, 41, 382
Educação
- continuada, 521
- - dos funcionários, 16
- para a comunidade, 534
- para níveis hierárquicos baixos e intermediários, 528
- para os profissionais do hospital, 529
Elaboração de indicadores, 348
Eletromedicina, 74
Emergency Care Research Institute, 205
Empresa, definição de, 28
Endoscopia, 74
Engenharia
- biomecânica, 200
- biomédica, 199
- clínica, 157, 195, 200, 219
- de reabilitação, 201
- de tecidos e órgãos artificiais, 202
- hospitalar, 202
Engenheiro
- clínico, 196, 220
- hospitalar, 123
Ensino, 527
- de ciências da saúde, 432
Epidemiologia, 5
Equipamento(s)
- de alta frequência, 247
- de raios X, 247
- fixos, 257, 258
- portáteis, 257, 258
- que utilizam baterias, 247
Equipe multiprofissional, 366
Erro, 510, 579
- de direito, 580
- de fato, 580
- humano, 514
- relacionado ao sistema, 514
Escassez de recursos sociossanitários, 107
Escritório jurídico, 70

Esperança de vida
- corrigida pela incapacidade, 41
- saudável, 41
Estabelecimento
- de funções e responsabilidades, 116
- de metas superiores, 116
Estatísticas
- de consumo, 289
- de manutenção, 165
- informações e, 340
Esterilização, 146
Estoques adequados, 293
Estratégia(s), 53
- de prevenção, 439
- para a operação do sistema de informação, 337
Estrutura
- do modelo C-DOPRI, 389
- física, 121
Ética, 35
- e pesquisa, 44
Etiqueta assistencial ou hospitalar, 42
Eutanásia, 47
Eventos
- adversos, 442
- sentinela, 361
Exames de imagem, 198
Excesso de estratificação, 108
Execução, 266, 413
- do programa, 125
- do sistema de manutenção, 228
Expansão dos recursos, 116
Expectativas dos pacientes, 106
Exposição ao HIV e ao HBV, 149

F

Fatores
- atividades de risco biológico e, 148
- de mitigação, 512
Ferramentas de gestão de riscos, 514
Finanças, 20
Flexibilidade, 54
- do orçamento, 266
Fontes
- de dados, 334
- de potência, 246
- primárias, 334
- secundárias, 334
Food and Drug Administration, 203
Força(s), 56
- maior ou caso fortuito, 582
Formas de compra, 297
Formulação
- da missão, 55
- da visão, 55
- de objetivos, 346
Formulário(s)
- de inscrição, 83
- para o registro de dados, 335
Fraude(s), 314
- e desvios financeiros, 311
- nas compras, 312
Funcionários
- competentes, 295
- do hospital, 148
Funções
- do chefe de departamento
- - administrativo, 66

- - de atenção à saúde, 65
- - de atenção ao meio ambiente, 65
- do conselho, 64
- do departamento de engenharia clínica e manutenção, 225
- do diretor ou da gestão do hospital de nível I, 65
- do engenheiro clínico, 221
- do subdiretor do hospital, 65
- e responsabilidade do setor de saúde, 184
Furacões, 309
Furto, 302

G

Gerenciamento de equipe, 17
Gestão, 345
- administrativa, 263
- colaborativa, 115
- da admissão, 420
- da manutenção para equipamentos médicos, 222
- da tecnologia médica, 218, 546
- de conflitos
- - interpessoais, 113
- - nas organizações, 116
- de processos clínicos, 423
- de resíduos, 172
- de riscos, 367, 546
- dominadora, 115
- econômica, 263
- eficiente dos recursos, 335
- evasiva, 113
- exercida no hospital, 399
- financeira, 263
- hospitalar, 3, 419
- - de riscos, 365
- logística, 285
- paliativa, 115
- por acomodação, 115
- por meio de negociação, 114
- tecnológica hospitalar, 195
Gestor do hospital, 4
Gineco-obstetrícia, 74
Globalização dos custos, 279
Grau de complexidade, 76
Grupos de diagnósticos, 360

H

Herbicidas, 178
Hierarquia de necessidades, 101
Hospital(is), 3, 4, 42, 542
- de nível V, 77
- especializados e de referência nacional, 77
- local, 76
- no contexto dos serviços de saúde, 327
- regional A, 77
- regional B, 77
- saudáveis, 185
- verdes, 183
Humanização, 427, 546
- nos serviços de saúde, 426

I

Identificação
- do risco, 370, 424
- seleção das informações e, 340
Imagens diagnósticas, 75

Impacto, 388, 394, 395
– físico, 112
Inadimplência contratual, 582
Incêndio(s), 243, 306, 505
– criminoso, 311
Incentivos
– à equipe, 16
– extrínsecos, 16
– intrínsecos, 16
– para acreditação, 549
Incidente
– com dano, 511
– sem dano, 511
Indicador(es), 165, 346, 347
– baseado em um índice ou proporção, 349
– de custos, 280
– de estrutura, 349
– de gestão, 401
– – e desempenho hospitalar, 345
– – em um programa de controle de infecções, 488
– de posição financeira, 272
– de processo, 349
– de qualidade em uma unidade de cirurgia, 349
– de resultados, 349
– de segurança dos pacientes, 360
– de utilização, 352
– financeiros, 272
– negativo, 349
– positivo, 349
– sentinela, 349
Índice(s)
– de dependência hospitalar, 353
– de eficiência operacional, 274
– de endividamento ou alavancagem, 274
– de gravidade de pacientes, 352
– de liquidez, 272
– – seca (quociente ácido), 274
– de rentabilidade, 275
– de rotatividade, 354
– – paciente/leito, 353
Inexecução do contrato, 582
Infecção(ões)
– de origem alimentar, 136
– hospitalar, 477
– localizada, 144
– mista, 144
– nosocomial, 477
– relacionada à assistência a saúde, 477, 481, 483
– – impacto e desafios do controle das, 490
– secundária, 144
– simples, 144
– sistêmica ou generalizada, 144
Inferência estatística, 342
Informática, 33
– médica, 202
Inspeção, 161, 168
– dos abrigos, 257, 258
– e recebimento das compras, 300
Instalações
– adequadas para o recebimento, 301
– fixas, 159
– móveis, 158

Insumos, 212
Integração
– ao trabalho, 88
– da comunidade, 535
Interface ambulatório-hospital, 455
Internação de pacientes infectados, 148
International Electrotechnical Commission, 205
Intoxicação de origem alimentar, 136
Inventário(s), 165
– para manutenção, 224
– técnico, 229
Itens
– a comprar, 293
– perigosos, 316

J

Joint Commission, 518
Justiça, 44
– social em saúde, 570

L

Laboratório clínico, 75
Lavagem das mãos, 150
Liderança, 23, 185
– médica e desempenho, 565
Locais de anestesia, 258
Lucros, 269
Luvas, 150

M

Macroavaliação tecnológica, 210
Manuais de proteção e saúde ocupacional, 315
Manutenção, 161
– ambiente hospitalar e, 157
– corretiva, 163, 224, 235, 237
– de fábrica, 159
– de unidades funcionais, 241
– diária, 163
– do inventário, 224
– institucional, 158
– melhoria do meio ambiente e, 172
– por contrato, 241
– por equipamentos especializados, 241
– preditiva, 164
– preventiva, 164, 223
– – planejada, 234
– programada, 237
– – de equipamentos, 223
– – do ambiente, 223
Mapa de risco(s), 375
– institucional, 375
– por processo, 375
Margem de lucro, 275
Materiais
– estranhos, 145
– perigosos, 179
– recicláveis, 173
– – alimentos e materiais orgânicos, 173
– – latas, 174
– – papel, 173
– – plástico, 173
– – vidro, 173
Matriz SWOT, 58
Mau uso dos recursos hospitalares, 21

Média
– de admissões de emergências, 353
– de emergências atendidas, 353
– de permanência, 353
– – pré-operatória, 353
Medicamentos, 322
Medicina
– interna, 74
– preventiva, 19
Medida(s)
– de riscos e incertezas, 384
– do horizonte temporal, 384
– dos custos e dos efeitos sobre a saúde, 384
– e identificação dos custos, 383
– físicas de proteção, 154
Melhoria
– contínua da qualidade, 547
– da produtividade, 333
– do comportamento dos funcionários, 116
Método(s)
– avaliativo de acreditação, 548
– de diagnóstico, 128
– de porcentagem das vendas, 276
– de recompensas e punições, 100
– de regressão, 276
– gráfico, 277
Microavaliação tecnológica, 210
Minimização de desperdícios, 174
Missão, 55
– finalidade da, 467
– formulação da, 55
Modelo
– C-DOPRI, 387
– de estrutura organizacional
– – para um hospital de nível II, 68
– – para um hospital de nível III, 70
– – para um hospital de nível IV, 70
Modificação, 163
– do comportamento, 102
Módulo
– de gestão de contratos, 235
– de inventário, 221
– – e gestão de reposição, 233
Monitoramento, 346
– avaliação da qualidade e, 347
Morrer com dignidade, 46
Morte cerebral, 47
Motins, 311
Mudanças estruturais, 116

N

Não maleficência, 36, 44, 45
National Council on Radiation Protection and Measurements, 206
Nexo de causalidade, 585
Normas
– comportamentais, 109
– de regimento interno, 107
– de segurança, 304
– para equipamentos médicos, 203
– para funcionários
– – da cozinha, 152
– – de limpeza e manutenção, 152
– – de outros setores, 152, 153
– – do serviço de emergência, 151
– para o trabalho na lavanderia, 152

O

Óbito, 511
Objetivo(s)
– diferentes e incompatíveis, 108
– formulação de, 346
– institucional, 7
– negativos, 112
– positivos mutuamente excludentes, 112
Objetos suspeitos, 310
Obrigação condicional da seguradora, 316
Occupational Safety and Health Administration, 206
Óculos de proteção, 150
Orçamento, 263, 295
Ordens de serviço, 237, 238
Organização, 467
– do hospital, 12
– dos centros de custos, 279
– estrutural, 7, 61, 63
– funções e, 159
Organoclorados, 178
Órgãos de coordenação interna, 543
Orientação, 91
Ortotanásia, 46

P

Paciente(s), 12
– direitos, 45
Padrão(ões), 346, 347, 542
– de qualidade, 12
– dos dados de saúde, 320
– e procedimentos de inspeção, 252
– mínimos de comum acordo, 456
Patient Management Categories (PMC), 356
Patrimônio líquido, 268
Pediatria, 74
Percepção
– da qualidade, 18
– de status, 109
Perda(s)
– de estoques, 313
– de recursos, 313
Pesquisa
– biomédica
– – não clínica, 51
– – não terapêutica em seres vivos, 51
– clínica, 50
– em hospitais e serviços de saúde, 553
– em serviços de saúde, 556, 558
– no hospital, 474
Pessoa, conceito de, 37
Pesticidas, 178
Pirâmide da assistência, 6
Planejamento, 13, 212, 288, 345
– da admissão, 420
– da alta hospitalar, 424
– da construção, 125
– de saúde, 345
– dos recursos humanos, 80
– estratégico, 5, 53, 54
Política(s)
– de controle financeiro, 267
– de gestão de riscos, 369
– de saúde, 345
– disciplinares, 96
– hospitalar, 304

Ponto de ordem de compra, 291
Pontuação ASHE de risco, 249
Porcentagem
– de admissões por emergências, 353
– de retornos, 353
Posto de saúde, 76
Precauções
– de contato, 149
– respiratórias
– – para aerossóis, 149
– – para gotículas, 149
– universais, 147
Prejuízos, 269, 585
Pressão
– de emergências, 353
– hospitalar, 353
Prevenção, 439
– de eventos adversos, 442
– de perdas, 303
– no hospital, 440
– primária, 442
– primordial de eventos adversos, 444
– secundária, 443
– terciária, 443
Previsão
– da data de alta hospitalar, 424
– da necessidade de funcionários, 81
Princípio(s)
– da universalização de normas, 36
– de complementação, 36
– básicos, 50
Prioridade(s), 38
– da segurança do paciente, 508
Priorização na distribuição de leitos, 422
Problemas, 90
– de informação, 105
Procedimento(s), 80, 161
– de evacuação, 307
– disciplinares, 96
– médico, 322
– para compras, 294
– programados para a manutenção, 168
Processamento dos dados, 332
Processo(s), 341, 388, 392, 394
– de avaliação das tecnologias, 209
– de compras e de abastecimento, 295, 298
– de direcionamento estratégico, 55
– de mudança acelerado, 333
– disciplinar, 96
– dos conflitos, 110
– orçamentário, 264
Produto(s), 55, 388, 395
– farmacêuticos, 187, 322
Profissionais da saúde, 124
Programa(s), 345
– comerciais, 236
– de código aberto, 236
– de comunicação perigo, alarmes, 315
– de manutenção do hospital, 163, 165
– de melhoria da qualidade e do desempenho, 566

Promoção da saúde, 437
– da comunidade e do ambiente, 438
– dos pacientes, 438
– no hospital, 438
Prontuário do paciente, 18, 39
Proteção, 138
– anticorrosiva, 178
– contra transbordamento ou derramamento, 178
Protetor facial, 150
Protocolos
– ambientais, 247
– de equipamentos e dispositivos médicos, 247
– de manutenção, 256
– para equipamentos médicos, 248
Provas (testes) de seleção, 87
Provedores de bens ou serviços, 12
Psiquiatria, 74

Q

Qualidade
– de vida, 384
– do ar interior, 175
– dos produtos ou serviços, 289
– inspiradora, 55
Queimaduras, 243

R

Radiação, 138, 153
Reabertura do hospital pós-evacuação, 307
Reabilitação, 74
Reanimação, 250
Reciclagem, 92, 173
– benefícios econômicos da, 174
Recrutamento, 80, 82
– interno, 82
Recursos, 38
– financeiros, 226
– físicos (materiais), 226
– humanos, 12, 226, 469
– materiais permanentes, 12
Redução, 173
– de custos no recebimento de produtos, 301
Registro de dados, 319, 331, 332
Regulamento disciplinar, 96
Reinternação, 354
Relação
– de causalidade, 583
– médico-família, 106
Relatório(s), 13, 14
– anual, 13
– de gestão, 414
– executivo anual, 414
– final segundo a atividade realizada, 414
Reparo(s), 161, 163
– de maior complexidade, 164
– no local de trabalho, 163
Requisitos do terreno para o hospital, 125
Resíduos, 136, 188
– biológicos, 136
– – infecciosos, 136
– – não infecciosos, 136
– – tóxicos, 136
Resource Utilization Groups (RUG), 356
Respeito
– à privacidade, 40
– pelas pessoas, 44

Responsabilidade
- civil
- - contratual, 578
- - extracontratual, 583
- - tipologia da, 578
- contratual, 582
- ética, 35
- gerencial, 11
- médica
- - no direito administrativo, 584
- - no direito civil, 575
- - no direito penal, 585
- social, 547
Retorno
- sobre o ativo total, 275
- sobre o patrimônio líquido, 275
Risco(s), 249, 511
- arquitetônico, 503
- biológico, 497, 498
- biomecânico, 498
- da FDA, 249
- de corrupção, 366
- de imagem, 367
- do grupo, 249
- elétricos, 243, 504
- estratégicos, 367
- financeiros, 367
- físicos, 502
- inerente, 366, 370
- jurídicos, 367
- locativo, 503
- mecânico, 505
- ocupacionais, 495
- operacionais, 367
- psicolaboral, 499
- psicossocial,499
- químico, 500
- residual, 366, 375
- segurável, 316
- tecnológico, 367, 504
Roedores, 137
Rotatividade, 91
- de estoques, 275
Roubos, 313
Ruído, 138, 176

S

Saída de produtos da informação, 332
Salas de cirurgia, 128
Saúde, 5
- ambiental pública em crise, 183
- ocupacional hospitalar, 143
Saúde-doença, 432
Seção
- de eletricidade, ar e água, 161
- de equipamentos especiais, 161
- de oficinas, 162
Segurança, 139
- clínica, 444
- do paciente, 442, 443, 507
- no hospital, 171
- tipo de, 250
Seguros, 316

Septicemia, 144
Serviço(s)
- de apoio, 74, 128
- de manutenção, 163
- público, 585
Setor
- de educação médica, 73
- de pesquisa, 73
- de planejamento, 70
Sigilo profissional, 39
- médico e hospitalar, 40
Síndrome do edifício doente, 175
Sistema(s)
- de apoio
- - à gerência, 330
- - à operação, 331
- de aterramento, 247
- de compras, 286
- de comunicação, 12
- de controle
- - integrado de gestão (CIG), 343
- - interno e da auditoria, 411
- de custos diretos, 277
- de designação, 469
- de educação contínua, 31
- de indicadores de desempenho, 567
- de informação, 295, 329, 330, 422
- - dinâmica do, 336
- - hospitalar, 327
- de pedido mínimo/máximo, 290, 292
- de referência e contrarreferência, 457
- de saúde, 197
- - modernos, 198
- - natureza da pesquisa atual dos, 558
- de saúde, 556
- decimal, 290
- orçamentário, 264
- por estoque, 290
Sistematização
- computadorizada da gestão de manutenção, 232
- das informações eletrônicas, 314
Subdireção
- administrativa, 69, 73
- científica, 70
- de atendimento de saúde, 69
Subdiretor do hospital, 65
Subsistema
- de apoio às decisões, 330
- de colaboração empresarial, 331
- de controle de processos, 331
- de informações
- - executivas, 330
- - gerenciais, 330
- de processamento de transações, 331
Substâncias químicas, 187
Superávit, 268
Supervisão dos equipamentos médicos, 225

T

Tabela(s), 232
- de impacto, 370
- de probabilidade, 370

Tanques
- de armazenamento de combustível, 177
- de combustível subterrâneos, 315
Taxa(s)
- de ocupação hospitalar, 353
- de reinternação, 353, 355
Tecnologia(s), 55
- biomédicas, 196
- em saúde, 382
- - origem da, 216
- médica, 207, 215
- para diagnóstico, 198
Telemedicina, 79
Telemetria, 198
Tempo
- de espera, 291
- de exposição, 154
- de segurança, 250
- de treinamento, 91
- radiação e, 138
Teoria
- das relações humanas, 101
- do homem econômico, 101
- dos dois fatores, 102
Terremoto, 308
Testes
- de frequência, 250
- de segurança, 223
- - elétrica, 246
Transferência(s), 265, 456
- do global para o local, 568
Transformação cultural, 547
Transmissão das informações, 333
Transporte, 190
Tratamento cortês, 139
Traumas, 153
Treinamento, 88, 90
- da equipe, 214

U

Unidade, 54
- ambiental, 232
- ambulatorial, 449
- funcional, 236
- intermediária, 76
Urgência, 90
Usuário, 30
- no setor de saúde, 322

V

Vacinas, 149
- contra a hepatite B, 149
- contra difteria e tétano, 149
- contra influenza, 149
- tríplice viral, 149
Verificação
- de referências, 87
- do desempenho e da calibragem, 223
Veterans Health Administration, 207
Veterans Affairs (VA), 219
Vida, ética e bioética, 36
Vigilância médica, 154
Violações múltiplas ou acumuladas, 98